Laboratório para o Clínico

Unidades de Peso e Volume Usadas em Laboratório Clínico

PESO

grama(s) = g
miligrama(s) = mg = 0,001g = 10-3g
micrograma(s) = μg = mcg = 0,000001g = 10-6g = γ
nanograma(s) = ng = 10-9g
picograma(s) = pg = 1 0-12g = γγ

VOLUME

litro(s) = l
decilitro(s) = dl = 100ml
mililitro(s) = ml = cm3
microlitro(s) = μl = mm3
nanolitro(s) = nl
picolitro(s) = pl

PESO/VOLUME

mg/100ml = mg/dl (exemplo: 7mg/dl de uréia plasmática)
mcg/dl = μg/dl (ex.: 80μg/dl de ferro sérico)

UNIDADES/VOLUME

x/l (ex.: 5 mEq/1 de K^+ plasmático)
xlml (ex.: 200 mUI/ml de lipase plasmática)

OTTO MILLER

Laboratório para o Clínico

8ª Edição

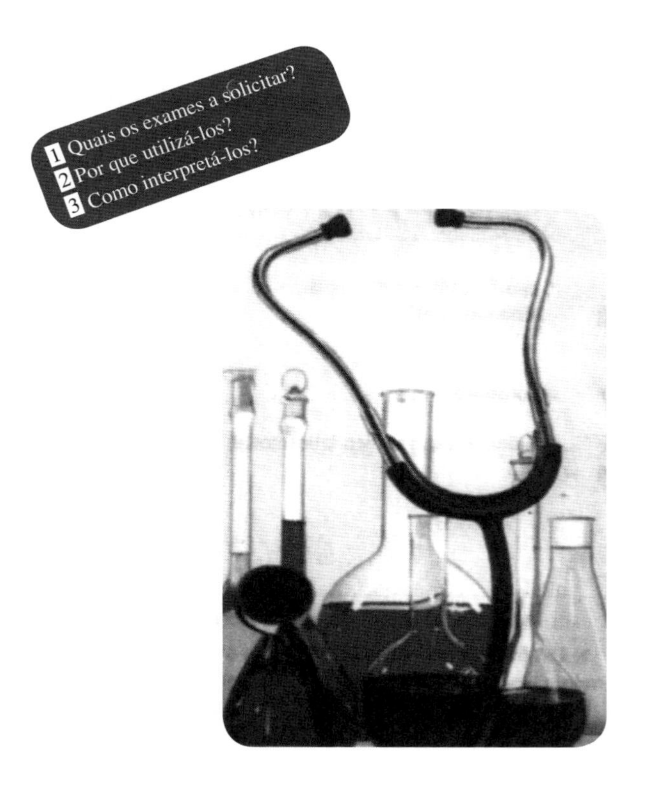

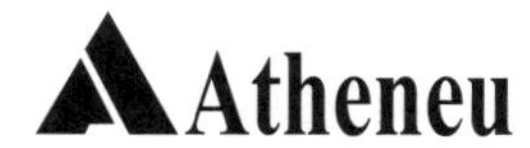

EDITORA
ATHENEU

São Paulo —	*Rua Jesuíno Pascoal, 30* *Tels.: (11) 2858-8750* *Fax: (11) 2858-8766* *E-mail: atheneu@atheneu.com.br*
Rio de Janeiro —	*Rua Bambina, 74* *Tel.: (21) 3094-1295* *Fax: (21) 3094-1284* *E-mail: atheneu@atheneu.com.br*
Belo Horizonte — Rua Domingos Vieira, 319 — Conj. 1.104	

Planejamento Gráfico / Capa: Equipe Atheneu

Dados Internacionais de Catalogação na Publicação (CIP)
(Câmara Brasileira do Livro, SP, Brasil)

Miller, Otto
Laboratório para o Clínico; – 8ª Ed. – São Paulo: Editora Atheneu, 1999.

Vários colaboradores.

Clínica médica 2. Diagnóstico laboratorial 3. Laboratórios I. Título.

CDD-618.075
99-0543 NLM – QY 25

Índices para catálogo sistemático:
1. Diagnóstico laboratorial: Medicina 616.075
2. Provas laboratoriais: Diagnóstico: Medicina 616.075

MILLER, O.
Laboratório para o Clínico –8a edição – 2a reimpressão

Colaboradores

Guilherme de Freitas Pecego

Ex-Professor Assistente da Faculdade de Medicina da Universidade Federal do Rio de Janeiro – UFRJ

Chefe dos Serviços Complementares de Diagnóstico e Tratamento do Hospital Maternidade Carmela Outra – Instituto Nacional de Assistência Médica e Previdência Social – INAMPS

Orientador Científico do Departamento de Kits Biológicos do Instituto Santa Catarina de Reagentes e Hemoderivados

José Figueiredo Penteado

Professor Titular do Instituto de Pós-Graduação Médica Carlos Chagas (Área de Gastrenterologia e Endoscopia Digestiva)

Docente em Gastrenterologia da Universidade Federal do Rio de Janeiro – UFRJ

Chefe do Serviço de Gastrenterologia da Beneficência Portuguesa – Rio de Janeiro

Chefe do Serviço de Endoscopia Digestiva do Hospital de Ipanema – Instituto Nacional de Assistência Médica e Previdência social – INAMPS – RJ

José Milton Reis Alves

Da Seção de Coprologia e Provas Funcionais Digestivas do Hospital Universitário da Universidade Federal do Rio de Janeiro – UFRJ

Raul Reis Gonçalves

Chefe do Serviço de Patologia Clínica da Faculdade de Medicina da Universidade Federal do Rio de Janeiro – UFRJ

Prefácio da 8ª Edição

Obedecendo aos limites fixados pelo seu título este livro se restringia originalmente ao estudo interpretativo daquilo que se costuma chamar de "exames laboratoriais", isto é, dosagens bioquímicas, exames hematológicos, parasitológicos, bacteriológicos e imunológicos. Entretanto, no decorrer das sucessivas edições sentimos a necessidade de alargar o âmbito da obra nela incluindo algumas técnicas semióticas modernas que vinham ganhando importância crescente e que acabaram por imprimir alterações fundamentais nos esquemas diagnósticos utilizados em quase todas as áreas da medicina. Essas técnicas compreendem, entre outras, a ultra-sonografia, tomografia computadorizada, imagem por ressonância magnética, endoscopia digestiva alta com todos os seus desdobramentos, métodos que se encontram hoje em dia definitivamente incorporadas à prática clínica cotidiana.

Embora conservando o título tradicional de "Laboratório para o Clínico", a denominação mais apropriada para esta obra seria "Manual de Exames Subsidiários em Medicina Interna".

A presente edição passou por uma profunda atualização, muitos capítulos foram totalmente reescritos, alguns foram suprimidos por se terem tornado obsoletos (p. ex., sondagem duodenal) e muita matéria nova foi incluída. Tivemos a preocupação de incorporar as principais tendências atuais da medicina, o que se pode constatar com especial justeza nos Capítulos 20, 22, 23 e em muitos outros. Inserimos nos itens referentes a doenças e síndromes, noções atualizadas sobre etiologia, patogenia, fisiopatologia etc., conhecimentos que se mostram indispensáveis a uma boa compreensão dos fundamentos científicos dos exames laboratoriais e demais procedimentos semióticos a serem realizados. Tais conhecimentos vão facilitar também a interpretação lógica e racional dos resultados obtidos e, antes de tudo, ajudar a fazer uma seleção razoável e judiciosa dos exames a serem solicitados.

O rápido acúmulo de novos conhecimentos num terreno tão amplo cria obviamente enormes dificuldades de atualização a quem, como o clínico atarefado, não dispõe de tempo suficiente par analisar e colecionar uma literatura tão vasta e dispersa. Eis por que consideramos de extrema utilidade um livro como este, no qual tivemos a preocupação de enfeixar, no menor espaço possível, todos os dados indispensáveis, segundo nosso critério, para uma escolha adequada e interpretação correta dos exames subsidiários de uso geral na clínica.

Esta obra é estruturada em cinco partes. Na primeira são estudados os exames laboratoriais, que compreendem a bioquímica do sangue, hemograma, mielograma, estudo da hemostasia, diagnóstico bacteriológico e imunológico, exames de urina, de fezes, do LCR, do líquido pleural e de escarro.

Na segunda parte foram incluídas as técnicas nucleares e os métodos diagnósticos de imagem.

A terceira parte estuda as diversas provas funcionais, abrangendo as provas de função hepática, renal, respiratória, das glândulas endócrinas etc.

Na quarta parte discute-se a exploração dos sintomas, sinais e síndromes, assunto ao qual atribuímos um valor muito especial por representarem eles na prática as pistas que conduzem o clínico ao diagnóstico definitivo da doença.

A quinta e última parte analisa o papel dos exames subsidiários no diagnóstico de cada uma das entidades mórbidas de per si.

Conforme ressalta de sua estrutura, foi a presente obra planejada no sentido de proporcionar uma visão ampla do assunto abordado, o qual é apreciado sob dois ângulos opostos: do laboratório para a clínica e, inversamente, da clínica para o laboratório.

Este livro é um trabalho de equipe, no qual colaboraram clínicos e patologistas. Todos tiveram a máxima preocupação quanto à clareza, concisão e objetividade de seus textos, procurando manter uma orientação inteiramente ajustada à realidade de nosso meio.

Estamos certos de que um livro como este representa uma necessidade real da classe médica e que suas sucessivas edições têm vindo de fato preencher uma lacuna. Em última análise seu propósito consiste em responder a três perguntas:

1) Quais exames solicitar?

2) Por que utilizá-los?

3) Como interpretá-los?

Se tivermos conseguido responder a contento essas indagações daremos por bem recompensados pelos nossos esforços.

Otto Miller

Índice

Parte 4 – Exploração dos Sintomas e Síndromes

Parte 5 – O Laboratório nas Enfermidades

Parte 1

Exames Laboratoriais

1 Bioquímica do Sangue — Substância Não Eletrolíticas

Otto Miller

GLICOSE

Em condições normais, o teor de glicose no sangue mantém-se dentro de limites bastante estreitos. Isso se deve à intervenção de um mecanismo regulador hormonal extremamente sensível e delicado, cujos principais integrantes são representados, de um lado, pela insulina (agente hipoglicemiante) e, de outro, pelos hormônios adrenocorticais, pré-hipofisários, adrenalina e glucagônio (agentes hiperglicemiantes). Em condições patológicas pode ocorrer um desequilíbrio desse sistema de ajuste, ou ser ele submetido a condições que ultrapassem suas possibilidades reguladoras, do que resultará elevação ou abaixamento do nível sangüíneo de glicose. A determinação da glicemia assume então extraordinário interesse diagnóstico.

Numerosos são os métodos sugeridos para a dosagem da glicose, que podem ser distribuídos em três grupos:

Métodos Baseados no Poder Redutor da Glicose. Os oxidantes mais empregados são os iontes cúprico e ferricianeto, ambos em meio alcalino. Os patologistas clínicos dão preferência aos métodos que utilizam soluções cuproalcalinas. Nestes, a glicose reduz o cobre da forma cúprica (Cu^{++}) à cuprosa (Cu^{+}). O aparecimento de cor é conseguido pela oxidação do fosfomolibdato no método de Folin-Wu, ou do arsenomolibdato no método de Somogy-Nelson. Tal coloração se presta à comparação (colorimétrica ou fotométrica) com a que é produzida por uma solução padrão de glicose tratada de modo idêntico.

Desses dois métodos, o de Somogy-Nelson é o mais recomendável, por vários motivos: a) no filtrado desproteinizado de Folin-Wu aparecem substâncias redutoras diferentes da glicose, responsáveis por valores aproximadamente 20mg/dl mais elevados do que a concentração verdadeira (o que não ocorre no método de Somogy-Nelson); b) a cor produzida com o arsenomolibdato é mais estável e sensível do que a obtida com o fosfomolibdato; c) os resultados obtidos com o método de Somogy-Nelson coincidem com os do método da glicose-oxidase.

O método baseado na redução do ferricianeto a ferrocianeto é adotado nos processos automáticos.

Método Enzimático. Neste método, a glicose é oxidada pela ação da glicose-oxidase a ácido glicônico, com formação de H_2O_2. Em presença de uma peroxidase, a água oxigenada é cindida em água e O_2. Este oxigênio oxida certas substâncias (como a O-dianisidina), dando um composto corado que pode ser medido fotometricamente. Este método é específico para a glicose, sendo considerado como o determinador da glicose verdadeira.

Outros Métodos. Incluem-se aqui os que se baseiam numa reação direta entre a glicose e substâncias orgânicas diversas, como a anilina, antrona e O-toluidina. A mais utilizada é esta última, que proporciona resultados muito aproximados aos obtidos pelo método enzimático.

Quando se avalia uma glicemia, é importante que se saiba qual o método adotado e o material utilizado (sangue venoso total, plasma, soro ou sangue capilar). Isto porque os valores considerados como normais variam com o método e o material empregados na dosagem. Valores de jejum dosados no plasma (ou soro) são cerca de 15% mais elevados do que no sangue venoso total. Os valores deste equivalem aos do sangue capilar, quando em jejum. Métodos que usam o soro têm a vantagem de ser mais apropriados ao auto-analisador (método do ferricianeto de Hoffman), ao contrário dos que usam o plasma, cujo fibrinogênio precipita e coagula. Entretanto, se o soro for separado apenas deixando o sangue total coagular e retrair, a glicólise diminuirá em 30 a 40% o teor de glicose dosado, mesmo se usado o auto-analisador. Para ser usado o soro, a amostra deve ser refrigerada até que coagule e, então, ser imediatamente centrifugada, a fim de se evitarem resultados falsamente baixos. Os métodos que utilizam plasma teriam como vantagem o fato de refletir mais corretamente a absorção, produção e captação periférica da glicose do que os que utilizam o sangue total, pois não apresentam o "espaço morto" representado pelas hemácias; assim, independeriam do valor do hematócrito, como ocorre com os de sangue total, em que a presença de anemia condiciona teor de glicose mais elevado, isto é, 3 a 4mg para cada 10% de queda do hematócrito e vice-versa. No jejum, a diferença entre valores medidos no sangue total e no sangue capilar é desprezível (de 2 a 3mg/100ml), mas, em períodos pós-prandiais, pode haver diferenças imprevisíveis de até 70mg/100ml, mantendo-se mais elevado o teor de glicose no sangue capilar durante pelo menos duas horas após a alimentação. Nas crianças, pode haver diferença arteriovenosa de até 20mg/100ml, mesmo em jejum, devendo ser usado o sangue capilar apenas até os quatro anos de idade, quando já se pode colher amostras adequadas de sangue venoso.

Na Tabela 1.1 estão relacionados os métodos de dosagem de glicemia mais freqüentemente usados, com os respectivos valores normais e os açúcares medidos. Para se avaliar corretamente a glicemia, deve-se ter em mente quais as substâncias dosadas, que são referidas habitualmente da seguinte maneira: "substâncias redutoras totais", quando são dosadas a glicose, frutose, galactose e sacaróides (como o glutation, ácido ascórbico, a creatinina, etc.); "açúcar verdadeiro", quando são dosadas glicose, frutose e galactose; "glicose verdadeira", quando o método dosa apenas a glicose. Os métodos que dosam "açúcar verdadeiro" são freqüentemente confundidos com os que dosam "glicose verdadeira".

Tabela 1.1
Taxas Normais de Glicemia em Jejum com os Diversos Métodos

Métodos		*Origem da amostra*	*Valor normal da glicemia*	*Substâncias dosadas*
Tipo	*Nomes*			
Redutores do cobre	Somogyi-Nelson	Sangue total Plasma	60-100 70-115	"Açúcar verdadeiro"
	Folin-Wu	Sangue total	80-120	Subst. redut. totais
	Benedict	Sangue total	60-100	"Açúcar verdadeiro"
Redutores de ferricianeto	Folin-Malmros	S. capilar	80-130	Subst. redut. totais
	Hoffman	Soro	65-105	"Açúcar verdadeiro"
	Glicose-oxidase	Sangue total Plasma	60-90 70-110	"Glicose verdadeira"

Interpretação. Causas de Hiperglicemia. O diabetes mellitus representa, sem comparação, a principal causa de hiperglicemia. Uma glicemia em jejum igual ou superior a 140mg/100ml (Folin-Wu) ou 120mg/100ml (açúcar verdadeiro) é suficiente para firmar o diagnóstico de diabetes mellitus. Valores entre 120 e 140mg (Folin-Wu) e 100 e 120mg (açúcar verdadeiro) são de interpretação duvidosa, exigindo a realização de uma prova de tolerância à glicose (Capítulo 21).

De grande simplicidade é a determinação da glicemia pós-prandial. A dosagem é feita em sangue colhido três horas após uma refeição que contenha pelo menos 50 gramas de carboidratos. A seguinte refeição pode ser usada para tal finalidade:

pão branco (50 g), um

leite (200ml), um copo

açúcar (15g), uma colher das de sopa cheia

banana-prata, uma

café e manteiga, à vontade

Três horas após essa refeição, a glicemia deve, normalmente, encontrar-se dentro de seus valores normais, isto é, até 120mg/100ml (Folin-Wu) ou 100mg/100ml (açúcar verdadeiro).

Entre *outras causas de hiperglicemia,* pode-se arrolar o hiperpituitarismo, síndrome de Cushing, feocromocitoma, doença de Von Gierke (hiperglicemia pós-prandial), traumatismos cranianos, tumores cerebrais, acidentes vasculocerebrais, hiperglicemia fisiológica (excitação psíquica, esforço muscular), hiperglicemia de urgência (choque, asfixia, intervenções cirúrgicas).

Causas de Hipoglicemia. Pan-hipopituitarismo, insuficiência córtico-suprarenal aguda, doença de Addison, doença de Von Gierke (hipoglicemia em jejum), galactosemia, frutosemia, sensibilidade à leucina, adenoma das ilhotas de Langerhans, hepatopatias graves, desnutrição, hipoglicemia funcional (reativa, espontânea, neurogênica).

URÉIA

A uréia é a principal forma excretora do nitrogênio proveniente do catabolismo protéico. Forma-se no fígado a partir dos grupos NH_2 (amoníaco) liberados pela disseminação dos aminoácidos (ciclo da ornitina). Sua dosagem constitui o recurso mais utilizado para uma avaliação grosseira do estado de funcionamento renal. Antigamente, utilizava-se a técnica gasométrica comparativa de Yvon, na qual o teor de uréia era deduzido do volume de N desprendido por um determinado volume de sangue sob a ação do hipobromito de sódio. Atualmente, empregam-se duas técnicas: a que envolve a diacetilmonoxamina e a que utiliza a enzima urease.

Interpretação. A taxa normal de uréia no plasma ou soro varia de 20 a 40mg/100ml.

Causas de Hiperazotemia. A hiperazotemia pode ser devida a causas renais, pré-renais e pós-renais.

Entre as causas renais, contam-se a glomerulonefrite aguda, na qual só se observam aumentos moderados, nefrite crônica, o rim policístico, a nefroscleroose, necrose tubular aguda e coma diabético.

Quanto à *hiperazotemia pré-renal,* existem dois grandes mecanismos capazes de provocá-la (que amiúde coexistem no mesmo enfermo):a) oferta deficiente de sangue ao rim; b) superprodução de resíduos nitrogenados. A insuficiência cardíaca, desidratação, choque, hemorragias digestivas, quadros neurológicos agudos e insuficiência córtico-supra-renal representam as principais causas de hiperazotemia pré-renal.

As *causas pás-renais* são constituídas por qualquer tipo de obstrução acentuada do trato urinário (hipertrofia prostática, tumores).

Causas de Uréia Baixa. Insuficiência hepática grave, nefrose não complicada de insuficiência renal, caquexia, hemodiluição.

Para fins de avaliação do estado de funcionamento renal é comum solicitar-se a dosagem de uréia juntamente com a de creatinina. A elevação desta última no sangue é mais tardia do que a da uréia, de modo que exibe maior valor prognóstico (ver Creatinina). As dosagens de uréia no soro ou plasma são muito menos sensíveis, como provas de função renal, do que os testes de depuração (ver Capítulo 24); a taxa de uréia pode manter-se dentro dos limites normais até que a depuração da uréia ou da creatinina se tenha reduzido a menos de 50%.

CREATININA

A creatinina elimina-se do plasma por filtração glomerular e não é reabsorvida nos túbulos em grau significativo, do que resulta que sua velocidade de depuração é mais elevada do que a da uréia, cuja reabsorção nos túbulos atinge, em condições normais, a 40% do que é filtrado nos glomérulos. Além disso, quando os níveis de creatinina no plasma ultrapassam seu valor normal, o rim pode eliminar essa substância por excreção tubular ativa. Por conseguinte, as elevações da taxa de creatinina no sangue são, em geral, mais tardias do que as de uréia.

Interpretação. A taxa normal de creatinina no plasma ou soro é de 1 a 2mg/100ml. O fato de as elevações das taxas de creatinina serem mais tardias do que as de uréia tem particular interesse no prognóstico dos quadros de insuficiência renal acompanhados de uremia. Quando em tais circunstâncias surgem cifras de creatinina superiores a 5mg/100ml. O prognóstico é fatal a curto prazo, mas isso só ocorre nas fases avançadas, já que nas precoces, dada a facilidade de excreção da creatinina, só aumentam a uréia e o ácido úrico.

ÁCIDO ÚRICO

O ácido úrico do plasma é filtrado pelos glomérulos e reabsorvido, em seguida, pelos túbulos em proporção aproximada de 90%. Representa no homem o produto final do metabolismo das purinas. O teor de ácido úrico no plasma é muito influenciado por fatores extra-renais, além dos renais.

Interpretação. A taxa normal de ácido úrico no plasma ou soro é de 2 a 5mg/100ml. Sua dosagem é muito útil no diagnóstico da gota, na qual os níveis no soro se situam freqüentemente entre 6,5 e 10mg/100ml. Há ocasiões, nessa doença, em que se encontram níveis normais no soro, mas acredita-se que a repetição das dosagens revele sempre hiperuricemia em alguma fase da moléstia.

Observa-se hiperuricemia também sempre que exista aumento do metabolismo das nucleoproteínas, como na leucemia e policitemia. O aumento dos níveis de ácido úrico no soro é um achado constante na hiperuricemia idiopática familiar, da qual parece haver pelo menos dois tipos (um ligado à produção aumentada, outro, à excreção diminuída).

Embora a diminuição do funcionamento renal se acompanhe, em geral, de aumento dos níveis de ácido úrico no soro, esse exame é raramente utilizado nessa circunstância por causa da grande influência dos fatores extra-renais sobre os níveis de ácido úrico no soro.

AMONÍACO

O amoníaco existente no sangue provém de duas fontes: a) processos de desaminação oxidativa e transaminação dos aminoácidos da dieta e dos tecidos; b) ação putrefativa das bactérias sobre as substâncias nitrogenadas do conteúdo intestinal. O amoníaco que chega à circulação sistêmica e à veia porta converte-se em uréia no fígado (ciclo de Krebs e Henseleit).

Interpretação. O teor de amoníaco no sangue de indivíduos normais é extremamente baixo, variando de 10 a 70mcg/100ml. Esse teor se eleva em presença de insuficiência hepática grave ou quando o sangue se desvia do fígado em conseqüência de anastomose portocava. A determinação da amoniemia é freqüentemente utilizada para auxiliar o estabelecimento do diagnóstico de coma hepático em ameaça ou já existente.

PROTEÍNAS PLASMÁTICAS

As proteínas são, como se sabe, elementos celulares essenciais, constituídas de moléculas extremamente volumosas formadas de longas cadeias de aminoácidos unidos entre si por ligações peptídicas, isto é, resultantes do enlace do grupo carboxílico de um aminoácido ao grupo amínico de outro. Com apenas cerca de 20 aminoácidos, ao todo, o organismo consegue sintetizar um número surpreendentemente elevado de proteínas, das quais só no plasma sangüíneo do homem existe mais de uma vintena, tendo cada uma sua própria função.

Nem todas as proteínas contêm todos esses aminoácidos, mas pode-se supor uma média de 500 unidades de aminoácidos para a formação de uma molécula protéica. Toda substância que contenha duas ou mais ligações peptídicas dará a chamada *reação do biureto*, que pode ser usada, portanto, como prova geral para as proteínas. O biureto é uma substância obtida pelo aquecimento da uréia. Há condensação de duas moléculas dessa substância para formação de uma de biureto, na qual existem duas ligações peptídicas. Em presença de álcali forte e de traços de iontes cúpricos, o biureto e as proteínas dão uma coloração violeta, que varia um pouco de uma proteína para outra, mas que é inteiramente característica como reação de grupo. As proteínas podem ser dosadas por reação idêntica à do biureto, donde o nome "método do biureto".

A determinação da taxa de proteínas totais do plasma e de suas frações assume extraordinária importância clínica, uma vez que a concentração protéica total nesse líquido orgânico é a responsável pela sua pressão coloidosmótica e as variações observadas nas diversas frações podem refletir doenças específicas e trazer valiosos subsídios para seu diagnóstico.

O doseamento das proteínas totais e suas frações albumina e globulinas pode ser feito por métodos químicos, tais como o do biureto de Gornall, Bardawill e David (modificado por Weichselbaun) e o de Greenberg (modificado por Kingsley). De acordo com o primeiro método, as taxas normais são as seguintes:

Proteínas totais	6,5 – 7,7g/100ml
Albumina	3,9 – 4,6g/100ml
Globulinas	2,3 – 3,5g/100ml

Eletroforese das Proteínas. De muito maior interesse que sua dosagem química, é o estudo das proteínas plasmáticas por meio da eletroforese. Esta consiste, como se sabe, em separar partículas, utilizando-se suas cargas elétricas. As proteínas são colocadas em uma base de papel, acetato de celulose ou outra e submetidas à influência de um campo elétrico de sentido invariável; de acordo com a lei de atração eletrostática, as partículas migram para o pólo de carga contrária: as positivas dirigem-se para o pólo negativo e as negativas para o pólo positivo.

As proteínas possuem cargas positivas e negativas devidas a grupos químicos diversos capazes de desenvolver cargas elétricas de um tipo ou de outro. No pH correspondente ao ponto isoelétrico, as cargas positivas e negativas são de mesmo número, e a carga líquida, portanto, é igual a zero. Quando o pH está acima do ponto isoelétrico, predominam as cargas negativas e as partículas se comportam como aniontes, isto é, dirigem-se para o pólo positivo (anódio) do campo elétrico. Abaixo do ponto isoelétrico, ao contrário, predominam as cargas positivas, e as partículas se comportam como cationtes, dirigindo-se para o pólo negativo (catádio).

Sendo a velocidade de migração proporcional ao número de cargas elétricas livres, as de maior densidade de carga se deslocam com maior velocidade. Desse modo, separam-se as proteínas do plasma em seis frações principais, que, da mais veloz para a mais lenta, são:

albumina
globulina $alfa_1$
globulina $alfa_2$
globulina beta
fibrinogênio
globulina gama

Quando se usa o soro sangüíneo ao invés do plasma, não se encontra, evidentemente, a fração fibrinogênio.

Após a separação eletroforética, as proteínas são fixadas quimicamente em suas posições na tira de suporte e "reveladas" por meio de coloração específica. Surge, então, uma série de manchas, que se mostram mais ou menos extensas e intensas conforme a concentração da proteína correspondente. Segundo o tipo de coloração utilizada, identificam-se as *proteínas* (com suas frações já referidas), as *glicoproteínase* as *lipoproteínas.* A partir das manchas do eletroforegrama, pode-se fazer uma avaliação quantitativa, bem como traçar uma curva com diversos picos correspondentes às diversas frações (ver Fig. 1.1).

Albumina. A albumina, cuja síntese se dá no fígado, desempenha funções biológicas diversas, entre as quais se incluem a ligação e o transporte de numerosas substâncias, tais como os iontes metálicos, aminoácidos, hormônios, ácidos graxos, bilirrubina, enzimas, drogas e metabólitos ou produtos tóxicos. Exerce igualmente um papel vital na preservação e na distribuição de água nos três compartimentos corporais.

Seu peso molecular é de 68.000, o que significa que é a menor dentre as mais importantes moléculas protéicas. Em conseqüência disso, tende a se per-

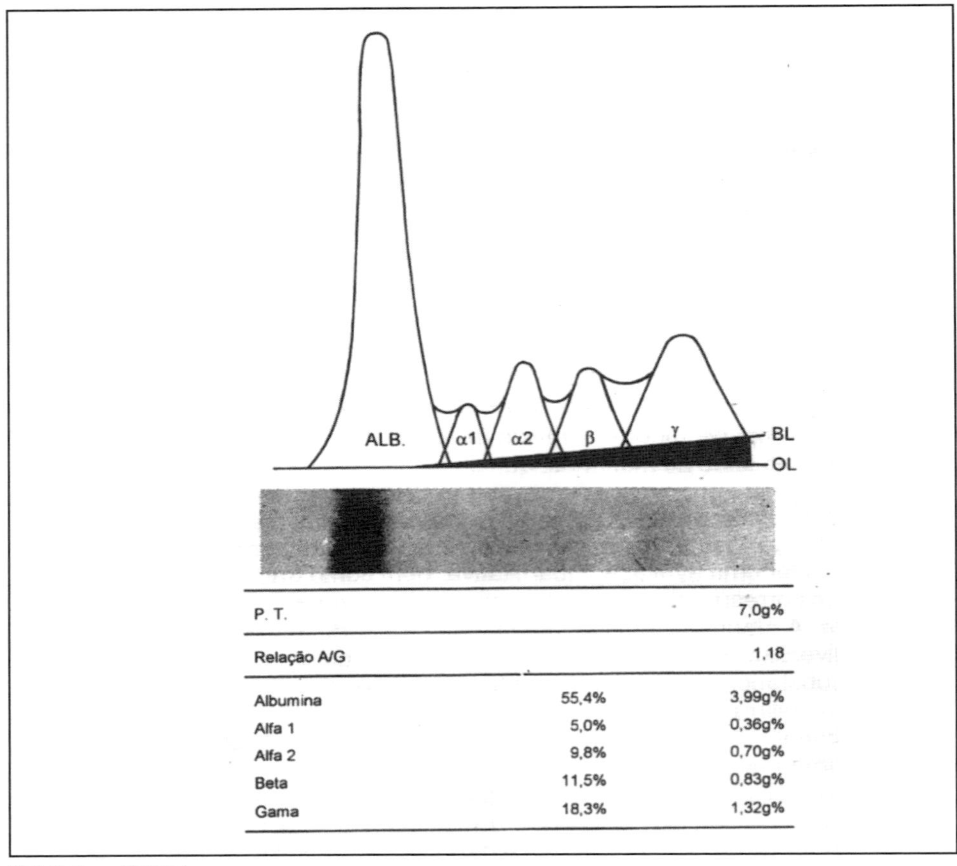

Fig. 1.1 — *Normal.*

Tabela 1.2
Proteinograma Normal
Segundo Heneine, I.F. e Colaboradores
(Departamento de Biofísica da Faculdade de Medicina da UFMG)

	Média %	*Desvio padrão*	*Média %*	*Desvio padrão*
Albumina	54,7	±4,8	4,0	±0,50
Alfa 1	4,5	±1,3	0,34	±0,07
Alfa 2	9,9	±2,3	0,72	±0,13
Beta	12,1	±1,7	0,81	±0,404
Gama	18,02	±3,8	1,3	±0,41
Prot. totais			7,4	±0,31
Relação A/G			1,17	±0,71

der pela urina sempre que ocorre um dano nos glomérulos renais. A hipoalbuminemia é uma condição altamente inespecífica e acompanha numerosas doenças, conforme teremos oportunidade de ver um pouco mais adiante.

Globulinas. As globulinas constituem uma fração muito heterogênea das proteínas plasmáticas. Seu conhecimento resultou inicialmente do emprego da eletroforese na análise do plasma sangüíneo, tendo-se ampliado posteriormente graças à aplicação de outros métodos laboratoriais, como a imunoeletroforese, cromatografia, ultracentrifugação etc. Algumas das globulinas plasmáticas serão estudadas em destaque mais adiante.

As variações do teor das globulinas plasmáticas têm valor no diagnóstico de algumas condições patológicas.

Interpretação das Alterações Protéicas Séricas. As alterações dos teores séricos da albumina e das globulinas assumem importância especial nos distúrbios nutritivos, hepatopatias, nefrose, mieloma múltiplo, macroglobulinemia, amiloidose, imunoglobulinopatias e infecções crônicas.

Os desvios são muito pronunciados nos casos de kwashiorkor (desnutrição protéica das crianças pequenas), em que se observa baixa da proteinemia total, acompanhada de acentuada hipoalbuminemia (média de 1 ,5g/dl, mas podendo chegar até 0,65g/dl), hipobetaglobulinemia discreta (média de 0,46g/dl) e geralmente hipergamaglobulinemia (que pode atingir até 2,10g/dl).

Extenso *dano hepatocelular* pode diminuir o nível sé rico de albumina, já que a síntese dessa fração protéica se dá exclusivamente na célula hepática. Muito importantes são também as variações das globulinas. De fato, toda vez que ocorre lesão grave dos hepatócitos, instala-se reação do SRE, traduzida por hiperplasia das células de Küpffer e afluxo de células plasmáticas. Estas células mesenquimais são produtoras de globulinas, especialmente da fração gama. Sabe-se que as principais sedes de produção de gama-globulinas são o baço e os gânglios linfáticos, seguindo-se a medula óssea. Em condições normais, o fígado é órgão pouco importante para tal síntese, mas, nas hepatopatias crônicas, os histiócitos que afluem ao fígado aumentam a capacidade de síntese dessas globulinas por esse órgão. Isso se observa bem nas hepatites viróticas, em que a persistência de hipergamaglobulinemia após o episódio agudo é indicativo de evolução do processo mórbido para a modalidade crônica: além disso, a hipergamaglobulinemia é um dos sinais de atividade nas chamadas hepatites crônicas ativas.

A separação das frações protéicas permite obter importantes dados para o diagnóstico das hepatopatias, principalmente com respeito à intensidade da lesão hepática e à modalidade evolutiva da enfermidade. Assim, a baixa de *albumina* reflete a gravidade e a cronicidade da hepatopatia; a *elevação da beta-globulina* atesta alterações do fluxo biliar; o *aumento da gama-globulina* demonstra a reação mesenquimatosa típica das doenças crônicas do fígado e é índice de atividade.

As *infecções agudas* ou *subagudas* e os *processos inflamatórios intensos* oferecem um aspecto eletroforético caracterizado por proteinemia total normal ou pouco diminuída, elevação da gama-globulina (especialmente a fração IgG) e aumento mais ou menos acentuado das mucoproteínas (ver adiante) que migram com a fração alfa.

Nas *infecções crônicas*, encontra-se, ao lado de uma diminuição dos valores da albumina, uma grande elevação da gama-globulina. Tal padrão é muito nítido, por exemplo, na tuberculose, endocardite lenta, linfogranuloma inguinal, mas assume importância especial na leishmaniose visceral (calazar), em que representa a base da reação do formol-gel (de Napier) e de outras equivalentes, que eram usadas no diagnóstico dessa infecção (ver Fig. 1.2).

Bastante típico é o espectro protéico na nefrose, em que se aprecia uma grande baixa da albumina e da gama-globulina (especialmente das frações IgG e IgA), bem como elevação da globulina $alfa_2$.

No *mieloma múltiplo*, a eletroforese evidencia, em 60% dos casos, a existência de um componente protéico homogêneo cuja mobilidade vai desde a globulina gama até a $alfa_2$. Como a eletroforese é incapaz de definir a natureza desse componente protéico, necessário se torna recorrer à imunoeletroforese (os mielomas IgG são os mais comuns, vindo em seguida os IgA). No método eletroforético, a onda de *macroglobulina* é indistinguível da do mieloma.

Glicoproteínas. Em sentido amplo, considera-se como glicoproteína toda molécula protéica combinada a um ou vários compostos hidrocarbonados, excluindo-se, naturalmente, os ácidos nucléicos, já que estes caracterizam as nucleoproteínas. Dentro das glicoproteínas, encontram-se algumas proteínas típicas das secreções mucosas, conhecidas como mucinas e mucóides, que dão soluções

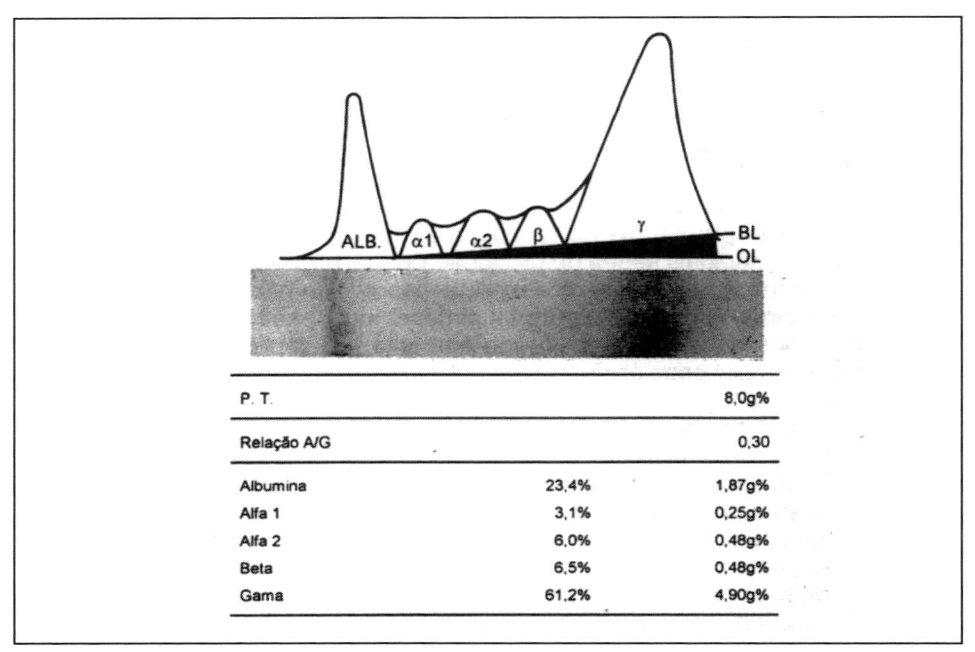

P. T.		8,0g%
Relação A/G		0,30
Albumina	23,4%	1,87g%
Alfa 1	3,1%	0,25g%
Alfa 2	6,0%	0,48g%
Beta	6,5%	0,48g%
Gama	61,2%	4,90g%

Fig. 1.2 – *Calazar.*

viscosas e aderentes. Como tivesse sido observado que essas proteínas continham sempre hexosamina, Mayer sugeriu denominar glicoproteínas àquelas cujo teor de hexosamina fosse inferior a 4% e mucoproteínas às de conteúdo superior.

Conhecia-se já há muito tempo a existência no soro de uma glicoproteína a que se dava o nome de *seromucóide*. Posteriormente, Winzler e colaboradores estudaram essa substância sob a denominação de mucoproteínas, baseando-se na propriedade que elas possuem de permanecer em solução no ácido perclórico 0,6 molar, enquanto que as proteínas restantes do soro precipitam. Mais tarde essas mucoproteínas (que continuam a ser chamadas também de seromucóides) adquiriram importância prática em patologia clínica para o diagnóstico diferencial das icterícias e, sobretudo, como sinal de atividade inflamatória (ver Capítulo 8).

Outras glicoproteínas que se revestem de interesse prático são a alfa$_1$-antitripsina e as haptoglobinas, cujo estudo será feito em itens à parte.

Lipoproteínas. As lipoproteínas são proteínas conjugadas, constituídas pela união de proteínas e lipídios. Tendo em vista que praticamente todos os lipídios do plasma aí se apresentam sob a forma de lipoproteínas, deixaremos o estudo dessas substâncias para ser feito no item destinado aos lipídios plasmáticos (ver adiante).

Imunoglobulinas. A caracterização das proteínas por um tipo especial de eletroforese, a imunoeletroforese, bem como estudos de sua estrutura por meio de

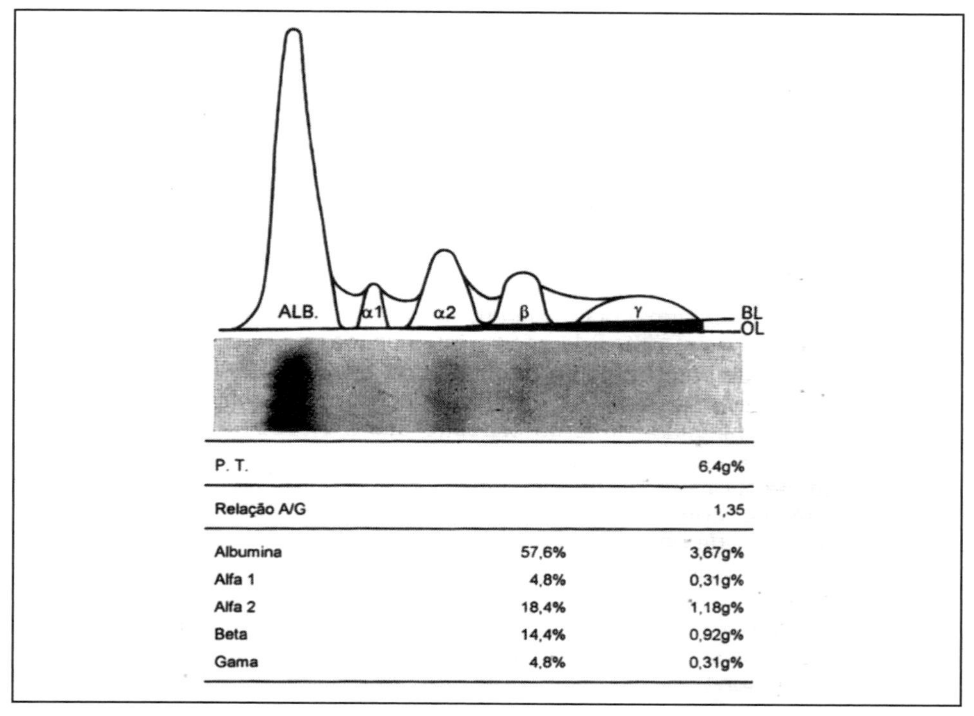

P. T.		6,4g%
Relação A/G		1,35
Albumina	57,6%	3,67g%
Alfa 1	4,8%	0,31g%
Alfa 2	18,4%	1,18g%
Beta	14,4%	0,92g%
Gama	4,8%	0,31g%

Fig. 1.3 – *Hipogamaglobulinemia.*

diversas técnicas enzimáticas, físicas e químicas, permitiram identificar diferentes tipos de imunoglobulinas, frações gama-globulínicas do soro que representam os anticorpos. Conhecem-se cinco tipos de imunoglobulinas, designadas de IgG, IgA, IgM, IgD e IgE, que constituirão objeto de estudo à parte no Capítulo 22.

Complemento. O sistema do complemento é o principal mediador das reações antígeno-anticorpo. É constituído de mais de 18 proteínas que se distribuem nas chamadas vias "clássica" e "alternativa" (ambas de igual importância fisiológica). As proteínas da via clássica são designadas pela letra C acompanhada de um número: C1 (que compreende três proteínas diferentes, C1q, C1r e C1s), C4, C2, C3 e C5 a C9. As proteínas da via alternativa designam-se por letras maiúsculas: B, D, P (properdina), H e I.

O sistema do complemento é estudado no Capítulo 22.

ALFA$_1$-ANTITRIPSINA

Uma glicoproteína de peso molecular 50.000, a alfa$_1$-antitripsina é sintetizada pelo hepatócito e lançada no plasma como o principal componente da fração alfa$_1$-globulina, correspondendo a cerca de 4% do teor protéico total (taxa normal de 200 a 400mg/100ml). Foi comprovado que essa proteína possui atividade inibitória *in vitro* contra um largo espectro de enzimas proteolíticas, representando o principal inibidor sérico da quimotripsina e também inibidor eficaz da tripsina. É o principal inibidor de duas enzimas originárias dos leucócitos polimorfonucleares, uma elastase e uma protease, enzimas dotadas da capacidade de destruir tecido pulmonar humano *in vitro.* Acredita-se que a principal função protetora da alfa$_1$-antitripsina no homem esteja relacionada com sua capacidade de inibir essas duas enzimas de origem leucocitária.

As dimensões relativamente pequenas da alfa$_1$-antitripsina torna possível seu acesso a diversos líquidos orgânicos, nos quais é lícito supor-se que a presença de um inibidor de largo espectro das proteases possa ser útil para anular os efeitos nocivos provocados por essas enzimas sobre os tecidos. A deficiência de alfa$_1$-antitripsina está relacionada com enfisema familiar em algumas famílias, com cirrose familiar infantil em outras, e, ocasionalmente, com uma combinação de pneumopatia e hepatopatia em irmãos.

A alfa$_1$-antitripsina está sob controle genético. Inicialmente, supôs-se que a deficiência moderada dessa proteína, própria dos heterozigotos, era compatível com saúde normal, e que só as deficiências graves dos homozigotos se associavam com o enfisema pulmonar crônico. Não obstante, os heterozigotos podem ser propensos a uma pneumopatia obstrutiva crônica, especialmente se forem fumantes. Os homozigotos costumam contrair grave pneumopatia obstrutiva entre os 30 e 40 anos, ao passo que os heterozigotos adquirem pneumopatia menos grave em idade mais avançada.

No campo da pediatria, a deficiência grave de alfa$_1$-antitripsina deve ser cogitada no diagnóstico das pneumopatias crônicas e principalmente nas icterícias obstrutivas do período neonatal e na cirrose infantil. Também a síndrome da membrana hialina (SARI) acompanha-se de baixa capacidade inibitória da tripsina. Nas crianças que se recuperam, essa capacidade se normaliza muito rapidamente. Tal deficiência transitória de alfa$_1$-antitripsina não possui base genética, bem como não é específica para essa doença, já que outras proteínas, sofrem também depressão transitória, voltando ao normal quando a criança se recupera.

Na qualidade de "proteína de fase aguda", a alfa$_1$-antitripsina pode ter seu teor elevado em diversas situações clínicas, conforme sejam período pós-operatório, gravidez, estados inflamatórios, uso de corticóides ou estrógenos, bem como após injeção de vacina antitífica.

No que diz respeito ao enfisema familiar, estudos experimentais sugerem que essa doença resulte de uma destruição gradual da elastina pulmonar devida a uma inibição insuficiente da elastase dos granulócito sem indivíduos portadores de grave deficiência de alfa$_1$-antitripsina. A patogenia da hepatopatia ligada a essa deficiência é ainda desconhecida.

Dosagem da Alfa$_1$-antitripsina. Utilizam-se três variedades de métodos:

a) Determinação da capacidade do soro de inibir a ação da tripsina sobre substratos cromogênicos (benzoil-p-nitroanilida) ou ésteres de aminoácidos (éster etílico da benzoil-arginina). Tais métodos avaliam a capacidade antitripsínica total do plasma. Uma vez que a alfa$_1$-antitripsina é responsável por mais de 90% dessa capacidade total, alterações quantitativas grosseiras do teor dessa proteína refletem-se fielmente nessas determinações funcionais.

b) Métodos imunoquímicos empregando anticorpos específicos preparados em animais contra alfa$_1$-antitripsina humana. Inclui-se aqui a imunodifusão radial simples, para a qual existem no comércio placas de gel agar acompanhadas de padrões quantitativos (placas de Partigen). O eletroimunoensaio é um método mais sensível, baseado na eletroforese de amostras de soro em gel de agarose contendo anticorpo específico.

c) A eletroforese simples das proteínas plasmáticas em tiras de acetato de celulose ou em gel de agarose pode ser utilizada para avaliação semiquantitativa da alfa$_1$-antitripsina. Os homozigotos para a deficiência dessa proteína (mas não os heterozigotos) são facilmente identificados por esse método, porque falta completamente ou está muito diminuída a faixa da alfa$_1$-globulina. Um valor de alfa$_1$-globulina abaixo de 200mg/100ml deve levantar a suspeita de deficiência de alfa$_1$-antitripsina. Esses resultados deverão ser confirmados pelos métodos acima descritos. A eletroforese em agarose pode ser útil também na análise genética da alfa$_1$-antitripsina.

CERULOPLASMINA

A denominação desta alfa$_2$-globulina prende-se à cor azul que exibe quando é obtida em forma pura. Seu peso molecular é 132.000, estando incluídos seis átomos de cobre em sua molécula. Esta proteína, à qual se liga cerca de 98% do cobre do organismo, exibe características de uma oxidase, propriedade pela qual é dosada quimicamente. Alternativamente, pode também ser dosada por procedimento imunológico. Quanto ao seu papel biológico, a ceruloplasmina oxida o ferro ferroso para a forma férrica, que é susceptível de se ligar à apotransferrina.

Assim, a ceruloplasmina é necessária à saturação da transferrina e à utilização do ferro. Por esse motivo, a ceruloplasmina foi rebatizada com o no me de ferroxidase, pelo qual é freqüentemente designada.

O único interesse na determinação dos níveis séricos da ceruloplasmina reside no diagnóstico da degeneração hepatolenticular ou doença de Wilson, uma condição hereditária em que há modificações características referentes ao transporte de cobre, mas na qual a lesão primária permanece indeterminada. Na doença de Wilson, os níveis da ceruloplasmina estão quase sempre em torno dos 25% (ou menos) dos valores normais, que correspondem a 20-45mg/dl (pelo método da IDR).

A taxa de ceruloplasmina apresenta-se elevada em uma variedade de situações, que podem ser fisiológicas, como a gravidez, ou patológicas, como a tireotoxicose, câncer, cirrose hepática e infecções. Também ocorre elevação em seguida à administração de estrógenos e ao uso de anticoncepcionais orais. Na desnutrição e na anemia dos lactentes, há diminuição da ceruloplasmina. Há também diminuição na síndrome nefrótica e no *sprue*.

Haptoglobinas

Este grupo de glicoproteínas migra com as alfa$_2$-globulinas. Manifesta forte afinidade pela globina, esteja esta ligada ou não ao heme. O papel fisiológico das haptoglobinas consiste em evitar o escape de hemoglobina livre para o plasma, motivo pelo qual efetua imediata pexia da hemoglobina liberada das hemácias, retendo assim o ferro corpóreo. Outra conseqüência dessa função consiste em bloquear a troca de heme entre a metemoglobina e a albumina. Por esse mecanismo, os episódios hemolíticos não redundam em hemoglobinúria ou metemoalbuminúria, ao menos enquanto a capacidade plasmática total de pexia da globina não seja ultrapassada.

Essa função natural fornece a base para a determinação analítica do conteúdo sérico da haptoglobina. Em seguida à adição de um excesso calculado de hemoglobina no soro, emprega-se a eletroforese para separar a haptoglobina saturada de hemoglobina da hemoglobina não ligada. A haptoglobina pode ser então dosada em termos de capacidade de ligação à hemoglobina.

A haptoglobina encontra-se diminuída nas doenças hepatocelulares crônicas, na mononucleose, toxoplasmose, nas anemias hemolíticas e reações transfusionais. Nos casos de hemólise prolongada, os níveis plasmáticos das haptoglobinas caem somente quando a taxa de sua síntese é ultrapassada pela taxa de remoção do complexo haptoglobina-hemoglobina pelo SRE. São relatados níveis elevados na destruição de tecidos, nas reações inflamatórias e neoplasias malignas.

Transferrina

Também chamada de siderofilina, é uma proteína transportadora de ferro existente no plasma, com peso molecular de 80.000. Forma-se principalmente no fígado, e cada uma de suas moléculas é capaz de fixar dois átomos de ferro em estado férrico. Seu teor plasmático é, em condições normais, de 200-400mg/dl, mas costuma ser quantificado em termos de quantidade de ferro que pode fixar, medida que é chamada "capacidade total de fixação de ferro" (CTFF). Em indivíduos normais, apenas cerca de um terço dessa capacidade é aproveitada (CTFF = 33%). Isso significa que a quantidade de ferro contida no plasma nunca, em condições normais, é suficiente para saturar toda a transferrina, existindo, portanto, uma "capacidade latente de fixação de ferro" no plasma.

A dosagem da transferrina exige não só a dosagem do ferro sérico mas também a dosagem do ferro capaz de fixar-se *in vitro* à transferrina livre (ou seja, a determinação da capacidade latente de fixação). A capacidade total de fixação da transferrina (= capacidade total de fixação do ferro) é igual à soma do ferro sérico à capacidade latente de fixação. Pode-se calcular também o coeficiente da "saturação da transferrina", o que se consegue dividindo o teor de ferro sérico pelo valor da capacidade total de fixação de ferro (ou de transferrina).

O teor normal de Fe sérico é de 75-150 µg/dl no homem, 60-140 µg/dl na mulher e 45-150 µg/dl na criança. A capacidade total da fixação do ferro (= concentração de transferrina ou transferrinemia) é de 250-450 µg/dl. O valor normal do coeficiente de saturação da transferrina é de 0,20-0,60 (20-60%).

Ferritina

É uma glicoproteína ferruginosa existente em elevada concentração em muitos tecidos, principalmente no fígado e baço, representando provavelmente a maior parte do ferro armazenado no organismo humano. Seu teor sérico pode ser determinado por radioimunoensaio. Como esse teor acompanha de perto o valor das reservas totais de ferro corporal, cifras baixas ocorrem somente nos estados de carência crônica de ferro, e cifras altas, nos estados de sobrecarga desse elemento. Seus valores normais variam entre 30 e 300 ng/ml. Eles podem ser alterados, porém, pela presença de hepatopatias e algumas neoplasias (especialmente leucemia aguda, doença de Hodgkin e tumores gastrointestinais).

LIPÍDIOS PLASMÁTICOS

Em decorrência das inequívocas relações patogênicas que foram evidenciadas entre a hiperlipidemia e a incidência de arteriosclerose, ganhou extraordinário interesse clínico o estudo dos lipídios plasmáticos e a dosagem dessas substâncias no sangue. Tendo em vista as diferentes significações exibidas pelas diversas variedades de lipídios, tornou-se insuficiente a simples dosagem dos lipídios totais no plasma, sendo indispensável, pelo menos nos casos patológicos, a determinação das várias frações lipídicas plasmáticas.

Os lipídios e lipoproteínas podem ser determinados por diferentes variedades de métodos laboratoriais. Os resultados desses métodos não exibem entre si completa correspondência e são expressos, além disso, de modos diversos, o que dificulta sobremodo o entendimento de sua ignificação. Assim, expressões tais como alfa$_1$-lipoproteína, colesterol esterificado, fosfolipídios, lipoproteínas de alta e baixa densidade e muitas outras, ficam bailando de maneira desordenada na mente do clínico atarefado, que se sente, muitas vezes, em dificuldade para interpretar um "lipidograma", cuja execução solicitou para esclarecimento de um caso clínico.

Assim, pois, é conveniente, antes de mais nada, definir expressões e esclarecer conceitos, para só então abordarmos a interpretação do que se denomina comumente de "lipidograma".

Os *lipídios* são substâncias orgânicas formadas por uma grande variedade de compostos, cuja principal característica consiste em sua insolubilidade na água e solubilidade no benzeno, éter, clorofórmio e outros chamados "solventes de gordura". Os lipídios mais abundantes no plasma são representados pelo colesterol, gorduras neutras (triglicerídios) e fosfolipídios, existindo ainda pequenas quantidades de ácidos graxos livres, glicolipídios, bem como quantidades mínimas de hormônios e vitaminas de natureza lipídica. Os teores normais dos principais lipídios plasmáticos são indicados na Tabela 1.3.

As *gorduras neutras* ou *triglicerídios* são ésteres de ácidos graxos com o glicerol (propanotriol). Os três ácidos graxos podem ser iguais entre si ou diferentes. Pode-se hidrolisar os trigicerídios por meio de ácidos ou bases fortes ou por meio de enzimas (lipases).

Os *fosfolipídios* são lipídios que exibem em sua estrutura um radical fosfato e incluem, como variedades principais, a lecitina, cefalina e esfingomielina.

O *colesterol* inclui-se num importante grupo de substâncias orgânicas complexas pertencentes à classe de lipídios, conhecidas como esteróis. E produzido principalmente no fígado a partir do acetato, sendo transformado em ácidos biliares, que são eliminados na bile. O colesterol pode formar ésteres com uma

Tabela 1.3
Principais Lipídios do Plasma (em Jejum)

Substância	*Concentração (mg/100 ml)*
Lipídios Totais	385-675 (530)
Graxas neutras	0-260 (140)
Ácidos graxos não esterificados	8-31 (26)
Fosfolipídios	110-250 (165)
Lecilina	80-200 (110)
Cefalina	0-30 (10)
Esfingomielina	10-50 (30)
Colesterol	140-260 (200)
Esterificado	90-200 (145)
Livre	40-70 (55)
Ácidos graxos totais	110-485 (300)

As cifras entre parênteses representam valores medias.

grande variedade de ácidos graxos, e normalmente dois terços do total existem sob essa forma no plasma.

Praticamente, todos os lipídios do plasma aí se encontram sob a forma de *lipoproteínas*. O objetivo fundamental dessa conjugação de proteínas aos lipídios consiste em possibilitar o transporte destas últimas substâncias nos meios orgânicos sob forma, digamos, hidrossolúvel. As partículas volumosas de lipídios, ao serem lançadas na corrente sangüínea, são recobertas, através do fenômeno físico de adsorção, por uma película de proteína sérica, cuja espessura é sempre a mesma, independentemente do tamanho primitivo da partícula lipídica. Tem início, assim, com a proteinização dos lipídios, o metabolismo das lipoproteínas séricas.

O passo seguinte nesse metabolismo é o fracionamento das partículas de lipoproteínas. O agente fracionador é, provavelmente, a lipoproteína-lipase. Tal fracionamento é gradativo, e, cada vez que uma partícula é rompida, determinadas proteínas do soro logo se adsorvem sobre as áreas descobertas, realizando-se a cobertura total dos núcleos resultantes do fracionamento, sempre com espessura constante de proteína. Vão-se formando, dessa forma, partículas de lipoproteínas cada vez menores, até que atinjam tamanhos próximos aos das próprias moléculas lipídicas. Nessa altura da seqüência metabólica, a superfície de separação entre o lipídio e o meio deixa de ser bem definida, o que impossibilita o prosseguimento do processo de absorção da proteína ao lipídio. Dessa maneira, fica o núcleo lipídico liberado e, como exibe dimensões moleculares, pode ser diretamente assimilado pela célula.

Este é, pois, o processo de metabolização das lipoproteínas, através do qual partículas lipídicas com diâmetro de 5.000 angströns são reduzidas a partículas com diâmetro de poucos angstrons (angströn = décima milionésima parte do mm).

Estrutura, Classificação e Dosagem Dos Lipídios Plasmáticos

Os lipídios plasmáticos podem ser dispostos em grupos diversos por meio de quatro diferentes critérios: 1) estrutura química de suas diversas frações; 2) densidade das partículas lipoprotéicas; 3) valor do coeficiente de flutuação dessas partículas; 4) velocidade de migração eletroforética.

1º) *Estrutura Química das Frações Lipídicas.* Já vimos que os lipídios totais do plasma são constituídos por quatro frações principais: triglicerídios, colesterol, fosfolipídios e ácidos graxos livres. As duas frações de maior interesse clínico são as representadas pelo colesterol e pelos triglicerídios, mas, freqüentemente, os fosfolipídios são também dosados. Tais determinações são feitas por métodos químicos, algumas delas por meio de auto-analisador.

O processo mais empregado na avaliação dos lipídios totais é o gravimétrico, no qual os lipídios são extraídos pela mistura de Bloor (etanol + éter etílico), dessecados e, após uma segunda extração com éter de petróleo, dessecados novamente e pesados. Emprega-se também, para esta dosagem, o dicromato de potássio, reduzido pelos lipídios; a quantidade desse sal que foi reduzida pode ser avaliada foto metricamente.

Tabela 1.4
Características Fisicoquímicas, Composição e Teor Normal dos Principais Tipos de Lipoproteínas Plasmáticas

Denominação eletroforética	*Categoria por ultracentrífugação*	*Valor do coeficiente de flutuação a densidade 1.063*	*Densidade*	*Diâmetro molecular (ângströns)*	*Composição*				*Concentração plasmática normal (g/l)*
					Triglicerídios	*Fosfolipídios*	*Colesterol*	*Proteínas*	
Quilomícrons	Quilomícrons	S_f> 400	0,950	5000	82-90	6-10	2-5	0,2-2	0
Pré-beta-Lipoproteínas	Lipoproteínas de muito baixa densidade (VLDL)	S_f 20-400	0,950-1,006	400-700	30-40	20	20	10	0,3-1
beta-Lipoproteínas	Lipoproteínas de baixa densidade (LDL)	S_f 0-20	1,006-1,063	200-300	7	20	30-35	20	2,7-4
alfa-Lipoproteínas	Lipoproteínas de alta densidade (HDL)	–	1,063-1,210	≅ 100	7	20-25	10-15	50	2-3,5

Existem inúmeros métodos para dosagem do *colesterol*. Um dos mais empregados é o de Leffler e McDougald, no qual se utiliza o isopropanol para precipitar as proteínas séricas e extrair o colesterol total; sobre uma alíquota de extrato claro, junta-se o reagente cloreto de ferro-ácido acético e ácido sulfúrico, formando-se um composto colorido avaliado fotocolorimetricamente. Na dosagem do *colesterol esterificado*, o colesterol livre é precipitado, com digitonina e acetona, de uma segunda alíquota do extrato de isopropanol; após centrifugação, o resíduo é dissolvido, e a dosagem prossegue como para o colesterol total.

Para dosagem dos *triglicerídios*, os métodos mais precisos são os cromatográficos, mas os químicos são mais simples de ser executados. Destes, um dos mais empregados é o de Fletcher, em que os triglicerídios séricos são extraídos pelo isopropanol, após fosfatídios, glicose e pigmentos biliares terem sido adsorvidos por uma mistura de extração. O glicerol liberado pela saponificação dos triglicerídios é oxidado a formaldeído, que reage com acetilacetona, formando-se um derivado amarelo, que é avaliado no espectrofotômetro ou no fotocolorímetro com filtro azul.

2º) *Densidade das Partículas Lipoprotéicas.* Já vimos que as partículas de lipoproteínas são constituídas de um núcleo lipídico, cujo diâmetro varia dentro de amplos limites, e de uma película de proteína cuja espessura é sempre a mesma e independe do tamanho do núcleo. Conseqüentemente, as proporções entre os teores lipídico e protéico de cada partícula variam com o tamanho das mesmas: as maiores possuem mais lipídios, e as menores, mais proteínas. Ora, como a densidade dos lipídios é menor do que a das proteínas, as partículas maiores (mais ricas em lipídios) são menos densas do que as menores (mais ricas em proteínas). Dessa forma, em função de seu teor lipídico, podem as lipoproteínas ser classificadas em três grupos:

a) lipoproteínas de muito baixa densidade (VLDL – *very-low-density lipoproteins*), entre 0,950 e 1,006g/ml;

b) lipoproteínas de baixa densidade (LDL – *low-density lipoproteins*), entre 1,006 e 1,063g/ml;

c) lipoproteínas de alta densidade (HDL – *high-density lipoproteins*), entre 1,063 e 1,210g/ml.

3º) *Valor do Coeficiente de Flutuação à Ultracentrifugação (S_f).* As proteínas de muito baixa densidade (VLDL), de baixa densidade (LDL) e de alta densidade (HDL) recebem outro tipo de classificação conforme as diferentes velocidades migratórias que adquirem quando ultracentrifugadas em condições determinadas. Como a velocidade de migração depende da densidade das partículas, a classificação por velocidade de migração equivale à classificação por densidade e, conseqüentemente, por teor lipídico. As velocidades de migração à ultracentrifugação são medidas em unidades Svedberg (S_f), e cabe assinalar que as unidades expressam flutuação e não sedimentação (isto é, exibem relações inversas com a velocidade de migração). Fica estabelecido, portanto, que lipoproteínas de maior diâmetro são as menos densas, as mais ricas em lipídios e as de maior valor de flutuação. De acordo com esse coeficiente de flutuação, as lipoproteínas podem ser classificadas em dois grupos: S_f 0-20 (que corresponde a lipoproteínas de baixa densidade) e S_f 20-400 (que corresponde a lipoproteínas de muito baixa densidade). S_f acima de 400 corresponde aos quilomícrons.

A classe S_f 0-20 é a mais rica em colesterol. A classe S_f 20-400 possui menos colesterol, e é particularmente rica em triglicerídios (ver Tabela 1.4).

O aumento das lipoproteínas da classe S_f 0-20 caracteriza a chamada *hipercolesterolemia*, ao passo que o aumento da classe S_f 20-400 caracteriza a *hiperlipemia* (hipertrigliceridemia).

4º) *Eletroforese das Lipoproteínas.* Depois que o soro foi separado eletroforeticamente em suas frações, pode-se usar o vermelho sudão III para mostrar os locais onde se situam as lipoproteínas. Pode-se passar duas amostras do mesmo soro lado a lado no mesmo aparelho de eletroforese; uma é tingida pelos corantes de proteína para delimitar a localização das frações de proteínas, e outra é corada pelo sudão III para mostrar as áreas que contêm lipídios. Constata-se certa quantidade de lipídios associados a todas as cinco frações, mas em condições normais, a maior parte se concentra em duas áreas, uma entre as regiões das globulinas $alfa_1$ e $alfa_2$ (que são as lipoproteínas alfa) e outra na região da globulina beta (as lipoproteínas beta). Técnicas de maior poder resolutivo evidenciam uma outra faixa entre as lipoproteínas beta e alfa (lipoproteína pré-beta). Em condições anormais pode surgir uma faixa correspondente aos quilomícrons, que não sofre migração.

Assim, pois, identificam-se quatro faixas lipoprotéicas principais pela eletroforese:

a) *Quilomícrons:* Principalmente triglicerídios. Permanecem no ponto de origem. Não existem normalmente no soro em jejum.

b) *Lipoproteínas beta:* Existem no soro normal. É a fração mais rica em colesterol.

c) *Lipoproteína pré-beta:* Consiste principalmente de triglicerídios endógenos. Apresenta-se normalmente como uma mancha muito débil no lado anódico da faixa da lipoproteína beta. Nos soros anormais com triglicerídios elevados, a faixa pré-beta está exagerada.

d) *Lipoproteína alfa:* Existe normalmente na zona da globulina $alfa_1$ quando se compara com a eletroforese das proteínas. Destituída de significação patológica.

Não há necessidade de quantificar as faixas de lipoproteínas, já que os dados quantitativos são obtidos da dosagem química do colesterol e triglicerídios séricos ou plasmáticos. A interpretação qualitativa dos traçados (fenotipos de Fredrickson) será feita juntamente com os valores que se encontrem para o colesterol e os triglicerídios (Tabela 1.11).

Uma elevação significativa do teor de qualquer das lipoproteínas pode resultar em hipercolesterolemia; um aumento do teor de quilomícrons ou de lipoproteínas de muito baixa concentração (VLDL) causa hipertrigliceridemia.

Resultados Normais

Quando se deseja pesquisar a hiperlipidemia como um dos fatores condicionantes de arteriosclerose deve-se utilizar, como recurso de triagem, a determinação plasmática (melhor do que a sérica) de colesterol total e triglicerídios, numa amostra de sangue colhida em jejum, com o paciente fazendo uso de sua dieta habitual. As cifras normais dessas frações lipídicas estão indicadas na Tabela 1.5.

Se ambos os valores estiverem dentro dos limites normais, não haverá necessidade de qualquer investigação adicional. Se um deles estiver elevado, ou ambos, torna-se imprescindível proceder a um estudo completo do metabolismo lipídico, incluindo um estudo eletroforético das lipoproteínas (ver Tabelas 1.6, 1.7 e 1.8).

Exibe elevado interesse clínico a determinação dos valores referentes ao colesterol ligado às lipoproteínas de alta densidade (colesterol HDL) e colesterol ligado às lipoproteínas de baixa e muito baixa densidade (colesterol LDL), pois, como será visto adiante, estas duas frações exibem significados clínicos diametralmente opostos. Se considerarmos que um teor plasmático de colesterol total é satisfatório quando está em torno de 220mg/dl, depreende-se, pela análise da Tabela 1.4, que os teores de colesterol HDL e LDL são satisfatórios quando situados, respectivamente, em torno de 35mg/dl e 125mg/dl.

Tabela 1.5
Teor de Lipídios no Plasma (EUA) (MG/100 ml)

Idade (anos)	*Colesterol*	*Triglicerídios*
1-19	175 (120-230)	70 (10-140)
20-29	180 (120-240)	70 (10-140)
30-39	205 (140-270)	75 (10-150)
40-49	225 (150-310)	85 (10-160)
50-59	245 (160-330)	95 (10-190)

Tabela 1.6
Teores Plasmáticos Normais das Diversas Frações Lipídicas (mg/100 ml)

Lipídios totais	500-750
Colesterol total	150-230 (ver Tabela 1.5)
Colesterol esterificado	90-130 (50-70% do total)
Colesterol livre	60-90
Triglicerídios	30-200 (ver Tabela 1.5)
Foslolipídios	
até 65 anos	225±32
após 65 anos	281 ±85
Aspecto do soro	claro

Tabela 1.7
Eletroforese das Lipoproteínas em Acetato de Celulose (% dos Lipídios Totais)

Alfa	24% ±9
Pré-beta (Sf 20-400)	18%±7
Beta (Sf 0-20)	58%±10
Quilomícrons	0

Tabela 1.8
Teores Normais de Colesterol HDL (Lipid Research Clinic – USA)

Idade	*HDL Colesterol Homens mg/dl*	*HDL Colesterol Mulheres mg/dl*
0-19	30-65	30-70
20-29	35-70	35-75
30-39	30-65	35-80
40-49	30-65	40-95
50-59	30-65	35-85

Outro índice utilizado na clínica como revelador de risco de cardiopatia isquêmica é a relação entre colesterol total e colesterol HDL, que se obtém, dividindo a taxa do primeiro pela do segundo. Uma relação em torno de cinco indica risco normal para a doença (ver Tabela 1.10).

Em laboratórios clínicos de grande movimento, é comum surgirem amostras de soro de aspecto turvo (por hiperlipidemia). Dada a gravidade de tal achado. é altamente desejável que ele seja comunicado ao médico solicitante.

Interpretação das Anomalias do Lipidograma

Para fins clínicos, devem as hiperlipidemias ser consideradas como a) primárias e b) secundárias a outras doenças. As *primárias* incluem principalmente as anormalidades provocadas por fatores alimentares ou ambientais, bem como as hiperlipoproteinemias essenciais ou familiares. Pode-se admitir que a maior parte das hiperlipidemias seja de origem alimentar ou ambiental, aceitando-se, porém, a possibilidade de que uma sutil influência genética faça com que a lipidemia de cada indivíduo responda de maneira diferente a idênticos estímulos alimentares ou ambientais. Os conhecimentos atuais permitem apenas uma discriminação grosseira de alguns dos tipos mais evidentes de hiperlipoproteinemia primária (ver adiante).

São os seguintes os estados que se associam mais freqüentemente com *hiperlipidemias secundárias:*

1 . *Diabetes mellitus*

2. Ingestão de álcool (mesmo pequenas quantidades)

3. Pancreatites

4. Hipotiroidismo

5. Síndrome nefrótica (podem surgir diversos traçados); varia desde um discreto aumento das lipoproteínas beta até um enorme incremento das pré-beta; a intensidade mantém relação com o grau de hipoalbuminemia.

6. Tesaurismose glicogênica

7. Hipercalcemia idiopática da infância

8. Globulinas plasmáticas anormais (mieloma múltiplo, crioglobulinemia)

9. Gravidez ou uso de anovulatórios (cede aos dois ou três meses da gravidez)

10. Hepatopatia obstrutiva, em que se observa acentuada hipercolesterolemia e hiperfosfolipidemia; as lipoproteínas alfa mostram-se diminuídas; se houver extenso dano hepatocelular, reduzem-se todas as frações lipoprotéicas;

os pacientes com hepatopatia parenquimatosa também podem exibir déficit de lipoproteínas alfa.

11. Os homens que sofreram infarto do miocárdio ou que aumentaram 4,5kg ou mais depois de terem atingido a idade madura, bem como as mulheres obesas ou as pessoas de ambos os sexos com gota, exibem teores de glicerídios mais elevados do que os testemunhos normais da mesma idade.

Em indivíduos com menos de 25 anos, um teor de colesterol superior a 220mg/100ml ou de triglicerídios acima de 150mg/100ml indica hiperlipidemia suficiente para justificar que o clínico pesquise a existência de um dos fatores acima enumerados como causas de hiperlipidemias secundárias. Muitos adultos exibem o colesterol acima de 220; quanto mais elevada for essa taxa, tanto maior deverá ser o empenho do clínico em descobrir um desses fatores causais. Qualquer adulto com colesterol acima de 280 e triglicerídios além de 150 deve ser examinado com vistas às causas de hiperlipidemia secundária; se nenhuma delas for identificada, é então indispensável converter uma presumível hiperlipidemia primária em um dos tipos conhecidos de hiperlipoproteinemia, o que se fará com o auxílio de um lipidograma completo, incluindo a análise eletroforética das lipoproteínas (ver Tabelas 1.6 e 1.7).

Correlação entre Hiperlipidemia e Cardiopatia Isquêmica. É inegável a existência de estreita relação entre a hiperlipidemia e a ocorrência prematura de cardiopatia isquêmica. A hipercolesterolemia, que é o parâmetro mais estudado do metabolismo lipídico, reflete muito de perto o risco de infarto, não só no homem como na mulher, mas especialmente naquele. Num estudo que durou 14 anos, realizado por Kannel, W.B. e colaboradores, a incidência relativa de infarto entre as idades de 30 e 49 anos com um nível de colesterol acima de 260mg/100ml foi quatro vezes maior do que a com o colesterol abaixo de 220mg/100ml, limitando o estudo só aos homens, a diferença aumentou para seis vezes.

As lipoproteínas de baixa densidade (LDL) ou beta-lipoproteínas guardam com a cardiopatia isquêmica a mesma relação que o colesterol. As taxas de triglicerídios (ou de VLDL) também estão relacionadas com a incidência de cardiopatia isquêmica, e há estudos que sugerem ser a elevação dos triglicerídios (ou da VLDL) melhor índice de risco no homem jovem do que a do colesterol.

Todos os estudos demonstram que a hiperlipidemia representa um risco mais significativo abaixo da idade de 50 anos e que ela atua independentemente da obesidade, hipertensão e diabetes.

No tocante às lipoproteínas de alta densidade (HDL), a experiência demonstra que a prevalência de cardiopatia isquêmica é inversamente proporcional ao seu teor plasmático (ver Tabela 1.9). A HDL pode ser considerada, portanto, como "benéfica", contrariamente ao que acontece com a LDL e VLDL, que são lipoproteínas "maléficas". Isso obriga, em presença de hipercolesterolemia, a esclarecer se essa anormalidade se prende ao aumento da HDL ou da LDL (a VLDL vincula-se mais aos triglicerídios).

Assim, a dosagem do colesterol ligado às HDL é de grande valor clínico para avaliar o vulto do risco de cardiopatia isquêmica. Na Tabela 1.9, observa-se que o risco para um homem com 25mg/dl de colesterol HDL será duas vezes menor, se ele tiver 45mg/dl, e quatro vezes menor, se ele tiver 65mg/dl. A Tabela 1.10

mostra o risco de cardiopatia isquêmica em função da relação entre o colesterol total e o colesterol HDL. A Tabela 1.11 inclui os triglicerídios bem como colesterol total, LDL e HDL.

Tabela 1.9
Colesterol HDL e Risco de Cardiopatia Isquêmica

HDL Colesterol mg/dl	*Índice de risco de enfermidades coronárias*	
	Homens	*Mulheres*
75 ou mais	Síndrome de longevidade	
70	–	0,52
65	0,45	0,64
60	0,55	0,80
55	0,67	1,00 (normal)
50	0,82	1,25
45	1,00 (normal)	1,55
40	1,25	1,94
35	1,50	–
30	1,75	–
25 ou menos	2,00	–

Tabela 1.10
Relação Colesterol Total/Colesterol HDL e Risco de Cardiopatia Isquêmica

	Colesterol total/HDL colesterol	*Risco*
Homens	3,43	0,05 do Normal
	4,97	**Normal**
	9,55	2 x Normal
	14,00	3 x Normal
Mulheres	3,27	0,5 do Normal
	4,44	**Normal**
	7,05	2 x Normal
	11,04	3 x Normal

Tabela 1.11
Critérios de Avaliação de Risco no Diagnóstico Lipídico *
Valores em mg/dl

Isento de risco	*Suspeita de risco*	*Requer tratamento*
Triglicerídios < 150 • Colesterol total < 220 • Colesterol LDL < 150	• Triglicerídios 150-200 • Colesterol total 220-260 • Colesterol LDL 150-190	• Triglicerídios > 200 • Colesterol total > 260 • Colesterol LDL > 190
♂ Colesterol HDL > 55	♂ Colesterol HDL 35-55	♂ Colesterol HDL < 35
♀ Colesterol HDL > 65	♀ Colesterol HDL 45-65	♀ Colesterol HDL < 45
Prognóstico favorável	Risco padrão	Indicador de risco
*ASSMANN, G. Simpósio Internacional de Lipídios, Viena, 1979		

Hiperlipoproteinemias Primárias

De conformidade com as taxas de colesterol etrigicerídios plasmáticos, bem como o resultado da análise eletroforética das lipoproteínas e de outras provas laboratoriais, podem as hiperlipoproteinemias primárias ser classificadas em cinco grupos principais, discriminados na Tabela 1.12. A OMS modificou esta classificação em relação ao grupo II, dividindo-o em IIa (aumento das betas) e IIb (aumento das betas e pré-betas).

Tendo em vista que cada um dos tipos de lipoproteínas tem sua composição relativamente fixa quanto ao teor de colesterol e triglicerídios, e também que somente os quilomícrons e as lipoproteínas VLDL refratam a luz e causam turvação do plasma, a classificação de um determinado caso de hiperlipoproteiinemia pode ser feita na prática, geralmente, pela simples observação do plasma deixado em repouso durante 24 horas (a 4ºC) e pela dosagem do colesterol e dos triglicerídios. Portanto a eletroforese pode ser dispensada muitas vezes na conversão de uma hiperlipidemia em hiperlipoproteinemia. Os tipos mais encontradiços são o IIa, IIb e IV.

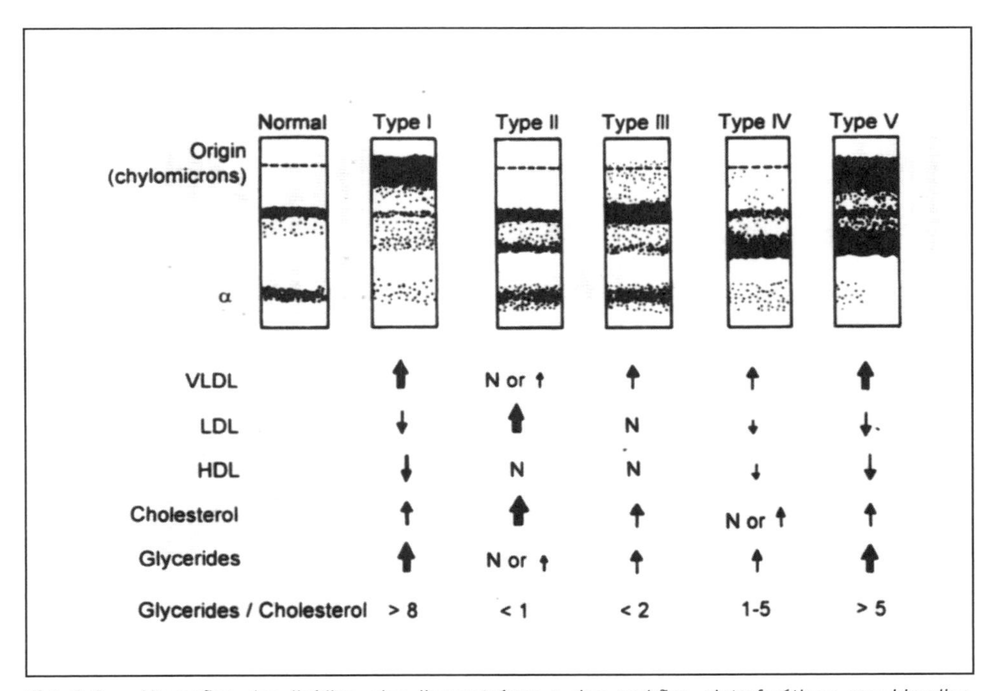

Fig. 1.4 – *Alterações dos lipídios, das lipoproteínas e dos padrões eletroforéticos nas hiperlipoproteinemias. A largura das setas é proporcional ao grau da anormalidade e a direção das setas indica aumento ou redução dos lipídios. A relação glicerídios/colesterol representa um auxílio para o diagnóstico. (Extraído de Less, R. S. e Wilson, DE, New England J. Med., 1971).*

Tabela 1.12
Hiperlipoproteinemias Essenciais ou Familiares

	Hipertrigliceridemias Essenciais			*Hipercolesterolemias Familiares*	
	Forma causada pelos lipídios (tipo I)	*Forma causada pelos glicídios (tipo IV)*	*Forma causada pelo fornecimento de calorias (lipídios e glicídios) (tipo V)*	*Sem hipertrigliceridemia concomitante (tipo II)*	*Com hipertrigliceridemia concomitante (tipo III)*
Plasma	Leitoso	claro ou turvo	Leitoso	Claro	claro ou turvo
Colesterol	Ligeiramente aumentado	Normal ou Ligeiramente aumentado	Ligeiramente aumentado	aumentado	aumentado
Triglicerídios	Muito aumentados	Aumentados	aumentados	Normais	aumentados
Quilomícrons	Muito aumentados	Normais	Muito aumentados	Normais	Normais
β-Lipopropetínas	Normais	Normais	Normais	aumentadas	aumentadas
α-Lipoproteínas (pré-β-lipopropetínas	Normais	Aumentadas	Aumentadas	Normais	Aumentadas
Atividade da lipopropetína-lipase pós-heparina	Diminuída	Normal	Normal ou diminuída	Normal	Normal
Teste de tolerância à glicose, teste à tolbutamida	Normais	Patológicos	Patológicos	Normais	Patológicos
Gradação de densidade à polivinilpirrolidona (PVP)	Flutuação em superfície (correspondendo aos quilomícrons)	Sedimentação mais ou menos completa (corresponde às α-lipoproteínas)	Flutuação em superfície e sedimentação	–	Sedimentação, se visível
Separação dos ácidos graxos da camada lipídica isolada	Reflete sempre a separação encontrada nas gorduras alimentares	Sobretudo ácidos graxos endógenos (muito ácido palmítico e oléico, pouco ácido limoléico	Não característico. Certa relação com a alimentação	–	Quando em regime rico em glicídios, muito ácido palmítico e oleico, pouco ácido linoleico, como nas hipertrigliceridemias causadas por glicídios

CORPOS CETÔNICOS

Sabe-se que, no diabetes, o distúrbio de metabolização da glicose provoca, por mecanismo complexo, acúmulo de aceto-acetil-coenzima A e de seus derivados, isto é, acetoacetato, beta-hidroxibutirato e acetona. Tais substâncias, que se formam no fígado, constituem os chamados "corpos cetônicos". A elevação de seu teor sangüíneo dá lugar aos estados de cetose.

Embora tenham sido idealizadas várias técnicas quantitativas e semiquantitativas para dosagem dos corpos cetônicos no plasma, aceita-se em geral que a análise semiquantitativa pelo Acetest (comprimidos) e Ketostix (fita), baseada na reação do nitroprussiato, permite obter resultados satisfatórios para fins clínicos. O Acetest foi criado principalmente para evidenciar corpos cetônicos na urina; quando se estuda o soro, deve-se triturar o comprimido e juntar ao pó uma gota do soro diluído a 1:1.

Interpretação. Para o Acetest, uma reação positiva 1+ indica a presença de 5 a 10mg de corpos cetônicos por 100ml (cetonemia normal: 0,2-0,8mg/100ml); uma reação 4+ corresponde aproximadamente a 40-50mg/100ml (valores correspondentes ao soro não diluído).

Além do *diabetes mellitus,* outras causas de cetose são representadas por inanição (jejum, vômitos) e por dietas ricas em gordura e pobres em carboidratos (tratamento da epilepsia, p. ex.).

BILIRRUBINA

A bilirrubina é, como se sabe, um pigmento resultante do catabolismo da hemoglobina, após a destruição (normal ou patológica) das hemácias. Ao passar pelo interior dos hepatócitos, a bilirrubina conjuga-se ao ácido glicurônico, transformando-se em mono- e diglicuronídio de bilirrubina, o que ocorre sob a ação de uma enzima específica, a glicuroniltransferase. Assim, pois, a bilirrubina encontra-se no plasma sob duas formas distintas: a) glicuronídios de bilirrubina e b) bilirrubina livre, não esterificada. Os glicuronídios são solúveis em água, ao passo que a bilirrubina livre é insolúvel, e está fortemente ligada às proteínas plasmáticas, especialmente à albumina.

Van den Bergh, em 1916, empregou a reação descrita por Ehrlich (bilirrubina + diazorreagente = cor púrpura) para dosar a bilirrubina plasmática, tendo observado dois tipos de diazorreação: reação direta (em solução aquosa) e reação indireta (após acréscimo de álcool). A reação direta corresponde à bilirrubina conjugada ao ácido glicurônico, solúvel em água; a reação indireta corresponde à bilirrubina não conjugada, insolúvel em água.

Malloy e Evelyn, em 1937, propuseram o uso do metanol a 50% para dosagem da bilirrubina com o colorímetro fotoelétrico. Atualmente, a maioria dos laboratórios adota esse método em alguma de suas modificações. O método fornece as taxas de bilirrubina direta e de bilirrubina total, sendo a indireta calculada pela diferença entre ambas.

Somente a forma conjugada de bilirrubina (fração direta, solúvel em água) é eliminada pelo fígado e rim; a forma indireta não o é nem por um, nem pelo outro. Tal noção esclarece várias ocorrências fisiopatológicas de considerável importância clínica: a) na insuficiência de glicuroniltransferase (p. ex., icterícia fisiológica do recém-nascido) ocorre hiperbilirrubinemia porque a bilirrubina indireta não se transforma em direta; b) nesse tipo de icterícia, bem como na hiperbilirrubinemia causada por hiper-hemólise, não há eliminação urinária de bilirrubina (urina clara), porque, nesses casos, o pigmento retido no sangue é de tipo indireto; c) nas icterícias causadas por lesão hepatocelular ou hepatocanalicular, bem como na obstrução biliar externa, está presente a eliminação urinária de bilirrubina (urina escura), já que o pigmento retido é de tipo direto.

Valores Normais. Bilirrubina direta, 0,1 a 0,3mg/100ml; indireta, 0,2 a 0,8mg/100ml. No recém-nascido é muito comum o aparecimento de uma icterícia considerada como fisiológica, causada, em parte, pela imaturidade do sistema enzimático intra-hepático. Tal icterícia, de intensidade muito variável (em geral 5-10mg/100ml), corre por conta unicamente da fração indireta, desaparecendo no final da primeira semana de vida.

Interpretação. Ver item referente a Icterícia.

CÁLCIO E FÓSFORO

O estudo destes iontes é incluído neste Capítulo por motivos didáticos, uma vez que as alterações da calcemia e da fosfatemia independem muitas vezes de qualquer distúrbio hidreletrolítico, prendendo-se geralmente a problemas metabólicos ou endócrinos. Seu estudo em conjunto se justifica pela íntima correlação existente entre ambos.

Fatores múltiplos, de natureza endócrina, renal, gastrintestinal e metabólica contribuem para proporcionar uma regulação muito sensível do teor de cálcio no plasma e em outros líquidos corporais. A absorção intestinal do cálcio depende da atuação da vitamina D, que a aumenta, no mesmo sentido intervindo o hormônio paratiróideo. Este hormônio interfere ainda no nível da calcemia por reduzir a excreção renal do cálcio (aumento da reabsorção tubular) e provocar reabsorção óssea, isto é, mobilização do cálcio a partir de seus depósitos nos ossos.

O teor de fosfato inorgânico no plasma circulante é influenciado pelo hormônio paratiróideo, absorção intestinal, funcionamento renal e metabolismo ósseo. A absorção intestinal do fosfato está intimamente condicionada à do cálcio, pois a permanência deste no intestino resulta na formação de fosfatos insolúveis que se perdem nas fezes. A absorção do fosfato depende, pois, indiretamente, da presença de vitamina D. O hormônio paratiróideo exerce sobre a fosfatemia uma influência oposta à exercida sobre a calcemia, isto é, tende a reduzir a fosfatemia, por aumentar a excreção renal de fosfato, a despeito de causar mobilização do mesmo a partir dos ossos. O baixo nível de fosfato observado no raquitismo prende-se à sua má absorção intestinal, bem como ao aumento da excreção urinária devida à exaltação da atividade da paratiróide.

Existe, ao que parece, uma relação recíproca entre cálcio e fósforo. Todo aumento de fósforo no soro causa diminuição do cálcio por um mecanismo ainda não bem compreendido. O melhor exemplo desta situação é o aumento da fosfatemia na insuficiência renal, do que resulta hipocalcemia.

O cálcio existe no soro sob duas formas diferentes: a) fração ligada à proteína, não difusível, que constitui aproximadamente 40% a 50% do total de cálcio no soro, e b) fração difusível. Esta última pode ser subdividida, por sua vez, em cálcio sob a forma de complexo (com citrato e fosfato), cuja quantidade varia aproximadamente de 0,2 a 0,5mg/100ml, e cálcio ionizado, que se encontra na forma fisiologicamente ativa (4,2 a 5,5mg/100ml). Estudos laboratoriais indicam que efeitos salinos inespecíficos podem reduzir mais ainda o cálcio ionizado, de modo que o cálcio fisiologicamente ativo seja apenas 20% da quantidade total do cálcio no soro. Uma diminuição acentuada da fração ionizada, qualquer que seja a taxa de cálcio total no soro, resulta em tetania. Entre os atores que influem no nível do cálcio ionizado, encontra-se o pH. Todo aumento de pH do sangue reduz o nível de cálcio ionizado sem afetar os níveis do total do cálcio no soro.

Como cerca de 50% do cálcio está ligado às proteínas, toda diminuição da proteinemia resulta em redução dos níveis de cálcio total no soro. Tal diminuição, entretanto, afeta principalmente a fração não difusível, e, por isso, raramente surge tetania nessas circunstâncias. Analogamente, um aumento da proteinemia (p. ex., mieloma múltiplo) pode aumentar o total de cálcio no soro sem alteração digna de nota da fração difusível.

Existem diversos métodos destinados a avaliar o teor sé rico de cálcio ionizado. Tal avaliação pode ser feita também a partir do teor de cálcio total com o auxílio da fórmula abaixo, baseada no nomograma de McLean e Hasting, fórmula sujeita, entretanto, a numerosas causas de erro.

$$\text{mg Ca++/100ml} = \frac{(6 \times \text{total de Ca no soro em mg\%}) - \dfrac{(\text{g proteína do soro\%})}{3}}{\text{g de proteína \%} + 6}$$

Interpretação. São os seguintes os valores normais de cálcio no soro:

1) na criança:	a) em mg/100ml	-	10,0 a 12,0
	b) em mEq/1	-	5,0 a 6,0
2) no adulto:	a) em mg/100ml	-	9,0 a 11,0
	b) em mEq/1	-	4,5 a 5,5

Valores normais de fosfato no soro:

1) na criança:	a) em mg/100ml	-	4,0 a 6,0
	b) em mEq/1	-	2,3 a 3,4
2) no adulto:	a) em mg/100ml	-	3,0 a 4,5
	b) em mEq/1	-	1,7 a 2,6

Causas de Hipercalcemia. Hipercalcemia idiopática, mieloma múltiplo, doença de Cushing, neoplasias ósseas, insuficiência supra-renal, anoxia, atrofia óssea aguda (em crianças imobilizadas por fratura ou paralisia), sarcoidose, intoxicação por vitamina D, hipofosfatásia, hiperparatiridismo.

Causas de Hipocalcemia. Hipoparatiroidismo, pseudo-hipoparatiroidismo, tetania neonatal, raquitismo (raramente), tetania pós-acidótica, síndromes de má absorção, tetania por hiperventilação, insuficiência renal, osteíte deformante (nem sempre), acidose tubular renal (síndrome de Butler-Albright).

Causas de Hiperfosfatemia. Insuficiência renal, hipoparatiroidismo, pseudo-hipoparatiroidismo, hipervitaminose D, acromegalia (fase ativa).

Causas de Hipofosfatemia. Raquitismo, hiperparatiroidismo (nem sempre), síndromes de má absorção, algumas formas de disfunção tubular congênita.

2

Bioquímica do Sangue — Substâncias Eletrolíticas (Desequilíbrios Hidreletrolíticos e Ácido-básicos)

CONCEITOS GERAIS

Conceito de Iontes (íons) e de Substâncias Eletrolíticas

Todo composto químico é constituído de moléculas, que resultam, como se sabe, da combinação de dois ou mais elementos simples. A menor partícula de um elemento que pode existir e manter sua identidade chama-se átomo. Pode-se representar, para fins didáticos, a disposição geral de um átomo como um sistema solar em miniatura, constituído de um núcleo central formado de prótons e nêutrons em redor do qual giram corpos planetários menores chamados elétrons. Tanto o próton como o elétron possuem carga elétrica; se bem que a carga de ambos seja de igual magnitude, exibem sentido oposto, isto é, o próton é carregado positivamente, e o elétron, negativamente.

Em conseqüência, o átomo de hidrogênio, por exemplo, que é constituído apenas de um próton e um elétron, não tem carga excedente, já que a carga positiva do núcleo está exatamente equilibrada pela carga negativa do elétron que lhe gira ao redor. Os nêutrons são partículas nucleares possuidoras de massa muito semelhante à do próton, mas destituídas de carga elétrica. Uma vez que os átomos são eletricamente neutros, a carga nuclear deve estar equilibrada pela dos elétrons planetários; assim, pois, o número de prótons é sempre igual ao número de elétrons (número atômico).

Os elétrons planetários não se amontoam ao redor do núcleo de maneira desorganizada; dispõem-se em anéis, cada um dos quais podendo conter um número determinado de elétrons. Tais anéis denominam-se camadas eletrônicas, e cada camada sucessiva está localizada a uma distância do núcleo maior que a precedente. O número de elétrons da camada externa do átomo é que determina suas propriedades químicas, inclusive a valência.

Na tabela periódica, a ordenação dos elementos evidencia uma repetição das propriedades químicas quando se repete o número de elétrons da camada externa. Assim, por exemplo, os átomos que possuem apenas um elétron da camada externa pertencem ao grupo dos metais alcalinos (lítio, sódio, potássio, etc.); os que possuem dois elétrons na camada externa constituem o grupo dos metais alcalino-terrosos (cálcio, magnésio, etc.); os que possuem sete elétrons na camada externa pertencem ao grupo dos halogênios (flúor, cloro, bromo, iodo), isto para mencionar apenas os grupos mais ligados à composição eletrolítica dos líquidos corporais.

Estas camadas externas não podem conter mais do que oito elétrons, de modo que, quando atingem esse número, estão completas. Os átomos do grupo que contém os elementos hélio, neônio, argônio, etc., têm suas camadas externas completas, sendo tais elementos chamados de gases inertes, pois mostram-se incapazes de se combinar a outros átomos. Todos os demais elementos, entretanto, possuem camadas externas incompletas e, por esse motivo, exibem tendência para se combinarem, pois assim fazendo completam suas camadas externas e tornam-se mais estáveis.

Existem duas formas de combinação química: eletrovalente e covalente. Na *combinação eletrovalente*, um dos átomos cede ao outro (ou outros) seu ou seus elétrons que sobram, de modo que ambos os átomos terminam por conter camadas externas completas.

Na Fig. 2.1, vê-se que o átomo de sódio tem apenas um elétron na camada externa e que o átomo de cloro tem sete. Quando estes dois átomos se põem em contato, o elétron que sobra no sódio migra para a camada externa do cloro, com o que se consegue o resultado desejado de deixar ambos os átomos com camadas externas de oito elétrons. Entretanto, como conseqüência da perda de um elétron, o átomo de sódio se carrega positivamente, pois já não possui suficientes elétrons para equilibrar a carga positiva do núcleo. De maneira análoga, o átomo de cloro se carrega negativamente, já que passa a ter um elétron a mais do que o necessário para neutralizar sua carga nuclear. Como os átomos têm cargas opostas, atraem-se, e é por isso que se ordenam nos rígidos cristais de cloreto de sódio.

Quando tem lugar uma combinação eletrovalente e como conseqüência dela os átomos adquirem carga positiva ou negativa, tais átomos carregados eletricamente recebem o nome de *iontes* (ou *íons*). Quando os cristais se dissolvem em água, debilita-se a união entre os iontes, que acabam por separar-se. Tal é o fenômeno da *dissociação eletrolítica*, mediante o qual os iontes passam a conduzir eletricidade através da água.

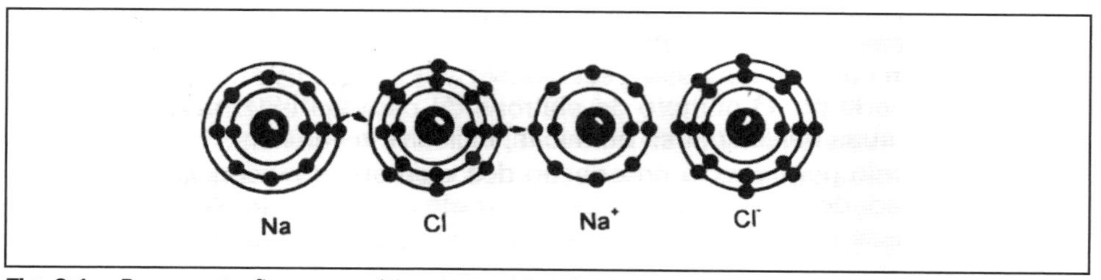

Fig. 2.1 – *Representação esquemática da combinação eletrovalente do Na e Cl, formando-se ClNa.*

Os iontes carregados positivamente dirigem-se para o pólo negativo ou *catódio*, sendo chamados, por esse motivo, de *cationtes*. Os iontes carregados negativamente dirigem-se, por sua vez, em direção ao pólo positivo ou *anódio*, sendo denominados *aniontes*. As substâncias formadas pelo método eletrovalente, capazes de ceder iontes quando dissolvidas em água, denominam-se *substâncias eletrolíticas*.

Na segunda forma de combinação química, isto é, no *método covalente*, um átomo compartilha com outro seus elétrons da camada externa, mas não os perde. São exemplos desse tipo de combinação a união de dois átomos de hidrogênio com um de oxigênio para formar a molécula de água, e a união de dois ou mais átomos de carbono para formar as cadeias existentes nas moléculas das substâncias orgânicas. Como não houve, em tais combinações, perdas ou ganhos de elétrons, não há formação de iontes carregados positivamente ou negativamente.

Todos os compostos encontrados no universo formam-se por um dos dois métodos descritos (ou por uma combinação de ambos), dividindo-se, pois, em substâncias *eletrolíticas* (ácidos, bases, sais) e *não eletrolíticas* (glicose, uréia, creatinina, etc.).

Conceito de Mol e Milimol; Pressão Osmótica

Mol, ou molécula-grama, é o peso molecular de uma substância expresso em gramas; milimol (mM) é o peso molecular expresso em miligramas, ou seja, a milésima parte do mol. A solução que contém um mol por litro denomina-se solução molar; a que contém dois, dois molar (2M); a que contém 0,1, decimolar (0,1 M ou M/10) e assim por diante.

Sabe-se que, se duas soluções de concentrações diferentes estiverem separadas entre si por uma membrana impermeável ao soluto, mas permeável ao solvente (semipermeável), as concentrações de cada uma tenderão a se equilibrar, o que se deve à passagem de solvente da menos concentrada para a mais concentrada. Chama-se *osmose* a essa passagem de solvente através da membrana e *pressão osmótica* a força que atrai o solvente de um compartimento para outro. Tal força depende unicamente do número de partículas em solução, qualquer que seja o peso, a valência ou demais propriedades químicas dessas partículas. Assim, uma solução de glicose a 180g por mil possui a mesma pressão osmótica de uma de uréia a 60g por mil, pois ambas contêm um moi por litro, ou seja, o mesmo número de moléculas (soluções equimoleculares).

Conceito de Osmol e Miliosmol; Osmolaridade e Osmolalidade

As substâncias eletrolíticas, quando dissolvidas em água, desdobram-se em seus iontes. Assim, pois, quando se trata de substâncias desse tipo, constituídas de dois iontes, haverá na solução molar da mesma (quando totalmente ionizada) um número duplo de partículas em comparação com a solução molar de uma substância não eletrolítica. A pressão osmótica desenvolvida por tal solução será, por conseguinte, duas vezes superior àquela que lhe corresponderia por sua molaridade, já que essa pressão depende do número de partículas em solução.

Vemos, pois, que a concentração molar expressa bem a pressão osmática quando se trata de solução não eletrolítica, mas o mesmo não sucede no caso das substâncias eletrolíticas. Por esse motivo, criou-se o conceito de osmolaridade, expresso em osmoles e miliosmoles, correspondentes a partículas osmoticamente ativas e não a moléculas. No caso da glicose ou da uréia, que não se dissociam em iontes, o mol corresponde ao osmol; no caso, porém, das substâncias eletrolíticas, que se dissociam em dois ou mais iontes, deve-se multiplicar a concentração molar pelo número de iontes de cada molécula (geralmente dois) para ter-se a concentração osmolar, que é a verdadeira expressão da força osmática. A solução de cloreto de sódio a 58,5 por mil, por exemplo, é uma solução molar, já que essa cifra corresponde a um mol; entretanto cada molécula se encontra desdobrada em seus dois iontes, de modo que a solução é dois osmolar.

Para cada ionte, um osmol corresponde ao seu peso molar expresso em gramas, e um miliosmol, ao seu peso molar expresso em miligramas. A unidade de medida da osmolaridade é o osmol por litro, que representa a pressão asmática exercida por um mal-grama ou um ionte-grama dissolvido em um litro de água. Em bioquímica, utiliza-se o miliosmol por litro (mOsm/l), dadas as baixas concentrações dos eletrolitos nos líquidos corporais.

Existe também a expressão *osmolalidade*, que se refere aos osmoles de soluto por kg de solvente. Assim, pois, *osmolaridade* é a concentração osmática de uma solução expressa em osmoles de soluto por litro de solução, ao passo que *osmolaridade* é a concentração osmática definida em osmoles de soluto por kg de solvente (água).

1mOsm de Na^+ = 23mg (peso atômico do Na = 23)

1 mOsm de Cl^- = 35,5mg (peso atômico do Cl = 35,5)

1 mOsm de Ca^{++} = 40mg (peso atômico do Ca = 40)

1 mOsm de glicose = 180mg (peso molecular da glicose = 180)

1 mOsm de uréia = 60mg (peso molecular da uréia = 60)

Conceito de Equivalentes (Eq) e Miliequivalentes (mEq); Neutralidade Elétrica

Chamam-se equivalentes químicos das diversas substâncias eletrolíticas as quantidades dessas substâncias que se equivalem e se neutralizam no decurso das reações. Expressam, particularmente, cargas elétricas, aplicando-se, pois, aos iontes. Estes podem ser dotados de uma ou várias cargas positivas ou negativas e, por isso, são monovalentes, divalentes, trivalentes, etc. Para que uma solução, globalmente, seja neutra, a carga de cada jante precisa ser equilibrada pela de outro ionte de igual valência e de sinal contrário, ou então pelas cargas de iontes de sinal contrário e de valências diferentes, contanto que essas cargas se equivalham. Por exemplo, o Ca^{++} ou o Mg^{++}, cationtes divalentes, podem ser equilibrados por um anionte SO_4=, divalente, ou por dois aniontes Cl^- ou CO_3H^-, monovalentes.

O equivalente de um ionte simples é o peso atômico desse ionte dividido pela sua valência. Assim, o equivalente do H^+ = 1, pois o hidrogênio tem peso atômico igual a 1 e é monovalente. O equivalente do Cl^- é 35,5 ÷ 1 = 35,5, o do Na^+ é 23 ÷ 1 = 23 e o do Ca^{++} é 40 ÷ 2 = 20. Para os iontes compostos, o equivalente é a soma dos pesos atômicos dos elementos que o integram, dividida pela valência do ionte (OH^- = 17).

O equivalente expresso em gramas constitui o que se chama equivalente-grama; expresso em miligramas, constitui o miliequivalente-grama Assim, o equivalente-grama do Na^+ é 23g, e o miliequivalente-grama, 23mg.

Um miliequivalente de um anionte equivale a um miliequivalente de um cationte e o equilibra exatamente. Portanto, 35,5mg de Cl^- equilibram exatamente 23mg de Na^+ ao formar-se ClNa. Sendo o litro a unidade universal de volume, convencionou-se expressar as concentrações dos eletrólitos nos líquidos corporais em miliequivalentes por litro (mEq/l), diferentemente da antiga designação, que utilizava 100ml por unidade de volume (mg% ou, modernamente, mg/dl).

Pode-se facilmente transformar os resultados expressos em mg% para mEq/l ou mOs/l com auxílio das seguintes fórmulas:

$$\text{mE/l} = \frac{\text{mg\% x valência x 10}}{\text{peso atômico}} \qquad \text{mOs/l} = \frac{\text{mg\% x 10}}{\text{peso atômico}}$$

A *normalidade* (N) de uma solução é o número de equivalentes-grama de soluto contidos em um litro de solução. A solução 1-normal (1N) contém um equivalente-grama de soluto por litro de solução; a solução decinormal (0,1N ou N/10) contém 0,1 equivalente-grama de soluto por litro de solução.

Confronto entre mOsm/l e mEq/l

Vimos que a expressão miliosmol por litro (mOsm/l) representa osmolaridaade, isto é, número de partículas osmoticamente ativas existentes em dada solução, e expressa a medida da tensão osmótica exercida por tais partículas. A expressão *miliequivalentes por litro* (mEq/l) traduz especialmente carga elétrica de partículas, seja positiva ou negativa. Ambas as expressões, embora estreitamente relacionadas, diferem fundamentalmente entre si, já que expressam propriedades diversas dos solutos corporais. O conceito de osmolaridade abrange tanto substâncias eletrolíticas como não eletrolíticas, subordinando-se unicamente ao número de partículas osmoticamente ativas que se encontram em solução, sem depender da valência das mesmas. A carga elétrica diz respeito unicamente às substâncias eletrolíticas, dependendo da valência dos iontes.

1 mEq de Na^+ (23mg) = 1 mOsm (peso atômito do Na = 23)

1 mEq de Cl^- (35,5mg) = 1 mOsm (peso atômico do Cl = 35,5)

2mEq de Ca^{++} (40mg) = 1 mOsm (peso atômico do Ca = 40)

Uma vez que os iontes de nosso organismo são, em sua grande maioria, monovalentes, a expressão mEq/1 quase equivale a mOsm/l, de modo que a primeira dá idéia, para fins práticos, não só do estado da eletroneutralidade e da proporcional idade entre os diversos aniontes e cationtes, mas também do estado de osmolaridade dos líquidos corporais. A concentração de cationtes no plasma, por exemplo, é de 155,0 quando expressa em mEq/l, e 151,0 quando expressa em mOsm/l, ao passo que a de aniontes é de 155,0, quando expressa em mEq/l, e 139.0, quando expressa em mOsm/1. O total de iontes no plasma é, pois, de 310.0mEq/1 ou 290,0 mOsm/1.

Conceito de Sistemas Tampões

Os produtos do catabolismo celular, quase todos de natureza ácida (ácido carbônico, lático, sulfúrico, fosfórico e úrico), são descarregados continuamente do interior das células para o líquido intersticial e daí para o plasma sangüíneo, que os conduz ao pulmão e ao rim para final eliminação. Em circunstâncias patológicas, a invasão do sangue pelos produtos ácidos pode acentuar-se consideravelmente; também se pode provocar, experimentalmente ou com fins terapêuticos, a invasão do sangue por ácidos ou álcalis. Em todas essas circunstâncias, entretanto, o sangue tende a manter seu pH muito próximo do valor normal (7,35-7,45), o que implica a existência de um mecanismo regulador extremamente preciso.

Tal mecanismo de regulação é complexo e se faz em duas etapas principais. A primeira é de natureza essencialmente química e se baseia na intervenção de sistemas amortecedores ou tampões do próprio sangue, que se opõem a qualquer desvio de sua reação, seja no sentido ácido ou alcalino. A segunda etapa é de natureza fisiológica, sendo desempenhada pelo funcionamento pulmonar e renal.

Os sistemas amortecedores ou tampões são constituídos essencialmente de uma solução aquosa de um ácido fraco e de seu sal com uma base forte, entendendo-se por "ácido fraco" aquele dotado de pequena capacidade de dissociação eletrolítica e "base forte" aquela que se dissocia quase completamente.

No plasma, o mais importante sistema tampão é constituído pelo ácido carbônico e pelo bicarbonato. O segundo sistema é o das proteínas, que atuam sob suas duas formas HPr e BPr. Menos importante é o sistema do fosfato ácido de sódio (que funciona como ácido fraco) e fosfato dibásico (que representa a base). Nos glóbulos existe o sistema da hemoglobina (HHb e BHb).

Quando alcança o sangue um ácido fixo, de origem endógena ou exógena, entram em jogo os sistemas tampões mencionados. Se o ácido invasor for o clorídrico, reagirá, por exemplo, com o bicarbonato, da seguinte maneira:

$$HCl + CO_3HNa \rightarrow H_2CO_3 + ClNa$$

O ácido forte (HCl) é, assim, substituído por uma quantidade eqüimolecular de ácido fraco (H_2CO_3).

Se se injetar, experimentalmente, uma base forte por via venosa, esta reagirá com a fração ácido carbônico do sistema, da seguinte maneira:

$$OHNa + H_2CO_3 \rightarrow CO_3HNa + H_2O$$

Vê-se que aqui também foi anulada a base forte.

Conceito de Compartimentos Hídricos

A maior parte do organismo animal é constituída de água (60% no homem adulto), na qual se desenrolam as complexas reações bioquímicas que constituem a base dos fenômenos vitais. Os líquidos corporais podem ser considerados como distribuídos em compartimentos, dos quais os dois principais são o intracelular e o extracelular. Este último, que representa o verdadeiro "meio interno", pode ser subdividido em intersticial e intravascular. Assim, pois, os líquidos corporais podem ser classificados em líquido intracelular, líquido intersticial e líquido intravascular, estando o primeiro separado do segundo pelas membranas celulares e o segundo do terceiro pelas paredes dos capilares.

A composição química do líquido intersticial é muito parecida com a do líquido intravascular. A principal diferença entre ambos reside na ausência quase completa de proteínas no intersticial. Tanto num como noutro predominam os iontes Na^+, Cl^- e HCO_3. As paredes do capilares funcionam como membrana semipermeável, de modo que o líquido intersticial é um verdadeiro dialisado do plasma sangüíneo, não contendo, praticamente, proteínas. O equilíbrio entre os diversos iontes nestes dois compartimentos se processa, pois, de acordo com o equilíbrio de membrana de Donnan, o que explica as ligeiras diferenças existentes entre ambos.

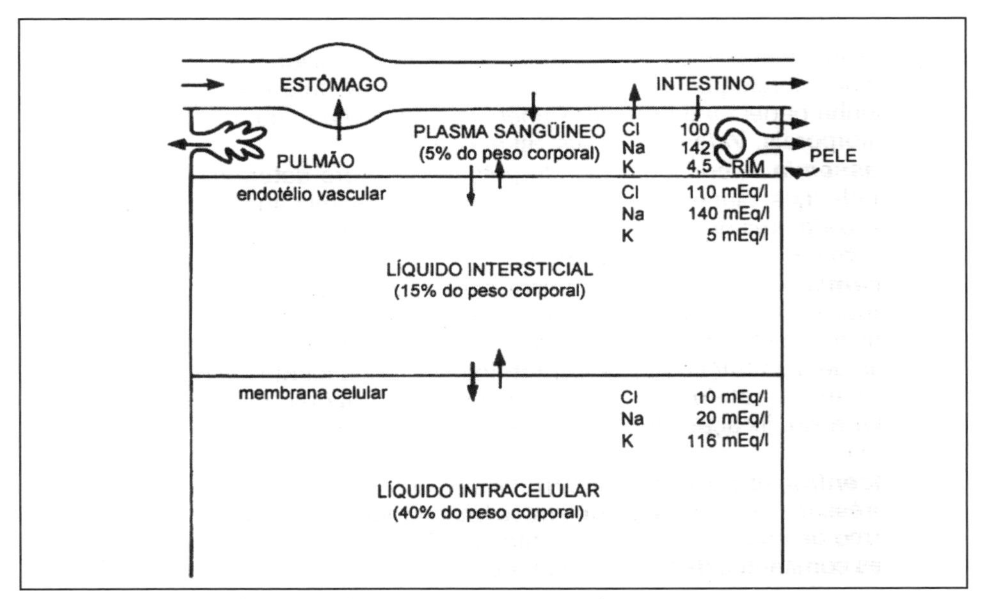

Fig. 2.2 – *Representação esquemática dos compartimentos líquidos corporais.*

Já as membranas celulares possuem permeabilidade altamente seletiva, de modo que as diferenças entre os líquidos intersticial e intracelular, no tocante às concentrações dos diversos iontes, são muito pronunciadas, dependendo, inclusive, da natureza do tecido estudado. De maneira geral, predominam no líquido Intracelular os iontes HPO_4 = e K^+.

A experiência mostra que a presença de 1 osmol de soluto por litro de água faz baixar o ponto de congelamento desta de 1,86ºC. O ponto de congelamento do plasma sangüíneo é de -0,56ºC, devendo, pois, conter solutos osmoticamente ativos na concentração total de 0,56/1,86 = 0,302 osmoles, isto é, 302 mOsm/1. Destes, em termos gerais, 290 correspondem aos eletrólitos, 10 à glicose + uréia e dois às proteínas. Como se vê, a osmolaridade do plasma depende em grande parte de seu teor em eletrólitos, donde a extraordinária importância que se atribui aos desvios quantitativos e qualitativos de tais substâncias, tanto em fisiologia como em patologia.

CONSTANTES BIOLÓGICAS NO SANGUE DE INTERESSE PARA O DIAGNÓSTICO

Natremia. O sódio constitui, como já se viu, o principal cationte do líquido extracelular (cerca de 142 dos 155mEq/l). Juntamente com os aniontes que lhe são relacionados, proporciona a maior parte dos solutos osmoticamente ativos existentes no plasma, pelo que desempenha papel fundamental na distribuição da água corporal. A determinação da natremia não indica, como se verá mais adiante, a verdadeira condição de carência ou de excesso de sódio no organismo, mas sim as alterações do teor relativo de sódio no compartimento extracelular. *Valores normais:* 135 a 145mEq/l.

Cloremia. O cloreto é o principal anionte inorgânico do líquido extracelular. Desempenha importante papel na manutenção do equilíbrio ácido-base, muito embora não exerça qualquer atividade amortecedora. Juntamente com o sódio, desempenha papel fundamental também na manutenção da osmolaridade dos líquidos corporais. *Valores normais:* 98 a 106mEq/1.

Potassemia. A concentração de potássio no soro determina o estado de irritabilidade muscular e neuromuscular. Uma potassemia anormalmente elevada ou reduzida prejudica a capacidade de contração muscular, inclusive miocárdica. *Valores normais:* 4,1 a 5,6mEq/l.

Calcemia. Apenas 45% do cálcio existente no plasma encontra-se sob forma difusível e ionizada, a única importante para a maior parte de suas funções no organismo, inclusive sobre o coração e sistema nervoso. Tendo em vista a existência de uma fração ligada às proteínas, especialmente à albumina, torna-se necessária a determinação da proteinemia e frações, para que se possa interpretar a significação clínica dos desvios da calcemia. *Valores normais:* 4,5 a 5,5mEq/l.

Concentração de Iontes H (pH). O símbolo pH foi criado por Sörensen para expressar a concentração de iontes hidrogênio numa solução, tomando-se como termo de comparação a concentração deste ionte na água destilada, em condições constantes de temperatura e pressão.

A água é uma substância muito pouco ionizável: calculou-se que são necessários dez milhões de litros à temperatura de 25ºC para obter-se um ionte-grama de hidrogênio (e um de hidroxila). Ora, se em 10.000.000 de litros de água existe 1 ionte-grama de H, em 1 litro de água haverá 1/10.000.000 ou 0,0000001g de ionte H (um décimo milionésimo), cifra que corresponde a 10^{-7}.

$$[H^+] = 0{,}000.000.1\text{g/litro}$$

O sinal + colocado ao lado do H indica que o H está ionizado; as chaves que cercam o H^+ significam que se trata de concentração.

Trabalhar com um número dessa ordem não é fácil. Para fins de simplificação, Sörensen decidiu anotar tal concentração em termos de logaritmo invertido, que, para o caso em questão, é igual a sete. Para designar esse valor, utilizou ele o símbolo pH. Assim, o pH de uma solução vem a ser o logaritmo invertido de sua concentração em iontes hidrogênio. De acordo com essa anotação, uma solução neutra terá pH de 7 à temperatura de 25□C. Tal será também a concentração de OH^-. Se acrescentarmos um ácido à água, estaremos aumentando a concentração de H^+ e diminuindo, ao mesmo tempo, a concentração de OH^- (as concentrações desses iontes oscilam em proporção inversa. pois o produto de uma pela outra é constante). Se acrescentarmos uma base à água, faremos aumentar a concentração de OH^- e baixar a de H^+. No primeiro caso, o pH torna-se menor que sete; no segundo, maior. Assim, quanto mais elevada a acidez do meio, mais baixo seu pH; quanto mais elevada a alcalinidade, mais elevado o pH. À temperatura do corpo humano, o pH neutro é igual a 6,73. O pH normal dos líquidos corporais oscila entre 7,35 e 7,45, o que corresponde a uma reação ligeiramente alcalina.

A medição do pH é feita por aspiração de uma microamostra de sangue num eletrodo apropriado (eletrodo de vidro). A parede de vidro que separa o sangue de um líquido com pH de referência permite o desenvolvimento de uma diferença de potencial referida em relação a outro sistema, de potencial estável, chamado "eletrodo de calomelano". As diferenças de potencial assim medidas são lidas diretamente em unidades pH no mostrador de um potenciômetro.

Pco₂. A medição da Pco_2 é feita com um eletrodo apropriado munido de uma membrana seletiva permeável ao CO_2 e sensível, portanto a qualquer variação da pressão parcial desse gás no sangue. Essa variação da Pco_2 no sangue colocado em contato com a membrana provoca uma variação do pH da solução de eletrólitos situada no outro lado da membrana. Essa variação de pH é medida pelo mesmo processo já descrito e é lida diretamente num mostrador sob a forma de Pco_2 em mmHg.

Bicarbonato. O teor de bicarbonato pode ser calculado a partir dos valores do pH e da Pco_2 com auxílio da equação de Henderson-Hassebalch. Não se dispondo desses valores, é possível dosar de maneira aproximada o bicarbonato através da determinação do CO_2 total do plasma. Para esta determinação, o plasma obtido por centrifugação é equilibrado à temperatura ambiente com uma atmosfera fornecida pelo final da expiração de uma pessoa normal, que deve conter CO_2 a uma pressão parcial de 40mmHg. O plasma assim equilibrado é acidificado, e o

CO_2 total extraído por diminuição de pressão e corrigido para 100ml de plasma. Este valor é chamado de "poder de combinação do CO_2 do plasma" ou "reserva alcalina". Como equivale praticamente à soma do ionte bicarbonato com o CO_2 dissolvido no plasma e o ácido carbônico, reflete tanto distúrbios respiratórios como metabólicos. Está aumentado na acidose respiratória e na alcalose metabólica; está diminuído na alcalose respiratória e na acidose metabólica.

Este dado pode ser expresso em volume de CO_2 por 100ml ou em mEq/l de bicarbonato (volume de CO_2/dl x 0,446 = mEq/l de bicarbonato). São os seguintes seus valores normais:

1) na criança: a) 40 a 55 vols/dl
b) 17 a 24mEq/l
2) no adulto: a) 53 a 75 vols/dl
b) 21 a 28mEq/l

Método de Interpolação de Astrup. Este método, de extrema simplicidade, consiste em realizar, no sangue arterial do paciente, três determinações de pH: uma do pH real e duas após equilibrar as amostras de sangue com duas P_{CO2} conhecidas, uma alta (p. ex., 60mmHg) e outra baixa (p. ex. 30mmHg). Tais determinações são efetuadas no aparelho de Astrup, que é munido de dois cilindros contendo CO_2 nas duas concentrações necessárias.

Feitas as leituras, são as duas P_{CO2} e os respectivos pH lançados no *nomograma de curvas* de Siggaard-Andersen, achando-se por meio dele os seguintes fatores: Actual P_{CO2} (P_{CO2} real), Base Excess (excesso de base), Buffer Base (base tampão), Standard Bicarbonate (bicarbonato padrão), Actual Bicarbonate (bicarbonato real) e Total CO_2 (CO_2 total).

Todos esses fatores, exceto o último, são lidos diretamente no nomograma. O CO_2 total é calculado somando-se o valor do bicarbonato real ao valor da P_{CO2} real (em mmHg) multiplicado por 0,03 (o CO_2 total corresponde à reserva alcalina).

pH Real (Actual pH). Expressa a concentração de iontes H^+ no sangue do paciente. Seu valor normal oscila entre 7,35 e 7,45, o que corresponde a uma reação ligeiramente alcalina. Está desviado para baixo nos estados de acidose descompensada e para cima nos de alcalose descompensada (tanto respiratórias como metabólicas).

Pco_2 Real (Actual Pco_2). É a pressão do anidrido carbônico no sangue arterial. Representa um fator respiratório, isto é, suas alterações traduzem participação pulmonar nos desequilíbrios ácido-básicos. Seu valor está aumentado na acidose respiratória e diminuído na alcalose respiratória. Na acidose e na alcalose metabólicas, seus valores estão diminuídos e aumentados, respectivamente, por hiperventilação ou hipoventilação compensatórias. Seus valores normais oscilam entre 38 e 46mmHg, com a média de 40.

Base Tampão (Buffer Base). Inclui os aniontes responsáveis pela função tampão do sangue, compreendendo o bicarbonato e os iontes protéicos, tais como hemoglobina e proteínas plasmáticas. É um fator metabólico, já que se mantém constante nas variações da P_{CO2}, pois as concentrações do bicarbonato e dos proteinatos oscilam proporcionalmente e em sentido inverso diante das variações da P_{CO2}. Valor normal: 48mEq/l (sangue).

Excesso de Base (Base Excess). Representa a diferença existente entre a base tampão normal e a base tampão do paciente, sendo seu valor teórico igual a zero (na prática, encontram-se normalmente excessos de base compreendidos entre -2,3 e +2,3). E um fator metabólico. Os valores negativos indicam déficit de base (acidose metabólica), e os positivos, excesso de base (alcalose metabólica). Entretanto, um excesso ou um déficit de base não implicam obrigatoriamente em alterações metabólicas verdadeiras; além disso, podem não expressar quantitativamente o distúrbio metabólico quando presente.

Bicarbonato Real (Actual Bicarbonate). Trata-se de um fator combinado, respiratório e metabólico, já que a variação da P_{CO2} provoca variação na cifra do bicarbonato. A passagem de uma P_{CO2} de 40mmHg para 80mmHg supõe um aumento do bicarbonato de 24 para 28mEq/l. Valor normal: 24,5mEq/l (plasma).

Bicarbonato Padrão (Standard Bicarbonate). Representa o que seria a cifra do bicarbonato, se a P_{CO2} fosse normal (40mmHg). Não sofre a influência do fator respiratório, mas expressa unicamente a participação metabólica no desequilíbrio ácido-básico. Mostra-se, portanto, normal na acidose e na alcalose respiratórias puras; está diminuído na acidose metabólica e aumentado na alcalose metabólica. Valor normal: 24,5mEq/l.

CO_2 Total (Total CO_2). É um fator combinado, respiratório e metabólico, coincidindo com a reserva alcalina. Valor normal: 29,4mEq/l.

Lacuna Aniônica (anion gap). Este dado corresponde à soma dos aniontes séricos que não são dosados habitualmente no ionograma, a saber: sulfato, fosfato, lactato, piruvato, beta-hidroxibutirato, etc. Ele é calculado diretamente, somando os teores de Cl^- e CO_3H^- e subtraindo esse total do teor do Na^+. Os valores classicamente aceitos como normais variam entre S e 16mEq/l, mas, como as técnicas de dosagem têm se modificado (e também seus resultados), deve o clínico ficar atento aos resultados de referência fornecidos pelos laboratórios.

Exemplos de acidoses metabólicas acompanhadas de elevação da lacuna aniônica são as causadas por insuficiência renal (aumento de sulfato e fosfato), cetose diabética (ácido beta-hidroxibutírico) e intoxicações por agentes externos (p. ex., salicílicos, etilenoglicol). Exemplos de acidoses metabólicas acompanhadas de lacuna aniônica normal são as acidoses metabólicas hiperclorêmicas, que resultam habitualmente da perda primária de bicarbonato, seja pelo tubo digestivo ou pelo rim (acidose tubular renal).

Fisiopatologia dos Desequilíbrios Hidreletrolíticos

Mecanismos Homeostáticos

A rigorosa manutenção das constantes fisicoquímicas dos líquidos corporais é essencial à preservação da vida. Tais constantes referem-se especialmente ao volume dos líquidos, à sua pressão osmótica, equivalência entre aniontes e cationtes (eletroneutralidade) e ao pH. A conservação dessas constantes se faz dentro de um equilíbrio dinâmico decorrente de trocas múltiplas e permanentes entre os diversos compartimentos corporais. Graças à existência de delicados mecanismos homeostáticos, a eliminação de água e eletrólitos pelas vias pulmonar, urinária e intestinal mantém-se, em condições normais, em perfeito equilíbrio com a ingestão, mesmo que esta oscile dentro de limites bastante amplos.

O pH do líquido extracelular se mantém graças aos sistemas tampões existentes no sangue e à atuação do *sistema centro respiratório/pulmão* e do *rim*. A constância osmótica dos vários compartimentos é protegida por meio de deslocamentos de iontes ou de água ocorridos de um compartimento para outro e pela atividade secretora seletiva do rim.

Dentre as constantes anteriormente citadas, a *pressão osmótica e seu equilíbrio entre os diversos compartimentos é uma das que o organismo mantém com maior rigidez,* sacrificando para isso, se necessário, o volume líquido de tais compartimentos, que é justamente a constante sujeita a maiores oscilações. No caso, por exemplo, de uma retenção anormal de sódio, ou um fornecimento excessivo desse cationte, que é o principal do líquido extracelular, o aumento da pressão osmótica deste líquido determinará a passagem de água do compartimento intracelular para o extracelular. Se, ao contrário, houver perda excessiva de sódio e outros eletrólitos, a queda da pressão osmótica do líquido extracelular ocasionará desvio de água no sentido inverso, isto é, do compartimento extracelular para o intracelular. Tais deslocamentos de água atenuam até certo ponto, como se vê, o desequilíbrio osmótico ocorrido nos dois grandes compartimentos corporais.

Alterações do Volume e Osmolaridade dos Líquidos Corporais

Quando a agressão do organismo por agentes patogênicos determina alterações que superam a capacidade dos mecanismos homeostáticos para corrigi-los, os valores da osmolaridade e do volume dos líquidos corporais desviam-se de seus limites fisiológicos, delineando-se o quadro humoral dos chamados *desequilíbrios hidreletrolíticos.* Tais desvios podem assumir características diversas, de conformidade com o tipo de agente patogênico atuante, bem como de numerosas outras circunstâncias reinantes na ocasião.

Para estudo sistemático, costuma-se classificar esses desvios nos seguintes tipos, muito embora se encontrem na prática, freqüentemente, formas mistas ou imbricadas:

Desidratação

a) por déficit predominante de água (contração hipertânica)
b) por déficit predominante de eletrólitos (contração hipotânica)
c) por déficit proporcional de água e eletrólitos (contração isotânica)

Hiperidratação

a) por excesso predominante de água (expansão hipotânica)

b) por excesso predominante de eletrólitos (expansão hipertânica)

c) por excesso proporcional de água e eletrólitos (expansão isotânica)

1º) Quando o organismo perde *mais água do que sais*, o compartimento extracelular, que é o atingido pela espoliação, tem sua osmolaridade aumentada. A fim de que se restabeleça o equilíbrio osmótico entre os compartimentos extracelular e intracelular, este cede água àquele, donde o seguinte resultado final: desidratação extracelular, desidratação intracelular e hiperosmolaridade em ambos os compartimentos. A desidratação é chamada *hipertônica*.

2º) Quando o organismo perde *mais eletrólitos do que água*, o compartimento extracelular tem sua osmolaridade diminuída. A fim de que o equilíbrio osmótico se restabeleça entre os dois compartimentos, o extracelular, apesar de já ter seu volume diminuído, cede água ao intracelular, donde o seguinte resultado final: desidratação extracelular, hiperidratação intracelular e hiposmolaridade em ambos os compartimentos. A desidratação é chamada *hipotônica*.

3º) Quando o organismo perde *quantidades proporcionais de água e sais*, não se altera a osmolaridade do compartimento extracelular nem o equilíbrio osmótico entre os dois compartimentos. Não há, pois, deslocamento de água entre os mesmos, donde o seguinte resultado final: desidratação extracelular, preservação do volume do compartimento intracelular e isosmolaridade em ambos os compartimentos. A desidratação é chamada *isotônica*.

4º) A hiperidratação por *excesso predominante de água* leva ao aumento de volume dos compartimentos extracelular e intracelular, com hiposmolaridade de ambos. Este tipo de desequilíbrio corresponde à intoxicação pela água, na qual a hiperidratação cerebral pode dar lugar a convulsões ou mesmo à morte. A criança distrófica, em virtude de sua maior quantidade relativa de água e da baixa osmolaridade de seu líquido extracelular, mostra-se extremamente propensa à intoxicação hídrica, donde a grande freqüência desse distúrbio em nosso meio, como acidente que pode ocorrer quando se reidrata crianças desnutridas com soluções de baixa osmolaridade.

5º) A hiperidratação por *excesso predominante de eletrólitos* conduz a um aumento de volume do compartimento extracelular, com desidratação intracelular e hiperosmolaridade de ambos os compartimentos. Representa uma situação pouco freqüente em clínica e pode ser exemplificada pela ingestão involuntária de água do mar.

6º) A hiperidratação por *excesso proporcional de água e eletrólitos* leva a um aumento de volume do compartimento extracelular com isosmolaridade, não havendo, pois, modificação do compartimento intracelular. Este tipo de hiperidratação configura o quadro do edema, que resulta, fundamentalmente, de retenção de sódio no espaço extracelular, com retenção equivalente e compensadora de água. Pode surgir também como conseqüência de excessiva administração de soluções salinas isotônicas.

A *desidratação* pode ocorrer por dois mecanismos distintos:

1º Ingestão aquosa deficiente ou nula

2º Perdas hidrossalinas aumentadas

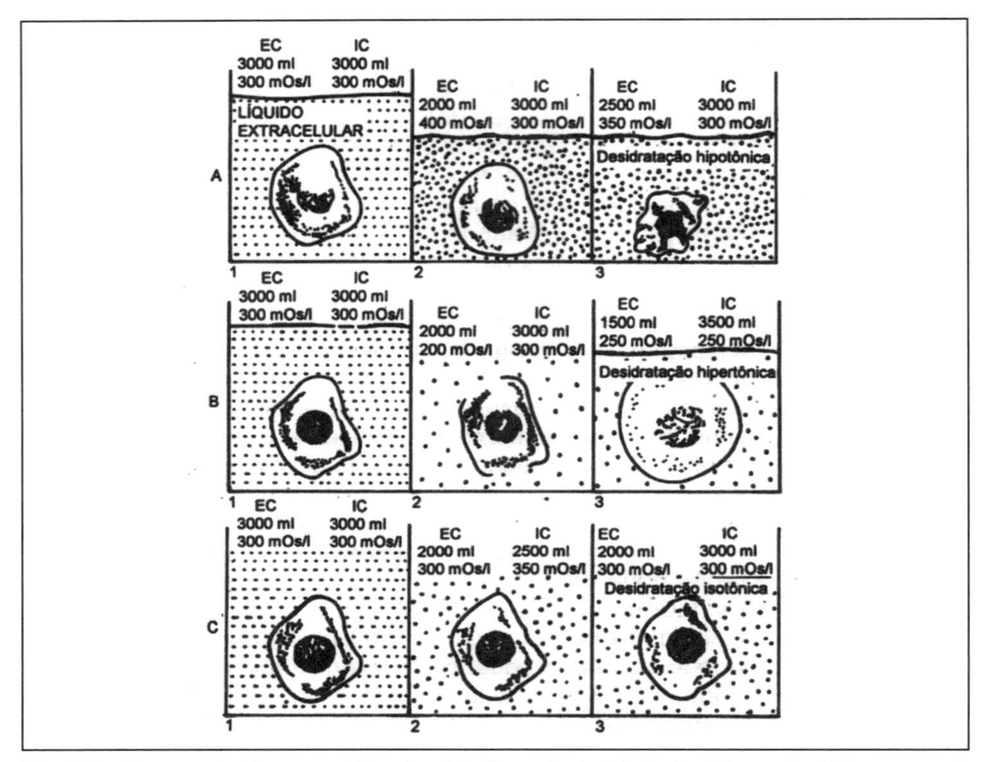

Fig. 2.3 – *Representação esquemática dos três tipos de desidratação. Criança de 10kg com perda de 1.000ml de líquido extracelular. 1, estado normal; 2, fase inicial da desidratação, ainda não compensada (teórica); 3, resultado final, após ter se estabelecido compensação graças à contração ou expansão do compartimento intracelular.*

A ingestão aquosa pode tornar-se insuficiente ou nula, por exemplo, em pacientes muito debilitados, comatosos, psicopatas ou com lesões do esôfago. As perdas aumentadas através da pele e pulmão agravam este tipo de desidratação.

As perdas hidrossalinas aumentadas dão-se, principalmente, por vômitos, diarréia, drenagem de secreções digestivas por sonda ou fístula, íleo paralítico, queimaduras extensas, diabete melito descompensado e insuficiência supranal não tratada.

No caso da ingestão deficiente ou nula de água, a desidratação é sempre de tipo hipertônico, já que as perdas se fazem principalmente através da pele e do pulmão, predominando, pois, a espoliação hídrica sobre a salina. Em presença de perdas hidrossalinas aumentadas por extravio de sucos digestivos, a desidratação pode assumir a forma isotônica, hipertônica ou hipotônica, dependendo das características dos líquidos perdidos em cada caso e da terapêutica utilizada. O tipo mais encontradiço na prática é o isotônico, não porque as perdas se façam sempre de maneira equilibrada, mas porque o organismo lança mão dos mecanismos homeostáticos, conseguindo através deles manter a osmolaridade normal de seus líquidos.

Desequilíbrios dos Iontes Cloro e Sódio

As alterações desses iontes surgem freqüentemente associadas, embora a de um possa predominar sobre a do outro. As causas de carências associadas de cloro e sódio (*hipocloremia e hiponatremia*) consistem em falta de ingestão de cloreto de sódio, em diarréia intensa ou aspiração endointestinal, poliúria e diluição do plasma por administração excessiva de líquidos de baixa osmolaridade a pacientes anúricos (neste último caso, há apenas simples diluição do plasma). A *hipercloremia e hipernatremia* podem ocorrer por administração de soro fisiológico puro no período pós-operatório ou em pacientes traumatizados, ou então por ingestão excessiva de sal em presença de nefropatia.

Referência especial merece a perda excessiva de cloreto *desacompanhada* de perda equivalente de sódio (o que ocorre em presença de vômitos repetidos ou aspiração gástrica prolongada), pois, em tal circunstância, há elevação do bicarbonato plasmático e conseqüente alcalose metabólica. Por outro lado, o ingresso excessivo de cloreto desacompanhado de ingresso equivalente de sódio (p. ex., administração de cloreto de amônio) determina baixa de bicarbonato e acidose.

Desequilíbrios do Ionte Potássio

Contrariamente ao que ocorre com o Na e Cl, cuja eliminação renal é praticamente abolida nos estados de hiponatremia e hipocloremia, a excreção de K exibe um limite mínimo obrigatório, abaixo do qual não desce, mesmo em presença de intensa hipopotassemia. Em virtude dessa perda obrigatória, que alcança no adulto cerca de 50mEq/dia, fica o organismo muito vulnerável às perdas de potássio não repostas, que fatalmente conduzirão à hipopotassemia, se intensas e prolongadas.

Os estados de acidose facilitam a instalação da síndrome hiperpotassêmica, ao passo que a alcalose tende a minorá-la. Também o teor de sódio exerce influência sobre o aparecimento clínico qe hiperpotassemia, pois os dois iontes são antagonistas.

O teor de potássio no soro é fator importante na determinação do estado de irritabilidade muscular e neuromuscular. Uma potassemia anormalmente elevada ou reduzida prejudica a capacidade de contração muscular, inclusive a miocárdica e pode revelar-se fatal. A hipopotassemia, que é o distúrbio mais freqüente na clínica, acarreta flacidez muscular muito acentuada, responsável pela exteriorização clínica mais característica do distúrbio – a distensão abdominal.

São as seguintes as causas mais importantes de hipopotassemia: ingestão insuficiente (inanição), absorção deficiente ou perdas digestivas anormais (vômito, diarréia, aspiração ou fístula digestiva), perdas renais excessivas (hiperadrenocorticismo, corticoterapia prolongada, uso excessivo de saluréticos, alcalose metabólica), passagem para o interior das células (fase de metabolização da glicose durante o tratamento da acidose diabética).

São as seguintes as principais causas de hiperpotassemia: insuficiência renal (especialmente em presença de destruição tissular), insuficiência supra-renal, excessiva administração de sais de potássio, especialmente por via venosa.

Desequilíbrios do Ionte Cálcio

A hipocalcemia é o único distúrbio do ionte cálcio observado na desidratação. Sua principal conseqüência consiste no aumento da irritabilidade neuromuscular, que pode conduzir ao quadro da tetania. A hipocalcemia constitui um aspecto importante da chamada *síndrome pós-acidótica das diarréias*, que é um distúrbio peculiar ao período de recuperação dos episódios diarréicos graves acompanhados de desidratação e cuja patogenia é a seguinte: durante a diarréia, há balanço negativo de cálcio, mas a acidose, quase sempre presente, compensa tal carência por aumentar a fração ionizada desse cationte; ao corrigir-se a acidose, baixa o teor dessa fração, ocorrendo, então, as manifestações de hipocalcemia. A existência de hipopotassemia contribui também para inibir o aparecimento de tetania, que se manifestará, entretanto, se for corrigida a carência de potássio e permanecer a hipocalcemia.

Diagnóstico dos Desequilíbrios Hidreletrolíticos

A identificação de um estado de desidratação (e também de hiperidratação) é feita em bases puramente clínicas a partir de sua sintomatologia característica e da existência de condições patológicas propicias ao seu aparecimento. O tipo de desidratação (hipo-, hiper- ou isotônico) pode ser suspeitado com base nos dados clínicos, mas a comprovação só pode ser obtida através de exames laboratoriais. O diagnóstico precoce dos desequilíbrios dos diversos iontes (cloreto, potássio, cálcio) é também da alçada laboratorial, uma vez que a exteriorização clínica de tais desequilíbrios denuncia já um estágio extremamente grave do distúrbio.

A investigação do quadro bioquímica de um paciente desidratado é, pois, de grande utilidade, não só para identificar o tipo de desidratação em jogo, como também para surpreender precocemente os desequilíbrios de cada ionte.

Além das constantes bioquímicas relacionadas com o equilíbrio ácido-base, estudadas mais adiante, deve-se solicitar dosagem do sódio, cloreto, potássio e cálcio, exames que serão repetidos, se possível, diariamente durante todo o curso do tratamento.

Sódio. A natremia encontra-se entre 135 e 150mEq/l na desidratação isotônica, abaixo de 135mEq/l na hipotônica e acima de 150mEq/l na hipertônica.

Cloreto. Um teor de cio reto entre 90 e 95mEq/l constitui uma hipocloremia moderada; entre 80 e 90mEq/l, uma hipocloremia média; abaixo de 80mEq/l, uma hipocloremia grave, exigindo tratamento urgente. Um teor de cloreto entre 105 e 115mEq/l constitui uma hipercloremia moderada; entre 115 e 125mEq/l, uma hipercloremia acentuada; acima de 125mEq/l, uma hipercloremia grave.

Potássio. Um teor de potássio entre 3 e 3,5mEq/1 constitui uma hipopotassemia moderada; entre 2,5 e 3mEq/l, uma hipopotassemia importante; abaixo de 2,5mEq/l, uma hipopotassemia grave. Um teor entre 4,5 e 6mEq/1 constitui uma hiperpotassemia moderada; entre 6 e 7mEq/l, uma hiperpotassemia grave; acima de 7mEq/l, uma hiperpotassemia extremamente grave (em presença de insuficiência renal aguda, uma hiperpotassemia superior a 6,5mEq/1 indica o uso de diálise peritoneal ou rim artificial).

Cálcio. O controle da calcemia não é essencial no atendimento de pacientes desidratados, desde que se faça a administração profilática de gliconato de cálcio durante o período de recuperação, com o fim de prevenir o aparecimento da síndrome pós-acidótica (especialmente em crianças).

Fisiopatologia dos Desequilíbrios Ácido-Básicos

Já foi visto que, em condições normais, o equilíbrio entre aniontes e cationtes se mantém constante nos líquidos corporais, com o que se obtém sua neutralidade elétrica. Para que tal ocorra, qualquer variação, em mEq, de um ou mais cationtes é compensada pela variação inversa de um ou vários aniontes, de maneira tal que a equivalência global seja mantida, muito embora à custa de ampla variação das proporções entre os diversos aniontes e cationtes.

Os iontes HCO_3^- e HPO_4 = atuam como bases, e o H_2CO_3 e o $H_2PO_{4^-}$, como ácidos, de modo que uma oscilação de seus teores no plasma repercutirá sobre o equilíbrio ácido-base e, em casos mais avançados, sobre o valor do pH. Mesmo a variação de iontes que por si não atuem como ácido nem como base pode acarretar desequilíbrio ácido-base. Assim, por exemplo, uma perda excessiva de Cl^-, que não atua como ácido, é compensada obrigatoriamente pelo aumento do anionte HCO_3^- (bicarbonato), que, por funcionar como base, desloca o equilíbrio ácido-base no sentido da alcalose.

Como veremos mais adiante, todo estado que tende a reduzir a relação bicarbonato/ácido carbônico denomina-se acidose, e todo estado que, pelo contrário, tende a aumentar essa relação denomina-se alcalose.

Já nos referimos aos importantes papéis desempenhados pelo sistema centro respiratório/pulmão e pelo rim na regulação final do equilíbrio ácido-base e do pH. O sistema centro respiratório/pulmão atua em conjunto com o sistema amortecedor bicarbonato/ácido carbônico. Quando o sangue é invadido por um ácido fixo, desvia-se este último sistema no sentido do ácido carbônico, que, sob a ação da anidrase carbônica, decompõe-se em anidrido carbônico (CO_2) e água. O anidrido carbônico, gás muito difusível, elimina-se pelo pulmão, o mesmo ocorrendo com a água. A decomposição do H_2CO_3 depende da velocidade de eliminação do CO_2 e, portanto, da intensidade e freqüência dos movimentos respiratórios. Como estes são regulados pelo centro respiratório bulbar, muito sensível às oscilações do pH sangüíneo, a acidose determina excitação desse centro, com incremento da função ventilatória pulmonar e aumento da eliminação de CO_2. A alcalose, pelo contrário, deprime o centro respiratório, com decorrente redução da eliminação de CO_2. Vemos, pois, que a maior ou menor eliminação de CO_2 através do pulmão constitui um recurso extremamente eficaz e de efeito imediato na correção dos desvios do equilíbrio ácido-base.

O mecanismo do controle renal do ionte HCO_3^- atua, no caso de uma tendência à acidose (devida ao aumento de H_2CO_3 ou à baixa do HCO_3^-), aumentando o teor plasmático de HCO_3 graças à eliminação de urina mais ácida. Essa maior acidez urinária é obtida pela transformação na luz tubular do ionte HPO_4= (alcalino) em H_2PO_{4-} (ácido) mediante um intercâmbio com a célula tubular, que cede H^+ ao filtrado glomerular e capta-lhe Na^+. Esse H^+ procede do H_2CO_3 da célula tubular, que se transforma em HCO_3, lançado na circulação sistêmica juntamente com o Na^+.

Outro mecanismo utilizado pelo rim para devolver iontes Na^+ ao plasma é a produção de amoníaco, que se elimina sob a forma de $NH4^+$ juntamente com o Cl^-.

Por outro lado, nos casos de tendência à alcalose (por aumento do ionte HCO_3^-), o rim a compensa eliminando urina alcalina por incremento da excreção de HCO_3^- juntamente com Na^+ e $HPO_{4=}$.

Etiologia dos Desequilíbrios Ácido-Básicos

Acidose

Entende-se por acidose, de acordo com o uso clínico corrente, uma situação metabólica que se caracteriza pela diminuição no plasma da relação bicarbonato/ácido carbônico (normalmente igual a 20). Tal diminuição pode dever-se primariamente à queda do bicarbonato ou à elevação do ácido carbônico. No primeiro caso, trata-se de acidose *metabólica*; no segundo, de acidose *respiratória*.

São as seguintes as principais afecções que podem ocasionar o aparecimento de acidose:

1º Acidose Metabólica (a) ***Por cetose*** (catabolismo incompleto das gorduras e proteínas por déficit de carboidratos ou impossibilidade de sua utilização): diabete sacarino, inanição, vômitos cíclicos ou acetonêmicos, glicogenose hepatorrenal, etc.

(b) ***Acidose Renal*** (retenção de radicais ácidos ou eliminação excessiva de radicais alcalinos): glomerulonefrite aguda em fase anúrica, nefropatias crônicas em fase urêmica, necrose tubular aguda, tubulopatias funcionais ou intrínsecas (síndrome de Fanconi, etc.), tubulopatia das glomerulonefrites crônicas e das pielonefrites, diabete insípido nefrogênico.

(c) ***Outras Acidoses Metabólicas*** (principalmente perda de eletrólitos pelas fezes, suor, urina, podendo haver também cetose e outras alterações): gastrenterite aguda, diarréias crônicas em geral, obstrução intestinal, mucoviscidose, insolação, intermação, queimaduras extensas, doença de Addison, intoxicação por salicílicos, ingestão de ácidos, hiperazotemias extra-renais.

2º Acidose Respiratória. É encontrada nas doenças que se acompanham de paralisia diafragmática e respiratória em geral, na insuficiência respiratória por malformações torácicas graves ou hipotonia muscular, insuficiência cardíaca congestiva, síndrome da membrana hialina (recém-nascidos), pneumopatias graves (enfisema pulmonar, asma brônquica, fibrose pulmonar). etc.

Alcalose

Entende-se por alcalose, de acordo com o uso clínico corrente, um estado metabólico que se caracteriza pelo aumento no plasma da relação bicarbonato/ ácido carbônico (normalmente igual a 20). Tal aumento pode dever-se primariamente à elevação do bicarbonato ou queda do ácido carbônico. No primeiro caso, trata-se de alcalose *metabólica*; no segundo, de alcalose *respiratória*.

São as seguintes as principais afecções capazes de ocasionar o aparecimento de alcalose:

Alcalose Metabólica Primária (perda de cloro pelo aparelho digestivo ou urina, retenção excessiva de sódio. ingresso excessivo de álcalis): estenose do piloro e outras causas de vômitos intensos e prolongados, hiperaldosteronismo, síndrome de depleção nos tratamentos portiazídicos e outros saluréticos (hipocloremia, alcalose, hipopotassemia), ingestão excessiva de bicarbonato e outros álcalis.

Alcalose Metabólica Secundária (subseqüente a estados de acidose, por não administração de potássio, abuso de soluções alcalinas ou de c1oreto de sódio com insuficiência renal): síndrome pós-acidótica das diarréias, síndrome pós-acidótica do coma diabético.

Alcalose Respiratória: hiperventilação voluntária, hiperventilação emotiva (pranto, neuropatia, histeria), processos neurológicos centrais (meningites, encefalites, síndrome de hipertensão intracraniana), ascensão brusca a grandes altitudes, hiperventilação por uso inadequado de aparelhos de respiração assistida (ritmo muito rápido, pressões negativas excessivas). hiperventilação da fase inicial da intoxicação salicílica (6 a 8 primeiras horas).

Diagnóstico dos Desequilíbrios Ácido-Básicos

A existência de uma acidose ou alcalose, bem como sua modalidade (metabólica ou respiratória) podem ser clinicamente presumidas pela simples análise das condições que envolvem o desenrolar do processo patológico. Na presença, por exemplo, de diarréia aguda acompanhada de sinais clínicos de desidratação grave, cabe suspeitar que se esteja desenvolvendo uma acidose metabólica, devida, no caso, à perda excessiva de radicais alcalinos pelo conteúdo intestinal. A insuficiência renal determina igualmente um estado de acidose metabólica, mas desta vez ligado à retenção no organismo de radicais ácidos, que o rim não mais consegue eliminar com a necessária presteza.

Uma crise de asma brônquica, por outro lado, pode desencadear uma acidose respiratória, provocada pela incapacidade do pulmão de eliminar satisfatoriamente CO_2, fato que determina acúmulo de H_2CO_3, cuja ionização em H^+ e HCO_3^- faz baixar o pH e elevar o teor de bicarbonato.

Os três exemplos citados são de natureza metabólica ou respiratória, entretanto se encontram amiúde casos em que uma condição metabólica se superpõe a uma condição respiratória ou vice-versa. Por exemplo, um paciente em acidose diabética contrai pneumonia, do que resulta comprometimento da eliminação de CO_2 pelos pulmões. Em tais casos é difícil prever-se clinicamente o quadro bioquímico apresentado pelo paciente, que só os exames laboratoriais poderão esclarecer.

Pode dar-se o caso, também, de ocorrerem distúrbios mistos mais complexos, em que um estado de acidose coexiste com um estado de alcalose (p. ex., acidose respiratória causada por um estado de mal asmático e superposta a alcalose metabólica por uso de diurético), podendo um dos estados (ou ambos) depender de mais de uma causa. Não se devem confundir estes distúrbios mistos com distúrbios simples em que as alterações primárias coexistem com as esperadas alterações secundárias compensadoras (p. ex., na acidose metabólica, há queda primária do teor plasmático de HCO_3^- e queda secundária da $PaCO_2$ devida à hiperventilação compensadora). Essa possível superposição de causas pode tornar difícil a interpretação dos resultados, obrigando ao uso de nomograma. Entretanto, a determinação do pH do sangue arterial (ou venoso arterializado) e da Pco_2 e HCO_3^- do sangue venoso é suficiente, em geral, para resolver a maioria dos problemas clínicos, desde que se consiga identificar corretamente a patologia causadora do desequilíbrio e se conheçam as respostas bioquímicas que devem ser esperadas, inclusive no tocante às alterações compensatórias.

Achados Laboratoriais (ver Tabelas 2.1 e 2.2)

Acidose Metabólica. O pH sangüíneo é inferior a 7,35, e o HCO_3^- está abaixo de 21 mEq/1. Na ausência de pneumopatia, a Pco_2 (sangue venoso) é inferior a 43mmHg. Na acidose metabólica simples, a Pco_2 deve baixar de 1,0 a 1,3mmHg para cada mEq/1 de redução no HCO_3^- plasmático. Um declínio maior do que este na Pco_2 sugere a coexistência de alcalose respiratória.

Acidose Respiratória. Na forma aguda, a baixa do pH se deve à elevação aguda da $PaCO_2$. O HCO_3^- está normal ou ligeiramente elevado; sua elevação não excede 3 ou 4mEq/1 (graças ao tamponamento celular). Quando a compensação renal está completamente desenvolvida, como ocorre na acidose respiratória crônica, a queda do pH mostra-se atenuada em conseqüência da retenção renal de HCO_3^- e de sua elevação no plasma. A elevação compensatória prevista para o HCO_3^- plasmático é de cerca de 0,3 a 0,4mEq/1 para cada mmHg de aumento da Pco_2. Um aumento maior do que esse no HCO_3^- indica a coexistência de alcalose metabólica primária.

Alcalose Metabólica. O pH e o HCO_3 sangüíneos estão aumentados. Podem ocorrer consideráveis elevações da P_{co2} (até 50 a 60mmHg) por conta da hipoventilação compensatória, especialmente na presença de leve insuficiência renal. A elevação prevista da Pco_2 corresponde a 0,4-0,7mmHg para cada mEq/1 de aumento no HCO_3^- plasmática. Um aumento da P_{co2} maior do que esse sugere desequilíbrio misto com coexistência de acidose respiratória primária.

Tabela 2.1
Achados Químicos no Plasma de Pacientes com Desequilíbrios Ácido-Básicos

Desequilíbrios	pH	Pco_2	Hco_3
Normal	7,34 – 7,38 (venoso) 7,38 – 7,42 (arterial)	43mmHg (venoso) 40mmHg (arterial)	21□ 28mEq/l
Alcalose metabólica	↑	↑ comp.	↑ prim.
Acidose metabólica	↓	↓ comp.	↓ prim.
Alcalose respiratória	↑	↓ prim.	↓ comp.
Acidose respiratória	↓	↑ prim.	↑ comp.
Acidose mista metabólica e respiratória	↓	↑	↓
Alcalose mista metabólica e respiratória	↑	↓	↑
Acidose metabólica + alcalose respiratória	↑↓	↓	↓
Alcalose metabólica + acidose respiratória	↑↓	↑	↑

HCO_{3-} medido geralmente como CO_2 total do plasma, que é constituído de HCO_{3-} (95%) mais CO_2 e ácido carbônico dissolvidos.
comp. == alteração compensatória.
prim.== alteração primária.

Alcalose Respiratória. Há, na forma aguda, associação de um rápido declínio da P_{CO2} a 20-25mmHg com uma queda do HCO_3 plasmático de no máximo 3 a 4mEq/1 (graças ao tamponamento celular). Na forma crônica, o HCO_3 plasmático deve diminuir cerca de 0,4 a 0,5mEq/1 para cada mmHg de redução da P_{CO2}. Uma queda maior do que esta no HCO_3 sugere coexistência de acidose metabólica primária.

Tabela 2.2
Achados Laboratoriais nos Principais Tipos de Distúrbios Ácido-Básicos (Método de Astrup)

	pH 7,35 a 7,45	*PCO2 38 a 46mmHg*	*Bicarbonato real 24mEq/l*	*Bicarbonato padrão 24mEq/l*	*Excesso de base −2,3 a +2,3*
Acidose respiratória pura (asfixia aguda)	7,18 (↓)	80 (↑)	29 (↑)	24 (N)	0 (N)
Acidose respiratória compensada por retenção de bicarbonato	7,35 (N)	80 (↑)	42 (↑)	37 (↑)	+5 (↑)
Acidose metabólica pura (situação teórica)	7,20 (↓)	40 (N)	15 (↓)	15 (↓)	-11 (↓)
Acidose metabólica parcialmente compensada por hiperventilação	7,32 (↓)	23 (↓)	12 (↓)	15 (↓)	-11 (↓)
Alcalose respiratória pura (hiperventilação)	7,62 (↑)	20 (↓)	19 (↓)	24 (N)	-2,3 (N)
Alcalose respiratória parcialmente compensada por perda renal de bicarbonato	7,46 (↑)	20 (↓)	13 (↓)	18 (↓)	-11 (↓)
Alcalose metabólica pura	7,60 (↑)	40 (N)	38 (↑)	38 (↑)	+10 (↑)
Alcalose metabólica parcialmente compensada por hipoventilação	7,46 (↑)	60 (↑)	41 (↑)	38 (↑)	+10 (↑)
Acidose respiratória + acidose metabólica	7,10 (↓)	80 (↑)	variável	17 (↓)	-10 (↓)
Alcalose respiratória + alcalose metabólica	7,60 (↑)	20 (↓)	variável	36 (↑)	+10 (↑)

3 Bioquímica do Sangue – Enzimas

Introdução

Todas as reações bioquímicas que se desenvolvem nos organismos vivos são catalisadas por tipos especiais de proteínas que constituem as enzimas. Estas são designadas pela terminação ase, precedida seja do nome do substrato sobre o qual atua a enzima, seja do nome da reação química catalisada, seja de ambos. Assim, a enzima que hidrolisa o amilo chama-se *amilase*; uma enzima desidrogenante em geral é uma desidrogenase; referindo-se a uma delas em particular, pode ser a *lactato-desidrogenase*.

As enzimas se distribuem em seis classes: hidrolases, transferases, oxidorredutases, liases, isomerases e ligases (ou sintetases). Destas, apenas as três primeiras incluem enzimas de interesse para a patologia clínica. Vejamos alguns dados sobre elas:

Hidrolases. Catalisam reações de hidrólise. Incluem, entre outras: a) as amilases, que atuam sobre as ligações alfa-1,4-glicosídicas do amilo; b) as fosfatases, que catalisam a separação do ácido fosfórico de certos ésteres monofosfóricos; c) as lipases, que catalisam a hidrólise dos ésteres formados de glicerol e ácidos graxos de cadeia longa.

Transferases. Catalisam a transferência de um determinado grupo, diferente do hidrogênio, de um substrato para outro. Incluem, entre outras: a) as aminotransferases (ou transaminases), que catalisam as reações em que um grupo amino é transferido de um alfa-aminoácido para um alfa-cetoácido, sem formação intermediária de amônia; b) as transfosforilases, que transferem grupos fosfatos de uma molécula para outra; c) gama-glutamiltransferase (ou gama-glutamiltranspeptidase).

Oxidorredutases. São enzimas de oxirredução que catalisam a transferência de átomos de hidrogênio (elétrons) de uma molécula para outra. Incluem entre outras as desidrogenases, que catalisam a remoção de hidrogênio do substrato, sendo o receptor diferente do oxigênio.

Isoenzima. Numerosas enzimas podem ser decompostas em moléculas protéicas menores, que se chamam “subunidades”. Por exemplo, a molécula da lactato-desidrogenase pode decompor-se em duas espécies de subunidades: H (isoladas do tecido cardíaco – Heart) e M (isoladas do músculo esquelético). Devem-se ligar sempre quatro subunidades (tetrâmero) para formar uma molécula cataliticamente ativa de lactato-desidrogenase. Há, portanto, cinco diferentes possibilidades de construir uma molécula dessa enzima: HHHH – HHHM – HHMM – HMMM – MMMM.

Outro exemplo: a molécula de creatina-fosfoquinase pode decompor-se em duas espécies de subunidades: B (*Brain*) e M (Músculo esquelético). Devem-se ligar sempre duas subunidades (dímero) para formar uma molécula ativa de creatina-fosfoquinase. Temos, portanto, três diferentes possibilidades de construir uma molécula dessa enzima: BB (tipo cerebral), MB (tipo cardíaco) e MM (tipo muscular).

Essas diferentes formas por que se apresenta uma enzima chamam-se *isoenzimas*. Cada uma das isoenzimas que compõem uma enzima diferem entre si em muitos aspectos, inclusive no que tange à velocidade de migração eletroforética, à predominância nos diferentes tecidos, etc.

Para designar-se uma determinada isoenzima, pode-se utilizar uma anotação numérica de acordo com a sua velocidade de deslocamento em direção ao anódio. No caso das isoenzimas da LDH, temos LDH_1, LDH_2, LDH_3, LDH_4 e LDH_5.

Há confusão na numeração dessas isoenzimas da LDH. A numeração européia é feita de tal maneira que a isoenzima 1 é a que mais se aproxima do anódio na migração eletroforética, enquanto que, na numeração americana, a isoenzima que mais se aproxima do anódio é a 5. Portanto, a LDH_1 da numeração européia corresponde à LDH_5 da americana, a LDH_2 corresponde à LDH_4 e assim por diante. No Brasil, prefere-se a numeração americana.

Já foi demonstrada no organismo humano a existência de isoenzimas de mais de 100 enzimas. Têm significado especial as isoenzimas das seguintes enzimas: lactato-desidrogenase (LDH), fosfatase alcalina, fosfatase ácida, creatina-fosfoquinase (CPK). As mais utilizadas na clínica são as isoenzimas da LDH e CPK (ver Tabelas 3.1 e 3.2).

Padrão Sérico das Enzimas (Enzimogramas). Numerosas enzimas, intra e extracelulares, podem ser demonstradas e dosadas no soro ou no plasma humano normal. As enzimas intracelulares dotadas de maior importância prática para o diagnóstico clínico pertencem, em sua maioria, ao metabolismo intermediário e estão presentes, portanto, em todas as células corporais. Entretanto, em cada órgão, encontram-se concentrações diferentes dessas enzimas, ou seja, cada órgão possui um "perfil enzimático" que lhe é característico e que o distingue de outros órgãos. Por exemplo, a alanina-transaminase (ou glutamato-piruvato-transaminase □ GPT), embora existente no músculo cardíaco e esquelético, é muito mais abundante no fígado. Já a aspartato-transaminase (ou glutamato-oxaloacetato-transaminase-GOT) existe em proporções quase idênticas no coração e no fígado, ao passo que a glutamato desidrogenase está presente em pequenas concentrações no miocárdio e em elevadas concentrações no fígado.

Em condições normais, há um enorme gradiente de concentração enzimática entre o interior e o exterior das células, cuja manutenção exige um grande dispêndio de energia. Assim, danos mínimos nas células, seja por distúrbios de suprimento de energia, seja por aumento de permeabilidade da membrana, já acarretam um "vazamento" de enzimas para o espaço extracelular. O grau de elevação dessas enzimas no soro é proporcional à gravidade e extensão da lesão, de modo que, se a lesão for bastante intensa e seu início suficientemente agudo, pode estabelecer-se uma acentuada semelhança entre o perfil enzimático do órgão lesado (p. ex., fígado, pâncreas, miocárdio, músculo esquelético) e o perfil enzimático do soro.

As enzimas intracelulares perdem rapidamente sua atividade (mas com diferentes celeridades), tão logo são liberadas no plasma. Por exemplo, a atividade da GOT (glutamato-oxaloacetato-transaminase) no soro tem uma vida média de 46-58 horas; a da GPT (glutamato-piruvato-transaminase) tem uma vida média de 63-88 horas. Portanto, se a lesão não tiver início agudo, as diferentes vidas médias das enzimas liberadas vão impedir que se estabeleça a semelhança de perfis enzimáticos entre o soro e o órgão lesado.

No caso de hepatopatias, é mais comum que se encontre no soro um perfil enzimático diferente do que é característico no tecido hepático. Isso decorre de ser o fígado um órgão muito volumoso e a lesão raramente atingir todas as células ao mesmo tempo e com a mesma intensidade. Ademais, os agentes causais das hepatopatias produzem, freqüentemente, lesões de caráter progressivo e que atingem simultaneamente outros órgãos (p. ex., pâncreas, vias biliares), o que também contribui para descaracterizar o perfil enzimático sérico das hepatopatias (Capítulo 21).

Padrões Séricos das Isoenzimas (Isoenzimogramas). Tal como ocorre em relação às enzimas intracelulares, a determinação das diversas isoenzimas que sofreram "vazamento" para o plasma representa valioso recurso diagnóstico, uma vez que certas isoenzimas predominam em determinados órgãos ao passo que outras preponderam em órgãos diferentes. A análise das isoenzimas fornece amiúde informações mais completas do que a das enzimas totais. O aumento da atividade total de CPK (creatina-fosfoquinase), por exemplo, é utilizado como índice de infarto do miocárdio, mas essa elevação ocorre também na embolia pulmonar, lesão cerebral, doença muscular e até numa simples injeção intramuscular. Entretanto, para confirmação de doença miocárdica um parâmetro diagnóstico mais importante é a separação eletroforética das isoenzimas de CPK, que vai indicar a presença ou ausência de CPK-MB (ou CPK_2), específica do músculo cardíaco. A CPK-MB aparece 4-8 horas após a dor precordial do infarto, atinge o pico em 24 horas e persiste até 48 horas em todos os pacientes.

Os diversos órgãos do corpo possuem isoenzimogramas de lactato-desidrogenase (LDH) bem definidos, mas inespecíficos, já que os padrões de alguns desses órgãos se parecem entre si. Por exemplo, existe semelhança nos traçados isoenzimáticos do cérebro, hemácias, coração e rim, assim como entre os dos extratos de pele, fígado e músculo esquelético. Por esse motivo, um isoenzimograma LDH sérico anormal não pode ser tomado como base para identificar com certeza o tecido lesado. Uma maneira de identificar o órgão doente, quando diferentes tecidos dão isoenzimogramas LDH similares, consiste em apelar para dois ou mais sistemas isoenzimáticos distintos. Por exemplo, o cérebro, o músculo (cardíaco ou esquelético) e as hemácias não contêm fosfatase alcalina, ao passo que o rim contém duas faixas isoenzimáticas características de fosfatase alcalina. Em caso de infarto renal, por exemplo, o isoenzimograma LDH sérico é semelhante ao do infarto do miocárdio, mas o isoenzimograma de fosfatase alcalina só será característico do rim. No infarto do miocárdio, por sua parte, o isoenzimograma sérico da fosfatase alcalina não se mostra alterado, pois o músculo cardíaco não contém fosfatase alcalina.

A dosagem da LDH total combinada com a determinação do isoenzimograma de CPK mostra-se de grande valor no diagnóstico do infarto do miocárdio; essa combinação associa a elevada especificidade da LDH à alta sensibilidade da CPK.

Fosfatase Alcalina (AP)

Esta enzima encontra-se presente em praticamente todos os tecidos corporais, mas ocorre em níveis particularmente elevados no epitélio intestinal, túbulos renais, ossos (osteoblastos), leucócitos, fígado e placenta. Acredita-se que a enzima do soro proceda do fígado, embora existam muitas provas que apóiam sua possível origem no tecido ósseo.

Interpretação. Os resultados normais dependem do método utilizado:

Bodansky (substrato p-nitrofenilfosfato)	1,5-4 U
King-Armstrong (substrato fenilfosfato)	3-13 U
Bessey-Lowry-Brock (substrato p-nitrofenilfosfato)	0,8-3 U
Klein-Read-Babson	1-4 U
Shinowara-Jones-Reinhart	2,2-8,6 U

A tendência atual é de expressar os resultados em UI (p-nitrofenilfosfato como substrato), cuja normalidade oscila entre 21 e 85 UI. Usando o fenilfosfato como substrato, os resultados normais são: 3-13 UI.

Na criança, os resultados são um pouco mais elevados do que nos adultos.

Os resultados patológicos mais elevados são observados nas osteopatias (doença de Paget, doença de Recklinghausen, tumores ósseos, raquitismo, etc), no hiperparatireoidismo (havendo osteopatia) e nas icterícias obstrutivas. É na doença de Paget que a fosfatasemia atinge as cifras máximas (até 200 U Bodansky).

Elevações leves ou moderadas (6 a 10 unidades Bodansky) são observadas em muitos pacientes com distúrbios parenquimatosos hepáticos, tais como hepatite e cirrose, tendo sido relatados aumentos transitórios em praticamente todos os tipos de hepatopatias. As elevações mais intensas e persistentes ocorrem nas afecções em que existe colestase. Mais de 80% dos pacientes portadores de obstrução maligna das vias biliares exibem níveis de fosfatase entre 15 e 30 unidades Bodansky, e cerca de 60% dos portadores de obstrução benigna exibem níveis superiores a 15 unidades. Na colestase intra-hepática, os valores são superiores a 12 unidades Bodansky. Valores extremamente elevados são encontrados em casos de invasão tumoral do fígado e de obstrução biliar complicada de colangite.

O nível da fosfatase alcalina duplica ou triplica durante o terceiro trimestre da gravidez.

Fosfatase Ácida (SP)

Compreende um grupo de enzimas similares ou afins, com atividade ótima em pH abaixo de 7,0. As maiores concentrações encontram-se no fígado, baço leite, hemácias, plaquetas e glândula prostática. Esta glândula é a fonte mais rica e contribui com um terço ou a metade da enzima presente no soro de indivíduos normais, do sexo masculino.

A enzima é instável e pode destruir-se em grande proporção durante uma hora à temperatura ambiente. A acidificação da amostra de soro a um pH inferior a 6,5 contribui para estabilizar a enzima, o que se pode obter acrescentando 10mg de citrato ácido de sódio para cada ml de soro, ou duas a três gotas de ácido acético a 30% (v/v) por 5ml de soro. Nestas condições, a atividade pode manter-se à temperatura ambiente durante várias horas.

Pela importância clínica dos níveis séricos elevados de fosfatase ácida no diagnóstico do câncer prostático, é de grande utilidade poder-se distinguir entre a elevação da enzima prostática específica e a elevação de formas inespecíficas. O processo mais utilizado para esse fim é efetuar a dosagem em presença e ausência do ionte tartarato, que inibe a enzima de origem prostática (isoenzima 2).

Interpretação. Os valores normais devem ser definidos pelo laboratório, pois dependem da técnica utilizada na dosagem. Citaremos apenas o método de Bessey, Lowry e Brock:

a) fostatase total	– homens:	0,15-0,70 unidades BLB/ml
	– mulheres:	0,02-0,55 unidades BLB/ml
b) fração prostática	– homens:	0,01-0,30 unidades BLB/ml
	– mulheres:	0,00-0,05 unidades BLB/ml

Observam-se grandes elevações da fosfatase ácida prostática (e, portanto, também da total), no soro de indivíduos com câncer prostático com metástases. Os teores variam de 1,1 até 40 unidades BLB (5-200 KA). No carcinoma localizado, os valores podem variar de 0,7 a 1,5 unidades BLB, sendo às vezes difícil distinguir essa afecção da hipertrofia benigna, na qual se observam taxas de até 1,0 unidade. Após a intervenção cirúrgica ou tratamento com estrógenos, os níveis se aproximam lentamente do valor normal, com elevação subseqüente no caso de o tratamento não ter alcançado êxito. A enzima prostática pode aumentar dez a trinta vezes no câncer metastático, ao passo que as enzimas não prostáticas aumentam apenas duas a três vezes.

Encontram-se aumentos pronunciados da fosfatase ácida total em mulheres com câncer de mama metastático. Outras causas de elevação da fosfatase ácida são as doenças de Gaucher, Niemann-Pick e Paget, bem como a leucemia mielóide.

Amilase

Está presente em vários órgãos e tecidos, encontrando-se em maior concentração no pâncreas. A amilase existente no soro normal pode ter sua origem, pelo menos em parte, no fígado, posto que sua concentração não é afetada pela pancreatectomia.

Interpretação. Aceita-se, em geral, que os teores de amilase no soro de uma pessoa normal são de 50 a 150 unidades Somogyi por 100ml. Em pacientes com pancreatite aguda, a amilase no soro se eleva, em geral, a valores de mais de 550 unidades Somogyi, atingindo, às vezes, níveis de 2.000 a 4.000 unidades. A elevação é transitória, aumentando durante as primeiras 24 a 30 horas para baixar nas 24 ou 48 horas subseqüentes. Também se observa elevação da amilase sérica na úlcera gástrica ou duodenal perfurada, obstrução intestinal e obstrução no conduto pancreático ou do colédoco. De maneira geral, todo processo agudo em áreas adjacentes ao pâncreas pode ocasionar elevação da amilasemia. Da mesma maneira, manipulações ou intervenções cirúrgicas efetuadas nas proximidades do pâncreas causam elevação temporária da amilase sérica (em geral, menos de 600 unidades, mas pode atingir até 2.000 unidades).

Na pancreatite crônica, as taxas variam desde valores normais até 400 unidades. O câncer do pâncreas raramente se acompanha de elevação da amilase. A injeção de morfina causa aumento de amilase por contração do esfíncter de Oddi.

A caxumba e a parotidite bacteriana provocam transbordamento para o plasma da amilase salivar (ptialina), causando hiperamilasemia, que pode chegar até 600 unidades.

Lipase

As lipases são enzimas capazes de hidrolisar os ésteres de glicerol com ácidos graxos de cadeia longa. Sua fonte mais importante no organismo humano é o pâncreas, embora sejam secretadas também, em certa quantidade, pela mucosa gástrica e pelas células intestinais. Verifica-se atividade de lipase no plasma, hemácias, leucócitos, urina normal e líquor.

Interpretação. Normalmente, a lipase sé rica varia de 18 a 285mUI/ml (técnica de Cherry e Crandall). De maneira geral, os valores de lipase guardam paralelismo com os da amilase; seus aumentos são, porém, mais tardios e persistem mais tempo. Eles ocorrem na pancreatite aguda e na obstrução do conduto pancreático, bem como, às vezes, nas úlceras duodenais e ileais, na obstrução intestinal e no câncer pancreático. A administração de opiáceos pode causar elevação do nível de lipase por contração do esfíncter de Oddi. A lipasemia é normal na caxumba.

Aldolase (ALD)

A principal reação catalisada pela aldolase é o desdobramento da frutose-1,-6-difosfato em gliceraldeído-3-fosfato e fosfato de diidroxiacetona, que é uma das reações da decomposição glicolítica da glicose a ácido lático.

Interpretação. A taxa de aldolase no soro é, ao nascer, de cerca de 15 a 22 unidades Sibley-Lehminger (SL)/ml. Os valores baixam lentamente com a idade até atingirem, aos 18-20 anos, os níveis correspondentes aos dos adultos, cujo limite máximo é de 9,3 unidades SL/ml (7mUI/ml). A dosagem da aldolase é importante em caso de miopatias, nos quais se podem observar aumentos de cinco a dez vezes o valor normal. Os níveis mais altos são encontrados em pacientes com distrofia muscular progressiva.

Lactato-Desidrogenase (LDH)

É uma enzima de transferência de hidrogênio, que catalisa a oxidação do L-lactato a piruvato, com mediação de NAD como aceptor de hidrogênio.

Interpretação. As cifras normais no soro variam de laboratório para laboratório, que devem fornecer, portanto, seus próprios padrões de normalidade. A dosagem desta enzima assume maior importância clínica no infarto do miocárdio e no estudo das hepatopatias. No infarto do miocárdio as taxas são geralmente cinco a seis vezes maiores do que o valor normal, chegando a decuplicar em certos casos (até 2.500U/ml). A elevação inicia-se nas primeiras 12-24 horas, atinge o máximo em dois a quatro dias e retoma aos valores normais em 8-14 dias.

É importante levar em conta a grande amplitude dos limites normais da LDH sérica (o valor normal mais alto corresponde a mais do dobro do valor mínimo). Assim, se o nível de LDH de um indivíduo estiver no limite inferior da normalidade (p. ex., 200 un./ml) e dobrar após um infarto leve ou moderado, permanecerá ainda dentro dos limites considerados normais.

Com relação às hepatopatias, o estudo do isoenzimograma da LDH é mais importante do que o da LDH total (ver adiante).

Transaminases

Constituem um grupo de enzimas que catalisam a interconversão de aminoácidos e alfa-cetoácidos por transferência de grupos amino. As duas transaminases de interesse clínico são de glutamato-oxalacetato (GOT), também chamada aspartato-transaminase (AST), e a de glutamato-piruvato (GPT), tammbém chamada alanina-transaminase (ALT).

As transaminases são amplamente distribuídas nos tecidos, predominando a GOT no coração, fígado, músculo estriado, rim e pâncreas, e a GPT no fígado, rim e coração.

Interpretação. São as seguintes as cifras normais das transaminases no soro:

GOT: 5 a 40 unidades Karmen (ou Wroblewski)/ml
até 12mUI/ml

GPT: 5 a 35 unidades Karmem (ou Wroblewski)/ml
até 12mUI/ml

No infarto do miocárdio, os níveis de GOT começam a subir 6 a 8 horas depois do aparecimento da dor. Os valores máximos são alcançados depois de 24 a 48 horas, baixando então até as cifras normais pelo quarto ou quinto dia, desde que não tenha ocorrido novo infarto. Habitualmente, níveis acima de 400 a 500 unidades Karmen estão relacionados com infartos mortais. Os valores máximos são aproximadamente proporcionais à gravidade da lesão do músculo cardíaco.

Nas formas graves de hepatite por vírus, podem ser encontradas taxas de 1.000 a 3.000 unidades de ambas as transaminases. Necroses menos graves produzem níveis transitórios de 500 a 1.000 unidades. Nas hepatopatias crônicas não muito graves e nas lesões focais (p. ex., cirrose de Laennec, hepatite vírica anictérica, invasão tumoral), podem ser observadas taxas de 50 a 200 unidades. Na colestase intra- e extra-hepática (sem necrose hepatocelular), os níveis de GOT e GPT não se elevam muito, raramente excedendo 300 unidades. Dosagens repetidas de transaminases mostram-se de grande utilidade ao acompanhamento da evolução de uma afecção hepatobiliar, especialmente quando existe necrose das células hepáticas.

Os níveis de GOT (e com menor freqüência de GPT) aumentam um pouco na distrofia muscular e na dermatomiosite. A embolia pulmonar pode produzir elevação moderada da GOT, bem como a pancreatite aguda.

Creatina-Fosfoquinase (CPK)

Esta enzima músculo-específica é uma transfosforilase que tem a função de catalisar a reação pela qual o fosfato de creatina (fosfocreatina) cede sua ligação fosfórica ao ácido adenosinodifosfórico (ADP); este passa a um mais alto nível energético, o ácido adenosinotrifosfórico (ATP), o qual proporciona ao músculo a energia química destinada a se transformar em trabalho. A CPK existe em maior concentração no tecido muscular estriado, tecido cerebral e músculo cardíaco.

Interpretação. Os valores normais da CPK no soro não estão ainda bem definidos, variando largamente com o método utilizado e a temperatura em que a dosagem se realiza. Cabe, pois, ao analista indicar os limites normais válidos para as condições reinantes em sua dosagem.

A CPK é uma enzima sujeita a rápida inativação in vitro. O centro ativo dessa enzima é formado por grupamento SH (sulfidrila), que rapidamente se oxida a pontes S–S, inativando a enzima. A reativação da CPK, ou "ativação", baseia-se na introdução de compostos químicos com grupamentos SH, capazes de oxidar, reduzindo novamente os grupos S–S a SH e tornando a enzima "ativada".

No método CPK-NAC, a ativação é feita pela N-acetilcisteína. Anteriormente, o composto utilizado era o glutatião. Com essa substituição, evitou-se a interferência causada pela glutatião-redutase (GR), além de propiciar uma reativação praticamente integral da CPK presente nas amostras de soro. Quando a GR está presente em níveis elevados no sangue, o ensaio da CPK ativada por glutatião dá resultados falsamente baixos ou mesmo negativos.

A atividade de CPK no soro encontra-se elevada em todos os tipos de distrofia muscular, observando-se os mais elevados teores do tipo Duchenne, no qual podem encontrar-se níveis até 50 vezes maiores do que o limite superior normal. Os títulos são mais elevados em lactentes e crianças, baixando com a idade. Cerca de 80% das mulheres assintomáticas portadoras mostram elevação moderada dos valores de CPK no soro.

No infarto do miocárido aumenta também a atividade de CPK. O mesmo ocorre em algumas outras doenças, mas tais aumentos são destituídos de grande importância clínica.

O que torna essa enzima extremamente útil no diagnóstico do infarto do miocárdio é o fato de ser bastante precoce a elevação de seus níveis nos episódios agudos (após 4-6 horas da instalação do quadro).

Uma injeção intramuscular (de qualquer medicamento) pode ocasionar liberação de CPK muscular para o plasma e aumento de seu teor sérico. Daí a necessidade de identificação das isoenzimas de CPK, de modo a afastar a possibilidade de superposição de CPK de origem muscular e CPK cardíaca.

GAMA-GLUTAMIL-TRANSPEPTIDASE (γGT ou GGTP)

Esta enzima, também chamada gama-glutamil-transferase, encontra sua maior concentração no tecido renal, mas seu significado clínico refere-se principalmente às doenças do fígado e das vias biliares, nas quais exibe grande sensibilidade. O aumento de atividade das chamadas "enzimas indicadoras de colestase" (gama-glutamiltransferase, fosfatase alcalina e leucina-aminopeptidase) deve-se provavelmente a uma maior síntese destas enzimas no hepatócito e nos epitélios das vias biliares e também a um aumento simultâneo da permeabilidade celular a elas. Valores normais: 1-25 UI/1.

A gama-GT ligada à membrana encontra-se aumentada não apenas na colestase, mas também nas lesões hepáticas inflamatórias e tóxicas. A elevação da gama-GT é observada em mais de 90% dos casos de doenças do fígado e das vias biliares, representando, portanto, a alteração laboratorial mais freqüente nessas patologias.

ISOENZIMAS DA LACTATO-DESIDROGENASE ($LDH_{1,2,3,4,5}$)

Já foi dito que a LDH é um tetrâmero constituído de subunidades de dois tipos: H (Heart) e M (Músculo). Existem cinco combinações possíveis dessas subunidades, donde a ocorrência de cinco isoenzimas (Tabela 3.1).

Tabela 3.1
Isoenzimas da Lactato-desidrogenase

Isoenzimas	*Composição dos tetrâmeros*	*Tecido predominante*	*Valores Normais*
LDH1(5)	HHHH H4	Miocárdio, hemácias e córtex renal	17-27%
LDH2(4)	HHHM H3M1	Miocárdio, hemácias e córtex renal	28-38%
LDH3(3)	HHMM H2M2	Outros tecidos	19-27%
LDH4(2)	HMMM H1M3	Tecido hepático e músculo esquelético	5-16%
LDH5(1)	MMMM M4	Tecido hepático e músculo esquelético	5-16%

Nota. Os algarismos entre parênteses referem-se à numeração americana.

Os médicos com experiência em unidades coronarianas consideram o isoenzimograma sérico da LDH como a prova mais fidedigna no diagnóstico do infarto do miocárdio. Na lesão muito recente (p. ex., duas horas após o início da dor), é comum observar-se·uma elevação da LDH_5, que é, não obstante, inferior à da LDH_4. Passadas as primeiras 12-24 horas, constata-se que a LDH_5 aumentou muito relativamente à LDH_4, configurando-se então o chamado isoenzimograma LDH "invertido", considerado característico do episódio agudo do infarto do miocárdio (relação LDH_5/LDH_4 maior do que a unidade). Tal perfil invertido está ainda presente em 80% dos pacientes 48 horas depois.

O isoenzimograma LDH é de grande importância para afastar a angina de peito, pois esta não altera o padrão isoenzimático.

No infarto pulmonar, a ocorrência de hemorragia e decorrente hemólise pode levar ao aparecimento de um isoenzimograma sérico de LDH sugestivo de infarto do miocárdio. Deve-se suspeitar sempre de infarto pulmonar diante de soros que exibam uma faixa proeminente de LDH_3 junto com um isoenzimograma que possa ser considerado como característico de infarto do miocárdio. Nestas circunstâncias é útil o isoenzimograma de CPK, posto que no infarto do miocárdio surgem faixas específicas de CPK_2 e/ou CPK_3, inexistentes em casos de infarto pulmonar.

As lesões hepáticas caracterizam-se por uma LDH1 elevada e dominante. Pequenas elevações podem estar ligadas a congestão hepática por insuficiência cardíaca, infarto do miocárdio, infarto pulmonar, etc. Na hepatite neonatal, o isoenzimograma LDH é pouco confiável porque, no recém-nascido normal, as frações $LDH_{1,2}$ costumam estar elevadas. Na hepatite fulminante (atrofia amarela aguda), as frações $LDH_{1,2}$, muito elevadas na fase hepatítica, caem a níveis normais alguns dias antes do óbito como resultado da destruição das células produtoras de enzimas.

A icterícia obstrutiva pura (coledociana) raramente produz elevação da fração LDH_1. A normalidade dessa fração com icterícia clínica fala fortemente a favor de icterícia obstrutiva não inflamatória; cabe, entretanto, afastar a possibilidade do paciente estar na fase de convalescença de uma hepatite.

Isoenzimas da Creatina-Fosfoquinase ($CPK_{1,2,3}$)

Já foi dito que a CPK é um dímero constituído de subunidades de dois tipos B (Brain) e M (Músculo esquelético). Existem três combinações possíveis dessas subunidades, donde a ocorrência de três isoenzimas (Tabela 3.2).

A principal utilidade clínica do isoenzimograma da CPK reside no diagnóstico do episódio agudo do infarto do miocárdio. Tal como a CPK total, também a isoenzima CPK-MB pode conservar-se elevada até o terceiro dia e, eventualmente, até mais tempo. As determinações da CPK e da CPK-MB podem ajudar também a reconhecer mais precocemente o reinfarto ou a extensão do infarto. São utilizadas também para avaliar a dimensão do infarto.

No diagnóstico do infarto do miocárdio, não é só a dosagem da atividade da CPK-MB que tem importância decisiva, mas também a porcentagem desta atividade dentro da atividade total da CPK. Normalmente, a atividade da CPK-MB está abaixo de 5U/l, e a porcentagem de CPK-MB dentro do total da atividade da CPK, abaixo de 3%. Existe suspeita de infarto do miocárdio quando a CPK se eleva a mais de 160U/l e a atividade da CPK-MB ultrapassa 5% da atividade total da CPK.

Tabela 3.2
Isoenzimas da Creatina-Fosfoquinase

Isoenzimas	*Dímeros*	*Tecido predominante*
CPK1	BB B2	Tecido cerebral
CPK2	MB MB	Tecido cardíaco
CPK3	MM M2	Músculo esquelético

4 Hemograma – Série Vermelha

HEMÁCIAS

As hemácias são os mais numerosos elementos figurados do sangue; para cada leucócito existem cerca de 500 hemácias e 30 plaquetas. A hemácia madura tem aproximadamente 7μ de diâmetro e exibe a forma de um disco bicôncavo destituído de núcleo. É fortemente acidófila ao tingir-se, o que se deve ao seu elevado teor de hemoglobina, que perfaz 32% do peso total da célula. A quantidade média de hemácias por milímetro cúbico é de 5.000.000 para o homem e 4.500.000 para a mulher, considerando-se normal uma variação de até meio milhão para cima e para baixo dessas cifras. A vida média das hemácias atinge cerca de 120 dias.

A penúltima fase da maturação eritrocítica, os reticulócitos, aparece, transitoriamente e em pequeno número, no sangue periférico, constituindo menos de 2% do total de hemácias maduras. São vistos nas preparações coradas pelo azul brilhante de cresil. Refletem a reatividade da medula óssea: portanto um aumento de reticulócitos (reticulocitose) indica hematopoese acelerada. Observa-se uma elevação dos reticulócitos cinco a sete dias após o início do tratamento de pacientes com anemia perniciosa e outros tipos de anemia megaloblástica e cinco a 10 dias após o início da administração de ferro a pacientes sofrendo de anemia devida à carência desse elemento.

Policromatófilos são hemácias cujo citoplasma contém ainda restos de substâncias basófilas (RNA) e apresenta uma coloração variável entre o rosa acinzentado e o azul acinzentado. Existem em ínfima proporção no sangue circulante (menos de 2% do total de hemácias). Corresponderiam às hemácias com substância granulofilamentosa (reticulócitos), nas preparações coradas pelos métodos supravitais (azul brilhante de cresil). O aumento dos policromáticos, isto é, a policromatofilia ou policromasia, coexiste, pois, com a reticulocitose, sendo ambas observadas principalmente nas anemias graves (hemorrágicas e hemolíticas) regenerativas.

É freqüente nas anemias e em outros estados patológicos o achado de hemácias anômalas, exibindo alterações de tamanho, forma e coloração. Tais anomalias não são típicas e características de tal ou qual doença, mas possuem importância apenas quando surgem associadas a outros aspectos patológicos.

Anisocitose. Consiste na variação excessiva do diâmetro das hemácias.

Poiquilocitose. Consiste numa acentuada irregularidade na forma das hemácias. A forma em pêra é freqüentemente observada nas anemias que se acompanham de anisocitose.

Micrócitos. São hemácias com diâmetro inferior a 6,5μ, muito freqüentes nos esfregaços de pacientes com anemia ferropriva.

Macrócitos. São característicos das anemias devidas à carência de vitamina B_{12} ou de ácido fólico.

Macrócitos Hipocrômicos. Surgem em grande número na talassemia e assumem especial valor no diagnóstico das formas leves dessa doença.

Esferócitos (Microsferócitos). São hemácias espessas e de forma globular, exibindo diâmetro reduzido, mas, geralmente, volume normal. Sofrem facilmente hemólise em soluções hipotônicas de cloreto de sódio. São característicos da esferocitose hereditária, mas podem ser encontrados também em outras entidades patológicas, como, por exemplo, anemia hemolítica adquirida e doença hemolítica do recém-nascido por incompatibilidade ABO.

Ovalocitose (Eliptocitose). Pode ocorrer como anomalia hereditária, de natureza benigna, ou como distúrbio sintomático, em várias formas de anemia.

Drepanócitos (Células Falciformes). Embora possam ser vistos nos esfregaços corados de pacientes portadores de formas graves de drepanocitose, mostram-se muito mais numerosos nas películas úmidas seladas, com reduzida tensão de oxigênio (fenômeno do afoiçamento). Tal fenômeno se deve à presença de uma forma anormal de hemoglobina (hemoglobina S), que pode ser distinguida da normal por sua diferente mobilidade eletroforética.

Células em Alvo de Tiro. A hemoglobina se concentra na periferia e no centro das hemácias, produzindo zonas concêntricas claras e escuras após receberem o corante.

Ponteado Basófilo. Consiste na presença de grânulos arredondados dispersos no citoplasma das hemácias policromatófilas. Representa regeneração ou imaturidade da célula, sendo encontrado em anemias crônicas, leucemia, anemia ferropriva, formas leves de talassemia e intoxicação pelo chumbo.

Vida Média das Hemácias

Já se mencionou que a vida média, real, das hemácias atinge cerca de 120 dias. Devido a dificuldades técnicas, convencionou-se medir a longevidade média aparente ao invés da longevidade real, o que se consegue marcando as hemácias com cromo radiativo (^{51}Cr) e observando a radiatividade de amostras sucessivas de sangue, cada cinco dias, até que a mesma se reduza a 50% da inicial.

Normalmente, a longevidade média das hemácias marcadas varia entre 25 e 30 dias (média das hemácias circulantes velhas e jovens). Nas anemias hemolíticas, mostra-se encurtada essa vida média.

Fragilidade Globular Osmótica

Sabe-se que qualquer célula, inclusive as hemácias, quando imersas em solução hipertônica, perdem água e encolhem, ao passo que, imersas em solução hipotônica absorvem água e intumescem, podendo romper-se no caso de a hipotonia ser excessiva. A resistência (ou fragilidade) das hemácias às soluções hipotônicas altera-se em diversos tipos de anemia, ora para mais, ora para menos, o que confere grande valor prático a essa determinação.

Em condições normais, a hemólise tem início em soluções a 0,42% de cloreto de sódio e completa-se em soluções entre 0,34% e 0,30% (a solução isotônica é a 0,9%). A fragilidade globular osmótica mostra-se aumentada fundamentalmente na esferocitose hereditária e diminuída nas hemoglobinopatias e na talassemia (a fragilidade globular está aumentada quando a hemólise se dá em concentrações superiores às normais).

HEMOGLOBINA

A hemoglobina é o pigmento respiratório do sangue, contido nas hemácias e encarregado do transporte de oxigênio do pulmão aos tecidos e de dióxido de carbono em sentido inverso. Em condições normais, menos de 1% da hemoglobina existe em estado oxidado (hemoglobina férrica, oxidada ou meta-hemoglobina) graças à atividade de enzimas redutases, que mantêm a hemoglobina no estado reduzido, ativo.

Cada hemácia contém em torno de 29pg (picogramas) de hemoglobina (hemoglobina globular média), representando esta 32% do peso total da hemácia (concentração hemoglobínica globular média). As hemácias normais encontram-se saturadas de hemoglobina. A quantidade total de hemoglobina no corpo humano foi calculada em torno de 800 g.

A concentração normal de hemoglobina no sangue varia em torno de 15g por di (um pouco mais elevada no homem do que na mulher). Os limites ainda normais são de 13,5 a 18 no homem e de 11,5 a 16,4 na mulher. Em termos de porcentagem, considera-se como normal entre 85 e 105% (16g por di correspondem a 100% de hemoglobina).

Eletroforese da Hemoglobina

A hemoglobina normal do adulto (hemoglobina A) contém, em sua fração globínica, dois pares de cadeias peptídicas, sendo as de um par denominadas α e as do outro β (essas subunidades α e β são controladas por genes diferentes). A hemoglobina fetal, que difere da do adulto na afinidade pelo oxigênio e na mobilidade eletroforética, possui também quatro cadeias peptídicas; destas, um par é semelhante ao denominado α na hemoglobina normal do adulto, mas o outro, designado como γ, difere de ambos os tipos de cadeias peptídicas da hemoglobina A.

Constatou-se que a hemoglobina normal do adulto não é homogênea à eletroforese. Agregada ao principal componente, que foi denominado A_1, existe uma fração lentamente migratória, denominada A_2, que corresponde a cerca de 2,5% do total. Esta substância difere de ambas as hemoglobinas A_1 e F por conter, além de um par de cadeias α, um outro par diversos dos tipos β e γ, chamado δ. Uma fração eletroforeticamente veloz aparece também, atingindo entre 3 e 10% do total. Embora designada de A_3, parece ser antes uma forma modificada de A_1, encontrada principalmente nas hemácias velhas.

Hemoglobina A = alfa^2 beta^2

Hemoglobina F = alfa^2 gama^2

Hemoglobina A_2 = alfa^2 delta^2

Em sua maioria, as hemoglobinas anormais resultam da substituição de um único aminoácido em uma ou outra cadeia polipeptídica. Segundo a nomenclatura aceita, designa-se por A a hemoglobina normal do adulto, por F a hemoglobina fetal, por S a hemoglobina patológica da drepanocitose e pelas letras consecutivas do alfabeto os outros tipos anormais na ordem de sua identificação. São os seguintes os tipos de hemoglobina existentes nas hemoglobinopatias hereditárias mais freqüentes:

AA – Adultos normais, esferocitose hereditária

AF – Talassemia maior (anemia de Cooley) e recém-nascidos normais

AS – Traço falciforme

SSF – Drepanocitose (anemia de células falciformes)

AC – Traço de hemoglobina C

CC – Doença da hemoglobina C

SC – Drepanocitose + hemoglobina C

SA (F) – Talassemia + drepanocitose (combinações heterozigóticas de talassemia com hemoglobina C ou E dão uma combinação semelhante, mas sem afoiçamento; a presença de hemoglobina fetal é inconstante)

HEMATÓCRITO

O valor do hematócrito ou volume globular (*packed cell volume*, na literatura de língua inglesa) reflete a massa total de células sanguíneas na unidade de volume. Uma vez que o número de hemácias predomina largamente sobre os demais elementos figurados (há normalmente 500 hemácias para cada leucócito e 30 minúsculas plaquetas), o valor do hematócrito depende praticamente do volume ocupado pelos glóbulos vermelhos, sendo, portanto, de fundamental importância no estudo das anemias e das policitemias. Dadas as grandes variações observadas nos diversos estudos existentes, é difícil estipular um valor ótimo do hematócrito nos diversos grupos etários. Normalmente, no adulto, as cifras oscilam entre 36% e 50%, com a média de 42% na mulher e 47% no homem.

O valor do hematócrito está baixo em todas as anemias. Sua elevação acima das cifras normais pode depender do aumento do número de hemácias (poliglobulia, policitemia, eritremia ou eritrocitose) ou da diminuição do volume plasmático (hemoconcentração), como ocorre nas desidratações, no choque e nas queimaduras. A policitemia pode ser primária (policitemia vera, um distúrbio mieloproliferativo) ou secundária (p. ex., dos fumantes). Sempre que o hematócrito estiver acima de 54% no homem ou de 49% na mulher, deve ser considerada a possibilidade de policitemia vera.

VALORES HEMATIMÉTRICOS

A partir das três determinações já estudadas, ou seja, da hematimetria (em milhões de hemácias/mm^3), hemoglobinometria, (em g de hemoglobina/dl) e valor do hematócrito (em cm^3/dl), podem calcular-se os valores hematimétricos descritos a seguir, que se mostram de grande utilidade na avaliação e classificação morfológica das anemias.

Volume Globular Médio (VGM)

$$\text{VGM} = \frac{\text{Valor do hematócrito x 100}}{\text{dois primeiros algarismos das hemácias}} \text{ (expresso em mícrons cúbicos)}$$

Hemoglobina Globular Média (HGM)

$$\text{HGM} = \frac{\text{cifra de hemoglobina x 100}}{\text{dois primeiros algarismos das hemácias}} \text{ (expressa em picogramas)}$$

Concentração Hemoglobínica Globular Média (CHGM)

$$\text{CHGM} = \frac{\text{cifra de hemoglobina x 100}}{\text{valor do hematócrito}} \text{ (expressa em \%)}$$

Se, ao invés de expressar em valores absolutos, quisermos dar apenas as variações em termos de percentagem das cifras normais, calcularemos os índices volumétrico, colorimétrico e de saturação.

O *índice volumétrico* expressa o volume médio da hemácia em relação ao volume médio normal; obtém-se dividindo o volume globular médio do paciente pelo volume globular médio normal. Seu valor normal é igual a um, podendo variar normalmente entre 0,90 e 1,10.

O *índice colorimétrico* expressa a quantidade média de hemoglobina da hemácia em relação à quantidade normal; obtém-se dividindo a hemoglobina globular média do paciente pela hemoglobina globular média normal. Seu valor normal é igual a um e pode variar normalmente de 0,90 a 1,10.

O *índice de saturação* expressa a concentração hemoglobínica globular do paciente em relação à concentração normal; obtém-se dividindo a primeira pela segunda. Seu valor normal é igual a um, podendo variar normalmente entre 0,80 e 1,20.

A utilização desses índices hematimétricos para classificação das anemias será estudada no Capítulo 27. Os valores normais de VGM, HGM e CHGM encontram-se na Tabela A-3, no Apêndice.

FERRO SÉRICO; TRANSFERRINA

O ferro que circula no plasma está ligado a uma proteína especial denominada transferrina (ou siderofilina), cujas moléculas têm a capacidade de fixar dois átomos desse metal sob forma férrica. Assim, a dosagem do ferro sé rico está vinculada à da transferrina. O teor plasmático desta proteína é quantificada na prática em termos de quantidade de ferro que pode fixar, valor que é chamado de "capacidade total de fixação de ferro" (CTFF). Em indivíduos normais, apenas cerca de um terço dessa capacidade é aproveitada (CTFF = 33%). Isso significa que a quantidade de ferro contida no plasma em condições normais, nunca, é suficiente para saturar toda a transferrina nele existente, restando sempre, portanto, uma "capacidade latente de fixação de ferro" no plasma.

A dosagem de transferrina exige a dosagem do ferro sérico ao lado da dosagem do ferro capaz de fixar-se *in vitro* à transferrina livre, isto é, da determinação da capacidade latente de fixação. A capacidade total de fixação da transferrina (= capacidade total de fixação de ferro) corresponde à soma do teor de Fe sérico à capacidade latente de fixação. Deve-se calcular também o "coeficiente de saturação da transferrina", o que se consegue dividindo o teor de ferro sérico pelo valor da capacidade total de fixação de ferro(ou de transferrina).

O teor normal de Fe sérico é de 75-150µg/dl no homem, 60-140µg/dl na mulher e 45-150µg/dl na criança, podendo variar um pouco conforme o método usado. A capacidade total de fixação de ferro (= transferrinemia) é de 250-450µg/dl. O valor normal do coeficiente de saturação da transferrina é de 0,20-0,60 (20-60%).

O ferro sérico está baixo nos estados de carência de ferro e na anemia de doença crônica; está aito nas anemias hemolíticas e sideroblásticas, bem como nos estados de sobrecarga de ferro (hemocromatose e hemossiderose). A capacidade total de fixação de ferro (transferrinemia) está alta nos estados de carência de ferro, normal nas anemias sideroblásticas e baixa na anemia de doença crônica. O coeficiente de saturação da transferrina é inferior a 10% nos estados de carência de ferro, superior a 50% nas anemias sideroblásticas e superior a 10% na anemia de doença crônica.

FERRITINA

Encerra provavelmente a maior parte do ferro armazenado no organismo humano. Seu teor sérico pode ser determinado por radioimunoensaio. Como esse teor acompanha de perto o valor das reservas totais de ferro corporal, cifras baixas ocorrem somente nos estados de carência crônica de ferro e cifras altas nos estado de sobrecarga desse elemento. Seus valores normais variam entre 30 e 300ng/ml; eles podem alterar-se, porém, na presença de hepatite e algumas neoplasias (especialmente leucemia aguda, doença de Hodgkin e tumores digestivos). Na ausência destas doenças, seu valor é inferior a 12 nas deficiências de ferro, superior a 400 nas anemias sideroblásticas e oscilam entre 30 e 400 na anemia de doença crônica.

5 Hemograma – Série Branca

LEUCÓCITOS

A designação de leucócitos se aplica aos elementos figurados incolores do sangue circulante, bem como a seus precursores nos centros hematopoéticos, que desempenham papel essencial no mecanismo de defesa do organismo contra as agressões infecciosas ou de outra natureza. São as únicas células completas, isto é, nucleadas, do sangue do homem e dos mamíferos. Há normalmente, no adulto, 5.000 a 9.000 leucócitos por milímetro cúbico de sangue, sendo essas cifras mais elevadas durante o primeiro ano de vida.

Existem três grandes classes de leucócitos: a) *granulócitos*, b) *linfócitos* e c) *monócitos*. Os primeiros caracterizam-se por apresentarem numerosos grânulos específicos em seu citoplasma e por possuírem um núcleo que exibe considerável variação de forma, ao passo que os linfócitos e monócitos são destituídos de grânulos e seus núcleos não variam de forma. Em virtude de seu núcleo polilobulado, são os granulócitos denominados também de polimorfonucleares.

Os elementos figurados do sangue dividem-se em dois grupos conforme o local de seu desenvolvimento e a maturação no adulto. Os linfócitos e monócitos desenvolvem-se principalmente nos tecidos linfóides, sendo denominados *elementos linfóides*. Os granulócitos e hemácias (ou eritrócitos) são produzidos normalmente na medula óssea (tecido mielóide), sendo designados como elementos *mielóides*. Tal separação não é, entretanto, absoluta, pois não se observa no feto e pode desaparecer no adulto, em certas condições patológicas nas quais os elementos mielóides voltam a ser formados no baço, fígado e nos gânglios linfáticos (hematopoese extramedular).

Os *granulócitos* são de três tipos: neutrófilos, basófilos e acidófilos (ou eosinófilos), que se distinguem pela afinidade de seus respectivos grânulos para corantes neutros, básicos e ácidos.

Os *neutrófilos* são os leucócitos mais numerosos, já que sua proporção normal no adulto oscila entre 45% e 70% e seu número total, entre 3.200 e 6.000 por milímetro cúbico. Desempenham, através da fagocitose, função essencial na luta contra agressões microbianas. Em certos estados patológicos (infecções graves sobreturo), podem conter granulações grosseiras (granulações tóxicas), derivadas, segundo alguns, das granulações azurófilas dos promielócitos.

Os precursores dos neutrófilos maduros (isto é, segmentados) incluem, por ordem de maturidade decrescente, os neutrófilos com núcleo em bastão, metamielócitos (também chamados formas jovens), mielócitos, promielócitos e mieloblastos, dos quais apenas os dois primeiros, isto é, os neutrófilos com núcleo em bastão e os metamielócitos, são encontrados normalmente nos esfregaços de sangue periférico (ver Fig. 5.1).

Os *eosinófilos* representam normalmente de 2% a 4% do total de leucócitos, e seu número absoluto oscila entre 60 e 320 por milímetro cúbico.

Os *basófilos* existem normalmente numa proporção que oscila entre 0% e 1% do total dos leucócitos. São estreitamente relacionados com os basófilos tissulares ou *mastócitos*. Ambos desempenham importante papel nas respostas imunitárias corporais. Tanto um como o outro contêm grânulos citoplasmáticos que representam reservatórios de histamina e outros mediadores químicos vasoativos. Quando neles se fixam os anticorpos tipo reagínico (IgE), liberam-se tais mediadores químicos, que são os responsáveis pelo desencadeamento da reação alérgica (Tipo I).

Os *linfócitos* representam o último estágio do sistema linfocítico presente no sangue e tecido linfático. Constituem normalmente, no sangue do adulto, de 20% a 35% do total de leucócitos, e seu número absoluto oscila entre 1.300 e 3.400 por milímetro cúbico. Foram, durante muito tempo, células mal conhecidas, por serem destituídas de características histoquímicas específicas, o que obriga o observador a confiar exclusivamente nas condições morfológicas, que estão longe de ser satisfatórias para garantir identificação de qualquer célula de per si.

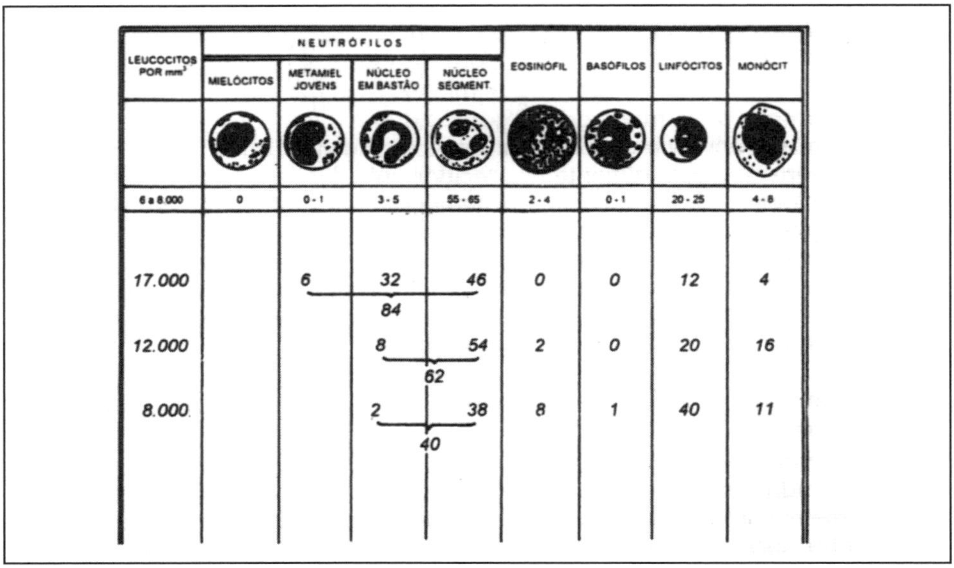

LEUCOCITOS POR mm³	NEUTRÓFILOS				EOSINÓFIL	BASÓFILOS	LINFÓCITOS	MONÓCIT
	MIELÓCITOS	METAMIEL JOVENS	NÚCLEO EM BASTÃO	NÚCLEO SEGMENT				
6 a 8.000	0	0 - 1	3 - 5	55 - 65	2 - 4	0 - 1	20 - 25	4 - 8
17.000		6	32	46	0	0	12	4
		84						
12.000			8	54	2	0	20	16
			62					
8.000			2	38	8	1	40	11
			40					

Fig. 5.1 – *As três fases da resposta leucocitária nas infecções agudas.*

Habitualmente, o termo linfócito é usado para englobar todos os leucócitos redondos com núcleo grande, destituído de lóbulos, que não correspondem claramente a outras classes de mais fácil caracterização.

Os linfócitos originam-se de célula ancestral da medula óssea denominada "célula reticular primitiva" (indiferenciada), que dá origem também aos granulócitos e às plaquetas. Após várias fases blásticas, surge o *imunoblasto* (célula pironófila), do qual se originam duas linhagens celulares diversas, que sofrerão amadurecimento em órgãos diferentes. Formam-se, assim, duas populações de linfócitos com funções diversas, apesar de estruturalmente semelhantes. Uma população sofre amadurecimento no timo, sendo denominada, por isso, de timo-dependente. Seus componentes, os T-linfócitos, são responsáveis pela chamada imunidade celular, de tipo tardio. A outra população sofre amadurecimento em órgãos especiais, ainda não bem identificados na espécie humana (medula óssea? órgãos linfóides do trato gastrintestinal?), mas que corresponderiam à bolsa de Fabricius das aves. Esta população é chamada de bolsa-dependente, e seus componentes, os B-linfócitos, dão origem aos plasmócitos (células plasmáticas), que são produtores de anticorpos e responsáveis, por conseguinte, pela imunidade humoral. Tais plasmócitos são raramente observados no sangue de indivíduos normais, mas podem surgir em pequeno número durante estímulos antigênicos intensos, em algumas infecções e na doença do soro.

Essas duas populações distintas de linfócitos localizam-se em áreas específicas dos órgãos linfóides periféricos: os linfócitos B nas áreas cortical e medular dos linfonodos, bem como nos nódulos linfóides do baço; os linfócitos T na área paracortical dos linfonodos e na bainha linfóide periarteriolar do baço.

A imunidade humoral, mediada pelos anticorpos (imunoglobulinas), é responsável pela defesa contra os germes Gram-positivos e pelas reações de hipersensibilidade imediata (atopia, anafilaxia, etc). Entre as manifestações da imunidade celular (de tipo tardio), mediada pelos T-linfócitos, incluem-se a defesa contra os vírus, riquétsias, fungos e micobactéiras (p. ex., tuberculose e lepra), isto é, germes de parasitismo intracelular. Em relação às doenças imunológicas, o T-linfócito é responsável pela alergia bacteriana e fúngica, cujo exemplo mais típico é a alergia tuberculínica; também a dermatite de contato e o fenômeno de rejeição de enxertos dependem dos T-linfócitos.

É possível atualmente, colocando os linfócitos em contato com hemácias de carneiro, em condições bem determinadas, distinguir os T-linfócitos dos B-linfócitos (formação de "rosácea"). Através dessa técnica podem ser verificados os níveis de linfócitos T e B circulantes em pessoas normais e suas prováveis alterações em vários estados patológicos. Os dados sugerem que a média relativa normal humana para T-linfócitos seja de 65% e para B-linfócitos de 35%.

Os monócitos são grandes células que constituem de 4 a 8% do total dos leucócitos, oscilando seu número total entre 160 e 640 por milímetro cúbico no sangue do adulto normal. Eles migram facilmente através das paredes dos vasos e se transformam em células fagocitárías indistinguíveís dos macráfagos já presentes nos tecidos conjuntivos (*histiócitos*).

Leucograma

O leucograma (ou *fórmula leucocitária*) é obtido percorrendo-se ao microscópio, em todos os sentidos, uma lâmina de sangue corada pelo método de Giemsa e anotando os diferentes tipos de glóbulos brancos encontrados, contando-se um total de 200 a 400. Um exame dessa natureza fornecerá inicialmente uma visão panorâmica do estado do sangue periférico, permitindo em seguida um estudo do aspecto das hemácias, dos leucócitos e ainda uma informação sumária a respeito das plaquetas, coradas que ficam em tom purpurino. A contagem percentual dos leucócitos permitirá, conhecendo-se seu número total por milímetro cúbico, calcular o número absoluto de cada um dos tipos leucocitários na amostra estudada.

O termo *hemograma* foi criado por Schilling para designar uma fórmula leucocitária que incluía os tipos seguintes de granulócitos neutrófilos: mielócitos, metamielócitos (ou jovens), em bastão e segmentados. Atualmente, o termo hemograma tem entre nós uma significação mais ampla, abrangendo não só os quatro tipos de neutrófilos da fórmula de Schilling, mas também as outras classes de leucócitos (eosinófilos, basófilos, monócitos e linfócitos), e às vezes até a própria série vermelha.

Tabela 5.1

Leucograma Normal no Adulto

Leucócitos	*Mielócitos*	*Metamielócitos (jovens)*	*Núcleo em bastão*	*Núcleo segmentado*	*Eosinófilos*	*Basófilos*	*Linfócitos*	*Monócitos*
5.000-8.000 por mm^3	0	0-80 por mm^3	150-400 por mm^3	2.800-5.200 por mm^3	60-320 por mm^3	0-80 por mm^3	1.300-3.400 por mm^3	160-640 por mm^3
100%	–	0-1%	3-5%	55-65%	2-4%	0-1%	20-35%	4-8%

Tabela 5.2

Valores Médios de Leucócitos para Diferentes Idades

Idade	*Leucócitos p/mm^3*	*Neutrófilos %*	*Eosinófilos %*	*Basófilos %*	*Linfócitos %*	*Monócitos %*
Recém-nascidos	20.000	61,0	3,0	0,5	27,5	7,5
1 mês	11.000	44,5	2,5	0,5	45,5	7,0
6 meses	12.000	28,5	2,5	0,5	62,0	5,
1 ano	11.000	30,0	2,5	0,5	61,5	4,5
1 a 5 anos	9.000	45,0	2,5	0,5	48,0	4,0
12 anos	7.800	54,0	2,5	0,5	37,0	5,0

Desvios do Leucograma

Em situações fisiológicas ou patológicas diversas, observam-se variações de maior ou menor vulto na fórmula leucocitária, o que pode exibir interesse diagnóstico, prognóstico e terapêutico.

Denomina-se *leucocitose* a elevação do número total de leucócitos acima de 9.000/mm^3 e *leucopenia* sua redução abaixo de 5.000/mm^3. A leucocitose pode dever-se ao aumento de um único tipo de célula, de dois, de três ou até de todos ao mesmo tempo. Os tipos mais importantes na clínica devem-se ao aumento de neutrófilos, linfócitos e eosinófilos.

O aumento do número de neutrófilos constitui a *neutrofilia* (acima de 70% ou 6.000/mm^3) e a diminuição, a *neutropenia* (abaixo de 45% ou 3.000/mm^3). As alterações numéricas percentuais são denominadas de *relativas*, ao passo que as alterações em números absolutos denominam-se *absolutas*. O aumento das formas imaturas, isto é, dos neutrófilos com núcleo em bastão e dos metamielócitos denomina-se *desvio para esquerda*, encontrado nas infecções agudas, estados tóxicos e hemorragias, sendo a extensão do desvio proporcional à gravidade do distúrbio. Significa tal desvio que a medula está sendo solicitada de maneira intensa para poder dominar o processo causador da neutrofilia.

De grande importância prática reveste-se o aparecimento de *granulações* tóxicas nos neutrófilos, que variam de aspecto e número. Pode-se considerar que as granulações grandes, grosseiras, quase pretas, indicam processo tóxico ou infeccioso gravíssimo, supurativo ou não. Granulações tóxicas róseas, pequenas, mais ou menos uniformes, indicam supuração. De um modo geral, a quantidade de granulações tóxicas observadas é proporcional à extensão do processo supurativo ou tóxico.

É importante igualmente o achado de *vacúolos citoplasmáticos e nucleares*, que indicam processos supurativos ou tóxicos graves. Tais vacúolos representam degeneração do neutrófilo e são encontrados nas septicemias, febre tifóide, meningites, etc.

Na *eosinofilia*, os eosinófilos aumentam acima de 4% ou de 400/mm^3 e, na *eosinopenia*, chegam abaixo de 60/mm^3 ou desaparecem completamente (aneosinofilia).

Na *linfocitose*, os linfócitos aumentam acima de 35% ou 3.500/mm^3 no adulto, ou acima de 45% nas crianças até menos de três anos de idade; na linfocitopenia, os linfócitos chegam abaixo de 1.200/mm^3 no adulto e de 2.000/mm^3 na criança até três anos (só tem valor a linfocitopenia absoluta).

Na *monocitose*, os monócitos aumentam acima de 8% ou 650/mm^3 e, na *monicitopenia*, chegam abaixo de 4% ou 150mm/^{3}.

Cinética dos Neutrófilos

Uma noção sobre cinética dos neutrófilos é indispensável para se poder interpretar corretamente as variações numéricas encontradas na clínica. Os neutrófilos não se encontram apenas em livre circulação no interior dos vasos, mas se dispõem também nas margens das vênulas e arteríolas, junto às suas paredes.

Podem-se conceber dois compartimentos distintos: o marginal e o circulante. Conseguiu-se determinar que o compartimento marginal encerra um volume de neutrófilos equivalente ao do compartimento circulante. Há uma permuta constante entre os neutrófilos circulantes e os marginais; a soma de ambos pode ser considerada uma unidade dinâmica.

Os neutrófilos existentes no sangue venoso, isto é, os que são habitualmente contados quando se faz o hemograma, representam apenas a população circulante e não indicam necessariamente o que está ocorrendo com a população marginal, que é, justamente, a que fornece neutrófilos para os tecidos.

Diversamente do que acontece com as hemácias circulantes, que vão desaparecendo à medida que envelhecem, os leucócitos são destruídos ao acaso, após qualquer tempo de circulação. Portanto, uma célula que acaba de entrar na circulação tem tanta oportunidade de deixar o sangue quanto uma célula no fim de sua vida. A sobrevida de 6,8 horas dos neutrófilos indica que a população total dessas células no sangue é inteiramente renovada duas vezes e meia por dia.

Mecanismos de Neutrofilia e Neutropenia. Três são os mecanismos capazes de alterar a concentração de neutrófilos no sangue: 1) alteração da proporção de células entre os dois compartimentos; 2) modificação do provimento de neutrófilos pela medula óssea; 3) modificação da migração de neutrófilos para os tecidos.

A primeira forma de neutrofilia é causada pela passagem de células da população marginal para a circulante. É o que ocorre, por exemplo, após a administração de adrenalina e após exercícios extenuantes. Constitui uma falsa neutrofilia, pois não há, na realidade, modificação do número total de neutrófilos.

Em numerosas infecções, a neutrofilia decorre do aumento do número de neutrófilos enviados pela medula óssea ao sangue, sem haver uma correspondente perda destes elementos. Trata-se, nestes casos, de uma neutrofilia verdadeira.

A diminuição da passagem de neutrófilos para os espaços perivasculares é observada na administração de glicocorticóides. Ocorre também, nessa circunstância, uma maior mobilização dos neutrófilos da medula óssea, bem como desvio desses elementos do compartimento marginal para o circulante. Deprende-se que a neutrofilia não traz, nesses casos, benefício para o organismo, pois os neutrófilos ficam represados no interior dos vasos.

Quanto à neutropenia, suas causas podem estar ligadas a uma diminuição de fornecimento de neutrófilos pela medula, a um aumento de destruição ou a uma alteração da distribuição.

Interpretação de Determinados Desvios do Leucograma

Leucocitose Neutrófila. Consiste, como já se viu, na elevação dos leucócitos acima de 9.000/mm³, com neutrófilos acima de 70% ou 6.000/mm³. São as seguintes as principais causas patológicas de leucocitose neutrófila:

1) Infecções piogênicas, tanto nas formas gerais (septicemia, escarlatina, etc), como nas localizadas (abscessos, empiemas, apendicite, artrite supurada, osteomielite aguda, otite média aguda, meningite, etc). Nas formas localizadas,

a neutrofilia e o desvio para esquerda atingem graus máximos quando se forma coleção purulenta sob tensão.

2) Algumas infecções viróticas, especialmente as neurotrópicas, tais como encefalite, poliomielite, raiva.

3) Complicações supuradas de infecções leucopenizantes, tais como otite ou pneumonia no sarampo, perfuração intestinal e peritonite na febre tifóide, etc.

4) Destruição de tecido, como seja infarto do miocárdio, queimaduras extensas, reabsorção de sangue extravasado.

5) Perda de sangue ou hemólise intravascular.

6) Período pós-operatório, choque.

7) Neoplasias (por necrose do tecido neoplásico ou inflamação perifocal).

8) Intoxicações endógenas (uremia, acidose, eclâmpsia) ou exógenas.

9) Leucocitoses transitórias (por liberação de adrenalina endógena ou outras causas).

Reação Leucemóide. Consiste na elevação muito acentuada dos leucócitos (mais de 30.000/mm^3), a ponto de suscitar confusão com a leucemia. Uma característica diferencial importante da reação leucemóide é que pode exibir formas imaturas, mas nunca paraformas (paramieloblastos, paralinfoblastos). A série vermelha não apresenta anormalidades. São as seguintes as principais causas de reação leucemóide:

1) Infecções: pneumonia, meningococcemias, difteria, mononucleose infecciosa, coqueluche, etc.

2) Doenças malignas: metástases ósseas, doença de Hodgkin, mieloma múltiplo, etc.

3) Outras causas: eclâmpsia, queimaduras, acidose diabética, período pós-hemorrágico ou pós-hemolítico, etc.

Quadro Leucêmico. A cifra de leucócitos pode estar aumentada, normal ou francamente leucopênica (e até "agranulocitósica"), ocorrendo esta terceira eventualidade principalmente na leucemia aguda, na qual é freqüente observar-se o típico hiatus leucemicus, que consiste no aparecimento de formas atípicas muito imaturas ao lado de formas plenamente maduras, com ausência de formas intermediárias. Na leucemia mielóide crônica, os leucócitos podem atingir cifras exorbitantes, de 200.000 a 500.000 e ainda maiores, sendo excepcionais as formas subleucêmicas ou aleucêmicas; observam-se formas imaturas em todos os graus, isto é, mieloblastos, mielócitos, metamielócitos, etc. Na leucemia linfóide crônica é típico encontrar-se 90% ou mais de linfócitos adultos, com poucas formas jovens e com um número total de leucócitos elevado, mas não tanto como na leucemia mielóide (raramente acima de 250.000 células por mm^3).

Há perturbação acentuada da série vermelha, encontrando-se freqüentemente 2.000.000 ou 3.000.000 de hemácias por mm^3 no início da doença, já com eritroblastos orto-ou policromáticos, que normalmente, com esses valores, não são ainda encontrados. Observa-se geralmente trombocitopenia, especialmente na leucemia aguda.

Leucopenia. Consiste na redução dos leucócitos abaixo de 5.000 ou 6.000 por mm^3, o que se deve, na grande maioria das vezes, à baixa dos neutrófilos. São numerosas as doenças capazes de motivar *neutropenia*, que pode dever-se a produção diminuída, destruição aumentada ou distribuição alterada, conforme já foi visto.

1) Leucopenia por diminuição de produção – a) Inibição da medula óssea: esplenomegalias esclerocongestivas (síndrome de Banti), doenças de armazenamento (Gaucher, Niemann-Pick, etc), cirrose hepática, síndrome de Felty.

b) Parada da maturação dos granulócitos: anemia perniciosa, carência de vitamina A, anemia ferropriva crônica.

) Lesões químicas ou físicas da medula óssea: intoxicações químicas, irradiação pelos raios X e outros, uremia.

d) Moléstias da medula óssea: mielose aplástica, mielose hipoplástica, esgotamento da medula (infecções protraídas, hemorragias prolongadas), invasão da medula óssea ou substituição por células ou tecidos estranhos (mielofibrose, mielopetrose, tesaurismoses, reticuloendotelioses, leucemias, etc)

2) Leucopenia por aumento de destruição – a) Infecções graves ou protraídas.

b) Iatrogenia: aminopirina, fenilbutazona, propiltiouracil, sulfamidas, cloranfenicol.

3) Leucopenia por distribuição alterada – Febre tifóide, gripe, sarampo, fase inicial das viroses em geral, surto agudo de malária, processos alérgicos.

4) Outras causas – Endocrinopatias, colagenoses, sarcóide de Boeck.

Agranulocitose. Caracteriza-se clinicamente, sobretudo, por um quadro febril agudo acompanhado de lesões necróticas na boca e faringe. Do ponto de vista hematológico, a feição mais importante é representada por intensa granulocitopenia; há linfocitose relativa, embora os linfócitos, assim como os monócitos, possam estar reduzidos em números absolutos. As hemácias e plaquetas não se alteram ou o fazem em grau moderado.

Os casos em sua maioria podem ser atribuídos a tóxicos industriais ou a medicamentos a que o indivíduo é susceptível (benzol, tolueno, dinitrofenol, aminopirina, fenilbutazona, hidantoínas, tridiona, barbitúricos, cloropromazina, medicamentos antitireoideanos, anti-histamínicos, sulfonamidas, cloranfenicol, isoniazida, antimoniais, etc). Mais raramente, devem-se a radiações ionizantes (raios X, rádio, etc.), havendo casos de etiologia desconhecida.

Eosinofilia. Consiste na elevação dos eosinófilos acima de 4% ou de 400/mm^3. São as seguintes as causas de eosinofilia:

1) Infestações parasitárias, principalmente por helmintos que invadem os tecidos, como os da triquinose, equinococose, ancilostomose, esquistossomose, ascaridíase, estrongiloidose, cisticercose, filariose.

2) Doenças alérgicas.

3) Certas dermatoses: pênfigos, dermatite herpetiforme, eritema multiforme.

4) Certas hemopatias: leucemia mielóide aguda ou crônica, doença de Hodgkin, anemia perniciosa.

5) Síndrome de infiltração pulmonar com eosinofilia (*PIE syndrome* dos autores de língua inglesa), que inclui a síndrome de Loeffler, eosinofilia tropical, helmintíases, etc.

6) Tumores: carcinoma brônquico, tumores do ovário, tumores ósseos, sarcomas do sistema linfático e do SRE.

7) Outras condições patológicas: escarlatina, periarterite nodosa, certos tóxicos, irradiações, granuloma eosinofílico, sarcoidose, pós-esplenectomia.

8) Fase de cura dos processos infecciosos agudos.

9) Como anomalia familiar, constituindo a chamada eosinofilia familiar.

Eosinopenia. Os eosinófilos podem chegar abaixo de 60 por mm^3 ou mesmo desaparecer completamente do sangue periférico. Nesses casos, quando se faz a contagem específica, não se deve ficar limitado ao número de células contadas (p. ex. 400), mas é conveniente percorrer a lâmina nos bordos e na cauda da preparação, pois estes são os locais em que os eosinófilos se situam de preferência.

São as seguintes as principais causas de eosinopenia ou de ausência completa de eosinófilos (*aneosinofilia*):

1) Fase inicial dos processos infecciosos agudos ou reagudização de processo crônico (ver Fig. 5.1); a presença de eosinófilos no leucograma de um processo infeccioso fala a favor de infecção benigna ou em vias de cura.

2) Estados tóxicos exógenos ou endógenos (coma diabético, uremia, hemólise aguda, porfiria).

3) Choque, queimaduras, anoxia ("reação de alarme").

4) Administração de ACTH, corticóides ou adrenalina.

5) Esforço físico extenuante, inclusive trabalho de parto.

6) Síndrome de Cushing.

Basofilia. Pouco ou nada concorrem os basófilos para a interpretação do quadro hematológico. Pode haver basofilia na leucemia mielóide, crônica, varíola, varicela, doença de Hodgkin; injeção de proteína heteróloga, anemias hemolíticas crônicas e após esplenectomia.

Linfocitose. Consiste no aumento dos linfócitos acima de 35% ou 3.500/mm^3 no adulto, ou acima de 45% nas crianças até três anos de idade. São as seguintes suas principais causas:

1) Convalescença de infecções agudas, constituindo a chamada linfocitose pós-infecciosa (ver Fig. 5.1).

2) Infecções agudas com intensa leucocitose e linfocitose: coqueluche (leucócitos, 15.000 a 20.000/mm^3, com 60-80% de linfócitos), mononucleose infecciosa (após a primeira semana, com numerosos linfócitos atípicos), linfocitose infecciosa.

3) Infecções crônicas: tuberculose, sífilis, brucelose

4) Leucemia linfocítica e linfomas.

5) Linfocitose relativa dos processos acompanhados de neutropenia, inclusive agranulocitose.

6) Linfocitose fisiológica na criança até cinco anos, idade em que o número de granulócitos se equipara ao de linfócitos.

Linfocitopenia. Só tem valor a linfocitopenia absoluta (menos de 1.200/ mm^3 no adulto e 2.000/m^3 na criança até três anos), que denota, em geral, mau prognóstico. É encontrada em alguns estados de imunodeficiência (p. ex., aplasia tímica congênita) e em certas doenças de naturezas diversas, tais como cirrose hepática, estados caquéticos, processos infecciosos graves, tuberculose ganglionar, fase final das neoplasias, doença de Hodgkin, linfomas, administração de drogas citostáticas, fase aguda da febre tifóide e da gripe (sem significar mau prognóstico nestes dois últimos casos).

Monocitose. Consiste na elevação dos monócitos acima de 8% ou 650/ mm^3. São as seguintes suas principais causas:

1) Certas infecções bacterianas: tuberculose, endocardite bacteriana subaguda, brucelose, tifo exantemático, febre tifóide (raramente).

2) Fase defensiva das infecções agudas (ver Fig. 5.1), fase de melhoria da agranulocitose.

3) Diversas infecções por protozoários: malária, calazar, tripanossomíase.

4) Doença de Hodgkin, doença de Gaucher.

5) Leucemia monocítica.

6) Comprometimento de órgãos ricos em elementos do SRE.

Monocitopenia. Os monócitos chegam abaixo de 4% ou 150/mm^3. São as seguintes suas principais causas:

1) Fase aguda de processos infecciosos.

2) Caquexia, desnutrição (ausência de reação do SRE).

Desvio para Esquerda

Já vimos que os precursores dos neutrófilos segmentados (isto é, maduros) incluem, por ordem de imaturidade crescente, os bastonetes (núcleo em bastão), metamielócitos, mielócitos, promielócitos, mieloblastos, hemocitoblasto e hemohistioblasto. Os neutrófilos segmentados podem possuir dois, três, quatro, cinco segmentos nucleares ou até mais, sendo o número de segmentos proporcional ao envelhecimento ou à atividade do leucócito.

Em condições normais, apenas os segmentados, os bastonetes e, raramente, os metamielócitos são encontrados nos esfregaços de sangue periférico. Na medula óssea existem todas as formas imaturas. Simplificando, pode-se dizer que os elementos situados à esquerda dos bastonetes existem na medula óssea, e os situados à direita, no sangue periférico.

O desvio para esquerda consiste, então, no aparecimento no sangue periférico dos elementos situados à esquerda dos bastonetes; tal desvio será tanto mais intenso quanto maior for o número desses elementos imaturos no sangue periférico. Tal solicitação se verifica principalmente nos processos infecciosos agudos, donde se depreende que a ausência de desvio para esquerda no decurso de um estado infeccioso indica que a infecção não está em sua fase inicial. Nas infecções subagudas e crônicas, até mesmo quando reativadas, não costuma haver desvio para esquerda; observa-se, pelo contrário, aumento do número de neutrófilos multissegmentados.

Há casos de infecção aguda grave em que uma neutrofilia intensa não se acompanha de desvio para esquerda relativo. Há, nesses casos, entretanto, desvio para esquerda absoluto. Esse fato pode ter a seguinte explicação: a acentuada neutrofilia existente já é indício de que a medula se achava hiperplástica e em condições de responder à solicitação de neutrófilos, enviando segmentados sem necessidade, portanto, de enviar bastonetes. Em geral, isso acontece quando existe processo infeccioso com certo tempo de duração.

O desvio para esquerda serve não só para inferir-se a agudeza do processo (no sentido da duração), mas também sua gravidade. Permite, ademais, avaliar, ao lado de outros indícios, a evolução favorável ou não do processo, já que o desvio diminui e tende a desaparecer à medida que a infecção é dominada. Várias situações podem delinear-se, cada uma com sua significação especial.

1) *Agravamento de leucocitose e de desvio para esquerda já presentes.* Isto revela o agravamento de uma infecção aguda ou a ocorrência de uma complicação. Por exemplo, uma anexite aguda complicada de piossalpíngeo ou pelviperitonite.

2) *Agravamento de leucocitose e aparecimento de desvio para esquerda.* Este achado sugere a ocorrência de uma complicação de caráter agudo sobrevindo durante a evolução de uma infecção de caráter relativamente benigno. P. ex., um paciente com bronquite aguda que é acometido também de pneumonia. Em algumas condições abdominais inflamatórias (p. ex., parametrite, colecistite, diverticulite), a leucocitose neutrófila pode ser discreta e desacompanhada de desvio para esquerda; quando há formação de abscesso, surge intensa leucocitose com acentuado desvio para esquerda.

3) *Agravamento súbito da leucocitose sem ocorrência de desvio para esquerda.* Significa que o processo infecciosos está evoluindo de maneira progressiva, mas sem nova patologia. P. ex., um abscesso hepático ou uma pielonefrite em fase de agravamento.

4) *Leucopenia seguida de leucocitose.* Esta seqüência é típica de uma complicação que sobrevém no decurso de uma infecção leucopenizante. P. ex., na febre tifóide, quando ocorre uma perfuração seguida de peritonite, ou no sarampo que se complica de pneumonia.

5) *Número normal de neutrófilos com desvio para esquerda.* O aumento das formas imaturas comprova que a medula está sendo ativamente solicitada; a ausência de neutrofilia pode ser explicada de duas maneiras: a) o processo é extremamente grave, e os neutrófilos estão sendo destruídos em massa (p. ex., septicemia); b) trata-se de uma infecção aguda que normalmente produz leucopenia ou neutropenia (p. ex., febre tifóide).

Desvios do Leucograma nas Infecções

A regra geral é que as *infecções agudas*, sobretudo as produzidas por cocos piogênicos, produzam leucocitose acompanhada de neutrofilia. Schilling estabeleceu três fases dessa resposta: uma primeira de luta, com predomínio de neutrófilos, em seguida uma de *defesa* com monocitose e finalmente uma terceira de *cura*, com linfocitose e eosinofilia (Fig. 5.1, ver pág. 74).

Fase Neutrófila (ou de Luta). Leucocitose, neutrofilia, desvio nuclear para esquerda, aneosinofilia, linfocitopenia relativa.

Fase Monocitária (ou Defensiva). Leucocitose menos acentuada, diminuição da neutrofilia, diminuição do desvio para esquerda, reaparecimento dos eosinófilos ("estas belas células róseas que anunciam como que a aurora da cura"), linfócitos diminuídos ou normais, monocitose.

Fase Linfocitária (ou de Cura). Leucócitos normais ou ligeiramente aumentados, neutropenia, desaparecimento do desvio para esquerda, linfocitose, eosinofilia, monócitos normais ou aumentados.

Nos *processos infecciosos crônicos inespecíficos* o hemograma se caracteriza por leucocitose de intensidade variável, que corre por conta dos neutrófilos e linfócitos ou só linfócitos (portanto neutrofilia e/ou linfocitose). O desvio para esquerda está ausente ou é muito discreto, sendo que seu aparecimento na evolução de um caso clínico indica, geralmente, reagudização do processo crônico ou intercorrência de complicação. Observa-se, em geral, monocitopenia relativa ou percentagem normal (devido ao aumento dos linfócitos ou neutrófilos), mas monocitose absoluta.

Nos *processos específicos,* o leucograma mostra-se relativamente útil para identificar qual a sua fase evolutiva. Segundo Schilling, os germens possuidores de cápsula lipoídica (bacilo de Koch, de Hansen, espiroquetas, etc) provocam, conforme exerçam atividade mais ou menos enérgica, reações diferentes: quando atenuada, determinam reação linfóide; quando mais enérgica, provocam reação monocitária (SRE); e, por fim, quando ainda mais enérgica, ocasionam estímulo mielóide. Fato aceito pela maioria dos autores é que a monocitose indica que o processo específico está em evolução e a linfocitose, nas fases crônicas, significa boa resistência e tendência para cura.

Alguns "Macetes" para Interpretar o Leucograma nas Infecções Agudas

1) Um quadro leucocitário mostrando acentuado desvio para esquerda, alterações degenerativas na maioria dos neutrófilos e ausência completa de eosinófilos indica infecção muito grave.

2) Degeneração acentuada dos neutrófilos com granulações tóxicas abundantes sugere processo supurativo.

3) A presença de neutrófilos multissegmentados (desvio para direita) é indício de benignidade e cronicidade do processo, especialmente quando há eosinófilos.

4) A permanência por vários dias de desvio para esquerda denota processo infeccioso grave, com destruição de enorme quantidade de neutrófilos.

5) Ausência de monocitose e linfocitose após muitos dias de evolução é sinal de falta de reação defensiva do organismo.

6) Um leucograma com leucocitose moderada (p. ex., 12.000/mm^3), ausência de desvio para esquerda e presença de apenas escassos neutrófilos degenerados ou exibindo granulações tóxicas sugere, num quadro abdominal agudo, que não se trata de caso cirúrgico urgente, havendo possibilidade de uma observação clínica mais prolongada.

7) A presença de monocitose absoluta pode significar reação inflamatória local.

6 Mielograma

O exame da medula óssea, obtida preferentemente por meio de punção esternal, constitui um recurso propedêutico de inestimável valor no estudo diagnóstico das afecções do sistema hematopoético, sempre que o exame clínico, ao lado da análise do hemograma e de outros recursos laboratoriais, não se mostrar suficiente para o completo esclarecimento da doença em causa. Além de afecções sangüíneas, condições patológicas outras, tais como infecções crônicas, estados caquéticos, doenças de armazenamento, neoplasias e colagenoses, podem tornar indicada a execução do mielograma.

São as seguintes as principais informações proporcionadas pelo exame da medula óssea: 1) estado de celularidade; 2) proporção leuco-eritróide; 3) contagem diferencial e grau de maturidade; 4) presença ou ausência de células anormais (LE, mieloma, neoplasias, inclusive Hodgkin, doenças de Gaucher e Niemann-Pick, leucemia de células indiferenciadas); 5) quantidade e morfologia dos megacariócitos; 6) presença ou ausência de granulomas (brucelose, sarcoidose, tuberculose); 7) presença ou ausência de protozoários ou fungos. As culturas da medula óssea, feitas na ocasião da colheita, são também de valor diagnóstico sempre que se suspeite de uma infecção bacteriana febril, já que se podem observar resultados positivos em pacientes nos quais se tenham obtido culturas negativas no sangue.

Estado de Celularidade e Proporção Leuco:Eritróide. As contagens diferenciais leucocitárias e eritróides feitas na medula óssea são muito mais variáveis do que as realizadas no sangue periférico, de maneira que as cifras consideradas como normais são apenas aproximadamente corretas. A taxa de hemoglobina e o número total de hemácias coincidem ou são ligeiramente inferiores às do sangue circulante; os leucócitos totais, entretanto, variam entre 10.000 e 100.000 por mm^3. A proporção leuco:eritróide corresponde no adulto, em termos médios, a 3:1 (três células brancas para cada célula vermelha nucleada), podendo variar entre os limites de 6:1 e 2:1. Nas crianças, a proporção leuco:eritróide varia normalmente entre 8:1 e 2:1 Na criança pequena, há relativamente mais leucócitos neutrófilos e linfócitos imaturos do que no adulto.

A celularidade pode mostrar-se normal, hiperplásica, hipoplásica ou aplásica.

A celularidade de tipo hiperplásico é encontrada principalmente nos processos hiper-regenerativos por exigências periféricas aumentadas (hemólise, hemorragia) nas leucemias, eritremias e anemia perniciosa. Uma medula hipoplásica ou aplásica é encontrada nos processos lesivos do sistema hematopoético de qualquer natureza.

O ***Cociente Leuco: Eritróide*** pode aumentar: 1) por hiperplasia da série branca ou por leucose; 2) por hipoplasia ou aplasia da série vermelha. Pode diminuir: 1) por eritremia ou por hiper-regeneração vermelha; 2) por hipoplasia da série branca (agranulocitose).

Contagem Diferencial e Grau de Maturação. A contagem celular é realizada em esfregaços corados, tal como se faz para a contagem específica sangüínea. As cifras do mielograma normal (depois de contar 500 células) variam um pouco segundo os diversos investigadores. Segundo Wintrobe, são as seguintes as porcentagens relativas de células nucleadas nos esfregaços medulares:

Série branca		
Mieloblastos		0,3 – 5,0
Promielócitos		1,0 – 8,0
Mielócitos:	neutrófilos	5,0 – 19,0
	eosinófilos	0,5 – 3,0
	basófilos	0,0 – 0,5
Metamielócitos		13,0 – 32,0
Granulócitos:	neutrófilos	7,0 – 30,0
	eosinófilos	0,5 – 4,0
	basófilos	0,0 – 0,7
Linfócitos		3,0 – 17,0
Monócitos		0,5 – 5,0
Série reticular		
Células reticulares		0,1 – 2,0
Células plasmáticas		0,0 – 2,0
Série trombocítica		
Megacariócitos		0,03 – 3,0
Série vermelha		
Pronormoblastos (proeritroblastos)		1,0 – 8,0
Normoblastos (eritroblastos)		7,0 – 32,0

Descrevem-se os seguintes padrões encontrados nas contagens diferenciais de material obtido de punção medular:

Medula Normoblástica. E observada nos casos em que a medula é super-solicitada por exigências periféricas aumentadas, nos casos de hemorragia ou hemólise. Existe hiperplasia da série vermelha com predominância de normoblastos (eritroblastos).

Medula Megaloblástica. É característica da anemia perniciosa, em que predominam os pronormoblastos (proeritroblastos) e megaloblastos.

Medula Leucoblástica. E observada nas diversas formas de leucemia aguda. Existe hipercelularidade às custas da série branca, notando-se a chamada monotonia celular, com um só tipo celular predominante, que caracteriza o tipo de leucemia aguda. Freqüentemente desaparecem os megacariócitos. Tal como no sangue periférico, aqui também se observa o hiatus leucemicus, isto é, ausência de formas intermediárias entre as muito imaturas e as totalmente maduras.

Medula Mielocítica. Mielograma pouco característico, encontrado nas leucemias mielóides crônicas. Há hipercelularidade branca polimorfa, com aumento de todas as fases de maturação (ausência de hiatus), predominando, porém, os mielócitos. Diminuição relativa das séries vermelha e megacariocítica.

Medula Linfocítica. Corresponde à leucemia linfóide crônica. A maioria celular é de linfócitos maduros, notando-se também queda de produção das séries granulocítica, eritróide e megacariocítica.

Medula Aplástica. Existe baixa celularidade, e a medula mostra-se rica de tecido gorduroso. Nos casos típicos os elementos celulares são constituídos principalmente de hemácias e linfócitos. Nos casos em que a medula não é hipoplástica, podem observar-se várias anormalidades, inclusive alterações megaloblásticas nos precursores eritróides e um quadro sugerindo "parada de maturação" dos precursores granulocíticos. Os mieloblastos e promielócitos existem habitualmente em número normal.

Medula Alêucica. Corresponde à maioria dos casos de agranulocitose. Há hipoplasia da medula; vêem-se apenas umas poucas células mielóides primitivas, mas as séries vermelha e megacariocítica são normais.

Medula Pseudo-hiperplásica. Pode ser observada em casos de anemia aplástica periférica. Existe hipercelularidade polimorfa com parada de maturação e conseqüente predominância de formas jovens (normoblastos e promielócitos), às vezes aberrantes.

7 Estudo da Hemostasia

Não faremos aqui uma análise completa das provas utilizadas no estudo da hemostasia, pois isto nos colocaria fora dos limites deste livro. Descreveremos sucintamente e daremos a interpretação apenas dos exames laboratoriais básicos, indispensáveis ao clínico para o diagnóstico das doenças hemorrágicas mais comuns ou para orientá-lo quanto à necessidade de solicitar estudos mais apurados, ja da alçada do especialista. Iniciaremos por uma breve revisão do mecanismo da hemostasia, porém com o cuidado de omitir os rebuscados detalhes bioquímicos que tornam tão complexa esta área da hematologia, mas que não exibem um interesse clínico imediato.

Hemostasia Espontânea. A hemostasia espontânea consiste na interrupção natural de uma hemorragia, o que representa um mecanismo vital de defesa contra a perda de sangue decorrente da ruptura traumática dos vasos sangüíneos. Este conceito pode ser alargado, nele incluindo-se a propriedade que o sangue possui de permanecer fluido dentro dos vasos, o que o protege da formação de trombos. Os mecanismos que participam da hemostasia envolvem cinco componentes: a) os vasos sangüíneos, b) as plaquetas, c) a coagulacão do sangue, d) o sistema anticoagulante e e) o sistema fibrinolítico.

a) Os ***vasos sangüíneos*** participam do mecanismo auto-hemostático mediante sua resistência às variações da pressão intravascular e também por sua contractilidade frente a estímulos partidos da lesão traumática. Os capilares resistem normalmente ao aumento da pressão sanguínea sem que se produza qualquer extravasamento de sangue, mas, quando existem alterações patológicas de natureza anatômica ou funcional, a hipertensão capilar determina facilmente aparecimento de hemorragias de grau e extensão variáveis, que se manifestam sob forma de petéquias ou equimoses (púrpura vascular). A parede vascular secreta a prostaciclina, substância dotada de ação anti-agregante sobre as plaquetas e o *fator von Willebrand* (FvW), que funciona como elemento auxiliar na agregação destes corpúsculos à parede dos vasos.

b) As ***plaquetas*** contribuem ao mecanismo da hemostasia espontânea de várias maneiras, mas inicialmente pela propriedade que possuem de se aglutinar e aderir às rupturas vasculares, tamponando a ferida. Liberam fatores destinados a aumentar a vasoconstrição (p. ex., serotonina, tromboxane A) e a iniciar a reconstituição da parede vascular (fator plaquetário de crescimento), além de contribuírem para a formação dos complexos enzima/cofator na reações de coagulação.

As plaquetas circulantes não aderem umas às outras nem ao endotélio, a não ser que o revestimento endotelial se rompa e deixe a descoberto o subendotélio. Para que a aderência se dê, é necessária ainda a participação de uma proteína secretada pelo endotélio parietal denominada fator von Willebrand, já referido, que se encontra tanto na parede dos vasos como no plasma.

A deficiência quantitativa ou qualitativa das plaquetas acompanha-se de propensão à hemorragia, que surge de forma aparentemente espontânea ou provocada por traumatismos mínimos (púrpura trombocitopênica).

c) ***Coagulação do sangue.*** Admite-se que o fenômeno da coagulação sanguínea se desenvolve em três estágios fundamentais:

1. Em resposta a uma lesão vascular ou a um dano ao próprio sangue, forma-se uma substância (ou complexo de substâncias) designada como "ativador da protrombina".

2. Esse ativador catalisa a conversão da protrombina em trombina.

3. A trombina, na qualidade de enzima, converte o fibrinogênio em filamentos de fibrina, que englobam plasma e elementos figurados do sangue na formação do coágulo.

Por motivos didáticos, iniciaremos este breve resumo da coagulação sanguínea pelo seu segundo estágio, isto é, de conversão da protrombina em trombina, presumindo, portanto, o ativador da protrombina já formado.

Protrombina e Trombina. A protrombina é uma proteína plasmática com peso molecular de 68.700, presente no plasma normal numa concentração de 15mg/dl. Sua molécula é instável, fendendo-se na presença do ativador da protrombina e de íons cálcio em compostos menores, um dos quais é a trombina, cujo peso molecular é quase exatamente a metade do da protrombina (33.700). Esta é formada continuamente pelo fígado, pois seu consumo é permanente em todo o organismo para fins de coagulação. Portanto, se o fígado reduzir a produção de protrombina, seu teor sangüíneo cairá em 24 horas abaixo do nível necessário para uma coagulação normal. Como a vitamina K é necessária à produção de protrombina, tanto a carência dessa vitamina quanto a presença de hepatopatia são capazes de levar a uma diátese hemorrágica por hipoprotrombinemia.

Fibrinogênio. É uma proteína de elevado peso molecular (340.000) presente no plasma em concentração que oscila entre 100 e 700mg/dl. Tal como a protrombina, forma-se no fígado, e seu teor plasmático pode também estar reduzido nas hepatopatias. Sob a ação proteolítica da trombina, suas moléculas perdem dois peptídios de baixo peso molecular e se transformam em monômeros de fibrina dotados da propriedade de se polimerizar automaticamente em longos filamentos de fibrina, que dão origem ao retículo do coágulo. Sob a ação do *fator estabilizante de fibrina*, esses filamentos se ligam fortemente uns aos outros, o que consolida o retículo fibrinoso e garante a extraordinária resistência do coágulo. Esse fator estabilizante está presente normalmente nas globulinas plasmáticas, mas é também liberado pelas plaquetas que estão aprisionadas no coágulo.

Coágulo Sangüíneo. É composto de um emaranhado de filamentos de fibrina que correm em todas as direções, retendo plasma e elementos figurados em suas malhas. Os filamentos aderem às superfícies lesadas dos vasos, o que torna o coágulo firmemente ligado a qualquer solução de continuidade dos vasos, com decorrente parada da hemorragia.

Retração do Coágulo. Dentro de poucos minutos após sua formação, o coágulo começa a contrair-se, expulsando quase todo o líquido de seu interior (soro), fenômeno que se completa em 30 a 60 minutos. As plaquetas são necessárias a esta retração, atuando tanto fisicamente, por se prenderem aos filamentos de fibrina, reforçando suas uniões recíprocas, como quimicamente pela liberação de substâncias procoagulantes, uma das quais é o *fator estabilizante da fibrina.* À medida que o coágulo se retrai, os bordos da lesão vão-se aproximando, o que contribui para completar o processo da coagulação.

Formação do Ativador da Protrombina. Este é o estágio mais complexo da coagulação sangüínea e, por isso, foi deixado para o fim, depois da revisão dos estágios que a ele se seguem.

A formação do ativador da protrombina pode ocorrer por duas vias básicas: a) pela *via extrínseca*, que tem início com uma lesão da parede vascular ou de qualquer outro tecido; b) pela *via intrínseca*, que se inicia no próprio sangue. Em ambas, desempenham papéis essenciais numerosas proteínas plasmáticas, especialmente beta-globulinas – os *fatores de coagulação* –, que são em sua maioria formas inativas de enzimas proteolíticas. Quando convertidas às formas ativas, provocam, por sua atividade enzimática, as reações sucessivas do primeiro estágio do processo de coagulação, o da formação do ativador da protrombina.

Dentre os numerosos componentes conhecidos atualmente como atuantes nas reações de coagulação, destacam-se os 12 fatores que foram designados pelo Comitê Internacional por números romanos de I a XIII e que constam da Tabela 7.1. O fator VI foi retirado da lista por não representar um fator isolado, mas sim o fator V ativado. O fator Fletcher (prekalikreína, kalikreína) não está incluído.

Sistema Extrínseco. Participam deste sistema o fator tissular, os fosfolipídios de origem tissular e os fatores de coagulação X, VII, V e Ca^{++}. O processo tem início com o sangue entrando em contato com a parede vascular lesada ou com tecidos extravasculares. O tecido traumatizado libera dois fatores: o fator tissular, que é uma enzima proteolítica, e os fosfolipídios, que se originam principalmente das membranas celulares. O fator tissular liga-se ao fator VII, formando um complexo que, na presença dos fosfolipídios tissulares, atua enzimaticamente sobre o fator X para formar o fator X ativado (Xa). Este se liga imediatamente aos fosfolipídios e também ao fator V para formar o ativador da protrombina.

Sistema Intrínseco. Participam deste sistema os fatores Fletcher (prekalikreína, kalikreína), XII, XI, IX, VIII, V, fosfolipídios plaquetários e Ca^{++}. O processo tem início com um trauma do próprio sangue, que altera dois importantes fatores: fator XII e plaquetas. Quando o fator XII é desestabilizado (p. ex., entrando em

Tabela 7.1
Fatores Plasmáticos da Coagulação Sanguínea

Fator	*Outras designações*
I	Fibrinogênio
II	Protrombina
III	Tromboplastina, suco tissular
IV	Cálcio
V	Proacelerina; Ac-globulina plasmática; fator lábil
VI	Proconvertina; fator estável; acelerador da conversão da protrombina (?)
VII	Fator anti-hemofílico (AHF); fator anti-hemofílico A; globulina anti-hemofílica
VIII	Componente tromboplastínico do plasma (PTC); fator Christmas; fator anti-hemofílico B
IX	Fator Stuart-Prower
XI	Antecedente tromboplastínico do plasma (PTA); fator anti-hemofílico C
XII	Fator Hageman; fator vidro
XIII	Fator estabilizante da fibrina

Nota. O fator VI foi retirado da lista por não se ter confirmado sua atividade como fator isolado.

contato com o colágeno ou com uma superfície molhável, como o vidro), assume uma nova configuração e se converte numa enzima proteolítica, que é o fator XII ativado ou fator XIIa. Esta é a primeira fase da via intrínseca, da qual participa também o fator Fletcher. O fator XIIa atua enzimaticamente sobre o fator XI para também ativá-lo, o que representa a segunda fase da via intrínseca. O fator XIa atua então sobre o fator IX e transforma-o no fator IXa (terceira fase). Este, agindo em harmonia com o fator VIII (anti-hemofílico) e com os fosfolipídios plaquetários (liberados na primeira fase), ativa o fator X (quarta fase). O fator Xa combina-se com o fator V e com os fosfolipídios plaquetários, para finalmente formar um complexo, que é o ativador da protrombina (quinta fase). Pode-se notar que esta última fase do sistema intrínseco é essencialmente idêntica à última fase do sistema extrínseco, diferindo apenas quanto à origem dos fosfolipídios, que, no sistema extrínseco, provêm dos tecidos traumatizados e não das plaquetas.

Excetuadas as duas primeiras fases da via intrínseca, o íon Ca^{++} é necessário para promover todas as reações de ambas as vias.

Como se pode perceber, são exclusivos do sistema extrínseco o fator tissular, os fosfolipídios tissulares e o fator VII, ao passo que são exclusivos do sistema intrínseco os fosfolipídios plaquetários e os fatores XII, XI, IX e VIII. Comuns aos dois sistemas são os fatores X, V e IV (Ca^{++}).

d) ***Sistema Anticoagulante.*** É geralmente admitido que se forme continuamente certa quantidade de fibrina destinada a recobrir a parede dos vasos, assim como existe formação de fibrina para deter as eventuais hemorragias. A esse sistema coagulante contrapõe-se um sistema anticoagulante, cuja finalidade é evitar coagulação excessiva intravascular e conseqüente formação de trombos. Como componentes desse sistema anticoagulante fisiológico, pode-se citar, além da heparina, a antitrombina III, que tem por finalidade restringir a atividade da trombina, pois, se esta substância não fosse continuamente inativada, haveria coagulação do fibrinogênio de todo o organismo com a ativação da protrombina contida em apenas 10 ml de plasma.

e) ***Sistema Fibrinolítico.*** Ao lado do sistema anticoagulante, existe normalmente um mecanismo fibrinolítico que se destina a destruir o excesso de fibrina formada e recanalizar os vasos quando a hemostasia se completa. Tal como ocorre com o mecanismo de coagulação, o mecanismo fibrinolítico se processa em três fases: a) formação do ativador do plasminogênio; b) formação de plasmina; c) formação dos fibrinopeptídeos.

Assim, um pró-ativador, na presença de quinases tissulares ou bacterianas, é ativado, transformando-se no ativador do plasminogênio que o transforma em plasmina, e esta, atuando sobre a molécula de fibrina, produz sua fragmentação em fibrinopeptídios. A plasmina, em níveis anormais, pode degradar o fibrinogênio, bem como os fatores V e VII. Para limitar a ação do sistema fibrinolítico existem as antiplasminas.

Equilíbrio Dinâmico. Do equilíbrio dinâmico entre o sistema de coagulação do sangue, sistema anticoagulante e fibrinólise resulta a hemostasia, que, em sentido amplo, significa não só ausência de hemorragia, mas também não formação de trombo. Quando esse equilíbrio se rompe, surgem as hemorragias, quer por um distúrbio do fator vascular, das plaquetas ou dos fatores plasmáticos da coagulação, quer por aumento da fibrinólise. Pode ocorrer também coagulação intravascular por aumento de atividade dos fatores da coagulação ou, ainda, em decorrência de diminuição do sistema fibrinolítico.

PROVAS RELACIONADAS COM OS FATORES VASCULAR E PLAQUETÁRIO

Tempo de Sangramento

O método mais utilizado para avaliação deste dado é a prova de Duke, que consiste em determinar a duração de um sangramento causado por uma incisão feita no lobo da orelha, com uma lanceta padronizada, que faz ferimento de 3 mm de profundidade. Seu resultado normal oscila entre 1 e 3 minutos. Ela permite avaliar, ao lado da prova do laço, o mecanismo de hemostasia nos pequenos vasos, mostrando-se prolongada nas trombocitopenias, trombopatias e vasculopatias.

Prova de Fragilidade Vascular; Prova do Laço

É o método mais utilizado para avaliação da fragilidade capilar. Comprime-se o braço com o manguito de um esfigmomanômetro inflado a uma pressão intermediária entre a sistólica e a diastólica, durante cinco minutos. Em condições normais, podem surgir algumas petéquias na região da prega do cotovelo: é o chamado fenômeno de Rumpel-Leed, destituído de valor diagnóstico. Considera-se que haja fragilidade capilar quando surgem mais de cinco petéquias num círculo de 25 mm de diâmetro traçado um pouco abaixo da prega do cotovelo. Observa-se fragilidade capilar nas trombocitopenias, trombopatias e vasculopatias. Existe também na deficiência de fibrinogênio.

Contagem de Plaquetas

A observação meticulosa de uma preparação de sangue bem estendida e corada proporciona informações valiosas a respeito do número aproximado de plaquetas e de suas anormalidades morfológicas. A grande fragilidade desses corpúsculos e a tendência que possuem de aglutinar-se e romper-se, tornam muito delicadas as técnicas destinadas a contá-las. Aceitam-se como valores normais as cifras de 200.000 a 400.000 por mm^3. Há baixa das plaquetas nas púrpuras trombocitopênicas. Cifras subnormais podem ser encontradas em certas trombopatias. O número é normal nas púrpuras vasculares, coagulopatias, trombocitoastenias, trombocitopatias e na doença de von Willebrand. Nas trombocitemias (primária ou secundárias), o número de plaquetas pode estar acima de 1.000.000/mm^3, surgindo então tendência a hemorragias ou a trombose.

Estudo da Retração do Coágulo e de Seus Caracteres Físicos

A retração do coágulo torna-se evidente, em condições normais, entre 1 e 3 horas após a extração do sangue. Seu estudo constitui valioso índice de atividade plaquetária, estando anormal nas púrpuras trombocitopênicas e na trombastenia hemorrágica de Glanzmann. O coágulo mostra-se pequeno e friável nos casos em que existe hipofibrinogenemia. Em presença de fibrinólise, o coágulo se desfaz mais depressa do que normalmente (observar durante 1 hora). No laboratório, avalia-se a retração do coágulo pela quantidade de soro que é por ele expelido após a coagulação. O resultado é expresso em percentagem (normal: 48% a 64%)

Adesividade e Agregação Plaquetárias

A capacidade de agregação plaquetária é avaliada pelo tempo que as plaquetas levam para agregarem-se entre si no plasma recalcificado (contendo muitas plaquetas). Na leitura microscópica em lâmina, o tempo normal é de 2 a 3 segundos. Para leitura macroscópica, junta-se ADP, adrenalina a 1/400, noradrenalina a 1/80, colágeno ou ristocetina. Os tempos normais variam com cada uma das substâncias (p.ex., com ristocetina é de 20 a 25 segundos). A agregação plaquetária é anormal principalmente nas trombastenias e trombopatias. Na doença de von Willebrand, a agregação plaquetária com ristocetina é ausente ou diminuída.

PROVAS RELACIONADAS COM OS FATORES PLASMÁTICOS DA COAGULAÇÃO

Tempo de Coagulação (Lee-White)

Consiste em determinar quanto tempo leva um sangue, colocado num tubo de ensaio, a 37°C, para passar do estado líquido ao de gel. Representa um estudo global da coagulação, não discriminando em que fase se situa o defeito ou qual o fator comprometido. Seu resultado normal oscila entre 5 e 10 minutos. É um método pouco sensível, podendo dar resultado normal mesmo em presença de coagulopatia (p. ex., hemofilias leves).

Tempo de Recalcificação do Plasma (Tempo de Howell)

Nesta prova, o sangue é colhido com anticoagulante que lhe retira o cálcio, em seguida é centrifugado, e o plasma obtido é recalcificado. Avalia-se, então, o tempo que leva o plasma para coagular depois de receber cálcio. Representa também um método global, variando seu resultado normal entre 80 a 150 segundos.

Tempo de Tromboplastina Parcial (TTP) (com caolim ou cefalina-caolim)

O tempo de tromboplastina parcial é uma prova simples, baseada no tempo de recalcificação do plasma, que abrange todas as três fases da coagulação; é capaz, portanto, de detectar anormalidades da maioria dos fatores de coagulação. O caolim ativa o fator contato (XII), o qual ativa os outros fatores do sistema intrínseco (XI, IX e VIII), bem como os que são comuns aos dois sistemas (X, V, II e I). Portanto, qualquer anormalidade nesses fatores ocasionará alongamento do TTP. As anormalidades dos fatores VII, XIII e das plaquetas não são acusadas por esta prova.

Valores normais: 50 a 100 segundos. Cifras aumentadas são encontradas nas hemofilias, na doença de von Willebrand, na CID e na deficiência do complexo protrombínico.

Tempo de Protrombina (Quick)

O tempo de protrombina em um estágio é usado para detectar deficiências congênitas ou adquiridas dos fatores pertencentes ao sistema extrínseco da coagulação. Este sistema inclui os fatores VII, X, V, II e I. Embora o sistema extrínseco inclua também o fator III (tromboplastina tecidual), este não é medido pelo tempo de protrombina em um estágio.

Como os fatores deprimidos pelos anticoagulantes orais pertencem, em sua maioria, ao sistema extrínseco, depreende-se que o tempo de protrombina é a prova de escolha para o controle da terapia por anticoagulantes orais.

A tromboplastina tecidual, em presença de cálcio, é o ativador que detona o sistema extrínseco de coagulação. A adição de tromboplastina a um plasma normal determina a formação de coágulo aos 10-14 segundos, dependendo da técnica empregada. Se houver deficiência no sistema extrínseco, o tempo requerido para formação do coágulo será mais prolongado que o do plasma normal.

O ponto final da reação é o aparecimento de um coágulo sólido. Esse coágulo pode ser percebido visualmente ou então por meios mecânicos ou ópticos. O tempo decorrido, em segundos, entre a adição da tromboplastina e a formação do coágulo é o tempo de protrombina. Recomenda-se que os resultados sejam expressos e interpretados diretamente em segundos. Os resultados podem ser expressos também numa relação entre o resultado da prova do paciente e o resultado do controle normal (em segundos). Pode-se fornecer também o resultado em percentagem do normal, obtido através de um curva de diluição padrão; esta curva pode, entretanto, levar a resultados enganosos.

Valores Normais. Variam de 10 a 14 segundos. Devido a variações de laboratório para laboratório e diferenças entre técnicas manuais e automáticas, cada laboratório deve determinar sua própria faixa de normalidade. O tempo de protrombina mostra-se aumentado nas deficiências do complexo protrombínico e do fibrinogênio, bem como na coagulação intravascular disseminada.

Tromboteste de Owren

Consiste em determinar a atividade protrombínica do plasma, utilizando como tromboplastina um reagente especial contendo todos os fatores necessários à coagulação, menos os que são atingidos pelos anticoagulantes de uso oral, isto é, fatores II, VII, IX e X. Destina-se a substituir o tempo de protrombina no controle da terapia por anticoagulantes cumarínicos e hidandiônicos (antiprotrombínicos). Os resultados do tromboteste devem ser mantidos entre 10 e 25% durante essa terapia.

Tempo de Trombina

A trombina humana é usada em provas destinadas a determinar qualitativamente a reatividade do fibrinogênio numa amostra desconhecida. A adição de trombina a uma amostra de plasma determina normalmente a formação de um coágulo. Medindo o tempo decorrido entre a adição da trombina e a formação do coágulo e observando as características deste, pode-se julgar da anormalidade do fibrinogênio presente no plasma examinado (tempo de trombina).

O plasma começa a exibir a formação do coágulo dentro de 15 segundos após a adição de trombina. Como o tempo necessário para a formação do coágulo é influenciado por outros fatores no sistema de teste, a estimativa da concentração aproximada de fibrinogênio não pode basear-se apenas nesse parâmetro. E necessário observar a consistência e o tipo de coágulo aos 60 segundos. Um plasma com teor normal de fibrinogênio formará, aos 60 segundos, um coágulo firme, que adere às paredes do tubo quando este é invertido. Deve-se suspeitar de uma anormalidade em relação ao fibrinogênio (menos de 100mg/dl) quando algum desses parâmetros deixar de ocorrer.

Valores Normais. Variam um pouco em função do material usado. Em geral, o resultado normal é a formação de um coágulo firme em 5 a 15 segundos, que adere à parede quando se inverte o tubo aos 60 segundos. Cada plasma deve ser comparado a um plasma normal ou a um controle normal.

Se não aparecer um coágulo visível até 15 segundos ou se não se formar um coágulo sólido, firme, aos 60 segundos, deve-se suspeitar de uma baixa concentração de fibrinogênio (equivalente a 100mg/dl ou menos).

Tempo de Reptilase

A reptilase, enzima proteolítica do veneno de *Bothrops jararaca*, coagula o fibrinogênio como a trombina, embora se distinga desta por ser insensível aos inibidores da trombina, como a heparina e as antitrombinas fisiológicas do plasma. O tempo de reptilase é o de coagulação do plasma em presença de uma quantidade conhecida desta enzima. Este tempo depende dos mesmos fatores que o tempo de trombina, à exceção das antitrombinas.

Valores Normais. Os resultados normais do tempo de reptilase comparados com os tempos obtidos para um plasma testemunho são de 20 a 25 segundos. Todas as variações para baixo de 5 segundos, em relação ao testemunho, serão significativas de uma patologia.

Esta prova permite a evidenciação de anomalias das duas primeiras fases da formação do fibrinogênio: deficiência de fibrinogênio, disfibrinogenemias, presença de produtos de degradação do fibrinogênio (PDF), coagulação intravascular disseminada.

A presença de heparina na amostra alonga o tempo de trombina, mas não o tempo de reptilase.

Dosagem do Fibrinogênio

Numerosas técnicas têm sido propostas para a dosagem do fibrinogênio. Na maioria se baseiam na transformação do fibrinogênio em fibrina pela trombina, e a fibrina formada é medida por pesagem ou pela dosagem de proteínas.

Valores Normais. Os teores normais de fibrinogênio no plasma variam entre 150 e 500mg/dl. Em geral, somente surgem fenômenos hemorrágicos quando o fibrinogênio está abaixo de 100mg/dl.

A hipofibrinogenemia (ou fibrinogeniopenia) pode ser congênita ou adquirida. A forma adquirida é causada por hepatopatias graves ou pelo fenômeno da coagulação intravascular disseminada (síndrome de desfibrinação) ou da fibrinólise.

Dosagem de Outros Fatores de Coagulação

Os seguintes exames podem ser realizados em laboratórios especializados: dosagem do fator V (lábil), dosagem conjunta dos fatores VII e X, dosagem do fator VIII (globulina anti-hemofílica), dosagem do fator IX, dosagem dos fatores V e X com Stypven e lecitina, dosagem dos fatores II (protrombina) + VII (proconvertina) + X (Stuart-Prower), pesquisa dos fatores XI (PTA) e XII (Hageman), teste da celite para diferenciação entre deficiência de fatores XI e XII.

PROVAS RELACIONADAS COM A DINÂMICA DO COÁGULO

Pesquisa do Fator XIII

O coágulo normal é insolúvel na solução de uréia 5M e na solução de ácido monocloroacético a 1%. Havendo deficiência do fator XIII, o coágulo dissolve-se ao cabo de 3 a 4 horas na uréia e de 15 a 20 minutos no ácido.

Tempo de Lise do Coágulo das Euglobulinas

As euglobulinas incorporam todas as proteínas da coagulação e do sistema fibrinolítoco, mas são relativamente livres de inibidores da fibrinólise. A fração euglobulínica é precipitada por meio de diluição e acidificação do plasma e em seguida recuperada por centrifugação e dissolução em solução salina tamponada. Sofre, então, coagulação pelo acréscimo de trombina ou cloreto de cálcio, medindo-se por fim o tempo que o coágulo das euglobulinas leva para se dissolver. O tempo normal de lise varia de 90 a 180 minutos. Só a redução desse tempo tem valor semiológico. Este é o caso dos estados fibrinolíticos agudos (tempo de lisse de 30 minutos), dos estados fibrinolíticos frustos (tempo de lise de 60 a 120 minutos) e na fibrinólise crônica (p. ex., câncer metastático da próstata, hepatopatia).

Pesquisa de Produtos de Degradação da Fibrina

Os métodos usados provocam a precipitação dos monômeros de fibrina e de alguns produtos de sua degradação. Podem ser utilizados os métodos do sulfato de protamina e da gelificação pelo etanol. No primeiro, a leitura final pode ser a) precipitado de fibrina (resultado positivo), b) gelificação do plasma (positivo) e c) precipitado amorfo (normal). No método de gelificação pelo etanol, a leitura final pode ser a) gelificação do plasma (positivo) e b) plasma líquido (negativo).

Inibidores da Coagulação

Antitrombina III (cofator da heparina): valor normal 78-117%. Inibidores da coagulação VII, IX, XI e XII: ausentes.

8 Diagnóstico Bacteriológico e Imunobiológico

BACTERIOLOGIA – IMUNOLOGIA DAS INFECÇÕES

A Importância do Clínico

É grande a responsabilidade do clínico quanto aos exames bacteriológicos e sorológicos executados para fins diagnósticos. Dele depende, em grande parte, o bom êxito dessas investigações, pois lhe cabem as decisões não somente no que diz respeito à escolha do material a ser examinado e à natureza dos exames que serão solicitados, mas também, muitas vezes, quanto à maneira de fazer a colheita do material e aos cuidados necessários à sua conservação até a chegada ao laboratório.

Após o recebimento dos resultados, é o clínico que os interpreta e os correlaciona com os dados fornecidos pelo exame do doente, tarefa que exige sólidos conhecimentos teóricos e grande tirocínio clínico. É verdade que em ambiente hospitalar pode o médico contar com a colaboração de laboratoristas especializados e também com a opinião de colegas mais experimentados, mas, em muitas ocasiões, tem de valer-se exclusivamente de seus próprios conhecimentos e de sua capacidade de julgamento.

Métodos Laboratoriais

No diagnóstico etiológico de um estado infeccioso, pode o clínico contar, basicamente, com dois tipos de procedimentos laboratoriais. O primeiro é o método direto, no qual o agente infeccioso é identificado no material por meio de microscopia direta, cultura ou inoculação em animal suscetível. O segundo é o método indireto, que consiste na identificação de anticorpos específicos através de técnicas sorológicas ou identificação de antígenos microbianos por contraimunoeletroforese.

Interpretação Clínica dos Exames. O exame visual direto do agente microbiano, submetido ou não a técnicas de coloração, representa um recurso diagnóstico de fácil e rápida execução e que, em certos casos, é capaz de orientar imediatamente o início do tratamento. Tal recurso mostra-se, entretanto, de valor relativo quando se trata de material proveniente da pele ou das mucosas, uma vez que poucas bactérias patogênicas podem ser diferençadas microscopicamente dos elementos constitutivos da flora microbiana normal aí existente. Mesmo no caso de germens patogênicos possuidores de características morfológicas ou tintoriais peculiares (p. ex., bacilos da tuberculose e da difteria), a identificação bacterioscópica não tem valor absoluto.

Os *métodos de cultura* constituem os principais recursos em bacteriologia, tanto mais que só eles permitem a execução do antibiograma, instrumento de valor inestimável para a escolha do agente antimicrobiano específico. A identificação do agente patogênico pode, entretanto, tornar-se difícil quando a cultura exibe maciça e variada proliferação microbiana, o que ocorre tipicamente nas amostras provenientes das membranas mucosas.

É importante lembrar que o achado de um gérmen patogênico num determinado material de cultura não prova conclusivamente que esse gérmen seja o causador da doença, pois ele pode provir de contaminação na colheita ou o paciente pode ser simples portador sadio. Todavia, na grande maioria dos casos, o exame de culturas contendo grande número de determinada bactéria patogênica deixa pouca dúvida quanto à sua significação, especialmente se o material cultivado for normalmente isento de germens (p. ex., LCR, sangue, medula óssea) ou se o quadro clínico exibido pelo doente coincidir com o que o gérmen identificado for capaz de causar. Para maior certeza, pode-se repetir a cultura ou recorrer a um exame sorológico.

Embora os resultados dos *exames sorológicos* se mostrem de grande utilidade, também aqui é amiúde difícil fazer uma interpretação segura, especialmente quando se trata de virose. Um nível elevado de anticorpos, por exemplo, não faz distinção entre infecção atual e antiga. Para esclarecer esta dúvida, dispõe-se de dois recursos. O primeiro consiste na verificação de uma subida do título de anticorpos no soro do paciente, e a segunda, na identificação de anticorpos específicos na fração IgM desse soro.

A verificação da elevação do título de anticorpos requer duas amostras de sangue. A primeira deve ser obtida no primeiro exame do paciente, bem no início da doença. A segunda deve ser colhida duas ou três semanas depois. A redução desse intervalo ou um atraso de alguns dias na obtenção do primeiro soro pode invalidar o resultado do exame. Um aspecto importante é que o primeiro e o segundo soros precisam ser examinados simultaneamente, numa mesma sessão (soros pareados), já que os resultados da análise podem diferir no mesmo soro de uma manipulação para outra. Assim sendo, é dispensável, na maioria das vezes, efetuar a análise do primeiro soro na ocasião de sua colheita. Deve ele ser mantido congelado até o recebimento do segundo soro. Só se considera que houve um aumento de anticorpos se o título quadruplicar, isto é, se houver um desvio de duas diluições (p. ex., passar de 20 para 80). O exame de um único soro não tem valor, a não ser para avaliar o estado de imunidade.

A identificação de anticorpos específicos na fração IgM das imunoglobulinas permite também caracterizar uma infecção recente no adulto, bem como demonstrar no RN a existência de infecção congênita.

O valor diagnóstico das provas cutâneas sofre também limitações ligadas à impossibilidade de se distinguir as infecções atuais das antigas e à possibilidade de reações cruzadas.

Colheita e Conservação do Material

Para Isolamento do Gérmen. Nas infecções por bactérias, cogumelos e protozoários, um chumaço esterilizado, de algodão ou poliéster, montado na extremidade de uma haste metálica ou de madeira (swab), constitui um bom recurso para colheita de material de pele e mucosa. Deve-se evitar a contaminação com germens banais, removendo-os com um algodão embebido de álcool antes de recolher o material situado mais profundamente na área infectada. A despeito da flora multimicrobiana que existe normalmente nas mucosas e que não se pode evitar, a colheita proporciona quase sempre o isolamento de culturas quase puras do gérmen causal.

A adequada conservação do chumaço usado na colheita representa um pormenor essencial, que é freqüentemente negligenciado. Uma vez que o ressecamento destrói rapidamente muitas das bactérias patogênicas, o material colhido deve ser prontamente semeado numa pequena quantidade de caldo de cultura colocada no fundo do tubo de ensaio que protege o bastão, sendo o conjunto, então, remetido imediatamente ao laboratório.

As amostras de líquidos corporais devem ser colhidas sob rigorosa assepsia. Líquidos grosseiramente turvos podem sofrer coagulação durante o transporte, o que dificultará a identificação de germens e impossibilitará o estudo citológico. Em tais casos, uma parte do material deve ser recolhida em tubo oxalatado, o que evitará a ocorrência de coagulação. É preferível, e mesmo obrigatório em certos casos, que os estudos bacteriológico e parasitológico sejam executados logo depois da colheita. O exame de treponema em campo escuro, por exemplo, perde completamente o valor, se retardado por mais de 30 minutos após a colheita. Quando o material não puder ser remetido imediatamente ao laboratório, deverá ser guardado em refrigerador, não se permitindo, entretanto, que sofra congelamento.

Nos casos de infecção por vírus, o material deve ser recolhido, sempre que possível, diretamente das lesões visíveis ou dos locais accessíveis (conteúdo de vesículas, secreção conjuntival ou nasal, saliva, LCR). Freqüentemente, porém, a sede da infecção não é accessível, como ocorre nas encefalites, mielites, miocardites, pneumonites, etc. Em tais casos, os vírus devem ser recolhidos, nos primeiros dias da doença, em sua porta de entrada, que é quase sempre respiratória ou digestiva. Por conseguinte, um swab rinofaríngeo e outro retal devem dar início a qualquer pesquisa de vírus. Excluindo-se as arboviroses, a coriomeningite linfocitária e a hepatite B, a pesquisa de vírus no sangue não é prática corrente. O citomegalovírus é pesquisado na urina.

É essencial que as amostras destinadas à pesquisa de vírus sejam efetuadas ao primeiro exame do paciente, antes mesmo de se afastar uma etiologia bacteriana da infecção.

Para Sorologia. Devem ser tomadas as maiores precauções de modo a evitar contaminação e hemólise do sangue coletado. Os seguintes cuidados são essenciais para que se obtenham bons resultados nos exames: garantir a máxima assepsia na punção da veia, remover a agulha da seringa antes de transferir o sangue para o tubo, evitar a formação de espuma e não permitir que o soro se separe muito cedo. O soro pode ser congelado para conservação, mas não o sangue.

Bacterioscopia Direta

Muitas vezes é possível identificar o agente causal de uma infecção por meio de bacterioscopia direta feita na ocasião em que o material está sendo semeado para cultura. A bacterioscopia direta consiste na observação microscópica de material obtido diretamente da lesão. A preparação pode ser levada ao microscópio com ou sem fixação do material à lâmina de vidro. No exame sem fixação, o material é usualmente colocado entre a lâmina e a lamínula, podendo ser corado ou não.

A microscopia fornece informações morfológicas e tintoriais das células bacterianas, como a) forma das células; b) arranjo apresentado; c) afinidade pelos corantes. Ao contrário dos fungos, cuja identificação se baseia, em grande parte, nos métodos microscópicos, as bactérias não podem ser identificadas em espécies com base no exame microscópico. Somente a cultura seguida de identificação bioquímica e outras tem valor para esse propósito. Não obstante, a bacterioscopia direta não deve ser negligenciada como recurso diagnóstico, já que pode revelar-se valiosa fonte de informações, com a vantagem de estas serem imediatas e permitirem o início precoce da terapêutica específica. É o caso, por exemplo, da infecção meningocócica evidenciada pelo achado do gérmen no exsudato da lesões cutâneas ou na camada leucocitária do sangue centrifugado, da septicemia estafilocócica evidenciada pelo achado do gérmen nos leucócitos, e da meningite por *H. influenzae* descoberta pelo achado do gérmen no esfregaço corado de LCR.

O exame direto de esfregaços de medula óssea constitui excelente método para pôr em evidência germens causadores de certas doenças, tais como calazar, histoplasmose e tuberculose. Em doenças parasitárias (esquistossomose, filariose) ou causadas por protozoários (amebíase, giardíase, malária), o exame direto do sangue, fezes ou urina representa o único método possível para firmar o diagnóstico.

Em pacientes com candidíase sistêmica, um problema cada vez mais freqüente em doentes debilitados, podem-se descobrir os blastósporos e as pseudo-hifas da *Candida* em esfregaços de sangue vários dias antes de a hemocultura se revelar positiva. Há, ademais, infecções cujo método mais rápido de diagnóstico é o achado de alterações citológicas características ou mesmo germens causais nos esfregaços ou cortes histológicos de material de biópsia. É o caso, por exemplo, de tubérculos ou bacilos de Koch encontrados em biópsias de linfonodos ou de fígado, bacilos da lepra em raspagens cutâneas ou nasais, ovos de esquistossoma em biópsia de mucosa retal. A identificação de células citomegálicas (com inclusões intranucleares tipo "olho de coruja") na urina recentemente emitida constitui recurso de grande valor no diagnóstico da doença de inclusão citomegálica (citomegalia).

São os seguintes os métodos mais comuns de coloração utilizados na bacterioscopia direta:

Método de Gram. É um método de coloração efetuado após a preparação do esfregaço em lâmina de vidro e fixação pelo calor. O corante de Gram é resultante da reação do cristal de violeta com o lugol, com os quais se recobre sucessivamente a preparação (cada uma das soluções é deixada sobre a lâmina por dois minutos). Forma-se, então, o complexo iodo-para-rosanilina, de cor roxa. Tanto as bactérias Gram-positivas como as Gram-negativas retêm o corante nesta fase. No entanto, após lavar a lâmina e submetê-la a uma solução de álcool-cetona ou álcool-éter, as Gram-negativas perdem o corante e tornam-se incolores, enquanto que as Gram-positivas permanecem roxas. Para tornar visíveis as bactérias que não retiveram o corante, isto é, as Gram-negativas, lava-se a preparação em água e recobre-se com fucsina diluída por 30 segundos. As Gram-negativas ficarão vermelhas, e as Gram-positivas, roxas. Para observar o esfregaço corado, lava-se cuidadosamente a lâmina, seca-se com papel de filtro, pinga-se uma gota de óleo de cedro e examina-se no microscópio com a objetiva de imersão.

São as seguintes as características das células bacterianas a serem definidas: morfologia (coco, bacilo ou coco-bacilo), arranjos observados nos grupamentos (diplococos, cocos em cacho ou em cadeia) e afinidade pelo corante de Gram (Gram-positivo e Gram-negativo). Em certas ocasiões, o patologista pode acrescentar uma impressão ou sugestão de algum grupo bacteriano mais característico, ficando, porém, subentendido que se trata unicamente de suspeita. O método não se presta para diagnosticar bactérias por gêneros ou espécie, incorrendo em grave erro afirmações taxativas do tipo "*Streptococcus* beta-hemolíticos de grupo A" ou "*Staphylococcus aureus* coagulase-positivo".

O método de Gram é de grande utilidade no exame de materiais provenientes de locais que são estéreis em condições normais, já que nessas condições estarão presentes no esfregaço apenas os agentes causais da doença. Enquadram-se nesta situação materiais como o LCR, a secreção pericárdica, pleural, peritoneal, articular e de abscesso fechado. Situação muito diversa prevalece na pesquisa do agente infeccioso em sítios onde existe normalmente uma população microbiana instalada, como é o caso da pele e das mucosas. Freqüentemente, germens patogênicos atuando nessas áreas exibem morfologia celular, arranjos e afinidade pelo Gram idênticos aos germens da flora normal.

As bactérias Gram-positivas e Gram-negativas não se diferenciam apenas na afinidade diversa pelo corante de Gram. A retenção do corante pelas Gram-positivas e liberação pelas Gram-negativas depende da maior riqueza de lipídios nas Gram-negativas. Tais diferenças guardam estreita relação com a presença de endotoxina nas Gram-negativas (lipopolissacarídio da parede celular), responsável por múltiplos fenômenos biológicos em infecções por Gram-negativos. A maior riqueza lipídica, que torna as células menos permeáveis, está associada à maior freqüência de resistência a antibióticos encontrada nas Gram-negativas. Assim, o método de Gram tem significação mais ampla do que a ligada ao simples aspecto tintorial, exibindo estreita relação com o quadro clínico e a escolha da terapêutica antimicrobiana.

Método de Ziehl-Neelsen. Este método divide as bactérias em dois grupos: as álcool-ácido-resistentes e as não álcool-ácido-resistentes. A *Mycobacterium tuberculosis* e *Mycobacterium leprae* são bacilos álcool-ácido-resistentes (BAAR).

A técnica de coloração consiste no preparo do esfregaço com o material a examinar, fixação pelo calor e posterior cobertura da lâmina com fucsina de Siehl, aquecendo-se a preparação até a emissão de vapores. O aquecimento é repetido periodicamente até completar-se o tempo de cinco minutos, com o cuidado de não ferver a solução do corante. Lava-se, então, cuidadosamente, a lâmina, ficando nestas fases todas as bactérias coradas em vermelho. Expõe-se, a seguir, o material à descoloração por uma solução de ácido clorídrico a 3% em álcool etílico; feito isso, lava-se a lâmina em água corrente. Nesta fase, as bactérias álcool-ácido-resistentes permanecem vermelhas, pois resistem à descoloração pela solução álcool-ácido, ao passo que as não álcool-ácido-resistentes ficam incolores. Cobre-se, então, o esfregaço com solução de azul de metileno por três minutos, quando as não álcool-ácido-resistentes se coram em azul. Após lavar e secar a lâmina, observa-se ao microscópio com objetiva de imersão.

O método de Ziehl-Neelsen é simples, econômico e rápido, fatores muito importantes quando se considera que a cultura para o bacilo da tuberculose demora de 20 a 40 dias. Com referência ao bacilo de Hansen, até hoje não foi possível obtê-lo em meios de cultura, tendo-se como único recurso diagnóstico o exame direto.

O pedido de exame deve conter indicações precisas sobre a doença e o uso de antimicrobianos.

Os materiais adequados para a pesquisa do bacilo da tuberculose são o escarro (colhido com boa técnica, evitanto saliva), material de gânglio, lavado brônquico e a secreção peritoneal. A pesquisa direta em urina pode levar a resultados falso-positivos pela presença de micobactérias saprófitas da uretra, na mesma situação estando as pesquisas de BAAR nas fezes e na secreção de ouvido. A pesquisa direta no LCR é procedimento demorado e a maioria das vezes inútil pela pobreza de bacilos nesse material em casos de meningite tuberculosa.

O grau de riqueza em BAAR em materiais clínicos é sugerido pela obediência à seguinte convenção, expressa em nº de bacilos por campo em 100, 50 ou 20 campos microscópicos examinados (c.m.e.):

bacterioscopia negativa: ausência de BAAR em 100 c.m.e.

bacterioscopia +: menos de um BAAR por campo em 100 c.m.e.

bacterioscopia ++: 1 a 10 BAAR por campo em 50 c.m.e.

bacterioscopia +++: mais de 10 BAAR por campo em 20 c.m.e.

Esta convenção permite o acompanhamento do tratamento e avalia sua eficácia ou a ocorrência de resistência às drogas.

No âmbito do diagnóstico microscópico do mal de Hansen, pode-se utilizar o muco nasal, linfa e material de lesões cutâneas suspeitas. O esfregaço preparado é submetido à coloração de Ziehl-Neelsen e observado ao microscópio com a objetiva de imersão. Procura-se encontrar BAAR isolados e formadores de globias (aglomerados de bacilos). Pacientes submetidos a tratamento, com resposta satisfatória, apresentam fragmentação das globias com aumento dos bacilos dispersos.

Método de Albert-Layborn. Este método de coloração visa à evidenciação das granulações metacromáticas, que são grânulos de reserva encontrados no citoplasma do bacilo diftérico (*C. diphteriae*), mas nem sempre nos difteróides (outras espécies de *Corynebacterium*).

O emprego desta coloração tem início pela preparação do esfregaço e fixação pelo calor, seguindo-se a aplicação do corante de Albert-Layborn por cinco minutos, lavagem da preparação com água e exposição ao lugol por um minuto. Retirado o lugol e lavada a lâmina, submete-se o material à secagem com papel e observação em microscópio com objetiva de imersão.

O bacilo diftérico apresenta-se azul ou verde, com granulações escuras, às vezes castanhas, dependendo estas variações do tempo de estocagem do corante. Os difteróides não apresentam granulações.

Os materiais clínicos mais comumente pesquisados quanto à presença do bacilo diftérico são secreções da oro- e rinofaringe. Eventualmente, outros materiais são levados a exame, como secreções de ferida cutânea, aspirados de traqueostomia, etc.

É sempre conveniente a realização paralela do método de Gram em materiais encaminhados para a coloração de Albert-Layborn. Na lâmina corada pelo método de Gram, devem-se encontrar bacilos Gram-positivos, eventualmente com forma de halteres ou clava e arranjos em letra chinesa ou paliçada. Todo cuidado deve ser tomado na descoloração da lâmina, já que existe uma tendência à perda da Gram-positividade do bacilo diftérico. A ausência de bacilos Gram-positivos, paralela à observação de granulações metacromáticas no Albert-Layborn, dificulta a avaliação do resultado. Esta dificuldade decorre da possibilidade de outros grupos bacterianos, como *Pseudomonas* e certos anaeróbios, possuírem grânulos evidenciados pela coloração.

A presença de bacilos Gram-positivos na lâmina corada pelo método de Gram e a detecção de bacilos com granulações metacromáticas na lâmina submetida à coloração de Albert-Layborn valem por um diagnóstico de suspeita de difteria. Somente a cultura em meios adequados com o isolamento do bacilo diftérico e posterior execução do teste de virulência, comprovando a produção de toxina pela amostra, permitem um *diagnóstico de certeza* de que a amostra isolada é um bacilo diftérico. Ainda deve ser lembrada a ocorrência de bacilo diftérico em portadores, o que ocasiona alarme quando da vigência de faringites devidas a outras etiologias, pois, nessas ocasiões, vai-se examinar material da orofaringe e encontra-se resultado compatível com o diagnóstico de difteria, embora a causa da doença seja outra. Este fato é mais comum em adultos e vacinados, e a avaliação clínica judiciosa é de importância decisiva no esclarecimento dessas situações.

Sob hipótese alguma os pacientes devem ser internados ou liberados, em unidades que prestam assistência a casos de difteria, com base apenas na bacterioscopia direta. Os dados clínicos e epidemiológicos são de fundamental importância para o diagnóstico da enfermidade.

Outros Métodos de Microscopia. Em situações especiais, podem-se empregar outros métodos de pesquisa microscópica. Entre os mais importantes, destacam-se:

Exame a Fresco. Nesta técnica, não se emprega qualquer tipo de coloração, colocando-se simplesmente o material entre lâmina e lamínula e levando ao microscópio. Destina-se à pesquisa de *Trichomonas vaginalis*, podendo ser utilizado em outras situações.

Método de Impregnação pela Prata. Alguns métodos de evidenciação de microorganismos baseiam-se na impregnação por sais de prata, como é o caso do método de Fontana-Tribondeau. Estas técnicas dispensam a utilização de microscópios com dispositivos especiais e permitem a visualização de *Treponema* e *Leptospira*, microrganismos não detectados pelo método de Gram. Exige-se cuidadosa observação das preparações, devido à possibilidade da formação de artefatos que podem levar a resultados falso-positivos.

Pesquisa em Campo Escuro. É uma técnica microscópica realizada com a utilização de um condensador especial que permite a visualização de *Leptospira* em urina de pacientes com leptospirose, assim como a definição da presença de *Treponema pallidum* em materiais de lesões luéticas.

Método da Tinta de Nanquim. É uma técnica simples de coloração, pela qual se junta uma gota do material a examinar com uma gota de tinta de nanquim, sendo a mistura colocada entre lâmina e lamínula e observada ao microscópio. Mostra-se útil para pesquisa de *Cryptococcus neoformans* no LCR em casos de meningite por este agente. Por esta técnica, pode-se evidenciar a cápsula do fungo com muita nitidez, o que permite a suspeição da etiologia.

Método de Imunofluorescência Direta. Emprega-se, neste método, um anticorpo fluorescente (ver adiante) que reage diretamente com o antígeno que existe na celular bacteriana. Sua utilidade consiste habitualmente em identificar bactérias em cortes de tecidos, sangue, LCR, urina, fezes ou outro material clínico. As preparações positivas são reconhecidas pela observação de bactérias fluorescentes livres ou intracelulares na lâmina em que se fez o esfregaço.

Cultura e Inoculação em Animal

A cultura em meio artificial do gérmen responsável por um processo infeccioso representa a pedra angular do diagnóstico bacteriológico. Os materiais submetidos a exame num laboratório clínico provêm, em sua grande maioria, de seis áreas principais do organismo. É surpreendente como as espécies bacterianas encontradas nessas áreas tendem a se repetir, o que permite deduzir que se podem utilizar praticamente os mesmos meios de isolamento para a identificação desses agentes. São os seguintes os exames microbiológicos realizados nas amostras provenientes das seis áreas principais do organismo:

Coprocultura. A principal preocupação reside na identificação dos chamados germens enteropatogênicos.

Cultura de Material do Trato Geniturinário. Podem-se examinar aqui a urina (com contagem de colônias), secreção uretral e outras.

Cultura de Material do Trato Respiratório. É comum a cultura de escarro (tuberculose, micoses, etc), de exsudato faríngeo e nasal (difteria, etc.)

Cultura de Exsudatos e Transudatos em Geral. Estes termos são empregados aqui em sentido amplo, incluindo materiais de lesões cutâneas, dos espaços peritoneal e pleural, etc.

Hemocultura. Destinada ao diagnóstico de bacteriemias e septicemias.

Cultura do LCR. A despeito do limitado número de bactérias capazes de produzir meningite, a cultura do LCR é importantíssima, tendo em vista suas conotações terapêuticas.

Um cuidado essencial é que o material destinado à cultura seja colhido sob os mais rigorosos preceitos de assepsia e antes do início da administração de antimicrobianos.

Mostrando-se a cultura positiva, o primeiro passo para identificação do gérmen consiste numa coloração de Gram, seguindo-se, então, a rotina laboratorial, que deve incluir os meios de cultura com fatores de crescimento indispensáveis ao desenvolvimento de determinados microrganismos, ampliando a especificidade dos exames.

Em várias infecções (p. ex., leptospirose, tuberculose, algumas micoses e riquetsioses), o gérmen causal pode ser isolado por meio de inoculação do material em animal de laboratório (camundongo, cobaia). Tal processo é excessivamente incômodo e demorado, mas deve ser utilizado em casos selecionados.

Os vírus e riquétsias não podem ser cultivados a não ser em tecido vivo, de maneira que o virologista tem de valer-se de organismos vivos para fins de isolamento, como sejam embrião de pinto, várias espécies de animais de laboratório ou células de origem animal ou humana desenvolvidas em cultura de tecido.

IDENTIFICAÇÃO DE ANTICORPOS

O organismo infectado produz anticorpos como resposta a uma infecção, mesmo que esta não se exteriorize clinicamente (infecções subclínicas). A quantidade de anticorpos depende, entre outros fatores, da natureza do agente infectante. Os bacilos entéricos Gram-negativos, os germes produtores de exotoxinas, os vírus e as riquétsias funcionam como excelentes antígenos, ao passo que os cogumelos e os parasitas animais são deficientes sob este aspecto.

Os anticorpos são freqüentemente classificados como precipitantes, aglutinantes, fixadores do complemento, hemolíticos, inibidores da hemaglutinação, etc. Esses termos indicam apenas o método empregado para demonstrar ou medir a atividade dos anticorpos. Na realidade, os anticorpos podem ser evidenciados de muitas maneiras; apenas, o bacteriologista escolhe o método que melhor reflita as propriedades particulares do anticorpo que lhe interessa no momento.

Reações de Fixação do Complemento. Um exemplo típico deste grupo é a reação de Wassermann. Como em toda reação de fixação de complemento, são necessários os seguintes elementos: a) soro do doente (inativado pelo aquecimento a fim de destruir o complemento); b) antígeno (extrato alcoólico de coração bovino adicionado de colesterina; o lipóide ativo no coração bovino é a cardiolipina, substância afim das lecitinas); c) complemento (soro fresco ou liofilizado de cobaia); d) sistema indicador da reação (glóbulos de carneiro + soro hemolítico de coelho anticarneiro).

A prova qualitativa é feita em dois tempos: no primeiro, mistura-se o soro do doente (inativado) com o antígeno e o complemento. Deixa-se em contato durante uma hora a 37ºC ou, o que é preferível, 24 horas na geladeira, a 3-5ºC. Em seguida, adiciona-se o indicador (glóbulos de carneiro + soro de coelho anticarneiro): não havendo hemólise, a reação é positiva (presença de anticorpos no soro problema → fixação do complemento → ausência de hemólise por falta de complemento livre); havendo hemólise total, a reação é negativa (ausência de anticorpos no soro problema → ausência de fixação do complemento → hemólise causada pela presença de complemento livre).

Os resultados eram expressos em cruzes: + a ++++, de acordo, no caso das reações de hemólise, com a intensidade da mesma (++++ correspondia à ausência de hemólise, ao passo que +++, ++ e + correspondiam, respectivamente, a 25, 50 e 75% de hemólise). Posteriormente, os resultados passaram a ser expressos geralmente da seguinte maneira: reação negativa -), reação fracamente reativa +) e reação reativa (++, +++ e ++++).

Reações de Precipitação. No tipo de reação acima descrito, o complemento é fixado porque é adsorvido sobre as partículas finamente divididas do precipitado antígeno-anticorpo. Tais partículas são invisíveis, contrariamente ao que acontece nas reações de precipitação, em que se pode ver diretamente o precipitado, o que facilita a leitura do resultado. As reações de precipitinas são utilizadas nas reações de floculação para sorodiagnóstico da lues, tais como as de Kahn, Kline e VDRL ("Venereal Diseases Research Laboratory"), na determinação dos "grupos" de estreptococos segundo Lancefield, bem como nas técnicas de imuno-hematologia, que serão vistas mais adiante.

Nas reações de floculação para diagnóstico da lues, utiliza-se um antígeno alcoólico especialmente preparado e muito concentrado no qual as substâncias reativas estão presentes sob a forma de grandes e instáveis complexos coloidais. Estes são levados, por meio de uma apropriada diluição com solução salina, a um estado em que o contacto com o soro sifilítico os faz precipitar de forma visível.

Reações de Aglutinação. Em muitos casos, os antígenos se associam com partículas que são demasiadamente grandes para formar soluções ou suspensões coloidais nos meios aquosos. Tais partículas (bactérias, hemácias, partículas de látex, etc.) podem ficar suspensas numa solução salina e misturar-se com anticorpos específicos. Denomina-se reação de aglutinação o fenômeno em que a mistura das partículas de antígeno com os anticorpos específicos provoca uma agregação destas partículas antigênicas. Em geral, a aglutinação é perceptível à vista desarmada; mas, em alguns casos, se torna necessário o exame microscópico da preparação estudada.

A única diferença entre uma reação de precipitação e outra de aglutinação é que os antígenos precipitantes são moléculas pequenas, ao passo que os antígenos aglutinantes estão associados a partículas de maior tamanho. Da mesma forma que as reações de precipitação, as provas de aglutinação exigem pH apropriado e a molaridade de amortecedores salinos, bem como deve existir uma proporção adequada do antígeno relativamente ao anticorpo.

As provas de aglutinação encontram muitos empregos no laboratório clínico, tanto para medir antígenos como para dosar concentrações de anticorpos. A concentração do anticorpo aglutinante é definido como a maior diluição de antissoro capaz de aglutinar o antígeno examinado nas condições empregadas na prova. Em geral, as provas de aglutinação mostram-se de fácil execução, satisfatoriamente reproduzíveis e extremamente sensíveis. De fato, essas provas permitem habitualmente descobrir até 0,1 mcg de anticorpo/ml de soro.

Recorre-se principalmente aos anticorpos aglutinantes para diagnóstico de infecções bacterianas, o antígeno sendo, neste caso, as células intactas do germe (p. ex., reação de Widal) ou uma fração da mesma adsorvida por um portador em forma de partícula, como, por exemplo, hemácias humanas de tipo O ou partículas de látex. Uma modificação da prova de aglutinação, a aglutinação-lise, é o método padrão para o diagnóstico de infecções por leptospiras. As infecções por riquétsias podem igualmente ser diagnosticadas por meio de anticorpos aglutinantes, utilizando-se antígenos preparados a partir de sacos vitelinos infectados.

Outras reações de aglutinação importantes nas clínicas são as de Paul-Bunell-Davidsohn (para a mononucleose infecciosa), do látex e de Waller Rose (para artrite reumatóide), de hemaglutinação para grupos sangüíneos, etc.

Vários fatores desempenham papel importante na determinação do título aglutinante, destacando-se dentre eles a temperatura. No caso da aglutinação microbiana, a temperatura ótima para a execução da prova é de 37º para a maioria dos germens. No caso de hemaglutinação (p. ex., no estudo dos grupos sangüíneos ABO ou Rh), é conveniente discriminar entre os anticorpos imunes, que reagem melhor a 37º (aglutininas quentes) e os anticorpos naturais, que aglutinam melhor a 20º, havendo mesmo hemaglutinas, como as das infecções pelo Mycoplasma pneumoniae e de certas anemias hemolíticas adquiridas, que só reagem intensamente a 4º (crioaglutininas).

Reações de Inibição da Hemaglutinação. A pesquisa de anticorpos inibidores da hemaglutinação baseia-se na propriedade que certos vírus possuem (mixovírus, vaccinia, vírus da rubéola) de aglutinar hemácias. A presença de anticorpos contra esses vírus pode ser avaliada pela intensidade com que um determinado soro inibe especificamente a hemaglutinação. Esse tipo de prova é muito utilizado no diagnóstico da rubéola.

Coloração Imunofluorescente. Este tipo de coloração baseia-se na capacidade que possui o corante fluorescente *isotiocianato de fluoresceína* de incorporar-se às moléculas de anticorpos, através da reação do grupo isotiocianato com os grupos amino livres, presentes na molécula do anticorpo. Tal reação de acoplamento, quando praticada em condições adequadas, não prejudica a capacidade do anticorpo de combinar-se com o antígeno. O grupo fluorescente unido ao anticorpo serve de marca, fazendo com que o anticorpo fluoresça *in situ* quando exposto à luz de um determinado comprimento de onda. Se os anticorpos fluorescentes reagirem com seu antígeno, o complexo obtido torna-se fluorescente. Quando o antígeno se encontra ligado a determinadas células (ou com outras estruturas microscópicas, como os núcleos celulares), tais estruturas também se tornam fluorescentes quando observadas com um microscópio de fluorescência. Esse método representa um recurso histoquímico extremamente específico, já que a coloração imunofluorescente reflete a especificidade serológica do anticorpo empregado.

Empregam-se geralmente dois métodos de coloração imunofluorescente: o direto e o indireto.

Imunofluorescência Direta. Emprega-se nesse método um anticorpo fluorescente que reage diretamente com o antígeno que se está estudando. Sua utilidade consiste em identificar bactérias em cortes de tecidos, sangue, liquor, urina, fezes ou outro material clínico. As preparações positivas são reconhecidas pela observação de bactérias fluorescentes livres ou intracelulares na lâmina em que se fez o esfregaço. Trata-se de um método, portanto, de identificação de antígenos.

Imunofluorescência Indireta. Este método é empregado geralmente para identificar anticorpos existentes no soro, mostrando-se de grande utilidade em numerosas situações clínicas. Um bom exemplo de imunofluorescência indireta é a pesquisa de fator antinuclear (FAN), cuja técnica passaremos a descrever sucintamente.

Faz-se uma preparação de leucócitos obtidos da camada espumosa do sangue de um doador humano normal. Lavam-se os leucócitos várias vezes para retirar todas as imunoglobulinas adsorvidas inespecificamente. Utiliza-se, em seguida, uma suspensão desses leucócitos lavados para preparar uma série de lâminas, que se secam ao ar e se fixam com etanol a 95%. Depois da secagem e fixação, é possível armazenar as preparações durante longos períodos, mantendo-as a -10□C, com o fim de podê-las aplicar a qualquer momento nas provas do FAN, que são anticorpos específicos dirigidos contra antígenos nucleares solúveis.

Colhe-se sangue do paciente suspeito de possuir FAN, deixa-se que esse sangue coagule, separa-se o soro que é inativado pelo calor a fim de eliminar a atividade do complemento. Cobre-se com esse soro uma lâmina com leucócitos e se incuba a 37°C durante 30 minutos. Lava-se, então, cuidadosamente, a lâmina para suprimir todas as imunoglobulinas que não estejam unidas especificamente aos núcleos dos leucócitos. Em seguida se cobre a lâmina com soro de imunoglobulina anti-humana fluorescente, preparada num coelho, e se torna a incubar a 37°C durante 30 minutos. Mais uma vez se lava a lâmina e se examina com um microscópio de fluorescência. A prova é positiva quando os núcleos dos leucócitos se mostram fluorescentes.

Prova de Neutralização de Vírus. Esta técnica, de execução difícil e dispendiosa, é utilizada geralmente para a tipificação serológica de numerosos vírus.

Mistura-se o vírus problema com antissoros de especificidade conhecida em várias diluições; a mistura é inoculada em animal susceptível, ovo embrionado ou cultura de tecido. A inibição da capacidade infectante do vírus permite identificar seu tipo sorológico. Pode-se também misturar o vírus padrão com o soro problema em várias diluições; a mistura é inoculada em animal, ovo embrionado ou cultura de tecido; na presença de anticorpos neutralizantes, a capacidade infectante do vírus sofre inibição.

Métodos Inespecíficos. Alguns agentes infecciosos são capazes de provocar a formação de anticorpos contra antígenos inespecíficos, podendo a pesquisa de tais anticorpos ser utilizada para fins diagnósticos. Descreveremos três exemplos: reação das crioglutininas, reação de Paul-Bunnell e reação de Weil-Felix.

Dosagem das Crioaglutininas. A infecção por *Mycoplasma pneumoniae* provoca o aparecimento de crioaglutininas, que são anticorpos dirigidos contra o antígeno "I" e o sistema antigênico "I-i" das hemácias. O antígeno I, que falta nas hemácias do feto e do sangue do cordão, está presente nas hemácias de 97% dos adultos. As crioglutininas têm a propriedade de aglutinar hemácias fortemente a 4ºC e fracamente à temperatura ambiente.

Reação de Paul-Bunnell. O soro de doentes afetados de mononucleose infecciosa contém teores elevados de anticorpos heterofilos, que, no caso, são aglutininas contra hemácias de carneiro. Tais anticorpos, embora inespecíficos, são muito característicos da mononucleose, de modo que sua identificação é de grande valor no diagnóstico laboratorial da doença (reação de Paul-Bunnell).

Entretanto, essa aglutininas próprias da mononucleose infecciosa devem ser diferençadas de outras aglutininas também capazes de aglutinar hemácias de carneiro. Por exemplo, no soro da grande maioria dos indivíduos sãos existe, embora em baixos títulos (abaixo de 1:56), o anticorpo de Forssman, que é capaz de aglutinar hemácias de carneiro em condições normais. Outro tipo de aglutinina anti-hemácia de carneiro é encontrado, por vezes em títulos elevados, nos pacientes que apresentaram doença sérica consecutiva à injeção de soro de cavalo.

É fácil distinguir laboratorialmente esses três tipos de aglutininas, o que se consegue por meio de reações de adsorção, utilizando extrato de rim de cobaia e hemácias de boi. O extrato de rim de cobaia contém o antígeno de Forssman, capaz, portanto, de remover por adsorção os anticorpos de Forssman do soro normal quando misturado a ele. As hemácias de boi removem a aglutinina anti-hemácia de carneiro própria da mononucleose.

Assim, pois, a prova de Paul-Bunnell, que consiste em determinar o título máximo em que o soro de um caso suspeito de mononucleose é capaz de provocar aglutinação nas hemácias de carneiro, deve ser repetida em duas alíquotas do mesmo soro, uma das quais foi tratada pelo antígeno de Forssman (extrato de rim de cobaia), e a outra pelo antígeno não-Forssman (hemácias de boi). Esta segunda fase é chamada de prova de Paul-Bunnell-Davidsohn, cujos resultados têm a seguinte significação:

a) Mononucleose – reação positiva na alíquota tratada pelo antígeno de Forssman e negativa na tratada pelo antígeno não-Forssman.

b) Soro normal – reação positiva na alíquota tratada pelo antígeno não-Forssman e negativa na tratada pelo antígeno de Forssman.

c) Doença do soro – reação negativa em ambas as alíquotas.

É importante assinalar que altos títulos de aglutininas anti-hemácia de carneiro (reação de Paul-Bunnell positiva) podem ser encontrados em casos de linfogranulomatose inguinal e outras infecções que não a mononucleose. Tais aglutininas deixam-se adsorver pelo rim de cobaia, comportando-se, portanto, como os anticorpos de Forssman existentes em baixos títulos nos soros normais.

Outros detalhes sobre a interpretação das provas de Paul-Bunnell e de Paul-Bunnell-Davidsohn são encontrados a propósito do estudo da mononucleose infecciosa (5ª Parte).

Reação de Weil-Felix. Os dois pesquisadores que dão nome a esta reação descobriram fortuitamente que o anticorpo formado no decurso da maioria das riquetsioses podia aglutinar certas variedades de Proteus. Esse achado foi interpretado inicialmente como um indício da participação do Proteus na etiologia da doença. Na realidade, trata-se de uma reação cruzada, cuja ocorrência se deve ao fato de as riquétsias possuírem, nas paredes celulares, antígenos que são semelhantes aos antígenos polissacarídicos O existentes em certas variedades de *Proteus*. Tais variedades denominam-se OX.

As reações obtidas com soros de pacientes com riquetsiose, usando-se as três cepas de Proteus OX-2, OX-19 e OX-K, podem ser de grande utilidade no diagnóstico diferencial entre os vários tipos de doença. Cabe levar em conta, entretanto, que podem existir Proteus no organismo humano como germens saprófitas ou causadores de infecção urinária. Portanto, a presença de anticorpos contra cepas de *Proteus* não pode, por si só, ser interpretada como uma prova absoluta da existência de riquetsiose.

Provas Cutâneas. A existência de hipersensibilidade específica a agentes infecciosos pode ser evidenciada também por procedimentos imunológicos nos quais o antígeno suspeito é injetado na pele do paciente. Essas provas cutâneas mostram-se úteis no diagnóstico de infecção pelo bacilo de Koch (tuberculina), por alguns cogumelos (p. ex., histoplasmose), alguns parasitas (p. ex., triquinose) e certos vírus (p. ex., linfogranuloma venéreo e caxumba).

Identificação de Antígenos e Produtos Microbianos por Contra-Imunoeletroforese

Novas perspectivas no diagnóstico das doenças infecciosas foram abertas ao se constatar ser possível reconhecer, nos líquidos corporais, substâncias antigênicas oriundas de organismos microbianos. Uma das primeiras aplicações deste método foi a demonstração da presença no LCR de pacientes com meningite criptocócica de um polissacarídeo solúvel produzido pelo *Cryptococccus neoformans*. O mesmo princípio foi aplicado a outros agentes infecciosos no SNC, tais como os antígenos capsulares polissacarídicos de pneumococos, meningococos e bactérias hemofílicas. É possível a existência de antígenos solúveis onde quer que microorganismos estejam se multiplicando ou que antígenos estejam sendo eliminados do corpo. O antígeno criptocócico é encontrado habitualmente tanto no soro como no LCR de pacientes com meningite criptocócica. A presença de polissacarídeos na urina pode significar infecção urinária ou, então, eliminação do antígeno a partir de algum foco de infecção situado em outro local.

Da mesma maneira, polissacarídeos pneumocócicos tipo-específicos podem ser identificados no LCR, soro, líquido pleural ou na urina de pacientes acometidos de meningite, pneumonia ou septicemia pneumocócica. O polissacarídeo pneumocócico encontrado na urina difere ligeiramente em sua composição química daquele que é encontrado no soro, o que se deve provavelmente à degradação parcial que sofre o polissacarídeo antes de ser eliminado pelo rim.

Existem diversas técnicas imunológicas destinadas a evidenciar antígenos microbianos nos materiais clínicos, mas prefere-se atualmente a técnica da contra-imunoeletroforese, que é a mais simples, rápida e sensível, já que o antígeno e o anticorpo se concentram em pequenas áreas de reação.

A contraimunoeletroforese (CIE) tem-se revelado útil para rápida identificação de antígenos de bactérias causadoras de meningite, septicemia, pneumonia e artrite séptica. Em alguns casos, a taxa de antígeno presente no material pode ser quantificada por comparação com o polissacarídeo purificado (p. ex., *Neisseria meningitides*) ou com fosfato de polirribose (*H. influenzae*). Pelo uso da contraimunoeletroforese tem sido possível dosar os níveis dos antígenos de *N. meningitides* Grupo C em casos de septicemia irreversível, CID e morte. A rápida identificação e quantificação do antígeno microbiano no LCR ou no soro fornece uma importante informação prognóstica que pode advertir o clínico quanto à necessidade de uma terapêutica agressiva.

IMUNO-HEMATOLOGIA

É muito complexa no homem a composição antigênica de seus tecidos, e tal composicão difere amplamente de um indivíduo para outro. Assim, cada indivíduo possui uma combinação de antígenos que lhe é absolutamente peculiar e que não será encontrada em nenhum outro indivíduo, a menos que se esteja diante de dois gêmeos idênticos (ou monozigotos). Tal diversidade antigênica individual explica por que os enxertos heterólogos tissulares no homem se acompanham virtualmente sempre do fenômeno de rejeição, o que torna obrigatório o uso de imunossupressores no pós-operatório dos transplantes.

Mas, afortunadamente, a complexidade antigênica das hemácias humanas é menor que a dos demais tecidos, e isto permite na prática a possibilidade de transfundir hemácias sem utilizar a terapia imunossupressora.

Os antígenos existentes nas membranas das hemácias humanas constituem o que se chama de "grupos sangüíneos". Seu estudo é da maior importância prática porque eles representam a causa de reações às transfusões de sangue ou das reações materno-fetais que dão origem à doença hemolítica do recém-nascido (eritroblastose fetal). Na Tabela 8.1 estão incluídos 14 sistemas de grupos sangüíneos, mas somente os sistemas ABO e Rh são de grande importância como causas de reações transfusionais ou de doença hemolítica do recém-nascido.

Tabela 8.1
Sistemas de Grupos Sanguíneos Humanos

Sistema	*Antígenos (lista incompleta)*
1. ABO	A_1, $_{A2,}$ B, H
2. MNSs	M, N, S, rs
3.P	P_1, P_2, Pk
4. Rh (Rhesus)	C, C^w, c, D, D^u, d, E, e
5. Luterano	Lu^a, Lu^b
6. Kell-Sutter	K, k, Kp^a, Kp^b, Js^a, Js^b
7. Lewis	Le^a, Le^b
8. Duffy	Fy^a, Fy^b
9. Kidd	Jk^a, Jk^b
10. Diego	Di^a
11.1	I, i
12. Auberger	Au^a
13. Xg	Xg^a (ligado ao sexo)
14. Dombrock	Do^a

Portanto, antes de se efetuar uma transfusão, é indispensável verificar se o sangue do doador e do receptor são compatíveis entre si, isto é, se os dois sangues podem ser reunidos sem que ocorra a destruição das hemácias do doador e do receptor, principalmente do doador. A possibilidade de tal ocorrência deve-se sobretudo à presença, no soro do receptor, de um anticorpo específico contra os antígenos eritrocitários do doador. Esses anticorpos podem ser naturais ou imunes. Entre os primeiros, destacam-se como os mais importantes os relativos ao sistema ABO; dos imunes, 99% são devidos ao sistema Rh. Os anticorpos naturais, como o nome indica, ocorrem normalmente sem qualquer estímulo anterior, ao passo que os imunes só aparecem após um estímulo antigênico prévio, representado por transfusões, injeções IM de sangue ou ainda pela gestação de filhos possuidores de antígenos ausentes no organismo materno.

Sistema ABO dos Grupos Sanguíneos

Os anticorpos contra os antígenos ABO são isoemaglutininas, pois os antígenos são de origem humana (iso = da mesma espécie) e se evidenciam, habitualmente, por meio de uma reação de aglutinação com hemácias de um tipo ABO conhecido. Em outras palavras, o soro que contém anticorpo contra os antígenos A ou B faz aglutinar as hemácias que possuem estes antígenos em suas superfícies (para um breve esclarecimento sobre o mecanismo da aglutinação das hemácias, ver prova de Coombs, adiante).

Existem quatro fenótipos ABO básicos, conhecidos como tipo O (hemácias sem antígeno), tipo A (hemácias com antígeno A), tipo B (hemácias com antígeno

B) e tipo AB (hemácias com antígenos A e B). O antígeno A divide-se em dois subtipos denominados A_1 e A_2, diferenciáveis por testes de adsorção. Por conseguinte, os tipos sangüíneos passam a ser em número de seis: A_1, A_2, A_1B, A_2B, B e O. Como, na clínica, os subtipos não são habitualmente identificados, manteremos neste capítulo os tipos básicos A, B, AB e O.

Como se vê, o sangue é classificado de acordo com os antígenos existentes em suas hemácias, que são, basicamente, de dois tipos: A e B. No plasma existem os anticorpos correspondentes, que se denominam anti-A (α) e anti-B (β).

Um antígeno jamais coexiste com seu anticorpo em um mesmo sangue (regra de Landsteiner), pois tal concomitância seria incompatível com a vida. Como se pode verificar na Tabela 8.2, o sangue do grupo A caracteriza-se pela presença de antígeno A em suas hemácias e anticorpo anti-B em seu plasma; o do grupo B, pela presença de antígeno B em suas hemácias e anticorpo anti-A em seu plasma; o do grupo AB, pela presença de antígenos A e B em suas hemácias e nenhum anticorpo em seu plasma; e, finalmente, o do grupo O, pela ausência de antígenos em suas hemácias e presença de anticorpos anti-A e anti-B em seu plasma.

Pensou-se, a princípio, que as hemácias O não continham antígenos (Ohne Antigen), mas reconheceu-se mais tarde que elas continham um aglutinogênio, denominado H, que, por sinal, ocorre também, embora em menor quantidade, nos outros tipos de hemácias. Somente os raros indivíduos tipo Bombay não possuem anticorpos H e podem, conseqüentemente, formar anticorpo anti-H.

Quando ocorre a mistura de hemácias possuidoras de antígeno A, por exemplo, com soro (ou plasma) contendo anticorpo anti-A (isto é, sangue dos grupos B ou O), resulta em aglutinação (ou hemólise) das hemácais, fenômeno que é responsável pelas reações transfusionais ligadas ao sistema ABO e que serve igualmente de base à determinação dos grupos sangüíneos.

Na determinação dos grupos sangüíneos, pode-se investigar: a) antígenos A e B nas hemácias; b) anticorpos (aglutininas) anti-A e anti-B no soro. No primeiro caso, utilizam-se soros aglutinantes anti-A e anti-B padrões, que podem ser preparados pelo próprio banco de sangue ou obtidos de laboratórios farmacêuticos de confiança. No segundo caso, utilizam-se suspensões de hemácias A e de hemácais B, que representam produtos da reunião de dez sangues do mesmo tipo, devendo ser recentemente preparados. Comumente se investiga apenas o antígeno nas hemácias.

Determinação de Antígenos nas Hemácias. Podem ser usadas lâminas ou tubos de ensaio apropriados. No caso de determinação em lâmina, coloca-se na extremidade esquerda da mesma uma gota de soro padrão anti-A e na parte central uma gota de soro padrão anti-B (a extremidade direita pode servir para determinar o fator Rh, ver adiante). Adiciona-se sobre cada uma dessas duas gotas uma gota pequena da suspensão a 3-5% das hemácias a testar, misturando-as em movimentos circulares com um bastão diferente para cada gota. Observa-se, então, macroscopicamente, se há ou não aglutinação, que atinge seu máximo em cerca de dois minutos. Conforme a combinação obtida, classifica-se o sangue testado nos grupos A, B, AB ou O (ver Fig. 8.1).

Tabela 8.2
Os Quatro Grupos Sangüíneos com os Aglutinógenos e as Aglutininas que Contêm

Grupos	*Aglutinógenos (antígenos) nas hemácias*	*Aglutinina (anticorpos) no soro*
A	A	Anti-B
B	B	Anti-B
AB	A e B	Nem uma, nem outra
O	Nem um, nem outro	Anti-A e Anti-B

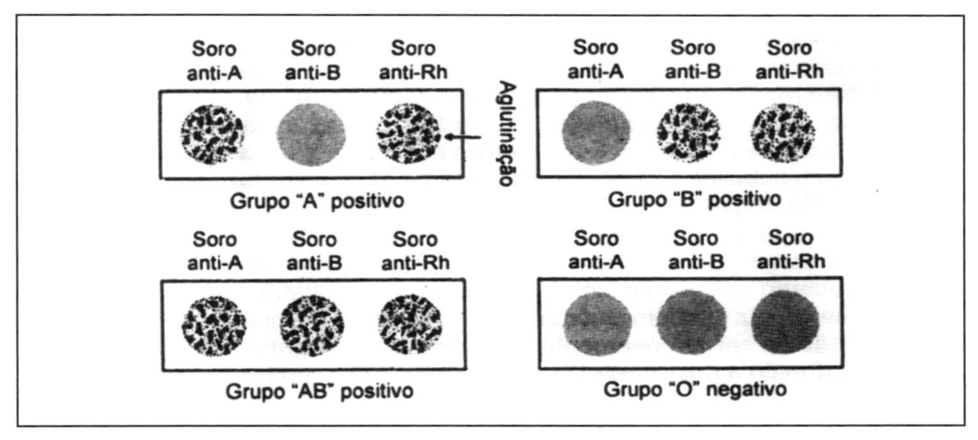

Fig. 8.1 – *Interpretação da prova para determinação do grupo sangüíneo e do fator Rh.*

Sistema Rh dos Grupos Sanguíneos

Os antígenos Rh dos grupos sangüíneos receberam esse nome por terem sido identificados inicialmente nas hemácias do macado *rhesus*. Existem vários fatores Rh, os quais exibem capacidades muito diferentes de produzir aglutininas (ver Tabela 8.3).

Tabela 8.3
Seis Fatores Rh-Hr Básicos

Sistema Wiener	*Sistema Fisher-Race*
Rh'	C
Rh_o	D
rh"	E
hr'	c
Hr_o	d
hr"	e

Nota. O fator Hr_o (d) é presumido, pois seu antissoro não foi obtido.

A pesquisa do fator Rh é de extrema importância em obstetrícia, já que uma mulher Rh negativa pode sensibilizar-se pela hemácias de um feto Rh positivo, produzindo aglutininas anti-Rh, que, em gestações ulteriores, poderão passar através da placenta para o organismo fetal, destruindo suas hemácias e conduzindo à chamada doença hemolítica do recém-nascido. Além disso, qualquer indivíduo Rh negativo pode sensibilizar-se ao receber uma transfusão de sangue Rh positivo e vir a sofrer acidentes por ocasião de outras transfusões. Tal fato assume significação especial em pacientes do sexo feminino, pois a sensibilização assim adquirida poderá provocar a doença hemolítica do recém-nascido já na primeira gestação de um feto Rh positivo.

Inegavelmente, só o fator Rh_o (D) é altamente antigênico e da maior importância no que se refere à doença hemolítica do recém-nascido e às reações transfusionais. Portanto, na rotina clínica, basta classificar os pacientes em Rh positivos e Rh negativos de acordo com suas reações ao soro anti-Rh_o (D). Em estudos antropológicos ou em medicina legal, entretanto, é importante a diferenciação não só dos diferentes fenótipos, como também dos genótipos, sendo particularmente relevante a diferenciação dos tipos homozigotos e heterozigotos, assegurada pelo emprego dos soros anti-hr (anti-c e anti-e).

O fator anti-Rh_o (D) é encontrado em cerca de 85% dos indivíduos de uma população branca e cerca de 93% dos indivíduos de uma população negra. A presença de tal fator é pesquisada mediante um soro padrão anti-Rh_o, também conhecido como soro anti-D ou 85%, que provoca aglutinação das hemácias Rh_o positivas.

Variantes Antigênicas. Os fatores Rh apresentam numerosas variantes antigênicas tais como D^u, D^w, C^u, E^u, E^w, etc., das quais a primeira merece menção especial. Não existe um antissoro especial para esta variante, porém as hemácias D^u reagem, embora fracamente, com anti-D, dando reações de intensidade variável (D^u fortes e D^u fracas). Estas últimas requerem, para sua demonstração, a prova de antiglobulina e, em provas rotineiras, podem ser falsamente identificadas como Rh negativas.

No terreno da hemoterapia, a variante D^u é da maior importância e tem de ser pesquisada em todos os doadores, pois, do contrário, alguns sangues Rh positivos poderão ser usados como negativos. Em obstetrícia e neonatologia, esta variante possui também certa importância, já que as mulheres e os recém-nascidos poderão ser erroneamente rotulados de Rh negativos, o que falseará a avaliação quanto à possibilidade da presença de incompatibilidade Rh.

Possibilidades Teóricas de uma Transfusão

De conformidade com a regra de Ottenberg, "a transfusão de sangue será teoricamente possível sempre que as hemácias do doador não forem aglutinadas pelo soro do receptor". Por conseguinte, as seguintes combinações são possíveis ou impossíveis. (Tabelas 8.4 e 8.5).

Observa-se que os indivíduos O podem doar para qualquer tipo de receptor, sendo chamados, por isso, de "doadores universais". Por outro lado, os indivíduos AB= podem receber de qualquer tipo de doador, sendo chamados, por isso, de "receptores universais".

Tabela 8.4
Presença ou Ausência de Aglutinação das Hemácias do Doador nas Diversas Combinações de Tipos de Sangue

α: = anti-A	*β =anti-B*	*αβ= anti-AB*	*o =sem aglutininas*	
DOADOR (Aglutinógenos nas hemácias)	*RECEPTOR (Aglutininas no soro)*			
	Aβ	*Bα*	*AB_o*	*Oαβ*
A	-	+	-	+
B	+	-	-	+
AB	+	+	-	+
O	-	-	-	-

+ → presença de aglutinação
- → ausência de aglutinação

Tabela 8.5

Receptor	*Doador compatível*	
	Homólogo	*Heterólogo*
O	O	não há
A	A	O
B	B	O
AB	AB	A (mais indicado), B O (menos indicado)

O plasma do doador tipo O contém tanto aglutininas anti-A como anti-B, que poderiam hemolisar as hemácias do receptor não O. O que ocorre é que, durante a transfusão, essas aglutininas vão sendo diluídas pelo plasma do receptor e não chegam, assim, a atingir a concentração necessária para aglutinar suas hemácias. Todavia, os doadores do tipo a devem ser estudados por meio de dosagens de aglutininas anti-A e anti-B e, se as possuírem em títulos elevados, devem ser rotulados de "doadores perigosos". Tais sangues nunca deverão ser utilizados em pacientes A, B ou AB, já que poderão destruir rapidamente as hemácias do receptor, especialmente se apresentarem hemolisinas. Mesmo o sangue tipo a com baixos títulos de aglutininas não deve ser aplicado em receptores de outro grupo, a não ser em casos de necessidade imperiosa. Vemos, portanto, que, numa transfusão, o perigo capital reside na destruição das hemácias do doador pelo soro do receptor, mas não deixa de existir também risco na destruição das hemácias do receptor pelo soro do doador.

O sangue mais seguro é aquele que mais se aproxime do tipo do receptor quanto aos sistemas ABO e Rh, ou seja, o compatível homólogo; assim, o paciente A positivo deve receber sangue A positivo, o a negativo deve receber sangue a negativo e assim por diante.

O sangue heterólogo compatível deve ser utilizado apenas quando não houver alternativa; teremos, então, as possibilidades constantes da Tabela 8.5, obedecendo ao critério de escolha mais adotado.

Vale repisar a importância do sistema Rh nas transfusões. Indivíduos Rh negativos politransfundidos com sangue Rh positivo ou mulheres Rh negativas grávidas de feto Rh positivo podem adquirir altos títulos de anticorpo Rh, geralmente do tipo incompleto, e apresentar reações graves à transfusão de sangue Rh positivo ou ter filhos com eritroblastose fetal.

Prova Cruzada

Mesmo existindo perfeita compatibilidade teórica quanto aos sistemas ABO e Rh entre os sangues do doador e do receptor, podem ocorrer reações resultantes de incompatibilidade ocasionais relacionadas a outros sistemas, subgrupos, aglutininas atípicas, etc. Por esta razão, é conveniente fazer a prova de compatibilidade pré-transfusional ou prova cruzada. Esta consta de duas partes, conhecidas como fase maior e fase menor. A fase maior, de importância capital, consiste em misturar as hemácias do doador com o soro do receptor, tanto na presença como na ausência de soro de Coombs. A fase menor, de importância secundária, consiste em misturar as hemácias do receptor com o soro do doador, com ou sem o soro de Coombs.

Nas atividades clínicas de rotina, efetua-se apenas a fase maior, cuja execução dura cerca de 20 minutos.

Prova de Coombs

Como se sabe, as hemácias se comportam como partículas eletronegativas nos estudos de migração eletroforética, sendo justamente esta eletronegatividade de sua membrana que gera a forte repulsão existente entre elas e as impede de se aglutinarem quando em suspensão em meio salino, onde se acham envoltas numa nuvem de íons Na^+. A diminuição da carga elétrica das hemácias, bem como a elevação da força iônica do meio salino ou da constante dielétrica do sistema são fatores que podem causar sua aglutinação. Um fenômeno que possui a capacidade de diminuir a carga elétrica das hemácias, a ponto de levá-las à aglutinação, é sua ligação com determinados anticorpos.

Um anticorpo é chamado de aglutinante quando sua fixação à membrana eritrocitária causa aglutinação das hemácias suspensas em solução de ClNa a 0,85%; é chamado de não-aglutinante quando incapaz de provocar aglutinação *in vitro.* Os anticorpos da classe IgM são, em geral, aglutinantes, e os anticorpos da classe IgG são, em geral, não-aglutinantes. Exemplo de anticorpos aglutinantes: IgM anti-A; exemplo de anticorpos não-aglutinantes: IgG anti-D. Mas esta regra não possui valor absoluto: certos anticorpos da classe IgG (p. ex., anti A, B) são aglutinantes, enquanto que outros de classe IgM não o são (p. ex., anti-Jka).

Os anticorpos não-aglutinantes se fixam sobre as membranas das hemácias sem aglutiná-las. A visualização das reações destes anticorpos com seus respectivos antígenos depende, então, de certos artifícios de técnica, como sejam o tratamento das hemácias por enzimas proteolíticas (tripsina, papaína, bromelina, etc), adição de substâncias macromoleculares (albumina, dextran, PVP, etc.) ou alteração da força iônica do meio. O melhor recurso para esse fim, porém, é a prova da antiglobulina humana, ou *prova de Coombs*, que representa a mais importante forma de aglutinação artificial em imuno-hematologia. Conforme já ficou claro, essa reação permite revelar a existência de anticorpos "não-aglutinantes" na membrana iritrocitária (anticorpos incompletos, como já foram chamados).

Os soros de Coombs utilizados nas provas são anticorpos anti-anticorpos humanos, produzidos pela injeção de globulinas humanas em animais (coelhos, cabras), que formam anticorpos contra as frações "Fc" (cristalizáveis) das globulinas humanas. Como estes anticorpos podem reagir com qualquer globulina humana, é necessário, na execução da prova, lavar as hemácias antes de se acrescentar o soro de Coombs, a fim de remover todo e qualquer vestígio de soro ou plasma, deixando-as recobertas apenas com os anticorpos específicos que estão sendo pesquisados.

Os soros de Coombs podem ser poliespecíficos ou monoespecíficos. Os poliespecíficos contêm, além de anticorpos contra as imunoglobulinas humanas, anticorpos contra a fração C3 (C3b + C3d) do complemento, que podem também sensibilizar a membrana eritrocitária. Os soros monoespecíficos contêm anticorpos contra apenas um tipo de imunoglobulina (IgG, IgM ou IgA) ou então contra frações do complemento (C3b, C3d ou C4). Este soro monoespecífico que contém exclusivamente anticorpos contra frações do complemento é chamado de "soro anti-não-gama", em contraposição aos outros, que são chamados de "soro anti-gama".

Existem duas modalidades de prova de Coombs: a direta e a indireta. A *prova direta* demonstra hemácias sensibilizadas por anticorpos e/ou frações do complemento e é utilizada no estudo da doença hemolítica do RN, na anemia hemolítica auto-imune, na hemólise induzida por drogas e ainda no diagnóstico das reações hemolíticas pós-transfusionais. A *prova indireta* permite a pesquisa e identificação de anticorpos antieritrocitários (p. ex., no soro de uma gestante Rh negativa suspeita de estar sensibilizada pelos antígenos do sistema Rh), provas de compatibilidade pré-transfusionais e determinação de antígenos eritrocitários que não são evidenciados por aglutinação direta (p. ex., variáveis fracas de Rh_o, antígenos Duffy, Kidd, Kell e outros).

Prova de Coombs Direta. Consiste em lavar cuidadosamente os glóbulos, preparar uma solução a 2% e misturar uma gota desta suspensão a uma ou duas gotas de soro de Coombs poliespecífico (contendo soro IgG □ anti-gama □ e soro C3 – anti-não-gama). Na presença de aglutinação, a prova é positiva, o que indica que a antiglobulina reagiu com determinantes antigênicas do anticorpo não aglutinante aderido às hemácias.

Na leitura do resultado da prova direta, se a aglutinação não for visível macroscopicamente, deve-se colocar uma gota da amostra sobre uma lâmina de vidro e examiná-la ao microscópio. O resultado é dado conforme a intensidade da aglutinação:

4 + aglutinação intensa

3 + grandes grumos aglutinados

2 + pequenos grumos aglutinados visíveis a olho nu

1 + raros grumos aglutinados visíveis ao microscópio

Traços – grupos de 4-6 glóbulos aglutinados visíveis ao microscópio.

Prova de Coombs Indireta. Consiste em incubar o soro suspeito na presença de hemácias conhecidas suspensas em solução fisiológica. Em casos positivos, as aglutininas do soro fixar-se-ão à superfície das hemácias que, lavadas e expostas à ação do soro de Coombs, sofrerão aglutinação. A positividade da reação demonstra a existência de anticorpos não-aglutinantes no soro do paciente.

A verificação de aglutinação é feita da mesma forma que na prova direta. Pode-se determinar o título do anticorpo, fazendo-se diluições progressivas do soro (1:2, 1:4, 1:8, 1:16, etc.) e repetindo a prova. O título da prova corresponde à maior diluição de soro onde se verificou ainda aglutinação. No sangue de uma gestante Rh negativa, considera-se que o título de 1:64 já é significativo para sensibilização pelo fator Rh.

A sensibilidade da prova de Coombs indireta pode ser aumentada por procedimentos que modificam a primeira etapa da reação, ou seja, da fixação dos anticorpos durante a incubação. Os mais empregados são: adição de albumina ao meio, uso de meios de baixa força iônica (LISS) e utilização de hemácias tratadas por enzimas proteolíticas.

PROVAS SOROLÓGICAS NAS DOENÇAS REUMÁTICAS

Pesquisa de Fator Reumatóide

O soro e o líquido sinovial da maioria dos pacientes com artrite reumatóide contêm anticorpos especiais anti-IgG, que constituem o fator reumatóide. Quanto à composição, estes anticorpos são heterogêneos, consistindo de IgM, IgG e IgA. O estímulo que leva à formação do fator reumatóide parece residir em uma excitação antigênica crônica. Estudos diversos demonstram que animais imunizados com IgG autóloga alterada formam anticorpos anti-IgG. Ademais, anticorpos similares aparecem no soro de animais repetidamente imunizados com E. coli. Doentes com endocardite bacteriana subaguda ou com outras formas de infecção crônica produzem fatores reumatóides que desaparecem após a cura da infecção. Tais observações sugerem que a IgG, alterada em conseqüência de se combinar com um antígeno, pode servir como estímulo imunogênico para a síntese de fator reumatóide (anticorpos anti-IgG).

Esse fator aparece no soro de 80% dos pacientes com artrite reumatóide alguns meses após o início da doença. Nos estágios iniciais, 20% dos pacientes que se tornarão soropositivos podem apresentar provas negativas. Persiste no soro em níveis praticamente constantes por meses ou anos, em alguns casos independentemente da terapêutica instituída. A remissão clínica é seguida de queda lenta dos títulos, o que ocorre em meses; entretanto o desaparecimento completo é raro e a reativação da doença se acompanha de ascensão dos títulos.

Os níveis quantitativos da anti-IgG têm sido relacionados à atividade da doença: pacientes com AR e títulos elevados de fator reumatóide tendem a exibir maior incidência de complicações viscerais, bem como resposta terapêutica satisfatória em apenas 20% dos casos. Já os soronegativos tendem à evolução mais branda e melhor resposta terapêutica.

O fator reumatóide não é exclusivo da artrite reumatóide. Está presente em cerca de 90% dos pacientes com síndrome de Sjögren, 30% de pacientes com LES e, em menor freqüência, em pacientes com esclerodermia e polimiosite. Aparece também em estados em que há hipergamaglobulinemia associada a doença inflamatória crônica, como sífilis, calazar, sarcoidose, hepatopatias, lepra, tuberculose. endocardite bacteriana subaguda. Entre 1 e 4% da população normal, particularmente pessoas idosas, mostram provas positivas.

O fator reumatóide é evidenciado laboratorialmente pela aglutinação de partículas (látex. bentonite) recobertas de IgG. Duas técnicas são empregadas na prática:

Prova do Látex (RA – test). Utiliza-se aqui uma suspensão de partículas de látex poliestireno revestidas de gamaglobulina humana especialmente preparada. Estas partículas aglutinam-se macroscopicamente quando misturadas com um soro contendo fator reumatóide. Deve-se usar soro recém-colhido para a prova. Se esta não puder ser executada imediatamente, podem-se usar amostras refrigeradas por 48-72 horas. Qualquer demora superior a 72 horas exige congelamento da amostra.

A prova é geralmente realizada em lâmina, podendo ser qualitativa e semiquantitativa. No método qualitativo, o resultado é positivo (agregados grosseiros), fracamente positivo (agregados finos) ou negativo (aglutinação não visível). Constam do kit amostras de soros-padrão positivo e negativo para fins de comparação com o soro do paciente.

No método semi-quantitativo são feitas diluições progressivas do soro, obtendo-se, em doentes de AR, títulos de 1:20 até 1:40.960.

Prova de Waaler-Rose. Esta prova não tem a sensibilidade da anterior, mas é mais específica e costuma ser negativa nos casos de falsa-positividade do látex, como nas hepatopatias, calazar, sarcoidose, sífilis, bem como na população em geral. Consiste em fazer o soro do doente aglutinar hemácias de carneiro recobertas de soro de coelho sensibilizado contra hemácias de carneiro. Os resultados são dados em termo de TAD (título aglutinante diferencial). A prova é considerada positiva com resultado final igualou superior a 32.

Fatores Antinuclearese Células LE

O soro de pacientes com lúpus eritematoso sistêmico (LES) contém diversos anticorpos, entre os quais se encontram os dirigidos contra o ácido desoxirribonucléico (DNA), a nucleoproteína, histona e outros antígenos nucleares solúveis. Tais anticorpos são coletivamente denominados de anticorpos antinucleares ou fatores antinucleares (FAN). Quando sós, eles se mostram inócuos ao organismo; sua presença in vivo ou em culturas de tecidos não lesa as células, pois não conseguem transpor as membranas celulares vivas. Entretanto, os anticorpos antinucleares participam da patogenia do LES por formarem complexos antígeno--anticorpo com seus antígenos específicos no interior das células.

Além desse importante papel em fisiopatologia, os fatores antinucleares exibem enorme interesse no campo da patologia clínica, já que proporcionam valioso subsídio ao diagnóstico laboratorial de numerosas doenças autoimunes, especialmente o LES.

Os conhecimentos sobre FAN tiveram início em 1948, quando Hargreaves descreveu a célula LE em esfregaços de medula óssea (posteriormente, essas células foram evidenciadas também no sangue periférico). A célula LE é um leucócito porlimorfonuclear (granulócito) que encerra em seu citoplasma uma inclusão arredondada, homogênea, que desloca o núcleo para a periferia. Essa inclusão corresponde a restos de núcleos leucocitários destruídos que foram fagocitados pelos granulócitos depois de sofrerem a ação de fatores antinucleares existentes no soro de doentes de LES. Esses fatores antinucleares são representados principalmente pelo anticorpo contra a desoxirribonucleoproteína, denominado fator LE, que é uma imunoglobulina IgG ou 7S.

Também pode suceder que a massa em questão não passe para o interior de um granulócito, mas que fique rodeada por uma série de polimorfonucleares, formando uma *roseta*.

A formação da célula LE dá-se em duas etapas. Na primeira, o fator LE reage com o material nuclear, provocando desintegração de sua estrutura e transformando-o numa massa homogênea que se cora pela hematoxilina em rosa brilhante. Na segunda etapa, esta estrutura é fagocitada por um neutrófilo vivo. Esse fenômeno ocorre *in vitro*, pois há necessidade de se romper a membrana celular para que o fator LE possa agir sobre o núcleo; além disso, só há fagocitose quando há, efetivamente, fixação do complemento.

Os anticorpos antinucleares foram identificados como imunoglobulinas pertencentes às classes IgG, IgM e IgA. Mais freqüentemente são IgG (7S). Um dos requisitos para a formação de célula LE é a presença de um FAN que fixe complemento, pois só assim pode haver fagocitose. Somente FAN IgG_1, IgG_3 e IgM possuem essa capacidade. Assim, se o FAN for IgG_2, IgG_4 ou IgA, não haverá fixação de complemento e, portanto, não se observará formação de célula LE. Isso ocorre em cerca de 30% dos casos de LES. Além disso, é necessário que o FAN IgG esteja presente em concentração igualou superior a 1:16, sem o quê haverá também negatividade na pesquisa de células LE.

Tais dificuldades, aliadas a outras de ordem técnica, levaram vários pesquisadores a investigar outros métodos de maior sensibilidade para determinação direta do fator LE, sem necessidade de células vivas e fagocitose. Os trabalhos sobre imunofluorescência de tecidos foram aplicados à pesquisa do FAN (fator LE), evidenciando-se que seu emprego era mais fácil, rápido e de maior sensibilidade do que a pesquisa da célula LE, além de ser possível quantificar a reação. Além do método da imunofluorescência indireta, utiliza-se também a técnica da soro-aglutinação em placa, com partículas de poliestireno sensibilizadas com nucleoprotefnas (Látex LE, Rythrotex LE).

No método da imunofluorescência, títulos até 1:5 são considerados negativos. No método do látex LE, o resultado normal é negativo.

A pesquisa de anticorpos para nucleoproteína é positiva em cerca de 90% dos pacientes com LES e em menor incidência em outras enfermidades, tais como esclerodermia, artrite reumatóide, dermatomiosite, etc. Em nosso meio, Francisca Gonçalves de Oliveira e colaboradores pesquisaram FAN em 90 doentes reumáticos, encontrando positividade em 86,9% dos casos de LES, 36,3% de esclerodermia e 18,6% de AR. Pesquisaram célula LE em 64 pacientes, com positividade em 61,1% dos casos de LES.

O FAN, assim como o fator reumatóide podem estar positivos nas hepatites crônicas ativas, mas isso não parece de grande utilidade para o diagnóstico da doença.

Proteína C Reativa

Trata-se de uma proteína imunologicamente anômala, caracterizada pela capacidade de precipitar-se frente ao polissacarídeo C somático isolado de pneumococo. Costuma surgir no soro durante a evolução de numerosos processos inflamatórios, especialmente nos de caráter agudo, donde a denominação de "proteína da fase aguda". Representa um indicador extremamente sensível de inflamação, sendo sua presença um sinal muito significativo de processo patológico. As seguintes características tornam-na de grande importância diagnóstica nas reações inflamatórias:

a) Rápida elevação dos níveis séricos desde o início da doença (14-26 horas), podendo atingir níveis de até 33mg/dl.

b) Desaparecimento com a regressão do processo, estando presente apenas na fase ativa. Sua formação diminui pela terapêutica antiinflamatória.

Como indicador inespecífico de inflamação pode comparar-se às alterações da velocidade de hemossedimentação, com a vantagem de aparecer e desaparecer mais precocemente, além de não ser influenciada por variações de frações protéicas do soro (como, p. ex., na gravidez) ou por anemia.

Na clínica, a determinação da proteína C reativa mostra-se particularmente útil na avaliação da atividade do processo reumático, bem como no diagnóstico e acompanhamento do infarto do miocárdio. Sua ausência no soro de pacientes com poliartrite indica fase de repouso. Na febre reumática não tratada, suas concentrações mostram-se elevadas desde as primeiras fases da doença, antes mesmo do aparecimento de sinais clínicos.

A proteína C reativa pode ser detectada pelo método da precipitação em tubo capilar ou, mais comumente, pela técnica da aglutinação com látex PCFR. Esta última utiliza partículas de látex poliestireno sensibilizadas com globulinas purificadas anti-PCR (de coelho) e é realizada em lâmina. O método qualitativo indica a presença ou ausência de proteína C reativa pela presença ou ausência de aglutinação, que pode ser graduada em cruzes. Os casos positivos podem ser submetidos ao método semiquantitativo pela diluição progressiva do soro (1:40,

1:80, etc). O título obtido pode ser transformado em mg/dl. No adulto, o teor de 0,5mg/dl já pode ser considerado anormal.

Velocidade de Sedimentação das Hemácias (Hemossedimentação)

A velocidade com que as hemácias se separam do plasma na unidade de tempo (60 ou 120 minutos) é determinada habitualmente pelo método de Westergreen, no qual os resultados são indicados pela altura em milímetros da coluna de plasma que se forma acima da coluna de hemácias sedimentadas.

A velocidade de hemossedimentação sofre alteração sempre que exista um desequilíbrio humoral comprometendo as proteínas plasmáticas, acelerando-se quando aumenta a proporção de fibrinogênio ou globulinas.

Trata-se de um método laboratorial de significação precária e valor limitado, em virtude de inespecificidade e inconstância de seus resultados, já que uma enorme variedade de doenças orgânicas pode alterá-lo de maneira semelhante e uma mesma doença, inversamente, pode alterá-lo de formas diversas.

Uma de suas vantagens como recurso semiológico reside no fato de sofrer alterações apenas em presença de lesões orgânicas ativas que tenham comunicação com a torrente circulatória. Assim, pois, apresenta resultados normais nas doenças funcionais, bem como nos processos inativos ou essencialmente localizados.

Interpretação. São os seguintes os valores normais da hemossedimentação:

a) aos 60 minutos:

na criança e na mulher	– 4 a 7mm
no homem	– 3 a 5mm

b) aos 120 minutos:

na criança e na mulher	– 12 a 17mm
no homem	– 7 a 15mm

Os valores da hemossedimentação mostram-se *aumentados:* 1) nas infecções agudas e crônicas; 2) nas inflamações não infecciosas (neoplasias malignas, leucemias, ataque agudo de gota); 3) nos infartos e nas hemorragias internas; 4) nas lesões traumáticas e queimaduras; 5) em doenças diversas tais como amiloidose, nefrose, aplasias medulares, hipoproteinemia acompanhada de hiperglobulinemia, etc.

Dentre os processos infecciosos, os que mais intensamente aceleram a sedimentação das hemácias são a febre reumática (até 120mm), as septicemias, as coleções supuradas ativas (colecistite supurada, abscesso subfrênico, empiema pleural, abscesso pulmonar), pneumonia lobar, inflamação das serosas, doença de Weil e calazar.

A hemossedimentação está *retardada:* a) na hipoproteinemia simples; 2) na policitemia vera e poliglobulias sintomáticas: 3) nos estados anafiláticos agudos; 4) na insuficiência cardíaca congestiva acompanhada de cianose acentuada.

No tocante à febre reumática, a hemossedimentação apresenta uma série de limitações (Luiz Decourt):

a) Pode não se desviar nas formas brandas da doença.

b) Pode se desviar em diferentes processos mórbidos banais, tais como infecções dentárias ou de pele, constituindo causa de erro no diagnóstico da atividade reumática.

c) Ostenta faixa de valores equívocos próximos da normalidade, que dificultam muitas vezes sua interpretação.

d) Sofre influência de determinados medicamentos e de condições circunstanciais. Os corticóides e o ácido acetilsalicílico, por exemplo, alteram a hemossedimentação, fazendo com que ela possa normalizar-se antes de a doença entrar em fase de inatividade. A insuficiência cardíaca congestiva, por outro lado, pode constituir um fator circunstancial responsável pela alteração dos valores da hemossedimentação.

Antiestreptolisina O

A estreptolisina O é uma das várias toxinas extracelulares elaboradas por várias amostras patogênicas do Streptococcus do grupo A e também por alguns dos grupos C e G. Por ser imunogênica, induz à síntese de anticorpos específicos em 85% dos pacientes, o que começa a ocorrer duas a quatro semanas após o início da infecção estreptocócica. Os títulos atingem o auge entre a terceira e quinta semana, voltando a valores normais em oito a 10 semanas; nos casos em que ocorrem complicações de natureza imune (febre reumática e glomerulonefrite), a queda a valores normais pode demorar até seis a oito meses.

A determinação dos títulos de antiestreptolisina O é considerada de grande auxílio no diagnóstico da febre reumática, exibindo menos utilidade no diagnóstico de glomerulonefrite, cuja principal causa, a piodermite, apresenta pequena correlação com a elevação dos títulos desse anticorpo. Registra-se aumento do teor de antiestreptolisina O também na artrite reumatóide, mas de maneira discreta.

Os métodos usados na dosagem da antiestreptolisina O (ASO ou AS L-O) são os de Rantz e Randall (modificado) e o de Schultze (inibição da hemólise) e o teste Látex ASO. Neste último, partículas de látex poliestireno biologicamente inertes são revestidas por uma preparação estabilizada de estreptolisina O (antígeno) que reage com seu anticorpo ASO presente no soro do doente. Em todos os métodos, os resultados são expressos em Unidades Todd, embora exista a Unidade Internacional, de valor um pouco menor.

A titulação de ASO deve ser interpretada com cautela, já que os valores obtidos são função de uma série de variáveis, como idade do paciente, número de exposições prévias ao gérmen, gravidade da infecção e capacidade individual de responder imunologicamente. Os níveis em recém-nascidos refletem os de suas mães, podendo inclusive ser superiores. Durante os primeiros meses de vida, há diminuição gradual desses títulos, de modo que, por volta do quinto mês, estão em torno de 5 U. Todd. Durante os dois primeiros anos, os níveis são geralmente inferiores a 50 U, aumentando gradativamente. Na criança em idade escolar são encontrados valores tão elevados quanto os de adultos jovens, em torno de 333 U. A maior parte dos adultos apresenta títulos inferiores a 200-250 U, que tendem a cair após os 50 anos.

Títulos elevados de ASO (p. ex., 500 U. Todd) não deixam em geral dúvida quanto ao diagnóstico, mas pode subsistir indefinição se o título fornecido pelo laboratório for próximo aos normais. Em tais circunstâncias está indicada a colheita de pelo menos duas amostras de sangue com intervalo de duas semanas, a primeira correspondente à fase aguda e a segunda à fase de convalescença. Nesse caso, é possível demonstrar aumento do título, sendo considerada significativa uma elevação de pelo menos 30% acima do valor inicial.

Pesquisa de Anti-DNase B

A desoxirribonuclease é uma enzima existente no tecido pancreático e produzida também por estreptococos do grupo A e algumas cepas C e G. Existem quatro DNases (A, B, C e D), das quais a B é a única investigada. A pesquisa desta enzima é a melhor prova para diagnóstico de infecções estreptocócicas, inclusive as de localização cutânea, servindo não só para confirmar infecções recentes, mas também para casos em que é longo o período entre a infecção e a ocorrência de complicação, como se dá na coréia.

A elevação do título de anti-DNase B verifica-se após a ascensão da antiestreptolisina O, atinge o auge quatro a seis semanas após a infecção e persiste mais tempo do que a elevação da ASO.

Os títulos encontrados em pessoas normais dependem de vários fatores, ficando em torno de 60 nos pré-escolares, 170 nos escolares e 85 em adultos jovens. Crianças e adultos com febre reumática aguda exibem títulos superiores a 320.

Mucoproteínas (Seromucóides)

As mucoproteínas enquadram-se no grupo das glicoproteínas. Em sentido amplo, considera-se como glicoproteína toda molécula protéica combinada a um ou vários compostos hidrocarbonados (excluídos os ácidos nucléicos, já que estes caracterizam as nucleoproteínas). Dentro das glicoproteínas, encontram-se algumas proteínas típicas das secreções mucosas, conhecidas como *mucinas* e mucóides, que dão soluções viscosas e aderentes. Como se observasse que essas proteínas continham sempre hexosamina, Meyer sugeriu denominar glicoproteínas aquelas cujo teor de hexosamina fosse inferior a 4% e mucoproteínas as de conteúdo superior.

Conhecia-se já há muito tempo a existência no soro de uma glicoproteína a que se dava o nome de seromucóide. Posteriormente, Winzler e colaboradores estudaram essa substância sob a denominação de mucoproteínas, baseando-se na propriedade que elas possuem de permanecer em solução no ácido perclórico 0,6 molar, enquanto que as proteínas restantes do soro se precipitam. Atualmente, essas mucoproteínas (que continuam a ser chamadas também de seromucóides) adquiriram importância prática em patologia clínica para o diagnóstico diferencial das icterícias e, sobretudo, como sinal de atividade inflamatória.

O método químico mais utilizado para a dosagem das mucoproteínas é baseado em sua solubilidade no ácido perclórico e precipitação pelo ácido túngstico. Mede-se seu teor em tirosina por meio do reagente de FolinCiocalteau, sendo os resultados das dosagens expressos em termos desse aminoácido. Em adultos normais, a concentração de mucoproteínas expressa em tirosina varia de 2 a 4,5mg/dl. Em nosso meio, o teor médio de tirosina da molécula mucoprotéica é de 2,56mg%, e o valor máximo, de 4mg%.

A experiência tem demonstrado ser a dosagem das mucoproteínas um bom índice de atividade reumática, a despeito de sua inespecificidade e de poder falhar em alguns casos. Com toda as limitações de uma "reação de fase aguda", as mucoproteínas mostram-se elevadas em cerca de 95% dos casos de febre reumática, demonstrando ser uma prova bastante sensível. Ademais, as mucoproteínas oscilam de acordo com as flutuações da doença, não sofrem influência de medicamentos (p ex., salicílicos, corticóides), de fatores circunstancias (p. ex., insuficiência cardíaca, disproteinemias), bem como tendem a normalizar-se quando a moléstia está em fase inativa. É interessante assinalar que o teor de tirosina da molécula mucoprotéica não se eleva além de determinados limites na doença reumática. Segundo Luiz Decourt, mesmo nos casos mais graves de doença reumática, os teores máximos atingidos são de 10 a 12mg%, o que é de grande utilidade prática, porque permite estabelecer o diagnóstico diferencial com outros processos graves que podem simular a doença reumática, tais como endocardite bacteriana, leucemias, linfomas e tumores malignos, em que os valores de tirosina na molécula mucoprotéica são habitualmente muito mais elevados.

Duas são as causas de erro importantes nas dosagens de mucoproteínas. A primeira consiste na possibilidade de as mucoproteínas se manterem persistentemente elevadas sem causa aparente. A segunda consiste na elevação de seus níveis alguns dias após uma injeção de penicilina G benzatina. Devido a isso, nos pacientes que recebem tais injeções cada duas ou três semanas para profilaxia da febre reumática, devem-se dosar as mucoproteínas pouco antes de cada injeção, longe, portanto, da injeção anterior.

9 Exame de Urina

José Milton Reis Alves
Guilherme de Freitas Pecego

O exame de urina constitui um recurso laboratorial de largo emprego na clínica, sendo capaz de fornecer valiosos elementos à elucidação diagnóstica. Houve época em que sua importância foi exagerada. Não era raro, então, solicitar-se "exame completo de urina", que incluía laboriosas dosagens de numerosos constituintes normais da urina. Atualmente, solicita-se apenas, como rotina, o exame parcial, que compreende a descrição dos caracteres gerais da urina, pesquisa de elementos anormais e o estudo microscópico do sedimento. Os resultados desse exame podem proporcionar informações de grande utilidade clínica, não apenas no âmbito das afecções urinárias, mas também em doenças de outros sistemas (p. ex., glicosúria no *diabetes mellitus*, bilirrubinúria nas doenças hepatobiliares).

Existem circunstâncias em que se tornam necessários exames especiais, como é o caso, por exemplo, da dosagem de cálcio e fosfato para diagnóstico de doenças de paratireóide, ou da cromatografia, destinada a identificar substâncias enzimáticas, aminoácidos ou açúcares. A análise química dos cálculos renais pode esclarecer a composição dos mesmos, o que se mostra útil para fins terapêuticos. De enorme importância clínica reveste-se a cultura de urina e contagem de colônias, que é um exame obrigatório sempre que se suspeite de infecção urinária.

Colheita da Urina

Para exame parcial, de rotina, visando à pesquisa de substâncias anormais e ao exame do sedimento (EAS), deve-se coletar sempre a primeira micção da manhã, já que esta fornece uma amostra de urina relativamente volumosa e bem conservada, pois a bexiga é seu receptáculo natural. O volume mínimo a ser encaminhado ao laboratório deve ser de 50 a 100ml. Utilizar sempre frascos rigorosamente limpos e secos, livres de restos dos líquidos que neles existiam, sendo preferível adquiri-los nas farmácias, com capacidade de 100ml.

Nos homens, para evitar a presença de secreções resultante de uretrite ou prostatite, recomenda-se desprezar os primeiros ml da micção, colhendo apenas o "jato médio". Nas mulheres, é indispensável uma higiene íntima prévia.

Quando a urina se destina a *cultura*, tais cuidados devem ser levados a extremos, a fim de evitar-se contaminação, sendo obrigatório o emprego de frasco esterilizado, de preferência fornecido pelo próprio laboratório de análises.

Em crianças pequenas, a solução para esse problema, ainda que precária, mas a única que apresenta viabilidade prática, é a utilização de coletor tipo saco plástico provido de orifício aderente à pele. A aplicação desse coletor deve ser precedida de rigorosa higiene local feita com água e sabão comum. Recomenda-se que, se não houver emissão de urina dentro do prazo de uma hora, o coletor seja substituído por outro após nova higiene. Procede-se assim sucessivamente até que ocorra uma micção. Acreditamos que este método reduza o risco de contaminação da urina, o que torna mais confiáveis o resultado da cultura e a contagem de colônias.

Em lactentes, segundo a opinião de alguns urologistas, a *punção suprapúbica* é o único método de colheita que se revela inteiramente isento de contaminação. A técnica foi descrita por Pryles (1959) e consiste em introduzir, em toda a sua extensão, uma agulha calibre 8 e de 5cm de comprimento, justamente por cima da sínfise pubiana, na linha média e em direção vertical (estando a criança deitada).

Quando se prevê uma demora na remessa da urina ao laboratório, deve-se guardá-la no refrigerador e depois acondicioná-la com gelo numa caixa de isopor para transporte. Isto para exame bacteriológico, pois, no caso de exame comum (EAS), há maior tolerância quanto ao tempo. Cabe levar em consideração, entretanto, que uma urina submetida durante longas horas à temperatura ambiente pode exibir bactérias no sedimento, o que suscita um problema quanto à valorização desse achado, que, em urina recém-emitida, possui sempre significação prática.

Caracteres Gerais

Cor

A cor da urina varia normalmente de amarelo-citrino a amarelo-avermelhado, conforme o grau de concentração. Tal característica depende principalmente de dois pigmentos: a) urocromo, substância sulfurada, cuja natureza não foi ainda esclarecida, produto de oxidação, por exposição ao ar, do urocromogênio incolor; b) urobilina, produto de oxidação também por exposição ao ar, do urobilinogênio, produto incolor resultante da degradação da bilirrubina. Na urina em repouso, a cor acentua-se com o passar do tempo.

Em certas circunstâncias, patológicas ou não, pode a urina assumir colorações anormais, como, por exemplo:

Amarelo Claro ou Incolor. Ingestão excessiva de água, diabetes mellitus, diabetes insípido, insuficiência renal.

Amarelo-escuro ou Castanho. Estados oligúricos, estados febris, icterícias.

Vermelho ou Avermelhado. Hematúra ("água de carne"), hemoglobinúria, porfirinúria, ingestão de beterraba.

Alaranjado. Ingestão de certos medicamentos.

Escuro ou Negro. Metemoglobinúria, hematúria, alcaptonúria.

Verde a Azulado. Ingestão de azul de metileno.

Aspecto

Em condições normais, a urina recém-emitida, que tem reação ácida, é cristalina e translúcida. A urina alcalina pode ser turva, e sempre surge turvação quando a urina permanece em repouso (fermentação amoniacal), pela precipitação de fosfatos insolúveis em soluções alcalinas. O aspecto turvo pode depender de ácido úrico, uratos, oxalato de cálcio (quando em quantidade excessiva em urina muito ácida), de precipitação de mucina ou mucoproteína (em geral quando permanece em repouso) ou de excesso de células, tais como leucócitos, hemácias ou células epiteliais. Na quilúria, ligada geralmente à filariose (obstrução linfática), existem substâncias graxas emulsionadas.

O acréscimo de algumas gotas de ácido acético diluído (ou pequena quantidade de vinagre) faz dissolver os fosfatos e os carbonatos, sendo que estes últimos provocam efervescência pelo desprendimento de CO_2. A urina turva pela presença de ácido úrico ou uratos, de reação muito ácida, clareia pelo aquecimento.

Odor

A urina normal recém-emitida exibe odor aromático muito característico, cuja causa não se conhece bem, mas talvez esteja ligada à presença de pequenas quantidades de alguns ácidos orgânicos voláteis. Permanecendo em repouso, a urina passa a apresentar odor amoniacal, o que se deve à hidrólise bacteriana da uréia, da qual resulta amônia.

Volume

O volume urinário eliminado diariamente por indivíduos normais é muito variável, dependendo principalmente da quantidade de água ingerida e da temperatura ambiente. Com um dieta comum, varia entre 1.000 e 2.000ml. Altera-se ligeiramente conforme a ingestão de proteínas e cloreto de sódio, pois a uréia e o sal excretados atuam, em condições normais, como diuréticos. Uma sudorese copiosa e o exercício físico exaustivo restringem o volume urinário por causarem desvio de água para a pele e pulmão. Em presença de vômito, diarréia ou formação de edema, há também diminuição do volume urinário por desvio pré-renal de água.

O volume de urina excretado durante o dia (das 8 às 20 horas) é o dobro do produzido durante a noite (das 20 às 8 horas); em condições patológicas (p. ex., insuficiência renal), pode romper-se esse ritmo, passando o paciente a eliminar igual volume urinário nos dois períodos ou maior volume à noite (nictúria).

O volume mínimo necessário para excretar uma determinada quantidade de sólidos depende da capacidade de concentração dos rins; se a alimentação for adequada, atingirá um valor aproximado de 300ml/m^2 de superfície corporal, isto é, aproximadamente 500ml para um homem de 70kg e 180ml para uma criança de 15kg.

São as seguintes as principais causas de oligúria ou anúria (menos de 50ml nas 24 horas, no adulto):

Oligúria ou Anúria de Causa Pré-renal. Choque ou desidratação, períodos de formação de edema, período pós-operatório, ingestão deficiente de líquidos.

Oligúria ou Anúria de Causa Renal. Glomerulonefrite aguda, nefrose tubular aguda, nefropatia tubular tóxica, infarto hemorrágico do rim, tuberculose renal avançada, poliartrite nodosa, lúpus eritematoso disseminado, púrpura anafilactóide, precipitação intra-renal de sulfonamida ou cálcio.

Oligúria ou Anúria de Causa Pós-renal. Obstrução ureteral por litíase, tumor, coágulo, estreitamento, acotovelamento, válvula e outras anomalias.

São as seguintes as principais causas de poliúria: diabetes mellitus, diabetes insípido, período de fusão de edemas, polidipsia psicogênica (potomania), insuficiência renal crônica, aldosteronismo primário, fase de recuperação da necrose tubular aguda, após alívio de uma crise de hidronefrose intermitente (crise de Dietl), ingestão de grande quantidade de líquido, emoções e por ação do frio.

Densidade

A densidade da urina depende diretamente da concentração de solutos e, portanto, para uma determinada eliminação total de sólidos, varia inversamente ao volume. A osmolaridade da urina pode ser calculada multiplicando-se o coeficiente 33 pelos dois últimos algarismos da densidade; assim, a densidade de 1,020 corresponde a 660 mOsm/l.

Em condições habituais, a densidade da urina misturada de 24 horas costuma variar entre 1,014 e 1,025, entretanto pode exibir um valor tão baixo quanto 1,001, se a ingestão líquida for muito abundante ou chegar a 1,040, se houver

Tabela 9.1
Excreção Diária de Urina nas Diversas Idades

Idade	*ml de urina em 24 horas*
1-2 dias	30-60
3-10 dias	100-200
10 dias-2 meses	250-400
2 meses-1 ano	400-600
1-3 anos	500-600
3-5 anos	600-750
5-8 anos	600-800
8-14 anos	800-1.200
adultos	1.000-2.000

drástica limitação da ingestão líquida ou perda de líquidos por outras vias. Expressando em termos de osmolaridade: em condições normais, o rim pode produzir urina variando em conteúdo sólido de 33 a 1.200 mOsm/l, a partir de um plasma com cerca de 300 mOsm/l.

O rim normal tem a capacidade, portanto, de eliminar a quantidade necessária de sólidos seja qual for, dentro de amplos limites, o volume de água disponível para sua dissolução. Em presença de insuficiência renal, desaparece gradativamente a capacidade de diluir e concentrar a urina; ao agravar-se o distúrbio, a concentração osmolar e a densidade atingem valores próximos aos do plasma sangüíneo sem proteínas (filtrado glomerular), variando dentro de limites muito estreitos, em torno de 1,007.

Desses fatos resulta o grande interesse clínico da determinação da densidade urinária. A insuficiência renal crônica exterioriza-se, em sua fase compensada, pela eliminação de uma urina abundante (*poliúria*) e com densidade baixa e uniforme (*hipostenúria e isostenúria*). À medida que diminui o número de néfrons funcionantes, restringe-se progressivamente tal poliúria compensadora. Observa-se, em determinada ocasião, uma *pseudonormalúria* (volume urinário normal, mas com baixa densidade), instalando-se, assim, a insuficiência renal descompensada. Em fases mais avançadas pode surgir oligúria.

Com raras exceções, as causas de densidade urinária baixa coincidem com as que produzem poliúria, e as de densidade urinária alta, com as que produzem oligúria. As principais exceções a esta regra são representadas pelo *diabetes mellitus* e rim amilóideo, que provocam poliúria com densidade alta.

Reação e pH

No indivíduo normal, a urina é ligeiramente ácida. A acidez urinária pode ser expressa de duas maneiras: a) pela concentração de iontes hidrogênio ou pH (acidez verdadeira) e b) acidez titulável. O pH urinário costuma oscilar, em condições normais, na amostra misturada de 24 horas, entre 5 e 6. A acidez titulável, expressa como ml de ácali N/10 necessários para neutralizar a excreção urinária de 24 horas, costuma variar de 200 a 500. Na prática, determina-se a reação urinária em uma amostra recente com tiras de papel de tornassol azul e vermelho, que tomam ou conservam a coloração vermelha na urina ácida e azul na alcalina (podem-se utilizar, igualmente, as fitas de Labstix, que, além do pH, servem para albumina, glicose, corpos cetônicos e sangue oculto).

Em circunstâncias normais, a acidez urinária é modificada principalmente pelas características da dieta. A ingestão de abundantes proteínas, que, durante a metabolização, dão origem a ácidos, aumenta a acidez e a amônia urinária. As verduras e frutas em sua maioria possuem ácidos orgânicos (cítrico, oxálico), que formam bicarbonato no organismo e, por esse motivo, diminuem a acidez urinária. Os valores desta mostram-se aumentados nos estados de acidose, exceção feita à acidose de origem renal, em que a urina se mostra geralmente de reação neutra. Nos estados de alcalose, a urina se mostra geralmente alcalina.

Pesquisa de Elementos Anormais

São pesquisados qualitativamente os seguintes itens: albumina (proteínas), substâncias redutoras (açúcares), corpos cetônicos (acetona, ácido diacético e ácido beta-hidroxibutírico), pigmentos biliares, excesso de urobilinogênio e excesso de urobilina.

Albumina

Normalmente, elimina-se pela urina quantidade insignificante de proteína, não demonstrável pelos meios habituais de exame. Em condições patológicas, a albuminúria pode oscilar desde uns 200mg até 50g por litro, excepcionalmente. Costuma-se na prática anotar o grau de albuminúria da seguinte maneira:

Traços equivale	a menos de 0.5g por litro
Albumina +	a 1 g por litro
Albumina ++	até 3g por litro
Albumina +++	de 5 a 10g por litro
Albumina ++++	a valores superiores

Interpretação. A albuminúria pode ser classificada como de origem renal e de origem pré-renal.

Albuminúria de Origem Renal. Glomerulonefrite aguda e crônica, síndrome nefrótica, nefropatias tóxicas, litíase renal, pielonefrite, tuberculose renal, neoplasias renais (benignas e malignas), trombose da veia renal.

Albuminúria de Origem Pré-renal. Albuminúria ortostática, albuminúra febril, coma acidótico (diabético, etc.), desidratação, mieloma múltiplo (proteína de Bence-Jones), doença de Hodgkin, leucemia, compressão das veias renais, insuficiência cardíaca congestiva, doenças do colágeno, icterícias hepatocelulares graves, síndrome de De Toni-Debré-Fanconi, galactosemia, frutosemia, kwashiorkor, lesões intracranianas (hemorragia, meningite, tumor, crise epiléptica), albuminúria agônica.

Glicose e Outros Açúcares

Chama-se de glicosúria à eliminação de glicose pela urina; melitúria é a eliminação de qualquer açúcar. Dependendo do açúcar eliminado, as melitúrias podem ser divididas em:

Pentosúrias. L-xilulose, L-arabinose, D-ribose

Hexosúrias. Glicose, galactose, frutose

Heptosúrias. Manoeptulose

Dissacaridúrias. Lactose, sacarose, maltose

Todos esses açúcares, exceção feita à sacarose, possuem capacidade redutora, isto é, dão resultado positivo com as provas baseadas na redução do ionte cúprico (Fehling, Benedict, Clinitest). Existem provas de execução rápida que são específicas para a glicose (método enzimático), podendo-se citar entre eles o

Labstix e o Multistix (Ames). Essas provas se mostram de grande utilidade na distinção entre as melitúrias glicosúricas e não-glicosúricas.

Há numerosas circunstâncias capazes de falsear os resultados das provas destinadas a evidenciar a existência de melitúria e que podem causar tanto resultados falso-positivos como falso-negativos. A Tabela 9.2 enumera as condições patológicas, medicamentos e outras substâncias químicas capazes de ocasionar tais equívocos.

Melitúrias Glicosúricas. O *diabetes mellitus* representa, sem comparação, a causa mais comum de glicosúria. Assim, pois, todo paciente glicosúrico deve ser encarado como diabético até prova em contrário. E indispensável, portanto, que seja submetido a rigoroso estudo clínico e laboratorial (glicemia em jejum, após refeição de prova, curva glicêmica), a fim de esclarecer o verdadeiro significado de sua glicosúria. A Tabela 9.3 enuncia as numerosas condições patológicas,

Tabela 9.2
Fatores Capazes de Falsear as Provas de Melitúria

A. Resultados falso-positivos nas provas de redução do cobre	
Circunstâncias	Compostos
Vidro sujo 2. Antibioticoterapia	Alguns dentifrícios, detergentes e alvejantes de roupa
3. Bloqueadores do transporte tubular	Penicilina, estreplomicina, cefalosporinas, ácido nalidíxico, isoniazida, PAS, cloranfenicol, tetraciclinas
4. L-Dopaterapia	Probenecida, carinamida
5. Alcaptonúria	Ácido 3,4-diidroxifenilacélico
6. Drogas e venenos diversos	Ácido homogentísico
7. Contrastes radiológicos	Salicilalos, ácido ascórbico, c1Oral hidralado, clorofórmio, ácido hipúrico, aminoácidos, formaldeído, ácido oxálico e fenóis
	Diatrizoato sódico (Hypaque), iotalamato de meglumina, diatrizoato de meglucamina
B. Resultados falso-negativos nas provas de redução do cobre	
Reagentes com prazo expirado	
C. Resultados falso-positivos com fitas de glicose-oxidase	
Vidro sujo	Alguns sabões e detergentes
D. Resultado falso-negativo (ou positivo retardado) com fitas de glicose-oxidase	
1. Circunstâncias acima (A4, A5 e A6)	
2. Síndrome carcinóide	Ácido hidroxiindolacético
3. Hepalopatia	Glicuronato de bilirrubina
4. Uremia	Indóis

algumas bastante raras, que podem causar glicosúria (hiperglicêmica ou não) na ausência de verdadeiro *diabetes mellitus* idiopático.

A pesquisa de substâncias redutoras na urina pode ser feita com o reagente qualitativo de Benedict, que contém ionte cúprico complexado com citrato em solução alcalina. Os açúcares redutores reduzem o ionte cúprico a cuproso, resultando a formação de hidróxido cuproso (amarelo) ou óxido cuproso (vermelho). Na beira do leito, pode-se recorrer aos comprimidos reagentes Clinitest ou às fitas Labstix ou Mutistix. O Clinitest reage com qualquer açúcar redutor; o Labstix e o Multistix são específicos para a glicose. Embora a técnica com essas preparações seja fácil, é indispensável que as instruções contidas nos folhetos sejam rigorosamente cumpridas.

O método quantitativo mais utilizado na determinação das melitúrias é o da O-toluidina. Os valores normais da excreção de substâncias redutoras (expressos habitualmente como glicose) variam de 0,5 a 1,5g por 24 horas. A glicose é substância dotada de limiar renal, que corresponde na maioria das vezes a uma hiperglicemia de 160 a 180mg/100ml.

Melitúrias não Glicosúricas. A descoberta de uma melitúria não glicosúrica pode ter importantes implicações práticas, como, por exemplo, no exame de saúde para seguro de vida, ingresso nas forças armadas, etc. Essas melitúrias são geralmente de natureza benigna, não exibindo qualquer relação com o diabetes. A cromatografia identifica facilmente o açúcar em causa, mas existem outros exames para esse fim:

Prova de Benedict. É positiva para todos os açúcares encontrados na urina, menos sacarose; constitui a base do Clinitest.

Prova da Glicose-oxidase. É específica para a glicose; representa o fundamento de certas fitas destinadas ao diagnóstico rápido (p. ex., Labstix, Multistix).

Reação do Bial (c1oridrato de orcinol). É positiva para pentose.

Reação de Seliwanoff (cloridrato de resorcinol). É positiva para frutose.

A pentosúria e a frutosúria essenciais são condições raras, de natureza benigna, esta última própria dos judeus. A galactosúria é observada quando pacientes com galactosemia consomem leite (como se sabe, a galactose é um dos produtos do desdobramento da lactose). A heptosúria (manoeptulose) pode surgir em indivíduos normais após a ingestão de grande quantidade de abacate. A lactosúria é observada às vezes no final da gravidez e durante a lactação; deve ser suspeitada, nessas circunstâncias, diante de uma prova positiva de redução do ionte cúprico (Benedict, Clinitest), mas negativa para provada glicose-oxidase (Multistix). A sucrosúria tem sido observada em indivíduos normais após a ingestão de quantidades excessivas de açúcar comum; a identificação de sacarose na urina deve levar à suspeita de fraude, na qual o indivíduo adiciona açúcar comum à amostra de urina destinada a exame, ignorando, evidentemente, que esse tipo de açúcar não é revelado petos exames comuns de laboratório. Uma densidade urinária muito elevada (acima de 1,040) deve levar à suspeita de tal fraude. A Tabela 9.3 enumera as principais causas de melitúria não diabética.

Tabela 9.3
Glicosúrias Não Diabéticas

A. Geralmente sem hiperglicemia	2. Hiperfunção endócrina
1. Renal	a) Acromegalia
a) Glicosúria renal	b) Hipertireoidismo
b) Síndrome de Fanconi	c) Hiperadrenocorticismo
2. Drogas e outros agentes químicos	d) Feocromocitoma
a) Flonzina	e) Tumor funcionante de células alfa ou de células beta
b) Sais de metais pesados	3. Doenças do sistema nervoso
c) Curare	a) Lesão hipotalâmica
d) Monóxido de carbono	b) Esclerose lateral amiotrófica
e) Cafeína	c) Tensão emocional grave
f) Morfina	d) Tumor cerebral
g) Estricnina	e) Trauma cerebral
h) Clorofórmio	f) Hemorragia cerebral
3. Metabólica	4. Doenças gastrintestinais
a) Glicoglicinúria (rara)	a) Hepatopatia grave
B. Hiperglicemia incerta ou variável	b) Glicogenoses
1. Metabólica	c) Síndrome pós-gastrectomia
a) Gravidez	5. Nefropatia
2. Doença crônica	a) Uremia
a) Artrite reumatóide	6. Doenças metabólicas
b) Doenças malignas	a) Obesidade
c) Hipertensão vascular	b) Infecções
d) Nefrite crônica e nefrose	c) Alimentação pós-inanição
3. Química	d) Queimaduras
a) Compostos organofosforados	e) Inatividade física
b) Pimozida	f) Deficiência de potássio
C. Geralmente com hiperglicemia	g) Diabetes lipoatrófica
1. Ablação das ilhotas de Langerhans	h) Fraturas
a) Remoção cirúrgica	i) Asfixia
b) Pancreatite aguda ou crônica	7. Drogas
c) Carcinoma do pâncreas	a) Anovulatórios
d) Hemocromatose	b) Diuréticos tiazídicos
e) Mucoviscidose	c) Corticóides e ACTH

Corpos Cetônicos

Sabe-se que no diabetes (e nos estados de inanição) a deficiente metabolização de glicose provoca, por mecanismo complexo, acúmulo de aceto-acetil-coenzima A e de seus derivados, isto é, acetoacetato, beta-hidroxibutirato e acetona. Tais substâncias, que se formam no fígado, constituem os chamados "corpos cetônicos". A elevação do teor dessas substâncias no sangue, responsável pelo estado de Cetose, acompanha-se da eliminação das mesmas pela urina (cetonúria), onde podem ser identificadas.

A acetona é pesquisada pelo método de Rothera, que se baseia na reação da acetona com o nitroprussiato de sódio e sulfato de amônia. A reação positiva caracteriza-se pelo aparecimento de um anel de coloração violeta, tanto mais forte quanto maior a quantidade de acetona.

O acetoacetato é pesquisado pela prova de Gerhardt, baseada na reação dessa substância com o cloreto de ferro, resultando o aparecimento de cor vermelho-vinho. Pela ebulição a cor deve desaparecer, por transformação do acetoacetato em acetona; caso persista, a prova será considerada negativa (presença de salicílicos ou pirazolônicos).

Na prática, pode-se utilizar o Acetetst (comprimido), Ketostix (fita) ou Labstix (fita), baseados na reação de nitroprussiato. Nas provas de fita, os matizes da cor púrpura, após 15 segundos, podem indicar "baixo", "moderado" ou "alto" em relação ao teor de corpos cetônicos.

Bilirrubina

A bilirrubina é, como se sabe, um pigmento resultante do catabolismo da hemoglobina, após a destruição (normal ou patológica) das hemácias. Ao passar pelo interior dos hepatócitos, a bilirrubina conjuga-se ao acido glicurônico, transformando-se em mono- e diglicuronídio de bilirrubina, o que ocorre sob a ação de uma enzima específica, a glicuroniltransferase. Portanto, a bilirrubina encontra-se no plasma sob duas formas distintas: bilirrubina conjugada (direta) e bilirrubina livre (indireta). A forma conjugada é solúvel em água, ao passo que a forma livre é insolúvel e está fortemente ligada às proteínas plasmáticas.

Somente a forma conjugada elimina-se pelo rim, sendo a não conjugada incapaz de traspor os glomérulos. Assim, pois, nas icterícias motivadas por deficiente conjugação hepática ou por hiper-hemólise, não há eliminação urinária de bilirrubina (urina clara), porque, nesses casos, o pigmento retido no sangue é de tipo indireto. Nas icterícias causadas por dano hepatocelular ou hepatocanalicular, bem como na obstrução biliar externa, está presente a eliminação urinária de bilirrubina (urina escura), já que o pigmento retido é de tipo direto.

Na clínica, é desnecessária a dosagem de bilirrubina na urina, bastando sua pesquisa. A prova mais utilizada baseia-se na cor verde desenvolvida pela reação entre a bilirrubina e o reagente de Fouchet. A urina deve ser recentemente emitida, tornando-se a prova positiva a partir de concentrações de 0,15 a 0,20mg/100ml. À beira do leito, pode-se recorrer ao Ictotest ou ao Labstix (o primeiro, comprimido, e o segundo fita).

Urobilinogênio e Urobilina

O urobilogênio forma-se, como se sabe, pela ação flora bacteriana intestinal sobre a bilirrubina. Parte desse pigmento é absorvida pela mucosa intestinal, passa ao sangue e retorna ao intestino através do fígado. Mas uma pequena porção é normalmente excretada pelo rim, sendo encontrada na urina numa concentração que depende do teor alcançado no sangue. Após sua excreção urinária o urobilinogênio se oxida por ação da luz e do ar atmosférico e dá origem à urobilina, que representa também um constituinte normal da urina algum tempo após sua emissão.

Assim, pois, a presença na urina de urobilinogênio e de urobilina pressupõe a chegada de bilirrubina no interior do intestino; quando isso não ocorre, esses pigmentos desaparecem da urina. A urobilinogenúria aumentada corresponde a um metabolismo exagerado da hemoglobina-bilirrubina (por hemólise excessiva) ou, então, a um déficit hepático na captação e eliminação do urobilinogênio sangüíneo, existindo autores que acreditam ser este segundo fator obrigatório, atuando até mesmo nos casos "hemolíticos".

O exame qualitativo do urobilinogênio é feito pela prova de Ehrlich, na qual o pigmento reage com o p-dimetilaminobenzaldeíco. No caso de o urobilinogênio estar presente, aparecerá uma coloração vermelho-cereja; uma coloração levemente rosada pode ocorrer em condições normais. Caso a reação seja positiva, a pesquisa deverá prosseguir com amostras de urina diluídas a 1/10, 1/20, 1/30, 1/40 etc. A urobilina pode ser pesquisada pela reação de Schlessinger.

Interpretação. Normalmente a reação de Ehrlich pode mostrar-se positiva até a diluição de 1/20. Há patologistas que interpretam essa reação da seguinte maneira:

a) ausência de tonalidade rósea: reação negativa (ausência de urobilinogênio)

b) tonalidade rósea: reação positiva + (taxa normal)

c) tonalidade vermelha de intensidade crescente: reação positiva ++, +++ ou ++++ (taxas aumentadas)

Em condições normais, a reação de Schlessinger dá fluorescência levemente esverdeada (reação fracamente positiva); uma fluorescência verde (reação positiva) indicada taxa aumentada de urobilina.

Causas de Urobilinúria Aumentada. Icterícia hemolítica, icterícia hepatocelular (estágio inicial e fase de recuperação), icterícia obstrutiva incompleta, extravasamento sangüíneo, policitemia (inconstante), cirrose hepática, insuficiência cardíaca (fígado de estase), infecções.

Causas de Urobilinúria Diminuída ou Negativa. Icterícia obstrutiva completa, icterícia hepatocelular (fase acólica), anemia hipocrômica intensa, insuficiência renal acentuada.

Estudo Microscópico do Sedimento

O estudo microscópico do sedimento urinário, após centrifugação, constitui recurso propedêutico de grande valor, propiciando conclusões diagnósticas em numerosas circunstâncias em que os rins se acham direta ou indiretamente comprometidos. São os seguintes os principais elementos a serem analisados: cilindros, hemácias, leucócitos (piócitos), células epiteliais e germes. Os elementos inorgânicos, tais como substâncias amorfas, cristais, etc., possuem menor interesse diagnóstico.

Técnica do Exame

A técnica habitual consiste em centrifugar 10 a 15ml de urina recentemente emitida, durante 5 a 10 minutos, a uma velocidade de 1.500 a 3.000 rotações por minuto. Decanta-se a urina sobrenadante, e, com uma pipeta, recolhe-se o sedimento, que se deposita entre lâmina e lamínula e se examina diretamente ao microscópio.

Cilindros

Sua presença na urina indica comprometimento dos túbulos, dos quais representam moldes. Distinguem-se vários tipos:

Cilindros Hialinos. São constituídos de material homogêneo e transparente. Em condições normais estão ausentes pela técnica habitual. Com o método de Addis, a cifra normal pode chegar a 5.000 no adulto (urina concentrada de 12 horas). Acompanham, em geral, a albuminúria. São observados na glomerulonefrite aguda (especialmente na fase de regressão), subaguda e crônica, bem como na nefrose e na nefrite intersticial. Seu número pode aumentar depois de esforços físicos. São freqüentes no rim de estase, bem como no coma e pré-coma diabéticos.

Cilindros Granulosos. Exibem granulações finas ou grossas resultantes de alterações degenerativas do epitélio tubular ou de pigmento hemático alterado. Como manifestação de lesão renal avançada, surgem nas glomerulonefrites e nefroses.

Cilindros Céreos. São quase patognomônicos da glomerulonefrite crônica, nefrosclerose e amiloidose renal, representando sempre sinal de gravidade.

Cilindros Hemáticos. Resultantes da aderência de hemácias à superfície de cilindros hialinos, refletem hemorragia glomerular e são patognomônicos da glomerulonefrite aguda.

Cilindros Leucocitários, Purulentos e Bacterianos. São constituídos quase inteiramente de leucócitos, piócitos e bactérias, característicos da pielonefrite.

Hemácias

Segundo sua quantidade, fala-se de hematúria macroscópica e microscópica. Já se pode reconhecer macroscopicamente uma hematúria quando 1 ml de sangue é diluído em 1 litro de urina. A comprovação da presença de hemoglobina na urina pode ser obtida pela prova da benzidina ou pela reação de Thevenon-Rolland, mas a distinção entre hemoglobinúria e hematúria só se pode fazer pelo exame microscópico.

Em condições normais, o número de hemácias no sedimento não deve exceder, pela técnica habitual, a duas ou três por campo microscópico de grande aumento (450x). Com o método de Addis, a cifra normal pode chegar a 500.000 nos adultos.

São as seguintes as principais causas de hematúria:

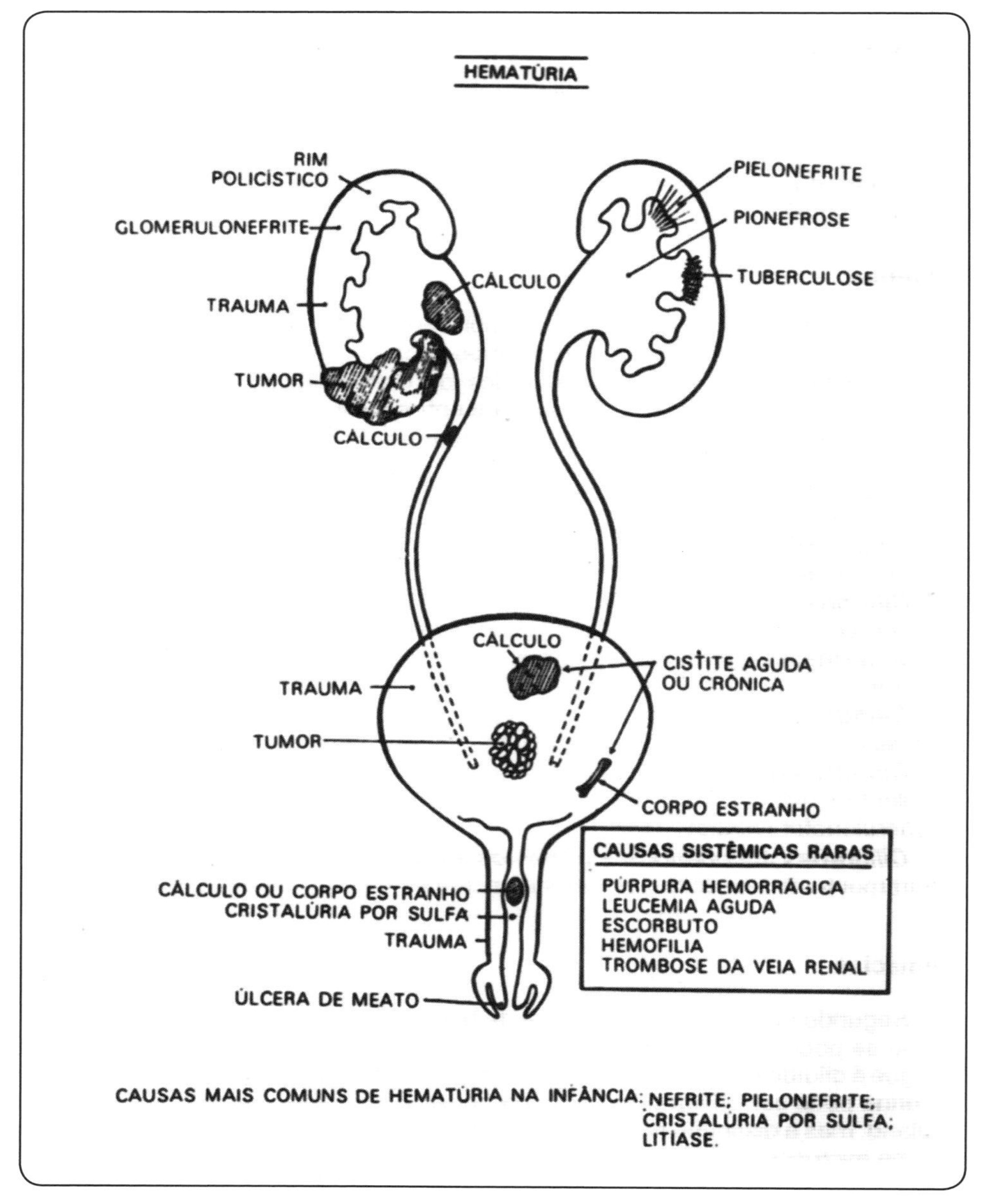

Fig. 9.1 – *Causas de hematúria. (Adaptado de Dennison W.M.: Surgery in Infancy and Childhood, Livingstone, 1967.)*

Hematúria de Origem Renal. Glomerulonefrite aguda, glomerulonefrite crônica, nefrite focal, nefrite intersticial, pielonefrite aguda e crônica, pionefrose, tumores renais, papilite renal, hidronefrose, rim policístico, traumatismo renal, litíase renal, angioma renal, infarto renal, trombose da veia renal (hemoconcentração), periarterite nodosa, lúpus eritematoso disseminado, púrpura anafilactóide, tuberculose renal.

Hematúria de Origem Ureteral. Litíase, tumor.

Hematúria de Origem Vesical. Litíase vesical, corpo estranho, cistite aguda ou crônica, tuberculose vesical, tumor, traumatismo vesical.

Hematúria de Origem Uretral. Traumatismo, corpo estranho ou litíase, uretrite aguda, prolapso da uretra, ulceração do meato uretral.

Doenças Gerais. Doenças hemorragíparas (púrpuras, hemofilias, escorbuto), leucemia, endocardite bacteriana subaguda, cristalúria por sulfas, mononucleose infecciosa, hematúria transitória durante estados febris agudos, anemia drepanocítica, síndrome de Alport (surdez associada a nefropatia hereditária).

Hematúria de Causa Desconhecida. Hematúria recidivante benigna.

Leucócitos ou Piócitos

A leucocitúría se caracteriza pela presença na urina de grande quantidade de leucócitos (leucócitos e piócitos possuem a mesma significação clínica, portanto, leucocitúria e piúria são termos equivalentes). Em condições normais podem ser excretados, em um período de 12 horas, até um milhão de leucócitos, o que resulta na presença de leucócitos ocasionais na amostra centrifugada. Em condições patológicas, os leucócitos podem ultrapassar o número de dois milhões em um período de 12 horas. A despeito das amplas variações entre pessoas normais, não se deve encontrar mais do que um piócito por campo de grande aumento (450x) na urina centrifugada de homens nem mais do que cinco piócitos no caso de mulheres e crianças. Mais de cinco leucócitos por campo de grande aumento significa leucocitúria.

A presença de leucócitos na urina indica geralmente processo supurativo situado em qualquer segmento do aparelho urinário, ou seja, infecção urinária (pielonefrite, cistite, uretrite, de qualquer etiologia). Somente a inclusão dos piócitos em cilindros pode ser considerada como indício convincente de sua origem renal.

Na pielonefrite aguda grave, a leucocitúria pode ser tão acentuada, que a urina se torna turva e de odor fétido. Entretanto, a causa mais comum de turvação da urina não é a piúria, mas sim a presença de fosfatos ou uratos, que, ao se tornarem visíveis, conferem à urina normal um aspecto opaco, destituído de significação patológica.

Células Epiteliais

Existem vários tipos: pavimentosas, redondas (ou poliédricas), caudadas (ou de transição). Sua origem nem sempre é de fácil identificação, e seu valor diagnóstico é geralmente escasso. Merecem destaque as de um tipo especial, de

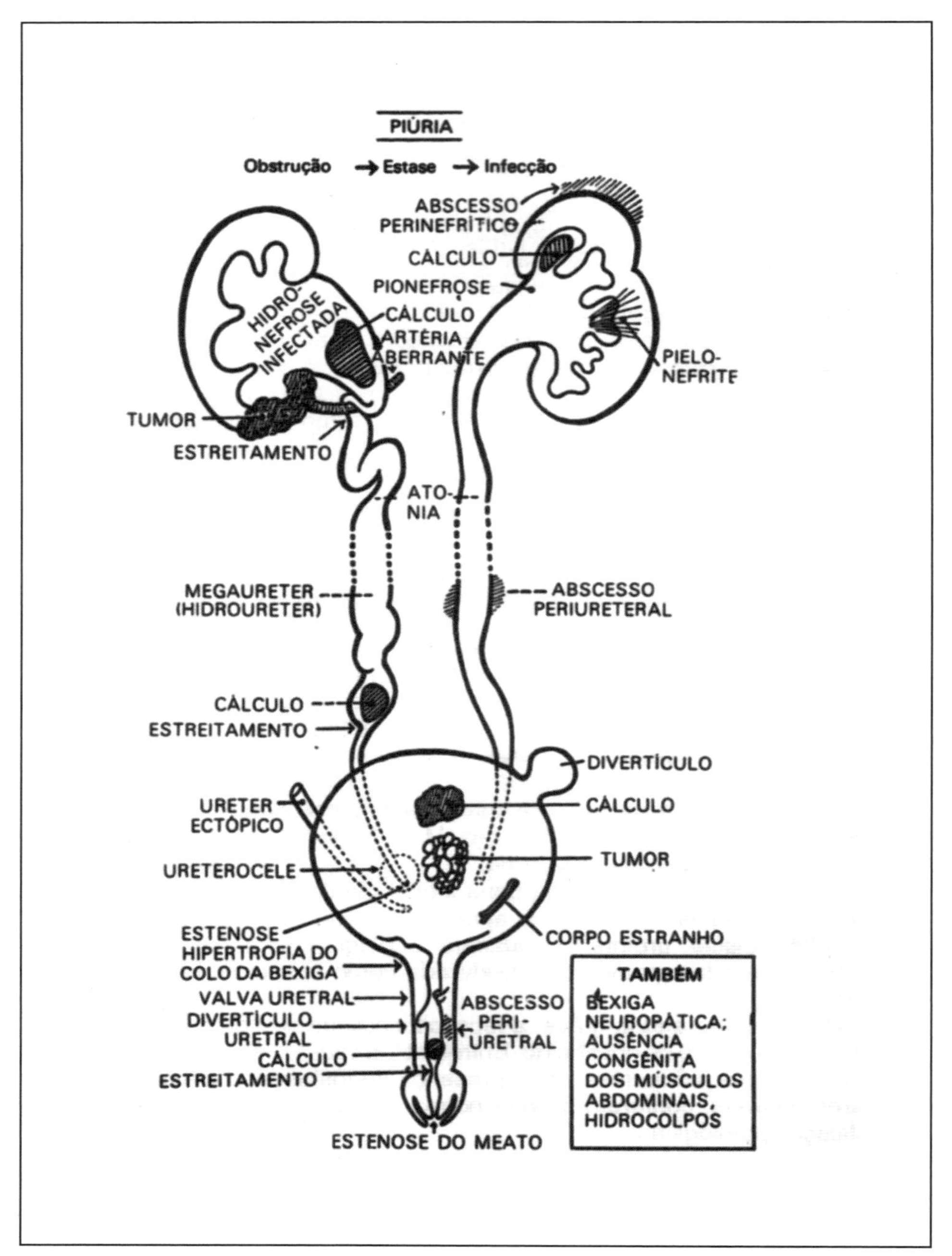

Fig. 9.2 – *Obstruções do aparelho urinário capazes de levar à piúria. (Adaptado de Dennison W.M.: Surgery in Infancy and Childhood, Livingstone, 1967.)*

origem tubular, características da nefrose, que contêm corpúsculos graxas (oval fat bodies, descritos por Addis), nos quais se observam inclusões birrefringentes. Importantes são também as células epiteliais gigantes, com corpos de inclusão, tanto no citoplasma como no núcleo (em "olho de coruja"), típicas da doença de inclusão citomegálica.

Cristais

Possuem, em geral, escasso valor diagnóstico. Seu aparecimento deve-se à elevada concentração das substâncias que os formam ou então as alterações experimentadas pela urina quando deixada em repouso. Os cristais de ácido úrico ou de cistina, quando coexistem com litíase urinária, podem fornecer uma pista para classificar o cálculo.

Muco

Existe em condições normais, sob forma filamentosa, de extremidades fusiformes e ligeira estriação longitudinal. Sua quantidade aumenta nas inflamações e irritações (principalmente oxalúria) das vias urinárias.

Estudo Bacteriológico da Urina

O exame que oferece maior segurança nesse terreno é o da cultura seguida de avaliação do número de colônias que se desenvolveram. Admite-se que exista paralelismo entre o número de colônias desenvolvidas e o número de germens existentes na urina cultivada. Dispõe-se de vários métodos de contagem de colônias. Todos se baseiam na realização de culturas em condições padronizadas, utilizando-se quantidades conhecidas de urina e contando-se o número de colônias por ml de urina.

A urina existente na bexiga é estéril em pessoas sadias. Entretanto, é freqüente a contaminação durante a colheita por germens procedentes da flora uretral, ou introduzidos na bexiga durante a passagem do cateter. Considera-se que menos de 10.000 colônias por ml de urina indica contaminação acidental da urina, entre 10.000 e 100.000 não se podem tirar conclusões categóricas e mais de 100.000 indica infecção inequívoca. Embora os limites de 10.000 e 100.000 bactérias por ml possam parecer excessivamente amplos, apenas 1% das amostras caem neles. Tais amostras devem ser consideradas como suspeitas, estando indicado novo exame. Apenas em duas circunstâncias esses números, quando baixos, devem ser vistos com cautela: em presença de processos obstrutivos das vias urinárias e nas infecções causadas por germens Gram-positivos.

Existem vários "testes de infecção urinária" destinados a triagem, que dariam resultado positivo quando o número de bactérias por ml ultrapassasse 100.000/ml. Os mais comuns são os que se baseiam na redução de nitrato a nitrito (p. ex., N-Multistix). As opiniões divergem quanto à validade destas provas na rotina, pois as falhas podem atingir até 50% dos casos.

Alguns pesquisadores preferem substituir o teste acima descrito pela avaliação bacterioscópica da urina não centrifugada, corada pelo Gram. A técnica é simples: colocam-se 1-3 gotas de urina não centrifugada numa lâmina, seca-se na estufa, fixa-se na chama, cora-se pelo Gram e leva-se ao microscópio com imersão. O achado de duas ou mais bactérias por campo é indicativo de provável contagem de mais de 100.000 colônias/ml. A correlação entre os resultados desta triagem e os da contagem de colônia chega a 80%.

Outros Exames

Muitas outras análises bioquímicas podem ser efetuadas na urina. Algumas são estudadas em outros capítulos (p. ex., dosagem do fosfato e do cálcio, dosagem da amilase, dosagem dos hormônios adrenocorticais e seus derivados, diagnóstico precoce da gravidez, etc.). Outras deixam de ser estudadas, ou por estarem fora do âmbito deste livro (p. ex., cromatografia), ou por carecerem de interesse prático (dosagem de uréia, creatinina, ácido úrico. etc.).

10 Exame de Fezes

Raul Reis Gonçalves
José Milton Reis Alves

O diagnóstico em Gastrenterologia era exclusivamente baseado na observação clínica. Com o progresso das técnicas laboratoriais passou a existir uma colaboração mais íntima entre clínicos e laboratoristas. Isso, entretanto, não invalidou o imenso valor da anamnese em todas as doenças do aparelho digestivo. Os médicos mais antigos se demoravam num minucioso interrogatório do doente, apurando todos os sintomas e sinais das principais síndromes coprológicas. Valiam-se, principalmente, das propriedades organolépticas dos excretas e com elas elaboravam suas hipóteses diagnósticas e orientavam o tratamento e a observação da evolução do mesmo. O progresso científico veio lançar certo descrédito sobre a simples observação clínica. O exagero dessa tendência tem levado a uma excessiva valorização dos dados laboratoriais, relegando a um segundo plano os dados da observação clínica. Na realidade, a clínica e o laboratório são igualmente importantes e se complementam, mesmo com seus erros e limitações.

Para que o exame coprológico ofereça resultados que justifiquem seu emprego, é indispensável fazer a interpretação dos dados obtidos, levando-se em consideração sempre a fisiopatologia do aparelho digestivo em seus diversos segmentos e os dados obtidos na clínica. Nunca é demais ressaltar a importância das noções de fisiologia sobre o mecanismo da digestão, que se inicia na boca e no estômago, e as transformações que sofrem os alimentos a fim de serem absorvidos. Mecanismo complexo tem início no duodeno, com a ajuda de secreções, enzimas, flora bacteriana, fazendo cumprir todas as etapas do fenômeno digestivo. No adulto normal, com uma alimentação mista, as fezes têm características peculiares macroscópicas, microscópias e químicas.

Exame Macroscópico

O médico deve iniciar o exame das fezes pela inspeção desarmada, isto é, pelo chamado exame macroscópico, anotando o aspecto geral, forma, volume, consistência, cor, cheiro, além da presença de elementos estranhos, tais como muco, pus, sangue, parasitos, fibras de celulose, etc. Normalmente, as fezes são moldadas, de consistência pastosa, de cor castanho clara, com cheiro sui generis, numa quantidade não superior a 150 gramas, tudo em adulto normal e na dependência da alimentação ingerida no dia anterior.

Cabe lembrar alguns aspectos de fezes que são sugestivos de determinadas doenças ou síndromes. Nas inflamações intestinais com "predomínio enterítico", as evacuações não são em grande número, mas se mostram volumosas, líquidas ou semilíquidas e, mesmo nas diarréias moderadas, acompanham-se freqüentemente de comprometimento mais ou menos acentuado do estado nutritivo; havendo esteatorréia, as fezes são esbranquiçadas, fétidas e com aspecto engordurado. Nas inflamações com "predomínio colítico", pelo contrário, as evacuações são muito numerosas, ricas em muco, às vezes com sangue e pus, mas de pequeno volume e de baixo teor hidreletrolítico, acarretando menor repercussão sobre o estado geral.

As fezes enegrecidas, pastosas e pegajosas, semelhantes a piche, são típicas de melena, ou seja, das hemorragias digestivas altas. Nas chamadas enterorragias, há eliminação de sangue ainda vermelho. As hemorragias subclínicas ou ocultas, isto é, as que não se evidenciam pela inspecção, podem ser descobertas pela pesquisa do pigmento hemático nas fezes, através da prova do guáiaco.

Nas icterícias obstrutivas, extra- ou intra-hepáticas, as fezes se tornam descoradas por falta de pigmento biliar, sendo comparáveis à massa de vidraceiro. Os pigmentos existentes normalmente nas fezes, e responsáveis por sua coloração características, são o estercobilinogênio e a estercobilina, resultantes de transformações operadas pelas bactérias instestinais sobre as moléculas de bilirrubina.

Havendo suspeita de esteatorréia, é muito importante a dosagem de gordura nas fezes de 24 horas, realizada em material colhido pelo menos durante três dias e conservado em geladeira. Adultos normais excretam menos de 6-7g de gordura nas 24 horas. Com uma ingestão de 150g, isso corresponde a uma absorção superior a 95%. Em crianças com mais de 18 meses, a absorção é superior a 90% da gordura ingerida, o que corresponde a uma gordura fecal inferior a 4g/24 horas, caso a ingestão seja de pelo menos 36g de gordura. Na criança com menos de 18 meses, a absorção é normalmente superior a 80% da gordura ingerida. É desejável que a mãe forneça informações minuciosas relativas à dieta da criança durante a colheita das fezes, o que permitirá estabelecer uma relação entre a ingestão e a eliminação fecal.

Exame Microscópico

Da chamada coprologia clínica ou funcional resta muito pouco para o laboratorista além do que o médico pode apreender pelo exame macroscópico. Pela microscopia, assinala-se a presença aumentada de fibras musculares mal digeridas, de grãos de amido e gorduras, material a fresco e após coloração pelo Lugol e Sudan III.

Uma prática que tem demonstrado grande utilidade clínica é a pesquisa de piócitos nas fezes, que, sendo positiva, pode indicar: a) infecção bacteriana aguda, b) doença inflamatória crônica do cólon ou c) neoplasia ulcerada e infectada dessa região. Cabe advertir, entretanto, quanto à utilidade desse exame, que as bactérias capazes de causar aparecimento de leucócitos nas fezes não o fazem em 100% dos casos. Algumas (p. ex., E. coli enteropatogênicas clássicas) nunca promovem o aparecimento de leucócitos nas fezes, nem mesmo de sangue.

Métodos Diagnósticos para Parasitos e Protozoários

Os parasitos e protozoários eliminados nas fezes podem ser aí encontrados sob a forma de estruturas diversas. Os parasitos aparecem como vermes adultos, segmentos de vermes, ovos e larvas. Os protozoários aparecem sob as formas de trofozoítos e cistos. Assim, não se pode pretender que uma única técnica coprológica faça o diagnóstico de todas as helmintoses e protozooses.

Antes de iniciarmos o estudo dos métodos habituais usados na identificação de helmintos e protozoários, faremos uma referência especial ao diagnóstico da oxiuríase e da teníase. Na oxiuríase raramente se encontram ovos nas fezes, pois as fêmeas não fazem a postura no intestino, mas sim no tegumento perianal e perineal, onde podem os ovos ser recolhidos pelo método da fita gomada, descrito na página 397. Nos casos de parasitismo pela *Taenia saginata*, em virtude de seu vigoroso aparelho muscular, os anéis abandonam ativamente o interior do intestino, de modo a poderem ser percebidos pelo hospedeira sob a forma de um corpo viscoso serpeando pelo períneo ou pela raiz das coxas, aderido às peças íntimas do vestuário ou depositados sobre o lençol. É rara a presença de ovos de *Taenia* nas fezes, mas, quando isso acontece, os ovos são revelados por meio de qualquer um dos métodos de sedimentação mencionados adiante. O método da fita gomada tem sido usado com bons resultados na pesquisa da teníase, sobretudo na infestação pela *T. saginata*.

Colheita das Amostras. As fezes não devem ser colhidas após o uso de purgativo. Muitos médicos, por uso arraigado, assim costumam determinar. Na verdade, nada mais errado. As fezes liquefeitas só terão valor para o achado de trofozoítos de protozoários em material examinado a fresco ou corado pela hematoxilina férrica. Todos os demais métodos de rotina utilizados nas técnicas coprológicas de concentração, ou seja, métodos de centrifugação, flutuação, sedimentação e os de extração de larvas, apresentam melhores resultados quando são utilizadas fezes formadas. Nos indivíduos que apresentam fezes liquefeitas por motivo de diarréia, serão utilizadas as mesmas técnicas coprológicas.

Sabe-se que as diferentes estruturas parasitárias não se eliminam na mesma quantidade todos os dias. Assim, um único exame pode não ser suficiente para um diagnóstico satisfatório, havendo necessidade de se repetir os exames em dias diferentes. Adota-se o processo abaixo descrito, com o quê se evita que os pacientes tenham de voltar ao laboratório em vários outros dias.

São utilizados três vidros: o primeiro encerra uma solução conservadora conhecida como MIF, o segundo está vazio, e o terceiro contém solução conservadora de Schaudinn. Em nossos serviços, os pacientes recebem uma caixa contendo os três vidros referidos, um pacote com purgativo salino (sulfato de sódio), as instruções por escrito e uma colherinha. No primeiro vidro, colocam-se amostras de fezes recolhidas em três dias consecutivos ou em dias alternados, agitando-se bem e guardando-se em local fresco (a refrigeração não é obrigatória, mas, se usada, melhorará a qualidade da conservação). No segundo vidro (vazio), coloca-se uma amostra de fezes frescas, colhida após colecionar as amostras anteriores, guardando-o também em lugar fresco (mas não em refrigerador, pois o frio poderia matar as larvas de *Strongyloides* porventura presentes). Após efetuar a colheita do segundo vidro, tomar o sulfato de sódio fornecido na embalagem. Quando as fezes saírem líquidas, colocar uma colherada das mesmas no terceiro vidro (contendo solução de Schaudinn), agitar 10 vezes e guardar em local fresco (a refrigeração não é obrigatória, mas, se usada, melhorará a qualidade da conservação). Os três frascos serão remetidos juntos ao laboratório.

Procedimentos Técnicos. No laboratório, os procedimentos técnicos são, em resumo, os seguintes:

1º) O material contido no primeiro frasco (com MIF) é submetido a métodos de concentração: a) centrífugo-flutuação (Faust e colaboradores) e b) sedimentação por centrifugação, com lavagens repetidas do sedimento, ou sedimentação espontânea em cálice (cálice de Hoffman). As estruturas conservadas no MIF podem permanecer em condições de ser identificadas durante seis meses. Recolhendo-se várias amostras de fezes (de três a 10) nesse líquido, e depois efetuando-se os métodos de concentração nessa mistura, aumentam-se consideravelmente as possibilidades de resultados positivos, eliminando-se, dessa forma, os resultados falso-negativos, que são causados pela natural irregularidade na eliminação das estruturas parasitárias pelas fezes.

Os métodos de flutuação e sedimentação que se praticam no material colhido no MIF permitem identificar ovos e larvas de parasitos, bem como cistos de protozoários. A solução conservadora mata as estruturas vivas, inclusive as larvas de estrongilóides.

2º) O material colhido no segundo frasco (sem líquido conservador) é submetido a quatro métodos de concentração: os dois métodos citados anteriormente, o médoto de Kato e o método de Baermann (modificado por Rui Gomes de Moraes), este último destinado à extração de larvas. A repetição nesse material dos métodos de flutuação e de sedimentação tem por objetivo aumentar o número de exames, o que amplia as possibilidades diagnósticas. Além disso, tratando-se de fezes recentes, as preparações destinadas à microscopia se mostram mais nítidas, o que permite uma identificação mais exata.

Entretanto, a maior utilidade dessa amostra recente de fezes, colhida em qualquer líquido conservador, reside na possibilidade de submetê-la a um método de extração de larvas, o que é indispensável para o diagnóstico da estrongiloidose. Com efeito, sabe-se que normalmente os ovos do *S. stercoralis* se rompem no interior do intestino, dando saída às larvas. Assim, utilizando-se, no exame coprológico, apenas métodos que evidenciam ovos, é quase certo deixar de diagnosticar a parasitose em indivíduos infestados por estrongilóides.

Vale lembrar que, desde que Ruy Gomes de Almeida publicou seus trabalhos, o método de Baermann, ou qualquer outro de extração de larvas, tornou-se obrigatório para o diagnóstico da estrongiloidose. A nosso ver, a pesquisa de S.

stercoralis no líquido duodenal perdeu praticamente sua razão de ser depois que se adotou a execução rotineira do método de Baermann nas fezes, pois, em apenas 5% dos exames de fezes negativos para estrongilóides, estes serão evidenciados no líquido duodenal. Oswaldo Arantes Pereira acha necessária a repetição do método de Baermann-Moraes sempre que a história clínica ou a presença de acentuada eosinofilia estejam sugerindo a presença de estrongiloidose.

Tal repetição deveria estender-se por 10 vezes, para poder-se afastar a suspeita dessa infecção. Em nossa experiência, entretanto, concluímos que basta proceder de acordo com a seguinte técnica: solicita-se ao paciente uma amostra de fezes correspondente a todo o volume de uma evacuação, material que deverá ser encaminhado ao laboratório o mais rapidamente possível; divide-se esse material em várias porções (até 10, se possível), e efetua-se a técnica de Baermann-Moraes em cada uma delas. Com esse procedimento, acreditamos eliminar os resultados falso-negativos na grande maioria dos pacientes.

No estudo das fezes de indivíduos em que a epidemiologia ou a clínica indiquem a presença de *Schistosoma mansoni*, deve-se incluir obrigatoriamente o método de Kato. Seu valor se estende à pesquisa de outros helmintoses; não se presta, porém, à detecção de protozoários. Por razões técnicas, fezes líquidas ou semilíquidas não podem ser examinadas pelo método de Kato.

3º) No terceiro frasco, contendo material liquefeito (por diarréia ou uso de purgativo) recolhido em líquido conservador de Schaudinn, executa-se a coloração pela hemaloxilina férrica. Essa é a melhor maneira de detectar os protozoários, principalmente as amebas, mais difíceis de ser vistas do que as giárdias. Vamos encontrá-las, em geral, sob a forma de trofozoítos, o que permite um diagnóstico mais preciso. Se os cistos, que aparecem nas preparações úmidas dos métodos de flutuação e sedimentação, coradas pelo Lugol, podem ser de identificação difícil às vezes, os trofozoítos vistos em preparações montadas após coloração pela hematoxilina férrica praticamente, nunca, deixam dúvida sobre a que amebídeo pertencem. A hematoxilina férrica é, pois, o método ideal para o diagnóstico da amebíase e para o controle mais rigoroso do tratamento. Além disso, somente com esta técnica se torna possível o achado da *Dientamoeba fragilis*, um amebídeo considerado patogênico e que, por não apresentar formas císticas em material formado, só pode ser identificado com o emprego da hematoxilina férrica.

Não acreditamos no exame de fezes a fresco para o diagnóstico das diversas amebíases, baseado no achado de trofozoítos vivos. A precariedade do método e as causas de erro no diagnóstico diferencial das formas vegetativas móveis que podem ser encontradas nas fezes e mesmo no raspado da mucosa retal, levam-nos a não recomendar tal conduta diagnóstica, a não ser em casos inteiramente excepcionais.

Um exame importante a ser realizado nas fezes de pacientes imunodeprimidos consiste na pesquisa de *criptosporídios*, protozoários que ocorrem como agentes oportunistas em tais pacientes. A pesquisa é feita pelos métodos de coloração de Kinyoun (uma variante do método de Ziehl-Neelsen) e da sofranina-azul de metileno.

Tabela 10.1
Métodos Mais Eficazes para Diagnóstico das Diversas Parasitoses

	Faust	Kato	Sedimentação por centrif.	Baermann	Hematoxilina férrica
Entamoeba histolytica	+		+		+
Entamoeba coli	+		+		+
Dientamoeba fragilis					+
Iodamoeba bütschlii	+		+		+
Endolimax nana	+		+		+
Giardia lamblia	++		+		+
Chilomastix mesnili	+		+		+
Trichuris trichiura	++	+++	++		
Ancilostomídios	++	+++	++		
Strongyloides stercoralis	+		+	+++	
Ascaris lumbricoides	++	+++	++		
Schistosoma mansoni		+++	+		
Isospora spp	+	+++			

Coprocultura

O exame bacteriológico de fezes encontra sua utilização máxima no diagnóstico etiológico da gastroenterite aguda. Entretanto, em situações menos freqüentes, as bactérias que respondem por esta patologia podem ser responsabilizadas por diarréias de evolução crônica, o que amplia as indicações da coprocultura.

As bactérias capazes de provocar diarréia podem ser classificadas em dois grupos principais de acordo com seu mecanismo básico de patogenicidade: invasor e toxigênico (Ver item Enterobactérias no Capítulo 28).

Bactérias Invasoras. Estas bactérias colonizam o tubo gastrintestinal do hospedeiro, onde crescem, daí podendo invadir outros tecidos ou secretar toxinas. Nesse tipo de patogenicidade é indispensável que as bactérias se' repliquem no intestino do hospedeiro. Esse grupo é exemplificado pela *Shigella, Salmonella, Yersinia enterocolitica, Campylobacter jejuni* e alguns sorotipos de *Escherichia coli* (028, 042, 0112, 0124, 0136, 0143, 0152 e 0164).

Bactérias Toxigênicas. Estas bactérias atuam através de uma exotoxina que é secretada nos alimentos e que será posteriormente ingerida juntamente, com estes, indo, então, exercer sua atividade patogênica no organismo humano. Tal mecanismo poderia ser classificado com mais propriedade como "intoxicação", pois não requer a presença de bactérias vivas no tubo gastrintestinal. São exemplos deste tipo de bactérias o *Clostridium difficile, Clostridium perfringens, Vibrio parahemoliticus, Staphylococcus aureus* e *Escherichia coli* enterotoxigêênicas (enterotoxinas LTe ST).

Alguns serotipos da *Escherichia coli* enteropatogênica clássica não podem ser incluídos em nenhum dos grupos acima, já que seu mecanismo de patogenicidade não está definido. São os seguintes esses serotipos: 026, 055, 0111, 0114, 0119, 0125, 0126, 0127, 0142 e 0158. O sorotipo 0128 permanece ainda nos soros polivalentes usados em laboratório, mas é considerado atualmente pertencente ao grupo das E. coli enterotoxigênicas.

Não possui significação clínica em adultos o isolamento nas fezes de diversos gêneros da família das enterobacteríaceas, como sejam *Enterobacter (Hafnia), Citrobacter, Proteus, Serratia* e *Klebsiella*, já que tais germens não são patogênicos sobre a mucosa intestinal, ocorrendo como meros saprófitas na luz intestinal.

Durante muito tempo, numerosos pacientes exibindo quadro clínico altamente sugestivo de infecção intestinal, até com abundante eliminação de muco, pus e sangue nas fezes, tinham sua corpocultura negativa. Com o advento de novas técnicas laboratoriais, passaram-se a isolar das fezes de tais pacientes bactérias como *Campylobacter jejuni* e *Yersinia enterocolitica*, às quais se passou a atribuir a capacidade de produzir quadros clínicos muito semelhantes aos de outros patógenos intestinais. Cabe salientar, aliás, que, em determinadas ocasiões, estas bactérias provocam sintomas que levam à suspeita de doença de Crohn ou mesmo colite ulcerativa. No caso específico da *Yersinia enterocolitica*, sua importância vai além dos quadros intestinais agudos, pois são capazes de ocasionar uma série de alterações patológicas subseqüentes. O leitor deverá valer-se de uma investigação bibliográfica mais profunda para melhor poder avaliar a importância desta bactéria. Apenas como um exemplo, citamos o fato de que em torno de cinco por cento das "apendicites" que levam os pacientes à sala de operação representam na realidade infecção por *Yersinia enterocolitica* (ver capítulo 29).

Cumpre salientar também a importância crescente que vem assumindo o *Clostridium difficile* como causa de colite pseudomembranosa induzida por medicamento. Todavia, o isolamento desse gérmen e a avaliação laboratorial de seu poder toxigênico não chegaram ainda à rotina dos laboratórios, o que não deverá tardar muito em vista dos trabalhos que se aceleram nesse sentido. O mesmo pode ser dito quanto à caracterização das *E. coli* enterotoxigênicas, visto que elas são responsáveis por inúmeros casos de diarréia aguda.

Finalmente, não podemos deixar de citar a grande importância hoje atribuída ao *Rotavírus* como causa de gastroenterite infantil, chegando os mesmos a ser responsabilizados por praticamente 50% dos casos dessa patologia. Vale dizer que seu diagnóstico é perfeitamente exeqüível em laboratório clínico recorrendo-se ao método imunoenzimático.

Seguem-se algumas considerações a serem levadas em conta quando da solicitação e avaliação de um exame bacteriológico de fezes.

1º) As fezes devem chegar o mais rapidamente possível ao laboratório. Não podendo ser satisfeita tal condição, deve o material ser preservado e transportado em meio adequado fornecido pelo laboratório.

2º) Sempre que possível, não administrar antibióticos ou quimioterápicos antes de colher o material para exame.

3º) Alguns laboratórios fornecem resultados da pesquisa de *Escherichia coli* enteropatogênica clássica baseados apenas no diagnóstico feito com soros polivantes. Tal prática é desaconselhável, pois leva a um grande número de resultados falso-positivos. Tal diagnóstico deve ser definido por meio de sorotipagem específica com soros monovalentes.

4º) Toda bactéria patogênica é sempre submetida a teste de sensibilidade aos antibióticos (antibiograma).

5º) Se o quadro clínico sugerir infecção por *Yersinia* ou *Campylobacter*, seria conveniente uma informação do clínico nesse sentido, pois é provável que nem todos os laboratórios estejam adaptados para seu isolamento.

6º) É sabido que muitos clínicos, especialmente pediatras, deixam de solicitar coprocultura, alegando demora em sua execução. Entretanto, em cerca de 90% dos casos de infecção por salmonela, shigela, etc., o laboratório pode fornecer um diagnóstico com antibiograma já ao cabo de 36 horas; no caso do *Campylobacter*, em 24 ou, no máximo, em 48 horas. Para *Yersinia enterocolitica*, dadas suas peculiaridades de cultivo, seu isolamento poderá ser mais prolongado.

11 Líquido Cefalorraquidiano

Guilherme de Freitas Pecego

O exame do líquido cefalorraquidiano compreende principalmente o estudo da pressão, aspecto, dados químicos e microscópicos. Podem ser executados também exames bacteriológicos e sorológicos. Antes de entrarmos no estudo da interpretação dos exames, faremos algumas considerações que julgamos de grande importância a respeito dos cuidados a serem tomados na colheita do material.

Colheita do Material

Para executar-se um exame satisfatório no LCR, torna-se indispensável que sua colheita obedeça a uma técnica irrepreensível, e, para isso, o encarregado da punção deve tomar precauções especiais, não só quanto à maneira de praticá-la, mas também no tocante ao preparo dos frascos destinados a receber o material colhido. Outrora a colheita do LCR era praticada invariavelmente pelo patologista clínico, de maneira que o material era manipulado desde sua retirada pelo mesmo profissional que o examinaria. Assim, o patologista clínico cercava-se de todos os cuidados necessários para que suas próprias determinações não fossem prejudicadas no laboratório. O médico requisitante em nada participava nessa primeira fase do exame.

Atualmente, por motivos vários, é muito raro que o LCR seja colhido pelo próprio patologista clínico, disso se encarregando o médico ou o residente. É essencial, portanto, que estes saibam como colher o LCR em condições ótimas, para que não venham surgir dificuldades na análise do material pelo laboratorista.

É imprescindível que se tenham à mão três tubos embuchados e autoclavados, um deles contendo alguns cristais de oxalato de sódio ou de potássio, que servem de anticoagulante. Caso o liquor exiba aspecto hemorrágico, sua colheita em três tubos permitirá esclarecer se o sangue procede realmente do espaço subaracnoidiano ou de um acidente de punção (ver adiante). O anticoagulante contido em um dos tubos destina-se a evitar a coagulação de líquidos turvos, propensos a sofrer esse fenômeno, que muito prejudica os exames.

A presença de sangue no LCR, mesmo em pequenas quantidades, interfere nos resultados de quase todos os exames praticados nesse material, especialmente na dosagem de proteínas, reações das globulinas, reações coloidais, dosagem da glicose, do cloreto e citologia.

Reveste-se de grande importância o volume do líquor a ser encaminhado ao laboratório. Para determinações bioquímicas e citológicas são necessários 10ml (com anticoagulante se o líquido estiver turvo). Se forem necessários exames bacteriológicos, deve-se colher 1 a 3ml em outro tubo.

Deve ser salientado, para finalizar, que o LCR é um material facilmente deteriorável. assumindo, dessa forma, importância fundamental que sua remessa ao laboratório seja a mais rápida possível, para que os exames possam ser realizados antes que alterações irreversíveis prejudiquem definitivamente os resultados dos exames.

Pressão

Pela simples observação da maneira como flui o LCR, já se pode ter idéia da pressão reinante no espaço subaracnoidiano. Geralmente, a saída ocorre sob forma de gotas lentas; em presença de hipertensão, observa-se gotejamento rápido ou mesmo jorro. Em crianças, deve-se ter em conta que o choro eleva a pressão do LCR. A medida exata da pressão é obtida por meio de um manômetro especial, geralmente tipo Claude, que se conecta com a agulha de punção.

É de grande utilidade a execução da manobra de Queckenstedt-Stookey, que consiste em comprimir as jugulares enquanto o aparelho está conectado: se a pressão aumentar, fica comprovada a livre circulação do LCR, isto é, a inexistência de bloqueio.

Por punção lombar, a pressão em posição sentada oscila entre 18 e 25cm de água; em posição horizontal, a pressão é menor, variando entre sete e 17 no adulto e entre cinco e 15 na criança.

O aumento da pressão do LCR manifesta-se pela síndrome de hipertensão intracraniana, cujas causas mais comuns são os processos expansivos, as meningites e encefalites. A existência de processo expansivo torna perigosa a punção lombar pelo risco de provocar hérnia transtentorial ou cerebelar, com decorrente compressão bulbar e comprometimento dos centros vitais bulbares. Assim, em presença de papiledema ou sinais neurológicos focais, deve essa patologia ser excluída por meio da TC antes de se praticar a punção. A TC deve ser utilizada também diante da suspeita de hemorragia subaracnoidiana, já que esta pode ser reativada pela descompressão causada pela punção.

Aspecto

O líquido cefalorraquidiano normal é transparente e incolor, comparado classicamente à "água de rocha". Deixado em repouso no tubo de ensaio, não se coagula nem forma precipitado. Em condições patológicas, pode exibir as seguintes anormalidades:

Retículo Fibrinoso. O líquido se mostra claro, mas, quando permanece em repouso no tubo, forma-se um fino retículo semelhante à teia de aranha, que se agita ao menor movimento. Tal retículo indica reação meníngea e ocorre com freqüência na meningite tuberculosa.

Líquido Opalescente ou Turvo. Indica a existência de reação meníngea aguda, particularmente meningite purulenta.

Líquido Purulento. Representa um grau mais avançado do tipo precedente.

Líquido Hemorrágico. Em presença de líquido com este aspecto cabe esclarecer se o sangue procede realmente do espaço subaracnoidiano ou se resulta da rutura de uma veia cutânea ou epidural ocorrida durante o ato da punção. Tal distinção pode ser feita com a técnica de recolher o líquido em três tubos. O aspecto hemorrágico será uniforme em todos eles se o sangue se originar realmente do espaço subaracnoidiano; se proceder da rutura de um vaso, apenas o primeiro tubo se mostrará fortemente hemorrágico, e, com menor intensidade, os outros dois.

Líquido Xantocrômico. É observado nos dias subseqüentes a uma hemorragia meníngea ou meningoencefálica. Na icterícia do recém-nascido, o LCR pode mostrar-se xantocrâmico; no adulto, isso ocorre apenas se houver reação meníngea. Uma xantocromia acentuada associada à coagulação maciça é indício de compressão medular (síndrome de Froin).

Exame Químico

São as seguintes as cifras normais dos componentes liquóricos de maior interesse clínico (pressupondo-se valores normais no sangue):

Proteína total	10 a 30mg/dl	(1/5 corresponde a globulinas)
Glicose	45 a 80mg/dl	(Folin-Wu)
Cloreto	720 a 750mg/dl	
Uréia	5 a 40mg/dl	

(No recém-nascido, as proteínas podem atingir a 40-60mg/dl.)

Alteram-se tais cifras em condições patológicas diversas, o que proporciona informações de grande interesse diagnóstico.

Alterações no Teor de Proteínas Totais. Há geralmente elevação do teor de proteína total (hiperproteinorraquia) nos processos inflamatórios das meninges e nas compressões medulares. Os aumentos mais notáveis ocorrem nestas últimas, onde se podem encontrar taxas de proteínas de até 4 g/100ml, coexistindo com xantocromia e coagulação maciça do liquor (síndrome de Froin).

A elevação da taxa de proteína total acompanha-se geralmente de um grau proporcional de pleocitose. Quando há aumento de proteína sem reação citológica paralela, fala-se de *dissociação albuminocitológica,* o que se observa nas compressões medulares e na polirradiculite de Guillain-Barré.

Alterações da Fração Globulínica. A elevação dos níveis de globulinas no LCR é evidenciada pelas reações de Pandy, Nonne-Apelt e Ross-Jones, baseadas no fenômeno de floculação de proteínas. Tais reações são relativamente insensíveis a aumentos da taxa de albumina, refletindo principalmente elevação das globulinas. São reações um tanto grosseiras, mas, mesmo assim, mostram-se de grande utilidade prática. O grau de positividade é expresso em cruzes e corresponde grosseiramente à quantidade de globulinas existente no líquor.

Na realidade, são reações tradicionais que continuam sendo usadas apesar de existirem atualmente provas mais específicas, como as de eletroforese e imunoeletroforese do LCR.

Todos os processos mórbidos que provocam acentuada hiperproteinorraquia (meningites, etc.) dão reações globulínicas positivas. A sensibilidade dessas provas permite, entretanto, reconhecer uma inflamação incipiente ou crônica com taxa normal de proteínas totais, o que ocorre especialmente na neurossífilis.

Alterações no Teor de Glicose. A diminuição da taxa de glicose (hipoglicorraquia) é observada nas meningites purulentas e na meningite tuberculosa, especialmente nesta última, em que a glicose pode baixar a simples vestígios. Quando a meningite compromete o diencéfalo, pode causar elevação da taxa de glicose (hiperglicorraquia), o que ocorre também, com freqüência, na encefalite epidêmica.

A taxa de glicose no LCR depende da que existe no sangue, sendo normalmente inferior em 20-30mg/dl. Assim, observa-se hiperglicorraquia no diabetes mellitus e em outros estados hiperglicêmicos, embora ela não seja tão elevada quanto a hiperglicemia. Por outro lado, há sempre hipoglicorraquia na decorrência de hipoglicemia. Na síndrome de McQuarrie (hipoglicemia idiopática espontânea de crianças de baixa idade), o diagnóstico é sugerido, muitas vezes, pelo exame do líquor e depois confirmado por determinação da glicemia. Isso ocorre porque nos episódios hipoglicêmicos surgem manifestações neurológicas que justificam a punção lombar. A única anormalidade que se observa no LCR nesses casos é a taxa de glicose muito baixa.

Alterações no Teor de Cloreto. Ocorre acentuada hipocloretorraquia nas meningites purulentas e, particularmente, na meningite tuberculosa em crianças, em que representa sinal de grande importância clínica, podendo ser útil, inclusive, para afastar as hipóteses de encefalite ou tumor cerebral.

Exame Citológico

Existem no LCR normal pouquíssimas células, no máximo 5/mm^3 (ou μl), em sua grande maioria, linfócitos. Constitui exceção o líquor do recém-nascido, que pode ter por mm^3 até 150 hemácias e 30 leucócitos (dos quais 60% a 80% são células macrófagas, 10% a 20%, mononucleares médios, e o restante, linfócitos).

O aumento do número de células no LCR chama-se *pleocitose*: 10/mm^3 constitui uma pleocitose ligeira, 50/mm^3 uma pleocitose moderada e mais de 100 uma pleocitose intensa. A pleocitose pode ser constituída de linfócitos, granulócitos, monócitos, etc., predominando uma forma celular ou outra segundo o processo causal. A pleocitose com predomínio de linfócitos é encontrada nas meningites por vírus, na meningite tuberculosa e na neurossífilis. Pleocitose moderada ou intensa com predomínio de granulócitos (75% ou mais) é observada nas meningites agudas bacterianas (meningococo, pneumococo, *H. influenzae,* etc.), em que os granulócitos assumem muitas vezes o caráter de piócitos (meningites purulentas); nas formas subagudas, ou sob tratamento, podem predominar os linfócitos.

Na poliomielite, há inicialmente pleocitose com predomínio de linfócitos e monócitos, sem alterações bioquímicas do líquor; na segunda semana de doença surge hiperproteinorraquia, o que coincide com o desaparecimento da pleocitose (dissociação albuminocitológica). Tal fato se reveste de importância prática, pois um exame feito tardiamente pode levar a interpretações errôneas, confundindo o diagnóstico de poliomielite com o de polirradiculite.

Exame Bacteriológico

O exame bacteriológico do LCR, essencial à elucidação etiológica de uma meningite, consta dos seguintes itens:

Bacterioscopia. Embora não seja exame que mereça muita confiança, pode fornecer informações úteis; assim, com referência aos três germes mais encontradiços nas meningites bacterianas, pode-se dizer que o achado de cocos Gram-positivos agrupados aos pares em forma de "chama de vela" é sugestivo de pneumococo; o de cocos Gram-negativos sugere meningococo; a presença de bacilos Gram-negativos indica *Haemophilus influenzae.*

Cultura. Não é raro que a bacterioscopia leve a resultados errôneos, o que torna obrigatória a realização de cultura, um recurso muito mais fidedigno, permitindo inclusive a execução do antibiograma. No caso da etiologia tuberculosa, a cultura tem o inconveniente de ser demorada (três a quatro semanas), não servindo, portanto, para orientação terapêutica.

Inoculação em Cobaia. É o método mais seguro para pôr em evidência o bacilo da tuberculose, mas seus resultados podem tardar ainda mais do que os de cultura.

Reações Biológicas e Coloidais

Reação de Kahn e VDRL. São positivas nos casos de sífilis, particularmente na paralisia geral progressiva e na tabes. São também positivas, com freqüência, nos tumores cerebrais.

Reação do Ouro Coloidal ou de Lange. Há basicamente três tipos de curvas patológicas: a) *tipo paralítico,* observado na paralisia geral progressiva (554321000), isto é, há floculação nos primeiros tubos (zona paralítica); b) *tipo luético ou tabético,* observado na sífilis cerebroespinhal e na tabes dorsal (002341100), isto é, a floculação predomina nos tubos da zona média (zona sifilíbica); c) *tipo meningítico,* observado nas meningites agudas (000134430), isto é, a floculação predomina nos últimos tubos (zona meningítica).

Reação do Benjoim Coloidal. As curvas obtidas são interpretadas de maneira semelhante às do ouro coloidal.

Contra-imunoeletroforese

É uma reação antígeno-anticorpo de precipitação tornada mais rápida e sensível através da eletroforese. Mostra-se útil para uma rápida identificação bacteriana, principalmente nos casos em que a bacterioscopia e a cultura são negativas (p. ex., nas meningites parcialmente tratadas). Ver Capítulo 8.

Tabela 11.1
Achados no LCR em Várias Doenças*

	Pressão	*Células/µl*	*Tipo cel. predomin.*	*Glicose*	*Proteína*
Normal	100-200 mmHg	0-3	linf..	50-100 mg/dl	20-45 mg/dl
Meningite bacteriana aguda	↑	500-5.000	gran.	↓	cerca de 100mg/dl
Meningite subaguda (BK, Cryptococcus)	N ou ↑	100-700	linf.	↓	↑
Infecção virótica	N ou ↑	100-2.000	linf.	N	N ou ↑
Tumor ou abscesso cerebrais	N ou ↑	0-1.000	linf.	N	↑
Pseudotumor cerebral	↑	N	linf.	N	N ou ↓
Encefalopatia satumina	↑	0-500	linf.	N	↑
Meningite luética aguda	N ou ↑	25-2.000	linf.	N	↑
Neurossífilis parética	N ou ↑	15-2.000	linf.	N	↑
Síndrome de Guillain-Barré	N	0-100	linf.	N	>100mg/dl
Hemorragia cerebral	↑	hemorrágico	hemácias	N	↑
Trombose cerebral	N ou ↑	0-100	linf.	N	N ou ↑
Tumor medular	N	0-50	linf.	N	N ou ↑

Nota: Os valores para a pressão, nº de células e proteína são aproximados; as exceções são freqüentes. Os granulócitos podem predominar em doenças caracterizadas habitualmente por resposta linfocitária, especialmente na fase inicial das infecções viróticas e da meningite tuberculosa.
**Extraído de The Merck Manual, 16ª Edição, 1992.*

12 Escarro e Líquido Pleural

EXAME DE ESCARRO

A colheita de escarro no adulto não oferece, em geral, maiores dificuldades, mas o mesmo não acontece na infância, já que só se estabelece uma franca expectoração a partir dos cinco anos de idade. O escarro deve ser estudado tanto macroscopicamente como microscopicamente, sendo os seguintes os dados mais importantes: quantidade, aspecto, cor, odor, presença de moldes ou cilindros brônquicos, tampões de Dittrich, espirais de Curschmann, cristais de Charcot-Leyden, fibras elásticas, fórmula citológica e bacteriologia.

Caracteres Macroscópicos

Quantidade. É escassa na fase inicial da traqueobronquite aguda, na bronquite espástica e na pneumonia a vírus; abundante na tuberculose escavada, bronquiectasia, abscesso e gangrena pulmonares; extremamente abundante (até dois litros ou mais) é a "vômica", que ocorre ao esvaziar-se subitamente, através dos brônquios, um abscesso pulmonar, subfrênico ou hepático ou um empiema pleural.

Aspecto. Pode ser mucoso na fase inicial da traqueobronquite aguda e na bronquite espástica; seroso e espumoso no edema agudo do pulmão; mucopurulento ou purulento no período de estado da traqueobronquite aguda, na bronquiectasia, abscesso de pulmão e sinubronquite.

Cor. A expectoração mucosa é incolor e transparente; a mucopurulenta é branco-amarelada; a purulenta e a causada por *Pseudomonas* são esverdeadas; na pneumonia, assistolia e hemossiderose idiopática, é cor de ferrugem; as tosses violentas, sobretudo as de origem alta (faringe, laringe), podem causar aparecimento de estrias sanguinolentas.

Odor. É fétido, pútrido, nas necroses pulmonares; adocicado e nauseoso na bronquiectasia e tuberculose excavada.

Cilindros ou Moldes Brônquicos. São coágulos fibrinosos de aspecto arborescente ou emaranhado, eliminados na bronquite fibrinosa, na difteria traqueobrônquica e também na pneumonia.

Tampões de Dittrich. São massas caseosas de coloração amarelada ou cinzenta, do tamanho da cabeça de alfinete, de odor nauseabundo, compostas de glóbulos de gordura, cristais de ácidos graxos, bactérias e restos celulares. Observam-se na bronquiectasia, sinubronquite e broncopatia da mucoviscidose.

Espirais de Curschmann. São filamentos de coloração esbranquiçada ou amarela, torcidos em espiral ou enovelados, compostos de muco e eosinófilos, típicos da asma brônquica (ver Exame citológico).

Cristais de Charcot-Leyden. São cristais incolores, com forma de dupla pirâmide, originários dos eosinófilos. Tal como as espirais de Curschmann, são típicos da asma brônquica (ver Exame citológico).

Exame Bacteriológico

A dificuldade que se encontra em separar as porções do escarro provenientes das vias aéreas inferiores daquelas que se originam na cavidade oral, nasofaringe e nos seios paranasais faz com que só raramente o estudo bacteriológico do escarro proporcione uma informação etiológica conclusiva, salvo quando o gérmen isolado é o bacilo de Koch. Com referência a outros germens, os achados devem ser interpretados à luz da clínica e dos achados radiológicos. É comum a contaminação das secreções traqueobrônquicas com os germens que integram a flora fisiológica respiratória superior, ou seja, diplococos Gram-positivos, *Neisseria catarrhalis, Streptococcus sp* ou *Str. viridans*, difteróides, Haemophilus influenzae, estafilococos. Muitos desses germens crescem em culturas de escarro e possuem atividade patogênica, desde que alcancem as vias aéreas inferiores, que são normalmente estéreis. Para atenuar a dificuldade, recomenda-se que a coleta do escarro, de preferência matutina, faça-se após cuidadosa higiene bucal, aconselhando-se que o paciente faça bochechos com água morna à noite e antes de expectorar para a colheita.

Para resultados mais precisos do exame bacteriológico do escarro, pode-se recorrer a outros métodos para obtenção de material:

1º) Lavar o escarro várias vezes com soro fisiológico esterilizado e, depois, por meio de uma agulha, aspirar o núcleo do escarro lavado;

2º) Obter o material por aspiração transtraqueal;

3º) Obter material na orofaringe por meio de uma bola de algodão (*swab*) e comparar a flora bacteriana aí encontrada com a do escarro; a prevalência de um gérmen pode apontar o agente etiológico mais provável.

Os principais exames bacteriológicos utilizados na prática são: exame baciloscópico em esfregaço corado do material (exame direto) e culturas em diversos meios.

Baciloscopia (Exame Direto)

Lâmina com o Esfregaço Corado pelo Gram. Com as reservas e cuidados já mencionados, o resultado desse exame pode orientar uma terapêutica antibiótica contra germens Gram-positivos (cocos) ou Gram-negativos (bastonetes).

Lâmina Corada pelo Método de Ziehl-Neelsen. Destina-se à pesquisa de bacilos ácido-álcool-resistentes, praticamente o BK. O exame deverá ser praticado em três dias consecutivos ou um exame de dois em dois dias até completar três exames. Estima-se que, para a descoberta de um só bacilo pelo exame direto, deverão existir 100.000 bacilos por centímetro cúbico de escarro. As micobactérias atípicas (patogênicas ou saprófitas) são morfologicamente idênticas ao BK, dele se distinguindo somente pelas propriedades bioquímicas, físicas e aspectos da cultura em meio apropriado. O bacilo se apresenta corado em vermelho num fundo azul. O resultado do exame direto é assim classificado e interpretado:

(-) negativo: ausência de bacilos em 100 campos examinados

(+) positivo: menos de um bacilo por campo

(++) positivo: um a 10 bacilos por campo

(+++) positivo: mais de 10 bacilos por campo

Lâmina Corada por Outros Métodos. Este item inclui o azul-algodão, o Giemsa e o PAS (ácido periódico de Schiff) para exame baciloscópico (direto) na pesquisa de fungos (cândida, blastomices, paracoccidióide, histoplasma. etc.).

Culturas

Cultura "Simples". Feita em meio agar-sangue para identificação do gérmen mais provável e para a execução da prova de sensibilidade *in vitro* aos antibióticos usuais (antibiograma ou TSA). Os dados devem ser valorizados com os da clínica. O escarro será colhido em recipiente esterilizado e deverá ser o primeiro do dia, após os cuidados de higiene bucal já salientados, sendo levado ao laboratório imediatamente após a colheita. Caso o paciente esteja usando antibióticos, tal fato será levado ao conhecimento do laboratorista no pedido do exame, para que possam ser escolhidos meios apropriados. Sempre que possível, o escarro será colhido 72 ou mais horas após a suspensão de um antibiótico.

Cultura em Meio de Sabouraud. Destinado à identificação de fungos. O diagnóstico correto de uma infecção micótica só pode ser estabelecido mediante o isolamento e a identificação do fungo. A existência de fungos no escarro não significa, necessariamente, que estes sejam os verdadeiros agentes etiológicos da doença, já que podem ser saprófitos que acidentalmente tenham contaminado a amostra ou se associado a outras doenças preexistentes. Isso ocorre especialmente com as leveduras que, com freqüência, são encontradas no escarro de pacientes com doenças crônicas (p. ex., tuberculose pulmonar, bronquiectasia, carcinoma brônquico, AIDS). Quanto a alguns outros fungos, ao contrário, deve-se considerá-los definitivamente como os responsáveis pela doença, desde que isolados das secreções brônquicas.

Cultura para Bacilo de Koch. É feita com a utilização de vários meios de culturas especiais: Loevenstein-Jensen, Calmette e Guérin (batata glicerinada e biliada), Petragnani "A" (para Mycobacterium hominis) e Petragnani "B" (para a espécie bovis). Exige de 35 a 45 dias para dar resultados. Aproveita-se a cultura para fazer o teste de sensibilidade do bacilo aos tuberculostáticos.

Exame Citológico

Sua importância é cada vez maior para o diagnóstico do câncer broncogênico. O escarro (ou as secreções brônquicas obtidas por lavado brônquico seguido de aspiração transtraqueal ou broncoscópica) é espalhado em esfregaços, se possível nas primeiras três horas após a coleta. A coloração do esfregaço se faz pelo método de Papanicolaou, segundo a técnica de Pappenheim-Giemsa. A classificação de Papanicolaou, universalmente aceita, é de enorme interesse diagnóstico para o clínico:

Grau I: Resultado normal (sem atipias)

Grau II: Processo inflamatório (atipias celulares benignas)

Grau III: Suspeita de malignidade (atipias celulares de natureza tumoral suspeita, exigindo controle posterior)

Grau IV: Sugestivo de malignidade (algumas poucas células tumorais)

Grau V: Certamente maligno (várias células tumorais ou aglomerados delas)

A positividade do exame aumenta de 40% para 85% com a sua repetição por três vezes. Para fins práticos, deve-se atentar para o fato de que não se pode esperar maior percentual de resultados positivos após cinco exames de escarro, desde que este proceda realmente das vias aéreas inferiores.

Se estiver programada uma broncoscopia, é da maior importância que seja aspirada a secreção brônquica para exame citológico. Na presença de câncer broncogênico, um único exame broncoscópico (com colheita de material do foco suspeito) permite o diagnóstico citológico do tumor em 70% dos casos.

O exame citológico do escarro para células tumorais é obrigatório 24-48 horas após uma broncoscopia, pois é de grande sensibilidade. Os aspectos celulares observados na citologia indicam, amiúde, o tipo histológico do tumor, dentre os quais podemos citar:

a) carcinoma epidermóide: células em "olho de passarinho";

b) carcinoma indiferenciado (anaplásico) de pequenas células: distribuição linear, "em fio de prata", de células com formato de grão de aveia (*oat cells*), quase sem citoplasma;

c) adenocarcinoma: células "em sineta".

É útil mencionar que a citologia de escarro é utilizada também para pesquisa de:

a) eosinofilia no escarro nos casos, por exemplo, de asma ou síndrome de Loeffler;

b) cristais de Charcot-Leyden e espirais de Curshman na asma;

c) fibras elásticas nos processos destrutivos do parênquima pulmonar;

d) cristais de ácidos graxos;

e) granulócitos neutrófilos nos processos inflamatórios;

f) linfócitos, que são considerados como sinais de malignidade, mas que provêm muitas vezes de órgãos linfóides da faringe.

Exame do Líquido Pleural

O líquido de derrame na cavidade pleural é obtido por punção pleural com agulha. Esta serve não apenas para o diagnóstico laboratorial do derrame, mas também como método terapêutico destinado a aliviar os sintomas compressivos causados pelas grandes coleções líquidas. O líquido deve ser examinado do ponto de vista bacteriológico, citológico e bioquímico, adotando-se os mesmos métodos descritos a propósito do escarro e demais secreções brônquicas (ver páginas atrás). Se o líquido for seroso, deve-se proceder a uma pesquisa especial para o isolamento do bacilo de Koch. No caso de ser purulento, a pesquisa dirigir-se-á tanto para bactérias e fungos como para o BK. Existindo suspeita de neoplasia, muito especialmente se o líquido for hemorrágico, ele será examinado também histologicamente para pesquisa de células tumorais.

Deve-se aspirar pelo menos 50ml de líquido e distribuí-las em quatro tubos de ensaio para os seguintes exames: 1º) bacteriológico (inclusive fungos e bactérias anaeróbias); 2º) citológico (tubo citratado ou heparinizado); 3º) bioquímico; 4º) pesquisa de células neoplásicas, havendo suspeita dessa etiologia.

O estudo do líquido de derrame pleural é de grande importância diagnóstica na distinção entre um exsudato e um transudato, o que enseja separar o grupo de doenças inflamatórias e neoplásicas, que produzem exsudato, das doenças não inflamatórias, que produzem transudato (p. ex., insuficiência cardíaca, nefrose, cirrose hepática, hipoproteinemias). Segundo o critério clássico, considera-se que um líquido é exsudato quando sua concentração de proteínas é superior a 3 g/dl e a densidade, maior que 1,016, mas isso pode induzir a erro diagnóstico em cerca de 10% dos casos de derrames. Alguns autores consideram também que uma leucometria superior a 1.000 leucócitos/mm^3 no líquido pleural seja característica de exsudato. Atualmente, considera-se que há exsudato quando um ou mais dos seguintes índices estiverem presentes:

a) Proteína no líquido pleural/proteína no soro $\geq$0,5

b) Desidrogenase lática no líquido pleural/DL no soro $\geq$0,6

c) DL no líquido pleural acima de 200UI/ml

A determinação do pH no líquido pleural pode esclarecer a natureza do derrame, pois um valor muito baixo desse parâmetro é próprio do empiema (inferior a 7,2).

Outros exames capazes de elucidar a etiologia de um derrame pleural são os seguintes:

1) Taxa de amilase aumentada no líquido pleural e maior do que no soro, comprovando o comprometimento pleural por uma pancreatite;

2) A dosagem aumentada do ácido hialurônico no líquido pleural é característica do mesotelioma maligno da pleura;

3) Nos derrames pleurais do lúpus eritematoso sistêmico, observa-se uma elevação do fator antinuclear (FAN) e a presença de células LE;

4) Uma taxa de glicose muito baixa no líquido pleural (20mg/dl ou menos) é encontrada nos derrames da artrite reumatóide; no derrame tuberculoso, a taxa

costuma também ser baixa (inferior à glicemia), mas não tanto quanto na artrite reumatóide.

5) No derrame quiloso (quilotórax) rico em gorduras neutras e ácidos gordurosos, o diagnóstico pode ser feito pela dosagem sérica do colesterol, triglicerídios e lipoproteínas (após dieta hipolipídica), cujas cifras serão normais, enquanto que os triglicerídios do líquido pleural mostrarão valores elevados. A causa mais importante desse tipo de derrame é representada pelos linfomas tipo Hodgkin, cujas adenomegalias no mediastino prejudicam a drenagem linfática.

Líquidos com mais de 100.000 neutrófilos por mm^3, exibindo bactérias na coloração pelo Gram e com pH inferior a 7,2, podem ser considerados como empiemas, mesmo sem ostentarem aspecto purulento típico.

13 Espermograma

A denominação de espermograma é de correção discutível, mas amplamente difundida na prática médica, aplicando-se à descrição dos caracteres físicos e composição do sêmen humano. Sua execução está indicada na exploração parcial da função reprodutora germinativa do testículo, especialmente no estudo do fator masculino relacionado com o problema da esterilidade conjugal.

Características do Sêmen

O sêmen humano é um líquido espesso, branco opalino, com reação alcalina, representando uma mistura de secreções dos testículos, vesículas seminais, próstata e glândulas de Cowper. Adquire, logo após a ejaculação, um aspecto gelatinoso, para transformar-se, ao cabo de 10 a 30 minutos, num líquido extremamente fluido, de escassa viscosidade. A demora na liqüefação e o aumento da viscosidade impedem a livre movimentação dos espermatozóides, dificultando, assim, sua capacidade migratória.

O volume de sêmen emitido em cada ejaculação oscila entre 3,5 e 5ml. O pH normal varia entre 8,1 e 8,4. Admitem-se como cifras normais, de 60 a 185 milhões de espermatozóides por ml e de 200 a 600 milhões por ejaculação, devendo o esperma normal exibir mais de 60% de formas móveis. A motilidade entre 6 e 8 horas após a ejaculação é da ordem de 25% a 40%.

Colheita do Líquido Espermático

O exame do sêmen deve realizar-se depois de pelo menos cinco dias de abstinência, sendo desaconselhável a colheita por meio de preservativo já que a reação química que se desenvolve entre este e o sêmen pode levar à inativação dos espermatozóides. A colheita é feita por masturbação, no próprio laboratório, utilizando-se recipiente esterilizado, de boca larga, graduado, se possível com rolha de vidro esmerilhado.

Deve-se registrar o tempo compreendido entre a ejaculação e a contagem microscópica.

Exame do Esperma

Consta de exame macroscópico e microscópico.

Exame Macroscópico. Consiste na verificação dos caracteres físicos do líquido espermático. Consideram-se normais:

Volume. De 3,5 a 5ml

Cor. Branco-amarelada com estrias

pH. 8,1 a 8,4

Aspecto. Opalescente

Consistência. Este caráter é expresso pela viscosidade, medida pela introdução no líquido de uma vareta de vidro que, ao ser retirada com suavidade, produz um filamento de 1 cm ou mais.

Quando há formação de uma ou mais gotas, a viscosidade é normal. Quando não há sequer formação de uma gota, a viscosidade está diminuída. Quando há formação de filamentos, a viscosidade está aumentada.

Exame Microscópico. Destina-se a observar os espermatozóides quanto aos seguintes aspectos:

Motilidade. A observação se faz com o preparado a fresco, colocando-se uma gota entre lâmina e lamínula e examinando com pequeno aumento (40 X). O critério é subjetivo. Como já foi dito, o esperma normal tem 60% de formas móveis. Entre 6 e 8 horas após a colheita permanecem móveis 25-40% dos espermatozóides.

Morfologia. É apreciada mediante coloração do esfregaço pelos métodos de May-Grünwald, Giemsa ou Wright. São analisadas as características dos espermatozóides normais (cabeça, corpo e cauda), anotando-se as anormalidades (falta de cabeça, cabeça globosa, cauda bífida, cauda curta ou ausência de cauda). Existem normalmente 70% de espermatozóides normais.

Contagem de Espermatozóides. Existem numerosos métodos, mas o único que utilizamos é o de Weisman, muito simples porque dispensa o emprego de líquidos especiais e de pipeta de glóbulos vermelhos. A diluição é feita com água morna, não só para diluir as células do líquido, mas também para imobilizar de imediato os espermatozóides, o que facilita a contagem. A técnica é a seguinte:

a) Colocar 1 ml de esperma num tubo graduado de 20ml e completar o volume de 20ml com água tépida. Este procedimento mata os espermatozóides; pela diluição a 1/20 diminui o erro de quantidades diminutas usadas nas pipetas conta-glóbulos;

b) Encher a câmara de contagem (Neubauer) e contar os espermatozóides do mesmo modo que os leucócitos, usando-se os quadrados laterais da câmara (16 quadrados em cada) com superfície de 1 mm^2. Por meio de um simples cálculo, obtém-se o número de espermatozóides por ml, que, como já foi dito, é de 60 a 185 milhões. O número total de espermatozóides contido no esperma é obtido multiplicando-se essa cifra pelo volume do líquido espermático.

Terminologia Técnica

Nas conclusões do espermograma deve ser utilizada a seguinte terminologia:

Oligoespermia ou Hipoespermia. Número diminuído de espermatozóides.

Hiperespermia. Número aumentado de espermatozóides.

Azoespermia. Ausência de espermatozóides, com presença, porém, de espermatócitos (células precursoras).

Aspermia. Ausência de espermatozóides e espermatócitos

Necrospermia. Ausência de espermatozóides móveis.

Astenoespermia. Diminuição do número de espermatozóides móveis.

Quanto à intensidade de movimentos (motilidade), usam-se as expressões *normocinesia, hipercinesia* e *hipocinesia*, para indicar alterações da normalidade.

Parte 2

Técnicas Radioisotópicas e Métodos Diagnósticos de Imagem

14 Métodos de Competição Isotópica

VOCABULÁRIO

Para melhor compreensão dos Capítulos 14 e 15, definiremos a seguir alguns termos de uso corrente em medicina nuclear.

Isótopos. São substâncias quimicamente idênticas que diferem ligeiramente em seu peso atômico pela presença de um número diferente de nêutrons no núcleo de seus respectivos átomos. Ocupam o mesmo lugar na classificação periódica e apresentam as mesmas propriedades bioquímicas e fisiológicas, não sendo possível ao organismo distingui-las em suas trocas metabólicas.

Radioisótopos ou Radionuclídeos. Caracterizam-se pela instabilidade de seus átomos, que, ao se desintegrarem, emitem radiações beta e/ou gama, que podem ser detectadas e medidas por dispositivos especiais. Dentre os utilizados clinicamente, quase todos são obtidos por conversão dos elementos estáveis em formas radioativas em reatores nucleares ou ciclotrons. São representados pelo símbolo do elemento e seu número de massa: ^{131}I (iodo radioativo), ^{99m}Tc (tecnécio radioativo), etc.

Radiofármaco ou indicador. É uma substância marcada, isto é, que contém em sua molécula um radionuclídeo utilizado para localização e medição nas técnicas diagnósticas em medicina nuclear. Difere dos demais fármacos por não produzir efeito farmacológico.

Aparelhos de Detecção Gamagráfica. Servem para produzir imagens bi-dimensionais da distribuição de um radiofármaco em um sistema orgânico.

Mapeador Linear. A exploração dos órgãos se realiza pelo movimento automático de um tubo de cintilação que detecta as radiações gama. O detector "vê" somente uma pequena região de cada vez, e a imagem total do órgão está composta linha por linha. Esta é obtida sobre um filme radiográfico ou um papel especial.

Câmara de Cintilação (ou gama-câmara). É um dispositivo de detecção que pode reproduzir uma imagem sem movimento do detector. Tem a capacidade de "ver" alguns órgãos em sua totalidade. A projeção é obtida em filme radiográfico ou polaróide. Além das imagens estáticas, pode realizar provas de função dinâmica.

Cintilografia (ou mapeamento). Designa-se assim a imagem de um órgão produzida no mapeador linear ou na câmara de cintilação.

Métodos de Competição Isotópica. São métodos de dosagens nos quais duas substâncias quimicamente iguais, uma marcada e outra não marcada (a ser dosada), são postas a competir entre si por um anticorpo específico (radioimunoensaio) ou por outra proteína fixadora (radioensaio).

MÉTODOS DE COMPETIÇÃO ISOTÓPICA

A técnica do radioimunoensaio (radio immune assay = RIA) veio revolucionar o setor da patologia clínica relacionado com as dosagens hormonais. Circulando em concentrações mínimas no plasma e carecendo em sua molécula, na maioria dos casos, de grupos químicos capazes de atuar frente a reagentes próprios, os hormônios foram dosados durante muito tempo de maneira imprecisa, quase sempre por meio de ensaios biológicos. Nesse tipo de exame, a atividade biológica era medida pela resposta de um tecido vivo ou de um animal à ação dos hormônios. Tais técnicas ofereciam uma série de inconvenientes, tais como pequena sensibilidade, muitas causas de erro, grande inespecificidade em certos casos, deficiente reprodutibilidade, técnicas longas e complicadas, etc.

Quando o hormônio inclui em sua molécula um grupo estrutural dotado de atividade química frente a reagentes próprios, torna-se possível um outro tipo de ensaio, que é a dosagem química. É o caso, por exemplo, dos 17-cetosteróides na urina, onde o grupamento C=O do carbono 17 permite dosagem pela reação de Zimermann (*m*-dinitrobenzeno). Os métodos químicos mostram-se evidentemente superiores aos biológicos, mas são às vezes pouco específicos, como ocorre no exemplo citado em que os cromogênios urinários influenciam o resultado do exame.

Os *métodos de competição isotópicas* vieram abrir novos horizontes no campo das dosagens hormonais, o que se deve à sua boa especificidade e sensibilidade, bem como à rapidez e facilidade de técnicas, além de permitirem a utilização de soro, dispensando as incômodas e incertas colheitas de urina de 24 horas.

A competição pode fazer-se por um *anticorpo* (RIA) ou por *proteína na fixadora* (p. ex, TBG), sendo o primeiro método o mais largamente usado. Inicialmente, o RIA aplicava-se unicamente a hormônios de natureza peptídica ou protéica, utilizando suas propriedades antigênicas. Posteriormente, passou-se a fazer com que hormônios não antigênicos (p. ex., testosterona, progesterona) se combinassem a outras substâncias, de modo que o conjunto se tornasse antigênico, passível portanto de avaliação por RIA. Além disso, outras substâncias, não hormonais, passaram a ser dosadas pelos métodos de competição isotópica, como sejam os glicosídios cardíacos, vitamina B_{12}, ácido fólico, etc.

Fundamento do Radioimunoensaio. A dosagem por RIA se baseia na competição por um anticorpo específico da qual participam duas substâncias quimicamente iguais, sendo uma delas marcada isotopicamente e outra não marcada (a ser dosada). Um bom exemplo é a dosagem da insulina, que passamos a descrever de maneira sucinta.

Um certo volume de soro (cujo teor de insulina se quer determinar) é posto a incubar com quantidades conhecidas (e limitadas) de anticorpo antiinsulina (reagente 1) e de insulina marcada pelo ^{125}I (reagente 2). Três são, portanto, os participantes das reações biológicas subseqüentes: a insulina não marcada (fria) preexistente no soro, a insulina marcada que foi adicionada e o anticorpo antiinsulina também adicionado. Durante a incubação, ambas as formas de insulina competirão entre si, a fim de se fixarem ao anticorpo, o que conseguirão na proporção exata de suas respectivas concentrações. Assim, pois, uma parcela do hormônio não marcado fixa-se ao anticorpo e outra parcela continua em liberdade, o mesmo ocorrendo com o hormônio marcado.

Dependendo da concentração inicial de insulina não marcada (a ser dosada), teremos, ao estabelecer-se o equilíbrio, concentrações variáveis de quatro componentes: a) insulina não marcada sob forma livre; b) insulina não marcada fixada ao anticorpo; c) insulina marcada sob forma livre; d) insulina marcada fixada ao anticorpo. Quanto maior for a concentração inicial de insulina não marcada (que se quer dosar), maior será a concentração final de insulina marcada livre (F, de free) e menor a concentração de insulina marcada fixada (B, de bound). Assim, pois, o valor da relação B/F é inversamente proporcional à concentração de insulina não marcada presente na reação.

A reação B/F é determinada medindo-se separadamente a radiotividade da insulina marcada fixada e a da insulina marcada livre (há vários métodos capazes de separar a insulina fixada da livre).

Na prática, a concentração de insulina sérica é lida diretamente numa curva padrão preestabelecida (Fig. 14.1). A forma geral dessa curva, que relaciona B/F com a concentração de insulina a ser dosada, é obtida fazendo-se reagir quantidades crescentes de insulina não marcada com quantidades constantes de insulina marcada e de seu anticorpo específico. O valor mais elevado de B/F (= 1,0) corresponde à amostra onde a reação foi efetuada apenas entre a insulina marcada e seu anticorpo (isto é, quantidade zero de insulina não marcada).

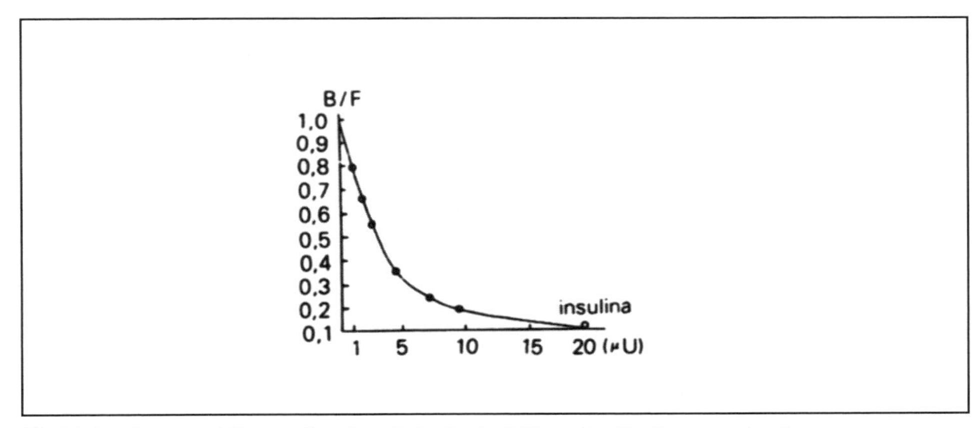

Fig.14.1 – *Curva padrão para insulina. Relação de B/F em função da concentração.*

Fundamento da Competição por Proteína Fixadora. Esta dosagem baseia-se na competição por uma proteína na qual participam duas substâncias iguais, sendo uma delas marcada isotopicamente e a outra não marcada (a ser dosada). Um bom exemplo é a dosagem da tiroxina (T_4). Nesta dosagem, separa-se inicialmente a T_4 da proteína transportadora, no soro, o que se consegue por precipitação dessa proteína pelo etanol. As etapas subseqüentes assemelham-se às da dosagem da insulina, acima descrita, sendo a insulina marcada substituída pela T_4 marcada e o anticorpo antiinsulina substituído pela TBG (globulina transportadora de tiroxina). O raciocínio é idêntico, utilizando-se, inclusive, uma curva padrão preestabelecida.

Tabela 14.1
Exemplos de Substâncias que Podem ser Dosadas por Métodos de Competição Isotópica

Método	*Classe dos compostos*	*Exemplos*
	Hormônios polipeptídieos	Insulinas, HGH, ACTH, LH, FSH, etc
	Proteínas	Tiroglobulina, albumina, alfafeto-proteína, IgG, IgE, renina
		Aldosterona, progesterona
Radioimunoensaio propriamente dito	Hormônios esteróides	Tiroxina triiodotironina
	Hormônios tireoidianos	AMPc, GMPc, IMPe
	Nucleotídeos cíclicos	Antígeno careinoembrionário
	Antígenos tumorais	Antígeno Austrália
	Antígenos virais	Digoxina, digitoxina, etc
	Drogas	
Competição por proteínas Fixadoras	Hormônios tireoidianos	Tiroxina, triiodotironina
	Hormônios esteróides	Cortisol, progesterona, estradiol, etc.
	Vitaminas	Ácido fólico, vitamina B_{12}, vitamina D

15 Cintilografia

Os procedimentos da medicina nuclear, mesmo os executados *in vivo* (cintilografia, determinação de fluxos sangüíneos regionais, provas de absorção e excreção, etc.) possuem como características principais a inocuidade e a grande eficiência em detectar alterações patológicas. Seu uso isolado, entretanto, raramente se mostra suficiente para garantir o diagnóstico completo. Tais métodos representam, portanto, essencialmente, exames de triagem, a partir dos quais serão indicados exames mais complexos e mais precisos.

Em geral, o paciente é submetido apenas à administração oral ou parenteral de um radioisótopo ou um indicador, nos quais um ou mais átomos de molécula foram substituídos por seu isótopo radioativo. A substância, por seu metabolismo específico, será deslocada do compartimento de introdução segundo um determinado ritmo, podendo (1º) acumular-se no parênquima hígido ou no tecido alterado de um órgão, (2º) ser excretada ativamente através de um sistema ou simplesmente (3º) traçar um fluxo sangüíneo. Por meio de detecção e registro numérico, gráfico ou magnético das radiações emitidas, a substância poderá ser acompanhada nas diferentes etapas de sua dinâmica ou nas estruturas em que se houver concentrado. Têm-se, assim, de um lado, o grupo das provas funcionais que fornecem dados quantificáveis e que permitem o conhecimento da dinâmica de um processo, e, de outro, o conjunto das provas cuja finalidade é a visibilização de órgãos e da distribuição do parênquima funcionante dos mesmos.

A técnica deste último grupo é conhecido por *cintilografia ou mapeamento.* A imagem das projeções de um órgão é obtida mediante a detecção e o registro gráfico ou ótico das radiações emitidas pelo indicador radioativo nele concentrado. *Marcador* é o radionuclídeo ou radiofármaco que se concentra especificamente em um órgão e que é administrado com a finalidade de obter a cintilografia desse órgão.

Os equipamentos usados nesse procedimento são (1º) os *mapeadores lineares*, munidos de um ou dois sistemas detectores móveis (cristais de cintalação de 76 ou 127mm de diâmetro) que executam uma varredura da região a examinar ou (2º) as *câmaras de cintilação* (gama-câmaras) com detectores de grandes dimensões (279 a 330mm de diâmetro) em que as imagens são obtidas à semelhança do princípio da fotografia. Os equipamentos do primeiro tipo têm a vantagem de menor custo operacional e detectam satisfatoriamente grande número de isótopos. A câmara de cintilação, mais onerosa e mais exigente quanto aos isótopos, possibilita não só maior rapidez nos exames como também a obtenção de imagens seqüenciais a curto prazo (desde frações de segundos), o que permite "ver" toda a dinâmica de um processo de acúmulo, excreção ou fluxo sangüíneo em um órgão.

Um processador de dados de menor ou maior complexidade fornece ainda a possibilidade de quantificação, em função de tempo ou de espaço da atividade registrada, sendo assim possível obter, simultaneamente, informações morfológicas e dinâmicas qualitativas e quantitativas. Podem-se efetuar, como se verá adiante, "radioangiografias" e outros tipos de exames.

Desenvolveram-se também sistemas de varreduras do corpo inteiro, obtendo-se, com relativa rapidez, a imagem da distribuição e um indicador em todo o organismo. Esse processo veio tornar a cintilografia óssea, outrora em exame desconfortável e oneroso por seu longo tempo de execução, numa prova rotineira, cômoda e relativamente rápida.

Serão descritos a seguir algumas das principais utilizações dos procedimentos radioisotópicos na área do diagnóstico médico.

Radioisótopos em Endocrinologia. A cintilografia da tireóide, ao lado da prova de captação de iodo radioativo pela glândula e, principalmente, da dosagem dos hormônios circulantes por meio de provas *in vitro* (que empregam tiroxinas marcadas ou técnicas de radioimunoensaio), constitui hoje os melhores recursos para avaliação laboratorial da função tireóidea.

É bem conhecida a freqüência com que ocorrem formações nodulares nessa glândula e a importância diagnóstica de sua caracterização funcional. A cintilografia é o único método não-invasivo que permite uma classificação funcional dos nódulos. Os conceitos de nódulo "morno", "quente" e "frio", originados desta técnica, são hoje correntes e desta informação dependem, em parte, o prognóstico e a conduta terapêutica. Nódulo "morno" é aquele que representa a mesma densidade cintilográfica do restante do parênquima. Deve-se geralmente a cistos incluídos em tecido funcionante normal. Mais raramente, podemos ter nódulos malignos com a mesma caracterização cintilográfica devido à superposição de imagens. Os nódulos "quentes" caracterizam-se pela maior densidade cintilográfica em relação ao restante do parêquima e podem ser devidos a um adenoma tóxico ou à maior massa funcionante em determinada região da tireóide.

Os nódulos "frios" caracterizam-se pela menor densidade cintilográfica relativamente ao restante do parêquima; quando analisados juntamente com os dados clínicos do paciente, podem levantar a suspeito de degeneração maligna. No adulto, um nódulo "frio" constitui neoplasia em apenas cerca de 20% dos casos; entretanto, quanto mais baixo o grupo etário, mais aumenta esta probabilidade, sendo de 50% nos pacientes abaixo de 10 anos.

Outros dados fornecidos pelo mapeamento cintilográfico da tireóide referem-se à sua topografia e à avaliação aproximada da massa de tecido funcionante; após tireoidectomia, permite verificar quão radical foi a operação.

Provas de captação e cintilografia da tiróide (^{131}I ou ^{99}mTc). Estas provas avaliam simultaneamente função, localização e dimensões da glândula. Estão indicadas principalmente em:

bócios simples ou nodulares

suspeita de ectopias (tiróide sublingual, bócio intratorácico)

caracterização funcional de nódulo único da tiróide

Técnica da prova com ^{131}I: O paciente deve estar em jejum e sem medicação iodada ou que interfira na síntese hormonal. O iodo radioativo é administrado por via oral. Após 2 e 24 horas, determinam-se as percentagens de captação, e, às 24 horas, realiza-se a cintilografia da tiróide.

Técnica da prova com ^{99m}Tc: O paciente deve estar sem nenhuma das medicações mencionadas, mas não necessita estar em jejum. O indicador é administrado por via EV. A cintilografia é realizada após 20 minutos.

Tempo de execução: Captação, 5 minutos; cintilografia, 15 minutos. No caso da prova com ^{131}I, o paciente deve comparecer dois dias consecutivos.

Pesquisa de corpo inteiro (^{131}I). Este é um dos procedimentos mais sensíveis para a detecção e a localização de metástases funcionantes do carcinoma da tiróide. O exame deve ser solicitado após a tiroidectomia total, de preferência com mais de 15 dias de cirurgia.

Técnica: Recomenda-se o estímulo de eventuais metástases com TSH exógeno nos dois dias precedentes e no dia do início do exame. O iodo radioativo é administrado por via oral, e a cintilografia de corpo inteiro é feita 24 a 48 horas após a dose.

Tempo de execução: 1 hora em câmara de cintilação ou 2 horas em mapeador linear.

Radioisótopos em Neurologia. A cintilografia cerebral, com sua morbidade nula, ausência de contra-indicações (exceto gravidez e aleitamento) e alta probabilidade de detecção e localização de lesões intracranianas, fornece orientação e, não raro, complementação para os estudos neurorradiológicos, que, embora mais elucidativos, expõem o paciente a um risco de morbidade não desprezível.

Com o sistema de imagens seriadas da câmara de cintilação, pode-se realizar a chamada "radioangiografia cerebral", pela qual se acompanha a distribuição do indicador no sistema arterial e, posteriormente, no venoso. Tais imagens seqüenciais ajudam no diagnóstico do hematoma subdural e no das anomalias vasculares, como hemangiomas e malformações arteriovenosas, em que não existe alteração da barreira hematencefálica propriamente dita e de onde dificilmente obteremos imagens positivas na cintilografia estática.

A cintilografia evidenciou-se como excelente técnica para o estudo dos espaços liquóricos, principalmente o da dinâmica e distribuição do LCR. O indicador é, no caso, introduzido diretamente no espaço subaracnóideo ou no sistema ventricular, realizando-se a ventrículo-, a cisterno- ou a mielocintilografia.

A cisternocintilografia tem despertado grande interesse entre os neurologistas, dada a contribuição original que trouxe ao estudo da síndrome de hidrocefalia de pressão normal, em que demonstrou, com exclusividade, existir, em muitos casos, inversão da corrente liquórica.

Cintilografia cerebral (^{99m}Tc). Este exame está indicado nas seguintes suspeitas diagnósticas:

1) tumor cerebral primitivo ou metastático

2) processos vasculares cerebrais

3) coleções subdurais pós-meningite ou pós-trauma

4) processos infecciosos e inflamatórios (abscessos, doenças granulomatosas)

5) recidiva de tumor previamente extirpado

Técnica: O paciente não necessita de preparo. A dose radioativa é injetada por via EV. Cintilografias das projeções anterior, posterior, laterais e vértex são realizadas imediatamente e/ou tardiamente (2-4 horas) após a dose.

Tempo de execução: 20 minutos (câmara de cintilação) a 1 hora (mapeador linear).

Estudo da perfusão sangüínea cerebral (^{99m}Tc). São as seguintes as indicações deste exame:

1) obstrução de carótidas

2) malformação artério-venosa

3) hematoma subdural

4) acidente vascular cerebral

5) tumor altamente vascularizado

Técnica: O paciente não necessita preparo. É posicionado conforme a projeção desejada (anterior, posterior ou vértex) ante a câmara de cintilação. O indicador é injetado rapidamente por via EV, e imagens seqüenciais são registradas cada 2 ou 3 segundos. Adicionalmente podem ser obtidas curvas de forma semiquantitativa que traduzem a perfusão sangüínea em cada hemisfério cerebral.

Tempo de execução: 5 minutos.

Radioisótopos em Nefrologia. A técnica da injeção endovenosa, imagens seqüenciais e quantificação da atividade acumulada em cada rim permitem não só detectar nefropatias unilaterais como, freqüentemente, evidenciar suas prováveis causas. Estudos renais com radioisótopos estão, portanto, indicados como primeiro recurso diante da suspeita de hipertensão por causa renal, de litíase, de compressão extrínseca de ureteres, etc. Com a mesma simplicidade técnica podem ser feitos controles de função tubular excretora e de perfusão de rim transplantado. Acrescente-se ainda a vantagem nos níveis de radiação menores que os da urografia excretora, o que recomenda o exame em crianças.

Cintilografia renal (DMSA^{99m}Tc, gluco-heptonato^{99m}Tc). Este exame tem as seguintes indicações:

1) avaliação de localização, forma, dimensões e integridade de função parenquimatosa

2) detecção de tumores e abscessos

3) detecção de anomalias congênitas

4) suspeita de trauma renal

5) localização das lojas renais para biópsia e para proteção em radioterapia

6) estudos de pacientes com sensibilidade aos meios de contraste radiológicos

Técnica: O paciente não necessita de preparo. O indicador é injetado por via EV. Aguarda-se uma hora, e realiza-se a cintilografia na projeção posterior e, eventualmente, anterior e laterais.

Tempo de execução: 5 minutos (câmara de cintilação) a 15 minutos (mapeador linear).

Avaliação da função renal unilateral e regional (córtex e medula) por imagens seqüenciais e renograma (Hipuran-^{131}I, DTPA-^{99m}Tc). Este exame tem as seguintes indicações:

1) exploração da hipertensão renovascular

2) avaliação e seguimento de pacientes com obstrução ureteral

3) diagnóstico diferencial entre rejeição e necrose tubular aguda em transplantes renais

4) detecção de alterações funcionais com a mudança da postura (ptoses ortostáticas)

5) controle da função renal após radioterapia abdominal

6) estudo de pacientes sensíveis aos meios de contrastes radiológicos

Técnicas: Antes da prova, faz-se a hidratação desejada. O indicador é injetado por via EV, e, imediatamente a seguir, são obtidas imagens seqüenciais e/ou curvas de variação de radioatividade.

Tempo de execução: 30 minutos

Radioisótopos nas Doenças Digestivas. A cintilografia do fígado é a mais solicitada dentre as provas destinadas ao estudo das doenças digestivas, pois este órgão, à semelhança do que ocorre com a tiróide e o baço, pode ser visualizado com clareza por esta técnica. Pesquisa-se principalmente a presença de lesões expansivas, isto é, abscessos, cistos, tumores primitivos e metastáticos. As lesões maiores que 2cm podem ser detectadas com alta probabilidade, mas estruturas menores (como podem ser as metástases) correm o risco de passar despercebidas, dada a grande espessura do órgão. Assim, um cintilograma negativo é muito sugestivo, mas não conclusivo de ausência de metástases.

Em casos iniciais de cirrose hepática, nos quais os exames laboratoriais convencionais podem dar a ilusão de função hepática satisfatória, a cintilografia com colóides marcados já revela alterações de distribuição dos mesmos (predominância de atividade do SRE esplênico sobre o hepático, presença significativa de colóide no SRE medular), o que permite um diagnóstico bastante precoce.

No caso de se encontrar uma lesão expansiva, o registro de imagens seqüenciais do fígado a partir da injeção do indicador possibilita distinguir formação vascularizada (tumor) de formação avascular (cisto, abscesso): a formação vascularizada evidenciará radioatividade nas primeiras passagens sangüíneas, ao passo que a avascular mostrar-se-á "negativa" desde o primeiro instante.

Derivados do ácido iminodiacético marcados com tecnécio 99m são rapidamente captados e excretados pelo fígado normal após a injeção EV, o que faculta a execução da colecintilografia. Pela técnica da varredura, o fígado, os canais biliares extra-hépticos, a vesícula e o duodeno podem ser seqüencialmente visualizados. A não visualização da vesícula com visualização normal do fígado e canais biliares indica obstrução do canal cístico, o que confirma, na grande maioria dos casos, o diagnóstico clínico de colecistite aguda que motivou o exame.

O método cintilográfico está indicado em casos de sangramento intestinal ou dor abdominal quando há suspeita de presença de divertículo de Meckel contendo mucosa gástrica. Outras alterações do aparelho digestivo são detectáveis por estudos quantitativos realizados por contagens de amostras sangüíneas ou de excretas in vitro: prova de depuração da bromossulfaleína-^{131}I, determinação da excreção da rosa Bengala-^{131}I para o diagnóstico diferencial de atresia de vias biliares, quantificação de perdas protéicas intestinais, estudos de absorção intestinal com ácido oléico ou trioleína marcados, determinação de gastrina por radioimunoensaio são algumas das muitas provas que servem à gastrenterologia.

Cintilografia do fígado (colóide de enxofre ^{99m}Tc). Este exame tem as seguintes indicações:

1) avaliação da localização e morfologia (*situs inversus*, ptose, hepatomegalia)

2) diagnóstico diferencial de tumores abdominais

3) pesquisa de lesões focais intra-hepáticas (tumores primários ou metastáticos. cistos, abscessos, hemangiomas)

4) estadiamento de pacientes portadores de neoplasia maligna

5) avaliação da eficácia de tratamentos (quimioterapia, radioterapia. etc.)

6) diagnóstico de hepatopatias difusas (p. ex., cirrose)

7) suspeita de abscesso subfrênico (combinada com cintilografia pulmonar de perfusão)

Técnica: O paciente não necessita de preparo. O colóide radioativo é injetado por via EV. Após 30 minutos, realizam-se cintilografias das projeções anterior, posterior, lateral direita e oblíquas.

Tempo de execução: 20 minutos (câmara de cintilação) a 1 hora e meia (mapeador linear).

Pesquisa de divertículo de Meckel (^{99m}Tc). Este exame está indicado em casos de sangramento intestinal ou dor abdominal quando há suspeita de divertículo de Meckel contendo mucosa gástrica.

Técnica: O paciente não necessita de preparo, mas não deve ter ingerido substâncias irritantes, tais como bário, laxativos ou aspirina, pelo menos três dias antes do exame.

Tempo de execução: 15 minutos (câmara de cintilação) a 30 minutos (mapeador linear).

Radioisótopos em Pneumologia. Nesta especialidade, bem como em cardiologia, os exames de execução ambulatorial informam basicamente sobre alterações de distribuição ou de fluxo sangüíneo. A cintilografia pulmonar de perfusão é um dos melhores métodos de detecção precoce de embolias pulmonares, pois as alterações visíveis radiologicamente só se instalam, geralmente, após certa duração da isquemia. Por outro lado, a compressão de um ramo arterial importante por um pequeno processo neoplásico pode causar deficiência de irrigação de grande área, chamando a atenção do especialista para a necessidade de uma investigação ulterior. Metástases pulmonares são igualmente detectáveis, mas um exame negativo deve receber as mesmas restrições mencionadas a propósito da interpretação de metástases hepáticas.

Radioisótopos em Cardiologia. Estão sendo desenvolvidos estudos cardíacos complexos cujas informações são competitivas com as da cinecardiografia, porém muitos deles não dispensam cateterismo. No entanto, informações diversas, como tempo de trânsito sangüíneo cardíaco, detecção de comunicação arteriovenosa intracardíaca, compressões de veia cava (venocavografia), diagnóstico diferencial entre cardiomegalia e derrame pericárdico, etc., podem ser obtidas por exames de caráter ambulatorial com técnicas semelhantes às já descritas para o estudo de outros sistemas.

A cintilografia com pirofosfato-^{99m}Tc pode ser utilizada em casos especiais de infarto do miocárdio. O exame pode ser executado entre 12 horas e cinco dias do quadro agudo, sendo o tempo de sensibilidade máxima de 48 horas a quatro dias. É um método dispendioso e demorado, cujas vantagens não compensam o inconveniente da exposição à radiação.

Cintilografia do Esqueleto. O advento dos indicadores ósseos passíveis de marcação pelo ^{99m}Tc, paralelamente ao desenvolvimento de sistemas rápidos de mapeamento do corpo inteiro, tornou possível o exame cintilográfico de todo o esqueleto. Tal exame representa dos mais valiosos subsídios para o prognóstico e a orientação terapêuticos das neoplasias que dão metástases para estruturas ósseas, o que se explica não só pela sua inocuidade, como também porque suas informações são mais precoces do que as fornecidas pela radiologia. Assim, diante, principalmente, de um carcinoma da mama ou da próstata, uma cintilografia do esqueleto torna-se imperativa para uma adequada conduta de tratamento.

Cintilografia do esqueleto (compostos de fosfatos marcados com ^{99m}Tc). Este exame está indicado quando existem as seguintes suspeitas diagnósticas:

1) tumores osteogênicos

2) tumores metastáticos

3) processos infecciosos (p. ex., osteomielite)

4) alterações metabólicas focais (p. ex .. doença de Paget)

Técnica: O paciente não necessita de preparo. O indicador é injetado por via EV. Após 2 a 4 horas, realizam-se cintilografias das projeções anterior e posterior do esqueleto.

Tempo de execução: 40 minutos (câmara de cintilição com sistema de varredura de corpo inteiro) a 2 horas (mapeador linear).

Estudo Radioisotópico do Baço. À semelhança do que acontece com o fígado e a tiróide, o baço pode ser visualizado com clareza por esta técnica. Pesquisa-se, principalmente, ruptura do órgão, abscesso esplênico, presença de lesões expansivas, esplenomegalia oculta e baço extranumerário. Freqüentemente, o exame esplênico acompanha o hepático (p. ex., no estudo dos linfomas e melanomas malignos). O colóide de enxofre marcado com ^{99m}Tc é bem captado por ambos os órgãos (ricos em SRE).

16 Tomografia Computadorizada

A radiologia convencional consegue demarcar com clareza o esqueleto, as partes moles e os gases contidos nas vias aéreas, nas cavidades paranasais e no trato digestivo. O emprego de contrastes radiopacos ou radiotransparentes introduzidos nas cavidades naturais permite delinear órgãos e estudar seus contornos. Nessa área, a radiologia convencional atingiu alto grau de segurança, abrangendo praticamente todos os sistemas anatômicos.

A absorção da radiação pelas "partes moles" corporais (músculos, glândulas, líquidos, órgãos em geral) é aproximadamente a mesma que a da água e varia muito pouco de um tecido para outro; por isso a radiologia convencional não é muito bem-sucedida na representação de vários tecidos. Para que um contorno seja visível na chapa radiográfica é necessário que exista certa diferença de absorção dos raios X entre as duas porções limitantes, o que raramente se dá no caso das "partes moles". Para podermos representar as estruturas das "partes moles", é necessário abandonar a relativa insensibilidade do filme, usando um método de medida que diferencie as pequenas variações de absorção da radiação pelos vários tecidos. Isto foi conseguido mediante a medida da absorção sofrida pelos raios X ao atravessarem a estrutura anatômica e utilizando computador para reconstruir a imagem dos vários pontos cuja absorção é medida.

A TC é um exame de fácil execução, não é invasivo, não causa incômodo ao paciente, que não precisa ser internado. Dá uma melhor definição das estruturas estudadas, delimita a exata anatomia melhor do que a radiologia convencional e a ultra-sonografia e torna as alterações patológicas mais evidentes. Foi utilizada inicialmente só para o segmento cefálico, mas, com o surgimento dos aparelhos mais aperfeiçoados, seu uso estendeu-se a todo o corpo, tendo atualmente grande valor diagnóstico nas patologias torácicas, abdominais e espinhais.

A aplicabilidade da tomografia computadorizada é sumarizada na Tabela 16.1.

TC em Neurorradiologia. Os primeiros trabalhos tornaram evidente a larga aplicabilidade da tomografia computadorizada para o diagnóstico das lesões endocranianas, especialmente em neurorradiologia. Ficou evidente que, em muitos casos, é possível substituir métodos mais traumatizantes e complexos para o

NOVOS MÉTODOS DIAGNÓSTICOS POR IMAGEM

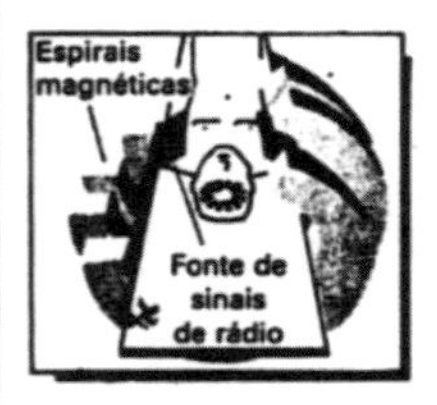

IRM

Nas imagens por ressonância magnética (IRM), um paciente é colocado dentro de um forte campo magnético. Energia sob a forma de ondas de rádio é introduzida nesse campo, causando a ressonância dos átomos. Os átomos de cada tipo de tecido dão respostas diferentes, cabendo ao computador compor a imagem final.

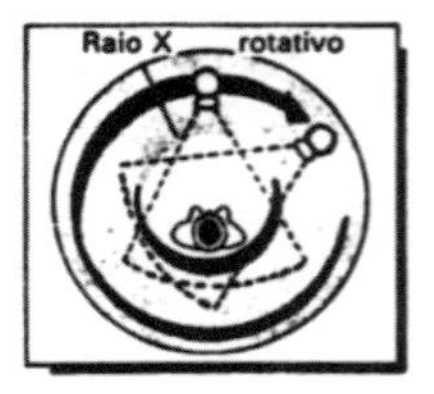

Monitor de tomografia

A tomografia computadorizada utiliza feixes estreitos de raio X sobre um foco. A fonte dos raios X gira rapidamente em torno do corpo, e um detector mede a quantidade de radiação que passa através do paciente. O computador produz uma imagem de parte do corpo.

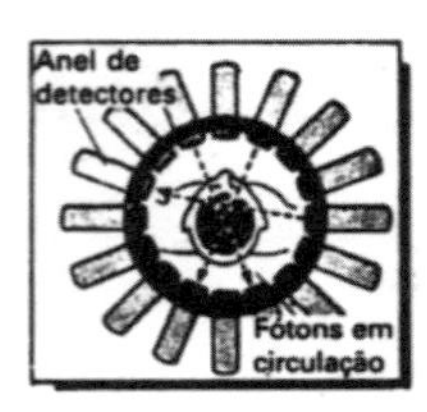

Monitor de pósitrons

Em uma tomografia por emissão de pósitrons, produtos químicos radiativos são injetados no tecido. Eles emitem elétrons com carga positiva. Quando um pósitron colide com um elétron, pares de fótons se dispersam em direções opostas, chocando-se com os detetores; um mapa químico é produzido.

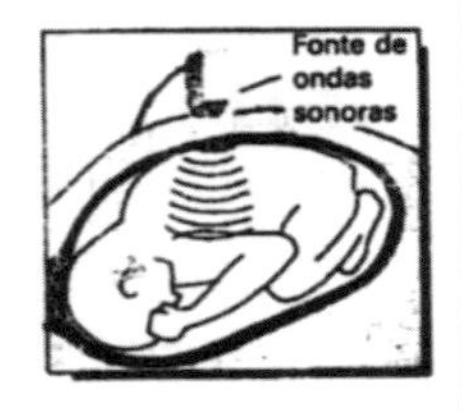

Ultra-som

Ondas sonoras de alta freqüência produzem ecos quando lançadas contra o tecido. A região limítrofe entre diferentes tecidos produz ecos diferenciados, dependendo da resistência relativa dos tecidos. O computador transforma esses ecos em imagem.

diagnóstico de um grande número de afecções neurológicas. Tal acontece com os tumores de uma maneira geral, as lesões isquêmicas e hemorrágicas, os traumatismos encefálicos. Em virtude da imprecisão dos primeiros aparelhos, algumas regiões, como a selar e supra-selar, só mais tarde foram reconhecidas como perfeitamente acessíveis à TC.

O estudo das imagens obtidas antes e após a administração de contraste endovenoso abriu um campo enorme na neurorradiologia para a tomografia computadorizada, e o estudo das variações da absorção radiológica nesses casos tem permitido diagnósticos de malformações vasculares, tumores, lesões isquêmicas, traumáticas, hemorrágicas, inflamatórias, etc.

Na neuropediatria foi grande o impacto da tomografia computadorizada. De fato, as doenças cerebrais constituem na infância um dos mais importantes campos para o diagnóstico pela TC. Os resultados dessa técnica diagnóstica são comparáveis à neuropatologia macroscópica, tornando dispensáveis as outras

Tabela 16.1
Aplicações da Tomografia Computadorizada no Radiodiagnóstico

Crânio
Atrofia cerebral
Acidentes vasculares cerebrais
Aneurismas e malformações arteriovenosas
Trauma
Doenças inflamatórias do encéfalo
Epilepsia
Anomalias e malformações cranioencefálicas
Tumores supra e infratentoriais
Doenças inflamatórias da órbita
Tumores supra-selares
Tumores orbitários
Exoftalmo
Tórax
Exames das estruturas do mediastino
Pesquisa de metástases parenquimatosas ou pleurais
Determinação da natureza de massas intratorácicas
Elucidação da natureza de coleções pleurais
Elucidação de lesões parietais do tórax
Abdome
Tumores primitivos ou metastáticos do fígado, baço e pâncreas
Pseudocistos pancreáticos
Investigação do espaço retroperitoneal
Investigações de coleções bloqueadas peritoneais e subfrênicas
Abscessos e cistos hepáticos
Tumores císticos e sólidos dos rins
Lesões inflamatórias dos rins e sua extensão perirenal
Trauma abdominal
Tumores das supra-renais
Pelve
Estudo dos tumores ósseos
Evidenciação de tumores pélvicos e determinação da sua natureza e ponto de origem
Membros
Estudo dos tumores ósseos e das partes moles
Controle de fixação de próteses ósseas

investigações neurorradiológicas. Entre as patologias que podem ser diagnosticadas, figuram: anomalias congênitas do encéfalo, hidrocefalia, hemorragias subdurais, lesões cerebrais perinatais, doenças inflamatórias, doenças cerebrovasculares, tumores, epilepsia, lesões orbitárias e lesões traumáticas. A Tabela 16.2 sumariza a aplicabilidade da TC ao diagnóstico neurológico.

TC em Oftalmologia. A tomografia computadorizada encontra largo uso no diagnóstico das lesões tumorais da órbita, no estudo dos exoftalmos, nas afecções dos nervos ópticos, na determinação da exata topografia de uma lesão, na comprovação do comprometimento ósseo ou das estruturas nobres da órbita pelas lesões extrínsecas, etc.

TC na Patologia Torácica. De um modo geral, a tomografia computadorizada é inferior aos métodos convencionais para identificar e definir convenientemente as condensações parenquimatosas dos pulmões. No entanto, tem posição muito diferente quando a lesão está colocada em situações menos favoráveis para a radiologia convencional. Assim, lesões de pequeno tamanho de origem metastática, absolutamente invisíveis por métodos convencionais (quando situadas na periferia dos pulmões, nos seios torácicos posteriores, nos seios cardiotorácicos anteriores e na profundidade dos seios costodiafragmáticos), podem ser perfeitamente identificadas pela tomografia computadorizada. Também é muito útil quando se tem uma lesão complexa, por exemplo, um pleuris bloqueado associado a condensações parenquimatosas. A possibilidade de medir a absorção radiológica da lesão permite, às vezes, estabelecer seus elementos constituintes, distinguindo uma invasão celular maciça de um exsudato ou de um derrame. Em virtude da amplitude dos movimentos cardíacos, as pequenas lesões situadas nas vizinhanças do coração podem dar leituras inexatas de sua absorção radiológica.

Tabela 16.2
Aplicações da Tomografia Computadorizada no Diagnóstico Neurológico

	Método diagnóstico indicado
Atrofia cerebral	TC*
Infartos	TC
Trauma	TC
Doenças inflamatórias	TC
Anomalias	TC
Doenças da órbita	TC
Tumores	TC + angiografia
Aneurismas, malformações arteriovenosas	TC + angiografia
Epilepsia	TC + angiografia
Foco irritativo temporal	TC + eletrencefalograma
Tumores do ângulo pontocerebelar	TC + cistemografia
Doenças vasculares	Angiografia

**Tomografia computadorizada.*

Com relação às lesões pleurais, sua vantagem sobre a radiologia convencional se torna mais evidente, pois pode determinar a presença de pequenos derrames ou de metástases de dimensões reduzidas absolutamente invisíveis pela radiologia convencional. Identifica-se também, no caso de tumores pulmonares primários ou metastáticos, sua conexão pleural por finos traços que devem representar extensão linfática da doença.

A identificação do ligamento esterno-pericárdico e a evidenciação de sua inclinação poderão oferecer um sinal mais precoce de atelectasia do que aqueles identificados na radiografia convencional.

O mediastino foi sempre uma "região cega" para a radiologia convencional, motivo por que se torna necessária a avaliação indireta de suas estruturas, utilizando-se, por exemplo, a opacificação do esôfago para evidenciação de compressões extrínsecas desse órgão, bem como também a opacificação de ázigos, da cava superior e de diversos outros vasos. A TC veio preencher uma grande lacuna no estudo dessa região, já que permite boa diferenciação entre a densidade dos diversos tecidos (cistos, lesões bem vascularizadas, gordura) e promove uma visão desta área sem a superposição dos diversos tecidos e órgãos.

Nos casos de lesões parietais é que se encontra, talvez, sua maior aplicação na semiologia torácica, pois permite verificar pequenas lesões parietais decorrentes ou não de lesões parenquimatosas e estudar sua natureza.

TC no Estudo do Fígado. O estudo do parênquima hepático representa um campo frutífero para a TC, já que esse órgão é investigado com dificuldade pela radiologia convencional. A imobilidade relativa do órgão, sua homogeneidade, além dos limites precisos, permitem um estudo detalhado.

As lesões circunscritas do fígado, como abscessos, cistos, tumores primitivos ou metastáticos, podem ser evidenciadas e diagnosticadas com precisão.

O emprego de contraste EV permite diferenciação de absorção, que auxilia enormemente o diagnóstico. Este método torna possível também a definição da morfologia global do órgão e suas relações com as estruturas vizinhas.

Quanto ao diagnóstico das doenças hepáticas difusas, a tomografia computadorizada parece de pouco valor nessa área, exceto na esteatose e na hemocromatose, que oferecem diferenças de contraste capazes de ser percebidas pela TC.

As diferenças de absorção encontradas nas lesões circunscritas do fígado, isto é, abscessos, cistos ou metástase, permitem diagnosticar, com relativa segurança, sua natureza.

Os traumatismos hepáticos, a dilatação da árvore biliar intra-hepática e os problemas de pseudotumores e das hepatomegalias podem ser resolvidos pela tomografia computadorizada sem a utilização de técnicas invasivas.

Os abscessos subfrênicos, mesmo quando inaparentes aos exames radiográficos convencionais, podem ser identificados em sua natureza e extensão pela TC.

TC no Estudo do Pâncreas. A visualização do pâncreas com nitidez, permitindo a identificação de seus contornos e de sua textura, é obtida em até 85% dos casos. Os melhores resultados são obtidos nos casos de pancreatite e nos de pseudocistos. No entanto, o diagnóstico diferencial entre a pancreatite crônica e os processos tumorais é difícil, devido ao fato de que essas duas patologias apresentam aspectos polimórficos, sem sinais específicos.

A comparação da TC com outros recursos semióticos demonstrou ser a TC o método que maior precisão oferece no diagnóstico de patologia cirúrgica do pâncreas. É de valor incomparável na avaliação das pancreatites agudas, evidenciando a verdadeira extensão das lesões, que comprometem às vezes toda a cavidade abdominal e pélvica, o que outrora só era demonstrado na necropsia.

No conjunto dos casos, a TC é pelo menos tão precisa (além de menos inconveniente) quanto a angiografia e o cateterismo retrógrado endoscópico, cabendo assinalar, entretanto, que esses dois métodos possuem indicações particulares para os quais são insubstituíveis (no caso da angiografia, pequenos tumores que ainda não deformam o contorno do pâncreas e avaliação do envolvimento vascular; no caso do cateterismo, tumores da ampola de Vater).

TC no Estudo dos Rins. É possível identificar pela tomografia computadorizada a maior parte das doenças que alteram a morfologia do rim; apesar de técnica não invasiva, a TC mostra-se capaz amiúde de dispensar a execução da arteriografia. Ela pode fornecer o diagnóstico e delimitar a extensão da maioria das lesões.

Nos casos em que a urografia excretora evidencia anormalidades morfológicas ou nos quais não há eliminação do contraste, a TC pode levar ao diagnóstico de tumor renal. Os cistos renais são facilmente diagnosticados por esse método em virtude de sua baixa absorção radiológica; da mesma forma, a doença renal policística pode ser identificada pela observação de múltiplos cistos de tamanho e contornos variáveis, pelas alterações caliciais e do parênquima.

Da mesma forma, a hidronefrose e os abscessos podem ser diagnosticados com facilidade, em virtude da extrema diferença de absorção dessas lesões em relação ao parênquima renal normal.

A TC permite também identificar alterações do retroperitônio e todos os casos de atrofia ou aplasia renal. De fato, mesmo os infartos renais podem ser caracterizados por uma área marginal irregular com retração do contorno, que não apresenta densificação quando da injeção EV de contraste.

TC no Exame do Retroperitônio. O estudo dessa área foi sempre limitadíssimo na radiologia convencional. A urografia foi sempre o método de escolha para sua avaliação. Outro método usado era a delimitação das estruturas retroperitoniais por meio do ar, o retropneumoperitônio. A TC trouxe uma visão sem igual desta região anatômica. Os tumores supra-renais podem ser facilmente visualizados, inclusive as tumorações de pequeno volume, tais como as hiperplasias, que, no passado, necessitavam de complicadas técnicas, hoje praticamente abandonadas, tais como retropneumoperitânio e flebografia adrenal. A TC permite estabelecer a natureza cística, sólida ou mista dos tumores desta região, fato que é de grande importância prática por suas implicações terapêuticas (as lesões sólidas indicam, em princípio, intervenção cirúrgica imediata).

Os processos infecciosos e tumorais primários e metastáticos do retroperitônio podem ser diferenciados pela TC muito melhor do que pelos métodos convencionais. Os músculos da parede abdominal posterior, os órgãos retroperitoneais e o tecido fibroso podem ser diretamente visualizados, e o estudo da topografia, morfologia e das relações recíprocas e dos planos de separação destas estruturas pode, em muitos casos, diagnosticar a natureza da lesão.

TC no Estudo da Pelve. Em teoria, a pelve deveria ser muito propícia ao estudo pela tomografia computadorizada, uma vez que não é influenciada pela respiração. No entanto, os resultados não foram completamente satisfatórios em virtude dos artefatos produzidos pelas paredes ósseas. Essa região pode ser considerada como área preferencial da ultra-sonografia, mas deve-se reconhecer à TC papel significativo na avaliação dos tumores da bexiga e identificação de propagações de neoplasias dos órgãos pélvicos às paredes da pelve.

TC nos Procedimentos Intervencionistas. Por garantir uma visão ímpar dos diversos órgãos, sem superposição de estruturas, a TC proporciona grande segurança na orientação para o acesso a determinadas lesões, seja para fins de punção, drenagem ou biópsia.

Punção e Drenagem de Coleções. As coleções podem ser diagnosticadas através da TC com muita segurança, uma vez que as densidades de seus conteúdos podem ser medidas. O pus, o sangue e a bile podem ser diferenciados com boa margem de acerto. Quando existir dúvida, a punção guiada pela TC é um método muito seguro e pode ser facilmente realizado ambulatorialmente. Da mesma forma, é possível a introdução de drenos em, virtualmente, qualquer coleção, desde que a TC mostre uma "janela" adequada à sua abordagem. Por exemplo, um abscesso pélvico pode ser drenado desde que esteja em contato com a parede abdominal sem interposição de alças intestinais, circunstância facilmente avaliável por meio de cortes axiais. Teoricamente, apenas coleções situadas entre as alças teriam sua drenagem percutânea contra-indicada. No que tange aos abscessos hepáticos bacterianos, a drenagem percutânea é, atualmente, o método de escolha. A morbidade e a mortalidade, que na cirurgia são bastante elevadas, são praticamente nulas na drenagem percutânea, que pode ser realizada no próprio consultório do radiologista.

Biópsia. A punção percutânea de praticamente todos os órgãos tornou-se um procedimento de rotina em consultórios radiológicos em função da rapidez e segurança com que são efetuados, desde que guiados pela TC ou, também, pela ultra-sonografia ou pela radioscopia televisada. Surgiram diversos tipos de agulha, algumas muito maleáveis e filiformes, que podem transfixar, sem perigo, órgãos tais como vasos, alças intestinais, etc, inexistindo qualquer risco de complicação. O material colhido, de acordo com o calibre da agulha, poderá ser encaminhado à citologia ou à histologia. As possibilidades são praticamente ilimitadas; a punção-biópsia é possível em pequenas estruturas, tais como nódulos pulmonares, gânglios mediastinais e retroperitoneais, pequenas tumorações nas adrenais, fígado, baço, rins, coluna vertebral, etc.

17 Ultra-Sonografia

A ultra-sonagrafia representa uma aquisição de grande importância para o diagnóstico médico, por facilitar a observação de estruturas ocas de conteúdo líquido e de estruturas maciças, o que é extremamente difícil por meio de outros métodos disponíveis. Entende-se por ondas ultra-sônicas aquelas cuja freqüência excede os limites da audibilidade, variando entre 20.000 e 500.000 ciclos por segundo. Tais ondas exercem atividades mecânicas e térmicas sobre os tecidos corporais, utilizadas desde longa data por seus efeitos terapêuticos. Sua utilização no diagnóstico médico é mais recente, mas os avanços têm sido muito rápidos graças ao progresso da tecnologia eletrônica que tem levado a um aperfeiçoamento constante da aparelhagem utilizada.

O princípio básico da ultra-sonografia consiste em que o ultra-som, tal como o audível, propaga-se uniformente em meios de condução homogêneos. No momento em que o meio de condução sofre uma variação nas propriedades físicas, basicamente na elasticidade e densidade, uma parte da vibração ultra-sônica é refletida, captada e transformada em várias formas de representação. A peça que serve de fonte emissora das ondas ultra-sônicas é denominada de transdutor e é, ao mesmo tempo, a central de captação dos raios refletidos. Esse sinal captado é processado de forma bastante complexa até ser lançado em monitor de TV, formando-se então a imagem bidimensional da região examinada. Tal imagem é fotografada e enviada como registro do exame ao médico solicitante, acompanhada do laudo, cuja exatidão diagnóstica está intrinsecamente ligada à competência e à perícia do ultra-sonografista. A capacidade que uma estrutura possui de gerar eco chama-se ecogenicidade, que pode ser idêntica ou estar aumentada ou diminuída em relação à capacidade do tecido normal. Uma estrutura capaz de gerar eco é chamada de ecogênica (fracamente ecogênica, fortemente ecogênica); quando incapaz de gerar eco, é chamada de anecóica.

Uma outra forma de aplicação da ultra-sonografia é o sistema Doppler, baseado na observação de que uma onda sofre alteração em sua freqüência sempre que o corpo que a produz ou a reflete, se aproxima ou se afasta de um observador estático. Essa observação, feita no século passado por Christian Doppler, revelou-se útil à ultra-sonografia e tem encontrado aplicação cada vez mais importante, principalmente no estudo das estruturas vasculares.

Histórico

Vários pesquisadores em diversos centros deram sua colaboração para o desenvolvimento da ultra-sonografia como método diagnóstico. A primeira idéia de utilizá-la partiu de um grande cirurgião austríaco, em 1945, tentando utilizar o ultra-som para estudar os ventrículos cerebrais. Essa tentativa foi mal sucedida por um erro de concepção: ele tentou captar o som transmitido em vez de captar o som refletido, como se faz hoje em dia. A partir daí, vários outros pesquisadores começaram a se interessar pelo assunto e fizeram tentativas sucessivas para conseguir obter imagem por meio do ultra-som. No começo da década de 50, na Universidade de Lund, Suécia, obteve-se pela primeira vez uma ecocardiografia, tendo seus dois autores provado que havia uma utilização clínica na ultra-sonografia, como mostrava o movimento de uma válvula mitral.

A partir daí, vários outros pesquisadores passaram a aplicar o ultra-som, principalmente no estudo do abdômen e da cavidade pélvica. Quanto ao tórax, só se usava o ultra-som para estudos do coração, pois, no restante do tórax, o ar existente no pulmão reflete toda a energia sonora. Durante muitos anos, a ultra-sonografia permaneceu um método de exame aplicado basicamente à obstetrícia.

Os aperfeiçoamentos foram-se sucedendo, até que em 1964 ocorreu um avanço revolucionário: o sistema de escala em cinza (pois até então os aparelhos só davam imagem em preto e branco). Essa escala em cinza permite uma apreciação muito mais apurada das variações das características físicas dos tecidos e ampliou extraordinariamente o emprego da ultra-sonografia a ponto de poder-se observar detalhes cuja visão era até então inimaginável.

O emprego clínico do ultra-som tipo Doppler teve também início a partir de 1964. Desde então, o método apresentou extraordinário progresso, não só no estudo da circulação das extremidades, que está no âmbito da angiologia e cirurgia vascular, especialidades que o lançaram, mas também em outras áreas da clínica.

No início, os aparelhos de Doppler ultra-som revelavam a presença de fluxo sangüíneo no local examinado, mas não informavam sobre sua direção. Um passo importante foi o desenvolvimento do Doppler direcional, que possibilitou a identificação do sentido do fluxo.

Novas perspectivas trouxe o Doppler pulsátil ao possibilitar a medida, por método não invasivo, do diâmetro do vaso e, portanto, o cálculo quantitativo do fluxo sangüíneo, além de servir de base para a técnica de mapeamento conhecida como “”arteriografia ultra-sônica””, capaz de formar a imagem longitudinal da luz arterial.

Importante desenvolvimento prático ocorreu com a associação do Doppler pulsátil ao eco-bidimensional, método que permite a visualização da parede arterial ao mesmo tempo que informa sobre as condições de velocidade de fluxo em seu interior, podendo fazer o diagnóstico de lesões carotídeas que reduzem, a partir de 10%, o diâmetro do vaso. O “Duplex Scann” é, entretanto, aparelho de alto custo, em uso apenas em alguns centros de pesquisa de grande poder aquisitivo.

Modalidades de Captação da Imagem Tipos de Aparelhos

Existe atualmente uma grande variedade de aparelhos destinados ao diagnóstico ultra-sonográfico. A US teve início com equipamentos que se baseavam apenas no *modo A*, que é capaz de registrar a intensidade da vibração refletida pela estrutura examinada, isto é, se é fraca, média ou forte, manifestando-se na tela do aparelho sob a forma de picos. Quanto mais alto for o pico, maior a intensidade do eco que se formou. Quando este modo foi introduzido, era utilizado basicamente para medir distâncias e avaliar deslocamentos estáticos de estruturas de topografia previamente conhecida (por compressão tumoral ou coleções líquidas anormais, como seja um hematoma), além de permitir a diferenciação grosseira entre estruturas sólidas e císticas. Embora os aparelhos atuais ainda possuam o modo A, este tipo de US vem sendo pouco utilizado.

No *modo B* (de brightness, brilho), o eco é transformado num ponto luminoso, cujo brilho é diretamente proporcional à intensidade do eco formado. Quanto maior for a intensidade do eco, maior será o brilho do ponto luminoso que surge na tela. Com o modo B, os aparelhos atuais permitem, através da análise do conjunto de vibrações refletidas, caracterizar a morfologia e a “”ecotextura”” própria dos diferentes órgãos e tecidos.

O *modo M* fornece o registro da imagem de forma dinâmica, tendo sido, historicamente, o primeiro a ser usado.

Vemos, portanto, que os aparelhos podem ser classificados em estáticos e dinâmicos. Os equipamentos dinâmicos, isto é, os que possuem transdutores (a peça que entra em contato direto com o paciente) dinâmicos, registram os movimentos das estruturas examinadas. Posicionando-se um transdutor dinâmico sobre o coração, por exemplo, pode-se observar a movimentação das paredes do órgão, o deslocamento das válvulas cardíacas e assim por diante. Com um equipamento estático, essa demonstração de movimento é mais difícil, apenas inferida por sinais indiretos. Os equipamentos estáticos são empregados, entretanto, porque com eles é possível obter-se imagens mais amplas de um determinado setor, mais panorâmicas, de maior valor na demonstração da doença para o clínico.

O equipamento dinâmico pode funcionar com dois tipos de transdutores: os lineares e os setoriais. O transdutor linear tem a forma retangular e emite um feixe acústico de limites paralelos. O transdutor setorial emite um feixe acústico em leque, com o vértice no cristal gerador.

Existem transdutores de diferentes freqüências. Os de maior freqüência, embora ofereçam melhor resolução, exibem menor penetração do feixe acústico, sendo empregados para órgãos mais superficiais. Os transdutores de menor freqüência são de menor resolução, mas em compensação exibem maior penetração, sendo preferidos para o estudo de órgãos que se situam mais profundamente no abdômen ou no compartimento que está sendo examinado.

Cabe mencionar também os equipamentos possuidores de módulo para dopplerimetria, que permitem a avaliação do fluxo sangüíneo no interior de uma estrutura vascular ou de um órgão.

Tipos Especiais de Transdufores. Além dos transdutores já mencionados, existem alguns tipos especiais com indicações específicas dentro da ultra-sonografia, por exemplo, os transdutores intra-operatórios utilizados no campo neurológico para detectar a localização e as dimensões de uma lesão intracraniana, ou mesmo nas lesões hepáticas ou pancreáticas para detecção de pequenos tumores durante o ato cirúrgico. Outros transdutores disponíveis são o intra-retal, para avaliação detalhada do reto, da bexiga e próstata; o intravesical, que pode também avaliar com detalhes a próstata e alguns tumores da parede vesical; o intravaginal, para punção de cistos e para fertilização artificial; e, finalmente, os transdutores acoplados a aparelhos de endoscopia, desenvolvidos para avaliação do tubo digestivo alto e de órgãos vizinhos. Estes transdutores endoscópicos são utilizados no estudo de pequenas lesões do esôfago, estômago e de regiões adjacentes (mediastino, pâncreas e colédoco distal). Outros tipos de transdutores são usados em propedêutica invasiva, seja para fins diagnósticos (punções, biópsias), seja terapêuticos (orientação para drenagem de cistos e coleções).

Vantagens e Limitações

O ultra-som representa um recurso semiótico de largo emprego na clínica, o que se deve principalmente à rapidez com que o exame é executado, ao seu custo relativamente baixo quando comparado a outros métodos diagnósticos e também ao fato de ser um exame totalmente indolor e inócuo, que pode ser repetido quantas vezes forem necessárias sem qualquer prejuízo para o paciente (ou para o feto, no caso de uso obstétrico). É, além disso, um método de larga abrangência, ou seja, capaz de estudar numerosos órgãos e estruturas num só exame. Outra vantagem é que o ultra-sonografista goza de ampla mobilidade, podendo examinar seu paciente tanto em ambulatório como em recintos especiais (p. ex., UTI), ou mesmo durante o ato cirúrgico, graças aos transdutores intra-operatórios.

Quanto às dificuldades e à limitação do método, devemos considerar que a obtenção de imagem ultra-sonográfica depende basicamente do perfeito contato entre o aparelho (transdutor) e a pele do paciente. Deve-se levar em consideração, além disso, que a presença de uma barreira óssea ou gasosa, ou mesmo uma camada espessa de gordura, interposta entre o transdutor e o órgão a estudar, pode impossibilitar a utilização do método. Portanto, o ultra-som tem sua aplicação prejudicada nos seguintes casos:

a) *Obesidade.* Impede a definição de estruturas mais profundas, tais como as situadas no retroperitônio. Para a avaliação do parênquima hepático, entretanto, raramente a obesidade se mostra um empecilho importante.

b) *Vísceras Distendidas.* O ar representa uma barreira importante para a difusão das ondas sônicas, e, portanto, pacientes com distensão de alças intestinais são avaliados precariamente no que tange às estruturas situadas atrás das alças distendidas. Muitas vezes, para avaliação do fígado, por exemplo, é necessário o acesso intercostal ao invés do utilizado na rotina, que é o subcostal.

c) *Pacientes Recém-operados.* Os curativos e os drenos são fatores que podem limitar consideravelmente o emprego da US, já que o transdutor não poderia manter íntimo contato com a pele do paciente.

Lesão Benigna ou Maligna: É Possível a Distinção? Pela sonografia, uma lesão não pode ser rotulada por si só como benigna ou maligna, sendo necessário levar em consideração, além dos aspectos próprios da lesão, outras particularidades que a cercam. Uma lesão sólida, por exemplo, que ocupe a região da cabeça do pâncreas, pode perfeitamente ser um processo inflamatório, restrito à cabeça do órgão, mas pode ser também uma lesão sólida maligna. Uma lesão cística na cabeça do pâncreas pode ser um processo maligno, mas é mais provável que seja benigno. No caso de uma lesão sólida em que paralelamente se detecta a existência de comprometimento de órgãos adjacentes, linfonodos periféricos satélites ou mesmo linfonodos mais afastados, o diagnóstico de malignidade deve ser aventado.

O Papel do Médico Solicitante. É essencial que o clínico ou o cirurgião auxilie o ultra-sonografista na procura do diagnóstico, cabendo-lhe a obrigação de prestar informações pertinentes para orientar a execução do exame. Um solicitação genérica, desacompanhada de dados precisos sobre o motivo do exame, resulta em perda de tempo e prejudica seu resultado final. É conveniente que o médico solicitante forneça informações apropriadas das regiões ou setores a serem examinados, bem como a indicação clara do objetivo do exame e qual a sua suspeita clínica. Tais informações exibem ainda maior valor quando o paciente já recebeu manipulações cirúrgicas. Conhecendo antecipadamente estes detalhes, poderá o ultra-sonografista contribuir mais efetivamente para o diagnóstico. É indubitável que os benefícios trazidos pelo exame serão maiores se o clínico ou o cirurgião conhecer bem as possibilidades e as limitações do método, ou seja, saber exatamente em que o ultra-sonografista lhe poderá auxiliar no esclarecimento diagnóstico de seu paciente.

Campo de Ação

É muito ampla atualmente a área em que o ultra-som pode prestar relevante ajuda no diagnóstico clínico. Tal assunto será estudado a seguir obedecendo a um critério setorial.

Segmento Cefálico. O método se presta para o estudo das estruturas intracranianas em crianças com fontanelas ainda abertas e adultos com craniotomias. Serve para o estudo de tumorações ou coleções do couro cabeludo, em qualquer idade. Entretanto, o destaque maior é para o estudo seriado evolutivo das hidrocefalias e de hemorragias intracranianas em recém-nascidos prematuros.

Face e Pescoço. Serve para a avaliação das glândulas salivares (tumores, cálculos, abscessos), das glândulas tiróide e paratiróide, do conteúdo das cavidades orbitárias, dos vasos cervicais (associando-se o método tradicional ao Doppler) e, mais genericamente, para o estudo de qualquer tumor ou adenomegalia cervical.

No estudo da tiróide, a utilidade principal da ultra-sonografia consiste em diferenciar as lesões sólidas das lesões císticas nos casos de nódulo frio detectado pela cintilografia. Nestes casos, a precisão diagnóstica da US é acima de 90%. A constatação de que o nódulo é cístico diminui muito a possibilidade de tratar-se de lesão neoplásica. A US é o método de escolha para a avaliação de adenoma paratiróideo.

Segmento Torácico. É útil para estudar toda a parede, inclusive as glândulas mamárias, onde o método tem valor significativo no reconhecimento da natureza da lesão mamária, detectando, com extrema facilidade, lesões císticas da mama de até alguns poucos milímetros. No espaço pleural detecta e avalia coleções livres ou encistadas, orientando inclusive o local mais apropriado para a punção e drenagem. No pulmão evidencia lesões periféricas, tanto em contato com o gradeado costal como em contato com o mediastino. O estudo do coração constitui um capítulo extremamente importante, a chamada ecocardiografia com modo M e modo B (ver adiante). No estudo do diafragma é útil para evidenciar as coleções e tumorações adjacentes.

Abdômen. Neste setor, as principais aplicações da US dizem respeito aos aparelhos digestivo e urinário. Os órgãos mais acessíveis são o fígado, as vias biliares, o baço e o pâncreas. Quanto ao fígado, a US fornece melhores resultados nas lesões focais (acima de 1-2cm) do que nas doenças difusas. Em geral, os cistos são áreas sem eco, ao passo que as lesões sólidas (p. ex., neoplasias e abscessos) são ecogênicas. A possibilidade de localizar as lesões focais com precisão permite a execução de aspiração e biópsia guiadas pelas US. É possível separar claramente as veias sistêmicas das veias pertencentes ao sistema porta, bem como identificar a dilatação das vias biliares intra-hepáticas de maneira relativamente simples. O colédoco, a via biliar principal, pode ser identificado em mais de 50% dos pacientes, e a patologia da vesícula biliar pode ser facilmente visualizada. A possibilidade de identificar a dilatação do colédoco, bem como das vias biliares intra-hepáticas, permitiu um grande avanço no diagnóstico diferencial das icterícias.

A litíase biliar é estudada com grande exatidão. A ultra-sonografia permite o estudo das paredes da vesícula biliar e a medida bastante precisa de sua espessura, inclusive o edema que ocorre, por exemplo, na colecistite aguda. Assim, é possível o diagnóstico de litíase e o diagnóstico de patologia inflamatória, seja ela aguda ou crônica. Isso torna a ultra-sonografia um método de particular importância nas colecistites agudas, em que praticamente não existe outro método capaz de mostrar a vesícula e, menos ainda, o estado de sua parede.

Os tumores abdominais podem ser bem avaliados pela US, que é particularmente precisa na avaliação de seus conteúdos. A natureza da lesão, se sólida ou líquida, pode ser confirmada em poucos minutos de exame. É importante o estagiamento dos tumores, pois a varredura abdominal pode revelar a presença de metástases hepáticas ou esplênicas, bem como a existência de glânglios no hilo hepático ou no retroperitônio; a cava inferior pode ser estudada em toda a sua extensão, e não é rara a demonstração, por exemplo, de trombas tumorais nos hipernefromas. As alças intestinais normais não são bem delineadas com a US, mas tumores originados nessas estruturas ou lesões infiltrativas acompanhadas de espessamento da parede das alças são facilmente detectadas. Como exemplos comuns podem ser citados o espessamento da parede gástrica nos tumores infiltrantes e espessamentos parietais em alças do delgado e da sigmóide devidas a lesões inflamatórias ou tumorais. A US é um recurso de grande utilidade no estudo da patologia pancreática, especialmente pancreatites agudas e crônicas, litíase, cistos e tumores. É muito sensível na evidenciação de ascite e pode detectar até menos de 300ml de líquido. Ela, que em muitas doenças desempenha um papel complementar à tomografia computadorizada, passa a método preferido quando há necessidade de acompanhamento da evolução, como é o caso do pseudocisto pancreático, aneurisma da aorta abdominal e das coleções líquidas drenadas. A aspiração ou drenagem percutânea por meio de agulha podem ser executadas sob orientação ultrafica com menor custo e, às vezes, com maior facilidade do que utilizando a TC.

Conforme já foi mencionado, pode-se aplicar o transdutor em órgãos expostos cirurgicamente ou através de endoscopia. A ultra-sonografia facilitou a pesquisa intra-operatória de tumor das ilhotas pancreáticas e evidencia, às vezes, tumores múltiplos não suspeitados.

Quanto aos rins, o ultra-som permite o delineamento de seus contornos e a determinação de suas dimensões, identificando a cortiça, a medula, os vasos arqueados e as pirâmides renais. Os ureteres não são visíveis, a menos que estejam distendidos, mas dificilmente uma obstrução urinária poderá ocorrer sem que provoque uma dilatação do bacinete evidenciável pela US. O método é largamente utilizado para avaliar formações tumorais, sendo fácil a distinção entre os tipos císticos, sólido e misto. Permite também diagnosticar doença policística; cistos de 1-2cm já podem ser visíveis, embora só haja segurança nos maiores de 2,5 a 3cm. A área perinefrética pode ser examinada com resultados seguros. A US não deve ser utilizada no diagnóstico e acompanhamento de pequenos cálculos.

O exame do retroperitônio é de execução relativamente fácil e traz informações importantes, tanto mais que essa área é de difícil exploração por outros meios semióticos. A principal utilidade da ultra-sonografia consiste em distinguir as lesões sólidas das coleções líquidas, e essa distinção é muito importante, porque se sabe que toda formação expansiva sólida retroperitoneal constitui, em princípio, indicação cirúrgica.

As adrenais aumentadas de volume são de avaliação relativamente fácil. Ainda no abdômen, os aneurismas da aorta são de diagnóstico extremamente fácil pela ultra-sonografia. A única dificuldade continua sendo a de situar o aneurisma em relação à emergência das artérias renais.

Cavidade Pélvica. A ultra-sonografia é útil no estudo da bexiga, da próstata e das vesículas seminais.

Ultra-sonografia em Obstetrícia. A aplicação do ultra-som nesta especialidade é praticamente ilimitada, pois já não existe o que não possa ser visto em obstetrícia com o auxílio do ultra-som. Uma das grandes vantagens desse método é o fato de que o contraste utilizado é natural, e, sob esse aspecto, o útero grávido representa o meio ideal para sua utilização, pois o feto está envolvido em líquido; então, o contraste entre as estruturas fetais, que são sólidas, e o meio que o envolve é excelente, de maneira que o útero grávido representa uma área perfeita para ser estudada por meio da ultra-sonografia.

Essa foi uma das razões para sua aceitação imediata. Basicamente, a ultra-sonografia foi, durante muitos anos, um exame aplicado à obstetrícia. Enquanto que, em outras áreas, passaram-se muitos anos antes que suas aplicações ganhassem impulso, na obstetrícia a aceitação foi imediata, e o método desenvolveu-se de maneira rápida. O que se pode ver no útero grávido após o primeiro mês de gestação é praticamente tudo: pode-se fazer diagnóstico de gestação tópica, de gestação ectópica, de prenhez gemelar nas primeiras semanas de gestação, ainda no primeiro trimestre; pode-se, do segundo trimestre em diante, visualizar as estruturas fetais as mais variadas, fazer diagnóstico de uma série de malformações fetais intra-útero, como, por exemplo, hidronefrose ou malformação da coluna vertebral.

Quase todos os órgãos abdominais maciços são perfeitamente visualizados no feto, e, para efeito de estudo de outras patologias, já se consegue fazer o diagnóstico de cardiopatia congênita intra-útero por meio da ultra-sonografia.

As patologias da gestação são facilmente identificáveis: mola hidatiforme é um exemplo. Até mesmo o diagnóstico da idade fetal se aprimorou muito: a ultra-sonografia feita no primeiro trimestre (entre oito e 12 semanas) permite que se afirme, com uma margem de alguns dias, a idade do desenvolvimento da gestação (medida do diâmetro biparietal). Há, assim, uma série de informações extremamente importantes que podem ser obtidas no útero grávido sem o menor inconveniente para a mãe, sem o menor risco para o feto e sem que se use o contraste nem qualquer meio físico que possa ser danoso à mãe ou ao feto.

Ultra-sonografia em Ginecologia. Uma das grandes vantagens encontradas nesta especialidade é que a própria urina retida na bexiga serve de contraste natural, permitindo observar o útero em praticamente 100% dos casos e os ovários numa porcentagem muito elevada. O diagnóstico das patologias uterinas e ovarianas é, de modo geral, bastante preciso, bastante simples, e a margem de acerto de diagnóstico é elevada, principalmente quando comparada com outros métodos mais custosos, mais agressivos e desagradáveis para a paciente. Cabe ainda lembrar que muitas vezes é preciso utilizar contraste para se obterem as mesmas informações que a ultra-sonografia fornece sem o uso desse desagradável recurso. E mais, a ultra-sonografia é um exame absolutamente inócuo, pois o ultra-som é da mesma natureza que o som audível, de maneira que não produz efeito físico inconveniente. É um exame que pode ser repetido sempre que necessário, sem que isso traga problemas de qualquer natureza.

Não é impossível a confusão entre cistos de ovário muito volumosos e ascite. É, às vezes, difícil a diferenciação clínica, e é nesses casos que a ultra-sonografia presta uma colaboração muito importante. Por esse método é fácil distinguir essas duas patologias, qualquer que seja o tamanho do cisto.

Ultra-som Tipo Doppler em Angiologia. A indicação mais freqüente consiste na investigação da existência e subseqüente localização das lesões causadas por arteriosclerose obliterante dos membros inferiores, e avaliação das conseqüentes alterações hemodinâmicas.

Embora não substitua a arteriografia, o Doppler fornece dados complementares de grande importância, que acrescentam à imagem estática da angiografia informações sobre as alterações hemodinâmicas produzidas pela lesão.

É fato conhecido que a arteriografia muita vezes subestima a importância do comprometimento arterial, principalmente quando se trata de placa posterior, situação em que o Doppler pode fornecer informação bastante útil para a decisão sobre o tipo de tratamento a ser prescrito.

De grande utilidade, também, é o acompanhamento periódico do paciente com os parâmetros fornecidos pelo Doppler, o que proporciona informação bastante precisa e comparável sobre a evolução da doença e ação da terapêutica instituída.

Para a cirurgia vascular são dados importantes, entre outros, aqueles referentes ao estado da perfusão distal do membro isquêmico, à capacidade funcional do segmento aorto-ilíaco, à escolha do melhor nível de amputação. O Doppler usado no intra- e pós-operatório imediatos pode revelar precocemente qualquer anormalidade ocorrida durante uma cirurgia arterial direta e que pode ser reparada em tempo útil.

Em relação ao setor venoso, destaca-se o uso do Doppler no diagnóstico das tromboflebites, que, quando localizadas em veias tronculares a partir da poplítea, permitem seu diagnóstico com bastante facilidade e precisão. Já em território de veias infrapatelares, o diagnóstico se reveste de maiores dificuldades, principalmente quando a trombose acomete plexos venosos musculares, escapando à investigação dopplerométrica, uma vez que nesse estágio da patologia não ocorre alteração na velocidade de fluxo sangüíneo troncular. Portanto, o Doppler apresenta sensibilidade diagnóstica quando a obstrução se instala em veias tronculares de grande calibre, como a poplítea, a femoral ou a ilíaca, diminuindo sua precisão em vasos de menor calibre.

Fluxometria Carotideana. O exame das carótidas pelo Doppler é feito em duas etapas: de início, colhe-se o sinal diretamente sobre as carótidas comum e interna; posteriormente, investiga-se o estado da circulação colateral através da oftalmossonometria.

A dopplerometria mostra-se alterada apenas naqueles casos de lesão hemodinamicamente significativa, em torno de 70% de estenose da luz arterial, sendo bem menos sensível quando a estenose é menor. Em virtude desta limitação, existe uma tendência mundial em associar diversos métodos não-invasivos para aumentar a precisão diagnóstica.

A combinação do Doppler à fonoangiografia carotídea pode fornecer uma precisão diagnóstica superior a 90% em estenoses desde 40% até oclusão completa. A esses dois exames pode-se acrescentar a ecocarotidografia.

Ecocardiografia. Trata-se de uma área bastante extensa e importante da ultra-sonografia, mas que será vista aqui de maneira muito sumária, dado seu caráter altamente especializado que limita seu interesse exclusivamente aos cardiologistas. O advento da ecocardiografia bidimensional veio abrir novos horizontes, mas sem diminuir os méritos da ecocardiografia unidimensional, que se tornou, entretanto, um exame simplesmente complementar ao bidimensional.

No campo da ecocardiografia do adulto, pode-se dividir o assunto em quatro grandes setores: a) estudo das valvulopatias, que tornou clássico o uso da ecocardiografia; b) estudo das doenças do miocárdio, abrangendo as chamadas miocardiopatias primárias e as miocardiopatias secundárias, incluindo a miocardiopatia de origem isquêmica e englobando aqui a utilização da ecocardiografia no estudo das funções ventriculares; c) estudo das massas, dos tumores e trombos intracavitários, que representou realmente um grande avanço, já que a análise dessas entidades era praticamente impossível sem o auxílio de exames invasivos; e finalmente d) estudo de doenças do pericárdio, em que já de muito tempo é conhecida a utilização no estudo dos derrames do pericárdio, mas que agora permite diagnosticar a presença de cistos e outras patologias pericárdicas e, inclusive, identificar a existência de derrame pericárdico septado, o que é extremamente importante para orientação terapêutica.

No que tange à ecocardiografia na criança, este talvez seja o setor onde a ecocardiografia mais decisivamente contribuiu para o diagnóstico. Pode-se dizer que, quanto mais complexa a cardiopatia congênita, maior o número de informações trazidas pela ecocardiografia.

Outras Indicações. Sendo um método que permite, num só exame, verificar grande número de estruturas e compartimentos, tanto torácicos como abdominais, a ultra-sonografia constitui um recurso de grande utilidade na semiologia do *paciente politraumatizado*, até mesmo como primeiro exame a ser efetuado logo após obter-se a estabilização do quadro clínico. Podem ser detectadas lesões vitais, como, por exemplo, roturas de vísceras parenquimatosas e a presença de hemoperitânio; nestes casos, a punção abdominal pode não dar resultados, e a US o faz facilmente, sem qualquer risco para o doente.

Diante de um quadro de *febre de origem obscura*, a ultra-sonografia é um exame de valor na avaliação do paciente, sobretudo pela facilidade que oferece de explorar múltiplos órgãos na mesma ocasião e de ser um exame muito sensível na detecção de pequenas lesões, mesmo das que podem passar despercebidas ao exame clínico.

O ultra-som pode ser utilizado, ainda, na semiologia das *extremidades e articulações*, estudando alterações de partes moles (tumores, coleções), vasculares (com o método convencional e o Doppler), derrames articulares e lesões de tendões (tornozelo, joelho e ombro).

Parte 3

Provas Funcionais e Dosagens Hormonais

18 Estudo Funcional da Tiróide

O iodeto captado pela tiróide combina-se a resíduos de tirosina de uma proteína aí existente – a tiroglobulina. Cada resíduo pode receber um ou dois átomos de iodo, constituindo-se, então, os resíduos denominados monoiodotirosina (MIT) e diiodotirosina (DIT). Um DIT pode ligar-se a outro DIT, formando-se assim um resíduo com quatro átomos de iodo (T_4) , que é a tiroxina. Dá-se em menor escala a ligação de um DIT a um MIT, constituindo-se um resíduo com três átomos de iodo (T_3), que é a triiodotironina. A tiroglobulina contendo MIT, DIT, T_3, e T_4 é armazenada no colóide tiroidiano.

Sob o estímulo do hormônio tirotrófico hipofisário (TSH), os hormônios ativos (T_3 e T_4) são lançados à circulação. A maior parte da T_3 no sangue provém, entretanto, da conversão periférica da tiroxina.

T_4 existe em muito maior quantidade que T_3; assim, a despeito de T_3 ser mais ativa que T_4, este último hormônio é o mais importante. Na circulação, os hormônios estão unidos a proteínas plasmáticas. Existem uma albumina transsportadora de tiroxina (TBA – *thyroxin bound albumin*), uma pré-albumina transportadora de tiroxina (TBPA – *thyroxin bound prealbumin*) e uma globulina transportadora de tiroxina (TBG – *thyroxin bound globulin*), sendo esta última a principal responsável pelo transporte. Esta ligação é estável, porém reversível, de maneira que a proporção de hormônio ligado/hormônio livre é constante. A fração livre é a forma ativa. A fração livre de T_4 é de 0,02-0,05% do total, e a T_3 livre corresponde a 0,2-0,5%, tendo T_3, portanto, menor afinidade pelas proteínas fixadoras.

Regulação da Função Tiroidiana. A regulação da síntese e secreção horrmonal da tiróide é exercida por dois mecanismos: a) extratiroidiano; b) intratiroidiano.

a) O extratiroidiano consiste no hormônio hipofisário estimulador da tiróide ou tirotrofina (TSH). O fator de liberação do TSH (TSH-RF ou TRH) proveniente do hipotálamo chega à hipófise através da circulação portal e estimula a síntese e secreção do TSH, que possui a capacidade de estimular todas as etapas da hormoniogênese e a secreção hormonal, por intermédio do sistema adenilciclase-AMP cíclico. Sua secreção é inibida pelos níveis séricos elevados de hormônio tiroidiano em sua forma livre (mecanismo de *fedback*).

b) Intratiroidiano: o iodo contido na tiróide exerce também uma função na regulação da síntese hormonal, através de mecanismo ainda desconhecido. Quando a ingestão de iodo é menor do que 70 microgramas por dia, a glândula, além de apresentar maior avidez por esse elemento, produz uma taxa de secreção mais elevada de T_3. Por outro lado, havendo um aporte de iodo em quantidade elevada, ocorre um bloqueio transitório na organificação (efeito de Wolff-Chaikoff) e na secreção hormonal.

Avaliação do Funcionamento Tiroidiano. São utilizadas provas in vitro e provas in vivo. São as seguintes as provas *in vitro*:

1) Dosagem sérica de T_4 total e T_3 total
2) Índice de ligação do hormônio tiróideo (captação de T_3 em resina)
3) Teor sérico dos hormônios livres (não utilizado na clínica)
4) Dosagens do TSH plasmático

São as seguintes as provas *in vivo*:

1) Captação de radionuclídeos pela tiróide
2) Mapeamento tiroidiano
3) Mapeamento do corpo inteiro

Os métodos químicos destinados à avaliação funcional da tiróide, como o PBI (iodo ligado à proteína) e o BEI (iodo extraído com butanol), não são mais usados na prática diária, pois dosam também o iodo de outras substâncias destituídas de ação biológica. A prova do PBI mede o iodo da T_4, T_3, iodeto plasmático (quando presente em grande quantidade), iodotirosinas e dos contrastes radiológicos iodados.

O BEI mede, além do iodo dos hormônios tiroidianos, o iodo dos contrastes radiológicos, no caso de o paciente ter sido submetido previamente a exames que empregam substâncias iodadas.

São preferidas atualmente técnicas de competição isotópicas, que podem ser de competição por proteína fixadora e competição por anticorpo específico (radioimunoensaio).

Dosagem Sérica de T_4 Total e T_3 Total

O método mais empregado para a dosagem da T_4 sérica total (forma ligada + forma livre) era o da competição por proteína fixadora (ver Capítulo 13). A dosagem por radioimunoensaio é preferida atualmente. Em relação à tirotoxicose, a T_4 mostra-se elevada em 83% dos casos.

A dosagem da T_3 sérica total também pode ser realizada por esses dois métodos, sendo o radioimunoensaio mais conveniente, e, nos casos de tirotoxicose, está sempre elevada.

Deve ser acentuado que a quantidade de hormônio livre (determinante do estado metabólico do paciente) se correlaciona com a quantidade da T_3 total e da T_4 total, desde que não haja alteração na quantidade ou capacidade de fixação das proteínas. Nas condições em que ocorre aumento da proteína fixadora (uso de estrogênio, gravidez, recém-nascidos, hepatites, aumento genético de TBG), a T_4 total e a T_3 total estão aumentadas.

Entretanto, estando intacto o mecanismo de *feedback*, as frações livres estarão em quantidade normais, e o quadro clínico será de eutiroidismo.

O raciocínio inverso é aplicado aos indivíduos eutiroidianos que apresentam diminuição das proteínas ou de sua capacidade fixadora (diminuição genética de TBG, corticoterapia em altas doses, hepatopatia grave, doença maligna, uso de testosterona, aspirina, difenil-hidantoína). Neste caso, a medida do hormônio total estará diminuída, mas a fração livre, que é a forma biologicamente ativa, estará normal. Portanto, o aumento ou diminuição da T_4 sérica total e da T_3 sérica total não significam obrigatoriamente hiper- ou hipotiroidismo.

Índice de Ligação do Hormônio Tiróideo (Captação de T_3, em Resina)

O método da captação de T_3 em resina (RT_3, TBK ou THBR – *Thyroíd hormone bíding ratio*) destina-se a contornar o problema representado pelas variações dos níveis séricos da TBG e evidencia os sítios de fixação de hormônio tiróideo que estão livres nessa globulina transportadora. Este índice não representa uma medida da T_3 circulante. Em indivíduos normais, 25% a 35% dos sítios de ligação na TBG estão ocupados pelo hormônio tiróideo. Quando o soro do paciente é incubado com uma quantidade conhecida de T_3 marcada com ^{125}I, uma parcela desta liga-se aos sítios na TBG que estão desocupados. Após ser alcançado o equilíbrio, retira-se, por meio de uma resina de troca iônica, a fração hormonal marcada não unida à TBG, medindo-se subseqüentemente sua atividade. O resultado é expresso em porcentagem de hormônio marcado captado pela resina.

Assim, no hipotiroidismo, caracterizado por baixos níveis de hormônio tiróideo circulante, há na TBG menos sítios de ligação ocupados e mais sítios desocupados; mais T_3 marcada está ligada à TBG, do que resulta menos captação de T_3 (marcada) pela resina. O contrário ocorre no hipertiroidismo, isto é, há mais captação de T_3 (marcada) pela resina.

Em paciente eutiroidiano, quando a TBG está aumentada (p. ex., na gravidez), a T_4 total está aumentada, e o índice de ligação do hormônio tiróideo está diminuído. Quando a TBG está diminuída (p. ex., deficiência congênita de TBG, síndrome nefrótica), a T_4 total está diminuída, e o índice está aumentado.

Índice de Tiroxina Livre (FT_4I ou ITL)

A execução da dosagem sérica de T_4 total (T_4t) e a prova da captação de T_3 em resina (RT_3), já descritas, permitem uma interpretação válida das condições funcionais da tiróide em quase todos os pacientes. Com estes dois elementos, pode-se calcular o índice de tiroxina livre (FT_4I ou ITL), que fornece uma estimativa do teor de T_4 livre, teoricamente o melhor indicador do funcionamento tiroidiano (sua quantificação direta é difícil e de resultados duvidosos). Este índice é obtido de maneira simplificada pela multiplicação do valor de T_4 total (T_4t) pelo valor da captação de T_3 em resina (RT_3). Portanto:

$$FT_4I = T_4t \times RT_3$$

São os seguintes os resultados obtidos com esse índice:

Hipertiroidismo – T_4t (↑) x RT_3 (↑) = FT_4I (↑)

Hipotiroidismo – T_4t (↓) x RT_3 (↓) = FT_4 (↓)

Eutiroidismo com aumento de TBG – T_4t (↑) x RT_3 (↓) = FT_4I normal

Eutiroidismo com diminuição de TBG – T_4t (1) x RT_3 (↑) = FT_4I normal

Assim, o FT_4I expressa, na maioria das vezes, o estado funcional da tiróide independentemente das alterações das proteínas transportadoras. Entretanto, em algumas circunstâncias, há discrepância entre o FT_4I e o quadro clínico, o que ocorre nas seguintes possibilidades:

1) Anormalidade genética na síntese de TBG em que a RT_3 não corrija adequadamente a T4t elevada ou baixa.

2) T_3-tirotoxicose, que é um quadro clínico de hipertiroidismo causado apenas pelo aumento da T_3.

3) T_3-eutiroidismo, isto é, uma entidade que pode ocorrer quando há deficiência de iodo e na qual a função tiroidiana se mantém normal graças à maior produção de T_3 pela glândula que secreta uma quantidade menor de T_4.

4) Nos pacientes hipotiroidianos que estão recebendo triiodotironina, o FT_4I está baixo; nos que recebem tiróide dessecada, o FT_4I tende a permanecer dentro dos valores normais. Quando o tratamento é feito com misturas de T_4: T_3 (4:1) sintéticas, o FT_4I está de 10% a 30% acima da faixa normal.

Em determinadas circunstâncias, tais como em indivíduos idosos acometidos de patologias cardiovasculares ou neurológicas, pode-se observar um aumento de T_4 e redução de T_3 séricas. Nestes pacientes ocorre menor transformação periférica de T_4 em T_3, o que poderia representar uma adaptação do organismo para limitar o estado catabólico.

Normalmente, o índice de tiroxina livre é de 4,24±0,3 (Savoie e Massin). O índice é superior a 5 em caso de hipertiroidismo (mas os valores normais variam segundo os laboratórios).

Outro índice utilizado é o *índice Combinado de Hormônio Tiroidiano*, que corrige as variações na proporção T_3/T_4 e as variações do TBG.

Sua fórmula é a seguinte:

$$ICHT = T_3 \times \frac{T_4}{60} + RT_3$$

Dosagem do TSH Plasmático

É realizado por radioimunoensaio e serve para distinguir o hipotiroidismo primário (TSH elevado) do secundário (TSH diminuído). Quando há hipotiroidissmo com TSH diminuído, pode-se fazer o estímulo com TRH; se, 20 minutos após, o TSH plasmático se elevar, fica confirmado o diagnóstico de hipotiroidismo terciário.

Deve ser lembrado que, em 20% dos eutiroidianos, o teor de TSH é indetectável e que, devido à reação cruzada com o hormônio luteinizante e com a gonadotrofina coriônica humana, o nível de TSH pode estar ligeiramente aumentado na menopausa e na gestação.

O teor normal de TSH é de 10 microunidades/ml aproximadamente, com possíveis variações segundo os laboratórios.

Captação de Radionuclídeos pela Tiróide

Podem ser empregados os isótopos radioativos ^{131}I,^{125}I, ^{133}I (que, além de captados, são organificados) e o íon pertecnetato (TC 04), um análogo químico do iodo que é captado pela glândula.

O grau de captação desses radionuclídeos correlaciona-se com o estado funcional da tiróide, estando elevado no hipertiroidismo e reduzido no hipotiroidismo. Entretanto, como já foi visto, o FT_4I e a dosagem de T_3 sérica representam um meio apropriado para tal avaliação, além de oferecerem a vantagem de o paciente não receber substâncias radioativas.

Por outro lado, a captação de radionuclídeos depende, além de outros fatores, da quantidade da ingestão diária de iodo, bem como sofre interferência quando o paciente faz uso de substâncias iodadas com finalidades terapêuticas ou diagnósticas. Além disso, têm sido descritos casos de tirotoxicose induzida por doses farmacológicas de iodo.

Mapeamento Tiroidiano

A imagem da glândula tiróide pode ser obtida pela administração de radio-nuclídeos (emissores gama) a serem captados pela glândula, ou então através de scanning fluorescente. Este último método consiste em provocar uma excitação fluorescente do ^{127}I (iodo comum) presente na tiróide, o que se obtém por meio de uma fonte emissora de fótons gama.

A radiatividade recebida pelo paciente é mínima e pode ser usada em mulheres grávidas e crianças. Este método permite também avaliar a quantidade de iodo estável existente no tecido tiroidiano, a qual está diminuída em casos de carcinoma.

A obtenção de imagem de tecido tiroidiano é indicada para os seguintes fins:

1) Avaliação anatômica e funcional de bócios (difusos e nodulares).

2) Avaliação após tratamento ablativo (cirúrgico ou radioterápico).

3) Detecção de variantes anatômicas (p. ex., tiróide sublingual).

4) Pesquisa de metástases tiroidianas.

Os nódulos tiroidianos são classificados, através do mapeamento, em três tipos: frios (hipoconcentrantes), mornos (normoconcentrantes) e quentes (hiperr-concentrantes).

Nódulos Frios. São aqueles que exibem concentração menor do radionuclídeo. Podem ser solitários ou múltiplos. No caso de nódulo frio solitário, a probabilidade de tratar-se de carcinoma é de 20%; em 75% dos casos, trata-se de adenoma (cístico ou sólido); os 5% restantes podem ser conseqüentes a outras entidades, tais como tiroidite focal, abscesso, hemorragia, linfonodo, metástase, adenoma de paratiróide; quando múltiplos, a incidência de carcinoma é pequena.

Nódulos Mornos. Nestes a concentração do radionuclídeo é igual à do tecido adjacente. A incidência de carcinoma é rara, e o diagnóstico diferencial deve ser feito entre adenoma autônomo e não autônomo. Para isto se faz a prova de supressão do TSH hipofisário com hormônio tiroideano exógeno durante 7-10 dias, e administra-se subseqüentemente o radionuclídeo. O tecido normal não captará o traçador, o mesmo ocorrendo com os nódulos não autônomos que também são dependentes do TSH. Se for autônomo, isto é, independente de regulação hipofisária, o mapeamento revelará apenas o tecido nodular concentrando o isótopo.

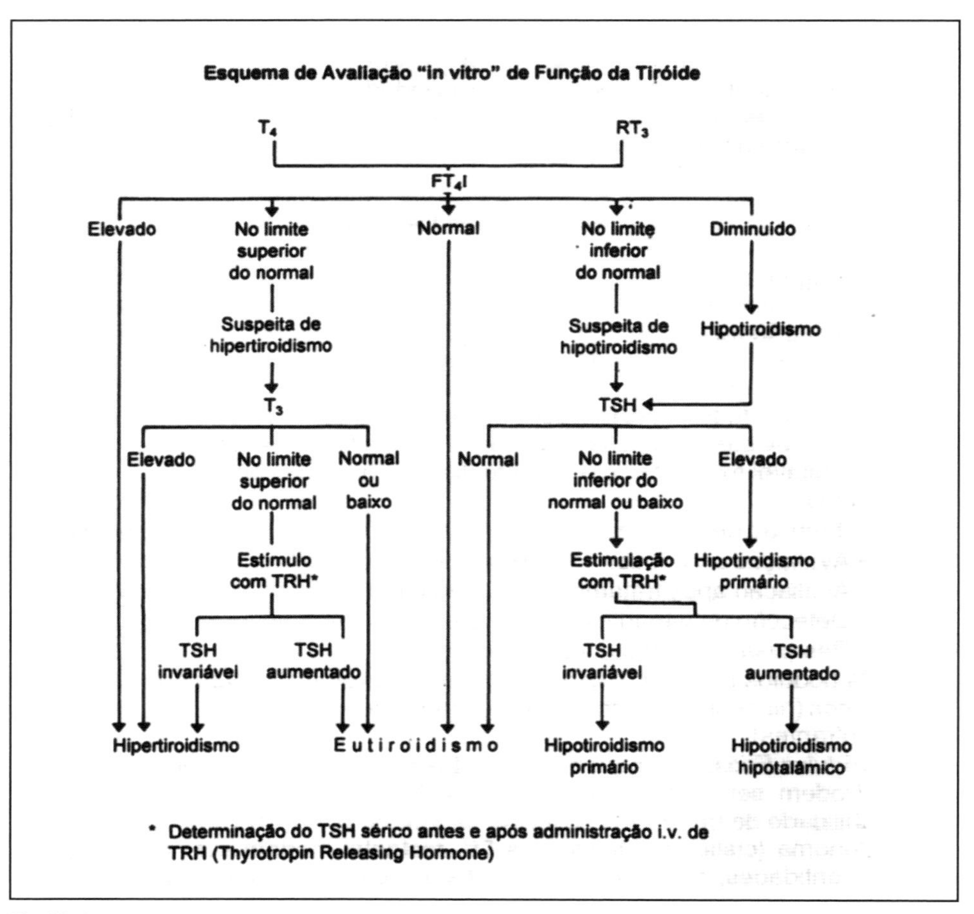

Fig.18.1

Nódulos Quentes. São os que apresentam hiperconcentração em relação ao restante do parênquima. Neste caso deverá ser feita a diferenciação entre adenoma tóxico e não tóxico, de um tecido normal hiperplasiado para suprir uma deficiência do tecido restante, como pode ocorrer na tiroidite de Hashimoto e na ablação cirúrgica parcial ou por radioiodoterapia. Faz-se estímulo com TSH exógeno, e, se o tecido anteriormente suprimido for visualizado na cintilografia, o diagnóstico de autonomia nodular é estabelecido.

Mapeamento do Corpo Inteiro

Este é um dos procedimentos mais sensíveis para a detecção e a localização de metástases funcionantes do carcinoma da tiróide. O exame deve ser solicitado após a tiroidectomia total, de preferência com mais de 15 dias da cirurgia.

Recomenda-se o estímulo de eventuais metástases com TSH exógeno nos dois dias precedentes e no dia do início do exame. O iodo radioativo é administrado por via oral, e a cintilografia de corpo inteiro é feita 24 e 48 horas após a dose.

Bibliografia

1. Nunes Carvalho, C. Diagnóstico laboratorial das doenças tireoidianas. Ars Curandi, janeiro, 1979.

19 Estudo Funcional do Córtex Supra-Renal

O córtex supra-renal secreta um conjunto de hormônios de natureza esteróide que exercem sobre o organismo numerosas atividades essenciais à sobrevivência do indivíduo. De maneira geral, podem esses esteróides corticais ser distribuídos em três categorias conforme o tipo de ação que exercem predominantemente. Os da primeira categoria são os *mineralocorticóides*, assim chamados porque desempenham papel essencial no equilíbrio eletrolítico do líquido extracelular, especialmente do sódio e do potássio; seus principais integrantes são a aldosterona e a 11-desoxicorticosterona. Os esteróides da segunda categoria denominam-se *glicocorticóides*, o que se deve à importante atividade que exercem no metabolismo dos carboidratos, funcionando como hormônios hiperglicemiantes; entretanto sua atividade não se restringe a esta área, mas abrange com igual intensidade o metabolismo das proteínas, das gorduras e, tal como os mineralocorticóides, dos eletrólitos. Os principais integrantes desta segunda categoria são a cortisona e a hidrocortisona (cortisol). Os hormônios que compõem a terceira categoria exercem sua atividade na área sexual, incluindo tanto hormônios femininos (estrógenos e gestágenos) como diversos hormônios androgênicos.

Os esteróides integrantes dos dois primeiros grupos são os mais abundantes e os que representam tipicamente a função adrenocortical, sendo englobados, por isso, sob a denominação de corticosteróides ou, mais simplesmente, *corticóides*. Do ponto de vista fisiológico, destacam-se a aldosterona na primeira categoria e a hidrocortisona (cortisol) na segunda. Os hormônios sexuais secretados pelo córtex supra-renal são normalmente destituídos de grande importância, muito embora possam, em certas condições patológicas, ser secretados em quantidade excessiva, a ponto de determinarem efeitos masculinizantes bastante acentuados.

O hormônio adrenocorticotrópico (ACTH) ou *corticotropina* é o hormônio adreno-hipofisário destinado a estimular o córtex supra-renal. Sob sua influência são lançados na circulação diversos hormônios corticais, especialmente a hidrocortisona. Utiliza-se na clínica o tetracosactídio, um sucedâneo sintético da corticotropina, constituído de um polipeptídio produzido artificialmente contendo os primeiros 24 aminoácidos do ACTH natural humano, fração ativa da molécula desse hormônio.

Regulação da Função Cortical. O estudo da fisiologia córtico-supra-renal prende-se inseparavelmente ao funcionamento hipotálamo-hipofisário, já que o mecanismo de auto-regulação (*feedback*) existente entre o sistema hipotálamo--hipófise e córtex supra-renal domina todo o complexo funcionamento dessas estruturas neuroendócrinas. Sabe-se que o hipotálamo exerce sua ação específica por meio de neuro-hormônios liberadores ou inibidores que são lançados nos capilares do sistema portal e levados por esse sistema à hipófise anterior, onde regulam a secreção de seus respectivos hormônios. São em número de quatro os hormônios liberadores, interessando-nos aqui apenas o CRH (hormônio liberador de corticotropina). Os hormônios liberadores hipotalâmicos estimulam a hipófise a secretar seus hormônios trópicos, quatro dos quais vão estimular suas respectivas glândulas-alvo (tireóide, córtex supra-renal, gonadas) na produção de seus próprios hormônios. Estes, entretanto, influenciam de volta o hipotálamo e a hipófise, regulando assim a velocidade de sua própria secreção por um mecanismo de *feedback* negativo. Um aumento do teor sangüíneo de cortisol, por exemplo, inibe em poucos minutos a secreção de corticotropina, enquanto que uma queda de seu teor sangüíneo remove essa inibição, facilitando a secreção do hormônio trópico. Assim, o nível de cortisol torna-se autorregulável.

A sede desse controle automático da secreção dos hormônios trópicos situa-se tanto na hipófise como no hipotálamo e mesmo, talvez, em centros mais elevados.

A atuação da corticotropina se faz sentir precipuamente sobre a secreção do cortisol, mas também sobre os androgênios corticais, ficando a secreção da aldosterona relativamente alheia à ação direta do ACTH.

Esteróides Corticais de Interesse Clínico. Dependendo de sua atividade biológica e de sua estrutura, podem esses esteróides ser agrupados em quatro tipos principais:

1. Corticóides (21 átomos de carbono)
2. Estrógenos (18 átomos de carbono)
3. Andrógenos (19 átomos de carbono)
4. Progesterona (21 átomos de carbono)

Os corticóides, como já vimos, incluem os mineralocorticóides e os glicocorticóides. No grupo dos mineralocorticóides se incluem aldosterona, a corticosterona e a 11-desoxicorticosterona, e entre os glicocorticóides o cortisol e o 11-desoxicortisol. O corticóide secretado em maior quantidade é o cortisol, e a determinação de sua excreção e de seus metabólitos na urina serve para averiguar o funcionamento cortical. O cortisol e compostos semelhantes são incluídos no que se costuma chamar de *17-hidroxicorticosteróides totais* (17-OHS), medidos na urina de 24 horas.

Outros esteróides, caracterizados por um radical carbonila (=C=O) no C_{17}, formam o grupo dos *17-cetosteróides neutros* (17-CS ou 17-KS), cujos principais integrantes são a androsterona, desidroepiandrosterona e etiocolanona. No homem, 2/3 desses esteróides são de origem cortical, e, na mulher, a totalidade tem essa origem. Dosados como 17-CS totais na urina de 24 horas, são considerados como índice da produção de andrógenos.

Os *17-cetogênicos* (17-CGS) resultam da oxidação dos 17-OHS a 17-CTS, que são dosados como tais na urina de 24 horas. O grupo congrega, por conseguinte, tanto compostos pertencentes aos 17-hidroxicorticóides totais como aos 17-cetosteróides.

Teor Plasmático de Cortisol. O organismo humano produz em média 15 a 30mg por dia de cortisol. O teor plasmático médio desse hormônio é de 12µg/dl (5 a 25). Quando esse teor é normal, apenas cerca de 10% se encontra em estado livre, 90% estando ligado às proteínas (30% à albumina e 60% a uma globulina alfa, chamada transcortina). Em indivíduos normais, a concentração plasmática de cortisol exibe um ritmo circadiano, com valores máximos às 8 horas da manhã, que caem em seguida a 50% ou menos entre 16 a 24 horas.

Dosagem do Cortisol no Plasma

O cortisol ou hidrocortisona, principal produto hormonal do córtex supra-renal, pode ser dosado no plasma por dois tipos de métodos. O primeiro é químico, baseado no aparecimento de uma fluorescência, que é medida por meio de um fotofluorômetro (método fluorimétríco). O segundo é por competição isotópica. Na realidade, qualquer dos métodos dosa o cortisol total (livre e ligado à proteína), dependendo, portanto, de uma série de fatores endógenos e exógenos, o que restringe sua fidedignidade. Qualquer variação da taxa protéica, por exemplo, altera os resultados. Assim, pode-se afirmar que valores normais de cortisol plasmático não excluem a insuficiência adrenal, bem como valores reduzidos necessitam sempre de outro método para confirmação.

Normalmente, a cortisolemia é de 15 a 25µg/dl de plasma às 8 horas da manhã. Existem variações importantes no curso do ciclo nictemeral. Na insuficiência supra-renal, a cortisolemia está habitualmente muito diminuída, inferior a 8µg/dl às 8 da manhã. Nos hipercorticismos metabólicos, a cortisolemia basal não está sempre significativamente elevada, mas falta o declínio diurno normal da produção de cortisol.

Dosagem dos 17-Hidroxicorticóides na Urina

Os 17-hidroxicorticóides (17-OHS) são metabólitos urinários do grupo do cortisol, que abrange um grande número de compostos, dos quais os principais são o tetraidrocortisol e a tetraidrocortisona. Sua dosagem é bioquímica, efetuada na urina de 24 horas, baseando-se no aparecimento de uma cor, que é medida no espectrofotômetro. Seus teores normais são os seguintes, pelo método de Porter Silber:

de 2 a 5 anos	0,5 – 1,8mg/24 horas
de 8 a 10 anos	1,0 – 4,2mg/24 horas
de 12 a 15 anos	2,1 – 6,7mg/24 horas
homem	3,0 – 9,0mg/24 horas
mulher	2,9 – 6,1 mg/24 horas

É necessário medir a totalidade da urina de 24 horas; portanto é indispensável executar simultaneamente uma dosagem da creatinina urinária, cujo valor baixo denunciaria uma incompleta colheita de urina.

Na insuficiência supra-renal patente, as eliminações urinárias são inferiores a 2mg/24 horas. Na síndrome de Cushing, alcançam 12 a 20mg/24 horas, mas seu aumento é mais provável quando intervém um processo tumoral supra-renal ou uma síndrome paraneoplásica. Autênticas hiperplasias córtico-supra-renais (doença de Cushing) podem não causar cifras mais elevadas do que as correspondentes ao limite superior da normalidade.

Dosagem dos 17-Cetosteróides na Urina

Os chamados 17-cetosteróides neutros totais (17-CTS ou 17-CS) constituem um grupo de esteróides eliminados na urina e caracterizados pela presença de um radical cetônico (C=O) no carbono 17, sendo dosado pelo método de Zimmerman (colorimetria), incluem-se neste grupo metabólitos dos andrógenos provenientes das gônadas e das supra-renais, assim como metabólitos do cortisol que perderam a cadeia lateral em C^{17}. No homem, aproximadamente 1/3 dos 17-cetosteróides urinários representam os metabólitos da testosterona secretada pelos testículos, os restantes 2/3 são derivados dos esteróides da córtex supra-renal.

A dosagem é feita na urina de 24 horas; é necessário, portanto, solicitar simultaneamente a dosagem da creatinina, cujo valor baixo indicaria uma colheita incompleta de urina. Os valores normais dos 17-CTS são os seguintes pelo método de Drekter:

até 1 ano	abaixo de 1 mg/24 horas
de 1 a 5 anos	0,3 □ 1,8mg/24 horas
de 5 a 7 anos	0,8 □ 2,6mg/24 horas
de 7 a 10 anos	1,3 □ 3,5mg/24 horas
de 10 a 12 anos	1,8 □ 5,0mg/24 horas
homem	9,0 □15,0mg/24 horas
mulher	6,9 □ 9,0mg/24 horas

Como os componentes dos 17-CTS provém tanto das supra-renais como dos testículos e ovários, sua dosagem não constitui uma boa prova de função córtico-supra-renal. Na realidade, esse exame só deve ser feito quando se investiga excesso de secreção androgênica, especialmente na síndrome adrenogenital, em que se encontram muito aumentados para a idade, e em casos de androgenismo feminino. Os 17-CTS estão baixos na doença de Addison; estão geralmente normais ou baixos na síndrome de Cushing devida a adenoma, normais ou elevados se a síndrome for devida a hiperplasia e muito elevados se devida a carcinoma. Com grande freqüência, os 17-CTS se mostram bastante diminuídos nos estados carenciais crônicos, o que é importante do ponto de vista clínico, porque esses estados simulam freqüentemente doença de Addison.

Dosagem dos 17-Cetogênicos na Urina

A dosagem dos 17-CGS baseia-se na oxidação dos 17-OHS a 17-CTS, que são dosados como tais. O grupo congrega, por isso, tanto compostos pertencentes ao grupo dos 17-hidroxicorticóides como dos 17-cetosteróides.

São os seguintes seus valores normais pelo método de Norymberski-Appeby:

criança	0,5 – 4,0mg/24 horas
homem	9,6 – 19,2mg/24 horas
mulher	4,6 – 13,4mg/24 horas

A interpretação dos desvios dos 17-CGS é igual à dos desvios dos 17-CTS.

Provas de Estímulo com Tetracosactídio

A distinção entre insuficiência supra-renal primária e secundária, bem como a descoberta de insuficiência supra-renal relativa podem ser feitas através de provas de estímulo da glândula por administração de tetracosactídio (corticotrofina sintética). A prova avalia a capacidade funcional de reservas na secreção de cortisol e pode, assim, revelar os casos de insuficiência relativa, nos quais os níveis basais ainda estão dentro de limites normais. Consiste em injetar, por via venosa, uma ampola de 0,25mg de cortrosina antes das 9 da manhã. A taxa de cortisol antes da injeção está entre 5 e 25μg/dl e dobra ao cabo de 60 a 90 minutos. Pacientes com doença de Addison exibem cifras baixas ou normais que não se elevam.

Prova da Metopirona

Essa substância suprime a atividade da C^{11}-hidroxilase, bloqueando, assim, a transformação de 11-desoxicortisol (composto S) em cortisol. A falta deste hormônio estimula, nas pessoas normais, a secreção de ACTH, o que aumentará a produção dos precursores do cortisol, principalmente do 11-desoxicortisol, cujo excesso se elimina pela urina sob a forma de tetraídro-S. O composto S é dosado, seja diretamente no plasma, seja indiretamente na urina, onde se manifesta pelo aumento dos 17-hidroxicorticóides, já que o tetraídro-S faz parte dos componentes dosados pela reação de Porter e Silver.

A técnica consiste na ingestão de 3,5 a 4,5g de metopirona (metirapona), repartida regularmente durante o nictêmero, não devendo o paciente receber qualquer medicamento que atue sobre o SNC. A urina é colhida na véspera, no dia e no dia seguinte da ingestão da metopirona. A resposta normal é um aumento de 300% dos 17-hidroxicorticóides urinários no próprio dia da prova ou no dia seguinte. Havendo insufiência adeno-hipofisária, a elevação dos 17-OHS é discreta ou nula, o que confirmará o resultado da prova do estímulo pelo tetracosactídio. Na síndrome de Cushing, quando se trata de hiperplasia bilateral (adenoma hipofisário), a metopirona acarreta um aumento acentuado dos 17-OHS, sendo o grau da resposta superior ao do indivíduo normal; quando se trata de processo tumoral supra-renal ou síndrome de ACTH ectópico, a resposta é leve ou nula.

PROVA DE SUPRESSÃO COM DEXAMETASONA

Uma boa prova de triagem para síndrome de Cushing consiste em administrar, por via oral, 1 mg de dexametasona um pouco antes da meia-noite e dosar o cortisol plasmático entre 7 e 8 horas da manhã seguinte. Na maioria dos pacientes normais, a cortisolemia se mostrará diminuída a 5mcg ou menos, ao passo que a maioria dos pacientes com síndrome de Cushing continuará secretando a mesma quantidade de cortisol.

A administração de 0,5mg de dexametasona cada 6 horas durante dois dias a indivíduos normais provoca inibição da secreção de ACTH com decorrente baixa dos 17-hidroxicorticóides urinários a menos de 3mg no segundo dia. Em pacientes com doença de Cushing, a secreção hipofisária de ACTH é relativamente resistente à supressão, e, por isso, os 17-hidroxicorticóides urinários não sofrerão a baixa que ocorre normalmente. Em pacientes com tumores córtico-supra-renais, a produção de cortisol é independente do ACTH, e, por isso, a dexametasona não provocará seu efeito supressivo. Em pacientes com síndrome de ACTH ectópico, a produção de ACTH pelo tumor não hipofisário é quase sempre insensível à dexametasona, de maneira que os 17-hidroxicorticóides também não são alterados. Mas a produção hipofisária de ACTH na doença de Cushing é apenas *relativamente* resistente à supressão. Portanto, quando a dose oral de dexametasona é aumentada para 2mg cada 6 horas durante dois dias, os 17-hidroxicorticóides urinários costumam diminuir de pelo menos 50%. Por outro lado, os 17-hidroxicorticóides ou o cortisol não sofrerão depressão na maioria dos pacientes com tumor adrenal ou com síndrome de ACTH ectópico, mesmo com essa dose aumentada.

Se a prova da dexametasona apontar no sentido de tumor adrenal ou síndrome de ACTH ectópico, essas duas possibilidades poderão ser distinguidas pela dosagem do ACTH plasmático.

PROVA DO CRH

Consiste em apurar a resposta da adeno-hipófise à injeção venosa de 100µg de hormônio liberador de corticotropina (CRH). Em condições normais, há uma elevação do ACTH plasmático de 30 a 40pg/ml. Esta prova pode ser usada para fazer distinção entre insuficiência adeno-hipofisária e insuficiência hipotalâmica, pois, no primeiro caso, não há resposta, e, no segundo, esta geralmente ocorre. A prova pode ser usada também em casos de síndrome de Cushing para distinguir, de um lado, o hiperadrenocorticismo ligado à secreção ectópica de ACTH ou a tumor adrenocortical hipersecretante (resposta ausente) e, de outro lado, a forma hipofisária da síndrome (resposta normal ou aumentada).

DOSAGEM DO PREGNANTRIOL

O pregnantriol é um esteróide destituído de atividade hormonal, que se forma a partir da 17-hidroxiprogesterona e se elimina normalmente na urina. A 17-hidroxiprogesterona representa um estágio intermediário na biossíntese do cortisol a partir do colesterol. Transforma-se, por hidroxilação enzimática, em 11-desoxicortisol, e este, em cortisol. Na síndrome adrenogenital, a ausência da enzima C^{21}-hidroxilase interrompe a transformação da 17-hidroxiprogesterona em 11-desoxicortisol, com decorrente aumento de produção de pregnantriol e de sua eliminação urinária. A dosagem desse esteróide na urina representa, portanto, valioso recurso para diagnóstico da síndrome referida.

O teor urinário de pregnantriol é de 1 a 2mg/24 horas, tanto no homem como na mulher.

Provas de Triagem

Há várias provas laboratoriais de uso corrente no diagnóstico de insuficiência supra-renal, mas cuja especificidade é bem menor do que a das dosagens hormonais descritas acima. Assim, a diminuição do cociente Na/K plasmáticos (abaixo de 30), redução da contagem de eosinófilos abaixo de 50% com a administração de 0,25mg de tetracosactídio, ausência de diurese aquosa em provas de sobrecarga e sua correção com 100mg de hidrocortisona, constituem todas elas provas indiretas que mais servem como meio de descobrir casos suspeitos (triagem) do que como provas definitivas de doença de Addison.

20 Estudo Funcional Endócrino em Ginecologia e Obstetrícia

Hormônios Hipotalâmicos e Hipofisários

Sabe-se, da fisiologia, que o funcionamento do hipotálamo e da hipófise desenvolve-se em regime de íntimo entrosamento. As influências recíprocas exercidas por seus respectivos hormônios configuram um sistema funcional integrado e harmônico, cuja atividade garante que a extensa constelação endócrina corporal possa responder a cada instante, de maneira pronta e adequada, a todas as flutuações das necessidades funcionais do organismo e manter, assim, o quadro hormonal dentro do equilíbrio dinâmico que caracteriza o estado de higidez.

Anatomicamente a hipófise é constituída de duas partes inteiramente independentes entre si, que são a hipófise posterior ou neuro-hipófise, conectada ao hipotálamo por meio de um pedículo, e a adeno-hipófise, que se situa adiante da neuro-hipófise. Não existe qualquer relação funcional entre estes dois componentes anatômicos hipofisários.

Hormônios Pré-hipofisários. A hipófise anterior secreta diversos hormônios peptídicos, seis dos quais se destacam pelas importantes atividades exercidas na regulação de glândulas endócrinas periféricas (tiróide, supra-renal, gônadas) e também do crescimento somático e da lactação. São eles:

1. Hormônio tiróide-estimulante ou tirotropina (TSH)
2. Prolactina (PRL)
3. Hormônio luteinizante (LH)
4. Hormônio folículo-estimulante (FSH)
5. Hormônio adrenocorticotrópico ou corticotropina (ACTH)
6. Hormônio do crescimento (GH)

As próprias denominações dos diversos hormônios elucidam a função de cada um. O TSH, o LH, o FSH e o ACTH atuam sobre as glândulas-alvo, ao passo que o PRL regula a lactação e o GH estimula o crescimento somático e regula o metabolismo. A curto prazo o GH exerce atividade semelhante à da insulina, mas após algumas horas esses efeitos desaparecem e surge uma ação antiinsulina, que persiste enquanto durar a elevação do GH plasmático.

Hormônios Hipotalâmicos Liberadores e Inibidores. O hipotálamo, sob a influência de praticamente todas as áreas do SNC, secreta uma série de neuro-hormônios liberadores e inibidores que são lançados no sangue do sistema portal hipotálamo-hipofisário e transportados à adeno-hipófise onde regulam a secreção dos vários hormônios pré-hipofisários já mencionados. São os seguintes os seis neuro-hormônios (ou fatores) mais importantes no controle da secreção pré-hipofisária:

1. Hormônio liberador da tirotropina (TRH)
2. Hormônio liberador das gonadotropinas (GnRH)
3. Dopamina
4. Hormônio liberador da corticotropina (CRH)
5. Hormônio liberador do hormônio do crescimento (GHRH)
6. Somatostatina

Observa-se que quatro dos neuro-hormônios enumerados são liberadores (suas denominações enunciam a função de cada um). Os dois restantes são inibidores. A dopamina inibe a PRL (prolatina) e em certas circunstâncias também o LH, FSH e TSH. A somatostatina exerce controle negativo sobre a síntese e secreção tanto do GH (hormônio do crescimento) como do TSH (tirotropina).

Outras Informações Sobre Hormônios Hipofisários de Interesse Clínico. *Os hormônios LH e FSH (gonadotropinas)* exercem importantes ações sobre as gônadas, em ambos os sexos. Estão na dependência desses hormônios, na mulher, o crescimento, maturação e expulsão do óvulo, bem como a produção das secreções internas do ovário (estrógenos naturais e progesterona).

O *hormônio folículo-estimulante (FSH)* estimula, na mulher, o crescimento e maturação dos folículos ovarianos e prepara-os para a ovulação; isoladamente, este hormônio não provoca secreção de estrógenos pelo ovário, mas o faz em presença de hormônio luteinizante.

O *hormônio luteinizante (LH),* ao lado do FSH, estimula na mulher o crescimento e maturação dos folículos, bem como provoca ovulação nos folículos maduros e secreção de estrógenos pelas células tecais e da granulosa. Também participa da formação do corpo amarelo e intervém na produção de estrógenos e progesterona por essa estrutura.

Tanto o LH como FSH são estimulados pelo GnRH (hormônio liberador das gonadotropinas), seja fisiologicamente, seja quando injetado exogenamente de maneira intermitente. Quando o GnRH é administrado em infusão contínua, a liberação do LH e FSH é inicialmente estimulada, mas logo inibida pela regulação negativa exercida pelo GnRH sobre seus receptores hipofisários. (Ver gonadorrelina, adiante).

A *corticotropina (ACTH)* possui a capacidade de estimular a cortiça supra-renal, sendo lançados na circulação, sob sua influência, diversos hormônios corticais, especialmente os esteróides tipo 17-hidroxicorticosterona (glicocorticóides), inclusive cortisona e hidrocortisona (cortisol). Usa-se na clínica um sucedâneo sintético, o tetracosactídio (Cortrosina).

A *tirotropina (TSH)* estimula a tiróide, regulando a síntese e liberação de T_3 (triiodotironina) e T_4 (tiroxina). Emprega-se na clínica um extrato de pré-hipófise de suíno, cuja utilidade semiótica consiste em diferenciar o hipotiroidismo primário do secundário.

A gonadorrelina é um decapeptídio sintético dotado de atividade semelhante à do hormônio hipotalâmico liberador das gonadotropinas (GnRH), estando indicado como recurso diagnóstico em doenças ligadas ao comprometimento do eixo hipotálamo-hipófise-gonadal (nome comercial: Relisorm).

É importante lembrar que praticamente todos os hormônios hipotalâmicos e pofisários são secretados de maneira pulsátil, isto é, sob a forma de impulsos, variando a freqüência e amplitude dos mesmos de acordo com diversos fatores, fisiológicos ou patológicos. Esta pulsatibilidade é particularmente bem estudada em relação às gonadotropinas, podendo a análise de suas alterações ser aproveitada para fins diagnósticos.

Mecanismos de Auto-regulação (feedback) entre o Complexo Hipotalâmico-hipofisário e as Glândulas Sob sua Influência. Como se viu, os fatores hipotalâmicos influenciam a pré-hipófise no sentido de liberar seus diversos hormônios trópicos, os quais vão, por sua vez, estimular suas respectivas "glândulas-alvo", cujos hormônios são lançados na torrente circulatória. Mas cada um destes hormônios circulantes exerce de volta uma influência reguladora sobre o funcionamento hipotálamo-hipofisário, graças à qual se estabelece o mecanismo de autocontrole (feedback) capaz de garantir o íntimo entrosamento que se observa entre a unidade hipotálamo-hipofisária e as glândulas sob seu domínio (gônadas, tiróide e supra-renal). Tal mecanismo é idêntico ao existente em inúmeros outros sistemas integrados corporais. Na grande maioria dos casos, a influência retroativa é inversa ao estímulo inicial e o feedbacké chamado de negativo; em raras ocasiões as duas influências se fazem no mesmo sentido, isto é, são ambas estimulantes, e o feedback é chamado então de positivo. Bom exemplo de feedback negativo é o que existe entre o sistema hipotálamo-hipofisário e a supra-renal no tocante à corticotropina e o cortisol. Uma elevação do teor plasmático de cortisol inibe em poucos minutos a secreção de corticotropina, com decorrente decréscimo da secreção de cortisol; uma queda do teor plasmático de cortisol estimula a secreção de corticotropina com decorrente aumento da secreção de cortisol. Estabelece-se, assim, um equilíbrio dinâmico que, em condições normais, mantém a cortisolemia em consonância com as exigências funcionais do organismo em cada momento.

São bem mais complexas as ações recíprocas de auto-regulação que ocorrem durante o ciclo menstrual, entre os hormônios ovarianos (estrógenos e progesterona) de um lado e os hormônios hipotalâmicos e gonadotrópicos hipofisários de outro lado. O ciclo menstrual é causado, como se sabe, pela secreção alternada de FSH e LH pela pré-hipófise e de estrógenos e progesterona pelos ovários. Esquematicamente, omitindo-se a atuação do hipotálamo para maior simplicidade, as ocorrências hormonais responsáveis por essa alternância podem ser rememoradas nos itens que se seguem. 1) Ao iniciar-se o ciclo, isto é, no primeiro

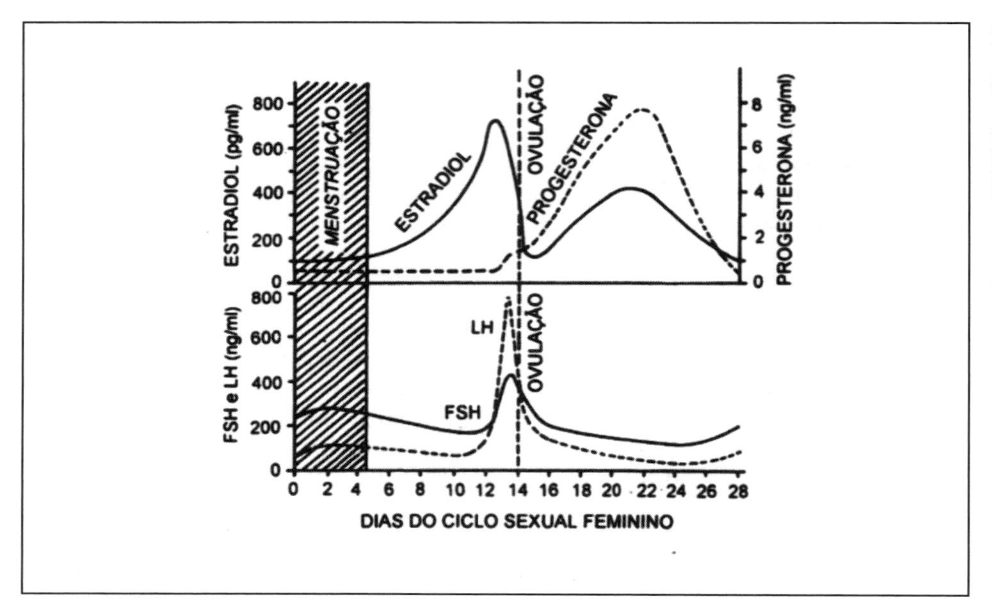

Fig. 20.1 – *Teores plasmáticos de gonadotropinas e hormônios ovarianos durante o ciclo sexual feminino normal. Extraído de Guyton-Physiology of the Human Body, 5ª edição, 1979.*

dia da menstruação, a pré-hipófise, livre da ação inibidora dos estrógenos e da progesterona, começa a secretar quantidades crescentes de FSH e quantidades moderadas de LH. A associação destes hormônios dá origem ao crescimento de diversos folículos ovarianos e estimula a produção de estrógenos. 2) Estes estrógenos são responsáveis por duas alterações seqüenciais na secreção da pré-hipófise: primeiro inibem por auto-regulação negativa a liberação de FSH e LH, cujos teores plasmáticos passam a cair e atingem seus níveis mais baixos em torno do 10º dia do ciclo; segundo, fazem a pré-hipófise liberar uma abrupta descarga de hormônios gonadotrópicos, principalmente LH, do que resulta um pico plasmático desses hormônios (luteinizing hormone surge). Tal fenômeno, que se deve em parte a um mecanismo de auto-regulação positiva entre os estrógenos e o LH, é o responsável pelo rápido desenvolvimento final de um dos folículos e sua subseqüente ruptura. 3) Esse processo de ovulação, que ocorre em torno do 14º dia do ciclo normal de 28 dias, leva ao desenvolvimento do corpo lúteo, estrutura que passa a secretar grandes quantidades de progesterona e estrógenos, principalmente da primeira. 4) Esses hormônios voltam a inibir a pré-hipófise (auto-regulação negativa), o que provoca um profundo declínio da liberação de FSH e LH. Sem o estímulo destes dois hormônios, o corpo lúteo involui, o que leva a progesterona e estrógenos a níveis extremamente baixos. Neste ponto ocorre a menstruação, que é motivada por essa privação de estrógenos e progesterona.

Gonadotropinas Hipofisárias

Compostos secretados pelo lobo anterior da hipófise, são glicoproteínas de peso molecular em torno de 30.000. De fórmulas ainda desconhecidas, incluem, como já se viu, duas frações: a folículo-estimulante (FSH) e a luteinizante (LH), a primeira responsável pelo crescimento e maturação do folículo ovariano e a segunda pela formação e manutenção do corpo lúteo. Durante muito tempo a fração folículo-estimulante foi dosada na urina por métodos biológicos baseados na capacidade desse hormônio de estimular o crescimento do útero de camundongas impúberes, mas atualmente é utilizada a dosagem plasmática das duas frações, capaz de fornecer, sem o incômodo da colheita de urina durante 24 horas, resultados bem mais precisos. Os resultados são fornecidos em geral em mili-unidades internacionais por mililitro (mUI/ml), mas podem ser expressos também em ng/ml.

As alterações na produção de gonadotropinas, para mais ou para menos, têm como causas mais freqüentes neoplasias, infecções ou distúrbios circulatórios da região hipotálamo-hipofisária. Valores muito baixos ou quase nulos são encontrados nos primeiros anos de vida; tais valores vão aumentando progressivamente até o aparecimento da puberdade. Nos casos de puberdade precoce, esses valores se elevam em maior ou menor grau, indicando um dos processos citados. Também na menopausa as gonadotropinas se mostram habitualmente elevadas, o que se deve à falência ovariana (auto-regulação negativa). No caso da síndrome de Turner em que há agenesia ovariana com total ou quase total ausência de estrogênios, as gonadotropinas apresentam-se em níveis bastante elevados, com o FSH em valores às vezes mais de 50% acima de seus níveis basais. A necrose hipofisária pós-parto hemorrágico provoca queda de produção não só das gonadotropinas mas também das outras tropinas hipofisárias, como a tirotropina e corticotropina. Nestes casos é comum um período de latência por vezes longo (até 20 anos), após o qual a paciente acaba por apresentar um quadro de pan-hipopituitarismo, cuja sintomatologia dispensa comprovação hormonal (síndrome de Sheehan).

Fora dos casos mencionados, a dosagem das gonadotropinas é empregada nas provas funcionais em que se procura distinguir a lesão hipotalâmica da hipofisária (ver Provas funcionais).

Gonadotropina Coriônica (HCG)

Tal como as demais gonadotropinas, é uma glicoproteína de peso molecular em torno de 30.000. Tendo, como o nome indica, sua secreção condicionada ao desenvolvimento do córion, esta gonadotropina se eleva progressivamente no plasma até a 10ª semana da gestação, quando seu teor pode atingir 60 UI/ml e sua eliminação urinária chega a 50.000 UI por 24 horas. Depois deste ápice inicial ela experimenta uma queda abrupta e novamente sofre uma pequena ascensão que vai da 30ª a 38ª semana.

É o hormônio básico envolvido na tradicional prova de gravidez, primitivamente feita no sapo e atualmente realizada por métodos imunológicos ou rádio-imunológicos. É estruturalmente e funcionalmente semelhante ao LH, mas as provas que usam anticorpos específicos contra a subunidade beta do HCG exibem pouca ou nenhuma reatividade cruzada com o LH. Uma prova imunoenzimática (ELISA) para HCG permite comprovação fácil e rápida da presença de quantidades mínimas desse hormônio na urina. Algumas das provas mais sensíveis de gravidez desenvolvidas com este método podem dar resultados positivos em cerca de meia hora com nível de HCG tão baixo como 5mUI/ml de urina, nível que é encontrado amiúde alguns dias antes da primeira falha menstrual. Com radioimunoensaio feito com anticorpos contra a subunidade beta pode-se detectar níveis até mais baixos de HCG. Como o nível de sensibilidade de muitos radioimunoensaios para HCG chega a perto de 0,5mUI/ml de soro, a gravidez pode ser diagnosticada poucos dias após a concepção.

Condicionada ao desenvolvimento da gravidez, a gonadotropina coriônica é utilizada, obviamente, dentro desse período; mas existem outras dosagens, como as da progesterona e do estriol, capazes de avaliar as condições da gravidez, já que a redução da atividade do tecido trofoblástico vai-se refletir nos teores plasmáticos dos três hormônios.

Durante os primeiros 60 dias de uma gestação simples normal os teores de HCG dobram a aproximadamente cada dois dias, exibindo uma elevação exponencial. Embora em gestações normais os teores de HCG guardem boa relação com a idade gestacional, vários fatores impedem a fixação de valores que sirvam para avaliar um desenvolvimento fetal normal. Uma boa prática consiste em comparar dois valores séricos obtidos no mesmo laboratório com intervalo de 48 horas: a duplicação do valor é altamente significativa de um crescimento normal do feto.

É no prognóstico do abortamento molar que a gonadotropina coriônica se mostra como uma das técnicas mais importantes do laboratório hormonal. Após o abortamento molar típico, em que restos coriais podem permanecer e evoluir posteriormente para a malignidade do corioma, é indispensável a vigilância da provável retenção desses restos. Em tais casos, indica-se a dosagem da gonadotropina coriônica de 15 em 15 dias durante um período de três meses. Este esquema varia com os vários autores. Na opinião de Adriano Cruz Ferreira, as determinações periódicas devem ser feitas por períodos mais prolongados, de até seis meses, para maior segurança.

Nos casos de mola os valores de HCG alcançam, na experiência de Cruz Ferreira, cifras muitíssimo elevadas, superiores aos do coriocarcinoma. Na verdade, neste capítulo, o clínico não deverá se ater muito a gabaritos de valores, pois todos eles serão anormais. A própria persistência durante meses de baixos níveis, quase insignificantes (um quadro relativamente freqüente), já indica retenção de tecido trofoblástico funcionante. Em suma, qualquer taxa de gonadotropina coriônica, mesmo bastante reduzida, detectada um mês após um abortamento molar, exige pronta intervenção do clínico.

Prolactina (PRL)

A causa mais comum de hiperprolactinemia na mulher é a presença de adenomas hipofisários funcionantes, que estão relacionados clinicamente com a síndrome galactorréia-amenorréia. Os adenomas responsáveis pela excessiva secreção de prolactina são freqüentemente de pequeno tamanho e classificados como microadenomas. A determinação dos níveis plasmáticos basais de prolactina é essencial para a avaliação desses casos. Valores de 100 a 150ng/ml indicam habitualmente presença de tumor. Para distinguir os adenomas hipofisários de outras causas são usadas provas dinâmicas, como, por exemplo, as de estímulo à liberação de prolactina pela administração de TRH (hormônio liberador de tirotropina), cloropromazina e metoclopramida. Tanto o TRH (400ng IM) como a cloropromazina (25-50mg IM) e a metoclopramida (10mg EV) provocam um aumento dos teores de prolactina para mais do dobro nos adultos normais; a resposta aos três agentes mostra-se diminuída em pacientes com níveis basais elevados devido à presença de adenomas hipofisários.

Estrógenos

Esteróides com 18 átomos de carbono, pertencentes ao grupo do estrano, constituem o principal produto hormonal dos ovários. Sua ação biológica, como se sabe, desenvolve e mantém a morfologia e fisiologia femininas. Surgem na puberdade e desaparecem na menopausa. Foram descritos inicialmente três compostos principais do grupo: estrona, estradiol e estriol. Posteriormente numerosos outros compostos foram descobertos, mas do ponto de vista prático nada de importante foi acrescentado ao trio inicial.

Sendo os estrógenos um dos mais antigos grupos descritos na bioquímica hormonal, inúmeros métodos de dosagem já foram descritos, mas atualmente eles são dosados no plasma por métodos radioimunológicos. Tais métodos permitem dosar os três compostos separadamente, ao passo que os antigos dosavam-nos em conjunto, no que se convencionou chamar de estrógenos conjugados.

Refletindo primordialmente a atividade ovariana, a dosagem dos estrógenos representa não só a atividade estrogênica da primeira fase do ciclo até a ovulação, mas todo o controle hormonal dos atributos femininos. De modo geral, ao contrário do que ocorre com a maioria dos hormônios esteróides, interessam mais ao clínico os diagnósticos de hipofunção do que os de hiperfunção, restritos estes, geralmente, a tumorações de incidência bastante rara. Considerando-se uma atividade hipotálamo-hipofisária normal, baixos teores plasmáticos de estrógenos surgem nos distúrbios mais encontradiços do ciclo, como nas amenorréias primárias, nos casos de esterilidade ou nos períodos de pré-menopausa. O baixo teor de estrógenos está também associado às disgenesias gonadais de vários tipos, das quais a síndrome de Turner (agenesia ovariana congênita) é o exemplo mais conhecido. Também as ovariectomias levam a baixa geral dos estrógenos.

Várias tentativas têm sido feitas □ e mal sucedidas na opinião de muitos endocrinologistas □ de associar os variados distúrbios do ciclo menstrual a alterações das taxas estrogênicas. A queda de estrógenos tem sido também associada, com insucesso, a síndromes várias, como a dos ovários policísticos, em que um defeito enzimático impediria que os estrógenos fossem devidamente sintetizados. Os achados neste setor têm sito também extremamente irregulares. Em suma, só quedas significativas do nível de estrógenos é que devem levar o clínico no sentido de uma terapia substitutiva.

É de certo modo difícil armar um gabarito hormonal para os casos de puberdade precoce. Em nosso meio, até o presente, não existem tabelas pediátricas hormonais que configurem os valores de estrógenos ou de gonadotropinas no período que vai da infância até a puberdade. A súbita ascensão desses valores nessa faixa etária caracteriza em termos práticos o surgimento de uma puberdade precoce; os valores podem atingir os limiares mais baixos das taxas de adultos, segundo ensina A. Cruz Ferreira.

Estrona e Estradiol

Estes dois esteróides representam a maior parcela dos hormônios estrogênicos. O 17-beta-estradiol é o principal estrógeno circulante e, portanto, o que melhor expressa laboratorialmente a atividade estrogênica na mulher. É ainda incerta a importância da dosagem desse composto no sexo feminino.

Estriol

O mesmo não pode ser dito quanto ao estriol, que, inútil para o diagnóstico fora da gravidez, torna-se, com o advento desta, um elemento de grande utilidade para a avaliação da vitalidade fetal. Ao contrário da progesterona, que inicia sua ascensão já nas primeiras semanas da gestação, o estriol começa a se elevar pela altura da 10ª semana. Segundo muitos autores, o estriol representa um índice mais sensível a qualquer deficiência fetal do que a progesterona e como tal deverá ser preferido. São os seguintes os valores plasmáticos normais do estriol durante a gravidez:

24-28 semanas	2-10ng/ml
28-32 semanas	3-13ng/ml
32-36 semanas	4-17ng/ml
36-40 semanas	5-20ng/ml

Progesterona

Esteróide de 21 átomos de carbono, representa o principal composto progestogênico do grupo do pregnano. Tem como principal metabólito o pregnandiol, cuja dosagem na urina representou durante longo tempo a expressão da atividade progestogênica do organismo feminino. A dosagem isolada da progesterona no plasma tornou-se possível graças aos métodos radioimunológicos, sendo os resultados expressos em nanogramas por mililitro (ng/ml).

Produzida pelo corpo lúteo na segunda fase do ciclo menstrual, a progesterona reflete a atividade dessa pequena estrutura e sua presença em níveis normais revela a presença de um ciclo bifásico normal. Valores abaixo do normal revela a existência de um corpo amarelo deficitário. Na suspeita de um ciclo monofásico – como em certos casos de esterilidade –, torna-se de grande utilidade a dosagem desse hormônio. É durante a gestação, quando da passagem de sua produção do corpo lúteo para a placenta, que o estudo da progesterona ganha maior importância. Como se sabe, a gonadotropina coriônica é a responsável pela manutenção do corpo lúteo gravídico, que passa a secretar quantidades cada vez maiores de progesterona e estrógenos, substâncias essenciais para as modificações gestacionais. Durante as primeiras 3-4 semanas da gestação o corpo lúteo é o principal responsável pela secreção da progesterona (e, em menor escala, dos estrógenos). Daí por diante a placenta passa a secretar quantidades crescentes destes hormônios até atingir um máximo no final da gestação. O teor plasmático da progesterona alcança 100ng/ml por volta da 28ª semana e seu valor máximo (pouco menos de 200ng/ml) em torno da 36ª semana.

Andrógenos

Na mulher, em condições normais, a produção de andrógenos se limita às glândulas supra-renais, que secretam pequenas quantidades de vários esteróides possuidores de fraca atividade androgênica: desidroepiandrosterona (DHEA), androsterona, etiocolanona e androstenediona, todos, menos o último, pertencentes ao grupo dos 17-cetosteróides urinários. Na presença de hiperfuncionamento adrenocortical (síndrome e doença de Cushing, hiperplasia congênita das supra-renais) esses andrógenos podem ser produzidos em quantidades excessivas e causar manifestações patológicas de virilização. Em casos de tumores produtores de andrógenos, os ovários secretam hormônios do grupo dos 17-cetosteróides ou mesmo testosterona, o que pode levar a graus avançados de virilização.

Na mulher, portanto, o diagnóstico diferencial de hirsutismo e virilização faz-se entre as etiologias adrenal (hiperplasia supra-renal congênita, síndrome de Cushing, carcinoma ou adenoma virilizantes) e ovariana (ovário policístico, arrenoblastoma, supra-renal heterotópica). Visto que a córtex adrenal secreta andrógenos fracos, as neoplasias adrenais virilizantes caracterizam-se por elevada excreção urinária de 17-cetosteróides, geralmente em torno de 30 a 40mg por 24 horas, e altos teores plasmáticos de sulfato de desidroepiandrosterona (DHEAS). A positividade da prova de supressão pela dexametasona, isto é, se a administração oral de 0,5mg desse corticóide cada 6 horas durante 7 dias for capaz de normalizar os teores de 17-cetosteróides e do DHEAS, isso exclui o diagnóstico de tumor adrenal virilizante e apóia o de hiperplasia supra-renal congênita. O tumor ovariano que mais freqüentemente causa virilização é o arrenoblastoma, mas outros tipos de tumor são também capazes de produzi-la. A virilização devida a tumores ovarianos acompanha-se habitualmente de níveis normais de 17-cetosteróides urinários e de DHEAS plasmático, pois a neoplasia secreta geralmente testosterona, um potente andrógeno que, como se sabe, não pertence ao grupo dos 17-cetosteróides. Tal como as neoplasias adrenais, os tumores ovarianos não são suprimidos pela dexametasona. Com exceção dos tumores adrenais heterotópicos, eles são amplamente independentes do estímulo exercido pelo ACTH. Níveis plasmáticos elevados de testosterona não garantem que a neoplasia tenha sua sede no ovário, pois a formação periférica de testosterona a partir de seus precursores adrenais pode elevar o teor deste hormônio.

Provas Funcionais

A simples avaliação clínica e mesmo as dosagens hormonais são amiúde insuficientes para um diagnóstico adequado de doenças que comprometem os eixos hipotálamo-hipófise-gonadal, -supra-renal ou -tiróideo. Na prática clínica pode-se recorrer a provas dinâmicas para avaliar esses eixos, já que existem drogas capazes de inibi-los ou estimulá-los, bem como técnicas laboratoriais capazes de dosar com precisão os diferentes hormônios envolvidos nesses eixos. Estas manipulações farmacodinâmicas proporcionam uma avaliação bastante exata da integridade funcional e da capacidade de reserva dos diferentes eixos.

A escolha das diversas provas depende basicamente da natureza do problema clínico, do eixo a ser analisado e da idade da paciente, sendo importantes também em nosso meio os fatores econômicos e as disponibilidades técnicas. As provas são múltiplas, mas vamos nos limitar àquelas de maior interesse para o ginecologista e que são utilizadas na encodrinologia ligada à reprodução.

Segundo M. F. Silva de Sá, são as seguintes as provas dinâmicas mais importantes:

1) estudo da pulsatibilidade dos hormônios hipofisários (FSH e LH)

2) administração de hormônios liberadores hipotalâmicos (GnRH e TRH) para investigar a resposta hipofisária

3) prova de tolerância à insulina (ITI) para investigar a integridade da hipófise e sua capacidade funcional de secretar GH, ACTH e PRL

4) administração de hormônios hipofisários (ACTH) para investigar as respostas das glândulas-alvo

5) prova do citrato de clomifeno

6) prova de tolerância à glicose oral (TTGO)

Megateste. Dá-se este nome à execução simultânea das provas de GnRH (hormônio liberador das gonadotropinas), de TRH (hormônio liberador da tirotropina) e ITT (prova de tolerância à insulina). Tal prática é possível porque ficou demonstrado que a simultaneidade não produz interferências significativas nos resultados. Sua grande vantagem é a economia de tempo e trabalho que proporciona tanto para a equipe médica como para a paciente.

Seleção das Provas. Considerando que o interesse maior deste Capítulo está voltado para a ginecologia e para as áreas ligadas à reprodução, um critério fundamental a ser utilizado na seleção das provas diz respeito à fase do desenvolvimento sexual em que se encontra cada paciente. Serão estas distribuídas em três grupos:

Mulheres Pré-púberes e púberes. São suficientes na maioria das vezes as determinações dos níveis basais de alguns hormônios, como estradiol, gonadotropinas, TSH, cortisol e testosterona. Níveis basais normais e resposta adequada ao megateste excluem lesões hipotalâmicas e hipofisárias. Respostas ausentes ou grosseiramente inadequadas ao megateste estabelecem a presença de distúrbios hipotálamo-hipofisários. A diminuição ou mesmo ausência de resposta ao GnRH (liberação de LH e FSH) é de pequena significação diagnóstica porque em paciente pré-púberes ou com puberdade retardada é comum esse tipo de resposta.

Mulheres Durante a Vida Reprodutiva. Havendo suspeita de hipopituitarissmo, a determinação dos níveis basais pode seguir-se do estudo da pulsatibilidade dos hormônios, especialmente das gonadotropinas, ou das provas de estímulo (inclusive o megateste).

Mulheres pós-menopáusicas. Nestas, é útil a determinação dos níveis basais, especialmente de FSH, LH e estradiol. Teores basais elevados de FSH e LH excluem, praticamente, a existência de hipopituitarismo. Níveis baixos sugerem esse diagnóstico. Para confirmar usa-se o megateste.

Pulsatibilidade dos Hormônios Hipofisários

Na interpretação dos resultados deve-se levar em conta a amplitude dos pulsos e sua freqüência em 6 horas. Para as gonadotropinas na fase folicular do ciclo menstrual a freqüência fica em torno de 5 a 7 por 6 horas e a amplitude é de 1,5 a 5,0mU/ml (amplitude é a diferença entre o teor máximo que o hormônio alcança na elevação abrupta e o menor teor no momento que precede a elevação abrupta). Pacientes com amenorréia hipotalâmica exibem comumente alterações no ritmo com diminuição da freqüência e da amplitude. Pacientes com ovários policísticos mostram aumento da amplitude e da freqüência.

A variação dos resultados de acordo com a fase do ciclo menstrual, o que dificulta a interpretação, bem como o alto custo do exame, desestimulam seu uso clínico.

Prova do GnRH

Consiste em dosar o FSH e LH após uma injeção venosa de 100µg de GnRH (hormônio liberador das gonadotropinas). A prova tem por objetivo avaliar, nos casos de hipogonadismo hipogonadotrópico, a sede da disfunção, se hipotalâmica ou hipofisária. Mulheres com defeito hipofisário não respondem adequadamente ao estímulo; aquelas com defeito hipotalâmico deveriam responder, mas comumente não o fazem. Esta falta de reação, aparentemente ilógica, se explica pelo fato das mulheres com defeito hipotalâmico terem a hipófise, embora íntegra, em estado de hipoergia (hipotrofia funcional), o que é causado pela prolongada ausência de estimulação.

Portanto, se a paciente responder ao estímulo, isso é sugestivo de efeito hipotalâmico; se não responder, deve-se prosseguir na investigação, administrando

100µg de GnRH por dia durante uma semana e repetindo a prova. Em estados hipogonádicos o FSH aumenta mais do que o LH, resposta que é observada também na pré-puberdade. Por esse fato, usa-se esta prova para o diagnóstico de puberdade precoce. As pacientes com doença de Sheehan respondem mal ou mesmo não respondem; aquelas com defeito hipotalâmico devem responder (ver acima) e as pós-menopausadas o fazem de forma exagerada.

Prova do TRH

Consiste em dosar o TSH (tirotropina) e a PRL (prolactina) após a injeção de 200µg de TRH (hormônio liberador de tirotropina). A prova se destina a avaliar a atividade funcional da hipófise quanto à secreção de TSH e PRL. Sabe-se que pacientes com prolactinoma não respondem à injeção de TRH, ao passo que mulheres normais mostram um aumento de pelo menos 200% do teor de prolactina plasmática. Com base neste fato foi proposta esta prova para o diagnóstico de prolactinoma em pacientes hiperprolactinêmicas com exame radiológico normal ou inconclusivo da cela túrcica. Portanto, pacientes hiperprolactinêmicas com incremento de no mínimo 200% dos níveis basais de PRL devem ser consideradas de baixo risco para prolactinomas. Mulheres que não exibem essa resposta são de alto risco para o desenvolvimento de prolactinoma. Ocorrem, porém, resultados falso-positivos ou falso-negativos, o que reduz o valor da prova.

Quanto ao TSH, uma resposta normal mostra que seu nível plasmático mínimo aos 30 minutos seria de 7µg/ml e máximo de 20µg/ml. Encontram-se respostas exageradas em pacientes com hipotiroidismo primário e ausência de resposta no secundário.

Prova da Tolerância à Insulina (ITT)

Consiste em dosar o GH (hormônio do crescimento) e o cortisol após submeter o hipotálamo e a hipófise a uma situação de sobrecarga (*stress*) causada pela hipoglicemia decorrente de uma injeção de insulina. Essa hipoglicemia estimula a secreção, entre outras substâncias, de GH, ACTH, cortisol, catecolaminas e PRL. A prova é potencialmente perigosa, devendo ser realizada, portanto, sob permanente supervisão médica, com a paciente internada, dispondo-se de uma via venosa para injeção de glicose caso seja necessário. Há contra-indicação formal em pacientes epiléticas ou portadoras de cardiopatia isquêmica. Além do GH e do cortisol dosa-se também a glicose para comprovar a ocorrência de hipoglicemia, que deve chegar a menos de 40mg/dl ou a 50% do nível glicêmico anterior à prova. Dentro dos primeiros 30 a 45 minutos ocorrem, em geral, sudorese, taquicardia e nervosismo, podendo surgir convulsão, caso em que se deve suspender a prova e injetar solução de glicose a 50%.

A resposta normal consiste num aumento superior a 5µg/ml no nível de GH ou que este chegue a 10µg/ml. Quanto ao cortisol, a interpretação é similar à da prova do ACTH (ver a seguir).

PROVA DO ACTH (CORTROSINA)

Consiste em injetar 0,25mg (25 unidades) de cortrosina por via venosa e dosar em seguida o cortisol e a 17-alfa-OH-progesterona. A prova se destina a diagnosticar alterações primárias da função supra-renal, seja hipofunção, como na doença de Addison, seja hiperfunção, como na hiperplasia supra-renal congênita de manifestação tardia (nesta última quando os níveis basais de 17-alfa-OH-progesterona estiverem entre 200 e 500ng/dl). Outra indicação seria a de avaliar a capacidade das supra-renais de produzir cortisol em pacientes que apresentem resposta anormal desse hormônio ao estímulo da insulina.

Quanto à produção de cortisol, a resposta é considerada normal se houver aumento maior do que 7µg/dl, o que descarta o diagnóstico de insuficiência supra-renal primária. Quanto à produção de 17-alfa-OH-progesterona, já foi dito que a prova só tem indicação nos casos em que os teores desse esteróide estiverem entre 200 e 500ng/dl; quando os níveis basais estiverem acima de 500ng/dl o diagnóstico de hiperplasia supra-renal congênita por deficiência de 21-hidroxilase já está praticamente firmado; se estiverem abaixo de 200ng/dl a paciente certamente não será portadora dessa doença. Um aumento de no mínimo três vezes o valor basal é indicativo de hiperplasia córtico-supra-renal. Aumentos inferiores a três vezes o valor basal não indicam a doença.

PROVA DO CLOMIFENE

O citrato do clomifene é um estrógeno não esteróide fraco que se liga aos receptores esteróides hipotalâmicos e impede que o estriol e a testosterona atuem sobre eles. Fica inibido, assim, o mecanismo de auto-regulação negativa que existe entre os esteróides gonadais e a unidade hipotálamo-hipofisária, com decorrente aumento da secreção de gonadotropinas, cujos teores plasmáticos se elevam.

A prova consiste em administrar a 3mg/kg/dia de citrato de clomifene durante 5 dias, com um máximo de 200mg/dia, dosando-se o LH no 1º e 6º dias. A prova é considerada responsiva quando o LH se eleva pelo menos de 5mUI/ml ou quando há um acréscimo de pelo menos 50% do valor basal.

Para adequada resposta ao clomifene é necessário um funcionamento satisfatório do eixo hipotálamo-hipofisário. A prova é utilizada, assim, para firmar o diagnóstico de deficiência isolada de gonadotropinas, investigação de puberdade retardada e casos de amenorréia associada a hipogonadismo hipogonadotrópico. Caso a resposta seja adequada, o medicamento poderá ser utilizado para induzir a ovulação no tratamento de ciclos anovulatórios.

A análise completa da função gonadotrópica em doenças hipotálamo-hipofisárias exige que se realizem várias dosagens dos níveis basais, estudo da pulsatibilidade do LH, além das provas funcionais de GnRH e prova do clomifene.

Prova de Tolerância à Glicose Oral (TTGO)

Esta prova é tradicionalmente usada no diagnóstico de *diabetes mellitus*. O reconhecimento da associação da síndrome de ovários policísticos (síndrome de Stein-Leventhal) com a presença de resistência à insulina e a suposição de que esta possa estar envolvida na patogenia daquela, levou a que fosse sugerida a execução da TTGO em pacientes com suspeita de ovários policísticos. A prova consiste em administrar rapidamente 75g de glicose dissolvidas em 250ml de água e colher amostras de sangue com intervalos de 30 minutos durante duas horas (5 amostras, a 1ª em jejum). Os resultados da curva glicêmica são os recomendados pelo NDDG (ver Capítulo 21). As curvas normais de insulina devem ser padronizadas para cada laboratório.

Valor insulínico acima dos limites em qualquer tempo indica curva hiperinsulinêmica, mesmo na vigência de curva glicêmica normal, intolerante ou diabética, caracterizando um estado de resistência à insulina.

21 Provas Funcionais do Sistema Insular e Contra-Insular

Uma simples glicemia em jejum em nível normal é insuficiente para negar de maneira categórica a presença de diabetes mellitus. Quando a glicose sangüínea em jejum se mostra em seus valores normais ou fronteiriços, muito especialmente se, por outros motivos, se suspeita da existência dessa doença, torna-se necessário impor ao pâncreas uma sobrecarga glicídica com a finalidade de avaliar sua capacidade funcional. Isso pode ser realizado pela determinação da glicemia pós-prandial ou pela prova de tolerância à glicose, clássica ou modificada.

Glicemia Pós-prandial

A determinação da glicemia é feita em sangue colhido duas horas após uma refeição que contenha pelo menos 50 gramas de carboidratos. A seguinte refeição (desjejum) contem cerca de 70g de carboidratos e pode ser usada para tal finalidade:

pão branco (50g), um francês

leite (200ml), um copo

açúcar (15g), uma colher das sopa cheia

banana prata, uma

café e manteiga, à vontade

Duas horas após essa refeição a glicemia deve normalmente ser de até 120mg/100ml no sangue total ou 100mg/100ml no plasma (açúcar verdadeiro).

Submetendo 46 indivíduos a uma refeição-prova com 75g de carboidratos e, dias depois, à ingestão de 75g de glicose, West e col. observaram que os valores da glicemia de uma a duas horas foram, em média, 49mg% e 21mg%, respectivamente, mais elevados após o uso de glicose do que após a refeição-prova, mais fisiológica. A variação intra-individual, entretanto, foi menor com a refeição-prova, sendo esta, embora menos sensível, considerada mais específica para o diagnóstico de diabetes.

Prova Oral de Tolerância à Glicose

A prova oral de tolerância à glicose clássica, também conhecida com curva glicêmica, consiste em colher sangue em jejum e, em seguida, administrar glicose por via oral, repetindo a colheita de sangue uma, duas e três horas depois.

Há controvérsias quanto à dose de glicose a ser administrada, sendo o critério de Wilkerson o que parece mais razoável. Assim, para pacientes com peso de até 50kg, dois gramas de glicose por kg de peso corporal e, para os de peso superior a 50kg, dose fixa de 100 gramas de glicose. O açúcar deve ser ingerido em solução a 20%, sendo permitido adicionar suco de limão.

Este critério, ainda válido, vem sendo substituído pelo estabelecido pelo "National Diabetes Data Group" e aceito pela Organização Mundial de Saúde. Seguindo as recomendações do "NDDG" a dose de glicose a ser administrada ao adulto é de 75g. Para crianças 1,75g por quilo de peso até o máximo de 75g. As colheitas obrigatórias de sangue devem ser realizadas em jejum e 2 horas após, com uma colheita suplementar entre 0 e 2 horas.

Na realização da curva glicêmica o paciente deve usar uma dieta contendo no mínimo 150g de carboidratos durante pelo menos três dias antes da realização da prova. Além disso, deve-se suspender três dias antes o uso de qualquer agente que possa influir na glicemia.

Diversos critérios têm sido adotados para interpretação da prova oral de tolerância à glicose clássica. Muitos diabetólogos dão preferência ao de Wilkerrson, que usa uma escala de pontos, a saber:

Jejum. Glicemia igual ou superior a 110mg/100ml- 1 ponto

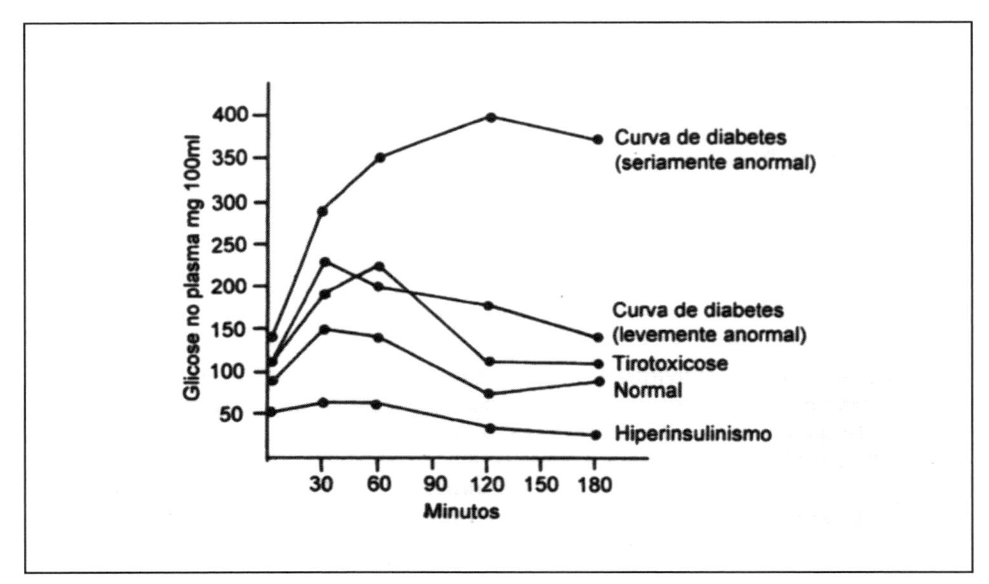

Fig. 21.1 – *Resposta à prova oral de tolerância à glicose (curva glicêmica). (Extraído de Tietz N. W.: Fundamentals Clinical Chemistry. W.B. Saunders, 1970).*

1 hora. Glicemia igual ou superior a 170mg/100ml-1/2 pontos

2 horas. Glicemia igualou superior a 120mg/100ml - 1/2 pontos

3 horas. Glicemia igualou superior a 110mg/100ml - 1 ponto

A contagem de dois ou mais pontos indica presença de diabetes; a soma de 1 ou 1 1/2 ponto significa provável diabetes, devendo-se, neste caso, repetir a prova dois a seis meses depois. Tais valores se referem a métodos que dosam o açúcar verdadeiro no sangue total (ver Capítulo 1).

Existem condições que podem apresentar ***curva glicêmica anormal na ausência de diabetes.*** Diversos estados podem alterar a prova oral de tolerância à glicose. Entre eles podem ser mencionadas, sumariamente, os seguintes:

1) *Hepatopatias.* Nas cirroses, hepatites ou outras causas de insuficiência hepatocelular verifica-se freqüentemente baixa tolerância aos carboidratos. Nestes casos a glicemia de jejum é geralmente baixa ou normal, mas após ingestão de glicose ela se eleva anormalmente, levando várias horas para de novo alcançar os valores basais.

2) A *inatividade física prolongada,* seja por idade avançada, seja por doença que obrigue o paciente a permanecer no leito, torna lenta a utilização da glicose.

3) O "*stress*" agudo, seja qual for sua natureza, estimula de tal forma a secreção adrenocortical, que pode causar elevação da glicemia correspondente à que ocorreria num indivíduo em uso de cerca de 200mg de hidrocortisona por dia. Os estudos de "*stress*" mais freqüentes estão ligados às infecções graves, traumatismos e cirurgia de vulto.

4) Todas as condições acompanhadas de *depleção potássica* diminuem a secreção de insulina, com decorrente redução da tolerância aos carboidratos.

5) *Outras endocrinopatias.* É do conhecimento geral a redução da tolerância à glicose na acromegalia e na síndrome de Cushing, em conseqüência da superprodução de hormônio de crescimento e dos glicocorticóides, respectivamente. Muitos desses pacientes desenvolvem um quadro de diabetes franco, embora alguns autores acreditem tratar-se, nestes casos, de diabetes genético, apenas desencadeado pela endocrinopatia associada.

Diminuição de tolerância à glicose é, por outro lado, encontrada em cerca de 50% dos pacientes com aldosteronismo primário, em conseqüência de depleção de potássio. O feocromocitoma pode, por seu turno, provocar baixa de tolerância aos carboidrato quando esse tumor ocasionalmente secreta preponderantemente adrenalina em vez de noradrenalina.

Os tumores de células das ilhotas de Langerhans podem alterar a curva glicêmica. Assim, no insulimoma funcionante (tumor de células beta) a constante superprodução de insulina inibe a atividade secretora das células beta normais e, a menos que seja feita uma dieta rica em carboidratos durante três dias ou mais, a curva glicêmica pode se mostrar do tipo diabético. O glucagonoma (tumor de células alfa), por sua vez, se acompanha de redução da tolerância à glicose secundariamente ao excesso de glucagon circulante.

O hipertireoidismo agrava o diabetes já existente e pode condicionar uma prova de tolerância à glicose de tipo diabético. A fim de comprovar a existência de diabetes, a prova deve ser repetida após compensação da tireotoxicose.

6) Nas doenças renais crônicas, com uremia, também ocorre baixa de tolerância aos carboidratos, por motivo ainda não bem conhecido. A depleção de potássio constitui, provavelmente, um dos fatores responsáveis.

Prova Venosa de Tolerância à Glicose (TOTG)

Há dois tipos de prova venosa de tolerância à glicose, a saber:

1) *Prova clássica,* em que o paciente é preparado do mesmo modo que para a prova oral. Para o adulto são usados 50ml de solução de glicose a 50%, injetados no lapso de 2 a 3 minutos. O acme da glicemia ocorre nos primeiros 5 minutos e pode ultrapassar 300mg/100ml, caindo, normalmente, ao nível inicial de jejum dentro de uma a duas horas. Se no fim de duas horas a glicemia determinada pelo método de Somogyi-Nelson for inferior a 120mg/100ml, o diagnóstico de diabetes pode ser afastado. Giicemia de 140mg/100ml ou mais indica diabetes; entre 120 a 140mg/100ml a resposta é duvidosa.

A prova deve ser indicada quando existe, ou se suspeita existir, um distúrbio da absorção intestinal de glicose.

2) *Prova rápida,* divulgada por Amatuzio, que consiste em calcular o valor de K, que mede o desaparecimento de glicose do sangue capilar por minuto, expresso em percentagem do incremento da glicemia nesse tempo. Esse método é usado apenas em trabalhos de investigação.

A dosagem da glicemia, mesmo a curtos intervalos, e a pesquisa semiquanntitativa reiterada de glicosúria não avaliam satisfatoriamente as flutuações dia-a-dia e hora a hora de glicemia. Torna-se difícil, portanto, avaliar o grau de controle do diabetes e o prognóstico em relação às complicações crônicas.

Nos últimos anos surgiu um método que constitui um valioso parâmetro para avaliar o grau de controle continuado do diabetes. Trata-se da *dosagem da hemoglobina A1* (Hb A1), que é uma modificação não enzimática póssômica da hemoglobina A e que guarda relação com o nível de glicemia. Há uma glicosilação da hemoglobina praticamente irreversível, portanto, só desaparece do sangue com a morte da hematia, sendo assim uma representação cumulativa dos níveis glicêmicos de semanas a 2-3 meses. A dosagem da *hemoglobina glicosilada* tem sido usada também para o diagnóstico do diabetes, embora seja menos sensível, sob este aspecto, do que o TOTG. Quando existe suspeita cl ínica e o teor de hemoglobina glicosilada é elevado para o método de dosagem usado, o diagnóstico do diabetes deve ser seriamente considerado.

Critério para o Diagnóstico de Diabetes do "NDDG"

Como foi dito, o "NDDG" reunido nos Estados Unidos da América do Norte há alguns anos propôs um novo critério para o diagnóstico de diabetes mellitus e outras alterações da tolerância à glicose. i-al critério, publicado em 1979, vem sendo progressivamente adotado em diversos países. Para o teste, o paciente é preparado do mesmo modo que o teste clássico e a dose de glicose para ao adulto é, como foi visto, de 75 gramas. O sangue é colhido em jejum e 2 horas após a ingestão de glicose com uma colheita adicional entre 0 e 2 horas. A resposta normal é a seguinte:

Jejum:

Plasma	< 115mg%
Sangue venoso total	<100mg%
Sangue capilar total	< 100mg%

1/2h, 1 h ou 1 1/2h Após Ingestão de Glicose:

Plasma	< 200mg%
Sangue venoso total	< 180mg%
Sangue capilar total	< 200mg %

2 Horas Após Ingestão da Glicose:

Plasma	< 140mg%
Sangue venoso total	< 120mg%
Sangue capilar total	< 140mg %

Na diminuição da tolerância à glicose os valores glicêmicos se situam entre os normais e os que definem o diabetes; correspondem aos do antigo "diabetes químico", São os seguintes os critérios que definem a "diminuição de tolerância à glicose":

Jejum:

Plasma	< 140mg%
Sangue venoso total	< 120mg%
Sangue capilar total	< 120mg%

1/2h, 1 h ou 1 1/2h Após a Glicose:

Plasma	≥ 200mg%
Sangue venoso total	≥ 180mg%
Sangue capilar total	≥ 200mg%

2h Após a Glicose:

Plasma entre	140 e 200mg%
Sangue venoso total entre	120 e 180mg%
Sangue capilar total entre	140 e 200mg%

Quanto ao ***diabetes mellitus***, pode ser diagnosticado por um dos três seguintes critérios:

a) presença dos sintomas clássicos do diabetes: poliúria, polidipsia, cetonúúria, perda acentuada de peso com inequívoca hiperglicemia.

b) glicemia em jejum elevada em mais de uma ocasião:

Plasma	$\geq$ 140mg%
Sangue venoso total	$\geq$ 120mg%
Sangue capilar total	$\geq$ 120mg%

c) Glicemia em jejum inferior aos níveis referidos acima (item *b*), mas glicemias elevadas em 2 amostras de sangue colhidas durante o TOTG. Em ambas as amostras, na de 2 horas e na colhida entre a administração da glicose e a de 2h a glicemia deve, para ter significado diagnóstico, ser a seguinte:

Plasma	$\geq$ 200mg%
Sangue venoso total	$\geq$ 180mg%
Sangue capilar total	$\geq$ 200mg%

Durante a ***gestação***, devido à insuficiência de dados, o NDDG decidiu manter o critério de diagnóstico de diabetes de O'Sullivam e Mahan que é o seguinte:

Jejum	90mg/100ml
1 hora	165mg/100ml
2 horas	145mg/100ml
3 horas	125mg/100ml

Quando dois ou mais dos valores acima são alcançados ou excedidos, firma-se o diagnóstico de diabetes mellitus.

22 Estudo Funcional do Sistema Imunitário

Estrutura e Atuação do Sistema Imunitário

Entende-se por resposta imune a reação oferecida pelo organismo à introdução em seus tecidos de substâncias que lhe são estranhas. No decurso dessa resposta desenvolvem-se atividades extremamente complexas que asseguram, numa primeira etapa, o reconhecimento da substância estranha e, a seguir, sua eliminação. Tal resposta combate não somente a invasão de germens, mas atua também na identificação e destruição de qualquer substância que seja considerada como "não-própria", o que inclui a rejeição de enxertos e a destruição de células mutantes. Uma terceira função diz respeito à homeostasia, consistindo na eliminação de componentes próprios já gastos (células envelhecidas).

A imunidade pode ser desmembrada em dois tipos: a inespecífica (inata) e a específica (aprendida). A primeira é exercida principalmente pelo sistema fagocitário (neutrófilos, monócitos, macrófagos), complemento e interferon; a segunda pelos linfócitos.

O *sistema imunitário específico* é dividido em duas grandes seções, a humoral e a celular. Em cada uma dessas seções atua uma população diferente de linfócitos, que utilizam recursos distintos na defesa do organismo. Na *divisão* humoral (sistema de células B), a resposta se faz por intermédio de anticorpos (imunoglobulinas) sintetizados por linfócitos B (plasmócitos); na *divisão celular* (sistema de células T) a resposta é mediada por células (linfócitos T ativados) e seus produtos, as linfocinas, que atuam localmente.

A imunidade humoral, mediada por anticorpos, é responsável principalmente pela defesa contra as infecções bacterianas agudas e pelas reações de hipersensibilidade imediata (anafilaxia, atopia etc.). Entre as manifestações da imunidade celular, mediada pelos linfócitos T, incluem-se a defesa contra vírus, riquétsias, protozoários, fungos e micobactérias, isto é, germens de parasitismo intracelular. Em relação às doenças imunes, o linfócito T é responsável pela alergia bacteriana e fúngica, cujo exemplo mais típico é a alergia tuberculínica; também a dermatite de contato e o fenômeno de rejeição de enxertos dependem dos linfócitos T.

Os linfócitos B e T possuem uma célula-mãe comum no fígado e medula óssea, denominada "célula reticular primitiva" (*stem cell*), que é imuno-incompetente. A diferenciação em célula T, isto é, a transformação das células precursoras indiferenciadas em *células T maduras*, imunocompetentes, tem lugar no timo (donde a designação de linfócitos T). Isso ocorre durante o desenvolvimento embriogênico e na primeira infância. O local de diferenciação da *célula B* é desconhecido nos seres humanos (principalmente medula óssea?), mas nas aves, onde esse assunto foi inicialmente estudado, ela ocorre na bolsa de Fabricius (donde a designação de linfócitos B), um órgão linfóide situado na extremidade terminal do tubo digestivo desses animais. Tal órgão é essencial, nas aves, ao desenvolvimento dos linfócitos B imunocompetentes.

Os linfócitos B e T circulam na corrente sangüínea e na linfa e ficam armazenados nos linfonodos e baço. As duas populações de linfócitos situam-se em áreas específicas dos órgãos linfáticos periféricos: os linfócitos B nas áreas cortical e medular dos linfonodos, bem com nos nódulos linfóides do baço; os linfócitos T nas áreas paracorticais dos linfonodos e na bainha linfóide pariarteriolar do baço.

Estruturalmente, todos os linfócitos parecem idênticos, e nem mesmo estudos de microscopia eletrônica são capazes de fazer distinção entre os linfócitos B e T. Tal distinção pode ser obtida, entretanto, no laboratório. Os linfócitos T humanos formam rosetas ligando-se a eritrócitos de carneiro (prova das rosetas-carneiro ou rosetas E). Os linfócitos B formam também rosetas, mas quando se utilizam eritrócitos revestidos de anticorpo antieritrócito e complemento (prova das rosetas-complemento ou das rosetas EAC). Os linfócitos B possuem imunoglobulinas em sua superfície, podendo, assim, ser identificados também pela técnica de anticorpos fluorescentes, usando-se anti-soro para imunoglobulina humana.

A *resposta imune* se inicia pela introdução de uma substância imunogênica num indivíduo imunocompetente. De tal ocorrência resulta a ativação e proliferação dos linfócitos T e B portadores de receptores de membrana que sejam específicos para os determinantes antigênicos (epítopos) do imunógeno atuante. Tal fenômeno leva a uma expansão seletiva de clones de linfócitos específicos que representavam até então apenas uma fração minúscula da população linfocítica total.

Linfócitos B. No que tange à população de linfócitos B, uma parte dela transforma-se em plasmócitos, que são células dotadas da capacidade de produzir anticorpos específicos, isto é, moléculas de imunoglobulinas circulantes possuidoras de sítios antígeno-combinantes idênticos aos sítios antígeno-combinantes dos receptores de membrana existentes nos linfócitos B que lhe deram origem. Outra parte da população de linfócitos estimulados dá origem às células de memória, responsáveis pelo desencadeamento da resposta secundária por ocasião de futuras agressões pelo mesmo agente.

Os anticorpos agem de variadas maneiras na luta contra as infecções: neutralização de toxinas, lise das bactéricas, impedimento da adesão bacteriana e ação facilitadora sobre a fagocitose. Esta última é atividade fundamental das imunoglobulinas (IgG e IgM), que funcionam, então, com *opsoninas*, sendo o processo chamado de opsonização.

Mecanismo de elaboração das imunoglobulinas. Admitia-se inicialmente que a anticorpogênese estava condicionada à penetração do antígeno no interior dos plasmócitos, onde se comportaria como modelo para a elaboração do anticorpo correspondente. Esta teoria "instrutiva" foi descartada em favor da atual teoria "seletiva" ou "clonal", segundo a qual o antígeno simplesmente seleciona os B-linfócitos geneticamente preparados para produzirem o anticorpo que lhe é complementar e, em seguida, estimula a proliferação desses linfócitos.

Cada linfócito B possui em sua membrana a amostra do anticorpo que é capaz de produzir, amostra que funciona como receptor do antígeno que lhe corresponde. O conjunto de linfócitos capazes de produzir o mesmo anticorpo constitui um clone. Na eventualidade do contato do organismo com um antígeno, as células linfóides por ele selecionadas são estimuladas a proliferar e a produzir o anticorpo específico em níveis milhares ou milhões de vezes mais elevados. Segundo essa teoria clonal um organismo só sintetiza, na realidade, os anticorpos para os quais está geneticamente programado, ou seja, a única alteração que ocorre depois desse contato é o grande aumento do número de células B capazes de responder àquele antígeno e de secretar o anticorpo correspondente. Visto que o número de imunógenos é potencialmente ilimitado, essa especialização, aparentemente, lança um fardo excessivo de compromissos sobre o sistema imunitário. Esse problema de precisar prover um número praticamente infinito de clones específicos é solucionado pelo fato dos genes dos receptores antigênicos linfocitários serem capazes de se combinarem em arranjos potencialmente ilimitados (recombinação).

Variedades e estruturas das imunoglobulinas. Conhecem-se bem apenas cinco classes de imunoglobulinas: IgG, IgM, IgA, IgD e IgE, sendo a IgG subdividida em IgG_1, IgG_2;, IgG_3 e IgG_4. Do ponto de vista da atividade defensiva, as classes mais importantes são a IgG e IgM. A IgG é a única que atravessa a placenta e atinge o organismo do feto. A IgM é a primeira a elevar-se nas infecções ativas e também a que mais rapidamente cai após vencida a fase aguda.

A imunoeletroforese já fornece um elemento quantitativo, porém a técnica mais utilizada para a dosagem das imunoglobulinas é a imunodifusão em gel de agarose contendo anti-soros específicos das diferentes classes de Ig e em diferentes concentrações de anti-soro. O isolamento das diversas Ig, seguido de sua dosagem ponderada, é uma técnica que só pode ser usada em casos de pesquisa. Seus níveis séricos normais são dados na Tabela 22.2.

As imunoglobulinas são constituídas por cadeias polipeptídicas que se diferenciam em dois tipos: cadeias pesadas (H, de *heavy*) e leves (L, de *light*). O peso molecular das cadeias pesadas é de cerca de 50.000 e o das cadeias leves, cerca de 25.000. Essas cadeias, tanto as pesadas como as leves, são formadas de segmentos (denominados "domínios") contendo cada um 100 a 115 resíduos de aminoácidos. As cadeias pesadas possuem quatro domínios e as leves apenas dois. O domínio terminal aminado de cada cadeia H ou L exibe seqüências de aminoácidos muito variáveis (o que é responsável pela especificidade dos anticorpos), ao passo que os outros domínios apresentam seqüências constantes de aminoácidos.

Tabela 22.1
Propriedades Biológicas das Imunoglobulinas

Propriedades	*IgG*	*IgA*	*IgM*	*IgD*	*IgE*
Como anticorpo	Maior atividade antibacteriana e antivirótica do soro	Maior atividade nas secreções externas	Anticorpo inicial contra novos antígenos Antipolissacaride	Ainda desconhecida	Reaginas
Fixação de complemento	+	–	+	–	–
Transferência placentária	+	–	–	–	–
Fixação à pele	–	–	–	–	+
Secreção seromucosa	–	+	–	–	–
Anafilaxia cutânea passiva	+	–	–	–	–

Tabela 22.2
Níveis Séricos Normais de Imunoglobulinas

Idade	*IgG mg/dl*	*IgM mg/dl*	*IgA mg/dl*	*Ig total mg/dl*
Recém-nasc.	1031 ± 200	11 ± 5	2±3	1044± 201
1-3 meses	430± 119	30 ± 11	21 ± 13	481 ± 127
4-6 meses	427 ± 186	43 ± 17	28 ± 18	498 ± 204
7-12 meses	661±219	54 ± 23	37 ± 18	752 ± 242
13-24 meses	762± 209	58 ± 23	50± 24	870 ± 258
25-36 meses	892 ± 183	61 ± 19	71 ±37	1024 ± 205
3-5 anos	929± 228	56 ± 18	93 ± 27	1078 ± 245
6-8 anos	923± 256	65 ± 25	124 ± 45	1112 ± 293
9-11 anos	1124 ± 235	79 ± 33	131 ±60	1334 ± 254
12-16 anos	946± 124	59 ± 20	148 ± 63	1153 ± 169
Adultos	1158 ± 305	99 ± 27	200 ± 61	1457± 353

Valores obtidos de 296 crianças normais e 30 adultos, pela técnica de difusa radial (Stiehm E.R. e Fudenberg H.H., Pediatrics, 37:715, 1966).

As imunoglobulinas mais simples da classe IgG possuem quatro cadeias, sendo duas pesadas e duas leves, unidas entre si por pontes dissulfeto. Algumas classes de imunoglobulinas (p. ex., IgM) são macromoléculas que podem conter até cinco conjuntos de quatro cadeias.

A digestão de uma molécula de IgG pela enzima papaína produz duas frações Fab (antigen-binding, isto é, de ligação com o antígeno) e uma fração Fc (cristalizável). Cada fração Fab é constituída por uma cadeia leve inteira (dois domínios, sendo um variável) e metade de uma cadeia pesada (dois domínios, sendo um variável). A fração Fc é constituída pelas metades restantes das duas cadeias pesadas (dois domínios de cada uma, todos constantes). (Fig. 22.1).

A molécula de anticorpo possui três pontos de interação. Dois deles, que correspondem aos fragmentos Fab, são os sítios combinantes que conferem ao anticorpo sua propriedade de unir-se em forma bivalente ao antígeno. O terceiro ponto, que corresponde ao fragmento Fc, tem a capacidade de fixar o complemento, de produzir reações de citotoxicidade, de provocar reações anafiláticas etc.

Linfócitos T. Os linfócitos T, quando estimulados pelo antígeno específico, diferenciam-se em linfoblastos e proliferam dando origem a várias subpopulações, que vão desempenhar funções diferenciadas na resposta imunitária. Uma destas subpopulações passa a liberar fatores solúveis biologicamente ativos, denominados linfocinas. Dentre estas, o fator quimiotático fagocitário tem a função de congregar células fagocitárias no foco de infecção, o fator de inibição da migração

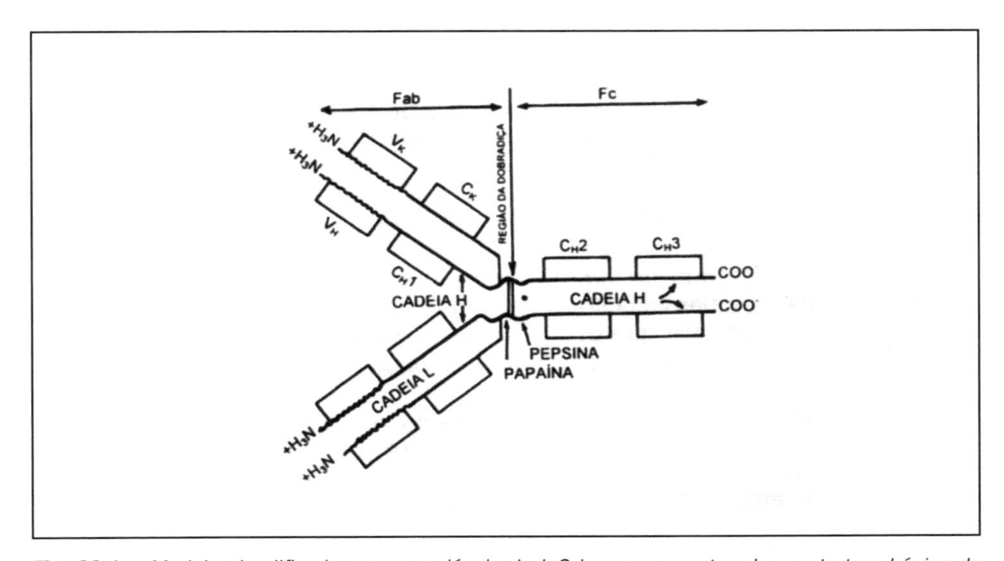

Fig. 22.1 – *Modelo simplificado para a molécula de IgG humana, mostrando a estrutura básica de quatro cadeias e os "domínios". A letra V indica a região variável; C, a região constante. As linhas grossas representam as cadelas H e L; as linhas finas (verticais) representam as pontes dissulfeto (Seg. J. W. Goodman e An-Chuan Wang, em Basic & Clinical Immunology, ed. por HH Fudenberg et al., 1978).*

de macrófagos (MIF) reduz a movimentação destas células mantendo-as aglomeradas no sítio da infecção, ao passo que o fator ativador de macrófagos (MAF) aumenta o teor de enzimas nos lisossomas e a atividade bactericida dessas organelas. Outra subpopulação é constituída de células de memória, responsáveis pelas condições imunitárias frente a futuras agressões, promovendo com maior presteza, intensidade e duração os mesmos mecanismos da resposta imune primária. Os linfócitos auxiliares (helper) atuam de múltiplas maneiras no sentido de cooperar com os linfócitos B na produção de anticorpos contra numerosos antígenos. Os linfócitos supressores controlam a reposta imune, mantendo-a dentro de limites desejáveis. Os linfócitos T citotóxicos destroem as células entranhas, atuando principalmente sobre vírus.

As mencionadas linfocinas, secretadas pelos T-linfócitos, não são os únicos fatores protéicos solúveis dotados da capacidade de regular a magnitude das respostas imune e inflamatória. Os monócitos e macrófagos, bem com outras células, secretam também fatores semelhantes. Os fatores secretados por esses fagócitos mononucleares denominam-se monocinas, podendo ser citada como exemplo a interleucina 1, dotada de múltiplas atividades, dentre os quais a de induzir os T-linfócitos a secretarem interleucina 2 (fator de crescimento das próprias células T), promover a proliferação dos B-linfócitos e a secreção de imunoglobulinas etc. (são ao todo 8 interleucinas). Ao conjunto de linfocinas e monocinas dá-se o nome de citocinas.

As células T maduras possuem diferentes marcadores de superfície, o que possibilita subdividi-las em diversos grupos. Tais marcadores são designados com "aglomerados de diferenciação" (clusters of differentiation, CD). Os dois principais grupos são CD4 (T4) e CD8 (T8). As células CD4-positivas abrangem geralmente células T auxiliares (helper) e as CD8-positivas abrangem células T citotóxicas e supressoras, com apenas poucas exceções. A contagem de células T em cada uma dessas subpopulações e a aferição da capacidade das mesmas de responder a diversas lecitinas mitogênicas, tais com a fitoemaglutinina (PHA), concanavalina A e mitógeno de fitolaca (pokeweed mitogen, PWM) constituem um bom recurso inicial para avaliar certos aspectos funcionais das células T.

Foi demonstrado que CD4 é a molécula de membrana que atua como receptor para o vírus da imunodeficiência humana (HIV, o vírus da AIDS). Só as células que possuem o marcador de superfície CD4 parecem susceptíveis à infecção pelo HIV.

Linfócitos nulos (não-T, não-B). Estes linfócitos incluem as chamadas células matadoras naturais (natural killer cells, NK), mas não se limitam a elas. As NK aparecem no sangue periférico normal como grandes células linfóides, designadas como grandes linfócitos granulocíticos, constituindo 2 a 10% do total dos linfócitos. Foi sugerido que estas células desempenham papel importante nos mecanismos da vigilância destinados a destruir clones emergentes de células malignas.

Complemento. O sistema de complemento é o principal mediador das reações antígeno-anticorpo. Ele é constituído de 18 proteínas que se distribuem nas chamadas vias "clássica" e "alternativa". As proteínas da via clássica são designadas pela letra C acompanhada de um número: C1 (que compreende três proteínas diferentes, C1q, C1r, C1s), C4, C2, C3 e C5 a C9. As proteínas da via alternativa designam-se por letras maiúsculas: B, D, P (properdina), H e I.

Foge do âmbito deste livro um estudo aprofundado do mecanismo de ação do sistema de complemento. Cabe recordar que num sistema hemolítico (p. ex., hemácias de carneiro + soro de coelho anticarneiro) não surge qualquer sinal de dano na membrana das hemácias enquanto não se fixar o último componente do sistema. Imediatamente depois de complementar-se a reação, observa-se (por meio da microfotografia eletrônica) uma zona de dissolução da membrana no sítio da reação.

As proteínas deste sistema estão presentes na circulação sob a forma de moléculas precursoras funcionalmente inativas. Tais proteínas precisam ser ativadas seqüencialmente para que a reação se desenvolva (reação em cascata), ocorrendo isso pela intervenção de enzimas específicas. A via clássica pode ser ativada por complexos antígeno-anticorpo ou agregados de imunoglobulinas. As imunoglobulinas humanas IgG1, IgG2, IgG3 e IgM são capazes de iniciar a via clássica, ao passo que as IgG4, IgA, IgD e IgE são inativas para esse fim. A ativação imunológica ocorre pela ligação do primeiro componente do complemento (C1) a um sítio localizado na região Fc da molécula da IgG ou IgM. A via alternativa pode ser imunologicamente ativada pela IgA humana e também por algumas moléculas de IgG e IgE. Esta via pode ser também facilmente ativada não imunologicamente por certos polissacarídios complexos, lipopolissacarídios e enzimas do tipo tripsina.

O sistema do complemento atua normalmente como importante componente do mecanismo de defesa do organismo, mas pode agir também, em circunstâncias diferentes, como poderoso mecanismo patogênico, especialmente nas afecções em que participam reações de auto-imunidade do tipo II e III de Gel e Coombs (tipo II:anemia hemolítica auto-imune, síndrome de Goodpasture; tipo III: lúpus eritematoso sistêmico, artrite reumatóide, periarterite nodosa etc.).

Efetua-se nos laboratórios de patologia clínica a dosagem global de complemento, bem como a dosagem dos componentes C1q, C3 e C4.

O complemento total é dosado pela prova de hemólise provocada em hemácias de carneiro. Os resultados se expressam em unidades CH 50, isto é, na quantidade de complemento que produz a lise de 50% da hemácias em um sistema bem padronizado (CH significa complemento hemolítico). O soro humano normal contém 290-390 um. CH 50.

Para a dosagem de C1q, C3 e C4 emprega-se habitualmente a técnica de imunodifusão radial, que é usada também na dosagem das imunoglobulinas. Com esta técnica os resultados normais são os seguintes: C1a, 140mg/dl; C3, 140mg/dl± 50; C4, 20-50mg/dl. No lúpus eritematoso disseminados todos os fatores do complemento estão diminuídos quando das ativações. Nas glomerulonefrites crônicas hipocomplementares somente o C3 está baixo. Nas glomerulonefrites agudas há diminuição do C3, o C1q permanece normal e o C4 está normal ou moderadamente elevado.

Avaliação da Imunocompetência

Quatro sistemas principais participam da defesa do organismo contra o ataque de agentes infecciosos e de outras naturezas capazes de causar doença. Tais sistemas, como vimos, são constituídos pela imunidade por anticorpos, imunidade mediada por células, complemento e fagocitose.

A contribuição da clínica. O primeiro passo na identificação de uma síndrome de deficiência imunitária consiste em desconfiar de sua existência a partir da observação de manifestações clínicas suspeitas. O principal indício é a constatação de urna susceptibilidade especial às infecções, o que se exterioriza pela grande freqüência com que elas se manifestam, sua gravidade excessiva, ocorrência de sintomatologia atípica, evolução prolongada, complicações incomuns, recuperação freqüentemente incompleta, recaídas repetidas e resposta insatisfatória aos antibióticos. É comum que as infecções sejam causadas por germens de baixa patogenicidade. Constituem também manifestações suspeitas de deficiências imunitárias lesões cutâneas (eczemas, candidíase), diarréias protraídas, déficit estatural e hepatoesplenomegalia.

Certos aspectos do quadro clínico podem auxiliar na seleção inicial dos exames. Por exemplo, pacientes portadores de deficiência de *anticorpos*, de células fagocitárias ou de complemento são acometidos caracteristicamente por infecções agudas recorrentes causadas por gemens encapsulados (p. ex., pneumococos, estreptococos, *Klebsiella*). Portanto, pacientes que sofrem apenas de infecções respiratórias virais não padecem, provavelmente, desses tipos de defeito. Por outro lado, pacientes com distúrbios da imunidade celular exibem habitualmente infecções por germens oportunistas (p. ex., *Candida albicans, Pneumocystis carinii,* citomegalovírus). Muitas condições patológicas podem ser excluídas sem grande despesa desde que se faça uma escolha judiciosa dos exames iniciais. Dentre as provas mais elucidativas estão a leucometria global e específica (em cifras absolutas) e a velocidade de hemossedimentação. A pesquisa de corpos de Howell-Jolly nas hemácias é útil para excluir a asplenia. Uma contagem normal de plaquetas exclui a síndrome de Wiskott-Aldrich. Uma infecção bacteriana crônica é improvável diante de uma hemossedimentação normal. Na presença de uma contagem normal de neutrófilos podem ser considerados eliminados defeitos quimiotáticos graves, bem com a neutropenia congênita ou adquirida. Estando normal o número absoluto de linfócitos, dificilmente estaremos diante de um distúrbio do sistema de células T.

Grandes avanços têm sido alcançados no diagnóstico laboratorial das doenças causadas por imunodeficiência, existindo exames para avaliação de cada um dos componentes do sistema imunitário. Tais exames podem ser divididos em três grupos: 1) os destinados a uma avaliação inicial de triagem; 2) os destinados a avaliação posterior, avançada; 3) exames especiais. Focalizaremos neste capítulo apenas as provas incluídas nos dois primeiros grupos, pois as do terceiro grupo são de alta complexidade e extremamente onerosas, viáveis apenas em Serviços altamente especializados.

Avaliação Inicial de Triagem

Provas de Imunidade Humoral

Dosagem das imunoglobulinas IgG, IgM e IgA. São recomendáveis estas dosagens como medida inicial, mais do que a eletroforese ou imunoeletroforese sérica, uma vez que estas só devem ser executadas eventualmente. Em geral, as imunoglobulinas são medidas pela imunodifusão radial. Os níveis obtidos devem ser comparados aos dos controles da mesma faixa etária, pois com o correr da idade surgem variações marcantes, particularmente no primeiro ano de vida (Ver Tabela 22.2).

Prova de Schick. Mede a função de anticorpos IgG. A imunização com DPT deve ser completa.

Títulos de Iso-hemaglutininas (anti-A e anti-B). Mede a função de anticorpos IgM. Os títulos devem ser superiores a 1:4 após um ano de idade.

Provas de Imunidade Celular

Contagem e morfologia de linfócitos. Uma contagem global de linfócitos inferior a 1.500mm^3 indica linfopenia que, freqüentemente, está ligada à imunodeficiência celular.

Raios X do timo. Uma radiografia do tórax (PA e lateral) para verificação do tamanho do timo deve ser executada em todos os pacientes suspeitos, já que muitas síndromes de imunodeficiência estão ligadas à ausência ou displasia do timo. Cabe ponderar, entretanto, que esse órgão sofre rápida atrofia em condições de stress (inanição, febre, fadiga, trauma), o que pode conduzir a falsas conclusões baseadas no achado radiológico.

Provas cutâneas de sensibilidade retardada. Uma vez que estas provas dependem de exposição antigênica prévia (exceto a FHA, isto é, fito-hemaglutinina), são usados muitos antígenos a fim de aumentar a probabilidade de uma reação positiva. Ocorrerão reações positivas à estreptoquinase-estreptodornase (SK-SD), candida e fito-hemaglutinina (FHA) sem exposição antigênica deliberada, ao passo que as respostas ao PPD, caxumba e toxóide tetânico só ocorrerão depois da doença ou imunização. Uma ou mais destas provas devem ser positivas na criança imunologicamente normal, mas a criança com menos de uma ano pode apresentar resultado negativo a todas as provas cutâneas (exceto FHA), porque ainda não surgiu a sensibilidade. Entretanto, em uma criança com história clínica de sapinho, a prova cutânea para candida deve ser positiva.

Provas para Fagocitose

Leucometria global é específica. Mede os neutrófilos totais.

Prova da redução do NBT (Nitroblue Tetrazolium). A falha da redução do corante fala a favor de doença granulomatosa crônica.

Estudo do Complemento

Dosagem do complemento hemolítico (CH). O soro humano normal contém 290-390 unidades CH 50.

Dosagem de C3. É feita por imunodifusão radial; as cifras normais oscilam entre 70 e 180mg/dl.

Avaliação Posterior

No caso de os exames iniciais se mostrarem anormais, seja no setor humoral ou no celular, torna-se indispensável uma avaliação complementar do setor comprometido.

Provas de Imunidade Humoral

Contagem de linfócitos B. Os linfócitos B podem ser contados tanto pela imunofluorescência quanto pela formação de roseta com imunoglobulinas de superfície (roseta EAC). Normalmente 10-25% sofrerão esta reação. Um número muito baixo de células B indica um grande déficit de produção de anticorpos, particularmente agamaglobulinemia congênita ligada ao cromossoma X.

Dosagem de IgD e *IgE.* Objetiva avaliar o desequilíbrio de imunoglobulinas, o que ocorre, habitualmente, em várias síndromes com elevações seletivas de IgM ou IgE.

Dosagem* de *anticorpos preexistentes* e *resposta a antígenos injetados. A capacidade funcional do sistema de anticorpos é pesquisada pela dosagem dos anticorpos preexistentes (difteria, antiestreptolisina O) ou pela resposta ao "desafio antigênico", no qual se injetam antígenos tifóides (H para IgG e O para IgM) , e outros.

Biópsia* de *1infonodos ou retal. A biópsia de linfonodos é particularmente importante quando o diagnóstico é duvidoso ou quando existe linfadenopatia. As estruturas examinadas incluem as áreas cortical e medular, que são bolsadependentes, e a área paracortical, que é timo-dependente. Havendo deficiência de linfócitos B, diminuem os plasmócitos na região medular e os folículos corticais, desorganiza-se a estrutura do gânglio, adelgaça-se o córtex e desaparecem os centros germinativos. Alguns especialistas preferem, para biópsia, a mucosa retal; em muitas das deficiências de anticorpos há ausência de plasmócitos na submucosa.

Raios* X *lateral da faringe. Uma radiografia lateral da faringe pode revelar notável redução do tecido adenóide, o que indica desenvolvimento deficiente do tecido linfóide.

Sobrevivência de imunoglobulinas. Havendo suspeita de perda de imunoglobulinas através do trato gastrintestinal, são importantes os estudos relacionados à sua sobrevivência. A redução da vida média (normal 25 dias) indica destruição ou perda anormal.

Imunoglobulinas nas secreções. Os níveis de anticorpos nas secreções tendem a ser proporcionais aos níveis séricos; a deficiência sérica de IgA acompanha-se quase sempre de deficiência secretória de IgA. O líquido nasal, obtido após instilação de soro fisiológico, é a secreção mais freqüentemente analisada, embora também sejam usadas a lágrima e a saliva.

Dosagem de subclasses de IgG. Raramente ocorre deficiência seletiva de uma das subclasses de IgG sérica (IgG1, IgG2, IgG3, IgG4). A despeito disso, estudos com anti-soro específico para dosar subclasses estão indicados em pacientes com deficiência comprovada de anticorpos, mas que exibem níveis normais ou quase normais de IgG.

Atividade supressora de linfócitos T. Um aumento das células T supressoras tem sido sugerido como causa da hipoglobulinemia adquirida (imunodeficiência comum, variável e não classificada). Tais estudos ilustram a interação de diversas células do sistema imunitário e são úteis no esclarecimento da patogenia da doença.

Provas de Imunidade Celular

Contagem de linfócitos T. A mais valiosa prova para imunodeficiência celular é a contagem de linfócitos T, realizada pela medida da porcentagem de linfócitos periféricos que formam rosetas com hemácias de carneiro (rosetas E). Normalmente, 60-70% sofrerão esta reação. Na maioria das imunodeficiências celulares (não em todas), os linfócitos T mostram-se notavelmente reduzidos. Somados, os linfócitos B e T, em conjunto, devem totalizar quase 100%; caso isso não ocorra, pode haver um grande número de linfócitos nulos, sem diferentes receptores de superfície. Esses linfócitos estão presentes, freqüentemente, em doenças reticulares.

Respostas de proliferação de linfócitos. Outra prova importante é a capacidade de proliferação de linfócitos isolados, medida por sua taxa de incorporação de timidina radioativa, induzida pela exposição a um mitógeno (fitoemaglutinina) ou um antígeno. A ausência de resposta de proliferação a um antígeno, tal como a candida, na presença de infecção crônica por candida, indica deficiência imunitária celular específica em relação àquele antígeno.

Contagem de subpopu1ações de linfócitos *T.* Inclui a avaliação da relação numérica entre duas das subpopulações de linfócitos T: linfócitos auxiliares (CD4 ou T4) e linfócitos citotóxicos e supressores (CD8 ou T8). Encontram-se normalmente as seguintes cifras porcentuais:

CD4-40%

CD8-20%

A relação normal é, portanto, de 2:1, passando a ser de 1:2 na síndrome da imunodeficiência adquirida.

Outras formas de estudar a função do linfócito são: medir a capacidade dos linfócitos estimulados de sintetizarem mediadores solúveis, tais com fator de inibição da migração de macrófagos (MIF) , linfotoxina (CLT) , interferon etc.; a capacidade de linfócitos isolados de destruir uma célula-alvo (ensaio de citotoxicidade); biópsia de gânglio linfático; desafio de dinitroclorobenzeno (DNCB). Quase todos os indivíduos normais podem ser sensibilizados pelo método do DNCB, o que indica imunidade celular íntegra.

23 Provas Funcionais Hepáticas Marcadores Sorológicos da Hepatite

O fígado ocupa um lugar de relevo no cenário bioquímico corporal. Suas funções são múltiplas e atingem elevadíssimo grau de complexidade. Em decorrência de sua enorme importância fisiológica possui considerável reserva tissular a ponto de manter suas funções inalteradas com apenas 15% de suas estruturas, e também uma surpreendente capacidade de regeneração, mesmo quando atingido por grave e extenso comprometimento patológico. Os hepatócitos são a sede da maioria das atividades metabólicas desempenhadas pelo órgão, dentre as quais se destacam: formação e excreção de bile, regulação da homeostasia dos carboidratos (gliconeogênese, glicólise), síntese dos lipídios e secreção das lipoproteínas plasmáticas: controle do metabolismo do colesterol: formação de ureia, albumina sérica, fatores de coagulação e destoxificação de medicamentos e outras substâncias estranhas ao organismo. As células de Kupffer, participantes do revestimento dos vasos sinusóides, integram os sistema reticuloendotelial e atuam como macrófagos tissulares; suas principais funções incluem fagocitose de partículas estranhas, remoção de toxinas e outras substâncias nocivas e modulação da resposta imune.

Numerosas provas de turvação e floculação do plasma (cefalina-colesterol, timol, sulfato de zinco etc.) foram amplamente usadas com o objetivo de detectar distúrbios do funcionamento hepático. Essas provas não avaliavam nenhuma função bem definida do órgão e acabaram sendo abandonadas. Elas dependiam, fundamentalmente, do teor plasmático de albumina (que era o fator de inibição dessas provas) e do teor de gamaglobulina (fator precipitante). Nas hepatopatias crônicas ocorre situação inteiramente favorável à positividade de tais provas, ou seja, hipoalbuminemia (diminuição do fator inibidor) e hipergamaglobulinemia (aumento do fator precipitante). A eletroforese das proteínas plasmáticas, cujos resultados refletem mais diretamente os desequilíbrios desses componentes, pode ser utilizada com vantagem em substituição a essas provas (ver Capítulo 1).

Serão estudadas neste capítulo algumas provas laboratoriais que se mostram úteis na avaliação rotineira das hepatopatias. Algumas delas podem ser consideradas de fato como "provas funcionais", quais sejam as referentes à excreção ou retenção de bilirrubina, que refletem a capacidade de transporte e metabolização do hepatócito, e o estudo do tempo de protrombina que, por envolver a interação dos fatores I, II, V, VII e X, todos sintetizados no fígado, reflete a capacidade de síntese do hepatócito. Outras provas – as que medem no soro os teores de um grupo de enzimas celulares – não são propriamente "provas funcionais", pois denotam principalmente vazamento das enzimas para o soro, o que denuncia sofrimento ou lesão do hepatócito. Incluímos também neste capítulo um conjunto de provas que pesquisam os chamados "marcadores sorológicos da hepatite" – que vêm a ser a) antígenos presentes em estruturas diversas dos vírus causadores de hepatite e b) os anticorpos correspondentes resultantes das reações defensivas opostas pelo organismo a esses vírus.

Bilirrubina no Soro

A bilirrubina, como se sabe, é um pigmento resultante do catabolismo da hemoglobina, após a destruição (normal ou patológica) das hemácias. Ao passar pelo interior do hepatócito, a bilirrubina conjuga-se ao ácido glicurônico, transformando-se em mono- e diglucuronídio de bilirrubina, o que ocorre sob a ação de uma enzima específica, a glicuroniltransferase. Assim, pois, a bilirrubina encontra-se no plasma sob duas formas distintas: a) glicuronídios de bilirrubina e b) bilirrubina livre, não esterificada. Os glicuronídios são solúveis em água, ao passo que a bilirrubina livre é insolúvel, estando fortemente ligada às proteínas plasmáticas, especialmente à albumina.

Van den Bergh, em 1916, empregou a reação descrita por Ehrlich (bilirrubina + diazo-reagente = cor púrpura) para determinar a bilirrubina plasmática, tendo observado dois tipos de diazorreação: reação direta (em solução aquosa) e reação indireta (após acréscimo de álcool). A reação direta corresponde à bilirrubina conjugada ao ácido glicurônico, solúvel em água; a reação indireta corresponde à bilirrubina não conjugada, insolúvel em água. A primeira bilirrubina já passou pelo hepatócito, a segunda ainda não.

Malloy e Evelyn, em 1937, propuseram o uso de metanol a 50% para dosagem de bilirrubina com o calorímetro fotoelétrico. Atualmente a maioria dos laboratórios adota esse método em alguma de suas modificações. O método fornece as taxas de bilirrubina direta e de bilirrubina total, sendo a indireta calculada pela diferença entre ambas.

Somente a forma conjugada de bilirrubina (fração direta, solúvel em água) é eliminada pelo fígado e rim; a forma indireta não o é nem por um nem pelo outro. Tal noção esclarece várias ocorrências fisiopatológicas de considerável; importância clínica: a) na insuficiência de glicuroniltransferase ocorre hiperbilirrubinemia porque a bilurrubina indireta não se transforma em direta; b) nesse tipo de icterícia, bem como na hiperbirrubinemia causada por hiper-hemólise, não há eliminação urinária de bilirrubinemia (urina clara) porque nesses casos o pigmento retido no sangue é de tipo indireto; c) nas icterícias causadas por lesão hepatocelular ou hepatocanalicular, bem como na obstrução biliar externa, está presente a eliminação urinária de bilirrubina (urina escura), já que o pigmento retido é de tipo direto.

Valores normais. Bilirrubina direta, 0,1 a 0,3mg/100ml; indireta, 0,2 a 0,8mg/100ml. No recém-nascído é muito comum o aparecimento de uma icterícia considerada como fisiológica, causada principalmente pela imaturidade do sistema enzimático intra-hepático. Tal icterícia, de intensidade muito variável (em geral 5-10mg/100ml)), ocorre por conta unicamente da fração indireta, desaparecendo no final da primeira semana de vida.

Bilirrubina na Urina

A bilirrubina direta ou conjugada é um pigmento hidrossolúvel de fácil eliminação renal. A presença desse pigmento na urina (reação de Fouchet, de Grimbert e outras) indica elevação do teor sérico de bilirrubina direta acima do limiar renal para essa substância, que é de cerca de 0,4mg/100ml, sendo observada nas icterícias causadas por lesão hepatocelular ou hepatocanalicular, bem como na obstrução biliar externa. O aparecimento da bilirrubinúria (urina escura) pode evidenciar-se antes mesmo do surgimento de icterícia manifesta.

Para as necessidades clínicas tornam-se dispensáveis provas quantitativas, sendo suficiente a pesquisa do pigmento. A prova mais empregada baseia-se na cor verde resultante da reação entre a bilirrubina e o reagente de Fouchet. Essa prova é bastante sensível, já que fornece resultados positivos a partir de concentrações de 0,15-0,20mg/100ml.

Urobilinogênio na Urina

A urobilina não está presente na urina recentemente emitida, mas sim seu cromogênio, o urobilinogênio. Representa este um constituinte normal da urina, que, quando exposto ao ar em presença da luz, transforma-se em urobilina. Assim, pois, na urina recentemente emitida existe urobilinogênio, ao passo que na urina já emitida há algum tempo existe urobilina, a menos que se acrescente algum agente redutor (p. ex., ácido ascórbico) destinado a impedir a oxidação do urobilinogênio.

Como se sabe, a bilirrubina converte-se no intestino, por ação da flora intestinal, em mesobilirrubinogêníо. Este se transforma em sua maior parte em estercobilinogênio, que é oxidado a estercobilina, eliminado-se pelas fezes. Parte do estercobilinogênio é absorvida através da parede intestinal, sendo novamente eliminada para o intestino através do fígado, mas uma pequena parcela é excretada normalmente pela urina. Este estercobilinogênio urinário é conhecido com urobilinogênio, que, com já foi visto, transforma-se em urobilina, substância idêntica à estercobilina.

A presença de urobilina ou urobilinogênio na urina pressupõe a chegada de bilirrubina ao intestino; quando esta não ocorre, desaparecem aqueles da urina. A urobilinogenúria aumentada corresponde a um metabolismo exagerado da hemoglobina-bilirrubina (por hiper-hemólise) ou a um deficit hepático de captação e eliminação de estercobilinogênio sanguíneo, sendo que alguns autores acreditam que este último fator seja decisivo, atuando mesmo nos casos de hiper-hemólise.

O exame qualitativo do urobilinogênio é feito pela prova de Ehrlich, na qual o pigmento reage com o p-dimetilaminobenzaldeído. No caso de o urobilinogênio estar presente, aparecerá uma coloração vermelho-cereja; uma coloração levemente rosada pode ocorrer em condições normais. Caso a reação seja positiva, a pesquisa deverá prosseguir com amostras de urina diluídas a 1/10,1/20,1/30, 1/40 etc. Normalmente a reação de Ehrlich pode mostrar-se positiva até a diluição de 1/20.

Causas de urobilinogenúria elevada. Icterícia hemolítica, icterícia hepatocelular (fase inicial e fase de recuperação), icterícia obstrutiva incompleta, extravasamentos sanguíneos, policitemia (nem sempre), cirrose hepática, insuficiência cardíaca (fígado de estase), infecções.

Causas de urobilinogenúria baixa ou negativa. Icterícia obstrutiva completa, icterícia hepatocelular (fase acólica), anemia hipocrômica intensa, insuficiência renal acentuada. A alteração da flora intestinal causada pelo uso prolongado de antibióticos de largo espectro, bem como a existência de desvio portocava, podem também reduzir o teor de urobilinogênio na urina.

Dosagem de Enzimas no Soro

Tem-se mostrado de grande valor clínico a dosagem de diversas enzimas no soro para fins de avaliação do grau de disfunção hepatocelular no decurso de doenças hepáticas. Baseia-se esse tipo de exame no conceito de que o achado no soro de teores anormalmente elevados de enzimas intracelulares significa existir alteração funcional ou orgânica das células que as contêm, o que permite fuga das enzimas e sua passagem para o meio circulante. A lesão mínima capaz de permitir a saída de enzimas do interior das células é a alteração da permeabilidade da membrana celular. Quanto mais grave for a lesão celular, passará afetar de maneira progressiva primeiro o citoplasma, depois as organelas e por fim o núcleo, fazendo aumentar progressivamente a quantidade de enzimas que passam da célula para o plasma. Pode-se dizer, de maneira geral, que quanto mais elevados forem os níveis enzimáticos no soro, mais intensa será a lesão celular. Evidentemente, não se pode tentar inferir exatamente a extensão da lesão e sua reversibilidade a partir exclusivamente dos teores enzimáticos séricos, mas a repetição frequente desses exames é de valor inestimável no acompanhamento das lesões evolutivas.

Tanto para fins diagnósticos como para controle de evolução das hepatopatias, a determinação simultânea de várias enzimas no soro, isto é, o levantamento do "mapa enzimático", tem muito mais importância do que a determinação de uma só enzima. Isto não significa, entretanto, que na maioria dos casos o clínico não possa firmar o diagnóstico usando um número reduzido de provas, selecionadas conforme sua própria experiência. Não só pode mas deve fazê-lo no intuito de poupar custos desnecessários no acompanhamento de enfermidades muitas vezes prolongadas.

Podem ser dispostas em três grupos as enzimas utilizadas na semiologia hepática: 1) enzimas celulares, indicadoras de lesão hepatocítica; 2) enzimas ligadas à membrana, indicadoras de colestase; 3) enzimas específicas do plasma, indicadoras da capacidade de síntese do fígado.

Enzimas celulares (indicadores de lesão hepatocítica).

Glutamato-oxalacetato-transaminase (GOT) ou aspartato-transaminase (AST)
Glutamato-piruvato-transaminase (GPT) ou alanina-transaminase (ALT)
Glutamato-desidrogenase (GLDH)
Lactato-desidrogenase (LDH)
Isoenzimas de LDH

Enzimas ligadas à membrana (indicadoras de colestase)

Fosfatase alcalina (AP)
Leucina-aminopeptidase (LAP)
5'-Nucleotidase
gama-Glutamil-transferase (γGT)

Enzima específicas do plasma (indicadoras da capacidade de síntese do fígado)

Colinesterase (CHE)
Fatores de coagulação

Transaminases. A glutamato-oxalacetato-transaminase (GOT) existe em todos os tecidos corporais, especialmente no coração, fígado e músculos esqueléticos. A glutamato-piruvato-transaminase (GPT) é encontrada principalmente no fígado e, em menor quantidade, no rim e coração. Embora inúmeros estudos tenham demonstrado que existe uma correspondência entre a intensidade e duração das elevações séricas das enzimas e a gravidade da lesão hepatocelular (isto é, necrose e aumento de permeabilidade da membrana celular), é impossível estabelecer correlações quantitativas precisas entre esses fenômenos em muitas situações clínicas, já que o teor das enzimas dependem também da extensão das lesões.

O soro normal contém menos de 40 unidades Karmen de GOT e menos de 30 unidades Karmen de GPT por ml.

Na ausência da isquemia ou necrose agudas de outros tecidos (p. ex., miocárdio), a elevação dos níveis séricos de GOT e GPT sugere dano hepatoceluar, com extensa necrose celular aguda. Nas formas graves de hepatite por vírus podem ser encontradas taxas de 1.000 a 3.000 unidades de ambas as transaminases. Necroses menos graves produzem níveis transitórios de 500 a 1.000 unidades. Nas hepatopatias crônicas não muito graves e nas lesões focais (p. ex., cirrose de Laennec, hepatite vírica anictérica, invasão tumoral) podem ser observadas taxas de 50 a 200 unidades. Na colestase intra- ou extra-hepática (desacompanhada de necrose hepatocelular) os níveis de GOT e GPT não se elevam muito, raramente excedendo 300 unidades.

Glutamato-desidrogenase (GLDH). É um enzima exclusivamente mitocondrial e sua elevação sérica traduz lesões hepatocelulares graves acompanhadas de necrose, o que pode ser observado nas hepatites agudas severas, hepatopatias tóxicas (p. ex., por álcool, Halotano, Tiamazol, salicílicos), hepatites crônicas ativas, e, também, em casos de obstrução aguda por litíase da via biliar principal. Seus valores normais são os seguintes: homem, até 4U/l; mulher, até 3U/l.

Lactato-desidrogenase (LDH). Com relação às hepatopatias, o estudo das isoenzimas da LDH e mais importante do que o da LDH total (ver Capítulo 3), mas mesmo elas são pouco utilizadas na clínica.

Fosfatase alcalina (AP). Encontra-se presente em praticamente todos os tecidos corporais, mas ocorre em níveis particularmente elevados em alguns órgãos, entre os quais encontra-se o fígado. Acredita-se que a enzima do soro procede deste órgão, embora existam indícios que apoiam sua possível origem no tecido ósseo. Seu teor médio normal no soro é de 3 a 13 unidades King-Armstrong por dl (em crianças, 11 a 20). Pode-se fazer a conversão a unidades Bodansky utilizando o fator 0,3 (unidades Kings-Armstrong x 0,3 = unidades Bodansky).

Elevações leves ou moderadas (20 a 33 unidades K.A.) são observadas em muitos pacientes com distúrbios parenquimatosos, tais com hepatite e cirrose, tendo sido relatados aumentos transitórios em praticamente todos os tipos de hepatopatias. As elevações mais intensas e persistentes ocorrem nas afecções em que existe colestase. Mais de 80% dos pacientes portadores de obstrução maligna das vias biliares exibem níveis de fosfatase alcalina entre 50 e 100 unidades K.A., e cerca de 60% dos portadores de obstrução benigna exigem níveis superiores a 50 unidades. Na colestase intra-hepática os valores são superiores a 40 unidades K.A. Valores extremamente elevados são encontrados em casos de invasão tumoral do fígado e de obstrução biliar complicada de colangite.

É interessante notar que a elevação da fosfatase alcalina antecipa-se, muitas vezes, ao aumento da bilirrubinemia nas obstruções biliares. Além disso, nas hepatopatias focais (p. ex., metástases tumorais, granulomas) a elevação da fosfatase alcalina pode ser a única manifestação bem definida da disfunção hepática.

5'-Nucleotidase. É uma fosfatase alcalina particular que hidrolisa especificamente os nucleotídios, dando um nucleosídio e fosfato. Seu teor sérico mostra-se elevado nas doenças hepatobiliares, nas quais se observa o mesmo aumento que o da fosfatase alcalina. Seu interesse reside no fato de não sofrer elevação nas doenças ósseas acompanhadas de aumento de atividade osteoplástica, o que permite fazer distinção entre as hiperfosfatasemias de origem hepatobiliar e óssea. Também contrariamente à fosfatase alcalina, não é influenciada pelo crescimento e gravidez.

Seus valores normais variam entre 3 e 9 UI/1. O limite superior é de 15 UI/l.

Leucina-aminopeptidase (LAP). Também denominada leucina-arilamidase, esta enzima, tal como a 5'nucleotidase, mostra-se aumentada no soro de pacientes com doenças hepatobiliares, especialmente nas icterícias obstrutivas. Sua importância reside no fato de não sofrer elevação em presença de doença óssea. Valores séricos normais: 8 a 22 UI/l.

Gama-glutamil-transferase (γ-GT). Esta enzima, também denominada gama-glutamil-transpeptidase (GGTP), encontra sua maior concentração no tecido renal, mas seu significado clínico refere-se principalmente às doenças do fígado e das vias biliares, nas quais exibe grande sensibilidade. Sua elevação representa a alteração laboratorial mais frequente nas doenças hepatobiliares (mais de 90% dos casos), pois é observada não apenas no colestase com tradução histológica, mas também nas lesões hepáticas inflamatórias e tóxicas. Sua dosagem é imprescindível no acompanhamento das hepatites colestáticas e alcoólicas para definir a evolução no sentido de cura ou no sentido de cirrose. Ela não aumenta durante a gravidez normal.

Valores séricos normais: homem, 6 a 28 UI/l; mulher, 4 a 18 UI/l.

Colinesterase (CHE). Esta enzima apresenta-se diminuída nas alterações das funções de síntese das células hepáticas. Seus valores estão baixos nas intoxicações agudas e crônicas (p. ex., por inseticidas organofosforados, ciclofosfamida) e, principalmente, nas lesões hepáticas graves extensas com necrose hepatocelular. Nas hepatites agudas virais, a CHE mostra-se mais diminuída, e por mais tempo, na forma colestática do que nas formas não-colestáticas.

Valores normais: substrato acetilcolina, 1900-3800 UI/l; substrato butiriltio-colina, 3000-9300.

Tempo de protrombina. O tempo de protrombina revela deficiência dos fatores do complexo protrombínico (protrombina, fator V, VII e X), bem como de fibrinogênio, todos eles sendo proteínas plasmáticas sintetizadas exclusivamente no fígado. O prolongamento do tempo de protrombina pode surgir na hepatite grave ou na cirrose, bem com em pacientes com obstrução biliar crônica. Como tal prolongamento pode depender também de má absorção intestinal de vitamina K, um prolongamento isolado do tempo de protrombina não pode ser interpretado como sinal decisivo de insuficiência hepática. Entretanto, a persistência de um tempo de protrombina prolongado 24 a 48 horas após administração parenteral de vitamina K_1 (10mg/dia), advoga a favor de dano hepatocelular.

Marcadores Sorológicos da Hepatite

Aceitou-se durante muito tempo a existência de dois tipos de hepatite por vírus: a infecciosa (HI) e a sérica (HS). Atribuía-se à hepatite infecciosa as seguintes características: a) ser mais frequente em pessoas jovens; b) possuir período de incubação curto; c) transmitir-se principalmente pela via intestinal-oral. Seu agente causal foi denominado de vírus da HI.

À hepatite sérica atribuía-se as seguintes características: a) acometer tanto pessoas jovens com idosas; b) possuir período de incubação mais longo; c) transmitir-se por transfusão de sangue total, injeção de soro ou plasma, administração de algumas frações de sangue ou através do uso de agulhas contaminadas. Seu agente causal foi denominado de vírus da HS.

Tais conceitos foram alterados posteriormente, passando-se a admitir que a hepatite virótica distribuía-se em pelo menos três tipos: hepatite A, hepatite B e um 3º tipo, cujo agente causal não estava ainda identificado, que passou a ser chamada de hepatite não-A, não-B (NANB). Anos mais tarde foi identificado finalmente o vírus responsável pela maior parte dos casos de hepatite NANB e tais casos passaram a constituir a hepatite C. Observou-se, além disso, que outra parcela da hepatite NANB podia ocorrer sob a forma de epidemias (semelhantes às causadas pela hepatite A), sendo possível que estes casos se devessem a um vírus diferente. Essa fração de hepatite NANB passou a ser chamada provisoriamente de hepatite E, cuja natureza é ainda obscura.

Assim, pois, a doença chamada antigamente de hepatite infecciosa (HI) corresponde à atual hepatite A; a doença chamada antigamente de hepatite sérica (HS) abrange as hepatites B e NANB (C e E). Os vírus causadores destes tipos de hepatite são chamados de HAV (vírus da hepatite A), HBV (vírus da hepatite B), HCV (vírus da hepatite C) e HEV (vírus da hepatite E).

O vírus da hepatite D (HDV, agente delta) é um vírus especial, incompleto, que só consegue replicar-se na presença de HBV, nunca sozinho, ocorrendo seja como co-responsável pela hepatite B aguda, seja como agente de superinfecção na hepatite B crônica já estabelecida. Atua agravando a hepatite aguda ou crônica ou provocando exacerbações agudas nos portadores crônico do HBV.

As hepatites A e B são individualizadas pela identificação dos antígenos e anticorpos descritos a seguir; a hepatite NANB pode ser diagnosticada por exclusão, na ausência dos referidos elementos, mas existem testes para o anticorpo HCV. A modalidade de contágio auxilia pouco na discriminação desses tipos de hepatite, pois o vírus B pode ser transmitido não apenas por via parenteral mas também pelo trato digestivo, sendo encontrado até na saliva; igualmente o período de incubação não possui valor absoluto, além de ser de difícil avaliação em muitos casos.

Hepatite tipo A. O estudo do vírus causador deste tipo de hepatite, o HAV (hepatitis A virus), demonstrou a presença de um único sistema antigênico, constituído do antígeno HAV e seu respectivo anticorpo anti-HAV. Este anticorpo é heterogéneo, das classes IgM e IgG.

O anticorpo anti-HAV classe IgM aparece no sangue periférico durante a fase aguda da doença, na vigência da viremia, o que sugere ser ele um anticorpo não neutralizante; o da classe IgG, neutralizante, surge após o primeiro, podendo se encontrado durante toda a vida. Desse modo, ao se detectar o anti-HAV classe IgM, cujo pico está na 6ª semana, pode-se afirmar que o paciente está em fase aguda da hepatite, ao passo que o encontro do anticorpo classe IgG, cujo pico é observado entre 3 e 11 meses após o início da doença, tanto pode significar hepatite em evolução como hepatite pregressa.

Hepatite tipo B. O vírus da hepatite B (HBV) foi identificado pela microscopia eletrônica como uma partícula de 42 nm de diâmetro (partícula de Dane), constituída de uma camada externa lipoprotéica e um núcleo central (core, em inglês) onde se localizam o DNA e uma enzima, a DNA-polimerese. Estudos em torno desse vírus por meio principalmente de radioimunoensaio permitem identificar a existência de três sistemas antigênicos e os anticorpos correspondentes, conforme se segue:

1) HBsAg ou antígeno de superfície da hepatite B (antígeno específico correspondente à camada externa do HBV)

2) HBcAg ou antígeno central da hepatite B (antígeno específico correspondente ao núcleo central do HBV)

3) HBeAG (um segundo antígeno no núcleo central do HBV)

4) anti-HBs (anticorpo correspondente ao HBsAG)

5) anti-HBc (anticorpo correspondente ao HBcAG)

6) anti-HBe (anticorpo correspondente ao HBeAG)

O primeiro componente a ser descoberto, e também o primeiro a ser utilizado na clínica para fins diagnósticos, foi o HbsAg (antígeno de superfície da hepatite B), conhecido inicialmente com antígeno Austrália (Au) por ter sido identificado pela primeira vez no soro proveniente de um aborígine australiano (B. S. Blumberg, 1964-67).

Na vigência de uma hepatite aguda do tipo B, o melhor critério para avaliar a gravidade da doença e acompanhar sua evolução é representado pelo aparecimento e desaparecimento dos diversos antígenos e anticorpos acima referidos, que podem ser encarados com verdadeiros marcadores sorológicos da hepatite (Tabelas 23.1 e 23.2).

Tabela 23.1
Interpretação Clínica dos Marcadores Sorológicos da Hepatite B

Estado da doença	*Achados Laboratoriais*			
	HBsAg	*HBeAg*	*Anti-HBs*	*Anti-HBc*
Início da fase aguda	+	+	-	-
Fase aguda avançada	+	+ ou –	-	+
Início da convalescença	+ ou –	-	-	+
Final da convalescença	-	-	+	+ ou -
Portador persistente	+	-	-	+
Hepatite crônica ativa	+	+ ou -	-	+

Nota. Na hepatite crônica ativa o HBeAg só é + quando o HBsAg é +.

Tabela 23.2
Significado dos Marcadores Sorológicos da Hepatite B

Marcador	*Significado*
HBsAg (Au)	infecção aguda
	infectividade
	portador
	hepatite crônica (anti-HBc +)
H Be AG	alto risco de infectividade e cronificação
Anti-HBe	baixo risco de infectividade e cronificação
Anti-HBs	confirma infecção prévia
	imunidade ativa/passiva (anti-HBc +)
	não infectividade (anti-HBe +)
Anti-HBc	fase aguda avançada
	convalescença
	portador
	hepatite crônica
Polimerase DNA	replicação do vírus

O primeiro indicador a aparecer no sangue periférico é o HBsAG (antígeno Austrália), que surge de 1 a 6 semanas antes do aparecimento das manifestações clínicas ou bioquímicas, permanecendo positivo durante toda a fase aguda e muitas vezes até o início do convalescença. A ausência do HBsAG não exclui inteiramente a hepatite B, pois a antigenemia pode ser transitória; nestes casos a presença isolada do anti-HBc da classe IgM, que surge na parte final do período agudo e permanece até o final da convalescença, pode garantir o diagnóstico. Ainda no início do período agudo detecta-se o HBeAg, de persistência transitória, coincidindo com a presença no sangue periférico da enzima DNA-polimerase. O anticorpo anti-HBs está ausente do sangue periférico durante toda fase aguda e o início da convalescença, surgindo apenas no final desta.

Cabe salientar que o HBeAg (antígeno central) existe no hepatócito infectado, mas não é detectável no soro, a não ser por técnicas especiais capazes de romper a partícula de Dane. Por esse motivo, durante muitos anos sua existência foi inferida unicamente pela presença de seu anticorpo anti-HBc.

Fora do período agudo e da convalescença, o HBsAg (antígeno Au) e o anti-HBc estão sempre presentes no sangue dos portadores peristentes e dos doentes com hepatite crônica ativa.

A sequência do aparecimento dos marcadores de hepatite B não está até hoje muito bem determinada, pois fatores individuais podem alterá-la; existirão ocasiões em que se poderá encontrar apenas um deles no sangue do doente. Segundo os trabalhos realizados, aquele que maior permanência exibe é o anti-HBc (da classe IgG), sendo por isso tido como o melhor marcador da hepatite B.

Os pacientes com HBeAg persistente são considerados possuidores de alto risco de infectividade e de desenvolverem hepatopatia crônica. Ao contrário, se positivos para anti-HBe terão baixo risco de infectividade e de desenvolverem hepatopatia crônica.

Hepatites NANB. Conforme já foi dito, as hepatites não-A, não-B podem ser diagnosticadas por exclusão, mas existem testes para o anticorpo anti-HCV.

Associação de HBsAg (Au) a doenças outras que não hepatite. Um aspecto particularmente interessante das pesquisas sobre o antígeno Au é a positividade do mesmo no soro de pacientes com síndrome de Down (mongolismo) e certos tipos de leucemia. O HBsAg já foi identificado no soro de indivíduos com doenças ligadas a anormalidades cromossômicas, como a anemia aplástica de Fanconi e síndromes correlatas, em gêmeos univitelinos portadores de leucemia e em sobreviventes das radiações da bomba atômica lançada sobre Hiroshima. Cerca de 30% dos pacientes portadores de síndrome de Down apresentam o antígeno Au positivo quando internados nos grandes hospitais especializados. O achado porém é muito menos frequente nos outros retardados mentais e nos mongolóides internados em pequenos hospitais. Os mongolóides ambulatoriais são habitualmente negativos para o Au, mas tornam-se frequentemente positivos durante as internações em grande hospitais.

A explicação desse fato parece residir na existência de uma predisposição genética para contrair o vírus da hepatite B, o que facilita a infecção quando as condições se tornam favoráveis.

Anticorpos Antimúsculo Liso e Antimitocôndria

A investigação desses anticorpos no soro de pacientes com algumas hepatopatias crônicas (hepatite crônica ativa, cirrose biliar primária e cirrose criptogênica) mostra-se de grande utilidade para classificação da doença e acompanhamento de suas características evolutivas. As referidas doenças exibem significativas alterações da imunidade humoral, representadas pela elevação das imunoglobulinas (principalmente IgG e IgM) e pelo aparecimento de vários auto-anticorpos. Destes os mais estudados são os anticorpos antimúsculo liso (AcMI), antimitocôndria (AcMt) e fator reumatóide. O AcM e o AcMt são pesquisados pela técnica da imunof luorescência indireta.

Os anticorpos antimúsculo liso foram considerados inicialmente como exclusivos de hepatite crônica ativa. Entretanto, demonstrou-se posteriormente que, apesar de predominarem nos pacientes com hepatite crônica ativa, onde existem de modo permanente, podem ocorrer transitoriamente em cerca de 60% dos casos de hepatite aguda, independentemente do vírus causal, desaparecendo com a cura do doente. Na cirrose biliar primária os anticorpos antimúsculo liso têm sido envidenciados em cerca de 45% dos casos, embora em títulos baixos. Sua incidência nas cirroses criptogênicas, como não podia deixar de ser, depende da seleção do material.

É lícito acreditar que a presença permanente de anticorpos antimúsculo liso possa ser considerada como índice de agressão hepática continuada, provavelmente de natureza imunológica; entretanto, sua ausência não invalida o diagnóstico de hepatite crônica ativa.

Os anticorpos antimitocôndria predominam na cirrose biliar primária mas não são específicos dessa moléstia como se julgou de início, podendo ser encontrados em outros processos obstrutivos intra- ou mesmo extra-hepáticos. São encontrados também em cerca de 25% dos casos de hepatite crônica ativa e, além disso, na cirrose criptogênica.

Em nosso meio, Jorge de Toledo e colaboradores estudaram 21 doentes com hepatite crônica comprovada por biópsia hepática (17 com a forma agressiva ou ativa, 3 com a forma persistente e 1 com a forma lobular). O anticorpo antimúsculo liso foi evidenciado em 64,7% dos casos de hepatite crônica ativa, variando os títulos entre 1:640 e 1:40, com predominância dos títulos mais elevados; nenhum dos casos de hepatite crônica persistente e lobular foi positivo para AcMI. O anticorpo antimitocôndria foi demonstrado apenas em 3 pacientes, todos com hepatite crônica ativa.

24 Provas de Função Renal

Considerando em seu sentido mais amplo, a principal função excretora do rim consiste na eliminação de substâncias sólidas em estado de dissolução na água. Tal eliminação, entretanto, obedece a critérios eminentemente seletivos, de maneira a ajustar o funcionamento renal, em cada um de seus aspectos particulares, às necessidades específicas do organismo num determinado momento. Ao desempenhar normalmente suas funções excretoras, deve o rim concentrar as substâncias eliminadas; o grau necessário de concentração em um momento dado depende das quantidades relativas de sólidos e de água que nesse momento existem no sangue e que percorrem os capilares glomerulares. Uma das características mais importantes do rim sadio é sua faculdade de eliminar a quantidade necessária de sólidos seja qual for, dentro de amplos limites, o volume de água utilizável para a dissolução.

Três são os processos fundamentais envolvidos na formação de urina: a) filtração glomerular; b) reabsorção tubular; c) secreção tubular. Do ponto de vista teórico, pode uma substância, portanto, ser excretada das seguintes maneiras: a) por filtração glomerular somente; b) por filtração + excreção tubular; c) por filtração + reabsorção tubular. No estudo clínico do funcionamento renal utilizam-se métodos propedêuticos destinados a avaliar separadamente a integridade funcional dos glomérulos e dos túbulos.

Provas de Avaliação da Filtração Glomerular

O volume de filtração glomerular pode ser avaliado pelas provas de depuração (clearance). De acordo com uma definição exata, a depuração de uma determinada substância vem a ser "o número de mililitros de sangue nos quais existe a quantidade dessa substância que é extraída cada minuto por excreção renal". Dito em outras palavras, depuração representa o volume mínimo de sangue necessário para proporcionara quantidade de substância excretada pela urina em um minuto.

A depuração de uma substância é calculada pela fórmula geral UV/P, onde U é a concentração da substância na urina, V o volume urinário por minuto e P a concentração da substância no plasma. O volume de urina é expresso em ml. A concentração da substância na urina e no plasma pode ser expressa em qualquer unidade, mas por costume usa-se ml/dl. Em igualdade de condições com referência a todos os outros fatores, a velocidade de depuração é aproximadamente proporcional ao tamanho do rim e à área de superfície corporal do indivíduo. Por conseguinte, o cálculo da depuração deve receber correção de acordo com as variações da superfície corporal. Isto é conseguido acrescentando-se o fator 1,73/A, onde 1,73 é a superfície corporal média do adulto e A é a superfície corporal do paciente em estudo. A fórmula para calcular a depuração renal pode, assim, ser ampliada da seguinte maneira:

$$\text{ml depurados por minuto} = \frac{U}{P} \times V \times \frac{1{,}73}{A}$$

A área de superfície corporal pode ser calculada de maneira muito cômoda por meio de um nomograma a partir da altura e peso do paciente.

A inulina é uma substância não reabsorvida nem secretada pelos túbulos, o que significa que sua depuração mede apenas a filtração glomerular. Assim, pois, a depuração de inulina representa a medida mais exata do volume de filtração glomerular. A depuração de inulina não é, entretanto, método de rotina clínica, mas de investigação. Na prática utiliza-se a depuração de creatinina, bastante semelhante à de inulina. A depuração de creatinina no indivíduo normal é um pouco maior do que a de inulina, indicando que alguma creatinina é secretada pelos túbulos. Com insuficiência renal, a diferença se exagera de 10 a 30% em relação à depuração de inulina. As maiores diferenças ocorrem nas grandes reduções da filtração glomerular. Entretanto, essa diferença não afeta o valor da depuração de creatinina como método prático e fácil de avaliar clinicamente a velocidade de filtração glomerular. Assim, por exemplo, se a filtração glomerular for de 20ml/minuto, havendo um erro de 30%, obter-se-á um valor de 26ml/min, o que não afeta significativamente a interpretação do resultado, pois tanto 20 como 26ml/min evidenciam grave comprometimento da filtração glomerular, já que seus valores normais são os seguintes: homem, 97 a 139ml/min.; mulher, 84 a 125ml/min.

A depuração é calculada conhecendo-se a excreção urinária de creatinina em 24 horas, sendo o tempo de colheita rigorosamente determinado. Como a creatinina plasmática é muito estável, não apresentando variações significativas de um dia para o outro, mesmo em presença de moléstia renal, basta uma amostra de sangue colhida em qualquer momento durante o período de coleção urinária. Há especialistas que preferem avaliar a depuração de creatinina durante períodos curtos de três a quatro horas, rigorosamente cronometrados, sob vigilância cuidadosa, o que tem a finalidade de afastar erros frequentes de colheita.

A *depuração de ureia* é método utilizado também na avaliação da taxa de filtração glomerular (e tem valor histórico, pois foi com essa substância que van Slyke criou e divulgou o termo clearance). A depuração de creatinina deve, entretanto, ser preferida, pelos seguintes motivos: a) o valor da depuração de ureia representa apenas uma fração da filtração glomerular; b) em fases avançadas de insuficiência renal, o fluxo urinário superior a 2ml/minuto (que permite o uso da fórmula UV/P) pode não ser conseguido, apesar do paciente ser hidratado previamente de modo adequado; c) à medida que progride a insuficiência renal e vai ocorrendo redução da população de néfrons funcionantes, cada vez mais a ureia passa a ser excretada em razão da diurese osmótica, que acelera o trânsito intraluminar tubular, reduzindo o tempo de contato de líquido tubular com as células, e, consequentemente, sua difusão. O resultado final poderá ser uma depuração de ureia bastante maior, proporcionalmente ao de inulina ou de creatinina.

Provas de Avaliação da Função Tubular

Prova da fenolsulfonftaleína. As células tubulares têm a capacidade de secretar uma série de aniontes e cationtes orgânicos. O transporte de tais substâncias restringe-se ao túbulo proximal. Entre os diversos aniontes secretados encontram-se o para-amino-hipurato e a fenolsulfonftaleína. Esta última, conhecida também pela sigla PSP, é atóxica, facilmente dosável e a prova de sua excreção é de execução muito simples. Supos-se originalmente que a PSP medisse a capacidade excretora tubular, mas com a dose usada (6mg) não se atinge a capacidade tubular máxima de seu transporte; assim, a prova PSP, em sua forma clássica, representa medida aproximada do fluxo renal efetivo.

É a seguinte a técnica da prova da fenolsulfonftaleína: dois copos de água são ingeridos meia hora antes do início da colheita urinária. Ao cabo desse período, injeta-se por via venosa a dose de 6mg de PSP. Obtêm-se colheitas urinárias, por micção espontânea, precisamente aos 15, 30, 60 e 120 minutos. Não se deve proceder ao esvaziamento vesical no início da prova, por ocasião da aplicação da PSP, para evitar que aos 15 minutos haja dificuldade para urinar novamente.

A excreção média de PSP em 15, 30, 60 e 120 minutos é, respectivamente, de 35, 17, 12 e 6% da dose administrada, perfazendo o total de 70%.

A excreção de PSP em 15 minutos é a mais significativa e indicativa de alteração do fluxo renal efetivo, pois em duas horas mesmo um rim lesado é capaz de atingir um nível de excreção compatível coma normalidade. A excreção de PSP se altera precocemente no curso da insuficiência renal, sendo, portanto, de utilidade diagnostica nos casos em que a filtração glomerular ainda não sofreu redução significativa.

Prova de concentração. Outra avaliação funcional da função tubular consiste na investigação da capacidade de produzir urina hipertônica. Tal capacidade de concentração urinária é avaliável praticamente pela prova de concentração. Pela técnica de Volhard, que consiste em restrição aquosa completa durante 38 horas em vigência de dieta padrão, rica em resíduos proteicos, com sal, a densidade deve alcançar 1.030 numa das amostras; quando expressa em osmolalidade, deve ser atingido o valor de 1.200mOsm/kg; o volume urinário deve ser de 300 a 600ml durante as 24 horas de colheita, e a perda de peso corporal inferior ou igual a 500g.

A densidade urinária não deve ser determinada em urina recém-emitida, mas em urina cuja temperatura já se tenha equilibrado com a do ambiente. A densidade deve ser corrigida para a temperatura, somando-se 0,001 unidades para cada

3°C acima da temperatura de aferição do densímetro, ou subtraindo-se, quando abaixo. A correção deve ser feita também para a albuminúria e a glicosúria, descontando-se 0,001 unidades respectivamente para 5,0 e 2,7g/litro de proteína e glicose.

Na insuficiência renal crônica, a perda da capacidade de concentração se instala progressivamente, passando o rim primeiramente por uma fase de insuficiência compensada, caracterizada por poliúria, hipostenúria e isostenúria, isto é, pela eliminação de uma urina abundante, com densidade baixa e uniforme. À medida que diminui o número de néfrons funcionantes, restringe-se progressivamente tal poliúria, compensadora, observando-se em determinada ocasião uma pseudonormalúria (volume urinário normal, mas com baixa densidade) e, finalmente, oligúria, instalando-se, assim, a insuficiência renal descompensada. A prova de concentração é uma das melhores provas indicativas de comprometimento inicial do funcionamento do rim, pois se altera precocemente na evolução das nefropatias, mesmo quando a ureia é inteiramente normal.

Prova de diluição. Contrariamente à capacidade de concentração, a de diluição se mantém normal até fases avançadas de insuficiência renal, sendo portanto dispensável para a caracterização da mesma. Além disso, administração da sobrecarga hídrica requerida para a prova pode, em fases avançadas da insuficiência renal, resultar em intoxicação aquosa.

Relação uréia-creatínina. O quociente ureia sanguínea/creatininemia (em mg/dl) é frequentemente utilizado para discriminar azotemias pré-renal, renal e pós-renal (obstrutiva). Um quociente acima de 15 é anormal e sugere azotemia pré-renal e pós-renal. Este resultado aparece também quando há aumento da produção de ureia por ingestão excessiva de proteína, nutrição parenteral total, presença de sangue no tubo digestivo ou uso de corticoterapia, bem com no catabolismo proteico excessivo das infecções ou do diabetes descontrolado. O quociente está normal na azotemia renal. Um quociente baixo é observado na gravidez, super-hidratação, hepatopatias graves e desnutrição.

25 Provas de Função Pulmonar

Respiração significa transporte de oxigênio do ar atmosférico até as células e, em sentido contrário, transporte de dióxido de carbono das células até o ar atmosférico. Desse processo, duas fases são desempenhadas pelo sistema broncopulmonar: 1) ventilação pulmonar, que é a movimentação de ar entre a atmosfera e o alvéolo e 2) difusão de oxigênio e dióxido de carbono entre o ar alveolar e o sangue. Para que essas duas etapas se processam de maneira adequada torna-se necessário um conjunto de circunstâncias fisiológicas que podem ser assim enumeradas:

1) expansibilidade da caixa torácica
2) permeabilidade da via aérea
3) elasticidade pulmonar
4) integridade da membrana alvéolo-capilar
5) normalidade do fluxo sanguíneo através dos vasos pulmonares (perfusão)
6) funcionamento satisfatório do centro respiratório

Qualquer influência patológica que comprometa um ou mais elos dessa cadeia pode ser responsável pelo aparecimento de "insuficiência respiratória".

Tendo em vista que a finalidade do estudo da função pulmonar cifra-se na identificação e avaliação da insuficiência respiratória (IR), julgamos conveniente proceder a uma breve revisão deste estado patológico antes de entrar na descrição das provas funcionais.

Conceituação de IR. Pode-se definir insuficiência respiratória de várias maneiras, mas o denominador comum de todas elas é representado pela incapacidade do pulmão de manter normais as pressões parciais dos gases sangüíneos (O_2 e CO_2). Hipoxemia e hipercarbia significam, portanto, insuficiência respiratória. Muitas vezes esses dois distúrbios ocorrem juntos, mas isso não é obrigatório. Como a membrana alvéolo-capilar é muito mais permeável ao CO_2 do que ao O_2, pode-se encontrar, em paciente que respira ar, hipoxemia sem hipercarbia; o inverso não pode ocorrer, isto é, não existe hipercarbia sem um certo grau de hipoxemia.

Cabe relembrar que a hipoxemia nem sempre se acompanha de hipoxia, como é o caso, por exemplo, em que o aumento da frequência cardíaca consegue redobrar a irrigação sanguínea dos tecidos a ponto de compensar a deficiência de O_2 no sangue. Por outro lado, nem todos os casos de hipoxia se devem à hipoxema, pois existe a hipoxia anêmica, a hipoxia circulatória e por estase, bem como a hipoxia histotóxica (p. ex., intoxicação por cianeto).

Etiopatogenia da IR. Em linhas gerais, a IR pode resultar dos seguintes fatores:

1) Ambientais

2) Pulmonares

   a) Ventilatórios

      neuromusculares

      restritivos

      obstrutivos

   b) Alvéolo-capilares

      difusionais

      por alteração do quociente ventilação/perfusão

3) Sanguíneos.

Tendo em vista que o presente capítulo se refere apenas às provas de função pulmonar, restringiremos nossa revisão ao item 2, isto é, aos fatores pulmonares da IR, deixando de lado os fatores ambientais e sanguíneos, bem como os neuromusculares.

Chamam-se *lesões restritivas* aquelas que impedem a expansão da caixa torácica, a movimentação do diafragma ou a expansão do pulmão. As *lesões obstrutivas* dificultam a chegada do ar até os alvéolos por reduzirem a luz da via aérea a qualquer altura de sua extensão.

Os fatores *alvéolo-capilares* incluem os defeitos de difusão e as alterações do quociente ventilação/perfusão. Os *defeitos da difusão* dizem respeito principalmente à alteração da membrana alvéolo-capilar, que configura a chamada síndrome de bloqueio alvéolo-capilar. Sabe-se que nesta síndrome não há somente espessamento da membrana alvéolo-capilar, mas também alterações da vasculatura pulmonar.

A noção de *quociente ventilação/perfusão* é de grande importância no estudo da IR. Em condições basais, o volume da ventilação alveolar gira em torno de 4.000ml/min e o volume da perfusão sanguínea pulmonar em torno de 5.000ml/min. Portanto, nas condições referidas, o quociente ventilação/perfusão é igual a 0,8 (4/5), o que reflete a situação ideal para que o sangue experimente arterialização máxima ao atravessar o pulmão.

As alterações desse quociente incluem os "*shunts*" e os "*espaços mortos*". O *shunt* ocorre quando há predomínio parcial ou total da perfusão sobre a ventilação (alvéolo hipo-insuflado ou atelectásico mas normoperfundido). O espaço morto alveolar se configura quando há predomínio da ventilação sobre a perfusão (alvéolo ventilado mas não perfundido).

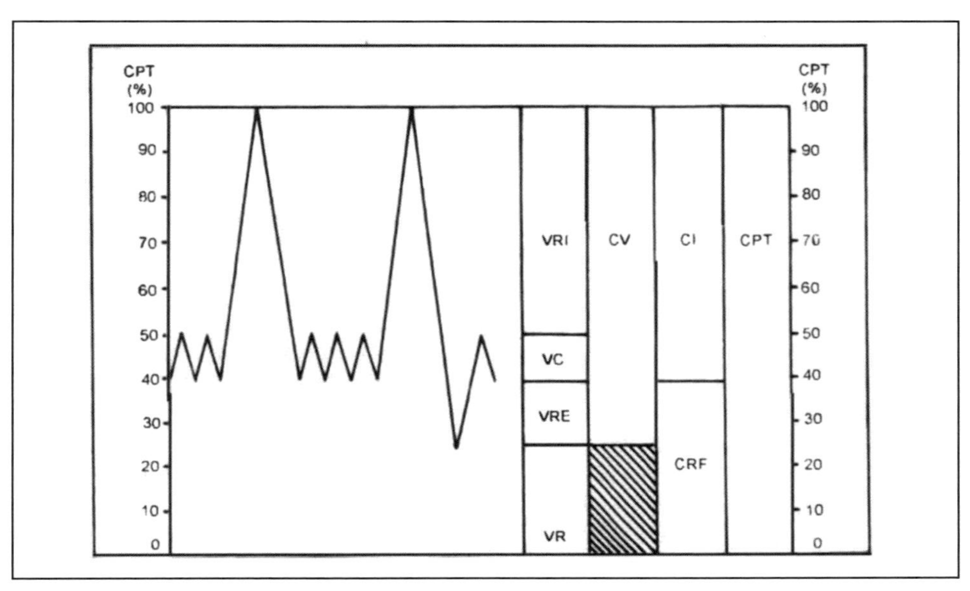

Fig. 25.1 – *Volumes e capacidades pulmonares. Os números indicam percentagem de capacidade pulmonartotal. VRI = volume de reserva inspiratório. VC = volume corrente. VRE = volume de reserva expiratória. VR = volume residual. CV = capacidade vital. CI = capacidade inspiratória. CRF = capacidade de reserva funcional. CPT = capacidade pulmonar total. (Extraído de Ratto, Bogossian e Lopes dos Santos: Insuficiência Respiratória, Livraria Atheneu, 1981.)*

As anormalidades do quociente ventilação/perfusão conduzem a consequências distintas: os shunts produzem predominantemente hipoxemia, ao passo que o espaço morto tende a produzir hipercapnia. Na clínica, os *shunts* representam as principais causas de hipoxemia; embora nesse distúrbio haja a tendência de a pressão parcial de CO_2 elevar-se em nível regional, a eliminação total desse gás pelo pulmão encontra-se aumentada, o que se deve ao fato das mesmas causas que provocam o aparecimento dos *shunts* serem responsáveis também pelo aumento da ventilação alveolar.

É comum os *shunts* e o espaço morto coexistirem numa mesma patologia. Numa lesão pneumônica, por exemplo, haverá na zona de condensação alvéolos com exsudato inflamatório, e por isso não ventilados, mas normoperfundidos (shunt). Na parte restante do pulmão afetado a insuflação alveolar estará diminuída em razão da limitação da expansão pulmonar causada pela dor, além de outros fatores. Assim, nessas regiões haverá áreas de efeito de *shunt* (alvéolos hipoventilados e normoperfundidos). Por outro lado, com a vicariância do pulmão contralateral haverá nele alvéolos hiperinsuflados e normoperfundidos (efeito de espaço morto).

Avaliação da IR. O estudo funcional do pulmão inclui quatro tipos de avaliação: clínica, radiológica (radiologia dinâmica), espirométrica e gasométrica. Analisaremos apenas as duas últimas, isto é, as avaliações espirométrica e gasométrica.

A *avaliação espirométrica* inclui a determinação dos volumes e capacidades pulmonares, bem com a execução de um espirograma forçado. Caso exista obstrução, a espirometria será repetida após o uso de substância broncodilatadora, a fim de se avaliar a possível reversibilidade do distúrbio.

A *avaliação gasométrica* inclui a dosagem no sangue arterial da pressão parcial de oxigênio (Pao_2), pressão parcial de dióxido de carbono ($Paco_2$) e pH; tais dosagens são feitas em duas circunstâncias: a) paciente respirando ar atmosférico; b) paciente respirando oxigênio puro durante 25 minutos.

Volumes e Capacidades Pulmonares

Há quatro volumes e quatro capacidades pulmonares. Os volumes representam medidas primárias, que são independentes entre si; as capacidades são constituídas pela associação de dois ou mais volumes primários (ver Fig. 25.1). A posição expiratória de repouso é tomada como linha de base por variar menos do que a posição final inspiratória. Podem ser assim definidos os mencionados volumes e capacidades pulmonares:

Volume corrente. É a quantidade de ar que se inspira (ou se expira) em cada movimento respiratório normal.

Volume de reserva inspiratória. É a quantidade máxima de ar que pode ser inspirada a partir da inspiração normal.

Volume de reserva expiratória. É a quantidade máxima de ar que pode ser expirada a partir da expiração normal.

Volume residual. É a quantidade de ar que permanece no pulmão após uma expiração forçada máxima.

Capacidade vital. É o volume máximo de ar que pode ser expirado lentamente após uma inspiração máxima forçada (soma do volume corrente, volume de reserva inspiratória e volume de reserva expiratória). Tal definição corresponde à capacidade vital lenta (CV ou "CV lenta"), mas existe também a capacidade vital forçada (CVF), uma manobra similar que, ao invés de usar uma expiração lenta, usa uma expiração rápida, praticada com o máximo de esforço muscular. A CV lenta pode ser consideravelmente maior do que a CVF em pacientes com obstrução das vias aéreas. Durante a manobra da CVF, as vias aéreas terminais podem fechar-se prematuramente, isto é, antes do volume de reserva expiratória se esgotar completamente, o que vai provocar a retenção do ar terminal, evitando que o mesmo seja medido pelo espirômetro.

Capacidade pulmonar total. É a quantidade de ar contida no pulmão no fim de uma inspirção máxima (soma do volume residual e capacidade vital).

Capacidade inspiratória. É o volume máximo de ar que pode se inspirado a partir do nível expiratório de repouso (soma do volume corrente e volume de reserva inspiratória).

Capacidade residual funcional. É o volume de ar que permanece no pulmão ao nível da posição expiratória de repouso (soma do volume residual e volume de reserva expiratória).

De todas essas medidas, a que tem maior valor prático e a mais utilizada na clínica é a *capacidade vital*. Ela representa, inclusive, o parâmetro mais importante para indicação do uso e do desmame do respirador na insuficiência respiratória aguda.

Um problema essencial é o de definir quais são os valores normais das medidas acima descritas. Na prática podem ser utilizadas tabelas baseadas em exames realizados em grupos de pessoas consideradas normais, cujos valores são admitidos como padrão, em função da idade e superfície corporal (ou altura). Para a CV em maiores de 15 anos são muito usadas as fórmulas de Baldwin, Cournand e Richards Jr, nas quais são levados em consideração o sexo, idade e altura. Essas fórmulas são as seguintes, expressas em ml:

Para o homem:

CV = 27,63 – (0,112 x idade) x altura em cm

Para a mulher:

CV = 21,78 – (0,101 x idade) x altura em cm

Exemplo: CV de um homem de 30 anos com 165cm de altura

CV = 27,63 – (0,112 x 30) x 165 = 4.004ml

Espirograma Expiratório Forçado

Uma das provas mais úteis de que se dispõe para o estudo da ventilação pulmonar consiste na análise de uma simples expiração forçada. O paciente faz uma inspiração máxima e em seguida exala o mais energicamente que puder em um espirômetro. Tal prova constitui a espirografia expiratória forçada, cujo traçado normal típico é mostrado na Fig. 25.2.

Esse traçado representa a capacidade vital forçada (CVF) do paciente e revela não só o valor total desse índice como também sua configuração em função do tempo (em segundos). Vê-se que cerca de 80% da capacidade vital forçada é expelida no 1º segundo. Esta parcela denomina-se volume expiratório forçado no

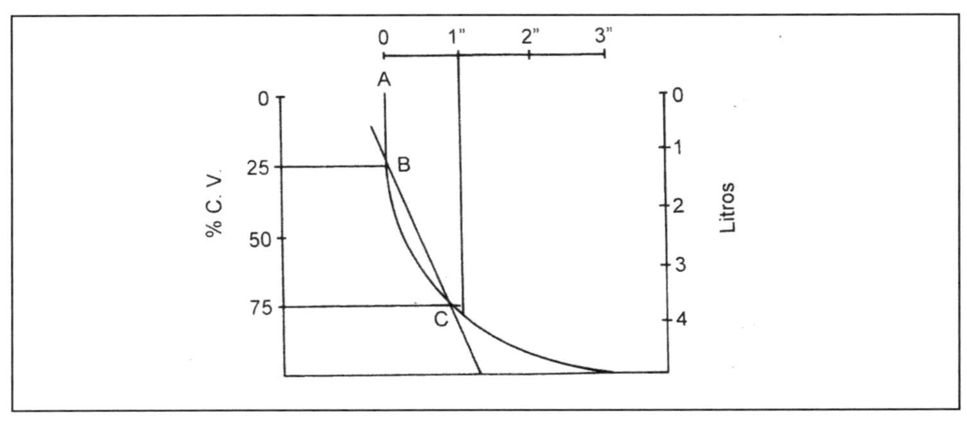

Fig. 25.2 – *Espirograma expiratório forçado. A linha fina vertical do centro assinala o limite do VEF_1 (80% da CV). Outras explicações no texto.*

1° segundo (VEFi), sendo de grande interesse prático. O índice (VEF_1/CV) x 100, ou seja, o VEF_1 expresso em termos de tantos por cento da CV, constitui o importante *índice de Tiffeneau,* que normalmente é igual a 80.

Outros índices importantes são o fluxo expiratório forçado 25-75% (FEF 25-75%) e o fluxo expiratório forçado 75-85% (FEF 75-85%), ambos expressos pela inclinação da reta BC na Fig. 25.2.

Interpretação. Em indivíduos normais, a capacidade vital (CV) pode variar para mais ou para menos em 20% do valor previsto; assim, só deve ser considerada alterada quanto estiver além de 20% abaixo do normal. É muito útil sua determinação sequencial no acompanhamento de doenças pulmonares, de casos de insuficiência cardíaca e na avaliação da ação de drogas sobre a função pulmonar.

A CV pode sofrer redução em diversas doenças, quer afetem ou não o aparelho respiratório. Entre essas causas incluem-se:

a) doenças pulmonares, tais com atelectasia, obstrução da via aérea, pneumonia, edema pulmonar, congestão pulmonar, exérese de tecido pulmonar;

b) doenças pleurais, tais como derrames, pneumotórax;

c) limitação dos movimentos respiratórios por doença do sistema neuromuscular

d) limitação da expansão da caixa torácica por deformidades do tórax, obesidade etc;

e) limitação da descida do diafragma por gravidez, ascite, paralisia frêníca etc.

O *índice de Tiffeneau,* isto é, a relação entre o volume expiratório forçado no 1° segundo (VEF_1) e a capacidade vital serve para diferenciar as condições obstrutivas das restritivas. Numa doença pulmonar *obstrutiva* (p. ex., enfisema) a capacidade vital está reduzida porque as vias aéreas se fecham e limitam a expiração antes do paciente ter conseguido expirar completamente; o VEF1, entretanto, reduz-se em proporção maior do que a CV, donde a diminuição da relação FEF_1/CV. Podem ser encontrados, por exemplo, as seguintes cifras:

VEF_1 = 1,3 (normal 3,2)

CV = 3,1 (normal 4,0)

Índice de Tiffeneau = 42 (normal 80)

Numa doença pulmonar *restritiva* (p. ex., espondilite anquilosante), a CV é baixa devido à expansão limitada do pulmão ou da parede torácica. Entretanto, o VEF_1 não se mostra sempre proporcionalmente reduzido, donde a relação VEF_1/CV ser normal ou elevada. Podem ser encontradas, por exemplo, as seguintes cifras:

VEF_1 = 2,8

VC = 3,1

Índice de Tiffeneau = 90

O *fluxo expiratório forçado* 25-75% (FEF 25-75%) representa medida mais sensível na detecção de obstrução da via aérea, pois despreza parte da fase inicial da curva da capacidade vital forçada, onde o volume expirado depende da força expiratória empregada.

O *fluxo expiratório forçado 75-85%* (FEF 75%-85%), representado pela parte mais distal da curva é útil na detecção mais precoce da obstrução de pequenas vias aéreas.

Gasometria Arterial

A dosagem dos gases sanguíneos desempenha papel essencial no atendimento de pacientes com insuficiência respiratória. O sangue arterial é obtido por meio de punção direta de um vaso e as tensões de oxigênio e de dióxido de carbono (Pao_2 e $Paco_2$), bem com o pH, são medidos por meio de eletródios específicos. A saturação de oxigênio pode ser deduzida do teor de oxigênio no sangue utilizando-se o método de van Slyke antes e depois de completa oxigenação; pode também ser calculada a partir de uma curva de dissociação do oxigênio. Os demais parâmetros, como excesso de base e bicarbonatos, são determinados por cálculo baseado no nomograma de Siggaard-Andersen.

Interpretação. São os seguintes os valores normais (ao nível do mar): Pao_2 = 95-100 torr (ou mmHg); $Paco_2$ = 38-46 torr; saturação de oxigênio = 94-98%; pH = 7,35-7,45.

Há várias classificações de insuficiência respiratória. A de Campbell leva em consideração tanto os níveis de $Paco_2$ com da $Paco_2$. Para esse autor a IR pode ser dividida em dois grupos:

Tipo I – Pao_2 inferior a 60 torr e $Paco_2$ inferior ou igual a 49 torr

Tipo II – Pao_2 inferior a 60 torr e $Paco_2$ superior a 49 torr

O tipo I abrange mais os processos pulmonares agudos, ao passo que o tipo II ocorre mais frequentemente em portadores de doenças pulmonares crônicas. Entretanto, tal divisão não é rígida, pois doentes com insuficiência respiratória aguda podem apresentar acidose respiratória durante a evolução da doença, caso medidas terapêuticas adequadas não sejam tomadas precocemente, assim como portadores de processos pulmonares crônicos podem apresentar insuficiência respiratória crônica sem retenção de CO_2.

COMPLACÊNCIA Efetiva

Este parâmetro dá uma ideia da elasticidade do pulmão. Há várias maneiras de se medir o índice de complacência pulmonar. Como os doentes com insuficiência respiratória aguda encontram-se geralmente em ventilador, este índice pode ser calculado dividindo-se o volume corrente medido no espirômetro de Wright (conectado na válvula expiratória do ventilador) pelo pico de pressão lido no manômetro.

O valor normal deste parâmetro é de 30-40ml/cm H_2O. Encontra-se diminuído na síndrome do desconforto respiratório do adulto devido ao enrijecimento do parênquima pulmonar. A complacência efetiva é importante para o seguimento dos doentes acometidos de insuficiência respiratória aguda e sua queda gradativa indica deterioração do parênquima pulmonar, ao passo que seu aumento significa melhoria das condições mecânicas do pulmão.

Avaliação Final do Paciente

Quanto à Restrição

Há restrição se a CF for inferior a 80% do valor teórico (p. ex., 3,1 litros num homem adulto), com um índice de Tiffeneau normal (80) ou elevado. A restrição é leve entre 80 e 70% de CV, moderada entre 70 e 60% de CV, intensa entre 60 e 50% de CV e grave abaixo de 50% de CV.

Exemplo de uma restrição moderada:

VEF_1 = 2,3

VC = 2,6 (65% do normal)

Tiffeneau = 88

Quanto à Obstrução

Há obstrução se a CV for inferior a 80% do valor teórico, com um índice de Tiffeneau diminuído (abaixo de 80). A obstrução é leve se o Tiffeneau estiver entre 80 e 70, moderada entre 70 e 60, intensa entre 60 e 50 e grave abaixo de 50.

Exemplo de uma obstrução grave:

VEF1 = 1,2

CV = 3,0

Tiffeneau = 40

Quanto à Reversibilidade da Obstrução

A obstrução é totalmente reversível se o Tiffeneau chegar a 80 após o uso de broncodilatador; é parcialmente reversível se o Tiffenau aumentar mas não chegar a 80; é irreversível se o Tiffeneau não se alterar após o uso de broncodilatador.

Exemplo de uma obstrução grave parcialmente reversível:

Antes do broncodilatador – VE_1 = 1,6
CV = 3,5

Tiffeneau = 46

Após o broncodilatador – VEF_1 = 2,8
CV = 4,0

Tiffeneau = 70

Quanto à Hipoxemia

Cumpre verificar a existência de hipoxemia através de sinais diretos e indiretos. São sinais diretos os seguintes valores de Pao_2:

70-60 torr – hipoxemia leve

60-50 torr – hipoxemia moderada

50-40 torr – hipoxema acentuada

menos de 40 torr – hipoxemia grave

São sinais indiretos:

a) queda do pulso após respirar por 25 minutos O_2 a 100%

b) elevação significativa da $Paco_2$ após respirar O_2 a 100% por 25 minutos

c) queda da frequência respiratória após respirar O_2
d) acidose metabólica sem razão aparente

Quanto à Hipercarbia (Hipercapnia)

Existe hipercarbia quando a $Paco_2$ estiver acima de 45 torr e hipocarbia com $Paco_2$ abaixo de 35 torr.

$Paco_2$ entre 45-50, hipercarbia leve
50-55, hipercarbia moderada
55-60, hipercarbia grave

Quanto ao Equilibrio Ácido-Básico

A determinação do pH, que deverá manter-se entre 7,35 e 7,45, mostra a eficácia dos sistemas tampões. Havendo insuficiência respiratória, a determinação do excesso de base dirá se o distúrbio é agudo ou crônico. Nos casos crônicos o BExc está elevado, o que denota que houve tempo para o organismo compensar a acidose respiratória por meio de retenção de bicarbonato.

Quanto ao estado de Elasticidade do Pulmão

Há redução da elasticidade do pulmão se o índice de complacência pulmonar estiver abaixo de 30ml/cm de H_2O.

26 Endoscopia Digestiva

José Figueiredo Penteado

HISTÓRICO

A possibilidade de explorar visualmente o interior do tubo digestivo e da cavidade abdominal representou uma das maiores conquistas na área da gastroenterologia pois veio permitir o acesso direto a órgãos de, até então, difícil observação e imprecisa apreciação diagnóstica. Esta conquista, que revolucionou os recursos diagnósticos, percorreu um longo caminho antes de alcançar o estágio em que se encontra. A etapa mais importante teve início em 1950 e deveu-se aos esforços de pesquisadores japoneses. Nessa época, T. Uji, trabalhando sob a orientação do Prof. T. Hayashida, da Universidade de Tóquio, em colaboração com engenheiros da Olympus Optical Co., conseguiu obter um aparelho capaz de fotografar diretamente o interior do estômago. Inúmeros médicos e físicos têm seus nomes ligados a este projeto, tanto na fase de criação como na aplicação e divulgação, mas merece menção particular o grupo da Universidade de Tóquio, sob a direção do Prof. Tasaka. O instrumento então criado, a gastrocâmara cega, foi verdadeiramente o aparelho pioneiro e a base do método.

Daí para cá o desenvolvimento da tecnologia permitiu o aperfeiçoamento dos aparelhos, contando para isso com o uso das fibras de vidro, que vieram realmente viabilizar o estágio atual da endoscopia. A acoplagem destes fibroendoscópios à tecnologia da imagem levou ao estágio atual da fibrovídeo-endoscopia integrada à gravação, filmagem, fotografia e cores e imagem ampliada em praticamente todos os centros médicos. A adaptação destes dispositivos à técnica do ultra-som viabilizou a fibrovídeo-ultrassonografia. Atualmente os instrumentos para o exame do tubo digestivo e da cavidade abdominal permitem a utilização de uma gama de recursos nunca antes imaginada.

Uma etapa fundamental da história da endoscopia foi sua divulgação no III Congresso Mundial de Endoscopia Digestiva realizado em Tóquio, em 1966, quando os médicos japoneses lançaram as bases de método e relataram a experiência já acumulada. Daí para cá a renovação e os aprimoramentos têm sido avassaladores e incessantes. No Brasil, quatro nomes estão ligados à implantação do método. Akira Nakadaira e José Martins Job trouxeram as bases do método para São Paulo e Rio Grande do Sul, em fins de 1966. A seguir, Glaciomar

Machado e José Figueiredo Penteado, iniciaram a divulgação da endoscopia no Rio. O atual estágio desse método muito deve a todos eles, já que a implantação de seus fundamentos, o treinamento, a divulgação e a consequente aceitação foram etapas por eles estabelecidas.

Instrumental; Alcance do Método

O instrumental consta de fibroscópios, vídeo-endoscópios e laparoscópios, nos modelos e com as características adequadas a cada procedimento, de calibres e especificações escolhidos de conformidade com a utilização. Atualmente, pela conjugação de recursos e pela enorme gama de procedimentos que os endoscópios permitem, tornou-se acessível aos olhos do endoscopista toda a enorme complexidade do sistema digestivo. Topograficamente, podemos dividir a endoscopia digestiva nos seguintes itens:

a) Esôfago-gastro-duodenoscopia (endoscopia alta)

b) Colângio-pancreatografia (endoscopia retrógrada)

c) Delgadoscopia e coledococoscopia (endoscopia média)

d) Colonoscopia (endoscopia baixa)

e) Laparoscopia (endoscopia abdominal)

f) Fibro-ultra-sonografia (endoscopia conjugada)

Quanto às finalidades, podem os procedimentos da endoscopia digestiva ser divididos em:

1) Endoscopia diagnóstica

2) Endoscopia terapêutica

Existe um extenso e variável número de fibroscópios fabricados pelas indústrias japonesa, americana e alemã para serem utilizados de acordo com o segmento a ser estudado e com o procedimento endoscópico indicado. De uma maneira geral todos apresentam características comuns de calibre, iluminação, angulação, canais e acoplagem a máquinas fotográficas ou sistemas de televisão ou filmagem. Alguns tipos são especializados, como: coledococoscópios, delgadoscópios e os destinados ao cateterismo da papila. Dividem-se ainda em fibroscópios diagnósticos (um canal) e terapêuticos (dois canais). Por ter o exame da cavidade abdominal características especiais, utilizam-se os laparoscópios com esta finalidade, que também são providos de vários acessórios que vão permitir uma série de procedimentos diagnósticos e terapêuticos.

Endoscopia de Aumento

O aparecimento desse tipo de endoscopia representou um importante avanço técnico pois veio permitir um exame mais acurado dos detalhes da mucosa e das pequenas lesões, o que viabiliza o diagnóstico de lesões malignas em estágios muito mais precoces. Esta técnica culminou com o advento da vídeo-endoscopia, que funciona por meio de minúsculas câmaras de alta resolução que podem ser acopladas a câmaras convencionais, sendo a imagem observada num monitor de TV, cujas dimensões determinam o grau de ampliação obtida.

Endoscopia Pediátrica

A crescente necessidade de recorrer à endoscopia em crianças fez surgir um novo ramo na especialidade, que é o da endoscopia pediátrica. A aparelhagem e a técnica têm de ser adaptadas à delicadeza do organismo infantil, mas os tipos de procedimentos são os mesmos que se aplicam nos adultos, tanto no diagnóstico com na terapêutica.

Ultra-sonografia Endoscópica

As primeiras imagens ultra-sonográficas da mucosa gástrica foram obtidas em 1950, mas só algumas décadas mais tarde o método se desenvolveu permitindo o estudo acurado dos órgãos da cavidade abdominal. Existem duas técnicas básicas: a mecânica e a eletrônica. A primeira utiliza um único transdutor e a segunda vários elementos piezoelétricos colocados em série. O exame é mais demorado do que o exame endoscópico convencional, durando de 10 a 45 minutos.

As múltiplas indicações da USE podem abranger o estudo das estruturas digestivas e de órgãos adjacentes. As indicações digestivas compreendem: a) tumores benignos e malignos do esôfago; b) tumores benignos e malignos do estômago; c) tumores das vias biliares e do pâncreas; d) tumores corretais. As indicações extradigestivas abrangem coração, aorta, baço, rim esquerdo, fígado, veia cava inferior, veia porta e vesícula biliar. A grande indicação da USE, entretanto, é o diagnóstico precoce das lesões malignas das vias biliares e pâncreas. Ele tem sido usada também no estadiamento dos tumores intraluminais.

Colangiopancreatografia Endoscópica Retrógrada

Este método, que veio revolucionar o diagnóstico e o tratamento das doenças biliares e pancreáticas, combina a endoscopia digestiva alta com a radiologia contrastada dos canais biliares e pancreático. A técnica consiste em colocar um endoscopio de visão lateral no duodeno descendente, identificar a papila, canulizá-la e injetar contraste para visualizar radiologicamente os duetos biliares e pancreático. Suas principais indicações são:

1) icterícia de etiologia obscura
2) cálculos biliares não demonstrados por outros métodos
3) processos malignos hepatobiliares e pancreáticos
4) pancreatite crônica
5) cistos pancreáticos
6) tumores papilares
7) divertículos peripapilares com sintomas
8 dor abdominal de origem obscura

Do ponto de vista terapêutico destaca-se a esfincterotomia papilar, isto é, a abertura da papila de Vater com um papilótomo possibilitando acesso ao colédoco e drenagem de bile infectada, como nas colangites agudas supurativas, e a retirada de cálculos do colédoco, seja por drenagem espontânea, seja pelo uso de instrumentos próprios com auxílio dos quais o cálculo é pescado e retirado. São situações altamente dramáticas com grande risco de vida que podem ser tratadas de maneira rápida e com pequeno risco. Ainda a esfincterotomia permite a introdução de próteses no colédoco ou na vias biliares extra- ou intra-hepáticas drenando processos ictéricos obstrutivos malignos desta área, possibilitando uma sobrevida mais tolerável.

Laparoscopia

Além de permitir um inventário detalhado da cavidade abdominal e de todos os órgãos aí alojados, prestando com isso inestimáveis informações tanto nos processo agudos como nos crónicos, é insubstituível no estudo das hepatopatias crônicas, pois só ela permite associar a observação detalhada do fígado e vias biliares com a biópsia dirigida hepática, única maneira válida de acompanhar os processos crônicos do órgão.

Contra-indicações

É costume classificar as contra-indicações à endoscopia em dois grupos, um ligado a causas gerais, outro ligado a causas locais. Ambos os grupos podem ser de natureza absoluta ou relativa. Dentre as contra-indicações gerais absolutas só podemos citar realmente o infarto do miocárdio recente; as gerais relativas incluiriam as psicoses, estados de intensa debilidade, anemia grave e afecções dispneizantes. Como exemplo de contra-indicações locais e absolutas podem ser citadas as estenoses altas, e como exemplo de locais relativas, os desvios da coluna vertebral, divertículos do esôfago etc.

Em nossa maneira de encarar o problema, após longa experiência nas mais variadas condições clínicas, defrontando-nos com todos os tipos de contra-indicações, tanto locais como gerais, tanto absolutas como relativas, ficou-nos a impressão de que, com o advento da moderna aparelharem, extremamente versátil, poderíamos restringir a apenas duas as contra-indicações, e isso mesmo de caráter transitório, que seriam o infarto do miocárdio recente e as psicoses. Aliás, com referência a estas últimas, temos proposto, quando possível, o exame sob hipnose, recurso a que se pode recorrer também nos casos de indivíduos pusilânimes nos quais o exame se imponha como recurso indispensável.

Parte 4

Exploração dos Sintomas e Síndromes

27 *Exploração dos Sintomas e Síndromes*

FEBRE

A febre, um dos sintomas mais comuns na clínica diária, representa elevação da temperatura corporal devida a um desequilíbrio do mecanismo termo-regulador. Tal desequilíbrio resulta na maioria das vezes de um estado infeccioso, mas pode depender também de outros fatores, tais como afecções encefálicas (traumas, distúrbios vasculares), desidratação, hemorragias internas, distúrbios endócrinos, elevação excessiva da temperatura ambiente etc.

A febre nos primeiros dias de vida tem uma significação clínica muito diferente da que exibe em épocas posteriores, pois raramente depende de causas infecciosas. Diante de um recém-nato com febre, a primeira possibilidade a ser levada em conta é a exsicose do recém-nascido, ou seja, a "febre de sede", hipótese que se confirmará se a febre ceder após abundante administração de água à criança.

Febre de Curta Duração

Diante de um quadro febril de início recente, a primeira hipótese que acode ao espírito do clínico é a de uma doença infecciosa aguda. Em muitos desses casos o diagnóstico se impõe de imediato com a descoberta, por exemplo, de uma amigdalite, otite ou outra infecção de fácil identificação clínica. Outras vezes, mesmo sendo impossível firmar um diagnóstico conclusivo, a inexistência de sinais indicativos de gravidade aconselha a uma atitude expectante, sendo muito comum nesses casos que a febre ceda em poucos dias sem que o aparecimento de outros sinais clínicos viabilize a formulação de um diagnóstico preciso. Isso acontece freqüentemente, por exemplo, nas viroses. Em tais circunstâncias é perfeitamente dispensável a solicitação apressada de qualquer exame complementar, pois estes viriam apenas trazer desconforto ao paciente e encarecer desnecessariamente o atendimento. Na ausência, portanto, de uma indicação específica que imponha a solicitação de determinados exames laboratoriais ou radiológicos, costumamos retardar a execução desses exames até que o quadro febril atinja a duração de seis a sete dias, quando então damos início a um esquema programado de exames complementares destinados a identificar a causa da doença ou descobrir a existência de alguma complicação que a esteja agravando ou prolongando.

Há casos, todavia, em que, já na primeira consulta, vemo-nos obrigados a recorrer ao auxílio do laboratório ou dos raios X. Pode-se citar como exemplo o achado de uma amigdalite pseudomembranosa com aparência de difteria, caso em que é obrigatória a execução de um exame bacteriológico do exsudato faríngeo (bacterioscopia direta e cultura). Diante de um quadro pulmonar agudo, acompanhado de febre, tosse e dispnéia, devemos solicitar sempre que possível radiografia dos campos pleuropulmonares (de frente e perfil) para comprovação de possível pneumopatia.

Da maior importância para orientação da conduta semiótica de um quadro febril agudo é o conhecimento das condições epidemiológicas reinantes, isto é, se existe alguma doença infectocontagiosa grassando em caráter epidêmico ou endêmico na região, podendo-se citar como exemplos importantes, entre outros, dengue, influenza, sarampo, mononucleose infecciosa, febre tifóide, malária etc. Aliás, cabe ao médico em tempos de epidemia precaver-se da tendência de superestimar a doença epidêmica em detrimento de outros diagnósticos possíveis.

O *hemograma* constitui valioso subsídio ao diagnóstico etiológico de numerosos estados infecciosos agudos. De maneira geral, pode-se dizer que se encontra leucocitose neutrófila nas infecções piogênicas, nas necroses tissulares maciças e em algumas infecções por vírus (especialmente as neurotrópicas, tais como encefalites, poliomielite, raiva). A neutropenia é observada na febre tifóide, gripe, sarampo, fase inicial das viroses em geral, fase aleucêmica das leucemias e surto agudo de malária. A linfocitose absoluta é encontrada na mononucleose infecciosa (após a primeira semana), linfocitose infecciosa, viroses em geral (após a primeira semana) e coqueluche. A ausência de eosinófilos é característica da fase inicial dos processos infecciosos agudos ou da reagudização dos processos crônicos; o surgimento de eosinofilia anuncia a fase de cura das infecções agudas. A presença de eosinófilos no leucograma de um processo infeccioso advoga a favor de processo benigno ou em vias de cura.

É na febre tifóide e na mononucleose infecciosa que o hemograma se mostra de maior utilidade. É muito característica a leucopenia observada na fase inicial da febre tifóide, anormalidade que se deve à baixa dos neutrófilos e eosinófilos. Na mononucleose infecciosa há a presença de células mononucleares atípicas, derivadas da série linfóide, que chegam a representar 60 a 70 por cento do total dos leucócitos, cabendo notar, entretanto, que tais células não são específicas da mononucleose, pois encontram-se também, embora com menor freqüência, em outras viroses, tais como sarampo, rubéola, hepatite infecciosa e pneumonia a vírus.

Hemoculturas e reação de Widal devem ser solicitadas quando se suspeita de febre tifóide ou paratifóide, doenças que grassam endemicamente em todo país. A hemocultura dá resultado positivo no transcurso apenas das duas primeiras semanas da doença; a reação de Widal torna-se positiva do 10º dia em diante.

A *prova de Paul-Bunnel*, que evidencia a presença de aglutininas contra hemácias de carneiro no sangue do paciente, é altamente específica para mononucleose infecciosa; um título de 1:64 ou maior é considerado como positivo, sendo alcançado no transcurso da primeira semana.

Havendo suspeita de infecção urinária, deve-se solicitar exame de *sedimento urinário* e, se possível, *cultura de urina* com contagem de colônias e antibiograma. Normalmente encontram-se no sedimento urinário raros leucócitos isolados, dois a três por campo, sendo uma quantidade um pouco maior vista freqüentemente na urina de mulheres e crianças. Em presença de infecção urinária encontra-se grande número de leucócitos e piócitos, cilindros granulosos e leucocitários, algumas hemácias, células epiteliais, filamentos de muco, albumina e, às vezes, acetona.

Na contagem de colônias, menos de 10.000 por ml indica contaminação acidental, entre 10.000 e 100.000 não se pode tirar conclusões definitivas e mais de 100.000 indica infecção.

A suspeita clínica de meningite purulenta deve ser confirmada pelo *exame do liquor* obtido por punção lombar. Solicita-se dosagem de proteína e glicose, bem como exame citológico, bacteriológico (bacterioscopia direta e cultura) e antibiograma. O aspecto opaco ou francamente purulento do liquor orienta imediatamente o diagnóstico. Se alguma bactéria for identificada na bacterioscopia direta, este achado poderá orientar a terapêutica; caso contrário, o tratamento será iniciado com ampicilina até a chegada dos resultados da cultura e do antibiograma. A taxa de proteína está muito aumentada e a de glicose diminuída nas meningites purulentas; o exame citológico revela grande aumento de células, todas granulócitos.

O exame do liquor permite distinguir as meningites purulentas da meningoencefalite a vírus. Nesta o liquor é claro ou no máximo opalescente e o aumento do número de células não é muito grande (raramente acima de $1000/mm^3$, no início granulócitos, mas depois predominantemente monócitos); a elevação da taxa de proteína é ligeira (até 100mg/dl) e o teor de glicose é normal. Em casos de meningismo o liquor mostra-se inteiramente normal.

Febre Prolongada de Origem Obscura

Pode-se considerar como "febre prolongada de origem obscura" toda elevação da temperatura corporal com mais de três semanas de duração, no decurso da qual exames clínicos meticulosos e repetidos acompanhados de uma investigação laboratorial e radiológica apropriada revelaram-se incapazes de identificar sua causa. Em termos gerais, tal sintoma deve ser interpretado como indício de infecção ou destruição de tecido, conquanto nem sempre se consiga diferençar com facilidade esses dois processos.

Embora se devam repetir periodicamente os exames clínicos nesses casos, pois é sempre possível que um sintoma novo venha finalmente proporcionar uma pista, a responsabilidade maior pelo esclarecimento diagnóstico recai geralmente sobre os exames subsidiários. Uma vez que o conceito de "febre prolongada de origem obscura" implica, conforme sua própria designação, o total desconhecimento no que concerne a causa da febre, fica difícil para o clínico armar um roteiro lógico e coerente destinado a orientá-lo na tarefa de escolher os recursos semióticos a serem utilizados e, inclusive, decidir sobre a hierarquia desses recursos e a ordem que presidirá sua utilização. A distribuição em grupos dos fatores determinantes oferece alguma utilidade na prática da investigação diagnóstica, podendo-se considerar os seguintes grupos: 1) doenças infecciosas e parasitárias; 2) doenças neoplásicas; 3) doenças do colágeno; 4) doenças neurológicas; 5) doenças endócrinas; 6) febres causadas por drogas; 7) febres fictícias; 8) causas diversas.

Segundo muitas estatísticas, as doenças infecciosas (p. ex., tuberculose, AIDS, endocardite, infecção urinária), neoplasias (p. ex., linfomas, leucemias, carcinomas) e colagenoses (p. ex., artrite reumatóide, LES, vasculites) constituem, em conjunto, 80% dos fatores causais. As doenças infecciosas são as causas mais freqüentes (40%) e nesse grupo sobressai a tuberculose em suas várias formas e localizações. Dentre as causas classificadas como "diversas" destacam-se as três doenças granulomatosas: sarcoidose, doença de Crohn e hepatite granulomatosa idiopática, convindo lembrar que também as hepatites granulomatosas de causa conhecida; (tuberculose, infecção por fungos) causam ocasionalmente febre prolongada. E útil assinalar que, ainda hoje, esgotados todos os recursos diagnósticos disponíveis, inclusive a laparotomia exploradora, permanecem sem explicação cerca de 10% dos casos de febre prolongada.

Pela própria definição da FPOO, seus portadores já foram submetidos a uma batelada de exames complementares, que incluem habitualmente hemograma, hemossedimentação, exames e cultura de urina, hemoculturas, transaminases, raio X do tórax e diversos e exames sorológicos. Uma das primeiras tarefas do clínico será, portanto, fazer um completo inventário desses exames e de seus resultados.

É muito útil a internação do paciente, não só pela complexidade dos métodos propedêuticos a serem executados, como também pela necessidade de observação acurada.

Muitos exames laboratoriais costumam ser utilizados, mas raramente definem o diagnóstico; progressos recentes nessa área como o teste ELISA (sorologia) e a cromatografia gasosa (para identificação de germens anaeróbios), ampliarem os recursos disponíveis.

Quanto aos exames baseados em imagem, a radiografia do tórax e a urografia excretora são os mais usados. A ultra-sonografia e a tomografia computadorizada vieram abrir novas e amplas perspectivas na detecção de tumores, processos inflamatórios, derrames líquidos, vegetações cardíacas e outras anomalias em praticamente todos os setores corporais.

As biópsias, orientadas ou não pela US ou TC, são amiúde o recurso mais eficaz para chegar ao diagnóstico definitivo, incluindo exame da medula óssea, fígado, linfonodos e praticamente qualquer tecido que se apresente anormal ao exame físico ou baseado em imagem.

A laparotomia exploradora já foi considerada um procedimento diagnóstico essencial nas febres prolongadas, mas é indicada atualmente apenas quando outras investigações apontam o abdômen como a fonte provável do sintoma. A laparoscopia deve ser também cogitada nesses casos. A exploração cega do abdômen praticada apenas porque o diagnóstico permanece obscuro não parece uma boa prática. Alguns autores indicam a laparotomia exploradora como último recurso nos pacientes que sofrem doença progressiva e debilitante.

DIARRÉIA

A diarréia consiste no aumento de freqüência das evacuações intestinais acompanhado de diminuição da consistência das fezes e aumento de seu volume. Representa apenas um sintoma mas pode assumir extrema gravidade, quer pela expoliação hidrossalina nos casos agudos, quer pela desnutrição nos casos crônicos. Seu tratamento deve ser etiológico sempre que possível mas a medicação sintomática torna-se necessária freqüentemente.

Classificação. A diarréia pode ser classificada segundo critérios diversos. Do ponto de vista *fisiopatológico* pode ser distribuída nos seguintes grupos:

Diarréia osmótica. Ocorre quando um excesso de solutos hidrossolúveis não absorvíveis acumula-se na luz intestinal e aí retém um volume anormal de água. É encontrada nas disdissacaridases (intolerância à lactose ou outros dissacarídeos), bem como na excessiva ingestão de sorbitol, manitol ou sulfato de magnésio.

Diarréia secretória. Este tipo de diarréia ocorre quando o intestino delgado ou o grosso passa a secretar eletrólitos e água ao invés de absorvê-los. Diversas substâncias podem causar tal distúrbio, como sejam toxinas bacterianas, ácidos biliares (p. ex., após ressecção ileal), gorduras não absorvidas (esteatorréia), peptídeo intestinal vasoativo produzido por tumor pancreático, laxativos antraquinônicos etc.

Mal-absorção. Pode provocar diarréia por qualquer dos dois mecanismos acima expostos, ou pelos dois associados. Na doença celíaca, por exemplo, que é um processo de mal-absorção generalizada, coexistem absorção incompleta de gordura (que leva à secreção colônica) e de dissacarídeos (que leva à diarréia osmótica).

Diarréia exsudativa. Numerosas alterações patológicas da mucosa digestiva (p. ex., enterite regional, colite ulcerativa, tuberculose, linfoma, carcinoma) podem causar "enteropatia exsudativa". Nesses casos, a inflamação, ulceração ou tumefação da mucosa provoca extravasamento de plasma, proteínas séricas ou muco para a luz intestinal, o que vai aumentar o volume das fezes e diminuir sua consistência.

Alteração do trânsito intestinal. Tanto a aceleração como o retardamento do trânsito intestinal podem causar diarréia, o que se deve, respectivamente, à diminuição ou ao aumento do tempo de exposição do quimo à superfície absortiva do intestino. Dentre as condições patológicas que reduzem o tempo de exposição podem ser citadas ressecção intestinal, cirurgia sobre o esfíncter pilórico, desvios cirúrgicos de segmentos intestinais (bypass). O prolongamento do tempo de exposição age por ocasionar proliferação bacteriana no intestino delgado, sendo o que ocorre, por exemplo, na estenose intestinal, esclerodermia, alças estagnantes pós-operatórias.

Do ponto de vista prático, mais útil do que a classificação acima exposta é a *classificação clínica* das diarréias, que costumamos distribuir em três categorias: 1) diarréia aguda benigna, 2) diarréia aguda grave e 3) diarréia crônica.

A *diarréia aguda benigna* é muito freqüente na clínica, especialmente em crianças, e se caracteriza por seu caráter autolimitado e pelo fato de não causar desidratação; estão ausentes em geral a náusea e os vômitos, bem como os sintomas gerais (febre, mal-estar, dores musculares).

Nos casos de *diarréia aguda grave* o paciente elimina fezes aquosas e abundantes, sendo amiúde incontável o número de evacuações; sobrevém ainda inapetência, náusea e vômitos, acompanhados quase sempre de sintomas gerais, configurando-se, então, o quadro da *gastroenterite*. A diarréia aquosa e os vômitos provocam expoliação hidrossalina, de intensidade variável, podendo então surgir desidratação, que assume maior significação em pacientes predispostos, tais como idosos, debilitados e crianças muito jovens.

As evacuações pequenas, freqüentes e dolorosas, acompanhadas amiúde de eliminação de muco, sangue e pus, resultam de doença do cólon terminal ou reto (*disenteria*).

A *diarréia crônica* exibe todos os graus de intensidade. Os casos muito prolongados e acompanhados de *esteatorréia* podem conduzir a graves estados de desnutrição.

Um outro critério para classificação das diarréias é o *etiológico*. A etiologia do distúrbio, aliada à idade do paciente e ao estado de sua resistência orgânica, sela a gravidade do quadro clínico; portanto, uma completa investigação etiológica é amiúde de importância vital para a orientação terapêutica.

São as seguintes as principais causas de ***diarréia aguda:***

1) Fatores alimentares: ingestão excessiva de alimentos irritantes ou indigestos

2) Fatores tóxicos e medicamentosos: toxinas bacterianas, venenos químicos, antibióticos, antimetabólitos, catárticos

3) Fatores infecciosos: vírus (rotavírus, parvovírus, adenovírus e, raramente, enterovírus), bactérias invasivas (*Shigella, Vibrio para-hemolyticus, Salmonella typhi* e não *typhi, Escherichia coli* invasiva, *Yersinia, Campylobacter*), bactérias não invasivas (*Vibrio cholerae, Escherichia coli* enterotoxigênica, *Staphylococcus aureus* etc.), protozoários (ameba, giárdia)

4) Infestações helmínticas (ascaridíase, esquistossomose, triquinose)

5) Enterite regional (forma aguda)

6) Colite ulcerativa (forma aguda)

As bactérias capazes de provocar diarréia podem ser classificadas em dois grupos de acordo com seu mecanismo básico de patogenicidade: invasivas e não-invasivas (toxigênicas).

Bactérias invasivas. Estas bactérias colonizam o tubo gastrintestinal do hospedeiro, onde crescem, daí podendo invadir outros tecidos ou secretar exotoxinas. Nesse tipo de patogenicidade é indispensável que as bactérias se repliquem no intestino do hospedeiro. Esse grupo é exemplificado pelas *Shigellas, Salmonellas, Yersinia enterocolitica, Campylobacter jejuni* e alguns sorotipos de *Escherichia coli* (028, 028, 042, 0112, 0112, 0124, 0136, 0143, 0144, 0152 e 0164).

Bactérias toxigênicas. Estas bactérias atuam através de uma exotoxina que é secretada nos alimentos e que será posteriormente ingerida juntamente com estes, indo, então, exercer sua atividade patogênica no organismo humano. Tal mecanismo poderia ser classificado com mais propriedade como "intoxicação", pois não requer a presença de bactérias vivas no tubo gastrintestinal. São exemplos deste tipo de bactérias o *Clostridium difficile, Clostridium perfringens, Vibrio parahemoliticus, Staphylococcus aureus* e *Escherichia coli* enterotoxigênicas (enterotoxinas LT e ST).

Alguns serotipos da *Escherichia coli* enteropatogênica clássica não podem ser incluídos em nenhum dos grupos acima, já que seu mecanismo de patogenicidade não está definido. São os seguintes esses serotipos: 026, 055, 0111, 0114, 0119, 0125, 0126, 0127, 0142 e 0158. O sorotipo 0128 permanece ainda nos soros polivalentes usados em laboratório, mas é considerado atualmente pertencente ao grupo das *E. coli* enterotoxigênicas.

No tocante à ***diarréia crônica***, sua etiologia é extraordinariamente variada, não cabendo aqui fazer uma enumeração completa. Embora a etiologia possa ser de natureza funcional, deve-se cogitar sempre da possibilidade de doença orgânica grave. São as seguintes as principais causas de diarréia crônica:

Doenças do estômago. As únicas importantes são as que surgem após gastrectomia, isto é, síndrome de *dumping*, síndrome de alça aferente, gastroileostomia inadvertida, deficiência de enzimas pancreáticas.

Doenças do intestino delgado. Enterite regional, tuberculose ileocecal, estrongiloidíase, tumores (p. ex., carcinóide), pelagra.

Doenças do cólon. Colite ulcerativa, colite amebiana, cólon irritável, câncer do cólon e reto, colite granulomatosa (Crohn), diverticulite, adenoma viloso.

Diarréia de mediação humoral. Carcinóide, síndrome de Zollinger-Ellison, síndrome de cólera pancreática, carcinoma medular da tiróide, ganglioneuroma.

Doenças endócrinas. Hipertiroidismo, doença de Addison, *diabetes mellitus*.

Outras doenças. Uremia, hipertensão porta, insuficiência cardíaca congestiva, disdissacaridase (geralmente secundária), doença celíaca, fibrose cística do pâncreas (mucoviscidose), sensibilidade à proteína do leite de vaca, imunodeficiências.

Diagnóstico. Na maioria das vezes a *diarréia* aguda exibe uma evolução autolimitada ou responde prontamente à terapêutica instituída, o que limita muito a necessidade de exames laboratoriais. Quando necessários, os mais importantes são a coprocultura, o exame parasitológico das fezes e as dosagens de eletrólitos no plasma, estas últimas apenas quando existem sinais de desidratação. A retossigmoidoscopia mostra-se útil no diagnóstico de shigelose, colite amebiana e colite ulcerativa aguda, devendo ser executada já na primeira avaliação do paciente em todos os casos em que exista sangue nas fezes.

Nos *casos crônicos*, os dados de anamnese e os achados de exame clínico podem trazer subsídios importantes ao diagnóstico etiológico, mas este se baseia de maneira importante nas investigações laboratoriais e radiológicas. Os seguintes exames devem ser executados inicialmente:

Exame de fezes. A primeira preocupação deve consistir na pesquisa de protozooses intestinais (amebíase, giardíase), bem como infestações maciças de helmintos (estrongiloidíase, ascaridíase e outras), que constituem, inegavelmente, a causa mais freqüente de diarréia crônica em· nosso meio. Necessário se torna para tal fim a execução de meticulosos e repetidos exames parasitológicos de fezes, feitos por profissional competente, utilizando os vários métodos existentes para diagnóstico das diferentes parasitoses.

Pela microscopia pode-se notar a presença aumentada de fibras musculares mal digeridas, de grãos de amido e gordura, em material a fresco e após coloração pelo Lugol e Sudão III, o que pode denotar distúrbio da digestão ou absorção. Uma prática que se está generalizando consiste em solicitar do laboratório a pesquisa de piócitos nas fezes. Cabe lembrar a esse respeito que tal dado tem valor relativo, pois as bactérias capazes de causar aparecimento de leucócitos nas fezes não o fazem na totalidade dos casos. Alguns (p. ex., *Escherichia coli* enteropatogênicas clássicas) nunca promovem o aparecimento de leucócitos nas fezes, nem mesmo de sangue.

Coprocultura. O exame bacteriológico de fezes encontra sua utilização máxima no diagnóstico etiológico da gastroenterite aguda. Entretanto, em situações menos freqüentes, as bactérias que respondem por esta patologia podem ser responsabilizadas por diarréia de evolução crônica. Durante muito tempo numerosos pacientes exibindo quadro clínico altamente sugestivo de infecção intestinal, até com abundante eliminação de muco, pus e sangue nas fezes, tinham sua coprocultura negativa. Com o advento de novas técnicas laboratoriais passou-se a isolar das fezes de tais pacientes bactérias como *Campylobacter jejum* e *Yersinia enterocolítica*, às quais se passou a atribuir a capacidade de produzir quadros clínicos muito semelhantes aos de outros patógenos intestinais. Cabe salientar, aliás, que em determinadas ocasiões estas bactérias provocam sintomas que levam à suspeita de doença de Crohn ou mesmo colite ulcerativa. Cumpre salientar também a importância crescente que vem assumindo o *Clostridium difficile* como causa de colite pseudomembranosa induzida por medicamento.

Retossigmoidoscopia. É útil para a visualização direta das lesões de colite amebiana, tricuríase, colite ulcerativa e polipose múltipla situada no reto e na sigmóide. A biópsia retal é importante para o diagnóstico da esquistossomose.

Outros exames. Se as análises supracitadas não bastarem para esclarecer o diagnóstico, devem as pesquisas ter prosseguimento através de uma série de provas mais complexas destinadas ao estudo funcional do intestino delgado e do pâncreas, as quais são estudadas no item referente a Síndrome disabsortiva.

SÍNDROME DISABSORTIVA

A luz do intestino delgado representa uma enorme câmara em que se misturam as diversas substâncias nutritivas que vão ser absorvidas através do epitélio intestinal. Diz-se que há má absorção quando uma ou mais dessas substâncias deixam de transpor normalmente a mucosa do intestino, aparecendo nas fezes em quantidade aumentada. Na grande maioria dos casos, o defeito mais gritante e o principal responsável pelo aparecimento dos sintomas, é a diminuição da absorção de gorduras, podendo falar-se em *esteatorréia* quando se perdem pelas fezes mais de 5 por cento da gordura ingerida. Dessa forma, as expressões *síndrome disabsortiva* e esteatorréia praticamente se superpõem em sua significação clínica.

É de grande importância distinguir entre *digestão* e *absorção*, visto que a perda aumentada de elementos nutritivos pelas fezes pode refletir a desordem de um ou de outro fenômeno. A digestão abrange, como se sabe, o desdobramento ou hidrólise dos elementos nutritivos em moléculas menores com a finalidade de prepará-los para a absorção ou transporte através da parede intestinal, isto é, através de suas células. Cabe relembrar que os processos digestivos, em sua maioria, têm início no estômago, pelo ácido clorídrico e pepsina, prosseguindo no intestino delgado principalmente pela ação de enzimas pancreáticas, tais como lipase, amilase e tripsina. Em decorrência dessas atividades digestivas, os carboidratos são desdobrados em monossacarídios e dissacarídios; as proteínas em peptídios e aminoácidos; as gorduras em monoglicerídios e ácidos graxos. No adulto, é sob essas formas que os alimentos são, em sua maior parte, transportados através do epitélio intestinal. É importante assinalar, além disso, que os dissacarídios (lactose, sacarose, maltose e isomaltose) necessitam ainda ser desdobrados em seus componentes monossacarídicos (glicose, galactose e frutose), o que tem lugar no interior das microvilosidades das células epiteliais do intestino, por ação das dissacaridades aí existentes (lactase, maltase, sacarase e isomaltase).

São numerosos os distúrbios capazes de produzir má absorção:

Distúrbios da digestão. Insuficiência pancreática, insuficiência hepática e obstrução biliar, síndrome de Zollinger-Ellison, gastrectomia parcial ou total, deficiência de dissacaridases, uso de colestiramina.

Distúrbios da absorção. Espru não tropical (doença celíaca), espru tropical, linfomas, doença de Whipple, uso de medicamentos, álcool, enterite eosinofílica, mastocitose intestinal, a-beta-lipoproteinemia, linfangectasia idiopática primária, enterite actínica, síndrome do intestino curto (diminuição da superfície absortiva), amiloidose, sarcoidose, doença de Crohn, tuberculose intestinal, deficiência eletiva na absorção de aminoácidos (doença de Hartnup e outras), intolerância a monossacarídios, pericardite constritiva (perda entérica de proteínas).

Parasitoses e micoses. Giardíase, estrongiloidíase, coccidiose (isosporose), paracoccidioidomicose.

Proliferação bacteriana. Divertículos do duodeno e delgado, estenoses cicatriciais com dilatação a montante (doença de Crohn, tuberculose etc.), alça aferente da gastrectomia BII, esclerodermia, megabulbo e megaduodeno (doença de Chagas).

Outras causas. Falta de fator intrínseco, diabetes, hipogamaglobulinemia e deficiência de IgA, carcinóide, hipoparatiroidismo e pseudo-hipoparatiroidismo, hipertiroidismo, doença de Addison.

Estudo Diagnóstico

Dois são os sinais clínicos que devem levar à suspeita de má absorção: esteatorréia e emagrecimento. A esteatorréia caracteriza-se, como se sabe, por fezes esbranquiçadas, extremamente fétidas e de aspecto engordurado. Diante de um quadro desse tipo deve-se obedecer a uma rotina de exploração laboratorial, iniciando com os exames mais simples (parasitologia das fezes, coprocultura, pesquisa de sangue oculto, hemograma, retossigmoidoscopia), aos quais se acrescentarão outros mais complexos, destinados ao estudo funcional do intestino delgado e pâncreas.

São os seguintes os exames de maior utilidade na exploração de um quadro disabsortivo:

Dosagem química da gordura fecal
Prova da absorção da D-xilose
Estudo radiológico do intestino delgado
Biópsia do intestino delgado
Prova de Schilling para absorção da vitamina B_{12}
Prova da secretina-pancreozimina
Tempo de protrombina
Dosagem do cálcio sérico
Dosagem do colesterol sérico
Dosagem do ferro sérico
Dosagem da carotenemia

Tais exames, em sua maioria, indicam apenas a existência de uma anormalidade da função absortiva ou digestiva, poucos sugerindo claramente um diagnóstico específico. Assim, pois, torna-se freqüentemente necessário utilizar um conjunto de provas para poder se firmar o diagnóstico. A fim de ilustrar a utilidade das várias provas, a Tabela 27.1 (pág. 291) compara os achados típicos na doença celíaca, exemplo de distúrbio primário da absorção, e na insuficiência pancreática, exemplo de distúrbio primário da digestão.

Dosagem da gordura nas fezes. Tem a finalidade comprovar a existência de esteatorréia, indicativa de má absorção. Previamente, a pesquisa de esteatorréia em emulsões de fezes em soro fisiológico, com ou sem coloração por Sudam III, permite uma idéia aproximada do teor de gordura excretada, podendo, contudo, os aumentos discretos passar despercebidos. Serviria, quando muito, como triagem, procedendo-se à dosagem química naqueles casos em que houvesse evidência de excesso de gordura, com o que se reduziria substancialmente o trabalho do laboratório.

Para a dosagem de gordura, as fezes devem ser coletadas durante quatro dias. Apenas em casos excepcionais, e havendo diarréia, o período de colheita pode ser abreviado para dois ou três dias. Para maior segurança nos resultados, deve o paciente submeter-se, durante a prova e no dia anterior, a uma dieta com sobrecarga de gorduras, contendo em torno de 150g dessas substâncias. Isso se consegue na prática acrescentando à dieta habitual do paciente 90g de óleo, divididas, por exemplo, em duas parcelas de 45g, que correspondem, cada uma, a três colheres das de sopa.

Adultos normais excretam menos de 6-7g de gordura nas 24 horas. Com uma ingestão de 150g, isso corresponde a uma absorção superior a 90% da gordura ingerida, o que corresponde a uma gordura fecal inferior a 4 g/24 horas caso a ingestão seja de pelo menos 36g de gordura. Na criança com menos de 18 meses a absorção é normalmente superior a 80% da gordura ingerida. É desejável que a mãe forneça informações minuciosas relativas à dieta da criança durante a colheita das fezes, o que permitirá estabelecer uma relação entre a ingestão e a eliminação fecal.

Prova da D-xilose. A D-xilose é um monossacarídio (pentose) absorvido intacto pelo duodeno e jejuno proximal por difusão passiva e difusão facilitada. Após a absorção, uma pequena parte é metabolizada, sendo a maior parte excretada pelo rim nas primeiras 5 horas. O fato de não existir normalmente D-xilose no sangue, bem como o de apenas uma pequena fração dessa pentose ser metabolizada no fígado, constituem vantagens sobre as outras provas de absorção de carboidratos. A técnica consiste em administrar ao paciente, pela manhã, após jejum de 12 horas e tendo esvaziado previamente a bexiga, 5g de D-xilose dissolvidas em um copo de água, seguindo-se imediatamente a ingestão de outro copo para garantir diurese satisfatória. Recolhe-se toda a urina formada nas 5 horas subseqüentes, dosando-se a D-xilose excretada nesse período. Com essa dose de 5g a prova é um pouco menos sensível do que a feita com as 25g que eram aconselhadas inicialmente, mas com a vantagem de não ocorrerem náusea e diarréia. A prova é considerada decididamente anormal quando a quantidade de D-xilose existente na urina coletada é inferior a 1,2g, desde que a diurese tenha sido adequada e não haja insuficiência renal (boa densidade urinária e taxas normais de uréia e creatinina no sangue). A prova é quase sempre anormal nas jejunopatias primárias, mas raramente em outras causas de má-absorção. Em crianças a dose de D-xilose pode ser reduzida à metade (2,5g), ficando a excreção mínima normal em 0,5g nas 5 horas.

Exploração radiológica do trato gastrintestinal. A colaboração de um radiologista experimentado constitui auxílio extremamente útil no estudo etiológico de uma síndrome disabsortiva. Calcificações pancreáticas, deformidades do arco duodenal, doenças granulomatosas difusas do intestino delgado, fístulas, divertículos, pólipos, áreas ulceradas, estenose e obstrução, todas essas alterações podem ser identificadas pelas modernas técnicas radiológicas, que proporciona, além disso, informações de grande utilidade no acompanhamento dos casos e reavaliação dos resultados da terapêutica instituída.

Todo paciente apresentando má absorção deve ser submetido à exploração radiológica do intestino delgado e, em muitos casos, do esôfago, estômago e cólon. Às vezes o exame do estômago e do cólon denuncia a presença de certos distúrbios, como sejam gastroileostomia, escleroderma, colite ulcerativa e fístulas intestinais. O achado radiológico típico de má absorção no intestino delgado é constituído de fragmentação anormal e floculação (*clumping*) da coluna baritada, espasmo de extensão variável e estreitamento da luz, o que dá lugar a uma imagem panorâmica de múltiplos segmentos baritados que interrompem a continuidade da coluna.

Cabe mencionar aqui, também, o estudo radiológico do delgado após ingestão de lactose, descrito por Gridman-Höyer, cujos resultados são muito característicos na intolerância àquele dissacarídio.

Estudo radiológico do delgado após ingestão de lactose. Trata-se de uma prova extremamente simples e de grande utilidade no diagnóstico de intolerância à lactose, descrita por Gridman-Höyer em 1970. Consiste tal prova num estudo radiológico do abdômen feito uma hora após o paciente ter ingerido 120ml de contraste (Micropaque) com 25g de lactose. Tal estudo é comparado outro feito anteriormente sem lactose. Sendo normal a absorção, o acréscimo da lactose não modifica o aspecto radiológico. Havendo deficiência de lactase, observa-se uma alteração típica do padrão radiológico, motivada por diluição do contraste pelo líquido que aflui ao interior do delgado, bem como pela dilatação das alças e aceleração do trânsito (o contraste alcança o cécum em menos de uma hora, quando normalmente o faz em duas a quatro horas).

Biópsia do intestino delgado. Permite o estudo histopatológico da mucosa e a dosagem histoquímica de enzimas. Têm sido descritas anormalidades histopatológicas características nas seguintes afecções: sprue não tropical (doença celíaca da criança), abetalipoproteinemia, doença de Whipple, linfangiectasia intestinal, escleroderma e amiloidose. A dosagem histoquímica de enzimas pode evidenciar deficiência de lactase ou de sacarase-isomaltase, esta a última extremamente rara no adulto.

Podem ser encontradas larvas de estrongiloides na espessura da mucosa.

A doença celíaca caracteriza-se pela atrofia das vilosidades, com achatamento das mesmas e áreas de desaparecimento total. Na doença de Whipple observa-se na mucosa a presença de macrófagos contendo volumosos grânulos citoplasmáticos que adquirem brilhante coloração de fucsina com a técnica de Schiff ou PAS (tratamento dos cortes com ácido periódico e exposição ao reativo de Schiff); além desses macrófagos PAS-positivos, há também linfáticos dilatados e certo grau de achatamento das vilosidades. Na linfangiectasia intestinal existem vasos linfáticos dilatados e telangiectásicos na lâmina própria e na submucosa; tal deformidade linfática pode levar as vilosidades a assumirem a forma de vaqueta de tambor.

Prova de Schilling para absorção de vitamina B_{12}. É útil para esclarecer se a má absorção se deve a distúrbio gástrico ou do intestino delgado. Administra-se por via oral dose padrão de vitamina B_{12} marcada com ^{60}Co, fazendo-se, em seguida, uma injeção intramuscular de 1.000mcg de vitamina não marcada (para saturar a capacidade de captação do plasma e do fígado). Dosa-se, então, a radiatividade na urina eliminada nas 24 horas subseqüentes. Valores subnormais podem significar diminuição ou ausência de produção de fator intrínseco (gastrite atrófica, ressecções gástricas), competição bacteriana pelo hematínico na luz intestinal (síndrome de alça cega) e alterações anatômicas ou ressecção

Tabela 27.1
Provas Utilizadas no Diagnóstico da Síndrome Disabsortiva*

Provas	*Achados típicos*		*Comentários*
	Má absorção (d. celíaca)	*Má digestão (insuficiência pancreática)*	
Dosagem da gordura fecal	> 6 g/24 horas	> 6 g/24 horas	Melhor prova para firmar a presença de esteatorréia
Absorção da D-xilose	↓	Normal	Boa prova de triagem para absorção dos carboidratos
RX do intestino delgado	Quadro de má absorção	Normal ou quadro disabsortivo mínimo; às vezes calcificação pancreática	
Biópsia do intestino delgado	Anormal	Normal	Pode estabelecer diagnóstico preciso em alguns casos
Prova de Schilling	Freqüentemente	Geralmente normal	Útil para determinar se a má absorção da vitamina está ligada a distúrbio intestinal ou gástrico
Secretina-pancreozimina	Normal	Anormal	De difícil execução em nosso meio
Cálcio sérico	Freqüentemente ↓	Geralmente normal	
Albumina sérica	Freqüentemente ↓	Geralmente normal	Teores baixos de albumina e globulina fazem pensar em enteropatia perdedora de proteína
Colesterol sérico	↓	Freqüentemente ↓	Geralmente diminuído em presença de esteatorréia
Ferro sérico	Freqüentemente ↓	Normal	Valores baixos podem refletir reservas corporais diminuídas
Caroteno sérico	↓	Geralmente ↓	Prova de triagem de algum valor para má absorção
Tempo de protrombina	Freqüentemente ↓	Freqüentemente ↓	

**Adaptado de NJ Greenberger e KJ Isselbacher, em Harrison's Principies of Internal Medicine, McGraw-Hill, 1983.*

do íleo terminal. A elevação da radiatividade urinária a níveis normais em prova repetida com a administração simultânea de vitamina B_{12} + F.I. e de vitamina B_{12} + tetraciclina (oral) fala, respectivamente, a favor da primeira ou da segunda das eventualidades citadas. Os valores normais correspondem a uma radiatividade urinária entre 5 e 12% da dose ingerida. A persistência de radiatividade pela associação, seja de F.I. ou de tetraciclina, à vitamina B_{12} marcada, denota patologia de íleo terminal.

Prova da secretina-pancreozimina. É a melhor prova para estudo das condições funcionais do pâncreas, mas sua execução fica impossibilitada em nosso meio pela falta do material necessário à sua execução.

Cálcio, albumina, colesterol, ferro e caroteno séricos. Teores diminuídos dessas substâncias reforçam a suspeita de um estado disabsortivo, embora não tenham valor no diagnóstico diferencial.

Os carotenóides são constituintes normais da alimentação e sua presença no plasma depende inteiramente da ingestão alimentar. Wenger (1957) dá como normais os valores entre 70 e 120mcg por 100ml de plasma, considerando níveis situados entre 30 e 70mcg como índices de disabsorção moderada e abaixo de 30mcg como de disabsorção grave ou depleção dietética. Tendo em vista os achados de Granato no Serviço do Prof. Clementino Fraga, consideramos normais as taxas superiores a 40mcg; entre 20 e 40 há disabsorção moderada e abaixo de 20, disabsorção grave.

A dosagem é feita pelo método espectrofotométrico de Kimble, sendo a prova de fácil execução e pouco dispendiosa.

Tempo de protrombina. Representa uma prova muito importante, pois os pacientes com má absorção podem exibir tendência hemorrágica devida à carência de vitamina K. Se a redução da atividade protrombínica depender de má absorção, deve mostrar-se prontamente corrigível pela administração parenteral de vitamina K.

ICTERÍCIA

O acúmulo de bilirrubina no plasma representa, como se sabe, a base humoral da icterícia. A bilirrubina é um pigmento que resulta da degradação do heme, mais precisamente da protoporfiiina IX, componente do grupo prostético das hemoproteínas, entre as quais se encontra a hemoglobina. Normalmente formam-se de 250 a 350mg de bilirrubina em 24 horas. Mais de 80% desse total deriva-se da hemoglobina liberada da destruição das hemácias circulantes pelo SRE do baço, medula óssea e fígado; o restante provém de outras hemoproteinas, especialmente citocromos.

A bilirrubina por ser uma substância insolúvel na água, circula no plasma ligada à albumina. No fígado é captada pelo hepatócito e transportada até o retículo endoplásmico liso onde, por ação de uma enzima específica – a glicuronil-transferase, conjuga-se ao ácido glicurônico. Dessa glicuronização resulta uma substância hidrossolúvel e atóxica, o diglicuronato de bilirrubina, que pode ser facilmente excretado para os canalículos hepáticos, donde é levado para o intestino como um componente da bile.

Uma pequena parcela da bilirrubina conjugada retorna ao plasma; assim, a bilirrubina encontra-se no plasma sob duas formas: a) bilirrubina livre (não esterificada) e b) bilirrubina conjugada (diglicuronato de bilirrubina). Conforme já ficou dito, o diglicuronato é solúvel em água, ao passo que a bilirrubina livre é insolúvel, circulando esta, por isso, ligada às proteínas plasmáticas, especialmente à albumina.

No trajeto da bilirrubina do sangue até a bile, o momento mais crítico e que regula a velocidade do processo é o da excreção canalicular, cuja reserva funcional é muito grande quando o fígado está normal. Isso explica por que a hiper-hemólise em pacientes sem hepatopatia prévia produz apenas discreto aumento da bilirrubinemia.

É importante a noção de que a forma conjugada da bilirrubina (fração direta na reação de Van den Bergh, solúvel em água) é eliminada pelo fígado e pelo rim; a forma não-conjugada (fração indireta) não o é nem por um nem pelo outro. Isso esclarece várias ocorrências fisiopatológicas de considerável importância clínica: a) na insuficiência de glicuronil-transferase (p. ex., icterícia fisiológica do recém-nascido) ocorre hiperbilirrubinemia porque a bilirrubina indireta não se transforma em direta; b) nesse tipo de icterícia, bem como na hiperbilirrubinemia causada por hiper-hemólise, não há eliminação urinária de bilirrubina (a urina permanece clara) porque nesses casos o pigmento retido no sangue é de tipo indireto; c) nas icterícias causadas por lesão hepatocelular ou hepatocanalicular, bem como na obstrução biliar externa, está presente a eliminação urinária de bilirrubina (urina escura), já que o pigmento retido é de tipo direto.

Classificação das Icterícias

Para fins de classificação, as icterícias podem ser distribuídas inicialmente em dois grandes grupos, conforme a bilirrubina predominante no plasma seja do tipo *conjugado* (bilirrubina direta) ou *não-conjugado* (bilirrubina indireta).

As icterícias causadas predominantemente por bilirrubina não-conjugada podem dever-se a: a) aumento da produção de bilirrubina (hiper-hemólise); b) defeito de captação da bilirrubina; c) defeito de conjugação da bilirrubina.

As icterícias causadas predominantemente por bilirrubina conjugada incluem três grupos: a) hepatocelular; b) hepatocanalicular (colestase intra-hepática); c) por obstrução biliar extra-hepática (colestase extra-hepática).

Icterícia por aumento da produção de bilirrubina. Qualquer patologia que leve à hemólise (intra ou extravascular) ou ocasione eritropoese ineficiente pode causar icterícia. As doenças hemolíticas manifestam-se geralmente por anemia, saturação da haptoglobina sérica, reticulocitose, proliferação eritroblástica da medula óssea etc.; em pacientes com função hepática normal, entretanto, a doença hemolítica não produz altos níveis de bilirrubinemia, já que o fígado normal tem capacidade de metabolizar uma quantidade de bilirrubina até quatro vezes aquela que resulta da degradação normal das hemácias.

Icterícia por captação deficiente de bilirrubina. Incluem-se aqui a síndrome de Gilbert e certas icterícias causadas por drogas. A síndrome de Gilbert manifesta-se por concentrações de bilirrubina não-conjugada em torno de 5mg/

dl. Existem dúvidas sobre o mecanismo fisiopatológico dessa síndrome. Alguns autores sugerem que seja por deficiência de glicuronil-transferase e outros por alteração do mecanismo de captação da bilirrubina pela ligandina e pela proteína Z. Geralmente os pacientes são assintomáticos e não se evidenciam alterações nas provas de função hepática, inclusive no teste da BSP e no exame histológico da biópsia hepática por microscopia óptica. Esta síndrome é benigna, não progressiva e não associada com hepatite crônica ativa ou cirrose. Ela pode ser encontrada em várias situações: tirotoxicose, insuficiência cardíaca congestiva, doença hemolítica compensada após derivação porto-cava.

O ácido flavaspídico e agentes colecistográficos agem basicamente da mesma maneira, competindo com a bilirrubina e a BSP na ligação com a ligandina e a proteína Z, produzindo desta forma elevação da bilirrubina não conjugada.

Icterícia por conjugação deficiente da bilirrubina. Incluem-se aqui a síndrome de Crigler-Najjar, a icterícia fisiológica do recém-nascido, a síndrome de Lucey-Driscoll e a icterícia pelo leite materno.

A síndrome de Crigler-Najjar, conhecida também como icterícia não-hemolítica congênita, é dividida em dois tipos: I e II. No tipo I a hiperbilirrubinemia excede 20mg/dl e deve-se à ausência total, no hepatócito, da enzima UDP-glicuronil-transferase, do que resulta um kernicterus inevitável com alta mortalidade na infância e bile incolor. Não existe melhora da hiperbilirrubinemia com administração prolongada de fenobarbital. No tipo II a bilirrubina não conjugada geralmente não ultrapassa 20mg/dl e raramente surgem manifestações de kernicterus. Ocorre acentuada diminuição da icterícia com o uso de fenobarbital.

Um retardo no desenvolvimento da atividade normal da glicuronil-transferase é a explicação mais aceita para a hiperbilirrubinemia não-conjugada do recém-nato (icterícia fisiológica do recém-nascido). Estudos experimentais também demonstram que a demora da maturação da ligandina, a hemólise e o aumento da absorção intestinal da bilirrubina não-conjugada também podem ser importantes na fisiopatogenia desta síndrome.

A síndrome de Lucey-Driscoll é uma icterícia neonatal familiar transitória. A hiperbilirrubinemia é grave, podendo levar ao kernicterus. Um fator ainda não identificado, possivelmente um esteróide, é encontrado no sangue das mães no último trimestre da gravidez. Este fator inibe, *in vitro,* a glicuronil-transferase, e os seus níveis tendem a cair rapidamente após o parto, tanto na mulher como no recém-nascido.

Está provado que o pregnanediol encontrado no leite de algumas mulheres inibe a glicuronil-transferase provocando dessa maneira hiperbilirrubinemia não-conjugada no recém-nascido, que cede com a suspensão da ingestão do leite materno (após 3 a 12 dias).

Icterícia por dano hepatocelular. Este tipo de icterícia deve-se a lesões parenquimatosas, como as causadas por vírus, algumas drogas, álcool etc.

Icterícia por dano hepatocanalicular. A icterícia hepatocanalicular, também conhecida como colestase intra-hepática, é uma forma de doença intra-hepática que produz alterações semelhantes à icterícia obstrutiva pós-hepática. As causas das icterícias desse tipo podem ser genéticas ou adquiridas. Entre as primeiras

Tabela 27.2
Classificação das Icterícias (apud Thompson)

Bilirrubina predominante no sangue	*Diagnóstico anatômico*	*Alteração fisiológica*	*Exemplos etiológicos*
Não conjugada	Pré-hepática	Aumento da produção de bilirrubina	Hiper-hemólise Icterícia diseritropoética Portiria eritropoética congênita Anemia perniciosa Talassemia minor
	Hepática	Defeito de captação e Transporte	Síndrome de Gilbert Ácido flavaspídico Contrastes radiológicos Rifamicina
		Defeito de conjugação	Icterícia dos recém-natos Síndrome de Crigler-Najjar Síndrome de Lucey-Driscoll 3,20-Pregnanediol Novobiocina
Conjugada	Hepática	Colestase intra-hepática	Drogas Gravidez Vírus da hepatite Álcool Cirrose biliar primária
		Defeito na excreção de Bilirrubina	Síndrome de Dubin-Johnson Síndrome de Rotor
		Lesão hepatocelular	Hepatites Cirroses
	Pós-hepática	Colestase extra-hepática	Litíase biliar Carcinoma

situam-se a síndrome de Dubin-Johnson e a síndrome de Rotor, que exibem bilirrubinemia persistentemente elevada, com predominância da fração conjugada, devido a um defeito no transporte do pigmento através da membrana canalicular, após sua conjugação.

A colestase intra-hepática recorrente benigna aparece em mulheres grávidas e se caracteriza por uma icterícia leve usualmente acompanhada ou precedida de prurido com elevação da fosfatase alcalina e as outras provas hepáticas normais. Essa entidade clínica pode ser reproduzida em mulheres que fazem uso de contraceptivos orais que contenham estrogênio. A icterícia desaparece logo após o parto e com a suspensão do contraceptivo oral.

A icterícia na gravidez pode resultar de uma variedade enorme de fatores e doenças. A excreção hepática está normalmente reduzida na última metade da gravidez, podendo ocasionar com isso o aparecimento de icterícia em mulheres previamente anictéricas mas portadoras de doença hepática.

A colestase intra-hepática independente da gravidez é uma entidade clínica de múltiplas causas, de fisiopatologia pouco conhecida e com variáveis manifestações clínicas. Existe predomínio da bilirrubina conjugada com grandes variações em seus níveis séricos, podendo chegar até 40mg/dl. O grau de icterícia e sua duração variam de acordo com o fator etiológico; há aumento da fosfatase alcalina e colesterol; os níveis da GOT e GPT não ultrapassam geralmente 500 un/ml.

Icterícia por obstrução biliar extra-hepática. As principais causas são representadas pelos cálculos, estenose, tumores e compressões extrínsecas.

Diagnóstico Etiológico

O diagnóstico etiológico de uma icterícia pode freqüentemente ser firmado com razoável segurança em bases puramente clínicas. E o caso, por exemplo, da hepatite virótica, que constitui, por sinal, a causa mais freqüente de icterícia nas crianças acima de dois anos e nos adultos jovens. Não raro, porém, defronta-se o clínico com grandes dificuldades na elucidação etiológica de uma icterícia, o que ocorre com particular freqüência na discriminação entre as colestases intra-hepáticas (formas hepatocanaliculares) e as colestases produzidas por obstáculos extra-hepáticos (icterícias cirúrgicas).

Em qualquer circunstância, entretanto, revela-se o laboratório um recurso indispensável, seja para confirmar um diagnóstico já suspeitado, seja para acompanhar as particularidades evolutivas da doença, seja ainda para decidir a elucidação etiológica de casos mais difíceis.

A seleção dos recursos diagnósticos a serem utilizados em cada caso deve fundamentar-se nas indicações oferecidas pelo exame clínico do paciente. Cabe considerar em primeiro lugar a cor da urina e das fezes. Duas são as possibilidades quanto a esses sinais:

1) urina clara e fezes normais ou hipercoradas, o que indica não haver distúrbio do fluxo biliar

2) urina escura e fezes descoradas, o que atesta distúrbio do fluxo biliar

1) No primeiro caso, isto é, não havendo distúrbio do fluxo biliar, cabe pensar inicialmente na existência de *hiper-hemólise* (anemias hemolíticas) e depois, se afastada tal hipótese, nos defeitos congênitos de captação e transporte da bilirrubina pelos hepatócitos e na insuficiência da glicuronil-transferase.

2) No segundo caso, isto é, havendo distúrbio do fluxo biliar, duas hipóteses surgem desde logo: a) existe *degeneração hepatocelular* (ou seja, hepatite ou cirrose); b) existe *obstrução das vias biliares* (isto é, colestase), que pode ser intra-hepática ou extra-hepática.

Diante de um paciente ictérico com ***urina clara*** e fezes normais ou hipercoradas, cabe documentar a existência de hiper-hemólise. É o seguinte o quadro laboratorial das ***icterícias hemolíticas*** (melhor dizendo, das anemias hemolíticas):

a) Anemia normocítica normocrômica

b) Presença de anomalias estruturais das hemácias (esferócitos, células em alvo, ovalócitos etc.)

c) Sinais de regeneração eritróide, tais como reticulocitose, policromasia e eritroblastose

d) Ferro sérico aumentado (devido à destruição de hemácias)

e) Bilirrubinemia total aumentada, à custa da bilirrubina indireta

f) Urobilinogênio urinário normal ou pouco aumentado

g) Pigmentos biliares ausentes na urina (podendo estar presentes se a bilirrubina exceder 8mg/dl)

h) Transaminase oxalacética discretamente aumentada (devido à destruição das hemácias, que contêm essa enzima).

Caso se confirme a existência de hiper-hemóiise, cabe esclarecer a entidade patológica em causa, o que exige a execução de alguns outros exames hematológicos especializados, tais como a prova de fragilidade osmótica das hemácias, estudo da sobrevida das hemácias com Cr radioativo, dosagens enzimáticas, prova de afoiçamento das hemácias, eletroforese da hemoglobina, prova de Coombs direta e indireta, pesquisa de hemolisinas quentes e frias, etc.

Se a hiper-hemólise não for confirmada, entram em cogitação os defeitos congênitos de captação e transporte da bilirrubina pelos hepatócitos e a insuficiência da glicuronil-transferase (ver item Classificação das icterícias).

Em pacientes ictéricos com ***urina escura*** e fezes descoradas pode existir, como já foi visto, degeneração hepatocelular ou obstrução das vias biliares.

As ***icterícias hepatocelulares*** caracterizam-se pelo seguinte quadro laboratorial:

a) Bilirrubinemia elevada (direta e indireta)

b) Bilirrubina presente na urina

c) Urobilinogênio urinário aumentado

d) Estercobilinogênio diminuído fugazmente na hepatite aguda (exame não utilizado na rotina clínica)

e) Ferro sérico aumentado nas hepatites (não nas hepatopatias crônicas)

f) Enzimas celulares (transaminases etc.) muito aumentadas (ver Capítulo 22)

g) Enzimas ligadas à membrana (fosfatase alcalina etc.) normais ou exibindo elevação discreta e transitória (ver Capítulo 22)

h) Colinesterase diminuída nas lesões hepatocíticas graves

i) Atividade protrombínica diminuída

j) Ésteres do colesterol diminuídos (o colesterol total pode permanecer normal)

k) Antígeno Au (HBsAg) positivo na fase aguda da hepatite B e na hepatite crônica ativa

l) Eletroforese das proteínas séricas: nas hepatopatias crônicas diminuição de albumina e aumento de gamaglobulina (pouco alteradas nas hepatopatias agudas)

É o seguinte o quadro laboratorial nas ***obstruções das vias biliares (colestase)***:

a) Bilirrubina total elevada (a direta mais do que a indireta)

b) Bilirrubina presente na urina

c) Urobilinogênio urinário diminuído ou ausente

d) Estercobilinogênio fecal diminuído ou ausente (exame não utilizado na rotina clínica)

e) Ferro sérico normal

f) Enzimas celulares (transaminases etc) normais ou pouco aumentadas (ver capítulo 23)

g) Enzimas ligadas à membrana (fosfatase alcalina etc) muito elevadas (ver capítulo 23)

h) Atividade protrombínica diminuída, corrigível pela administração parenteral da vitamina K

i) Colesterol total aumentado

Métodos diagnósticos na icterícia prolongada. A icterícia prolongada representou sempre para o clínico um árduo problema diagnóstico, já que lhe cabia discriminar, apenas com dados clínicos e laboratoriais, entre lesão hepatocelular e icterícia obstrutiva extra-hepática. Tal dificuldade resultou sempre em muitas intervenções cirúrgicas desnecessárias, quando se buscava uma causa obstrutiva em pacientes que na realidade sofriam de lesão hepatocelular; o contrário também ocorria, quando se ficava aguardando demasiadamente a resolução espontânea de casos que eram causados na realidade por processos obstrutivos merecedores de tratamento cirúrgico. Com o advento da *ultra-sonografia* a situação modificou-se radicalmente, já que este método de exame oferece grande segurança na identificação de dilatação da árvore biliar, aspecto típico das icterícias obstrutivas extra-hepáticas, permitindo também detectar a existência de cálculos e tumores (exceto no colédoco terminal). Esse exame permite o diagnóstico correto em mais de 95% desses casos.

Os raros casos de icterícia obstrutiva extra-hepática que passam despercebidos ao exame ultra-sonográfico restringem-se àqueles que fogem à regra, ou seja, as icterícias obstrutivas desacompanhadas de dilatação da árvore biliar ou então as colestases intra-hepáticas acompanhadas de dilatação biliar devida a outra causa. A experiência clínica revela que é mais comum uma colestase intra-hepática simular uma icterícia obstrutiva extra-hepática do que o contrário, isto é, uma icterícia obstrutiva extra-hepática simular uma colestase intra-hepática.

Do ponto de vista ultra-sonográfico, a primeira coisa a se fazer é verificar a existência de uma icterícia obstrutiva (dilatação da árvore biliar, existência de cálculo ou tumor). A seguir, tenta-se avaliar o nível da obstrução e por fim a sua causa. Esta raramente pode ser apontada com segurança pela US, capaz, entretanto, de pelo menos orientar qual o próximo exame a ser realizado. Se a obstrução for mais alta, está indicada a *colangiografia percutânea*; se mais baixa, cabe preferir a *colangiografia retrógrada*, endoscópica, que é, entretanto, um exame dispendioso e só disponível nos grandes centros (o que acontece também com a tomografia computadorizada e a ressonância magnética). Num caso suspeito de icterícia obstrutiva extra-hepática, não se dispondo de colangiografia retrógrada, é válido para muitos especialistas tentar a colangiografia percutânea mesmo que a árvore biliar não se mostre dilatada à ultra-sonografia.

A colangiografia retrógrada endoscópica permite a visualização das vias biliares em 70-80% dos casos sem dilatação. Esse método permite observar o esôfago, estômago, duodeno (com a papila) e colher material para estudo histopatológico. Apresenta ainda a vantagem de permitir a visualização do canal pancreático (pancreatografia), possibilitando o diagnóstico do câncer do pâncreas, pancreatite crônica e carcinoma da papila de Vater.

Esse método pode ser empregado também com finalidade terapêutica em pacientes que apresentam cálculo no colédoco terminal, situação em que a papilotomia endoscópica pode, amiúde, substituir a cirurgia. A principal complicação da colangiografia endoscópica é a infecção.

Quando os níveis de bilirrubina conjugada não ultrapassam 3mg/dl pode-se tentar a opacificação dos ductos biliares por meio da colangiografia venosa.

A *laparoscopia com biópsia* constitui exame decisivo para o diagnóstico das hepatites crônicas, cirroses, tumores do fígado (primário ou metastático), metástases no peritônio etc. Não é bom exame para diagnóstico diferencial entre colestase intra- e extra-hepática. A laparoscopia possibilita biópsia hepática dirigida, diferente da punção-biópsia às cegas (atualmente auxiliada pela ultrasonografia e tomografia computadorizada, que permitem localizar a área a ser biopsiada).

Esta punção-biópsia às cegas constitui exame de valor quando a hepatopatia é difusa e uniforme. De modo geral admite-se que é mais seguro executar a biópsia hepática através de laparoscopia do que às cegas.

Cabe assinalar que a icterícia hepatocelular aguda raramente necessita biópsia hepática para orientação clínica.

Diante de uma colestase que se agrava progressivamente, não se dispondo dos recursos especializados acima referidos, cabe examinar a indicação de uma laparotomia exploradora desde que a avaliação clínica aponte no sentido de uma obstrução mecânica. Toda atenção deve ser prestada, entretanto, para evitar uma operação em paciente com hepatite colestática virótica ou alcoólica.

ABDÔMEN AGUDO

(Ver também Capítulo 33, itens Traumatismo abdominal, Obstrução intestinal, Íleo paralítico, Apendicite aguda, Peritonite aguda, Pancreatite aguda, Divertículo de Meckel, Enterite regional, Doença diverticular do cólon, Colecistite aguda).

A dor abdominal aguda constitui uma das principais fontes de preocupação e ansiedade para o médico, muito especialmente quando está examinando uma criança, que dificilmente colabora nas manobras semióticas e cujas informações raramente são precisas e dignas de confiança. A elucidação etiológica de uma dor abdominal aguda envolve sempre grave responsabilidade pois um erro diagnóstico pode conduzir a um desastre de conseqüências fatais. Diante de um quadro abdominal agudo é indispensável que o médico se mantenha atento às inúmeras ciladas que lhe rondam os passos, devendo ter em mente que os erros podem ocorrer nos dois sentidos, isto é, não indicar uma operação num caso cirúrgico e encaminhar ao cirurgião uma crise abdominal não cirúrgica.

Evidentemente, a responsabilidade pode a qualquer momento ser dividida com um cirurgião, mas, por motivos óbvios, tal colaboração só deve ser solicitada quando o clínico estiver solidamente convencido da possibilidade de indicação cirúrgica para o caso.

A *expressão abdômen agudo* tem uma significação clínica um tanto imprecisa e se aplica, de maneira geral, a qualquer quadro abdominal doloroso agudo de causa não claramente identificada e que implique, potencialmente, uma intervenção cirúrgica de urgência. Tal quadro pode surgirem plena saúde ou vir a complicar um estado patológico preexistente. Inicialmente, essa expressão foi empregada por Zachary Cope em acepção estrita, isto é, designando síndromes abdominais dolorosas cuja evolução para o óbito só poderia ser detida pela intervenção cirúrgica imediata. Entretanto, existem condições abdominais agudas que não requerem tratamento cirúrgico mas que podem simular uma doença de natureza cirúrgica e levar a uma indicação operatória equivocada. São exemplos típicos dessas eventualidades a pancreatite aguda, a forma pseudo-oclusiva da cólica nefrítica e a síndrome peritoneal da acidose. Esses casos poderiam ser rotulados de "abdômen agudo clínico".

Mas as dificuldades não ficam aí, pois existem numerosas condições patológicas situadas fora da área abdominal que vez por outra se exteriorizam através de dor localizada claramente no abdômen. Essas condições também podem ser tomadas por afecções cirúrgicas e também conduzir a indicações operatórias errôneas. Tais casos podem ser denominados de "falso abdômen agudo" e os exemplos mais comuns são a pneumonia lobar, o pleuriz de base e o infarto do miocárdio, entre outros.

Evidentemente, um quadro típico de cólica nefrítica ou biliar ou uma doença inflamatória pelviana dificilmente criarão dificuldades quanto ao diagnóstico diferencial com doenças cirúrgicas. Aliás, por meio de um exame acurado e precoce, o médico experiente e afeito aos problemas de Pronto Socorro pode excluir da etiqueta genérica de "abdômen agudo" muitas condições cirúrgicas agudas, o que ocorre, por exemplo, quando firma um diagnóstico categórico de úlcera péptica perfurada, apendicite aguda ou prenhez tubária rota. Inegavelmente, o fator que mais contribui para a configuração do quadro enigmático de abdômen agudo é o exame tardio do enfermo.

São os seguintes os principais tipos de patologia abdominal aguda:

– por inflamação (p. ex., apendicite aguda, colecistite aguda, pancreatite aguda, diverticulite aguda)

– por perfuração de víscera oca (p. ex., úlcera péptica perfurada, perfuração de divertículo de Meckel, perfuração intestinal tífica)

– por hemorragia na cavidade abdominal (p. ex., ruptura de víscera maciça, prenhez ectópica rota)

– por oclusão vascular aguda (p. ex., da artéria mesentérica superior, do tronco celíaco)

– por obstrução intestinal (p. ex., bridas, volvo, invaginação)

– por torção de órgão normal ou tumor pediculado (p. ex., anexos do útero, cisto do ovário)

Hemograma. Uma leucocitose neutrófila acompanhada ou não de desvio para esquerda é a regra nas condições abdominais inflamatórias (apendicite, colecistite, diverticulite, peritonite, enterite regional, pancreatite), ocorrendo inclusive na perfuração intestinal e peritonite da febre tifóide; o mesmo achado surge na oclusão vascular mesentérica, obstrução intestinal e invaginação com gangrena. A leucocitose é geralmente discreta (10.000-12.000/mm^3), mas pode mostrar-se mais elevada (20.000-30.000/mm^3).

Num quadro abdominal agudo, um hemograma com leucocitose moderada (até 12.000/mm^3), ausência de desvio para esquerda e presença de apenas escassos neutrófilos com granulações tóxicas, sugere que não se trata de caso cirúrgico urgentíssimo, havendo possibilidade de uma observação clínica mais prolongada. Nesses casos, o agravamento do quadro hematológico, isto é, o aparecimento de intensa leucocitose com acentuado desvio para esquerda, pode significar formação de abscesso.

Na febre tifóide, a substituição da leucopenia por uma leucocitose é típica da ocorrência de perfuração intestinal seguida de peritonite.

Na interpretação do hemograma é importante levar em consideração a idade do paciente. Por exemplo, em pacientes idosos (ou muito debilitados), uma contagem normal de leucócitos é perfeitamente compatível com a presença de peritonite. Nas crianças, deve ser lembrado que o número de linfócitos supera o de granulócitos até a idade de 3-5 anos.

Exame de urina. A hematúria é achado freqüente na cólica nefrítica. A piúria (ou leucocitúria) orienta no sentido de infecção urinária. A glicosúria pode indicar uma complicação ligada ao pâncreas (pancreatite, acidose diabética).

Dosagem de enzimas no soro. A amilase sérica mostra-se aumentada na pancreatite aguda (acima de 500 unidades Somogyi, às vezes 2.000 a 4.000 unidades). A elevação é transitória, aumentando durante as primeiras 24-30 horas para baixar nas 24-48 subseqüentes. Também se observa elevação da amilase sérica na úlcera péptica perfurada, obstrução intestinal e colecistite aguda.

A lipase sé rica mostra-se igualmente aumentada na pancreatite aguda; sua elevação é mais lenta e persistente do que a da amilase.

Dosagem da amilase na urina. A amilase urinária está aumentada na pancreatite aguda; sua dosagem exige urina de 24 horas e proporciona resultados pouco satisfatórios.

Exames bioquímicos no sangue. É freqüente no abdômen agudo haver hemoconcentração e desequilíbrios eletrolíticos de graus variáveis. Na pancreatite aguda pode haver hiperglicemia, hiperbilirrubinemia, hiperazotemia e hipocalcemia; esta última guarda estreita relação com a gravidade da pancreatite, atingindo sua maior intensidade em torno do 6º dia; a presença de tetania é sinal de mau prognóstico.

Na colecistite aguda podem ser encontradas taxas de bilirrubina total de 1-4mg/dl na ausência de obstrução do colédoco.

Estudo radiológico. Um sinal importante a ser procurado é a presença de gás na cavidade peritoneal, indicativa de ruptura de víscera oca. Na perfuração de úlcera péptica, uma chapa simples em posição erecta mostra presença de gás em uma ou em ambas as cúpulas diafragmáticas, em 50% dos casos, já ao cabo de 6 horas, elevando-se essa percentagem à medida que o tempo passa. Para demonstrar a perfuração pode-se introduzir no estômago, por meio de sonda, um contraste radiológico hidrossolúvel, do tipo do Gastrografin.

Nas perfurações do intestino delgado, os sinais radiológicos estão geralmente ausentes; o pneumoperitônio raramente é observado porque o delgado no adulto é quase sempre destituído de gás e as alças estão coladas entre si.

As perfurações do cólon produzem grande pneumoperitônio, além de líquido na cavidade.

Na pancreatite aguda observa-se quase sempre íleo localizado. Há pelo menos uma alça do delgado distendida no abdômen superior, às vezes com nível líquido ("alça sentinela"). Essa alça não é específica da pancreatite, pois aparece também em outras inflamações intra-abdominais agudas, tais como colecistite e apendicite.

Na oclusão vascular a radiografia simples do abdômen não demonstra anormalidades em muitos pacientes. O clássico íleo atribuído à obstrução da artéria mesentérica superior consiste na distensão do delgado e hemicólon direito até a flexura esplênica, área que corresponde à distribuição dessa artéria. A arteriografia das mesentéricas tem sido utilizada para documentar a lesão arterial, mas o curso da doença costuma ser tão fulminante que o estudo contrastado é raramente feito.

Tendo já ocorrido peritonite generalizada com decorrente íleo, chapas simples do abdômen evidenciam distensão generalizada das alças, tanto do intestino delgado como do grosso e até do reto, podendo haver níveis líquidos.

O clister opaco só é útil no diagnóstico da invaginação de tipo ileocecal, onde é capaz de reduzir a invaginação em certo número de casos. As invaginações êntero-entéricas dão apenas um quadro de obstrução intestinal nas radiografias simples.

A radiografia dos campos pleuropulmonares é indispensável para excluir um comprometimento dessa região capaz de causar dor abdominal (p. ex., pneumonia de base). Na pancreatite aguda pode surgir derrame pleural à esquerda.

Ultrassonografia. A US mostra-se útil na identificação de algumas condições abdominais capazes de levar ao quadro de abdômen agudo. As alças intestinais normais não são bem delineadas por este método, mas os tumores originados dessas estruturas ou então lesões infiltrativas acompanhadas de espessamento da parede das alças, são facilmente detectadas. A litíase biliar é estudada com grande exatidão. Pode-se estudar as paredes da vesícula biliar e fazer uma medida bastante precisa de sua espessura, inclusive do edema que ocorre, por exemplo, na colecistite aguda, o que permite o diagnóstico de patologia inflamatória, seja aguda ou crônica. Além disso, a US mostra-se particularmente útil na demonstração de coleções líquidas (inclusive abscessos), hepatopatias e obstrução do trato urinário. É possível também evidenciar diverticulite do cólon, doença de Crohn, hemorragia intramural e invaginação intestinal. A US pode igualmente auxiliar o diagnóstico de obstrução tipo "alça-cega".

Tomografia computadorizada. Este método está sendo cada vez mais utilizado nos casos difíceis, particularmente quando as chapas simples e a US tenham se revelado insuficientes. Diversas patologias podem ser evidenciadas, como sejam coledocolitíase, edema pancreático causado por pancreatite aguda, pseudocisto inflamatório do pâncreas, abscesso intra-abdominal, adenomegalias, hematoma subcapsular do fígado, baço ou rim, aneurisma dissecante da aorta, diverticulite do cólon e (usando contraste) perfuração ou espessamento intestinal da doença de Crohn ou do câncer. A comparação da TC com outros recursos semióticos demonstrou ser este o método que maior precisão oferece no diagnóstico de patologia cirúrgica do pâncreas. É de valor incomparável na avaliação das pancreatites agudas, evidenciando a verdadeira extensão das lesões, que comprometem às vezes toda a cavidade abdominal e pélvica.

Paracentese abdominal. É útil para evidenciar a presença de sangue, pus ou bile na cavidade peritoneal. A punção é feita em cada lado do abdômen, um pouco para fora do músculo reto, ao nível do umbigo ou abaixo. Fazer assepsia da pele com iodo e álcool; infiltrar a pele com anestésico local. Usar agulha de punção lombar curta, de calibre 18. Inseri-la através da parede abdominal; o paciente sente dor momentânea no instante em que o peritônio é perfurado. Caso se aspire líquido, verifica-se seu aspecto, remetendo-o ao laboratório para microscopia e dosagem de amilase que são exames rápidos.

A paracentese não deve ser efetuada em pacientes com distensão ou íleo paralítico ou em áreas cicatriciais, nas quais o intestino pode estar aderente. Aspiração de ar sugere punção intestinal. A punção do intestino normal é inofensiva, mas se o intestino estiver distendido pode haver extravasamento de conteúdo intestinal na cavidade peritoneal e conseqüente peritonite. O estudo radiológico do abdômen deve ser feito antes da paracentese para evitar confusão sobre a origem do ar, se este for encontrado.

A punção negativa não tem significação diagnóstica. A punção é positiva nos seguintes casos: aspiração de sangue que não se coagula (ruptura de víscera maciça); aspiração de bile (ruptura de estômago, intestino delgado ou sistema biliar); aspiração de exsudato purulento demonstrado pela identificação de leucócitos polimorfonucleares (peritonite).

Eletrocardiograma. O ECG feito de rotina em pacientes adultos com dor abdominal pode evidenciar a presença de infarto do miocárdio.

HEMORRAGIA DIGESTIVA

A hemorragia digestiva pode ter seu ponto de origem em qualquer área entre a boca e o orifício anal, manifestando-se sob a forma de hematêmese, melena ou hematoquézia, na dependência do local em que ocorreu o sangramento, do volume do sangue extravasado e do tempo durante o qual este permaneceu em contato com os sucos digestivos. *Hematêmese* é todo o vômito de sangue, esteja este alterado pelo suco gástrico (aspecto de borra de café) ou não (sangue vivo). A aparência de borra de café indica que o sangue permaneceu algum tempo no estômago antes de ser eliminado, com decorrente conversão da hemoglobina em hematina pela ação do ácido clorídrico. *Melena* é a eliminação de sangue digerido (aspecto de piche) juntamente com as fezes. *Hematoquézia* é a eliminação de sangue vivo através do orifício anal. Gastrorragia e enterorragia são termos genéricos, mas denotam em geral hemorragias copiosas e recentes, com presença de sangue vivo.

Embora a hematêmese e a hematoquézia sejam sempre facilmente constatadas, o mesmo não ocorre com a melena, já que pequenos volumes de sangue não se acompanham de alterações evidentes da cor das fezes (calcula-se que são necessários 100 a 200ml de sangue no trato gastrintestinal alto para que surja melena). Assim, perdas continuadas de sangue podem passar despercebidas ao paciente e somente a anemia que progressivamente se instala chama a atenção do médico para a suspeita de hemorragia digestiva. Nesses pacientes a pesquisa de sangue oculto nas fezes confirmará a suspeita. Esse exame deve ser executado durante três dias, usando-se de preferência dois métodos simultaneamente (p. ex., da benzidina e da ortotoluidina).

Classificação. As hemorragias digestivas costumam ser classificadas segundo sua topografia (altas e baixas), sua duração (agudas e crônicas) e sua intensidade (maciças, moderadas e leves). A hemorragia digestiva alta é a que provém de uma área situada acima do ligamento de Treitz (ângulo duodeno-jejunal); a hemorragia baixa tem sua sede abaixo desse ponto. A ocorrência de hematêmese torna evidente tratar-se de hemorragia alta; não tendo havido vômito de sangue, mas unicamente sua eliminação junto com as fezes, o foco sangrante pode encontrar-se a qualquer altura do tubo digestivo. A melena indica tipicamente hemorragia alta, mas sangramentos oriundos do delgado ou do cólon ascendente (ou seja, até a válvula ileocecal) podem também assumir a forma de melena. É importante assinalar que a melena pode persistir por vários dias após o início da hemorragia sem que isso signifique necessariamente que ela esteja ainda em atividade, mas apenas que foi volumosa. A hematoquézia indica geralmente hemorragia baixa, mas pode resultar de uma hemorragia alta volumosa, com trânsito acelerado do sangue ao longo do intestino.

Entende-se por hemorragia digestiva *maciça* aquela que provoca hipotensão arterial e taquicardia, e cuja compensação não ocorre dentro das primeiras 24 ou 48 horas, a despeito do tratamento instituído, inclusive reposição volêmica adequada. Considera-se que uma freqüência de pulso aumentada em mais de 20 batimentos por minuto ou pressão arterial diminuída em mais de 20mmHg em resposta à mudança da posição deitada para a sentada signifique, em princípio, perda sangüínea aguda superior a 1.000ml.

Etiologia. São as seguintes as principais causas de hemorragia digestiva:

Hemorragia esofagiana. Varizes do esôfago (ruptura na hipertensão porta, ver este item), divertículo do esôfago (ulceração), síndrome de Mallory-Weiss, hérnia de hiato com esofagite de refluxo;

Hemorragia gastrintestinal alta. Úlcera péptica gástrica ou duodenal, gastrite erosiva aguda, úlcera marginal, carcinoma do estômago, malformações arteriovenosas;

Hemorragia gastrintestinal baixa. Colite ulcerosa, doença diverticular, divertículo de Meckel, câncer intestinal, infarto enteromesentérico;

Causas sistêmicas. Diáteses hemorrágicas (ver Capítulo 32).

As causas mais freqüentes de hemorragia digestiva alta são varizes esofagianas, úlcera péptica e gastrite erosiva aguda. A maior parte das hemorragias maciças é de localização alta; com muito menor freqüência se observa quadro de hemorragia maciça decorrente de sangramento digestivo baixo.

Conduta clínica. Embora a identificação exata da área sangrante seja da maior importância, a estabilização do estado do paciente por meio de reposição volêmica e outros recursos é essencial nas hemorragias maciças antes de qualquer investigação diagnóstica no sentido dessa localização. Todos os casos exigem anamnese e exame físico completos, estudo hematológico e provas de função hepática (bilirrubina, fosfatase alcalina, proteínas plasmáticas, transaminases). O toque retal é obrigatório.

Os exames hematológicos devem incluir HHH, grupo sangüíneo e fator Rh, bem como provas de coagulação. As determinações hematimétricas não têm grande valor para avaliar a gravidade da hemorragia, pois são necessárias várias horas para que se estabeleça um desequilíbrio entre a massa de glóbulos vermelhos e o volume plasmático. Não obstante, tais parâmetros devem ser repetidamente estudados, pois, uma vez produzido o desequilíbrio, são eles importantes para esclarecer se continua havendo hemorragia. Quanto às provas de coagulação deve-se colher sangue num tubo para observar a coagulação e a lise do coágulo.

Entubação nasogástrica, endoscopia e radiologia. Todo paciente com hemorragia digestiva, ou apenas suspeita, deve ser submetido a entubação nasogástrica e lavagem do estômago. O exame do esôfago, estômago e duodeno por meio de endoscópio flexível (panendoscópio) é o melhor recurso para esclarecer o diagnóstico e localizar a área sangrante. O exame com bário não tem nenhuma indicação na hemorragia digestiva aguda alta, pois, além de proporcionar informações menos acuradas do que a panendoscopia, as chapas são incapazes de indicar qual a lesão que está sangrando no caso de haver mais de uma; além disso, dificulta um exame endoscópico ou angiográfico que posteriormente se tornar necessário.

A aspiração nasogástrica identifica geralmente a origem da hemorragia alta e indica a intensidade do sangramento, já que o aspecto de borra de café significa que o fluxo hemorrágico é lento ou já cedeu, enquanto que a presença de sangue vivo indica hemorragia volumosa e em atividade. O tubo nasogástrico possibilita também o monitoramento permanente do aspecto e volume do sangue. É importante assinalar que em cerca de 10% das hemorragias altas a aspiração nasogástrica não revela presença de sangue.

Quando não se dispõe de panendoscopia, pode-se recorrer ao exame com bário, desde que o estado do paciente permaneça estável durante pelo menos 36 a 48 horas. Esse exame pode ser cogitado também em pacientes que apresentaram sinais inequívocos de hemorragia alta mas nos quais a panendoscopia foi negativa ou inconclusiva.

A experiência demonstra que a hemorragia digestiva alta, quando não relacionada com a hipertensão porta, cede espontaneamente em cerca de 80% dos casos.

A ocorrência de hematoquézia sugere lesão baixa (p. ex., hemorróidas, lesão inflamatória, pólipos, câncer). Os exames indicados inicialmente são a anuscopia com instrumento rígido e a sigmoidoscopia com instrumento flexível. Se a causa da hemorragia não for descoberta com estes recursos está indicada a aspiração nasogástrica para exclusão de uma patologia alta. Se o material aspirado não contiver bife ou se for positivo para sangue (vivo ou em borra de café) há indicação para a panendoscopia. Caso ele seja negativo para sangue e positivo para bile, está indicada uma colonoscopia eletiva ou de emergência, na dependência da gravidade da hematoquézia. Em mãos experientes e com boa preparação intestinal (purgação com sulfato de sódio para remoção de sangue, coágulos e fezes) a colonoscopia de emergência oferece boas possibilidades de evidenciar a área sangrante do cólon. A angiografia e a cintilografia (com hemácias marcadas pelo tecnécio radioativo) podem mostrar-se úteis, mas deve-se ter em conta que sangramentos não volumosos podem passar despercebidos por esses métodos; quanto à angiografia, só hemorragias acima de 0,5ml/minuto são evidenciadas pelo extravasamento do contraste. Nos casos em que a hemorragia cede, está indicada a colonoscopia eletiva; ela revelará lesões em 10-50% dos casos, mesmo que o clister opaco tenha sido negativo ou tenha mostrado apenas divertículos.

A hemorragia oculta requer judicioso emprego da radiologia e endoscopia. A escolha entre estes dois recursos depende de uma série de fatores, tais como sua disponibilidade, a presença de técnico habilitado e a aceitação pelo doente. Prefere-se geralmente a colonoscopia nos sangramentos baixos, mas quando não se dispõe dela ou quando o paciente a recusa, a outra opção é a associação sigmoidoscopia + clister opaco (com insuflação de ar). Se o estudo inicial usando esses dois recursos for negativo ou demonstrar apenas presença de divertículos, a execução da colonoscopia torna-se obrigatória. Na ausência de patologia baixa e persistindo o sangue oculto nas fezes ou surgindo sintomas sugestivos de patologia alta está formalmente indicada a panendoscopia. Sendo esta e a colonoscopia negativas e persistindo o sangramento oculto, considerar a realização de exame com bário do estômago e delgado, endoscopia do delgado e/ou exame cintilográfico com hemácias marcadas.

ANEMIA

A anemia caracteriza-se por diminuição do número de hemácias no sangue circulante, diminuição do teor de hemoglobina nas hemácias ou ambos os fenômenos associados. Está fora do âmbito deste livro o estudo minucioso dos tipos e causas de anemia, mas vale recordar que a grande maioria desses distúrbios se enquadra nos cinco grupos a seguir: a) carência de fatores hematopoéticos (ferro, vitamina B_{12}, ácido fólico etc.); b) falta ou depressão do tecido hematopoético (anemias aplásticas e hipoplásticas): c) perda de sangue (anemias hemorrágicas); d) destruição excessiva de hemácias (anemias hemolíticas); e) defeitos de utilização e reutilização do ferro (anemias sideroblásticas e de doença crônica).

Embora a anamnese e o exame físico de um paciente anêmico possam fornecer dados de grande valor para o esclarecimento da causa da anemia, os exames laboratoriais são indispensáveis, não só para confirmar a existência de tal distúrbio e avaliar sua intensidade, mas também para permitir sua classificação morfológica e patogênica, o que representa valioso auxílio na elucidação etiológica e, por conseguinte, na correta orientação terapêutica. Na dependência do caso, escolheremos os exames necessários dentre os descritos a seguir. Iniciaremos pelos valores hematimétricos, que são parâmetros essenciais para iniciar o estudo de qualquer tipo de anemia.

Valores hematimétricos. Três determinações são necessárias para uma adequada avaliação e classificação morfológica das anemias: hematimetria (em milhões de hemácias/mm^3), hemoglobinometria (em g de hemoglobina/dl) e valor do hematócrito (em cm^3/dl). A partir desses três valores deduzem-se, como já foi descrito no Capítulo 4, o volume globular médio (VGM), hemoglobina globular média (HGM) e concentração hemoglobínica globular média (CHGM). Se ao invés de expressar em valores absolutos quisermos dar apenas as variações em termos de percentagem das cifras normais, calcularemos os índices volumétrico, colorimétrico e de saturação. O valor normal de tais índices é igual a 1, podendo variar normalmente entre 0,9 e 1,1.

Com relação às cifras do volume globular médio ou do índice volumétrico (isto é, do volume médio das hemácias), podem as anemias ser classificadas em *macrocíticas* (VGM > normal), normocíticas (VGM = normal) ou *microcíticas* (VGM < normal).

Com base nas cifras da hemoglobina globular média, do índice colorimétrico ou, ainda, do valor globular (isto é, do conteúdo hemoglobínico das hemácias), podem as anemias ser classificadas em *hipercrômicas* (HGM > normal), *normocrômicas* (HGM = normal) ou *hipocrômicas* (HGM < normal). O termo anemia hipercrômica é, na verdade, impróprio, pois a concentração hemoglobínica das hemácias não excede o normal nessas anemias, e nem pode fazê-lo em circunstância alguma, já que a concentração normal equivale, como se sabe, à saturação completa da massa eritrocítica. A hemoglobina globular média só ultrapassa as cifras normais quando as hemácias exibem volume aumentado, ou seja, nas anemias macrocíticas, e, mesmo nessas circunstâncias, a concentração hemoglobínica pode ser inferior à normal, como, por exemplo, no caso da hemácia duplicar seu volume e a hemoglobina aumentar só em 50%.

Relativamente às cifras da concentração hemoglobínica globular média ou do índice de saturação, podem as anemias ser classificadas em *normocrômicas* (CHGM = normal) ou *hipocrômicas* (CHGM < normal). Por este critério não pode haver anemia hipercrômica, já que é impossível a existência de concentração hemoglobínica maior do que a normal, que equivale, como já se assinalou, à saturação completa da massa eritrocítica.

Essa classificação das anemias baseada no volume das hemácias e seu teor hemoglobínico revela-se de enorme interesse prático, já que propicia a orientação inicial para a classificação etiológica do distúrbio.

As ***anemias microcíticas hipocrômicas*** (VGM = 50-82 μ^3; HGM = 12-27 pg; CHGM = 24-32%) devem-se principalmente a perda crônica de sangue, ingestão deficiente de ferro, talassemia e doenças crônicas; incluem-se aqui também as anemias sideroblásticas.

As ***anemias normocíticas normocrômicas*** (VGM = 82-92 μ^3; HGM = 28-32 pg; CHGM = 32-36%) compreendem principalmente as anemias devidas a perda aguda de sangue, hemólise aguda ou crônica, depressão da medula óssea e alguns casos de anemia por doença crônica.

As ***anemias macrocíticas*** (VGM = 94-160 μ^3; HGM = 32-50 pg; CHGM = 32-36%), subdividem-se em megaloblásticas e não-megaloblásticas; as primeiras incluem as anemias devidas à carência de vitamina B_{12} e ácido fólico (anemia perniciosa etc.); as não megaloblásticas surgem quando há intensa atividade da medula óssea e em outras circunstâncias que se acompanham habitualmente de anemia normocítica.

Taxa de reticulócitos. Sua determinação constitui o mais simples método para evidenciar o aumento de produção de hemácias. Há reticulocitose (mais de 1,5% do total de hemácias) nas anemias hemolíticas e pós-hemorrágicas; a taxa de reticulócitos está baixa nas anemias por falta de ferro e nas hipoplásticas e aplásticas.

Hemograma (série branca). Seu estudo mostra-se de grande utilidade no diagnóstico de estados leucêmicos e infecciosos, podendo evidenciar os hematozoários em casos de malária. A eosinofilia constitui achado freqüente na ancilostomíase, importante causa de anemia hipocrômica microcítica em nosso meio. Nas anemias hemolíticas pode-se observar um desvio para esquerda, com presença de mielócitos e até de mieloblastos. O aspecto das hemácias é de grande importância diagnóstica em alguns tipos de anemia (esferócitos, células em alvo, eritroblastos, policromatófilos etc.).

Contagem de plaquetas. A trombocitopenia é achado quase que obrigatório nas anemias devidas à redução do tecido hematopoético (anemia aplástica).

Ferro sérico e transferrina. O ferro que circula no plasma está ligado a uma proteína especial denominada transferrina (ou siderofilina), cujas moléculas têm a capacidade de fixar dois átomos desse metal sob forma férrica. Assim, a dosagem do ferro sérico está vinculada à da transferrina. O teor plasmático desta proteína é quantificado na prática da patologia clínica em termos de quantidade de ferro que pode fixar, valor que é chamado de "capacidade total de fixação de ferro". Em indivíduos normais apenas cerca de um terço dessa capacidade é aproveitada (33%). Isso significa que a quantidade de ferro contida no plasma nunca é suficiente, em condições normais, para saturar toda a transferrina nele existente, restando sempre, portanto, uma "capacidade latente de fixação de ferro" no plasma.

A dosagem da transferrina exige a dosagem do ferro sérico e também da dosagem do ferro capaz de fixar-se in vitro à transferrina livre, isto é, da determinação da capacidade latente de fixação. A capacidade total de fixação da transferrina (= capacidade total de fixação de ferro) é igual à soma do ferro sérico à capacidade latente de fixação. Deve-se calcular também o "coeficiente de saturação da transferrina", o que se consegue dividindo o teor de ferro sérico pelo valor da capacidade total de fixação de ferro.

O teor normal de Fe sérico é de 75-150 µg/dl no homem, 60-140µg/dl na mulher e 45-150µg/dl na criança, podendo variar um pouco conforme o método usado. A capacidade total de fixação de ferro (= transferrinemia) é de 250-450µg/dl. O valor normal do coeficiente de saturação da transferrina é de 0,20-0,60 (20-60%).

O ferro sérico está baixo nos estados de carência de ferro e na anemia de doença crônica; está alto nas anemias hemolíticas sideroblásticas, bem como nos estados de sobrecarga de ferro (hemocromatose, hemossiderose). A capacidade total de fixação de ferro (transferrinemia) está alta nos estados de carência de ferro, normal nas anemias sideroblásticas e baixa na anemia de doença crônica. O coeficiente de saturação da transferrina é inferior a 10% nos estados de carência de ferro, superior a 50% nas anemias sideroblásticas e superior a 10% na anemia de doença crônica.

Ferritina. Seu teor acompanha de perto o valor das reservas totais de ferro corporal, de modo que ocorrem cifras baixas nos estados de carência crônica de ferro e cifras altas nos estados de sobrecarga desse elemento. Seus valores normais variam entre 30 e 300ng/ml. Eles podem ser alterados porém em presença de hepatite e algumas neoplasias (especialmente leucemia aguda, doença de Hodkin e tumores gastrointestinais). Na ausência dessas doenças, seu valor é inferior a 12 nas deficiências de ferro, superior a 400 nas anemias sideroblásticas e oscilam entre 30 e 400 na anemia de doença crônica.

Fragilidade globular osmótica. Em condições normais a hemólise tem início em soluções a 0,42% de ClNa e completa-se em soluções entre 0,34 e 0,30% (solução isotônica = 0,9%). A fragilidade globular está aumentada quando a hemólise ocorre em concentrações superiores às normais (p. ex., na esferociitose hereditária); está diminuída quando a hemólise se dá em concentrações inferiores às normais (p. ex., na talassemia e nas hemoglobinopatias).

Mielograma. Todo paciente com anemia de causa desconhecida deve ser submetido a uma punção esternal. O mielograma constitui recurso diagnóstico essencial apenas nas leucemias aleucêmicas, miloma múltiplo, doença de Gaucher, doença de Niemann-Pick e nos casos atípicos de anemia macrocítica, mas proporciona dados de interesse em qualquer tipo de anemia.

A celularidade mostra-se de tipo hiperplásico nos processos hiper-regenerativos por exigências periféricas aumentadas (hemólise, hemorragia) e nos distúrbios de maturação ou mobilização. Uma medula hipoplásica ou aplásica é encontrada nos processos lesivos do sistema hematopoético de qualquer natureza.

Outro dado de importância fornecido pelo mielograma é a *proporção leucoeritróide*, que em condições normais corresponde, em termos médios, a 3:1, ou seja, 3 células brancas para cada célula vermelha nucleada (sem contar as hemácias maduras). Esse cociente pode aumentar 1) por hiperplasia da série branca ou por leucose, ou 2) por hipoplasia ou aplasia da série vermelha. Pode diminuir por 1) eritremia ou hiper-regeneração vermelha ou 2) por hipoplasia da série branca (agranulocitose).

As anemias macrocíticas megaloblásticas (anemia perniciosa etc.) caracterizam-se por hiperplasia megaloblástica da medula.

Na anemia aplástica é o caráter negativo do material medular aspirado que exibe valor diagnóstico. Em casos suspeitos de "leucemia atípica", "metaplasia mielóide agnogênica" ou "hiperesplenismo", a punção esternal seguida de biópsia pode confirmar um desses diagnósticos ou, pelo contrário, evidenciar mielosclerose ou mielofibrose.

Prova de Coombs. É geralmente positiva nas anemias hemolíticas autoimunes, bem como na doença hemolítica do recém-nascido por incompatibilidade Rh (prova direta).

Prova de afoiçamento das hemácias. É de grande utilidade para o rastreamento da drepanocitose.

Eletroforese da hemoglobina. São os seguintes os tipos de hemoglobina existentes nas hemoglobinopatias hereditárias mais freqüentes:

AA – Adultos normais, esferocitose hereditária

AF – Talassemia maior (anemia de Cooley) e recém-nascidos normais

AS – Traço falciforme

SSF – Drepanocitose (anemia de células falciformes)

AC – Traço de hemoglobina C

CC – Doença da hemoglobina C

SC – Drepanocitose + hemoglobina C

SA(F) – Talassemia + drepanocitose (combinações heterozigáticas de talassemia com hemoglobina C ou E dão uma combinação semelhante mas sem afoiçamento a presença de hemoglobina fetal é inconstante).

Exame parasitológico de fezes e pesquisa de sangue oculto. O achado de ovos de ancilostomídeos ou uma prova do guáiaco positiva esclarecem a origem da anemia ferropriva em muitos casos.

Bilirrubinemia e urobilinogenúria. A elevação de seus valores pode indicar aumento de destruição das hemácias (anemia hemolítica).

Achados Laboratoriais nos Tipos de Anemia mais Comuns

1º) ***Anemia ferropriva***

a) Anemia hipocrômica e microcítica

b) Há frequentemente anisocitose e poiquilocitose

c) Reticulocitos em número normal ou ligeiramente diminuído

d) Ferro sérico diminuído

e) Capacidade total de fixação do ferro aumentada e coeficiente de saturação da transferrina inferior a 10%

f) Ferritina abaixo de 10ng/ml

2º) ***Anemia por doença crônica***

a) Anemia hipocrômica e microcítica, geralmente moderada; pode ser normocrômica e normocítica

b) Ferro sérico diminuído

c) Capacidade total de fixação do ferro diminuída e coeficiente de saturação da transferrina superior a 10%

d) Aumento de armazenamento de ferro na medula

e) Mielograma geralmente normal

3º) ***Anemia por sangramento agudo***

a) Precocemente, aumento de leucócitos e de plaquetas

b) Tardiamente, redução do hematócrito

4º) ***Anemia aplástica***

a) Pancitopenia, de gravidade variável; a contagem de reticulócitos pode, percentualmente, estar entre 0 e 5, mas o valor absoluto é sempre subnormal

b) A anemia é habitualmente normocítica, podendo ser macrocítica

c) A contagem de linfócitos encontra-se diminuída, principalmente se a contagem leucocitária estiver próxima de 1.500/mm^3

d) É muito raro o diagnóstico de anemia aplástica sem trombocitopenia (alguns hematologistas usam o nome de anemia hipoplástica quando as plaquetas e os leucócitos estão normais); na recuperação o número de plaquetas é geralmente o último a normalizar

e) Ferro sérico aumentado; capacidade de ligação do ferro quase completa

f) A aspiração de medula demonstra poucas células mielóides (é necessário que se faça aspiração em vários pontos); a biópsia é necessária para o diagnóstico de certeza; podem ser vistas ilhotas hipercelulares e sendo estas de natureza linfóide o diagnóstico é compatível com anemia aplástica

5º) ***Anemia megaloblástica***

a) Anemia macrocítica, normocrômica; a quantidade de hemácias pode alcançar cifras muito baixas, até menos de 1 milhão/mm^3

b) Reticulócitos diminuídos (em valores absolutos e percentuais)

c) Ferro sérico aumentado

d) A dosagem de vitamina B_{12} mostra valores diminuídos quando a anemia se deve à falta dessa vitamina; na carência de folato esses valores são normais, mas o folato está baixo

e) A desidrogenase lática está aumentada e a fosfatase alcalina em geral diminuída

f) Na carência de vitamina B_{12} a prova de Schilling mostra eliminação diminuta dessa vitamina radioativa na urina, na 1ª parte da prova, e normal na segunda

g) A metilmalonil-acidúria é um índice bastante sensível de carência de vitamina B_{12}, excluída a possibilidade de erro metabólico

h) A dosagem do pH do estômago e a prova de estímulo com histamina são importantes para o diagnóstico de anemia perniciosa (acloridria)

6º) ***Anemia sideroblástica***

a) Anemia do tipo microcítico-hipocrômico, com elevado grau de anisocitose; presença de hemácias policromatófilas com ponteado basófilo e em alvo de tiro

b) Reticulocitopenia relativa ou absoluta

c) Ferro sérico aumentado, capacidade total de fixação de ferro normal, ferritina sérica aumentada (superior a 400) e quociente de saturação da transferrrina superior a 50%

d) Mielograma: Intensa hiperplasia eritróide associada a desvio para formas mais jovens; células binucleadas e picnose; muitos sideroblastos em anel.

7º) ***Anemias hemolíticas***

a) Anemia normocítica, normocrômica

b) Presença de anomalias estruturais das hemácias (esferócitos, células em alvo, ovalócitos etc.)

c) Sinais de regeneração eritróide, tais como reticulocitose, policromasia e eritroblastose

d) Ferro sérico aumentado (devido à destruição de hemácias)

e) Bilirrubinemia total aumentada, à custa da bilirrubina indireta

f) Urobilinogênio urinário normal ou pouco aumentado

g) Pigmentos biliares ausentes na urina (presentes quando a bilirrubina excede a 8mg/dl)

h) Transaminase oxalacética discretamente aumentada (devido à destruição das hemácias, que contêm essa enzima)

i) Confirmada a existência de hiper-hemólise, cabe esclarecer a entidade patológica em causa, o que exige a execução de alguns outros exames hematológicos especializados, tais como a prova de fragilidade osmótica das hemácias, estudo da sobrevida das hemácias com Cr radioativo, dosagens enzimáticas, prova de afoiçamento das hemácias, eletroforese da hemoglobina, prova de Coombs direta e indireta, pesquisa de hemolisinas quentes e frias etc.

j) Quando se chega ao diagnóstico de anemia hemolítica auto-imune, impõe-se a pesquisa de células LE, pois o lúpus eritematoso disseminado é uma das causas mais freqüentes desse tipo de anemia

k) Na investigação de qualquer caso de anemia hemolítica de etiologia desconhecida, com hemoglobinúria, está indicada a execução das provas de Ham (da hemólise acidificada) e de Crosby (semelhante à anterior, mas com acréscimo de trombina ou tromboplastina)

PROPENSÃO A HEMORRAGIA

Podem ser reunidas em cinco grupos as doenças capazes de causar hemorragia:

a) distúrbios vasculares

b) distúrbios plaquetários

c) distúrbios da coagulação

d) aumento da fibrinólise

e) mecanismo misto

Diante de um paciente com propensão hemorrágica, a anamnese e o exame clínico revelam-se de enorme valor na caracterização clínica do processo e no reconhecimento de sua natureza familiar. Quanto ao tipo ou caráter da hemorragia, a ocorrência de manchas purpúricas sugerem um defeito das plaquetas ou dos capilares, não sendo característicos da hemofilia. Hematomas, hemartroses ou grandes equimoses no local de traumatismos sugerem hemofilia. Sangramento súbito e copioso em múltiplos locais após intervenções cirúrgicas ou durante procedimentos obstétricos sugere hipofibrinogenemia adquirida. Sangramento maciço num único local sem comemorativos de púrpura ou fenômenos hemorrágicos sugere causa anatômica ou cirúrgica em vez de defeito de coagulação (p. ex., úlcera péptica ou varizes esofagianas).

A participação de um laboratório bem equipado, com a capacidade de executar dosagens de certa complexidade, é indispensável para o diagnóstico definitivo das doenças hemorrágicas. Entretanto, com apenas alguns exames relativamente simples pode-se chegar a um diagnóstico presuntivo satisfatório a uma primeira etapa do atendimento do doente.

Dividiremos o assunto em quatro itens:

1) casos clínicos não cirúrgicos
2) casos cirúrgicos
3) estudo pré-operatório da hemostasia
4) controle de anticoagulantes utilizados com fins terapêuticos

Casos Clínicos Não Cirúrgicos

Devem ser solicitados os seguintes exames:

Contagem de plaquetas

Tempo de sangramento

Tempo de tromboplastina parcial (TTP)

Tempo de protrombina

Os dois primeiros exames avaliam os fatores vascular e plaquetário; os dois últimos estimam os fatores plasmáticos da coagulação.

Contagem de plaquetas. É um exame difícil por causa da tendência que as plaquetas possuem de se agregarem *in vitro*, o que dificulta a visualização dessas estruturas diminutas e extremamente frágeis. Tendo em vista as numerosas variáveis envolvidas na contagem e os erros que podem ocorrer, mesmo com os melhores métodos, a avaliação do número de plaquetas deve ser sempre controlado pelo exame de um esfregaço de sangue periférico, igual ao que se usa para o hemograma.

Tempo de sangramento. A prova de Duke consiste em determinar a duração do sangramento causado por uma pequena incisão feita no lobo da orelha com uma lanceta padronizada. A duração desse sangramento depende principalmente da velocidade com que se forma um trombo estável de plaquetas, exprimindo assim a eficiência dos fatores vascular e plaquetário. Seu valor normal oscila entre 1 e 3 minutos.

Tempo de tromboplastina parcial. É uma prova de fácil execução que permite estudar o sistema intrínseco de coagulação. Seus valores normais, que oscilam entre 50 e 100 segundos, só são obtidos se estiverem presentes em quantidades normais os fatores integrantes do sistema intrínseco (XII, XI, IX e VIII), bem como os fatores que são comuns aos dois sistemas (X, V, protrombina e fibrinogênio).

Tempo de protrombina (*Quick*). Permite estudar o sistema extrínseco de coagulação. O valor normal para esta prova é de 12 segundos. Esse resultado normal exige a presença em quantidades normais do fator VII, integrante do sistema extrínseco, e dos fatores X, V, protrombina e fibrinogênio, que são comuns aos dois sistemas. Desses cinco fatores, três (isto é, o VII, X e protrombina) são deprimidos pelos anticoagulantes cumarínicos e idandiônicos, sendo essa a razão por que o tempo de protrombina é a prova preferida para o controle do uso desses medicamentos. Não é recomendável que o tempo de protrombina seja expresso em termos de "porcentagem", já que as curvas de diluição usadas para isso podem levar a enganos.

Nota. O tempo de coagulação global é muito usado mas não representa uma boa prova de coagulação, pois sua sensibilidade é baixa. Seu resultado pode ser normal mesmo em presença de grave trombocitopenia e só se mostra significativamente prolongado na deficiência muito acentuada dos fatores de coagulação (do sistema intrínseco e dos que são comuns aos dois sistemas).

Os resultados obtidos com essas provas podem ser esquematizados da maneira assinalada na Tabela 27.3, que registra as cinco patologias hemorrágicas mais comuns.

A diferenciação final entre os três tipos de hemofilia é feita pela dosagem dos fatores VIII (hemofilia A), IX (hemofilia B) e XI (hemofilia C). A hemofilia A (clássica) é a mais freqüente das doenças hemorrágicas congênitas. A hemofilia B perfaz 15% dos hemofílicos e a hemofilia C, 1%.

A doença de von Willebrand (pseudo-hemofilia ou hemofilia vascular) ocupa uma posição única entre as doenças hemorrágicas, pois deve-se a um defeito hemostático "híbrido", isto é, uma deficiência do fator VIII associada a tempo de sangramento aumentado, este último sugerindo anormalidade do fator vascular ou plaquetário. Sua incidência talvez se aproxime à da hemofilia A.

O diagnóstico de púrpura trombocitopênica idiopática só deve ser firmado após afastar-se a possibilidade de leucemia, macroglobulinemia, anemia aplástica, púrpura trombocitopênica trombótica, hiperesplenismo, lúpus eritematoso disseminado, septicemia e coagulação intravascular disseminada, que são doenças capazes de causar trombocitopenia e púrpura. No recém-nascido, cogitar de septicemia e infecções congênitas (sífilis, toxoplasmose, citomegalia, rubéola, AIDS).

Os fatores VII, IX, X, protrombina e, possivelmente, o V, são sintetizados no fígado por um processo que exige vitamina K. A carência isolada de protrombina é muito rara; comumente ela ocorre em associação com a dos outros fatores citados, motivo pelo qual fala-se em geral de "deficiência do complexo protrombínico", condição ligada quase sempre à carência de vitamina K ou a hepatopatia grave.

Quando o fibrinogênio está diminuído, pode tratar-se de hipofibrinogenemia congênita ou adquirida. Nas formas adquiridas, cabe pesquisar o fenômeno da fibrinólise pela prova da lise do coágulo das euglobulinas.

Casos Cirúrgicos e Obstétricos

Os casos mais graves, que exigem diagnóstico de urgência, são os que se prendem à deficiência de fibrinogênio, devida seja a fibrinólise seja a consumo excessivo (coagulação intravascular disseminada). Dada a urgência e os escassos recursos laboratoriais especializados nos hospitais, é impossível o estudo hematológico detalhado para o diagnóstico desses casos. Daremos, por isso, um meio prático de agir, empregando apenas o tempo de coagulação com posterior observação da retração e da lise do coágulo, e, ainda, a avaliação das plaquetas em lâmina, o tempo de sangramento e a prova do laço.

1º. Colocar num tubo de hemólise cerca de 1ml de sangue e observar:

a) se o sangue se coagular no tempo normal (5-10 minutos) supomos que o teor de fibrinogênio é normal ou está pouco abaixo do normal;

Tabela 27.3
Diagnóstico Presuntivo de Algumas Doenças Hemorrágicas

	Hemofilia	*Púrpura trombocit. idiopática*	*Doença de Von Willebrand*	*Trombastenia*	*Defic. do complexo protromb. e fibrinogênio*	*CID*
Aspectos clínicos						
Petéquias	–	++++	+	++	Equimoses	Equimoses
Grandes hematomas	++++	–	–	–	–	–
Hemartrose	++++	–	+	–	–	–
Hemorragias pós-cirúrgicas	++++	+	+++	+	++	++++
Início na infância	+	+	+	+	±	–
Hereditariedade	+	–	+	+	–	–
Laboratório						
Contagem de plaquetas	N	Dim.	N	N ou aum.	N	Dim.
Tempo de sangramento	N	Aum.	Aum.	Aum.	N	N
Tempo de tromboplastina parcial	Aum.	N	Um.	N	Aum.	Aum.
Tempo de protrombina	N	N	N	N	Aum.	Aum.
Tempo de coagulação	Aum.	N	N	N	N ou aum.	Não coagula

b) se o coágulo permanecer sólido e não se desfizer em tempo menor de que uma hora, afastamos a possibilidade de fibrinólise de vulto;

c) se o coágulo se desfizer imediatamente, evidencia-se fibrinólise intensa;

d) se o tempo de coagulação estiver ampliado ou se o coágulo não se formar, devemos supor que a taxa de fibrinogênio está muito baixa.

2º. Fazer um esfregaço em lâmina, como se fosse para hemograma, e avaliar o número de plaquetas. No caso de CID, encontraremos baixo número desses elementos, ao passo que na fibrinólise o número é normal. Devemos aproveitar a lâmina para fazer um exame da forma das hemácias. Se encontrarmos hemácias espiculadas, triangulares e em capacete, devemos supor um processo microtrombótico.

3º. Determinar o tempo de sangramento (Duke) e fazer a prova do laço. De um modo geral, quando existe plaquetopenia esses exames estão alterados. É importante lembrar que um tempo de sangramento prolongado com plaquetas normais é indício de grande quantidade de PDF (produtos de degradação de fibrina e fibrinogênio), pois esses elementos impedem a hemostasia.

Estudo Pré-Operatório da Hemostasia

Antes de qualquer intervenção cirúrgica é essencial que se proceda a um rigoroso interrogatório no sentido de apurar comemorativos de petéquias, san-

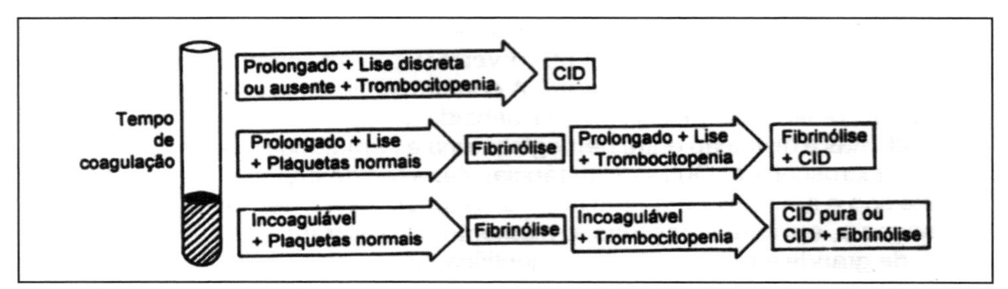

Fig. 27.1. – *Esquema para diagnósticos da CID e da fibrinólise. Tempo de coagulação normal: 5-10 minutos. O coágulo deve ser observado durante 1 hora; quanto mais precoce sua liquefação, mais intensa a fibrionólise. Um esfregaço de sangue, como para hemograma, revela plaquetopenia na CID. (Seg. L. C. Famadas e M.C. Santos Coelho, JBM, junho, 1973).*

gramentos prolongados ou qualquer outra manifestação que possa sugerir a existência de patologia capaz de ocasionar problemas hemorrágicos. Diante de um interrogatório positivo, impõe-se um estudo laboratorial completo, destinado a apontar qual a patologia em causa. Se a intervenção for de vulto, mesmo na ausência de comemorativos hemorrágicos há necessidade de um estudo laboratorial capaz de surpreender doenças hemorrágicas latentes.

É comum solicitar-se, nessas circunstâncias, apenas o tempo de sangramento, prova do laço (fragilidade capilar) e tempo de coagulação global (Lee-White). O tempo de coagulação global é, entretanto, um dado pouco sensível e pode dar resultado normal mesmo em presença de coagulopatia (p. ex., hemofilias). O ideal, portanto, consiste em solicitar os seguintes exames:

Tempo de sangramento (normal: 1 a 3 minutos)

Prova do laço

Tempo de coagulação de Lee-White (normal: 5 a 10 minutos)

Tempo de recalcificação do plasma de Howell (normal: 8-15 segundos)

Tempo de protrombina de Quick (normal: 12 segundos ou 100% de atividade protrombínica)

Tempo de tromboplastina parcial (normal: 50-100 segundos)

Controle do Uso Terapêutico de Anticoagulantes

A dose de heparina é controlada pelo tempo de coagulação global. Como essa substância é rapidamente metabolizada, deve ser administrada cada seis horas; com a dose ideal o tempo de coagulação pelo método de Lee-White deve permanecer entre 20 e 30 minutos. É errado fazer o controle da heparina por meio do tempo de protrombina, já que esse anticoagulante é principalmente antitrombínico, sendo secundária sua atividade antiprotrombínica.

Os medicamentos dos grupos cumarínico e idandiônico atuam por mecanismo competitivo com a vitamina K, inibindo, assim, a síntese da protrombina e fatores VII, IX e X. São, portanto, medicamentos antiprotrombínicos. Conseqüentemente, o controle será feito por meio do tempo de protrombina, que deve permanecer entre 25 e 36 segundos, ou seja, duas ou três vezes o normal (11 a 20% de atividade protrombínica).

A determinação do tempo de protrombina pode ser substituída pelo tromboteste de Owren, cujos resultados devem ser mantidos entre 10 e 25%.

HEMATÚRIA MACROSCÓPICA

A presença de hemácias pode alterar ou não a coloração da urina, na dependência da quantidade de sangue que se perde. No caso da urina mostrar-se corada, fala-se de hematúria macroscópica e em caso contrário de hematúria microscópica. Macroscopicamente já se pode reconhecer a hematúria quando 1ml de sangue se dilui em um litro de urina. Só a hematúria macroscópica constitui sinal clínico e merece estudo neste local; a hematúria microscópica é achado de laboratório e já foi estudada no Capítulo 9.

É oportuno relembrar que nem toda urina vermelha significa hematúria. Quando, por exemplo, ocorre hemólise intravascular (anemias hemolíticas agudas, transfusão de sangue incompatível etc.), a presença de hemoglobina na urina pode conferir-lhe todas as tonalidades de vermelho, desde uma coloração apenas ligeiramente perceptível até o vermelho mais intenso, passando pelo clássico aspecto de "água de carne". A comprovação da presença de hemoglobina pode realizar-se pela prova da benzidina ou pela reação de Thévenon-Rolland, mas a distinção entre hemoglobinúria e hematúria só pode ser feita pelo exame microscópico. Outras substâncias capazes de imprimir coloração rósea à urina são a aminopirina (piramido), os corantes anilínicos existentes em balas ordinárias e, em certas pessoas, o pigmento da beterraba.

É de grande interesse clínico a identificação da causa e do ponto de origem do sangramento. A presença ou ausência de outros sintomas ligados ao aparelho urinário ajuda muito nesse sentido. Por exemplo, a ocorrência de cólica renal sugere litíase ou migração de coágulo. A disúria fala a favor de cistite ou litíase. O achado de cilindros hemáticos no sedimento é típico de glomerulonefrite. Na ausência desse tipo de cilindro a hematúria sem dor pode depender de tumor renal ou vesical, ou então de litíase estacionária, doença policística, cistorenal, diátese hemorrágica, drepanocitose, hidronefrose ou hipertrofia prostática benigna.

A hematúria macroscópica deve ser encarada sempre como sintoma grave, a exigir completa investigação urológica, mesmo que desapareça espontaneamente, pois muitas hematúrias exibem caráter intermitente. São os seguintes os exames complementares a serem solicitados, de acordo com as necessidades:

Exame de urina. Além de confirmar a existência de hematúria macroscópica ou revelar a microscópica, pode o exame de urina fornecer outros dados de valor diagnóstico nas nefropatias hematúricas, como sejam o volume urinário, densidade, albuminúria, cilindrúria, leucocitúria e bacteriúria. Havendo eliminação de pequenos cálculos, pode-se solicitar análise química dos mesmos.

Ultra-sonografia. Permite o delineamento dos contornos renais e determinação de suas dimensões. Os ureteres não são visíveis, a menos que distendidos. É método largamente empregado para avaliar formações tumorais, permitindo também identificar a presença de hidronefrose e de doença policística. Não deve ser utilizado no diagnóstico e acompanhamento de pequenos cálculos.

Exploração radiológica. Compreende radiografias simples, pielografia excretora, pielografia ascendente ou retrógrada, cistografia e uretrografia. As *radiografias simples* evidenciam fundamentalmente a presença de cálculos urinários radiopacos em qualquer setor do aparelho urinário. A *pielografia excretora* é indispensável para identificar a existência de anomalias congênitas, lesões traumáticas, litíase e tumores. A *pielografia ascendente*, de emprego limitado, está indicada quando se necessita confirmar aspectos fornecidos pela pielografia excretora ou obter dados mais precisos quando esta não tiver sido satisfatória. A *cistografia* tem por finalidade primordial revelar cálculos não radiopacos, podendo ser obtida pela introdução de contraste por via uretral ou aproveitando a fase terminal da pielografia descendente. A uretrografia pode demonstrar a existência de cálculos ou rupturas.

Exploração endoscópica. A cistoscopia permite observar diretamente a cavidade vesical e confirmar os diagnósticos de cistite, cálculo, tumor e corpo estranho.

Dosagem de uréia e creatinina no sangue. Útil para avaliar grosseiramente a capacidade funcional do rim.

Hemograma. O estudo da série vermelha pode revelar anemia, de observação freqüente nas nefropatias graves, especialmente de evolução crônica. A série branca pode ser de interesse para acompanhar a evolução das infecções urinárias, sendo capaz, igualmente, de revelar a existência de leucemia, uma das causas de hematúria. A contagem de plaquetas, bem como as diversas provas de coagulação, podem denunciar as doenças hemorrágicas causadoras de hematúria.

EDEMA

Edema é a exteriorização de excesso de líquido no espaço intersticial, ou seja, na parte extravascular do compartimento extracelular. A causa física do edema é a existência de uma pressão positiva no compartimento intersticial (sabe-se que em condições normais reina pressão negativa nesse compartimento). Tal pressão positiva pode decorrer dos seguintes fatores: 1) insuficiência cardíaca congestiva, pericardite constritiva ou obstrução venosa, em que existe aumento da pressão capilar; 2) hipoproteinemia, que diminui a pressão coloidosmótica do plasma; 3) obstrução linfática, que aumenta a pressão coloidosmótica do líquido intersticial; 4) incremento da permeabilidade dos capilares (nas queimaduras, reações alérgicas etc.), que determina não só aumento da pressão coloidosmótica do líquido intersticial mas também diminuição dessa pressão no plasma; 5) insuficiência cardíaca congestiva, glomerulonefrite aguda ou crônica, uso de glicocorticóide etc., em que ocorre retenção de sódio e água.

Quando se comprime com a ponta do dedo a pele que recobre uma zona edematosa, nota-se que persiste uma pequena depressão após retirar-se o dedo. Tal depressão (mossa), que se deve ao deslocamento do líquido de edema para as regiões vizinhas, desaparece gradualmente ao cabo de 5 a 30 segundos à medida que o líquido retoma ao local deprimido. Tal característica não se observa no *mixedema*, que é um tipo de edema relativamente imóvel, não depressível, o que se deve ao elevado teor proteínico existente no líquido intersticial em tais circunstâncias.

Em casos graves e prolongados pode instalar-se a anasarca, que é o edema generalizado acompanhado de derrame líquido nas cavidades pleurais e abdominal.

Em sua maioria os pacientes com edema generalizado sofrem de distúrbios cardíacos, renais, hepáticos ou nutritivos. Os dados obtidos pelo exame clínico bastam amiúde para incluir o paciente num desses grupos. E o que ocorre, por exemplo, quando o médico se defronta com um quadro berrante de insuficiência cardíaca congestiva motivada por lesão orovalvular. O edema nesses casos é inicialmente de localização distal (maléolos), atinge intensidade máxima ao anoitecer e melhora com o repouso. De ocorrência excepcional nas cardiopatias congênitas, é freqüente nas valvulopatias reumatismais descompensadas, ao lado da dispnéia, taquicardia, ritmo de galope, aumento da área cardíaca, hepatomegalia etc.

O edema da glomerulonefrite aguda é de localização predominantemente palpebral, sendo por vezes tão discreto que só é notado pelos familiares do doente. A síndrome nefrótica caracteriza-se por edema copioso, proteinúria, hipoalbuminemia e hipercolesterolemia; sua evolução é arrastada durante muitos meses ou anos.

Não é raro observar-se em pessoas de meia idade, ligeiramente hipertensas ou mesmo sem qualquer manifestação patológica, a existência de discreto edema maleolar e pretibial, que se acentua com o correr do dia e desaparece com o decúbito. De natureza obscura, esse edema cede freqüentemente pelo uso de saluréticos.

Edema unilateral de membros inferiores com sensibilidade à compressão da panturrilha e sinal de Homans positivo (ligeira dor na panturrilha causada por flexão forçada do tornozelo) indica tromboflebite profunda.

Exames complementares. A despeito do enorme valor da avaliação clínica no diagnóstico etiológico do edema, os exames laboratoriais são quase sempre necessários, seja para esclarecer casos obscuros ou complexos, seja para acompanhar as particularidades evolutivas de cada caso. Os seguintes exames podem tornar-se necessários, entre outros, de conformidade com o quadro clínico exibido pelo doente.

Medida da pressão venosa. A elevação generalizada da pressão venosa é quase patognomônica de insuficiência cardíaca congestiva, embora possa estar presente em estados congestivos ligados à insuficiência renal aguda. Habitualmente o aumento da pressão venosa pode ser reconhecido facilmente pela presença de intumescimento das jugulares, mas há casos em que a pressão venosa deve ser diretamente medida, tanto a central como a dos membros superiores e inferiores.

Exame de urina. A pesquisa de albumina fornece informações de grande utilidade. A ausência completa de albumina na urina fala contra afecções cardíacas e renais como causa do edema; em tais casos, a existência de hepatomegalia constitui forte indício a favor de hepatopatia. Albuminúria leve ou moderada é a regra em pacientes com insuficiência cardíaca, ao passo que albuminúria maciça indica a presença de síndrome nefrótica. É típico o sedimento urinário na glomerulonefrite aguda.

Proteinemia. As doenças edematosas acompanhadas de grave hipoalbuminemia são a cirrose hepática, síndrome nefrótica, enteropatia perdedora de proteína e desnutrição protéica (kwashiorkor nos lactentes após o desmame).

Raio X do tórax. E importante para demonstrar aumento da área cardíaca e derrame pleural. No edema de origem cardíaca, a presença de aumento da área cardíaca, ictus cordis impalpável, pulso paradoxal e pressão arterial convergente é sugestiva de derrame pericárdico. Além do estudo radiográfico do tórax, o ECG e o ecocardiograma são muito úteis para confirmar essa suspeita clínica.

Flebografia, pletismografia e ultra-sonografia (Doppler). São exames de grande valor para o diagnóstico da tromboflebite profunda.

ASCITE

O acúmulo de líquido na cavidade peritoneal pode ocorrer como manifestação clínica isolada ou fazer parte da síndrome de hipertensão porta ou de um estado de anasarca. No adulto, surge na maioria das vezes como complicação de cirrose hepática, esquistossomíase (forma hepatoesplênica), insuficiência cardíaca congestiva, nefrose ou carcinomatose. Na criança, a peritonite tuberculosa e o kwashiorkor são causas importantes. Mesmo quando a origem da ascite parece evidente, são de grande valor clínico os exames complementares, que servirão inclusive para evidenciar a possível superveniência de outra patologia (p. ex., cirrose + tuberculose).

Paracentese e exame do líquido ascítico. O estudo do líquido ascítico é indispensável ao esclarecimento da natureza e etiologia da ascite. A punção, feita no quadrante inferior esquerdo do abdômen, deve extrair cerca de 20ml de líquido, que serão divididos em três recipientes: um esterilizado, para bacteriologia; outro contendo duas gotas de heparina, para exame citológico; um terceiro para provas bioquímicas.

Aspecto. Quando se trata de transudato o líquido ascítico é límpido ou ligeiramente opalescente, de coloração amarelo-citrina, o que denota mecanismo osmótico ou hidrostático (p. ex., insuficiência cardíaca, cirrose hepática, obstrução da veia cava inferior, hipoalbuminemia); havendo icterícia intensa a coloração pode assumir tonalidade amarela.

Nos exsudatos a aparência é turva, o que denota geralmente inflamação. Eles podem ser de natureza a) seropurulenta ou francamente purulenta na peritonite por gérmens piogênicos (p. ex., pneumococo, bacilos Gram-negativos); b) serosa ou serofibrinosa, na peritonite tuberculosa e derrames pancreáticos; c) leitosa, na ascite quilosa (neoplasias abdominais com obstrução e rompimento de linfáticos, malformações congênitas desses vasos); d) hemorrágica, nas neoplasias.

Estudo bioquímico. Os transudatos exibem densidade abaixo de 1,016 e teor de proteínas inferior a 2,5g/dl; nos exsudatos a densidade está acima de 1,016 e o teor de proteínas é superior a 3,0g/dl. Entretanto, podem ser encontrados altos valores na cirrose hepática não complicada. Os níveis de eletrólitos são idênticos aos do plasma. Nas ascites produzidas por hipertensão porta ou hipoalbuminemia o teor de glicose é maior no líquido ascítico do que no plasma, ocorrendo o contrário nas doenças peritoneais. Valores de glicose inferiores a 60mg/dl sugerem peritonite. tuberculosa. O achado de elevados teores de amilase no líquido peritoneal é útil no diagnóstico da ascite pancreática; nem sempre essa elevação coincide com o aumento da amilase sérica.

Reação de Rivalta. Esta reação evidencia, quando positiva, aumento do teor de fibrinogênio, sendo negativa nos transudatos e positiva nos exsudatos. Sua técnica, extremamente simples, está ao alcance do próprio clínico, à beira do leito: sobre um cálice contendo água à qual se acrescentou algumas gotas de ácido acético glacial (4 gotas por 100ml), deixar cair gota a gota o líquido a examinar. A reação será negativa, denotando um transudato, se as gotas depositadas permanecerem transparentes, quase invisíveis, descendo "como um xarope"; será positiva, indicando um exsudato, se as gotas se tornarem turvas ou opalescentes, assumindo o aspecto de "fumaça de cigarro".

Estudo bacteriológico. Inclui as colorações de Gram e Ziehl-Neelsen, bem como cultura para aeróbios e anaeróbios. Quando a cultura revela presença de germens piogênicos, a execução do antibiograma tem grande valor para fins terapêuticos. O achado de bacilos ácido-álcool resistentes é raro no líquido ascítico, sendo essa comprovação feita por meio de cultura e inoculação em cobaia, o que demanda muito tempo.

Estudo citológico. Nos transudatos não infectados predominam habitualmente as células endoteliais e mesoteliais, sendo escassa a celularidade. O achado de mais de 500 leucócitos/µl sugere infecção ou neoplasia. Quando o líquido ascítico exibe elevada concentração de leucócitos, com predomínio de polimorfonucleares, trata-se geralmente de infecção bacteriana aguda. Se as células mononucleares constituírem percentual superior a 80%, o diagnóstico provável é de tuberculose peritoneal. O achado de numerosas hemácias sugere principalmente neoplasia ou tuberculose. É importante a pesquisa de células neoplásicas, feita sempre que possível por citologista, já que existe grande risco dos endoteliócitos e mesoteliócitos serem confundidos com células malignas.

Histopatologia. Em muitos casos, o diagnóstico definitivo das doenças causadoras de ascite pode ser obtido pelo estudo anatomopatológico do peritônio, vísceras diversas e outras estruturas. O material pode ser conseguido por meio de biópsia às cegas (p. ex., biópsia hepática), endoscopia (p. ex., laparoscopia), manipulação cirúrgica (p. ex., gânglios, medula óssea, laparotomia) etc. O recurso à ultra-sonografia, tomografia computadorizada ou radioscopia televisada torna a prática da punção-biópsia muito mais rápida e segura, possibilitando atingir até pequenas estruturas, tais como gânglios retroperitoneais, pequenas tumorações nas adrenais, fígado, baço etc.

Biópsia hepática. Está indicada quando se suspeita de hepatopatia, seja difusa ou localizada. O estudo histológico do fragmento hepático pode constatar, por exemplo, lesões de cirrose ou de hepatofibrose esquistossomótica, manifestações de congestão hepática (distensão sinusoidal centrolobular), tecido neoplásico etc.

Endoscopia. A esofagogastroduodenoscopia, a retossigmoidoscopia ou a colonoscopia associadas à biópsia transendoscópica conduzem amiúde ao diagnóstico de tumor primitivo do tubo digestivo acompanhado de carcinomatose peritoneal e ascite. A endoscopia do tubo digestivo tem permitido, além disso, a identificação de doenças hepáticas, biliares e pancreáticas pela colangiopancreatografia retrógrada. A retossigmoidoscopia permite colher pequenos fragmentos de mucosa, onde são procurados ovos de Schistosoma.

A *laparoscopia* representa, atualmente, um dos recursos semióticos de maior utilidade no estudo das ascites, esclarecendo o diagnóstico etiológico em grande número de casos. A visualização do interior da cavidade peritoneal independe da existência de ascite. A biópsia pode ser efetuada sob visão direta das estruturas anatômicas e lesões. Quando a ascite é muito volumosa a laparoscopia deve ser precedida de medidas tendentes a reduzir a quantidade de líquido.

Ultra-sonografia. É um método de grande sensibilidade na identificação da ascite, podendo detectar volumes muito pequenos (até menos de 300ml). É capaz de discriminar a forma livre da septada, bem como distinguir certas formações císticas que podem imitá-la (rim, ovário, abscessos, hematomas). Contribui muitas vezes para orientar o diagnóstico etiológico da ascite ao evidenciar alterações inflamatórias ou neoplásicas (p. ex., tumores hepáticos, massas abdominais ou retroperitoneais, linfadenopatias etc.) Mostra o aumento do lobo caudado e anormalidades da veia hepática na síndrome de Budd-Chiari (a US tipo Doppler detecta alteração do fluxo sangüíneo nessa veia).

Radiologia. São os seguintes os sinais classicamente descritos como típicos de ascite na radiografia simples do abdômen: separação e flutuação das alças intestinais, apagamento da sombra do psoas, opacificação global do abdômen, aumento de densidade na pélvis em posição ortostática e má visualização dos órgãos abdominais. Certos aspectos observados na chapa simples podem orientar o diagnóstico etiológico, como, por exemplo, visceromegalias e calcificações pancreáticas. O exame contrastado é muito útil para revelar a presença de varizes esofagianas caso haja suspeita de hipertensão porta. É utilizada também para pesquisar doenças neoplásicas ou inflamatórias em toda a extensão do tubo digestivo, bem como, através da colangiografia venosa, percutânea ou transendoscópica, para demonstrar doenças das estruturas biliares causadoras de ascite. A pancreatografia retrógrada pode mostrar-se útil no diagnóstico de pancreatopatias causadoras de ascite.

Tomografia computadorizada. Tal como a ultra-sonografia, evidencia derrame peritoneal de escasso volume. Revela com grande precisão processos inflamatórios ou neoplásicos causadores de ascite, sendo o melhor método no estudo do pâncreas e do retroperitônio. É de valor incomparável na avaliação das pancreatites agudas, evidenciando a verdadeira extensão das lesões, que comprometem às vezes toda a cavidade abdominal e pélvica.

Venografia e manometria da cava inferior. São recursos importantes para o diagnóstico da síndrome de Budd-Chiari (endoflebite obliterante das veias supra-hepáticas).

OLIGÚRIA/ANÚRIA

Oligúria é a produção de urina em quantidade inferior à necessária para garantir a excreção das escórias metabólicas, ou seja, menos de 300ml/m^2 de superfície corporal nas 24 horas, o que corresponde a aproximadamente 500ml num homem de 70kg e 180ml numa criança de 15kg. Fala-se em anúria quando o volume eliminado é inferior a 50ml/24 horas. E fundamental não confundir anúria com retenção urinária aguda, que é a incapacidade de esvaziar a bexiga. A distinção entre esses fenômenos é facilmente obtida pela execução de cateterismo vesical.

As anúrias e oligúrias podem ser classificadas em três grandes categorias:

Anúria ou oligúria de causa pré-renal. Por choque, desidratação, período de formação de edemas, ingestão deficiente de água, trombose bilateral de veia renal, oclusão bilateral de artéria renal por trombose ou embolia, perdas para o 3º espaço (p. ex., queimaduras ou traumas extensos, oclusão intestinal, peritonite);

Anúria ou oligúria de causa renal. Glomerulonefrite aguda, necrose tubular aguda, glomerulonefrite rapidamente progressiva, nefrite tubulointersticial, necrose cortical bilateral, precipitação intra-renal de cristais, insuficiência renal crônica;

Anúria ou oligúria de causa pós-renal. Obstrução ureteral por litíase, tumor, coágulo, estreitamento, acotovelamento, válvula ou outra anomalia.

A anúria completa é encontrada com maior freqüência na obstrução das vias urinárias, necrose cortical aguda bilateral, oclusão bilateral das artérias renais e glomerulonefrite rapidamente progressiva; não é típica da necrose tubular aguda, onde pode ocorrer, ao contrário, poliúria em alguns casos (ver item Insuficiência renal aguda, no Capítulo 36).

O diagnóstico etiológico de um caso de oligúria/anúria pode ser firmado muitas vezes em bases puramente clínicas. A oligúria pré-renal se desenvolve habitualmente em circunstâncias tão peculiares que sua natureza dificilmente passará despercebida, sendo o que ocorre, por exemplo, em casos de desidratação ou insuficiência cardíaca digestiva, duas das causas mais encontradiças de oligúria pré-renal. O mesmo se pode dizer das tubulopatias tóxicas quando o uso de substâncias nefrotóxicas (medicamentos, contrastes radiológicos etc.) é evidente, e também da hemólise intravascular, esmagamentos, queimaduras etc. Num paciente jovem com infecção prévia, exibindo edema, hipertensão arterial, oligúria ou anúria precedidas de hematúria macroscópica, pensa-se imediatamente em glomerulonefrite aguda; se alguma urina puder ser obtida, seu exame laboratorial confirmará o diagnóstico. Na necrose tubular aguda a causa é evidente na maioria dos casos, destacando-se os traumatismos, hemorragias, reações transfusionais e hemolíticas, queimaduras extensas, pancreatite e choque séptico. Em presença de complicações da gravidez (DPP, placenta prévia, abortamento) cabe suspeitar de necrose cortical.

Comemorativos de cólica nefrítica seguida de anúria levam à suspeita de *obstrução ureteral* por cálculo em rim único ou único funcionante. No pós-operatório de cirurgia abdominal, a ocorrência de anúria deve fazer pensar na possibilidade de *ligadura ureteral*, o que é mais comum nas cirurgias pélvicas. No homem, a *hipertrofia prostática* é a causa mais freqüente de obstrução baixa e devemos ter sempre a lembrança de pesquisar o uso de medicamentos que possam precipitar retenção urinária aguda nos portadores de discreta hipertrofia prostática (p. ex., anticolinérgicos, antidepressivos, bloqueadores ganglionares).

Sedimento urinário. É um exame útil no estudo dos estados oligúricos. A glomerulonefrite aguda caracteriza-se pela presença de hematúria, proteinúria e cilindrúria (cil. hemáticos e granulosos). A constatação de corpúsculos graxos e cilindros céreos sugere processo crônico. Cilindros leucocitários indicam inflamação intersticial aguda ou crônica. Eosinófilos na urina são observados na nefrite intersticial alérgica. Cristalúria pode indicar distúrbios metabólicos do urato ou oxalato. Uma lesão tubular aguda não gera achados específicos no sedimento urinário, mas a presença de células epiteliais, cilindros hialinos ou granulosos levanta a suspeita desse tipo de lesão. Na obstrução das artérias renais observa-se hematúria e proteinúria.

Estudo bioquímico. Devem ser solicitados no soro: Na, K, Ca, uréia e creatinina; na urina: Na e creatinina. A medida que a anúria ou oligúria se prolongam vão-se elevando progressivamente a uréia, creatinina, potássio, fosfato e sulfato séricos; instala-se gradualmente acidose metabólica.

Índices diagnósticos. Os exames bioquímicos no soro e na urina permitem a elaboração de vários índices que podem ajudar a distinguir as diversas etiologias do distúrbio. A Tabela 27.4 enumera alguns índices, comparando-os nas quatro categorias principais.

Tabela 27.4
Índices Diagnósticos na IRA

	Pré-renal	*Pós-renal*	*Renal*	*GNA*
Osmolalidade, relação U/P	>1,5	1 a 1,5	1 a 1,5	1 a 1,5
Na urinário (mmol/l)	<20	>40	>40	<30
Excreção fracionária de Na	<0,01	>0,04	>0,02	<0,01
Índice de insuficiência renal	<1	>2	>2	<1

U/P= Relação urina/plasma; Excreção fracionária de sódio= sódio U/P+ creatinina U/P; Índice de insuficiência renal = Na urinário (mmol/l) + creatinina U/P; GNA = glomerulonefrite aguda.

ECG. À medida que a potassemia se eleva, surgem alterações do ECG, que consistem inicialmente de ondas T pontiagudas, alargamento do complexo QRS e falta de ondas P; mais tarde o complexo ventricular torna-se bifásico e se o quadro agravar-se ocorre parada cardíaca ou fibrilação ventricular.

Métodos de imagem. A radiologia tradicional pode fornecer valiosas informações, especialmente quanto às causas pós-renais. A chapa simples do abdômen pode revelar assimetria das sombras renais ou se há um rim aumentado ou diminuído. Pode-se descobrir uma tumoração que esteja comprimindo as vias urinárias ou visualizar a imagem radiopaca de um cálculo no trajeto ureteral. Não é raro observar-se a obstrução de um rim funcionante, sendo o outro hipofuncionante, o que é demonstrado pela sua sombra diminuída. A US pode trazer informações importantes quanto às dimensões e contornos dos rins. Os ureteres não são visíveis, a menos que estejam dilatados, mas dificilmente uma obstrução urinária poderá ocorrer sem que provoque uma distensão do bacinete evidenciável pela US. Tumores renais e abdominais, bem como anormalidades na bexiga e próstata, podem ser descobertos por esse método. A TC fornece mais detalhes do que a US, podendo fornecer o diagnóstico e delimitar a extensão da maioria das lesões. O exame cintilográfico mede a excreção do radiotraçador, permitindo a quantificação do defeito funcional de cada rim. Uma boa opção é utilizar o nefrograma como medida do dano funcional e utilizar a US e/ou a radiografia tradicional como indicadores morfológicos da insuficiência renal. Tanto a cintilografia como a arteriografia servem para evidenciar a obstrução das artérias renais.

Desafio hídrico. Quando os achados clínicos e laboratoriais indicam uma oligúria ou anúria devidas à diminuição do líquido extracelular (desidratação) pode-se estimular o funcionamento renal com a administração de 500 a 1.000ml de soro fisiológico (no adulto). É controvertido o emprego de diuréticos, quer os osmóticos (manitol), quer os de alça (p. ex., furosemida), muito embora a experiência clínica demonstre que a administração de solução hipertônica de manitol seja capaz de impedir que um dano funcional do rim se transforme em lesão orgânica (por combater o intumescimento isquêmico que acomete as células renais). Na ausência de resposta renal é improvável que a oligúria ou anúria sejam de origem pré-renal.

Biópsia renal. Considerando o grave risco que esse recurso representa para o rim anúrico, sua indicação deve ser analisada com grande cautela. Ela pode ser indicada quando a anúria se estende além de 15 dias ou quando seu resultado possa influir decisivamente no tratamento do caso.

SÍNDROME DE HIPERTENSÃO PORTA (ESPLENOMEGALIAS CONGESTIVAS, SÍNDROME DE BANTI)

Formada pelas veias mesentérica superior, esplênica e mesentérica inferior (que desemboca na esplênica), a veia porta conduz de volta ao coração, através do fígado, todo o sangue proveniente das vísceras digestivas abdominais e do baço. Ao chegar ao sulco transverso do fígado sofre bifurcação e se ramifica em leque no interior do órgão. De suas vênulas o sangue flui para os vasos sinusóides dispostos entre os cordões de hepatócitos e deságua nas veias centro lobulares, que vão formar as supra-hepáticas. Já que não existem válvulas na veia porta, a pressão em seu interior corresponde ao volume sangüíneo que nele ingressa multiplicado pela resistência oposta à sua saída. O valor normal dessa pressão situa-se entre 1 e 4mmHg acima da pressão livre na veia supra-hepática e até 6mmHg acima da pressão no átrio direito.

Segundo a presumida sede de suas causas a hipertensão porta é tradicionalmente classificada em pré-hepática, intra-hepática e pós-hepática, podendo a forma intra-hepática ser subdividida em pré-sinusóide e pós-sinusóide. Tal classificação é, entretanto, algo arbitrária, pois a sede real do obstáculo é freqüentemente obscura. São as seguintes as causas da hipertensão porta:

a) *Por aumento do fluxo sangüíneo hepático*

Esplenomegalias não causadas por hepatopatia fístula arteriovenosa

b) *Vasculopatias e cardiopatias*

Trombose da veia porta

Trombose da veia esplênica

Trombose das veias supra-hepáticas (síndrome de Budd-Chiari)

Doença veno-oclusiva (oclusão não trombótica das vênulas hepáticas)

Trombose, tumor ou membrana da veia cava inferior
Insuficiência cardíaca congestiva; pericardite constritiva
c) *Hepatopatias*
Cirroses
Fibrose porta não cirrótica
fibrose hepática congênita
hepatofibrose esquistossomótica
hipertensão porta idiopática
sarcoidose
Hepatite alcoólica
Transformação nodular parcial

Segundo casuística brasileira, 50% dos pacientes com hipertensão porta são esquistossomóticos e 40% são cirróticos; apenas 10% exibem outra etiologia, como trombose da veia porta e a síndrome de Budd-Chiari.

Do ponto de vista clínico a síndrome de hipertensão porta se caracteriza essencialmente por hemorragias digestivas conseqüentes a varizes esofagianas, circulação colateral na parede anterior do abdômen (tipo cabeça de medusa), esplenomegalia (com ou sem hiperesplenismo) e ascite.

São os seguintes os exames subsidiários destinados a avaliar o grau da hipertensão e esclarecer sua etiologia.

Métodos de imagem. A radiografia simples do abdômen pode mostrar opacificação global do abdômen (aspecto de vidro fosco) e outros sinais de ascite (ver este item), bem como aumento de volume do baço. A US é um excelente recurso para comprovar a existência de ascite e aumento do baço, podendo mostrar também densidade e textura anormais do fígado e, às vezes, dilatação da veia porta e colaterais. A US tipo Doppler pode avaliar o fluxo sangüíneo, a permeabilidade e o calibre da veia porta. A ingestão de papa de bário pode evidenciar a presença de varizes esofagianas, que são, entretanto, visualizadas com maior precisão pela endoscopia. O exame cintilográfico pode evidenciar alteração da captação hepática do radionuclídio (disposição em placas) associada ao aumento de captação na medula óssea e no baço. A TC do abdômen permite identificar claramente a dilatação da veia porta e às vezes de vasos colaterais. A venografia, seja indireta (fase venosa da angiografia celíaca), seja direta (esplenoportografia ou portografia trans-hepática), pode delinear todo o sistema porta e pôr em evidência a oclusão venosa e a dilatação das colaterais. A angiografia celíaca permite identificar fístula entre uma artéria e a veia porta ou uma de suas tributárias. A venografia das supra-hepáticas permite caracterizar a trombose dessas veias (síndrome de Budd-Chiari). A cateterização da veia cava inferior permite identificar a obstrução dessa veia (trombo, membrana, tumor), cujos sintomas são idênticos aos da trombose das veias supra-hepáticas.

Biópsia do fígado. Fornece informações de grande utilidade para identificação de cirroses e outras hepatopatias causadoras de hipertensão porta. Um resultado normal associado à existência de varizes esofagianas justifica a suspeita de trombose da veia porta (que poderá, como vimos, ser confirmada pela angiografia ou pelo uso da US ou TC). A existência de congestão centrolobular sugere trombose das veias supra-hepáticas (Budd-Chiari) ou insuficiência cardíaca congestiva. A presença de vênulas ocluídas leva ao diagnóstico de doença veno-oclusiva (oclusão não trombótica das vênulas hepáticas), capaz também de provocar síndrome de Budd-Chiari.

Exames hematológicos. Evidenciam amiúde anemia moderada, normocítica, a menos que tenha havido hemorragia, caso em que a anemia assume caráter microcítico hipocrômico. Nos casos de hiperesplenismo observa-se a síndrome hematológica da pan-hemocitopenia, com leucopenia, anemia e trombocitopenia. A punção da medula óssea permite o estudo do mielograma, bem como pesquisa de *Leishmania donovani*, possível causa de hipertensão porta em nosso país. Nos casos de síndrome de Budd-Chiari o coagulograma pode evidenciar a hipercoagulabilidade responsável pela trombose.

Pesquisa de esquistossomose. Consiste principalmente em a) exame de fezes (métodos de sedimentação de Vercamen-Grandjean e de Kato) para descoberta de ovos viáveis; b) retossigmoidoscopia destinada à biópsia da mucosa retal e sigmóide para pesquisa de ovos viáveis; c) hemograma para detectar eosinofilia intensa típica das fases de migração larvária.

ESPLENOMEGALIA

O baço é um órgão de estrutura complexa e múltiplas funções, o que explica sua participação em grande número de condições patológicas, de natureza as mais variadas. Seu aumento de volume é uma exteriorização clínica obrigatória dessa participação. Em muitos casos observa-se também a exacerbação de algumas de suas funções, especialmente as relacionadas com a seqüestração, filtração e fagocitose dos elementos figurados do sangue, o que leva ao quadro de hiperesplenismo, caracterizado pela redução no sangue periférico de uma ou mais linhagens hematológicas.

São as seguintes as principais causas de esplenomegalia:

Por *hiperplasia linfóide.* Infecções (por vírus, bactérias, fungos e parasitos), inflamações (artrite reumatóide, lúpus eritematoso disseminado, sarcoidose)

Infiltrativas ou *mieloproliferativas.* Leucemia, linfoma, policitemia vera, metaplasia mielóide, cisto, tumores primários ou metastásicos.

Hiperplasia fagocítica por hemólise. Esferocitose, talassemia maior, defiiciência de piruvato-quinase

Doenças carenciais. Carência de ferro, anemia perniciosa

Doenças de armazenamento. Doença de Gaucher, de Niemann-Pick, amiloidose

Esplenomegalias congestivas. Cirrose, trombose porta ou esplênica, hepatofibrose esquistossomótica

Existem casos em que o aumento de volume do baço chega a ponto de ocasionar sintomas que motivam a consulta. Na maioria das vezes, entretanto, a esplenomegalia constitui achado ocasional durante o exame de um doente que procurou o médico por outro motivo. O diagnóstico etiológico de tal achado torna obrigatória uma exploração completa do doente, desde uma anamnese e exame físico minuciosos até um conjunto complexo de exames subsidiários. Um baço palpável indica aumento de seu volume de duas ou três vezes.

Métodos de imagem. A ultra-sonografia permite avaliar com facilidade as alterações de volume e posição tanto do baço como do fígado e distingue com segurança uma esplenomegalia de um rim aumentado ou de um tumor originário de outra estrutura próxima. De grande utilidade é a identificação de possíveis adenomegalias existentes no hilo hepático, junto ao pâncreas e no espaço retroperitoneal. Na mesma sessão pode ser pesquisada a existência de ascite e dilatação da veia porta ou colaterais. Pela integração das áreas delimitadas por imagens sucessivas colhidas com intervalos de 1cm pode-se calcular com precisão o volume esplênico total. A determinação das dimensões do baço são muito úteis em pacientes obesos, nos quais é difícil a palpação, bem como para monitorizar o tamanho esplênico no curso da quimioterapia.

A tomografia computadorizada pode ser utilizada para confirmar os achados da US e acrescentar detalhes mais precisos das anormalidades observadas. Pode-se recorrer ao mapeamento isotópico do baço para avaliar a forma e as dimensões do órgão e para evidenciar anormalidades sugestivas de tumor, cisto, abscesso e massas extra-esplênicas que causem deslocamento.

Exames hematológicos. O *hemograma* é de execução obrigatória em qualquer paciente com esplenomegalia. Pode ele revelar as alterações características de um estado infeccioso ou as células imaturas típicas de um estado leucêmico. As hemácias podem exibir configuração anormal, como seja a microesferocitose da anemia hemolítica constitucional ou os drepanócitos da anemia de células falciformes; na esferocitose observa-se diminuição da resistência osmótica das hemácias. Nos casos mais típicos de hiperesplenismo, observa-se a síndrome hematológica da pan-hemocitopenia, com leucopenia, anemia e trombocitopenia.

Dentre *outros exames de sangue* cabe assinalar a pesquisa de hematozoários, a hemocultura e provas sorológicas para diversas moléstias, tais como febre tifóide, mononucleose infecciosa, sífilis, toxoplasmose, citomegalia, doença de Chagas, calazar e outras, sempre na dependência do quadro clínico, idade do paciente, sua procedência etc.

Biópsia ganglionar. É o método de maior utilidade para o estudo etiológico de uma adenomegalia, anormalidade que muito freqüentemente se associa à esplenomegalia, dependendo da mesma causa.

Punção da medula óssea. Permite a execução do *mielograma*, de fundamental importância para o estudo de numerosas hemopatias, especialmente anemias e leucemias. Pode evidenciar a presença de células anormais (doença de Gaucher, de Niemann-Pick etc.), bem como de granulomas (brucelose, sarcoidose, tuberculose), protozoários e fungos. A cultura da medula óssea é de grande utilidade para o esclarecimento de infecções bacterianas.

Punção esplênica. Em geral, as manobras diagnósticas utilizadas em presença de esplenomegalia não atingem o próprio baço, mas se orientam para outras estruturas, como sejam os gânglios linfáticos, medula óssea, esôfago etc. Pode-se, entretanto, recorrer à punção esplênica objetivando o estudo qualitativo e quantitativo das células e, sobretudo, a constatação da possível existência de parasitos; a pesquisa de leishmanias na polpa esplênica constitui na verdade a principal indicação da punção diagnóstica do baço, embora se possa investigar também a existência de histoplasmas e plasmódios. Do ponto de vista qualitativo, o esplenograma pode evidenciar células patológicas patognomônicas dos seguintes processos: células espumosas na doença de Gaucher e na de Nieman-n-Pick; células neoplásicas nos linfomas e nas leucemias; células de Sternberg na doença de Hodgkin.

Exame parasitológico de fezes. Pode firmar o diagnóstico de esquistossomose pelo achado de ovos viáveis (especialmente o método de Kato).

Estudo radiológico do esôfago. Útil para evidenciar varizes esofagianas denunciadoras de hipertensão porta.

Retossigmoidoscopia. Permite a biópsia da mucosa retal, cujo estudo microscópico constitui excelente recurso diagnóstico da esquistossomose e é a melhor prova de triagem na amiloidose (coloração com vermelho do Congo e observação da birrefringência verde com microscópio de luz polarizada).

Radiografia dos ossos. Pode evidenciar imagens típicas nas doenças de Gaucher e de Niemann-Pick, na sífilis congênita e nas anemias hemolíticas crônicas (drepanocitose, talassemia).

Pesquisa de células citomegálicas na urina. É o método de escolha para o diagnóstico da doença de inclusão citomegálica.

Laparoscopia. Quando a esplenomegalia se acompanha de manifestações sistêmicas mas inexiste linfadenópatia pode-se cogitar da execução de laparoscopia visando à biópsia do fígado, baço e gânglios linfáticos.

Com freqüência tal procedimento esclarece o diagnóstico de linfoma, esplenomegalia congestiva ou estados inflamatórios. Se, pelo enorme volume do baço, houver indicação cirúrgica, a esplenectomia terá valor terapêutica e semiótico, pois o órgão inteiro será remetido à anatomia patológica.

HEPATOMEGALIA

Sabe-se da histologia e da fisiologia que o fígado consta de quatro componentes anatomofisiológicos principais: células parenquimatosas (hepatócitos), sistema biliar, células de Kupffer (pertencentes ao SRE) e sistema circulatório, este constituído principalmente pelos vasos sinusóides, dispostos em íntimo contato com os hepatócitos e em cujo revestimento encontram-se as células de Kupffer. O fígado recebe por minuto um fluxo sangüíneo de cerca de 1.500ml, 76% dos quais provém da veia porta e 24% da artéria hepática, ramo do tronco celíaco. Esse volume circulatório espelha, por si só, a extraordinária atividade fisiológica do órgão e põe em evidência a situação de vulnerabilidade em que ele se encontra diante das múltiplas influências patogênicas que o podem atingir, capazes de induzir alterações de variadas índoles, como sejam inflamatórias, degenerativas, congestivas, infiltrativas ou proliferativas.

Embora as dimensões do órgão não se alterem obrigatoriamente diante dessas influências, podendo até sofrer redução em alguns casos, a hipertrofia é das manifestações mais freqüentes das hepatopatias.

Podem ser distribuídas nos seguintes grupos as principais causas de hepatomegalia: infecções (hepáticas ou extra-hepáticas), hemopatias, congestão passiva, doenças metabólicas e de armazenamento, reticuloendotelioses, obstrução biliar, neoplasias (primárias ou metastáticas), colagenoses e cirroses.

Não é comum que a hepatomegalia constitua por si só motivo de consulta; a regra é que ela seja descoberta pelo médico durante o exame clínico de um paciente que chegou a ele por apresentar outro sintoma, como febre, icterícia, anemia, emagrecimento, dispnéia etc. A constatação de um aumento de volume do fígado torna obrigatória a exploração clínica minuciosa do paciente, particularmente no que diz respeito a certos aspectos específicos, tais como curva térmica, pele e mucosas, gânglios linfáticos, baço, abdômen e aparelho circulatório.

Curva térmica. O estudo da curva térmica é de fundamental importância num paciente com hepatomegalia e, especialmente, com hepatoesplenomegalia (ver adiante), pois a presença de um estado febril advoga a favor da natureza infecciosa do processo, muito embora se saiba que condições não infecciosas sejam capazes de determinar febre e hepatoesplenomegalia, como, p. ex., leucemia aguda, sarcoidose e doenças do colágeno.

Pele e mucosas. A associação hepatomegalia e icterícia é extremamente comum, mas a coloração amarela da pele e das mucosas domina nesses casos o quadro clínico, constituindo a hepatomegalia um achado quase que obrigatório e de significação diagnóstica secundária (ver Icterícia). Uma palidez intensa, bem como a presença de fenômenos hemorrágicos (petéquias, equimoses) orientam o diagnóstico no sentido de leucemia. Observa-se às vezes em doentes com cirrose hepática de longa duração o aparecimento de aranhas vasculares na face, extremidades ou parte superior do tórax, consistindo tais lesões de capilares dilatados que se irradiam de um centro punctiforme ligeiramente saliente.

Gânglios linfáticos. O ingurgitamento ganglionar associado a hepatoesplenomegalia encaminha o raciocínio clínico no sentido de processo maligno (especialmente leucemia), doenças metabólicas de armazenamento (Gaucher, Niemann-Pick), reticuloendotelioses histiocíticas e certas infecções sistêmicas (mononucleose, toxoplasmose, brucelose etc.).

Baço. Dadas as estreitas relações existentes entre o fígado e o baço, tanto do ponto de vista histológico (abundância de elementos do SRE) quanto circulatório (através do sistema porta), bem como a facilidade com que ambos sofrem metaplasia mielóide na leucemia e nas anemias prolongadas, ou recebem deposição de substâncias diversas nas doenças metabólicas de armazenamento, é muito natural que a hipertrofia do fígado coincida freqüentemente com a do baço, fato que possui considerável significação diagnóstica. Assim, é muito comum que o exame clínico revele tanto esplenomegalia quanto hepatomegalia nas infecções (particularmente as acompanhadas de bacteriemia), nas cirroses e outros obstáculos da circulação porta, nos linfomas e leucemias, nas anemias prolongadas, nas tesaurismoses e nas reticuloendotelioses histiocíticas.

Abdômen. A palpação do fígado, além de demonstrar a hipertrofia desse órgão, deve proporcionar dados relativos à sua consistência (mole nas hepatites agudas, dura nas cirroses, pétrea nos tumores), presença de nodosidades (geralmente infiltrações malignas), sensibilidade (de preferência por meio de leves batidas na região com o bordo cubital do punho). A percussão do fígado é indispensável para delimitar seu bordo superior, o que permite afastar a possibilidade de ptose da víscera simulando hepatomegalia.

Outros aspectos do exame do abdômen que assumem particular significação em presença de hepatomegalia são os seguintes: existência de ascite (hipertensão porta, insuficiência cardíaca congestiva, pericardite constritiva), meteorismo (fase pré-ascítica das cirroses), presença de massas tumorais diversas (adenopatias tuberculosas ou neoplásicas, massas fibrocaseosas, espessamento do epíplon, neoplasias metastáticas) e, finalmente, circulação colateral tipo cabeça de medusa (hipertensão porta).

Aparelho circulatório. O exame do aparelho circulatório pode revelar sintomas esclarecedores principalmente quando a hepatomegalia depende de insuficiência cardíaca: dispnéia, taquicardia em repouso, abafamento de bulhas, ritmo de galope e intumescimento das jugulares.

Exames complementares. É muito amplo o elenco de recursos semióticos disponíveis para o estudo diagnóstico das doenças capazes de causar hepatomegalia e cabe ao médico decidir, com sensibilidade clínica, quais os que devem ser preferidos em cada caso particular, em consonância com as múltiplas feições que o caracterizam. Para fins didáticos podem tais feições ser agrupadas nos seguintes itens: a) procedência do doente (zonas endêmicas de malária, esquistossomose, calazar, equinococose etc.); b) sintomatologia atual (hematêmese, melena, distensão abdominal, edema das extremidades, dispnéia, inapetência, diarréia sangüinolenta etc.); c) antecedentes patológicos, dentre os quais merecem destaque uma história pregressa de icterícia (cirrose pós-hepatítica ou pós-obstrutiva), de disenteria (hepatite ou abscesso amebiano), de alcoolismo (cirrose), de hemorragias digestivas (síndrome de hipertensão porta), de onfalite ou cateterização da veia umbilical durante a permanência no berçário (trombose porta muitos anos depois); d) coexistência de algum ou alguns dos sinais clínicos acima referidos (palidez, aranhas vasculares, adenomegalias periféricas, petéquias, esplenomegalia, circulação colateral na parede anterior do abdômen, sinais de insuficiência cardíaca congestiva etc.).

Exploração funcional do fígado. Ver Capítulo 22.

Ultra-sonografia. Esse método permite avaliar com facilidade as alterações de tamanho e posição tanto do fígado como do baço. Revela com precisão lesões diminutas no parênquima hepático, sendo de grande utilidade na identificação de tumores, cistos e abscessos. Embora possa auxiliar na diferenciação entre essas lesões, não oferece grande segurança sob esse aspecto, o mesmo acontecendo no tocante a qualquer outro método de imagem. A US permite evidenciar com muita nitidez a dilatação das vias biliares intra-hepáticas, o que a torna útil no diagnóstico da cirrose biliar.

Tomografia computadorizada. Mostra-se de extraordinário valor no estudo do parênquima hepático, permitindo evidenciar com grande precisão lesões circunscritas aí situadas, tais como abscessos, cistos e tumores primitivos ou metastáticos. O emprego de contraste EV permite diferenciação de absorção, o que auxilia enormemente o diagnóstico. Torna possível também a definição da morfologia global do órgão e suas relações com as estruturas vizinhas. Quanto ao diagnóstico das doenças hepáticas difusas, a TC parece de pouco valor, exceto na esteatose e na hemocromatose, que oferecem diferenças de contraste suficientes para serem percebidas. As diferenças de absorção constatadas nas lesões hepáticas localizadas (abscessos, cistos, tumores) permitem diagnosticar com relativa segurança sua natureza. A dilatação da árvore biliar é também revelada pela TC.

Mapeamento isotópico do fígado. É obtido pela injeção venosa de isótopos que emitem radiação gama e que se eliminam seletivamente pelo fígado (p. ex., ^{99}technetium). O mapeamento (scanning) do abdômen superior pelo registro da radiação externa é capaz de demonstrar a forma e o tamanho do fígado e de delinear tumores intra- e peri-hepáticos. Nódulos maiores que 3cm de diâmetro podem ser evidenciados em cerca de 80% dos casos; resultados falso-negativos ocorrem em 20% dos casos de câncer metastático pelo fato de as metástases serem demasiado pequenas para serem acusadas. Cistos e abscessos podem também ser patenteados por esse método.

Punção hepática. É um exame de enorme interesse diagnóstico, que permite muitas vezes esclarecer a natureza de uma hepatopatia quando todos os demais métodos semióticos falharam. Com um risco relativamente pequeno, a punção do fígado pode revelar, por exemplo, a reação inflamatória periportal em uma hepatite evoluindo para cirrose, as células de aspecto vegetal da doença de von Gierke, o granuloma do calazar, e muitos outros aspectos anatomopatológicos característicos que definem por si sós o diagnóstico.

A *angiografia* hepática permite a visualização dos ramos principais da artéria hepática e o desenho global de sua arborização, pela cateterização seletiva e perfusão da artéria celíaca. Essa técnica, relativamente destituída de riscos, permite demonstrar massas tumorais hepáticas primárias ou metastáticas.

O *exame radiográfico do esôfago* com ingestão de bário permite evidenciar a existência de varizes esofagianas nas hepatopatias que evoluem com hipertensão porta.

Outros exames complementares. Muitos outros exames poderão tornar-se necessários para o esclarecimento de uma hepatomegalia, dependendo, como já foi acentuado, do quadro clínico apresentado pelo paciente. A presença de febre, por exemplo, exigirá a realização dos exames necessários ao esclarecimento desse sintoma, o mesmo acontecendo no caso de haver icterícia, esplenomegalia, adenopatias, hemorragia digestiva etc. (ver itens referentes a cada um deles). A retossigmoidoscopia é muito útil para o diagnóstico de esquistossomose, causa importante de hepatoesplenomegalia em nosso meio.

A dosagem de glicose no sangue evidencia níveis baixos de glicemia em jejum na glicogenose hepática (von Gierke); a injeção de adrenalina aumenta muito pouco ou nada a taxa glicêmica, o que constitui sinal característico dessa doença. A intradermo-reação de Casoni (injeção no derma de pequena quantidade de líquido hidático) constitui uma prova sensível, prática e fiel no diagnóstico de equinococose, dando resultado positivo (pápula e eritema) em 90% dos casos.

LINFADENOMEGALIA

Este termo designa o aumento de volume dos gânglios linfáticos. A disposição de filtro da estrutura ganglionar dá origem a que os gânglios atuem como barreira defensiva, neles vindo colonizar as disseminações bacterianas ou neoplásicas, do que resulta invariavelmente aumento de volume do grupo ganglionar afetado. Essa tumefação ganglionar constitui, portanto, sinal muito freqüente e de extraordinário valor clínico, podendo denotar não só infecções de etiologia variada ou processos tumorais metastáticos ou primitivos, mas também hemopatias diversas, colagenoses, doenças metabólicas de armazenamento e reticuloendotelioses.

Para a seleção dos exames complementares a serem solicitados é importante a coexistência de outros sinais clínicos, como, por exemplo, febre (estados infecciosos, leucemias agudas, doença de Hodgkin), anemia (leucemias), esplenomegalia (infecções, leucemias, doenças do colágeno, doenças de armazenamento, reticuloendotelioses), tendência hemorrágica (estados leucêmicos, linfomas, reticuloendotelioses).

As formas de linfadenomegalia mais encontradiças na clínica são representadas pelas adenites regionais satélites provocadas por infecções localizadas, dentre as quais se destacam as cervicais (infecção na garganta, mucosa bucal, ouvido, couro cabeludo), submaxilar (estomatite, infecção dentária), reetro-auricular ou occipital (otite, infecção no couro cabeludo), epitroclear (infecção na mão), axilar (infecção no membro superior, no ombro, peito e espáduas) e ingüinal (infecção no membro inferior, na genitália). A evidente conexão entre o foco infeccioso e a reação ganglionar torna geralmente desnecessária a execução de qualquer exame complementar.

A adenomegalia cervical, de particular interesse clínico por sua grande freqüência, pode ser unilateral ou bilateral. Se unilateral e atingindo poucos gânglios, a hipótese mais provável é a de representar a adenite satélite de uma infecção das vizinhanças. Entretanto, é difícil às vezes decidir se o caso é este ou se estamos diante de uma lesão mais grave, particularmente tuberculose, sarcoidose ou mesmo linfoma. Os exames complementares se tornam, então, indispensáveis, a começar pela reação de Mantoux. Quanto mais tempo persistir a adenopatia menor é a possibilidade de se tratar de uma inflamação banal; quanto mais jovem for o paciente, maior a possibilidade de ser tuberculose ou sarcoidose. Quando a adenopatia é bilateral e os gânglios mostram tendência a se fundirem e se aderirem à pele, trata-se provavelmente de tuberculose.

Numerosas doenças infecciosas causam adenopatias multi-regionais ou generalizadas, acompanhando-se tais casos, geralmente, de febre e de um amplo cortejo de sinais e sintomas que servem para orientar a escolha dos exames laboratoriais a serem solicitados. São as seguintes as infecções que se acompanham caracteristicamente de linfadenomegalia: mononucleose infecciosa (presença freqüente de amigdalite), rubéola, dengue, brucelose, toxoplasmose, blastomicose, esporotricose, sífilis secundária, tuberculose (disseminação hematogênica), bacteriemia, septicemia.

Em princípio, diante de qualquer tumefação ganglionar importante e persistente é essencial que se solicitem exames complementares adequados, selecionados criteriosamente de acordo com as suspeitas diagnósticas despertadas pelo quadro clínico exibido pelo doente.

Hemograma. É de execução obrigatória em todo paciente com tumefação ganglionar de origem obscura. Deve-se solicitar série branca, série vermelha e contagem de plaquetas, cujas valiosas informações abrangem as extensas áreas das infecções e das hemopatias. Se necessário a pesquisa á ampliada pela execução do mielograma.

Métodos de imagem. A exploração radiológica do tórax é de grande utilidade para a pesquisa de adenomegalias intratorácicas, incluindo-se entre estas a volumosa adenopatia hilar bilateral da sarcoidose ("gânglios em batata"). Existe nesta doença acentuado espessamento das imagens broncovasculares perilares, bem como nódulos pulmonares pequenos e difusos, lembrando tuberculose miliar. Pacientes com adenite cervical tuberculosa não costumam desenvolver a forma habitual de tuberculose pulmonar, de modo que a ausência dessas lesões tuberculosas no pulmão não invalidam o diagnóstico de adenite tuberculosa. Deve-se, nestes casos, procurar lesões tuberculosas em outros locais, especialmente nas articulações, coluna vertebral e peritônio.

A ultra-sonografia, recurso diagnóstico simples e inócuo, mostra-se extremamente valiosa para visualização de adenomegalias profundas extratorácicas, especialmente as situadas no abdômen e no espaço retroperitoneal.

Biópsia ganglionar. É o método mais seguro para o estudo etiológico de uma linfadenomegalia, devendo ser praticada em toda tumefação ganglionar persistente de origem não esclarecida, com a precaução de escolher-se um gânglio sem alterações secundárias. Os gânglios inguinais são notoriamente impróprios para biópsia, embora sejam freqüentemente os escolhidos por causa da facilidade de acesso. Deve-se solicitar o estudo histológico dos cortes, citológico do esfregaço, cultura para bactérias aeróbias e anaeróbias, bacilo tuberculoso e fungos, bem como inoculação em cobaia.

CEFALÉIA

Na maioria dos casos a dor de cabeça é uma queixa de pequena significação clínica, mas há circunstâncias em que ela representa o primeiro sintoma, ou mesmo o único, de uma patologia grave. Portanto, a primeira tarefa do médico diante desse sintoma consiste em procurar distinguir as cefaléias benignas daquelas causadas por doença mais séria. Em muitos casos o esclarecimento diagnóstico não chega a oferecer dificuldades maiores, pois a coexistência de outros sintomas (p. ex., febre, vômito, convulsão, distúrbios da visão) servem para orientar o raciocínio clínico, o que ocorre, por exemplo, na enxaqueca, glaucoma, meningite, hipertensão arterial, arterite frontal etc. Pacientes com enxaqueca ou cefaléia crônica de tensão (as variedades mais encontradiças de cefaléia) raramente requerem mais do que uma cuidadosa anamnese e minucioso exame clínico. As cefaléias que merecem investigação especial são as de origem recente e de caráter progressivo, principalmente se exibirem nítida distribuição focal, seguirem-se a um trauma ou tiverem início após os 30 anos de idade.

Métodos de imagem. A tomografia computadorizada (TC) é um recurso semiótico de inestimável valor no diagnóstico de processos expansivos intracranianos e outras condições capazes de causar hipertensão intracraniana acompanhada de cefaléia. As radiografias simples do crânio só se mostram úteis quando se precisam pesquisar anormalidades interessando a base do cérebro (p. ex., lesões selares e supra-selares) ou então no período que se segue imediatamente a um trauma craniano. A TC oferece resultados melhores do que as chapas simples, tornando-as desnecessárias.

A cintilografia cerebral é um excelente método para diagnóstico de lesões expansivas intracranianas, mas suplantado pela TC, quando disponível.

EEG. Raramente se mostra útil no diagnóstico de doenças causadoras de cefaléia, podendo por isso ser dispensado.

Punção lombar. Dá informações sobre a pressão liquórica e permite a execução do exame do LCR, o que a torna indispensável diante da suspeita de meningite; em presença de papiledema ou de sinais neurológicos focais, é preferível excluir antes da existência de processo expansivo, pela tomografia computadorizada, com o que se evitará do risco de hérnia cerebelar ou transtentorial e decorrente compressão bulbar (sem, entretanto, retardar o início da antibioticoterapia). A TC pode também indicar a presença de hemorragia subaracnóidea, que representa outro risco para a punção lombar, por ser capaz de deslocar o coágulo que bloqueia o foco hemorrágico.

CONVULSÃO

A conduta semiótica a ser adotada em um caso de convulsão deve ser escolhida com critério clínico em função de diversos fatores, dentre os quais cabe destacar a idade do paciente, a duração da doença (primeiro ataque, ataques recorrentes), o tipo de convulsão (generalizada, focal) e a existência ou não de sintomas associados (febre, paralisia, perda da consciência, incontinência urinária etc.). Com base em tais características podem as convulsões ser classificadas nos três grupos clássicos: convulsões febris benignas, convulsões sintomáticas e epilepsia idiopática.

Epilepsia idiopática deve constituir, fundamentalmente, um diagnóstico de exclusão, que só será firmado quando as investigações clínicas e os exames complementares se mostrarem incapazes de evidenciar um desvio bioquímico qualquer ou uma anormalidade estrutural capaz de justificar o quadro convulsivo observado.

As crises convulsivas seguem-se geralmente de um estado comatoso ou torporoso durante o qual o paciente, não reconhecidamente epilético, deve ser submetido a um completo exame clínico, que focalize com particular atenção os seguintes aspectos:

a) sinais neurológicos de lateralização (Babinski unilateral, anisocoria, hipotonia muscular ou paralisia unilaterais)

b) sinais de traumatismo craniano (ferida no couro cabeludo, otorragia, equimose retro-auricular, rinorréia de LCR, otorréia)

c) indícios de hipertensão intracraniana (papiledema bilateral, bradicardia, vômito)

d) manifestações de abuso de álcool ou tóxico

e) sinais de infecção

Tabela 27.5
Classificação Mista das Epilepsias

Quanto à Etiologia	Quanto à Clínica	Quanto ao EEG
EPILEPSIA ESSENCIAL por instabilidade neuronal congênita	Crise generalizada (grande e pequeno mal)	EPILEPSIA CENTRENCEFÁLICA
EPILEPSIA SINTOMÁTICA por distúrbio tóxico ou metabólico		
EPILEPSIA SINTOMÁTICA por alteração estrutural do encéfalo	Crise focal	EPILEPSIA FOCAL

São as seguintes as pesquisas laboratoriais, radiológicas e outras que poderão tornar-se necessárias para esclarecer o diagnóstico etiológico de uma convulsão.

Exames bioquímicos do sangue. Em casos de convulsão generalizada, a bioquímica do sangue é a primeira coisa a ser investigada. As determinações da glicemia, calcemia, azotemia e ionograma podem pôr de manifesto o distúrbio metabólico em causa, muito embora esses distúrbios não representem uma causa freqüente de convulsão, a não ser a hipoglicemia e a hipocalcemia durante o período neonatal.

Eletrencefalografia (EEG). É um exame essencial no estudo das patologias causadoras de convulsão. Em cerca de 70% dos epiléticos o EEG revela anormalidades durante os períodos intercríticos. Além da epilepsia idiopática, as seguintes afecções podem determinar alterações do EEG: tumores cerebrais, encefalites, lesões traumáticas cranianas (hematoma subdural, hemorragia intracraniana aguda) e transtornos metabólicos e tóxicos (hipoglicemia, hipocalcemia, intoxicações diversas). Em geral, o EEG deve ser feito 7 a 10 dias após o acidente convulsivo.

Radiografia simples do crânio. Deve ser praticada em todos os casos, podendo revelar sinais de hipertensão intracraniana, inclusive erosão das apófises clinóides. Outros achados importantes são representados por hiperostoses, erosões dos ossos do crânio, marcas vasculares anormais e calcificações intracranianas.

Punção lombar. Em presença de sinais meníngeos ou se houver febre sem explicação, deve-se cogitar da execução de uma punção lombar. Esta está contra-indicada, entretanto, quando se suspeita de que a pressão intracraniana esteja aumentada, ou, então, se existir papiledema ou se a radiologia revelar estruturas nervosas desviadas da linha média. Deve-se nesses casos consultar antes um neurologista ou neurocirurgião pois haverá perigo de hérnia cerebelar fatal.

Tomografia computadorizada. A TC é largamente empregada em neurorradiologia por poder substituir métodos mais traumatizantes e complexos no diagnóstico de um grande número de afecções neurológicas. Tal acontece com os tumores de maneira geral, as malformações vasculares, lesões isquêmicas, hemorrágicas, traumáticas, inflamatórias etc. É inestimável o valor da TC em neuropediatria. Os resultados dessa técnica diagnóstica são comparáveis à neuropatologia macroscópica, tornando dispensáveis as outras investigações neurorradiológicas. Entre as patologias convulsivantes que podem ser diagnosticadas figuram: meningite, encefalite, malformações, processos expansivos, lesões vasculocerebrais, traumáticas, cicatriciais.

Cintilografia cerebral. É um excelente método para o diagnóstico de lesões expansivas intracranianas, mas está sendo suplantada pela TC.

Angiografia cerebral. Consiste na visualização do sistema venoarterial cerebral por meio da injeção de um contraste através das carótidas. Está indicada fundamentalmente nas condições que afetam os vasos ou nas lesões cerebrais que delas se originam. Nos tumores cerebrais, aneurismas e malformações arteriovenosas a angiografia serve para complementar a tomografia computadorizada.

Radiografia do tórax. Dada a elevada freqüência de metástases cerebrais originadas de um carcinoma primário do pulmão, deve-se solicitar este exame em todos os casos suspeitos de processo expansivo intracraniano.

COMA

Freqüentemente, a causa de um estado comatoso patenteia-se claramente, à primeira vista, pela simples análise das circunstâncias que cercaram seu aparecimento; é o caso, por exemplo, de um indivíduo até então saudável que sofreu traumatismo craniano ou que ingeriu numerosos comprimidos de Gardenal com evidente propósito suicida. Outras vezes o estado de coma surge como estágio final de uma doença crônica já diagnosticada de longa data (uremia, diabetes). Não raro, porém, o paciente comatoso é levado ao hospital sem qualquer informação quanto à anamnese próxima ou remota. Em tais casos, caberá ao exame clínico, complementado pelo laboratório e radiologia, orientar o diagnóstico etiológico, e, quando o exame clínico é inconclusivo, toda a responsabilidade diagnóstica passa a recair sobre os recursos complementares.

Aliás, mesmo quando a causa do coma salta claramente aos olhos, desempenha ainda o laboratório um papel muito importante, seja na descoberta de estados patológicos associados, seja no seguimento da terapia, denunciando desequilíbrios hidrossalinos ou ácido-básicos, infecções secundárias etc.

Exames de sangue. Compreende essencialmente a determinação da glicemia e da taxa de uréia, mas são importantes também as dosagens referentes ao equilíbrio eletrolítico (sódio, potássio, cloreto, cálcio) e ácido-base (bicarbonato, excesso de base). A uréia muito elevada faz inclinar o diagnóstico no sentido do coma urêmico nefropático, sobretudo se for possível afastar outras causas, pré-renais, de hiperazotemia, especialmente desidratação.

Uma hiperglicemia igualou superior a 200mg/dl, associada a acidose, confirmará a etiologia diabética. Discretas hiperglicemias podem ser observadas temporariamente em estados comatosos de outra natureza (p. ex., AVC, trauma craniano, tumor e encefalite). Diante de paciente diabético que exiba alterações da consciência e excessiva hipergliemia (acima de 600mg/dl), deve-se cogitar de *coma hiperosmolare* de *acidose lática*. O coma hiperosmolar acompanha-se de grave desidratação, sem acidose nem acetonemia; a acidose lática ocorre quase sempre após doenças graves, como infarto do miocárdio, infecção ou pancreatite, tendo sido observada também durante o uso de fenformina e depois da ingestão de grande quantidade de álcool.

Exame de urina. Em todos os casos deve-se obter uma amostra de urina por cateterização vesical, para medida da densidade e pesquisa de elementos anormais e sedimento. Uma urina de baixa densidade e com elevado teor de proteína é característica de uremia, mas a albuminúria pode ser encontrada também nos estados febris e nos dois ou três dias que se seguem a uma hemorragia subaracnóidea. A urina de densidade elevada, contendo glicose e acetona, significa – quase sempre coma diabético; glicosúria e hiperglicemia podem resultar, entretanto, de lesão cerebral maciça.

Hemograma. Além das alterações próprias dos estados infecciosos, pode, nas regiões palúdicas, revelar a presença do hematozoário.

ECG. Pode evidenciar as mais variadas alterações direta ou indiretamente relacionadas com a causa do coma.

Exame radiológico. Sua execução é essencial em todo paciente com trauma craniano, hipertensão intracraniana ou sinais neurológicos focais. A radiografia simples do crânio pesquisará a existência de fraturas da abóbada ou da base. A tomografia computadorizada é o método ideal para o diagnóstico em casos de trauma craniano, infarto cerebral e doenças inflamatórias. As doenças vasculares encefálicas são esclarecidas pela angiografia. Nos tumores cerebrais, aneurismas e malformações arteriovenosas deve-se recorrer à tomografia computadorizada complementada pela angiografia.

Punção lombar e exame do liquor. No paciente febril em que se excluírem outras causas de coma e no qual não existirem a) sinais de hipertensão intracraniana (vômito, papiledema), b) imagens de estruturas nervosas desviadas da linha média e c) alterações neurológicas focais, deve-se praticar uma punção lombar para excluir infecção do SNC. Na presença de papiledema ou se o exame radiológico revelar estruturas nervosas desviadas da linha média, deve-se consultar um neurocirurgião antes de praticar a punção lombar, pois haverá perigo de hérnia cerebelar fatal.

Observa-se o aspecto macroscópico e pressão. Solicita-se dosagem de proteína e glicose, bem como exame citológico, bacteriológico e antibiograma. O liquor se mostra hemorrágico na contusão cerebral, hemorragia subaracnóidea, hemorragia cerebral e, ocasionalmente, nos infartos hemorrágicos devidos a tromboflebite ou embolia arterial.

Nas meningites purulentas o liquor está turvo, hipertenso, com proteínas muito aumentadas e glicose diminuída; grande aumento de células (5.000 a 20.000/µ1), todas granulócitos. Na meningite tuberculosa observa-se líquido ligeiramente turvo, hipertenso, podendo formar coágulo tipo teia de aranha; pleocitose (200-400/µ1) constituída principalmente de linfócitos; proteína acima de 100mg/dl; glicose abaixo de 50mg/dl (valores acima de 50mg/ml tornam improvável o diagnóstico de meningite tuberculosa, embora não o exclua). A bacterioscopia do material centrifugado pode revelar o gérmen causal; a cultura e, no caso da etiologia tuberculosa, a inoculação em cobaia são fundamentais para o diagnóstico definitivo.

Na encefalite o liquor se mostra límpido ou no máximo opalescente; leve pleocitose (monócitos) e ligeira elevação da proteína (menos de 100mg/dl); glicose normal.

Parte 5

O Laboratório nas Enfermidades

28 Doenças Infecciosas

Rubéola

O esclarecimento diagnóstico da rubéola por meio de recursos laboratoriais pode assumir extraordinário interesse prático, o que ocorre especialmente quando se trata de confirmar ou afastar esse diagnóstico numa mulher em seu primeiro trimestre de gravidez, época em que o embrião pode ser gravemente atingido pelo vírus dessa moléstia. Em tais circunstâncias deve-se recorrer aos métodos sorológicos, únicos que oferecerem a indispensável segurança. O hemograma só se mostra de alguma utilidade quando se precisa fazer um diagnóstico diferencial entre doenças eruptivas.

Reações sorológicas. Em várias situações está indicada a prática do sorodiagnóstico da rubéola, quais sejam:

1º Determinação do estado de imunidade de uma população, dado importante para a epidemiologia da doença.

2º Avaliação dos resultados da vacinação.

3º Na gravidez, seja em função de uma erupção, de um contágio (comprovado ou duvidoso).

4º Diagnóstico de uma infecção congênita do recém-nascido.

Para a correta avaliação sorológica de cada caso clínico é indispensável que se tenha em conta uma série de fatores, dentre os quais se destacam o tipo de anticorpo anti-rubeólico a ser pesquisado, os prazos de seu aparecimento, a sua permanência no organismo, a evolução de seus níveis séricos, bem como os detalhes circunstanciais que envolveram o contágio, quer seja este recente ou antigo, provável ou comprovado (Tabela 28.1).

Surgem no decurso da rubéola anticorpos séricos neutralizantes, fixadores de complemento (FC) e inibidores da hemaglutinação (IHA). Em casos clínicos, os anticorpos neutralizantes e os inibidores da hemaglutinação aparecem 24 a 48 horas após a ocorrência do exantema alcançando valores máximos ao cabo de 21 dias; na ausência do exantema (casos subclínicos) tais anticorpos só podem ser evidenciados 14 a 21 dias após o contágio. Os anticorpos FC fazem seu aparecimento quase ao mesmo tempo que os outros dois, atingindo o auge também rapidamente. Os neutralizantes e os IHA persistem, em geral, por toda a vida, ao passo que os FC desaparecem após cerca de um ano.

Usa-se na prática corrente a pesquisa dos anticorpos inibidores da hemaglutinação. Na infecção primária esses anticorpos surgem imediatamente depois do início do exantema (na ausência deste, 14 a 21 dias após o contágio), alcançam níveis elevados ao cabo de um período que varia de alguns dias a três semanas (freqüentemente títulos de 320 a 1.280) e permanecem vários anos na circula-

Tabela 28.1
Provas Sorológicas na Rubéola (Seg. H.G. Schatzmayr)

Situação clínica	*Resultado da sorologia*	*Interpretação e comentários*
a. Após possível contato coletar primeira amostra, o mais precoce possível	Sem anticorpos (<1110)	Susceptível, alto risco no caso de gestante. Repetir o teste após 10 a 15 dias.
	Com anticorpos (1/10, 1/20, 1/40, etc.)	Anticorpos residuais (antiga infecção) ou início do surgimento dos anticorpos. Repetir o teste 10 a 15 dias após
Coletar segunda amostra 10 a 15 dias após	Sem anticorpos	Permanece susceptível No caso de gestante, repetir a prova ao longo dos 5 primeiros meses de gestação. Evitar contato!
	Com anticorpos	Permanecendo mesmo nível, imunidade residual Aumento significativo, infecção recente. Pesquisar anticorpos IgM específicos para rubéola na primeira amostra de soro.
b. Doença clínica, possível rubéola	Como acima	Como acima
Coletar duas amostras, com acima		
c. Possível infecção congênita)	Sem anticorpos (<1/10)	Hipótese afastada
Coletar primeira amostra	Com anticorpos	Anticorpos passivos da mãe ou infecção intra-uterina. Pesquisar anticorpos IgM e repetir o testes 60 dias após
Coletar segunda amostra 60 dias após	Redução no nível de anticorpos	Anticorpos passivos maternos
	Anticorpos persistentes e anticorpos na fração IgM	Infecção intra-uterina, anticorpos IgM eventualmente ausentes. Repetir, se necessário, nos meses seguintes

ção, sofrendo lento declínio. Nas primeiras semanas coexistem anticorpos das frações IgG e IgM das imunoglobulinas, mas os IgM desaparecem entre três a seis semanas, permanecendo apenas os da fração IgG, mais estáveis. Portanto, a comprovação da existência de anticorpos específicos da fração IgM é indicativa de infecção recente (Ver Fig. 28.1).

Uma reinfecção rubeólica, geralmente sem erupção, pode acometer pessoas portadoras de títulos residuais baixos de anticorpos (inferiores a 40). A elevação do anticorpos é, nestes casos, mais precoce do que nas infecções primárias (em média, sete a oito dias após o contágio). Como não ocorre viremia nesses casos, não há, em princípio, risco de malformação fetal, donde o grande interesse em distinguir a infecção primária da reinfecção. Isso é feito pelo fracionamento do soro e análise separada dos anticorpos nas frações IgG e IgM. A reelevação isolada da fração IgG advoga a favor da reinfecção, pois, em princípio, a IgM específica não reaparece nesses casos.

O diagnóstico de uma erupção suspeita que surja numa gestante não oferece maiores dificuldades: baseia-se na pesquisa da elevação dos anticorpos pelo exame simultâneo, numa mesma manipulação, de soros pareados, o primeiro colhido no primeiro dia da erupção e o segundo duas semanas mais tarde (o exame deve ser confiado a um laboratório que conserve os soros por um mínimo de seis meses). Esse intervalo, embora não sendo suficiente para permitir que o título máximo seja alcançado, dá para evidenciar uma elevação significativa do título (no mínimo duas diluições). Já foi dito que se pode fazer o diagnóstico de uma rubéola recente de primeira infecção pelo achado de anticorpos na fração IgM do primeiro soro.

Em caso de possível contágio de rubéola numa gestante deve-se colher imediatamente uma primeira amostra de sangue para titulação de anticorpos. O resultado deste primeiro exame, mesmo revelando títulos elevados (p. ex., 640), não permite confirmar nem afastar o diagnóstico de rubéola recente. Mesmo o fracionamento do soro é de pouca utilidade aqui, pois mesmo a ausência de anticorpos IgM específicos não elimina a possibilidade uma rubéola no início da gravidez. O único resultado esclarecedor é um título bem baixo (20) que se mantenha no exame do segundo soro (soros pareados).

É importante a noção de que uma doente de rubéola tem capacidade contagiante desde cerca de oito dias antes da erupção até 15 dias após seu desaparecimento.

Um recém-nascido infectado pelo vírus da rubéola exibe, em princípio, título elevado de anticorpos, que, caracteristicamente, são em grande parte da fração IgM. O RN normal, não infectado, pode possuir níveis elevados de anticorpos (adquiridos da mãe), mas sempre da fração IgG. A persistência desses títulos em coletas sucessivas (basta aos 3, 6 e 12 meses) indica infecção ativa, pois os anticorpos maternos, transferidos passivamente, desaparecem ao cabo de pouco tempo. Os títulos de anticorpos de um bebê infectado sofrem um declínio característico em torno do sexto mês (desaparecimento da fração IgM) mas sobem novamente (elevação da IgG), permanecendo próximos do título inicial até depois do primeiro ano (ver Fig. 28.2).

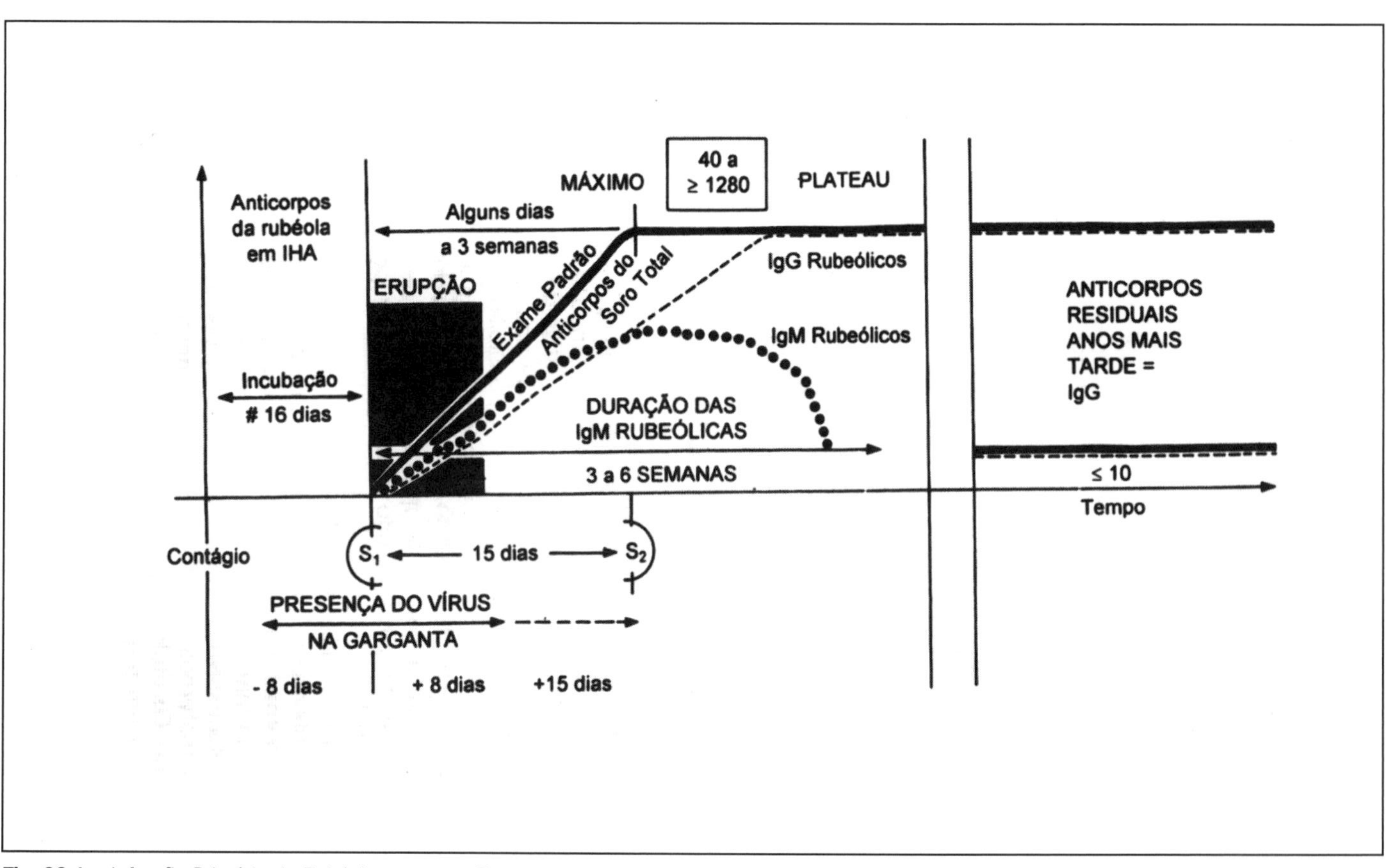

Fig. 28.1 – *Infecção Primária da Rubéola com erupção.*

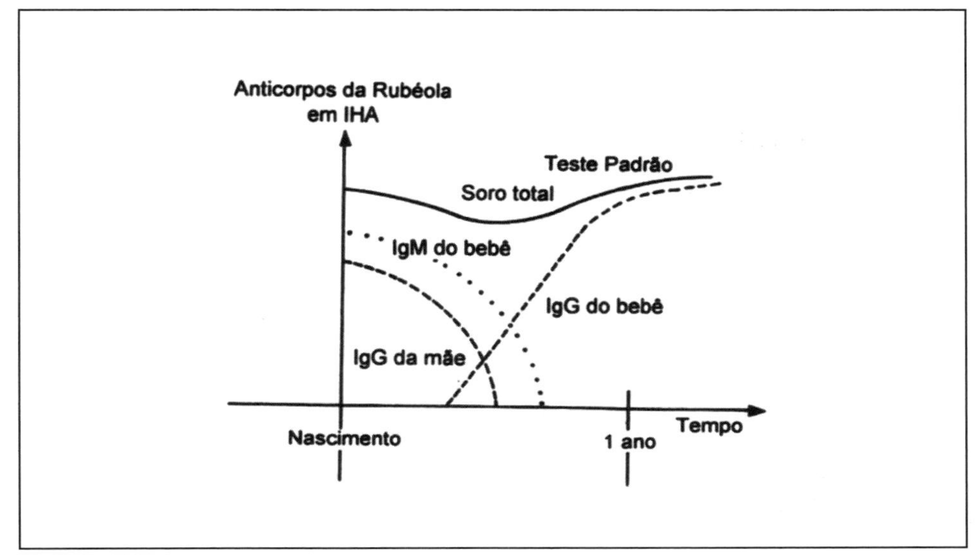

Fig. 28.2 – *Rubéola congênita: evolução do anticorpos em IHA.*

Hemograma. Há freqüentemente leucopenia com linfocitose relativa. Considera-se o aparecimento de células plasmocitóides como um dos aspectos mais característicos do hemograma de rubéola.

Outras Doenças Eruptivas Infantis

Incluem-se aqui o sarampo, o exantema súbito (roseola infantum) e o eritema infeccioso (quinta moléstia). O diagnóstico clínico dessas doenças não oferece habitualmente dificuldades, o que torna dispensável quase sempre o auxílio do laboratório. Sendo este necessário, recorre-se principalmente ao hemograma. No sarampo observa-se leucopenia granulocítica ao surgir o exatema, que atinge seu auge no segundo ou terceiro dia (3.000 a 4.000mm^3); sobrevindo complicações bacterianas pode ocorrer leucocitose neutrófila. No exantema súbito há igualmente leucopenia granulocítica. No eritema infeccioso observa-se ligeira linfocitose e eosinofilia. Existem provas sorológicas para o sarampo (pesquisa de anticorpos fixadores do complemento, neutralizantes e inibidores da hemaglutinação), que surgem após o aparecimento do exantema e que se mostram particularmente úteis na síndrome de sarampo atípico que acomete especialmente adultos jovens previamente imunizados.

Gripe

Hemograma. A presença de leucocitose com desvio para esquerda é indício de complicação bacteriana ou de pneumonia mista virótica-bacteriana.

Bacteriologia. Devem ser feitas colheitas de escarro purulento para coloração de Gram e pesquisa de leucócitos e bactérias. Culturas de escarro e de sangue permitem identificar a bactéria causadora da complicação, bem como efetuar antibiograma.

Sorologia. Pode ser feita a pesquisa de anticorpos fixadores do complemento e inibidores da hemaglutinação, de preferência em soros pareados. Altos títulos encontrados numa única amostra colhida já em plena evolução da doença indica infecção gripal recente.

Dengue

Infecção de caráter agudo, cujo agente causal é um flavivírus (família Togaviridae) com 4 diferentes sorogrupos, transmitidos por mosquitos do gênero Aedes.

Hemograma. No dengue clássico surge leucopenia no 2º dia de febre; no 4º ou 5º dia a leucometria já desceu a 2.000-4.000 com apenas 20-40% de granulócitos. No dengue hemorrágico há intensa hemoconcentração durante o estado de choque (hematócrito acima de 50), com leucocitose em cerca de 30% dos casos. Trombocitopenia (abaixo de 100.000/mm^3), sinal do laço positivo e tempo de protrombina prolongado são achados típicos, indicativos de distúrbios da coagulação.

Isolamento do vírus e sorologia. Para fins de notificação durante epidemias basta a suspeita clínica, apoiada ou não em exames inespecíficos. Para fins de vigilância epidemiológica, entretanto, deve-se firmar o diagnóstico laboratorial dos casos, que é feito pelo isolamento e tipagem do vírus no soro, nos cinco primeiros dias da doença, e/ou pela detecção de anticorpos em duas amostras de soro, coletadas com intervalo de 14 a 21 dias. A detecção de anticorpos pode ser feita pela técnica de Mac ELISA ou mediante técnicas de inibição de hemaglutinação (IHA), fixação do complemento (FC) e neutralização (NT). O diagnóstico de infecção primária ou secundária é de suma importância, já que o dengue hemorrágico surge com muito maior freqüência (mas não exclusivamente) em infecções secundárias.

A resposta sorológica primária caracteriza-se pelo aumento gradativo dos anticorpos IgM e IgG a partir da primeira semana de infecção. Os primeiros, evidenciados pelo testes ELISA, desaparecem até o final do segundo mês, enquanto que o IgG, detectado pela IHA, atinge seu acme ao final do primeiro mês e decresce lentamente, permanecendo com títulos residuais no soro durante toda a vida. Na infecção secundária, o aumento dos anticorpos IgG é maior e mais precoce, enquanto que o IgM não aparece ou é detectado em baixo níveis. Os anticorpos fixadores do complemento aparecem durante a segunda semana de doença e negativam-se entre seis e 12 meses. Os anticorpos neutralizantes são detectados a partir da convalescença e são específicos para um sorotipo na primoinfecção; na infecção secundária a reação se positiva para dois dos quatro sorotipos do vírus, sendo o maior título o correspondente ao sorotipo responsável pela infecção atual, embora em algumas combinações de infecções seqüenciais ocorra o contrário (fenômeno do "pecado original antigênico").

As provas sorológicas pareadas, cuidadosamente interpretadas, são de grande valor para o diagnóstico do dengue, mas têm limitações. Ocorrem reações cruzadas em vacinados contra febre amarela e naqueles que foram infectados por outros flavivírus, confundindo a interpretação dos resultados das reações de IHA e FC, principalmente. O teste ELISA para IgM pode também positivar-se inespecificamente pela presença de anticorpos heterotípicos no soro e falsear resultados em pequeno número de casos. A reação de neutralização, por sua vez, embora mais específica, é menos sensível do que as anteriores.

Adenoviroses

Os adenovírus provocam infecções agudas (epidêmicas ou esporádicas) que comprometem as vias respiratórias, a conjuntiva ou ambas. Como são doenças geralmente benignas e autolimitadas, o diagnóstico (presuntivo) é apenas clínico.

Sorolagia. Existem diversas técnicas sorológicas (FC, IHA e neutralizante) que podem ser executadas em soros pareados (amostras colhidas nas fases agudas e de convalescença). A prova FC é grupo-específica e a IHA é tipo-específica. Existe o teste ELISA.

Enteroviroses

Os enterovírus dividem-se em pólio-, coxsackie- e echovírus. Os coxsackie, divididos nos grupos A (23 tipos) e B (6 tipos), podem causar as seguintes doenças ou síndromes: herpangina, pleurodínia epidêmica, meningite asséptica, paralisias, miocardite, pericardite, exantemas (acompanhados ou não de febre), infecções respiratórias (em geral benignas, infantis), conjuntivite.

Os vírus ECHO (Enteric Cytopathogenic Human Orphan) podem causar: meningite asséptica, paralisia, miocardite, pericardite, doenças febris exantemáticas, infecções respiratórias (geralmente benignas, infantis), gastroenterite (principalmente em recém-nascidos e pacientes imunodeprimidos) e conjuntivite.

Isolamento do vírus e sorolagia. O estudo sorológico desses vírus oferece geralmente grandes dificuldades. O isolamento do vírus, seguindo o esquema habitual, é mais fácil, freqüentemente positivo no prazo de poucos dias.

Outros exames. Na meningite asséptica o exame do LCR mostra ligeira elevação do teor de proteínas (abaixo de 100mg/dl) e pleocitose moderada (raramente acima de 1.000/mm^3), com predomínio de monócitos e linfócitos; glicose normal. Na miocardite asséptica o ECG evidencia sinais de comprometimento miocárdico grave.

Herpes Simples

Infecção vesiculosa causada pelo vírus do herpes simplex (HSV), do qual existem dois tipos imunológicos, HSV-1 e HSV-2. O tipo 1 produz comumente gengivoestomatite, faringite, conjuntivite (que são infecções primárias), bem como herpes labial e ceratite. O tipo 2 produz comumente herpes genital. As infecções congênitas e neonatais são causadas geralmente pelo tipo 2. O vírus permanece adormecido nos gânglios nervosos, podendo a erupção recorrente ser precipitada por exposição excessiva ao sol, doença febril, abalos emocionais, imunossupressão ou certos alimentos ou drogas. Os dois tipos possuem antígenos comuns, o que explica as reações cruzadas induzidas por infecção de qualquer dos dois.

Isolamento do vírus. É fácil e rápido quando se faz a colheita de lesões recentes, antes da formação de crostas.

Sorologia. O sorodiagnóstico pode ser por fixação do complemento, neutralização, hemaglutinação indireta, radioimunoensaio e imunofluorescência. O teor sérico de anticorpos só se eleva, na prática, nas primo-infecções (gengivoestomatite, ceratoconjuntivite, eczema variceliforme de Kaposi e meningoencefalite). No herpes recorrente os anticorpos exibem nível elevado e estável. Nas infecções do SNC o achado no líquor de teores de anticorpos mais elevados do que no soro tem valor diagnóstico. Na infecção herpética do recém-nascido, consecutiva ao herpes genital materno, pode-se solicitar a pesquisa de anticorpos herpéticos da fração IgM.

Citopatologia. Em esfregaços de material colhido nas lesões (conteúdo das vesículas, secreção conjuntival, raspado de base das lesões), a microscopia óptica permite identificar, após fixação pelo metanol e coloração com Giemsa, células gigantes multinucleadas com inclusões intranucleares, o que se pode observar também em casos de herpes zoster. A imunofluorescência é o método mais adequado para identificar os antígenos virais em células das lesões cutâneas.

Varicela e Herpes Zoster

Varicela e herpes zoster são doenças causadas pelo mesmo agente infeccioso – o vírus varicela-zoster, a varicela representando a face aguda, invasiva, da virose, e o herpes-zoster uma reativação da fase latente da doença. Tal reativação pode ocorrer em conseqüência de lesões locais envolvendo as raízes posteriores dos gânglios espinhais ou de alguma doença sistêmica (principalmente de Hodgkin) ou ainda de terapia imunodepressora.

Citopatologia. É feita segundo a mesma técnica empregada no diagnóstico do herpes simplex, utilizando-se os mesmos materiais, o que leva à observação, na microscopia óptica, de células gigantes multinucleadas com inclusões intranucleares.

Sorodiagnóstico. A reação de fixação do complemento em soros pareados pode confirmar retrospectivamente o diagnóstico de varicela, mas não o de herpes zoster, já que a varicela é uma primo-infecção e o HZ uma reincidência.

Citomegalia

É conhecida também como "doença de inclusões citomegálicas", nome que se vincula ao aspecto característico de células epiteliais infectadas, que se mostram de volume aumentado e abrigando, inclusões intranucleares. O citomegalavírus (CMV), do grupo, herpes, é largamente disseminado, mas os adultos normais raramente manifestam sinais de doença. Sua importância clínica baseia-se principalmente na possível transmissão, por transfusão, de sangue e no freqüente acometimento de pacientes imunodeprimidos, bem como no risco de transmissão, através da placenta, causa de aborto, natimortalidade e infecção, neonatal de alta gravidade.

Pesquisa de células citomegálicas na urina. O citomegalovírus é assim chamado pela propriedade que possui de ocasionar o aparecimento de volumosos corpos de inclusão. intranucleares em células epiteliais situadas em diversos órgãos, especialmente fígado e rim. Tais células citomegálicas (chamadas "em olho de coruja", pelo seu aspecto, característico) podem ser pesquisadas na sedimento urinário, ande existem em grande número nas formas agudas e nas congênitas. A utilização, do filtro Millipore facilita a achada dessas células na urina.

São os seguintes os aspectos considerados como característicos das células citomegálicas: a) volume celular aumentado; b) núcleo valumoso; c) inclusão intranuclear valumosa hipercromática; d) halo claro separando a inclusão da membrana nuclear; e) inclusões citoplasmáticas; f) áreas focais de espessamento da membrana nuclear.

Sorodiagnóstico. Podem ser demonstrados anticorpos fixadores do complemento no soro do sangue periférico ou do cordão umbilical. Valores iguais ou acima de 1:64 devem ser considerados positivos na adulta. Em lactentes jovens, a presença de anticorpos só sugere infecção congênita se alcançarem títulos superiores aos maternos. Um segundo exame deve ser efetuado após intervalo de 30 dias. A permanência na criança de títulos superiores aos maternos indica síntese de anticorpos e, portanto, infecção da criança.

Outra reação utilizada em citomegalia é a pesquisa de anticorpos fluorescentes por técnica indireta. Nestas condições podem ser identificados anticarpas na fração IgM, o que permite caracterizar uma infecção recente no adulto e infecção congênita na recém-nascido, mesma na presença de grande quantidade de anticorpo do tipo IgG, passivamente recebidos da mãe. Os níveis de anticorpos da fração IgM permanecem por vários meses após o nascimento, podendo a reação ser utilizada neste acompanhamento.

Caxumba

Hemograma. Revela discreta leucopenia inicial, que é substituída por leucocitose acompanhada de moderada linfocitose.

Amilasemia. Ocorre na parotidite transbordamento para o plasma de amilase salivar (ptialina), causando. hiperamilasemia que pode alcançar até 600 un/dl.

Sorologia. Podem ser demonstrados anticorpos fixadores do complemento, neutralizantes e inibidores da hemaglutinação. Quando se usa a FC, a presença de anticorpos anti-S e a ausência de anti-V, numa amostra colhida na fase aguda da doença, é fortemente indicativo de infecção recente.

Raiva

O diagnóstico de raiva pode ser confirmado após a morte pelo exame direto, identificando-se, por imunofluorescência, antígenos virais dos cospúsculos de Negri em esfragaços preparados com fragmentos de tecido cerebral.

Mononucleose Infecciosa

Doença infecciosa aguda causada pelo vírus de Epstein-Barr, caracterizada pelo aumento dos linfócitos no sangue periférico, muitos dos quais se mostram atípicos (coram-se mais intensamente e apresentam vacuolização citoplasmática e nuclear). Não é rara a ocorrência de hepatite, podendo surgir ocasionalmente encefalite (de evolução benigna), miocardite e púrpura trombocitopênica. Período de incubação de 4 a 7 semanas.

Hemograma. Há geralmente leucocitose (entre 10.000 e 20.000/mm^3), que se deve em grande parte à presença de células mononucleares (donde o nome da doença). Tal leucocitose surge por volta do quarto ou quinto dia de doença, perdurando por duas a oito semanas ou mais ainda. Há linfocitose absoluta e relativa, que ultrapassa, em geral, 50% dos leucócitos. Muitos dos linfócitos (geralmente mais de 20%) exibem atipias núcleo-citoplasmáticas. Embora esse achado não seja de valor patognomônico, a linfocitose com atipias é indispensável para que se possa firmar o diagnóstico de mononucleose infecciosa. Outras doenças nas quais se pode encontrar linfocitose com atipias são: hepatite a vírus, sarampo, rubéola, herpes simples, herpes zoster, varicela pneumonia típica, toxoplasmose, forma aguda da doença de Chagas, reação a certos medicamentos (PAS, hidantoinatos). Os linfócitos atípicos são encontrados, pois, em muitas doenças causadas por vírus (donde serem chamados de "virócitos"), mas é na mononucleose infecciosa que eles atingem maior número, mais exuberante polimorfismo e persistem por mais tempo.

Reação de Paul-Bunnel (presuntiva). É uma reação de soroaglutinação em tubo, cujas bases são estudadas no Capítulo 8. Habitualmente as aglutininas heterófilas fazem seu aparecimento no final da primeira semana de doença, mas isso pode ocorrer mais tardiamente. Nas duas primeiras semanas a prova se torna positiva em cerca de 60% dos pacientes adultos jovens. Tal porcentagem sobe para 80-90% no final do primeiro mês. Na presença de achados clínicos e hematológicos, é significativo um título acima de 1:60 (e geral, 1:240 ou mais). Em pacientes com menos de cinco anos os anticorpos são detectados em apenas 50% dos casos. O nível do título não guarda relação com a gravidade da doença ou com a intensidade da linfocitose. As aglutininas heterófilas podem persistir por seis a 12 meses após a cura da doença.

Prova diferencial de Davidsohn. Os soros positivos na prova anterior podem ser submetidos a esta prova diferencial, que consiste em repetir a prova de Paul-Bunnell em duas alíquotas do soro, uma tratada com rim de cobaia e outra com hemácias de boi. Confirma-se o diagnóstico de mononucleose se a primeira alíquota continuar aglutinando (não sofreu adsorção) e a segunda deixar de aglutinar (sofreu adsorção).

Monoteste (Hoff-Bauer). É uma reação de soroaglutinação em lâmina que utiliza como antígeno hemácias de cavalo formolizadas. Exibe as vantagens de ter positivação mais precoce, atingir títulos mais elevados e duradouros, bem como ser mais sensível e mais específica (não detecta anticorpos de Forssman). Seu resultado normal é negativo.

Rythrotex MI. Esta prova é capaz de detectar os anticorpos heterófilos da mononucleose através de uma reação qualitativa rápida em lâmina e por um método quantitativo também em lâmina. Utiliza como antígeno hemácias de cavalo tratadas especificamente e adicionadas a partículas de látex poliestireno. Esse antígeno é específico para as aglutininas da mononucleose, não reagindo com os anticorpos de Forsman ou os da doença do soro.

O resultado normal é negativo. Qualquer grau de aglutinação é considerado como resultado positivo. Para determinações quantitativas fazem-se diluições seriadas da amostra do soro (1:2, 1:4, 1:8 etc.), repetindo-se com cada uma a prova qualitativa.

Monospot. É uma prova diferencial em cartão (card-agglutination) de execução técnica simples e rápida, permitindo usar soro, plasma ou amostra obtida de punção digital. O resultado normal é negativo.

Transaminases séricas. Estão elevadas em grande número de casos, não alcançando, porém, habitualmente, os teores encontrados na hepatite a vírus.

Outros exames. Tornam-se às vezes necessários: estudo histopatológico do fígado, histopatologia e citologia de gânglios linfáticos, ECG, EEG, exame do LCR etc. Cogitar sempre da possível concomitância de infecção por estreptococo do grupo A.

Sorologia específica. Quando a reação de Paul-Bunnell permanece negativa em casos clinicamente suspeitos de mononucleose infecciosa (geralmente crianças com menos de 5 anos), torna-se de grande utilidade a pesquisa de anticorpos IgM contra os antígenos capsídicos do vírus Epstein-Barr (EBV-VCA). Tais anticorpos estão presentes em todos os pacientes com infecção primária e desaparecem dois a três meses após a cura.

Síndrome da Imunodeficiência Adquirida (AIDS ou SIDA)

Resulta da infecção causada por um retrovírus que se incorpora ao DNA das células do hospedeiro e provoca uma grande variedade de manifestações patológicas abrangendo desde um estado de portador assintomático até condições patológicas altamente debilitantes e por fim fatais. O vírus já recebeu as denominações de HTLV-III, LAV e ARV, tendo sido rebatizado como HIV (human immunodeficiency virus). Dois tipos de vírus são bem conhecidos, HIV-1 e HIV-2, este último limitado geograficamente à África ocidental.

O HIV acomete um importante subgrupo de células T definidas fenotipicamente pelos marcadores de superfície CD4 (ou T4) e funcionalmente como células auxiliares/indutoras. Ataca também células não-linfóides, tais com macrófagos pulmonares, células microgliais do cérebro e células dendríticas da pele e linfonodos. Ocorrem, conseqüentemente, profundas alterações do número e funções das células T, células B, células matadoras naturais (NK) e monócitos-macrófagos (ver Capítulo 20). Apesar dos distúrbios observados em outros linfócitos que não os CD4-positivos, a maior parte das disfunções imunológicas da AIDS parecem bem explicadas pelas perdas desse subgrupo fundamental representado pelos linfócitos auxiliares (helper).

A imunidade humoral está também comprometida. A hiperplasia dos linfócitos B no interior dos linfonodos causa aumento de produção de anticorpos e conseqüente hipergamaglobulinemia, mas passa a ocorrer síntese deficiente ou nula de anticorpos contra novos antígenos. Portanto, o nível total de anticorpos (principalmente IgG e IgA) pode ser elevado, mas a resposta às imunizações acha-se prejudicada.

São os seguintes os germens oportunistas mais freqüentemente encontrados em aidético: candida, criptococos, criptosporidios, citomegalovírus, herpes simples, isospora, micobactérias, *Pneumocystis carinii*, salmonela (septicemia) e toxoplasma.

Sorologia. O isolamento do HIV e a identificação de antígenos seus (p. ex., o p24) representam os recursos mais específicos para o diagnóstico da infecção por este vírus. Entretanto, o primeiro exame citado é caro, trabalhoso e restrito a laboratórios especializados, ao passo que segundo é de baixa sensibilidade. Ao contrário, a identificação de anticorpos dirigidos contra o HIV constitui um exame bastante sensível e específico na maioria dos estágios da doença, além de ser menos dispendioso e amplamente disponível no país.

Existem dois tipos de testes destinados a identificar esses anticorpos. Um deles é o ELISA (Enzyme-linked immunosorbent assay), que evidencia anticorpos contra proteínas do HIV. Os kits mais modernos mostram-se altamente sensíveis e específicos na maioria das circunstâncias; entretanto, grande parte das provas positivas obtidas de indivíduos assintomáticos, não-integrantes dos grupos de alto risco, representam resultados falsos-positivos. Sempre que um ELISA for positivo em paciente de baixo risco, o exame deve ser repetido na mesma amostra de sangue. Caso se repita o resultado positivo, a recomendação da Organização Mundial de Saúde é ratificar o resultado com um teste mais específico, dito confirmatório, que é o Western Blot. Este é um procedimento imunoeletroforético que identifica anticorpos contra proteínas específicas do vírus separadas segundo seu peso molecular. Todo paciente com resultados repetidamente positivos de ELISA e de um teste confirmatório (p. ex., Western Blot) deve ser considerado infectado e contagioso. O emprego do ELISA na seleção de doadores de sangue reduz consideravelmente o risco das transfusões.

Já foi preparado um teste para diagnóstico precoce da AIDS através da saliva, com lançamento no mercado previsto para 1995. Denominado Omni-Scan HIV, torna possível a comprovação de anticorpos específicos em apenas um minuto com 1ml de saliva.

Os testes sorológicos utilizados para o acompanhamento de pacientes infectados pelo HIV e para medir o efeito antivírico das drogas são a detecção do antígeno p24 do HIV (AgHIV) e dos anticorpos específicos contra esse antígeno (anti-p24).

Nos dois primeiros meses, aproximadamente, após a infecção pelo HIV, o único marcador sorológico que poderá ser positivo é o AgHIV. Isso é de fundamental importância ao se considerar as transfusões sangüíneas e a transmissão vertical (mãe para filho durante a gestação). Por outro lado, e sabido que pessoas infectadas pelo HIV podem permanecer assintomáticas por meses e anos, sem quaisquer manifestações aparentes. Nesta situação estão presentes no sangue os anticorpos contra o HIV, ou seja, o resultado dos testes anti-HIV e anti-p24 são positivos, ao passo que o resultado do AgHIV é negativo.

Durante a evolução da doença observa-se que a piora do paciente acompanha-se geralmente de ressurgimento do antígeno no sangue, associado muitas vezes à diminuição dos níveis de anti-p24 ou até mesmo sua negativação. Este momento, em que ocorre a alteração do perfil sorológico, é o mais propício para se iniciar a terapia pelo AZT. Da mesma forma, o seguimento dos pacientes em tratamento, através do AgHIV e do anti-p24, permite uma melhor interpretação da eficácia terapêutica.

Resumindo, os testes sorológicos de maior importância para a AIDS podem ser classificados em duas categorias:

1. Testes para diagnóstico: anti-HIV-1 (ELISA) e Western Blot confirmatório
2. Testes para acompanhamento e monitorização terapêutica: p24 (AgHIV) e seu anticorpo anti-p24.

Hemograma. Revela anemia e linfopenia.

Contagem de subpopulações de linfócitos T. Inclui a avaliação da relação numérica entre duas das subpopulações de linfócitos T: linfócitos auxiliares (CD4) e linfócitos citotóxicos e supressores (CD8). Encontram-se normalmente as seguintes cifras percentuais:

CD4-40%

CD8-20%

A relação normal é, portanto, de 2:1, passando a ser de 1:2 na síndrome da imunodeficiência adquirida.

Pesquisa de agentes infecciosos oportunistas. São os seguintes os agentes que com maior freqüência causam infecções oportunistas em pacientes aidéticos: para pesquisa nas fezes, isospora, criptosporídio, ameba e estrongilóide; para pesquisa no escarro, Pneumocystis carinii; para pesquisa em biópsia intestinal, microsporídia.

Infecções Causadas por Outros Vírus

Podem ser citadas aqui infecções causadas pelos vírus sincicial respiratório, vírus da gastrenterite epidêmica, vírus da hepatite (A, B, E e D), vírus da coriomeningite linfocitária etc., cujo estudo será feito em outros locais, de acordo com o órgão ou aparelho mais acometido.

Infecções por Clamídias

O gênero Chlamydía possui duas espécies: C. trachomatis e C. psittaci. A primeira tem com hospedeiro principal o homem e a segunda, as aves, podendo esta infectar também o homem. Os sorotipos da C. trachomatis exibem certa relação com doenças, o que não acontece com os sorotipos da C. psittaci. A C. trachomatis causa na espécie humana: a) tracoma (sorotipos A, B, C); b) conjuntivite de inclusão, uretrite, cervicite, salpingite, prostatite e pneumonia do RN (sorotipos D, E, F, G, H, I, J, K, M), c) linfogranuloma venéreo (sorotipos L1, L2, L3). A C. psittaci é o agente causal da psitacose.

De maneira geral, as infecções por clamídias podem ser diagnosticadas com base nas manifestações clínicas, nos dados epidemiológicos e na negatividade dos exames para outras etiologias possíveis (diagnóstico de exclusão).

Microscopia. É usada apenas no diagnóstico do tracoma. No estágio inicial da doença, a presença de diminutos corpos de inclusão citoplasmáticos basófilos no material obtido por raspagem conjuntival, corado pelo Giemsa, mostra-se útil na diferenciação entre o tracoma e as conjuntivites agudas. Esses corpúsculos de inclusão são observados também na chamada conjuntivite de inclusão, mas a evolução do quadro clínico distingue as duas doenças.

Técnica de imunofluorescência. Kits de imunofluorescência produzidos comercialmente, utilizando anticorpos monoclonais, permitem corar as clamídias presentes em secreções purulentas, permitindo o diagnóstico etiológico de uretrites não gonocócicas e de casos de linfogranuloma venéreo (material obtido por punção ganglionar).

Sorologia. A presença de anticorpos fixadores do complemento em títulos elevados ou crescentes levam ao diagnóstico de linfogranuloma venéreo de psitacose.

Infecções por Micoplasmas

Os micoplasmas são germens que se situam bem próximos dos vírus, seja no tocante ao tamanho, seja quanto à estrutura celular. Já foram denominados PPO (Pleuro-Pneumonia Organisms) e, em seguida, PPLO (Pleuro-Pneumonia Like Organisms), isto é, germens semelhantes aos da pleuropneumonia. Apenas duas espécies se destacam como causadoras de infecção no homem: Mycoplasma pneumoniae e Ureaplama urealyticum. O M. pneumoniae é patogênico para o trato respiratório, sendo o causador da chamada pneumonia primária atípica. Ureaplasma urealyticum é um dos causadores de uretrites não gonocócicas.

Sorologia. Na pneumonia primária atípica pode-se evidenciar a elevação do título de anticorpos específicos fixadores do complemento ou anticorpos inespecíficos, que são as crioaglutininas, isto é, hemaglutininas que só reagem intensamente a 4ºC.

Riquetsioses

As riquétsias são bacilos ou cocobacilos Gram-negativos que se distribuem em três gêneros: *Rickettsia, Coxiella* e *Rochalimaea.* A maioria exibe características tanto de bactérias (p. ex., possuem enzimas e parede celular) como de vírus (p. ex., precisam de células vivas para se desenvolverem). As espécies do gênero *Rickettsia* podem, do ponto de vista patológico, dividir-se em dois grupos: da febre maculosa e do tifo exantemático. Os gêneros *Coxiella* e *Rochalimaea* possuem apenas uma espécie cada um, a *C. burnetti* e a *R. quintna*, causadoras, respectivamente, da febre Q e febre das trincheiras. A riquétsias podem ser consideradas como doenças raras no Brasil, onde foram registrados casos de febre maculosa (*Rickettsia rickettsii*), tifo exantemático (*R. prowazekii*), febre Q (*Coxiella burnetti*) e tifo murino (*R. tiphy*).

Reação de Weil-Felix. Esta reação já foi estudada no Capítulo 8. As reações obtidas com soro de pacientes com febres tifo-exantemáticas, usando-se as três cepas de Proteus OX-19, OX-2, OX-K, podem ser de grande utilidade no diagnóstico diferencial entre os vários tipos da doença. O soro humano normal não aglutina os antígenos preparados com as mencionadas cepas em diluição superiores a 1:25 ou 1:50. Na maior parte dos casos de tifo exantemático o título de aglutininas sobe até diluições de vários milhares no final da segunda semana. Geralmente a reação se torna negativa 5 meses depois da cura, mas às vezes persiste positiva durante vários anos.

Por ser o Proteus um gérmen saprófita do homem e causa comum de infecção urinária, devem os resultados da reação de Weil-Felix ser interpretados com cautela. Em estudos mais rigorosos há necessidade de confirmar seus resultados por meio de reações que empregam antígenos específicos.

Hemograma. Evidencia alterações inespecíficas próprias de um estado infeccioso agudo.

Microscopia. A técnica de imunofluorescência direta em cortes de tecidos infectados, incluindo a pele, pode revelar a presença de riquétsias de maneira rápida e precisa.

Infecções por Estafilococos

O gênero *Staphylococus* inclui três espécie de interesse médico: *S. aureus*, *S. epidermidis* e *S. saprophyticus*. Na prática essas espécies dão diferenciadas entre si por dois testes, o da coagulase e o de sensibilidade à novobiocina (o S. aureus é o único coagulase-positivo e o *S. saprophyticus* é o único resistente à novobiocina).

O *S. aureus* é o agente causal mais comum das infecções piogênicas, como sejam o impetigo bolhoso, foliculite, sicose da barba, furúnculo, hidradenite supurada (infecção das glândulas sudoríparas auxiliares), antraz, abscessos, osteomielite, pneumonia, bacteriemia (que pode acompanhar-se de meningite e endocardite). Além dessas infecções piogênicas, o *S. aureus* pode causar vários tipos de intoxicação, dos quais se destaca a intoxicação alimentar, provocada pela ingestão de enterotoxinas preformadas (A, B, C, D e E), e da síndrome do choque tóxico.

O *S. aureus* pode ser subidivido em numerosos fagotipos conforme a sensibilidade das amostras a uma série de bacteriófagos líticos. Tal classificação mostra-se útil em surtos de infecção hospitalar ou de intoxicação alimentar, para a identificação do foco de infecção ou de outro elo da cadeia de transmissão.

O *S. saprophyticus* é um agente importante de infecção urinária. O *S. epidermidis* é um habitante normal da pele e das mucosas, mas tem sido isolado de infecções ligadas a próteses cardíacas, vasculares e articulares, bem como de casos de endocardite, mesmo independentes de prótese.

Cultura. O isolamento do gérmen é feito nos meios de cultura e a diferenciação das espécies, pelos testes de coagulase e da sensibilidade à novobiocina.

Infecções por Estreptococos

Usualmente os estreptococos são divididos em obediência a dois critérios, embora nenhum deles se mostre inteiramente satisfatório. O primeiro tem por base o comportamento do gérmen frente às hemácias quando cultivado em ágar-sangue. Havendo hemólise total o estreptococo é designado de *beta-hemolítico*, havendo hemólise parcial, de *alfa-hemolítico*, e quando não há hemólise, de *tipo gama* ou *não-hemolítico*. Como os alfa-hemolíticos são capazes de produzir uma coloração esverdeada na área de hemólise, são conhecidos também como *S. viridans*.

Os estreptococos alfa-hemolíticos e beta-hemolíticos formam o chamado grupo piogênico, que se mostra altamente patogênico para a espécie humana. Os não-hemolíticos distribuem-se em dois grupos potencialmente patogênicos: o fecal e o não-fecal. O grupo fecal (Enterococci) inclui comensais encontrados normalmente nas fezes, mas que podem causar infecção, geralmente de caráter subagudo ou crônico. O grupo não-fecal inclui o *Streptococcus bovis*, isolado de pacientes com endocardite.

O segundo critério usado na classificação dos estreptococos diz respeito às características antigênicas de polissacarídeos da parede celular. Foram classificados 21 grupos sorológicos (grupos de Lancefield), designados por letras maiúsculas, que vão de A a H e de K a T. Essa classificação se aplica principalmente aos estreptococos beta-hemolíticos, mas alguns alfa-hemolíticos, bem como outros germens possuem também esses antígenos (p. ex., o S. faecalis, um estreptococo do grupo fecal, e o S. bovis, do grupo não-fecal, possuem o antígeno D; o *Streptococcus lactis*, não patogênico, contém o antígeno N).

O grupo A dos estreptococos beta-hemolíticos é o mais importante do ponto de vista da patologia humana, a ele se referindo a designação *Streptococcus pyogenes*, que é o gérmen causador da amigdalite estreptocócica, escarlatina, erisipela e muitas outras infecções piogênicas agudas. Graças à presença na célula de duas proteínas, designadas de M e T, pode o *S. pyogenes* ser subdivido em cerca de 70 (M) e 26 (T) sorotipos. Alguns sorotipos M mostram-se caracteristicamente nefritogênicos. A presença da proteína M confere ao gérmen particular resistência aos efeitos da fagocitose.

O *Streptococcus viridans* e o *S. faecalis* podem causar graves infecções, quase sempre de caráter subagudo ou crônico (por ex. endocardite, infecção urinária). Numa infecção estreptocócica a identificação do estreptococo do grupo A é de importância fundamental na clínica porque só infecções causadas por este grupo são capazes de produzir como seqüelas febre reumática e glomerulonefrite aguda.

Bacteriologia. O exame bacteriológico pode ser efetuado em material colhido diretamente das lesões, no sangue ou em outros líquidos corporais. De particular importância é a cultura de exsudato faríngeo nos casos de amigdalofaringite aguda, o que objetiva a identificação de estreptococo beta-hemolítico do grupo A (ver item Amigdalofaringite aguda).

Sorologia. O estreptococo beta-hemolítico do grupo A (*S. pyogenes*) sintetiza uma série de substâncias dotadas, em maior ou menor grau, de atividades patogênicas e chamadas por isso de "fatores de virulência". Algumas dessas substâncias gozam da capacidade imunogênica, estando aptas a induzir à síntese de anticorpos específicos, que podem ser evidenciados por meio de técnicas sorológicas adequadas. Tal pesquisa é efetuada na cínica com o fito de comprovar uma infecção anterior por esse grupo de estreptococo, o que se mostra de grande utilidade diante de um quadro de febre reumática ou glomerulonefrite aguda (ver Capítulo 8).

Visto que 5-10% das pessoas normais abrigam *S. pyogenes* na garganta, é da maior importância que a responsabilidade deste gérmen pela infecção seja confirmada pela demonstração de anticorpos específicos no soro a partir de duas ou três semanas após o início da doença. Vários desses anticorpos são tituláveis, tais com a antiestreptolisina O, anti-hialuronidase, antidesoxirribonuclease, antiestreptoquinase e antidifosfopiridinanucleotidase. A dosagem da antiestreptolisina O (ASLO) é a mais usada na clínica, em razão de sua fácil execução e regularidade dos resultados pelos diversos métodos disponíveis (pode-se dizer que estes representam sempre pequenas modificações da técnica original de Todd). Na prática podemos considerar como anormais taxas superiores a 333U/ml até 5 anos de idade e acima de 500U/ml depois dessa idade. Cerca de 80% dos pacientes que sofreram infecção pelo *S. pyogenes* exibem títulos elevados de ASLO. Esses títulos começam a elevar-se no final da 1ª semana ou início da 2ª semana da infecção estreptocócica e atingem seus valores máximos entre a 4ª e a 6ª semana. A queda dos títulos é geralmente lenta na febre reumática; nas outras formas de estreptococcias a queda é mais rápida, além dos títulos serem mais baixos. Após piodermites os títulos em geral não sobem, provavelmente porque a antiestreptolisina O é inativada pelos lipídeos cutâneos.

Embora menos utilizadas, em razão de dificuldades técnicas, as dosagens da anti-hialuronidase e da antidesoxirribonuclease-B representam valioso auxílio na complementação diagnóstica da febre reumática e da glomerulonefrite. Por sofrerem negativação mais tardia, podem ser úteis para o diagnóstico da coréia. Cerca de 95% dos pacientes que sofreram infecção pelo *S. pyogenes* exibem títulos elevados desses dois anticorpos. Para estudo da resposta sorológica de pacientes com piodermite (causa importante de glomerulonefrite em nosso meio), a prova mais indicada é a dosagem da antidesoxirribonuclease.

O teste da *estreptozima* emprega cinco antígenos numa única prova e se mostra muito sensível e específico.

Infecções por Pneumococo

O *Streptococcus pneumoniae* já foi conhecido como *Diplococcus pneumoniae*; embora pertencente ao gênero *Streptococcus* exibe forma de chama de vela e agrupam-se aos pares. Com base nos complexos polissacarídicos existentes em sua cápsula (reação de intumescimento capsular de Neufeld com imuno-soros tipo-específicos) pode o *S. pneumoniae* ser classificado em 84 diferentes sorotipos. Tal classificação não exibe, entretanto, grande interesse de ordem prática, já que todos os tipos exibem a mesma sensibilidade aos antibióticos. Quando cultivado em ágar-sangue, forma colônias alfa-hemolíticas.

O pneumococo existe normalmente no trato respiratório superior do homem, sendo encontrado em até 60% da população em geral. Dentre as doenças por ele causadas destacam-se a pneumonia aguda, otite, sinusite e meningite; como complicações dessas infecções podem surgir empiema, pericardite, artrite, peritonite e endocardite.

Bacterioscopia. Pode ser praticada no escarro, no LCR ou em material purulento de outra origem, mas seus resultados são falhos, pelo que não se deve prescindir jamais da cultura, que permite, inclusive, a execução do antibiograma.

Cultura. Para isolamento do gérmen usa-se em geral o ágar-sangue, no qual o gérmen forma colônias alfa-hemolíticas. A distinção entre pneumococo e outros estreptococos que formam colônias idênticas é feita pela prova de solubilidade em bile e de sensibilidade à optoquina, pois os demais estreptococos são resistentes aos sais biliares e à optoquina.

Imunologia. O diagnóstico de uma infecção pneumocócica pode ser feito pela investigação imunológica do polissacarídeo capsular no sangue ou no LCR, nos casos de bacteriemia ou meningite.

Infecção por Meningococos

O gênero *Neisseria* possui várias espécies, das quais apenas duas são patogênicas para a espécie humana: *N. meningitides* (meningococo) e *N. gonorrhoeae* (gonococo). As principais condições patológicas causadas pelo meningococo são a meningite e a meningococcemia fulminante. Outras espécies de *Neisseria*, bem como alguns outros tipos de germens, são por vezes identificados no material clínico remetido para exame, de modo que pode tornar-se necessária a caracterização laboratorial do meningococo, o que se consegue por métodos bioquímicos (fermentação de glicose, maltose, lactose etc.) e imunológicos.

O meningococo é classificado em serogrupos e identificado, em seguida, em serotipos. Existem 13 serogrupos (A, B, C, D, X, Y, 29E, W135 etc.), que diferem entre si pela estrutura de seus polissacarídeos capsulares, identificados por reações de aglutinação frente a anti-soros específicos. As infecções meningocócicas se devem, em sua maioria, a cepas pertencentes aos grupos A, B, C e Y. Antígenos protéicos subcapsulares, situados na membrana mais externa da bactéria, são utilizados para identificar 20 serotipos entre os vários serogrupos, o que permite uma classificação útil nos estudos epidemiológicos.

Exame bacteriológico. O diagnóstico bacteriológico é obtido pelo achado de diplococos gram-negativos intra- ou extracelulares em esfregaços do sedimento do LCR e pelo isolamento do *N. meningitides* em cultura de sangue, de LCR ou de outro líquido corporal infectado. Tais exames falham em numerosos casos. a ponto de considerar-se que pesquisas bacteriológicas negativas numa meningite purulenta advogam a favor de meningococo. Por esse motivo, diante de um caso suspeito de meningite meningocócica (p. ex., durante uma epidemia) deve-se iniciar a administração do antibiótico antes mesmo da chegada do exame bacteriológico.

Outro recurso diagnóstico bastante prático reside na demonstração no sangue ou no LCR, por meio de látex-aglutinação ou de contra-imunoeletroforese, de antígeno polissacarídico dos grupo A, B, C ou Y.

INFECÇÕES POR GONOCOCO

O gênero *Neisseria* possui várias espécies, das quais apenas duas são patogênicas para o homem: *N. gonorrhoeae* (gonococo) e *N. meningitides* (meningococo). A manifestação mais comum da infecção gonocócica consiste no comprometimento genital, tanto do homem como da mulher (gonorréia ou blenorragia). A artrite ocorre em cerca de 1% dos pacientes com infecção genital. A *ophtalmia neonatorum* (oftalmite gonocócica do RN), contraída durante o parto, é ocorrência rara hoje em dia. A gonococcemia e a endocardite são de observação muito rara.

A infecção que acomete a mucosa do aparelho geniturinário tem início pelo comprometimento da uretra anterior e pode estender-se, no homem, à uretra posterior, próstata e epidídimo, e, na mulher à vagina, colo uterino, glândulas de Bartholin e Skeene, útero, trompas e estruturas pélvicas vizinhas.

Bacterioscopia. Nos casos agudos masculinos, os esfregaços da secreção uretral corados pelo Gram permitem na grande maioria dos casos (90-98%) identificar o gonococo em seu aspecto típico: diplococos gram-negativos intracelulares, acompanhados de grande número de leucócitos. À medida que a doença evolui vão surgindo diplococos extracelulares, as células epiteliais aumentam em número e uma infecção mista obscurece os raros goncocos remanescentes, o que dificulta o diagnóstico. Na mulher, o material para esfregaço deve ser colhido da uretra e do colo uterino; a sensibilidade do exame é muito inferior à observada no homem.

Cultura. Deve ser feita em todas as mulheres suspeitas e até naquelas em que a coloração de Gram foi positiva. No homem, está indicada nos casos suspeitos assintomáticos e nas formas crônicas. Suspeitando-se da prática de coito anal ou oral está indicada a cultura de secreção anal e faríngea. Caso sejam positivas, evitar a confusão entre gonococo e meningococo (ver Infecção por meningococo).

DIFTERIA

Dentre as relativamente numerosas espécies do gênero *Corynebacterium*, a única de interesse médico é a *C. diphtheriae*, bacilo gram-positivo que produz uma exotoxina altamente potente, responsável praticamente por todas as manifestações da doença. Este bacilo pode ocorrer sob a forma de três biotipos, denominados *gravis*, *intermedius* e *mitis*, que se distinguem por características bioquímicas e tipos de colônias em meio apropriado. As três denominações indicavam suas relativas virulências, mas atualmente, ao que parece, não mais se observa essa correspondência.

Exame bacteriológico. A confirmação do diagnóstico de difteria, levantada clinicamente, obtém-se pela cultura de secreção da orofaringe e das fossas nasais para identificação de seu agente etiológico, o *Corynebacterium diphtheriae*. A colheita de material deve abranger sempre esses dois locais, pois isso aumenta a possibilidade de se surpreender o bacilo. Ela é efetuada por meio de swabs, um para cultura e outro para esfregaço, este a ser corado pelo método de Albert-Layborn.

Este método de coloração visa à evidenciação das granulações metacromáticas, que são grânulos de reserva encontrados no citoplasma do bacilo diftérico (*C. diphtheriae*), mas nem sempre nos difteróides (outras espécies, não patogênicas, de *Corynebacterium*). É sempre conveniente a realização paralela do método de Gram em materiais suspeitos de conterem bacilos diftéricos. Na lâmina corada pelo método de Gram devem ser encontrados bacilos Gram-positivos, eventualmente com forma de halteres ou clava e arranjos em letra chinesa ou paliçada. A ausência de bacilos Gram-positivos, paralela à observação de granulações metacromáticas no Albert-Layborn dificulta a avaliação do resultado. Esta dificuldade decorre da possibilidade de outros grupos bacterianos, como *Pseudomonas* e certos anaeróbios, possuírem grânulos evidenciados pela coloração.

A presença de bacilos Gram-positivos na lâmina corada pelo método de Gram e a detecção de bacilos com granulações metacromáticas na lâmina submetida à coloração de Albert-Layborn valem por um *diagnóstico de suspeita* de difteria. Entretanto, somente a cultura em meios adequados com o isolamento do bacilo diftérico e posterior execução da *prova de virulência*, comprovando a produção de toxinas pela amostra, permitem um diagnóstico de certeza de que a amostra isolada é um bacilo diftérico. Cabe ainda lembrar a ocorrência de bacilo diftérico em portadores, o que ocasiona alarme quando da vigência de amigdalites devidas a outras etiologias, pois nessas ocasiões vai-se examinar material da orofaringe e encontra-se resultado compatível com o diagnóstico de difteria, embora a causa da doença seja outra. Este fato é mais comum em adultos ou em vacinados, e a avaliação clínica é de importância decisiva no esclarecimento dessas situações.

Com vistas à conduta terapêutica, cabe assinalar que a confirmação da presença de colônias típicas no meio de cultura demora de um a quatro dias, sendo que alguns dias mais serão necessários para a prova de virulência. O atraso no tratamento por um período tão longo pode ter conseqüências fatais, de modo que, diante de uma forte suspeita clínica de difteria, a conduta correta consiste em recolher material para exame e aplicar soro imediatamente.

Hemograma. O número de leucócitos está geralmente em nível normal ou baixo, havendo, entretanto, neutrofilia e desvio para esquerda. Nas formas hipertóxicas pode-se observar leucocitose intensa.

Listeriose

O gênero *Listeria* possui várias espécies, mas a única patogênica para o homem é a *L. monocytogenes*. Esta pode ser subdividida em grupos e tipos sorológicos, graças a seus antígenos somáticos e flagelares. Possui a capacidade de causar beta-hemólise quando cultivada em ágar-sangue. A forma mais importante de listeriose é a septicemia que comete os recém-nascidos (granulomatose infantisséptica), resultante de infecção transplacentária ou proveniente da flora do colo uterino ou da vagina. Meningite pode ocorrer em pacientes com leucemia e outros estados de imunoincompetência.

Bacterioscopia. Um esfregaço feito com LCR, aspirado de medula óssea, secreção da garganta etc., corado pelo Gram, pode revelar pequenos bacilos gram-positivos passíveis de confusão com difteróides. Tal confusão é desastrosa, já que a listeriose é curável pelo uso de antibióticos. O clínico deve, portanto, avisar ao laboratório sempre que houver suspeita de listeriose.

Cultura. Pode ser obtida a partir de macerado de tecido (p. ex. gânglio linfático), LCR, sangue e outros líquidos corporais. O material que restar deve ser conservado em geladeira, a 4°C, e subcultivado periodicamente durante dois a três meses se a tentativa inicial falhar. Tal conduta se justifica pelo fato da Listeria ser muito delicada e de difícil isolamento em laboratório clínico.

Sorologia. O sorodiagnóstico da listeriose tem por finalidade evidenciar a necessidade ou não de hemoculturas repetidas (ou cultura de outros líquidos corporais) para isolamento do gérmen e diagnóstico definitivo. Utiliza-se a soro-aglutinação em tubos com os antígenos H (flagelar) e O (somático) da *L. monocytogenes* dos tipos 1 e 4B. Títulos até 1:8 devem ser considerados como negativos, uma vez que o gérmen possui alguns determinantes antigênicos semelhantes aos de outras bactérias, especialmente *Staphilococus* e *Streptococcus faecalis*. Título de 1:160 já deve alertar para hemocultura; os iguais ou superiores a 1:320 devem ser considerados como altamente suspeitos.

INFECÇÕES POR HAEMOPHILUS INFLUENZAE

O gênero *Haemphilus* caracteriza-se por exigir nos meios de cultura a presença de dois fatores de crescimento, designados por X e V, ambos existentes no sangue. Compreende várias espécies, dentre as quais destacam-se *H. influenzae, H. parainfluenzae* e *H. ducreyi*, este último estudado em outro local. O *H. influenzae*, isolado pela primeira vez durante a pandemia de gripe ocorrida em 1890, foi considerado na época o agente etiológico da doença. As infecções mais comuns por ele causadas, ocorrendo principalmente em crianças, são faringite, epiglotite, laringotraqueíte, bronquite, bronquiolite, pneumonia, otite média e meningite.

O *H. influenzae* possui antígenos capsulares específicos (polissacarídeos) que permitem identificar, mediante a prova de intumescimento capsular com soros tipo-específicos, seis tipos sorológicos (a, b, c, d, e, f), dos quais o b, isolado de casos de meningite, é o mais virulento.

Bacterioscopia. O exame de esfregaços corados pelo Gram evidencia a bactéria, que se apresenta geralmente como pequenos cocobacilos gram-negativos.

Cultura. A diferenciação do *H. influenzae* de outras espécies baseia-se geralmente na verificação das necessidades dos fatores X e V.

Sorologia. Em casos de meningite pode-se fazer a pesquisa do antígeno capsular b no LCR.

Coqueluche

O gênero *Bordetella* inclui duas espécies patogênicas para a espécie humana: B. pertussis e *B. parapertussis*. A primeira constitui o agente causal da coqueluche e a segunda provoca uma infecção respiratória semelhante a esta doença, mas sem que o paciente apresente os acessos paroxísticos.

Cultura. Na maioria dos pacientes pode-se isolar a *Bordetella pertussis* de secreções da nasofaringe nas duas primeiras semanas de doença (fase catarral) e ainda no início da fase paroxística. Pode-se fazer o paciente tossir sobre uma placa de Petri contendo meio de Bordet e Gengou ou então recolher as secreções por aspiração ou por *swab*. Nos casos positivos observa-se o crescimento das colônias após dois ou três dias, o que ocorre, entretanto, apenas em 70 a 75% dos casos de coqueluche.

Hemograma. Evidencia, no período paroxístico, leucocitose intensa (entre 20.000 e 40.000/mm^3), com 70 a 90% de linfócitos. Pode-se observar em certos casos uma reação leucemóide, na qual o total de leucócitos chega a 100.000/mm^3 ou ainda mais, o que justifica às vezes a suspeita de leucemia. Não há, entretanto, atipia de linfócitos, anemia ou plaquetopenia.

Hemossedimentação. É geralmente normal.

Sorologia. Não possui importância clínica.

Brucelose

Encontrado principalmente em animais, o gênero *Brucella* possui várias espécies, das quais somente três têm importância para a patologia humana: B. abortus, *B. melitensis* e *B. suis* (*B. anis* raramente é causa de infecção humana). Externando-se quase sempre por uma sintomatologia vaga e proteiforme, a brucelose é uma doença de diagnóstico difícil, baseado quase exclusivamente nos achados laboratoriais, que, por sua vez, nem sempre logram comprovar de maneira convincente a suspeita clínica.

Isolamento do gérmen. A hemocultura é prova de maior confiança no diagnóstico da brucelose humana. Ela se apresenta positiva mais freqüentemente no período inicial da doença do que nos avançados. Deve ser repetida várias vezes ainda que se obtenham resultados negativos.

Reações sorológicas. As reações de aglutinação em lâmina, aglutinação em tubo e prova de Coombs indireta são as mais usadas. As três espécies envolvidas em patologia humana (*B. abortus*, *B. melitensis* e *B. suis*) possuem os antígenos A e M em comum, o que permite que se utilize apenas uma amostra como antígeno visando à detecção de anticorpos. Habitualmente emprega-se amostra-padrão de *B. abortus* com essa finalidade.

Quando infectado recentemente, o organismo responde pela produção de anticorpos IgM, seguindo-se a produção de IgG, que poderá surgir ainda na vigência de produção de anticorpos IgM. São também produzidos anticorpos IgA. Em casos raros, a produção de IgM se estende por períodos maiores, podendo ser detectada em doentes crônicos. Estes anticorpos têm importância variável, de acordo com a reação sorológica empregada.

Os anticorpos IgM e IgG presentes na fase aguda são aglutinantes. Porém os anticorpos IgG e IgA, que surgem na fase crônica, não têm capacidade aglutinante (são anticorpos chamados bloqueadores), podendo ser demonstrados pela prova de Coombs indireta.

Durante a infecção, a maioria dos pacientes desenvolve também hipersensibilidade retardada aos produtos bacterianos, que pode ser evidenciada pela prova intradérmica.

A prova de aglutinação em lâmina é de execução fácil e rápida, sendo útil como prova de triagem, mas carece de precisão em relação aos títulos encontrados. Estes deverão ser determinados pela prova de aglutinação em tubo. Nos pacientes com infecção aguda, as reações de aglutinação mostram-se geralmente positivas. Os títulos costumam ser iguais ou superiores a 1:320, mas são considerados suspeitos a partir de 1:80 e positivos a partir de 1:160 quando se trata da população em geral. Quando se estudam grupos de indivíduos constantemente expostos a contatos com Brucella, com é o caso de veterinários, tratadores de gado etc., a interpretação dos mesmos resultados deve ser feita com maior cautela.

À medida que a infecção evolui, os títulos encontrados na reação de aglutinação decrescem, até se tornarem negativos. Geralmente nesta fase os anticorpos presentes são do tipo bloqueador, evidenciados pela reação de Coombs indireta (ver Prova de Coombs, em Imuno-hematologia). Os títulos significativos para essa reação são os mesmos da prova de aglutinação em tubo.

Reação intradérmica. Esta reação deverá ser feita sempre com extrato protéico purificado e padronizado, sendo contra-indicado o uso de suspensões de germens, por darem reações de difícil interpretação. A leitura da prova intradérmica é feita como para o PPD. Trata-se de prova bastante específica; no entanto, não distingue infecção presente ou passada, podendo ocorrer provas positivas muitos anos após a infecção, mesmo que subclínica. Além disso, cerca de 5% de pacientes com brucelose comprovada através de cultura exibem prova intradérmica negativa. Vale lembrar que alguns pacientes mostram positivação de provas sorológicas "in vitro" para brucelose após execução de prova intradérmica.

Hemograma. Evidencia geralmente leucopenia com linfocitose relativa.

Enterobactérias

As enterobactérias (família *Enterobacteriaceae*), também conhecidas como bactérias "coliformes", integram um extenso grupo de bacilos gram-negativos que, embora possam ser encontrados em variadas localizações no corpo, habitam em sua maioria o intestino do homem e dos animais, onde podem existir como simples componentes da flora normal ou exercer atividade patogênica. Chegam a 14 os principais gêneros desta família: *Escherichia (coli), Shigella (dysenteriae, flexneri, boydii, sonnei), Salmonella, Citrobacter, Klebisiella* (*pneumoniae* e outras), *Enterobacter* (*aerogenes* e outras). *Hafnia, Serratia* (*marcescens* e outras), *Proteus* (*vulgaris, mirabilis*), *Morganella* (*morganii*), *Providencia* (*rettgeri* e outras), *Yersinia* (*enterocolitica* e outras) e *Erwinia*.

A diferenciação dos gêneros é feita pelo comportamento bioquímico, ao passo que a diferenciação das espécies baseia-se sobretudo em caracteres sorológicos. Certos sorotipos são subdivididos em biotipos (bioquimicamente) ou em lisotipos (pela reação frente a fagos específicos).

A sorotipagem das enterobactérias baseia-se nos chamados antígenos O (somáticos), K (capsulares) e H (flagelares). Tais antígenos são identificados por meio de provas de aglutinação, utilizando-se anti-soros, que podem ser monovalentes ou polivalentes (p. ex., de várias espécies de Salmonella). Na prática a sorotipagem é feita apenas para da *E. coli*, *Shigella*, *Salmonella* e *Yersinia enterocolitica*, sendo que nos casos da *E. coli* e *Y. enterocolitica* com a finalidade de caracterizar os sorotipos enteropatogênicos.

Nem todas as amostras de enterobactérias possuem sempre os antígenos O, K e H. Os antígenos O podem ser perdidos por dois tipos de mutação, sendo chamadas lisas as enterobactérias possuidoras de antígeno O completo e rugosas as que não o possuem (a passagem da forma lisa para a rugosa é conhecida como variação S-R: S, *smooth*, R, *rough*). Os antígenos K são pouco desenvolvidos em vários gêneros ou mesmo ausentes. Os antígenos H, sendo proteínas flagelares, só existem, obviamente, nas enterobactérias móveis.

Infecções por Escherichia Coli

Única espécie de importância prática do gênero *Escherichia,* a *E. coli* é um dos coliformes predominantes no cólon normal e ocupa um lugar de destaque em patologia humana. Distingue-se pela multiplicidade de seus perfis biológicos e pelas maneiras variadas de exercer sua atividade patogênica sobre a mucosa intestinal. São numerosos os grupos e tipos sorológicos identificados pelos anti-soros preparados contra os antígenos O, K e H: conhecem-se 171 antígenos O, 100 antígenos K e 57 antígenos H. Por convenção internacional os sorotipos são designados pelas letras dos antígenos acompanhadas cada uma dos números arábicos correspondentes aos anti-soros (exemplo hipotético, 0157:K99:H7). Esta tipificação completa, utilizando todos os soros (anti-O, anti-K e anti-H) só é utilizada para fins de pesquisa. Comumente, no diagnóstico de infecções intestinais, que é a única indicação clínica de rotina do estudo sorológico de amostras de *E. coli*, utilizam-se somente anti-soros preparados contra os antígenos O. Quando presentes (amostras móveis), os antígenos H podem ser identificados (p. ex., sorotipo 0119:H2); quando ausentes (amostras imóveis), o sorotipo pode ser designado como 0119:H-.

A diarréia causada pela *E. coli* pode ser aquosa, inflamatória ou sanguinolenta, na dependência do traço de virulência que o gérmen porventura possua: enterotoxigênico, enteroinvasor, enteroaderente ou entero-hemorrágico. Cada uma dessas categorias pode ainda ser subdividida com base no tipo de enterotoxina (Shiga-like, termolábil-L T, termoestável-ST) ou de aderência (focal, difusa) que produza.

Dos 171 sorogrupos O conhecidos, cerca de 60 estão relacionados com a espécie humana. Destes, 35 atuam como *agentes de infecção intestinal* (enteropatogênicos) e os restantes integram o grupo que participa da flora intestinal normal e que podem causar infecções extra-intestinais (urinária, meningite do RN, bacteriemia). A *E. coli* enteropatogênica (35 sorotipos) pode ser distribuída em quatro categorias, consoante o traço de virulência que a amostra possui: EPEC (E. coli enteropatogênica clássica), ETEC (*E. coli* enterotoxigênica), EIEC (*E. coli* enteroinvasora) e EHEC (*E. coli* êntero-hemorrágica).

A *E. coli* enteropatogênica clássica (EPEC) é a causa mais comum de diarréia infantil em nosso meio, especialmente nos primeiros 6 meses de vida. Os sorotipos predominantes nesta categoria são 0111:H-, 0111:H2 e 0119:H6. A patogenicidade envolve aderência à mucosa intestinal. A *E. coli* enterotoxigênica (ETEC) está vinculada à diarréia aquosa e à diarréia do viajante. A *E. coli* enteroinvasora (EIEC) está vinculada a um quadro disenteriforme. A *E. coli* êntero-hemorrágica (EHEC) provoca colite hemorrágica, agindo mediante toxinas "*Shiga-like*"; o sorotipo mais comum é o 0157-H7.

Diagnóstico. Consiste basicamente na coprocultura, que consiste no cultivo da *E. coli* em meios de MacConkey e SS e na caracterização dos biosorotipos por meio de provas bioquímicas e sorológicas (EPEC, EIEC). As infecções por ETEC e EHEC são diagnosticadas pela identificação ou dosagem das toxinas. As sondas genéticas detectam todas as categorias de E. coli enteropatogênicas.

Infecções por Salmonelas

As salmonelas são enterobactérias largamente distribuídas no tubo intestinal do homem e de muitos outros animais, tais como aves domésticas, porcos, vacas, cães, gatos, ratos, répteis e insetos, todos podendo servir de fontes de infecção.

Tabela 28.2
Sorogrupos O de E. coli vinculados a Infecções Humanas*

Sítio	*Sorogrupo O*	*Categoria*
Intestinal	26, 55, 86, 111, 114, 119, 125, 126, 127, 128, 142, 158	EPEC (diarréia infantil)
	28, 29, 112, 124, 136, 143, 144, 152, 164, 167	EIEC (síndrome disenteriforme)
	6, 8, 15, 20, 25, 63, 78, 115, 128, 148	ETEC (diarréia aquosa, diarréia de viajante)
	26, 157	EHEC (colite hemorrágica)
Urinária	1, 2, 4, 6, 7, 8, 9, 11, 22, 25, 62, 75	
Meningite do RN	1, 6, 7, 16, 18, 83	Membros da flora intestinal normal
Bacteriemia	1, 2, 4, 6, 7, 8, 9, 11, 18, 22, 25, 76	

EPEC = E. coli enteropatogênica clássica; EIEC = E. coli enteroinvasora; ETEC = E, coli enterotoxigênica; EHEC = E. coli êntero-hemorrágica

** Adaptado de L.R. Trabulsi e M. R. Fernandes de Toledo, em Microbiologia, ed. por L. R. Trabulsi, Livraria Atheneu Editora, 1991.*

Com base na presença de antígenos somáticos e flagelares, já se diferenciaram mais de 1.200 sorotipos (chamados, às vezes, impropriamente, de espécies). Do ponto de vista médico destacam-se os seguintes, agrupados segundo o esquema abreviado de Kauffmann-White:

Grupo A. *Salmonella paratyphi A*

Grupo B. *Salmonella paratyphi B, S. Derby, S. typhimurium* e *S. agona.*

Grupo C1. *Salmonella paratyphi C, S. oranienburg, S. choleraesuis, S. infantis.*

Grupo C2. *Salmonella newport*

Grupo D1. *Salmonella typhi, S. enteritidis, S. dublin*

Grupo E1. *Salmonella anatum*

Podem ser classificadas em quatro tipos as infecções causadas pelas salmonelas:

a) Febres entéricas: febre tifóide, febre paratifóide

b) Gastrenterites ou intoxicações alimentares

c) Septicemia

d) Infecções piogênicas localizadas (muitas vezes complicando a septicemia), tais como abscessos, osteomielite, artrite, meningite, endocardite e outras.

A febre tifóide, estudada adiante, é causada pela *S. typhi*, ao passo que a febre paratifóide é causada pela *S. paratyphi* A, B e C. As gastrenterites ou toxinfecções alimentares, bem como as demais patologias citadas, são causadas pelos outros sorotipos, dos quais o mais prevalente em todo o mundo é o *typhimurium*.

Isolamento e identificação do gérmen. A coprocultura é fundamental para o diagnóstico etiológico das intoxicações alimentares, gastrenterites e diarréias agudas em geral, em cuja etiologia desempenham papel destacado numerosas espécies de salmonelas, especialmente a *S. choleraesuis* e *S. typhimurium*. Em infecções extra-intestinais o material clínico depende da sede da infecção, ou seja, LCR nas meningites, sangue nas septicemias etc.

Hemocultura, sorologia e hemograma. Ver Febre tifóide.

Febres Tifóide e Paratifóide

Isolamento do gérmen. A hemocultura é o único recurso de valor absoluto na identificação da *Salmonella typhi* ou da *S. paratyphi* A, B ou C. A execução da hemocultura durante a primeira semana da doença possibilita o diagnóstico etiológico em praticamente 100% dos casos, desde que as condições técnicas tenham sido satisfatórias. Um resultado negativo não permite, entretanto, excluir a possibilidade da doença.

Reação de Widal. Trata-se de uma reação de aglutinação destinada a avaliar a presença de anticorpos contra os antígenos O (somáticos) e H (flagelares) da Salmonella typhi e da Salmonella paratyphy A e B. Utiliza-se correntemente uma suspensão das citadas bactérias, mortas pelo calor ou pelo formol.

Os antígenos O existem em qualquer espécie de salmonela e permitem separá-las em grupos sorológicos, sendo designados por números que vão de 1 a 61. Os antígenos R e Vi, também somáticos, não exibem importância do ponto de vista diagnóstico. Os antígenos flagelares, ditos H, podem ser específicos ou inespecíficos, sendo que apenas os primeiros, designados por letras (a, b, c, d e assim por diante), exibem interesse diagnóstico.

Ao executar a reação, o soro é diluído inicialmente a 1:25. A escala de diluições, depois de juntar as suspensões de antígenos, ficará estabelecida portanto da seguinte forma: 1:50, 1:100, 1:200, 1:400 e assim por diante. E difícil precisar os limites acima dos quais a reação terá valor diagnóstico. A interpretação só poderá ser feita conhecendo-se: a) a média de aglutininas naturais existentes normalmente no soro dos indivíduos sãos, não vacinados e que nunca contraíram febre tifóide ou paratifóide (o que depende do grau de endemicidade dos diversos tipos de salmoneloses na região); b) o estágio da doença no qual foi praticada a colheita; c) o período de tempo que separa a colheita da vacinação, caso o indivíduo tenha sido vacinado anteriormente.

As aglutininas naturais atingem quase sempre um título pouco elevado, que não ultrapassa na prática 1:50 para os antígenos O e 1:100 para os antígenos H.

De maneira geral, título elevado anti-O com baixo título anti-H denota infecção ativa, ao passo que título anti-H elevado com título baixo anti-O sugere infecção passada ou vacinação anterior.

Durante a evolução da doença, as aglutininas anti-O surgem a partir do início da segunda semana, isto é, mais precocemente do que as aglutininas anti-H, as quais não se formam até o final da segunda semana. A aglutininas anti-O atingem seu máximo durante a terceira semana, que corresponde ao período sorológico clássico de febre tifóide. No curso da quarta semana as aglutininas anti-O começam a decrescer; esta diminuição prossegue ao longo da quinta e da sexta semanas, período em que as aglutininas anti-H permanecem ainda elevadas, mas em fase de lento declínio.

A imunização com a vacina TAS provoca a elaboração quase constante de aglutininas que podem alcançar níveis muito elevados durante os quatro meses subseqüentes. Ao longo deste período, os resultados do sorodiagnóstico não são utilizáveis em razão da relativa freqüência com que se observam títulos elevados.

As aglutininas anti-O persistem longo tempo no soro dos indivíduos vacinados, se bem que em títulos baixos (até 1:100). As aglutininas anti-H persistem com títulos mais elevados, podendo alcançar ainda 1:200 um ano depois da vacinação.

Em caso de dúvida, recomenda-se praticar nova reação com outra amostra de soro extraída alguns dias mais tarde. Tratando-se de aglutininas naturais ou vacinais, os títulos permencerão estáveis; em caso de doença evolutiva vai-se observar um aumento.

Cabe assinalar que infecções diferentes da febre tifóide podem estimular inespecificamente a formação de aglutininas anti-O e anti-H. Entretanto, tal estímulo inespecífico é efêmero e uma nova reação praticada alguns dias mais tarde revela amiúde normalização dos títulos.

Coprocultura. Sua importância está vinculada principalmente à identificação de portadores de *S. typhi*.

Hemograma. A febre tifóide é uma das mais importantes doenças leucopenizantes, correndo a leucopenia por conta de uma neutropenia absoluta e relativa. Existe acentuado desvio para esquerda. Nos casos em que os leucócitos estão

Tabela 28.3
Interpretação da Reação de Widal (Seg. O. Bier).

Resultado obtido com		*Interpretação*
Antígeno O	Antígeno H	
1:100 1:200	-	Suspeita de febre tifóide
1:200	-	a) Febre tifóide em início (8º-10º dia) b) Infecção por salmonela que tenha antígeno O comum, porem antígeno H distinto do de S. typhi, p. ex., S. enteritidis.
-	1:200	a) Vacinação com T ou TAS há mais de 3 meses. b) Infecção por salmonela que tenha antígeno d (H), mas cujo antígeno O seja diferente do de S. typhi. c) Febre tifóide tratada precocemente
1:200	1:200	Febre tifóide no período de estado.

Nota. Os resultados acima referem-se apenas aos antígenos TO e TH (de S. typhi). Havendo dúvida, repetir a prova uma semana depois, utilizando também antígenos A, B, C e, eventualmente, de outras salmonelas (p.ex., S, enteritidis).

acima de 6.000 pode-se verificar leve neutrofilia; nesses casos, a desproporção entre o acentuado desvio para esquerda e a leve neutrofilia já é sinal diagnóstico útil para fazer pensar na possibilidade de doença leucopenizante. Os eosinófilos desaparecem na maior parte dos casos (aneosinofilia). Há linfocitose relativa. Observam-se abundantes granulações tóxicas e sinais degenerativos.

Infecções por Shigella

As quatro espécies do gênero *Shigella* (*dysenteriae, flexneri, boydii* e *sonnel*) são desprovidas de antígenos K e H, de modo que seus sorotipos são caracterizados apenas pelo antígeno O (somático). Todos os sorotipos dessas espécies são responsáveis pelo aparecimento do mesmo quadro mórbido – a disenteria bacilar (shigelose), o que restringe consideravelmente o valor prático da identificação desses sorotipos. É interessante observar que a *E. coli* enteroinvasora (EIEC) é uma bactéria praticamente idêntica às espécies do gênero *Shigella* no tocante aos seus mecanismos de virulência. A *Shigella* não costuma invadir a torrente sangüínea, raramente tendo sido responsabilizada por infecções extra-intestinais.

Coprocultura. Uma coprocultura positiva é elemento decisivo no diagnóstico de uma síndrome disentérica. Quanto mais precocemente, efetuada, tanto maiores são as possibilidades de ser positiva a coprocultura. À medida que a doença evolui vai-se tornando menor a eliminação de Shigellas. Por conseguinte, é aconselhável, diante de um caso suspeito, colher material o mais precocemente possível. A não ser que seja colocada em solução conservadora, a amostra perderá o valor 5 a 6 horas depois da evacuação. O principal interesse da coprocultura consiste em possibilitar a realização do antibiograma, já que este virá orientar a terapêutica etiológica nos casos que se prolonguem até a chegada desses resultados.

Reações sorológicas. Não são utilizadas nos casos agudos e superagudos, mas podem ser de valor nos casos prolongados, quando a suspeita persiste a despeito da negatividade das coproculturas, contanto que os antígenos sejam bem padronizados. Os títulos de aglutininas acima de 1:100 para a *Shigella flexneri*, e acima de 1:25 para a *Shigella dysenteriae* e para a *Shigella sonnei*, indicam infecção ativa, a não ser que o doente viva em zona onde a moléstia seja endêmica.

Hemograma. Costuma revelar nos casos agudos leucocitose e neutrofilia, com desvio para esquerda.

Ionograma. É de grande valor nos casos acompanhados de profusa diarréia, possibilitando uma correta reposição hidreletrolítica, conforme os déficits encontrados.

Infecções por *Yersinia Enterocolitica*

Ignorada por muito tempo como causa de doença, é a *Yersinia enterocolitica* reconhecida com capaz de produzir quadros diarréicos mucopurulentos ou aquosos muito semelhantes aos de outros patógenos intestinais, acompanhados de dor abdominal e febre que podem simular apendicite. Pode causar também adenite mesentérica aguda ou subaguda.

Coprocultura. É feita pela semeadura das fezes em meios de MacConkey e SS, com identificação bioquímica e sorológica da bactéria. No Brasil tem sido isolado o sorotipo O3.

Sorologia. A identificação de aglutininas no soro é praticada no esclarecimento diagnóstico de complicações.

Infecções por *Proteus, Morganella* e *Providencia*

O gênero *Proteus* possuía quatro espécie patogênicas: *P. mirabilis, P. vulgaris, P. morganii* e *P. rettgeri*. O *P. mirabilis* é o mais comum como causa de doença, distinguindo-se dos demais pela incapacidade de formar indol no meio de cultura. Assim, consoante essa característica, eram os *Proteus* divididos em dois grupos: indol-positivo (*vulgaris, morganii, rettgeri*) e indol-negativo (*mirabilis*). Tal classificação é de importância terapêutica pois a sensibilidade aos antibióticos difere de um grupo para outro.

Com o desdobramento sofrido pelo gênero *Proteus*, a espécie *P. morganii* transformou-se no gênero *Morganella* e a espécie *P. rettgeri* passou para o gênero *Providencia*. Assim, o gênero *Proteus* ficou com uma espécie indol-negativa (*P. mirabilis*) e uma indol-positiva (*P. vulgaris*). As outras espécies indol-negativa são a *Morganella morganii* e *Providencia rettgeri*.

Todas essas espécies são encontradas regularmente no interior do intestino humano, sendo mais frequentes o *Proteus mirabilise* a *Morganella morganii*. Tal assiduidade torna difícil atribuir-lhes alguma importância como causa de infecção intestinal. Elas acometem principalmente o trato urinário, podendo causar também, geralmente na qualidade de invasores secundários, infecções da pele, ouvido, mastóide, olhos, vias biliares, e peritônio. Enquanto o *P. mirabilis* ocorre em infecções contraídas fora do hospital, as outras espécies estão quase sempre associadas a infecções hospitalares.

O *P. mirabilis* está presente com grande freqüência na mucosa prepucial de crianças, o que ocasiona amiúde o aparecimento de mais de 100.000 bactérias por ml nas uroculturas de crianças do sexo masculino.

Algumas cepas de *P. vulgaris* possuem um antígeno que está presente também em certas *Rickettsiae*, o que explica o aparecimento nas riquetsioses de anticorpos antiproteus, o que constitui o fundamento da reação de Weil-Felix.

Isolamento e identificação do gérmen. Os esfregaços de material patológico corado pelo Gram mostram-se úteis, mas os bacilos aeróbicos Gram-negativos não possuem características morfológicas suficientes, de modo que a cultura é indispensável para a identificação do gênero e da espécie.

Outras Enterobactérias

Incluem-se aqui os gêneros *Klebsiella, Citrobacter, Enterobacter, Serratia, Hafnia* e *Edwardsiella*. A espécie mais conhecida deste grupo é a *Klebsiella pneumonia* e, desde há muito tempo reconhecida como importante agente patogênico pulmonar, cujas lesões atingem tipicamente os lobos superiores e levam à cavitação e formação de abscesso. Embora essas lesões pulmonares tenham sido sempre as mais conhecidas, as infecções urinárias contribuem atualmente com a maior parcela dos casos em que esse gérmen é isolado. As infecções das vias biliares, cavidade peritoneal, ouvido médio, mastóide, seios paranasais e meninges também não são raras.

A atuação patogênica dos gêneros *Enterobacter, Citrobacter, Serratia* e *Hafnia* é menos freqüente, mas eles podem intervir como agentes patogênicos em múltiplos setores do organismo, especialmente na qualidade de invasores "oportunistas" em pacientes hospitalizados já infectados por outros germens. A *Serratia marcecens*, tal como a *K. pneumoniae*, é uma bactéria causadora de infecção hospitalar.

Isolamento e identificação do gérmen. Os esfregaços de material patológico corados pelo Gram mostram-se úteis, mas os bacilos aeróbios Gram-negativos não possuem características morfológicas da bactéria.

Infecções por *Vibrio*

O Vibrio cholerae é um bacilo Gram-negativo dotado de características bioquímicas, sorológicas e patogênicas complexas. Compreende vários grupos sorológicos associados aos antígenos O (somáticos), sendo que apenas as amostras pertencentes ao sorogrupo O1 estão vinculados à cólera. As amostras de *V. cholerae* não pertencentes a este sorogrupo, conhecidas como NAG (*non-aglutinable*) ou NCV (*non-cholerae vibrio*), são incapazes de causar cólera, muito embora algumas delas tenham sido identificadas nas fezes de pacientes portadores de diarréia.

Reconhecem-se no grupo O1 três frações antigênicas, denominadas A, B e C, cujas diversas combinações permitem dividir o sorogrupo em três sorotipos: Ogawa (A+B), Inaba (A+C) e Hikojima (A+B+C). De conformidade com um conjunto de características bioquímicas e ecológicas o *V. cholerae* é dividido em dois biotipos: o clássico e o El Tor, ambos podendo incluir qualquer dos três sorotipos acima citados. Talvez por ser mais resistente, o biotipo El Tor é encontrado na maioria dos casos atualmente.

Isolamento e identificação do gérmen. A coprocultura é o único recurso para o diagnóstico da cólera e diferenciação dos sorogrupos, sorotipos e biótipos. As amostras não aglutináveis (NAG) devem ser discriminadas das enterobactéérias e do *Vibrio parahaemolyticus*, espécie de atividade patogênica mal definida, encontrada na água do mar e nos animais marinhos.

Infecções por *Campylobacter*

A atividade patogênica do gênero *Campylobacter*, tal como aconteceu com a *Yersinia enterocolitica*, passou completamente despercebida até a década de 80, época em que, graças ao advento de novas técnicas laboratoriais, começou a ser claramente reconhecida. Quatro espécies são consideradas patogênicas para o homem. O *C. fetus* está envolvido principalmente em bacteriemias de pacientes adultos, em geral debilitados. O *C. jejuni* e o *C. coli*, ambos muito semelhantes, provocam um quadro de gastroenterite aguda com fezes mucosanguinolentas, febre e dor abdominal (que pode simular apendicite) e é causa também de colite ulcerativa inespecífica. O *C. jejuni* é apontado, ao lado do *Clostridium difficile*, como causa de exacerbação de doença de Crohn. Está implicado como agente causal de meningite em lactente.

Outra espécie, chamada originalmente de *Campylobacter pylori*, mas rebatizada de *Helicobacter pylori*, foi identificada em material de biópsia de pacientes com gastrite e úlcera péptica e passou a ser considerada com envolvida na etiologia dessas patologias.

Isolamento e identificação do gérmen. O *Campylobacter* pode ser isolado do sangue e de diversos líquidos corporais usando-se meios de cultura padrões, mas o isolamento a partir das fezes exige meio de cultura seletivo adicionado de antibiótico e quimioterápicos destinados a suprimir o crescimento de outros germens da flora intestinal.

Infecções por Pseudomonas

O gênero *Pseudomonas* possui numerosas espécies, mas apenas três envolvidas com infecções humanas: *P. aeruginosa, P. malthophilia* e *P. cepacia*. Dentre estas a primeira se destaca pela freqüência, caracterizando-se pela capacidade de produzir um pigmento azul-esverdeado (piocianina), o que justifica ser chamada também de bacilo piociânico (pus azul).

Na qualidade de contaminante secundário avirulento, é identificado freqüentemente em feridas superficiais ou no escarro de pacientes submetidos a tratamentos prolongados por antibióticos. Infecções graves por pseudomonas estão ligadas quase que invariavelmente a lesões tissulares locais ou a baixa resistência do hospedeiro, o que justifica o epíteto de "oportunista" a ele conferido. O gérmen é cultivado a partir de várias fontes em hospitais, como soluções antissépticas, sabões, incubadoras, cateteres, seringas e muitas outras, o que explica a grande freqüência de infecção hospitalar pelo pseudomonas, que pode acometer praticamente todos os órgãos e tecidos humanos e até próteses cardíacas e vasculares.

Isolamento e identificação do gérmen. É conseguido pela cultura de material patológico em meios de cultura comuns. A identificação é garantida pelas características bioquímicas e pela produção de pigmento.

Granuloma Inguinal

Infecção granulomatosa crônica da região anorretal, pouco contagiosa mas auto-inoculável, devida ao bacilo Gram-negativo *Calymmatobacterium granulomatis*, geralmente considerada como doença venérea.

Identificação do gérmen. Deve-se lavar bem a lesão com soro fisiológico, de modo a remover a secreção acumulada, fazer esfregaços do produto de raspagem do fundo das ulcerações (preferir as lesões evolutivas) e corar pelo Giemsa. O gérmen apresenta-se corado em violeta escuro, com cápsula rósea. Corresponde aos corpúsculos descritos por Donovan (1905), tendo sido por isso chamado inicialmente de *Donovania granulomatis*, depois rebatizado de *Calymmatobacterium*.

Reações sorológicas para a lues. Devem ser feitas com a finalidade de afastar a possibilidade de etiologia luética das lesões.

Exame histológico. O quadro histológico do granuloma inguinal pode simular o do carcinoma, donde a importância da identificação do gérmen e mesmo da prova terapêutica antes de firmar-se o diagnóstico de carcinoma do pênis.

Linfogranuloma Venéreo

Também conhecido com doença de Nicola-Fabre, é uma infecção causada por Chlamydia trachomatis tipos L1, L2 e L3, transmitida por contato sexual.

Identificação do gérmen. A *Chlamydia trachomatis* pode ser evidenciada no material obtido por punção de gânglios afetados utilizando-se para esse fim o exame direto por imunofluorescência ou a cultura celular ou em saco vitelino.

Sorologia. O método mais utilizado é o da reação de fixação do complemento. Na presença de um quadro clínico compatível, um título igual ou superior a 1:16 é fortemente sugestivo da doença.

Cancro Mole

Infecção aguda, localizada, produzida pelo bacilo Gram-negativo *Haemophilus ducreyi*, contraída por contato sexual direto.

Esfregaço corado. Deve-se lavar a lesão com soro fisiológico e colher o material junto às bordas. O esfregaço é corado pelo Gram. A presença de estreptobacilos Gram-negativos formando cadeias paralelas confirma o diagnóstico clínico, mas é muito freqüente que esse exame direto não proporcione resultados convincentes.

Cultura. O isolamento do *Haemophilus ducreyi* pela semeadura direta do pus é grandemente dificultado pela abundância de germens de infecção secundária, mas na prática é pouco importante a confirmação bacteriológica do diagnóstico, já que a cura do cancro mole é facilmente obtida pelo emprego de antibióticos ou quimioterápicos. Essencial é afastar-se a possibilidade de etiologia luética (ou mista), o que se consegue pela pesquisa do treponema em campo escuro e pela realização de reações sorológicas quatro semanas após o aparecimento da lesão.

Infecções por Anaeróbios

As bactérias anaeróbias são as que vivem fora do contato do ar ou do oxigênio livre, utilizando compostos inorgânicos que não o oxigênio (p. ex., sulfatos, nitratos, CO_2) como receptores finais dos elétrons liberados na oxidação de compostos químicos que lhe fornecem energia. Tais germens só podem ser cultivados em jarras de anaerobiose ou em meios líquidos contendo substâncias redutoras de O_2. A colheita do material não precisa, entretanto, ser feita na ausência total de ar atmosférico, se bem que seja aconselhável utilizar punção sempre que possível.

Dentre as bactérias anaeróbias de maior significação clínica destacam-se os seguintes gêneros: *Peptococcus, Peptostreptococcus, Bacteroides, Fusobaccterium, Actinomyces* e *Clostridium.*

Diagnóstico. Com exceção do tétano e do botulismo, o diagnóstico de uma infecção por gérmen anaeróbio baseia-se no exame bacteriológico do material infectado. A bacterioscopia direta de esfregaços corados pelo Gram demonstra na maioria das vezes um tipo polimórfico de flora que é sugestivo de infecção por anaeróbios. Alguns desses germens exibem ao microscópio uma aparência característica, o que ocorre principalmente com *Clostridium, Fusobacterium, Actinomyces* e algumas cepas de *Bacteroides.* Recorrendo a técnicas adequadas, a cultura permite sempre identificar o gênero implicado na infecção, mas não a espécie, o que na grande maioria dos casos é perfeitamente satisfatório do ponto de vista clínico.

Tétano

Infecção aguda causada pelo *Clostridium tetani,* cuja exotoxina, extremamente potente, possui elevada afinidade pelo sistema nervoso, determinando alterações dos centros motores do cérebro e da medula (especialmente cornos anteriores) que se traduzem pelo quadro neurológico típico da doença.

Exames laboratoriais. O diagnóstico do tétano repousa em bases exclusivamente clínicas, já que não existe nenhuma prova laboratorial capaz de comprovar com segurança e regularidade a existência da doença. A própria cultura do material da ferida suspeita é inútil, pois raramente permite a recuperação do bacilo, além de não se poder aguardar o resultado do exame para iniciar o tratamento específico. O quadro hematológico do tétano nada tem de característico.

Os exames bioquímicos servem apenas para acompanhar o caso, com vistas à terapêutica de apoio.

Botulismo

Intoxicação resultante da absorção de toxinas produzidas pelo *Clostridium botulinum*, que representa uns dos mais potentes venenos conhecidos. Identificam-se sete tipos toxigênicos, designados por letras maiúsculas de A a G, mas apenas quatro mostram-se ativos contra o homem: A, B, E e F, especialmente o A (sua dose letal no adulto é inferior a 0,0001 mg). O botulismo ocorre sob três formas: a) por ingestão da toxina pré-formada contida em algum alimento, b) infecção de ferimento com produção local de toxina e sua absorção, c) botulismo infantil (menos de 6 meses) por infecção intestinal e absorção da toxina aí formada.

Exames laboratoriais. O diagnóstico clínico deve ser confirmado pela demonstração da toxina no alimento ingerido, vômitos, fezes e sangue. A toxina é identificada pela inoculação do material suspeito em camundongos protegidos e não protegidos pelo anti-soro. No botulismo infantil o bacilo pode ser isolado a partir das fezes.

Gangrena Gasosa

Necrose progressiva dos músculos (inclusive do útero) acompanhada de edema e formação de gás (provocando crepitação). O agente causal é o *Clostridium perfringens*, ao qual se associam outras espécies do gênero, principalmente o *C. novyi* (B. oedematiens), *C. septicum* e *C. bifermentans*.

O *C. perfringens* pode ocasionar outros tipos de infecção, tais como supurações intra-abdominais, colangite, celulite etc. A bibliografia estrangeira descreve casos de intoxicação alimentar, que pode assumir alta gravidade.

Cultura. O gênero *Clostridiutn* pode ser identificado em cultura feita em meios especiais para anaeróbios, podendo identificar-se ao microscópio grandes bastonetes Gram-positivos de aspecto característico.

Hemograma. Evidencia leucocitose intensa com desvio para esquerda e anemia progressiva.

Estudo radiológico. Revela geralmente presença de gás na profundidade dos tecidos.

Actinomicose; Micetomas

Micetoma são tumefações inflamatórias de uma região ou de um órgão onde se formam fístulas que drenam pus contendo caracteristicamente minúsculos grânulos constituídos de aglomerados de colônias de bactérias ou fungos. Elemento essencial ao diagnóstico é a observação desses grânulos patognomônicos pelo exame microscópico do material que se elimina pelas fístulas.

Dividem-se os micetomas em dois grupos: actinomicósicos e maduromicósicos. No Brasil predomina o grupo actinomicósico, causado por bactérias dos gêneros *Actinomyces* (anaeróbio) e *Nocardia* (aeróbio), outrora considerados como cogumelos. O grupo maduromicósico pode ser causado por eumicetos de vários gêneros: *Madurella, Cephalosporium, Monosporium* e outros.

Actinomyces. São bacilos Gram-positivos que se apresentam sob a forma de bacilos difteróides ou de filamentos, possuindo cinco espécies, das quais A. israelis é a mais importante como agente causal da actinomicose (micetoma endógeno), em suas formas cervicofacial, torácica e abdominal.

Identificação dos grãos. O exame microscópico pode ser praticado a fresco, posto o material entre lâmina e lamínula, em solução de potassa a 10%, ou em preparado histopatológico colhido por biópsia. Pode-se obter boa coloração dos grãos pelo método de Gram. Sendo necessário distinguir os micetomas em seus dois grandes grupos, o exame microscópico deve ser feito com grande aumento para bem se diferenciar a morfologia diversa dos grãos.

A obtenção de *culturas* é fácil se o pus estiver livre de outras bactérias, mas torna-se difícil se houver contaminação; por isso o pus deve ser retirado de uma lesão fechada, semeando-se os grãos, depois de lavados em solução fisiológica e triturados, em gelose glicosada a 2%, à temperatura ambiente, depois da adição de antibióticos. O aspecto da cultura varia com a espécie do agente causal.

Outras Bactérias Anaeróbias

Clostridium difficile. É o agente patogênico mais freqüentemente identificado nos casos de diarréia induzida por antibióticos, particularmente nos casos mais graves, que configuram o quadro da colite pseudomembranosa. Os antibióticos mais vezes implicados são a clindamicina, ampicilina e cefalosporina. O diagnóstico bacteriológico baseia-se no isolamento do *C. difficile* ou comprovaação de suas toxinas nas fezes.

Arachnia propionica. Anteriormente denominada *Actinomyces propionica*, vem logo após o *A. israeli* em importância clínica como causa actinomicose.

Bacteroides. São numerosas as espécies deste gênero, destacando-se o *B. fragilis* não só pela freqüência com que é encontrado nas infecções anaeróbicas como também pela resistência que oferece a inúmeros antibióticos. É facilmente cultivável.

Fusobacterium. Suas várias espécies representam o agente causal mais freqüente de abscessos cerebrais e meningites por germens anaeróbios, podendo ser encontrado também em muitos outros locais do corpo.

Tuberculose

A infecção causada por *Mycobacterium tuberculosis* é profundamente influenciada em sua evolução clinicopatológica pelos processos imunobiológicos (imunidade celular, sensibilidade tardia) que surgem 3 a 6 semanas após a instalação do bacilo no organismo e perduram por toda a vida. Tal fato explica as diferenças fundamentais que distinguem a infecção primária, ocorrida comumente na infância, da reinfecção, própria do adulto. Na tuberculose primária o foco inicial é caracteristicamente discreto mas se acompanha invariavelmente de importante participação dos gânglios regionais e às vezes de disseminação hematogênica, com possível tuberculose miliar, meningite ou propagação a outros órgãos. Na reinfecção, a penetração do bacilo num organismo já sensibilizado gera uma reação violenta do tecido atingido, mas que permanece localizada. Não há hipertrofia ganglionar, sendo rara a disseminação hematogênica.

O desenvolvimento desse estado de hipersensibilidade às tuberculinoproteínas proporciona um recurso diagnóstico valioso, que é apresentado pela reação de Mantoux, estudada adiante.

Radiografia do tórax. A suspeita de tuberculose pulmonar resulta freqüentemente de uma radiografia tirada para avaliação de sintomas inespecíficos ou como rotina durante uma inspeção de saúde ou uma hospitalização. Em adultos, uma infiltração multinodular atrás ou acima da clavícula (localização mais freqüente) sugere reativação de uma infecção antiga. Nos jovens, onde a infecção recente é mais comum, a infiltração pode ocupar qualquer parte do pulmão, não sendo rara a presença de derrame pleural unilateral. Na infecção primária só raramente aparece o clássico “complexo primário”, com seus dois pólos: o infiltrado pulmonar e a adenopatia hilar. O comum é a ausência de alterações radiológicas ou apenas discreta linfadenopatia mediastínica.

Baciloscopia. É um método largamente utilizado, mas que só proporciona resultado positivo quando os germens se encontram em grande quantidade no material examinado. Na tuberculose pulmonar o material utilizado é o escarro ou, quando não se pode recolhê-lo (p. ex., nas crianças pequenas), o conteúdo do estômago, obtido pelo chamado “lavado gástrico”. Havendo possibilidade é preferível a colheita por meio da broncoscopia com aparelho de fibra óptica. Procede-se inicialmente ao exame direto, para o qual se escolhem as partes mais purulentas do escarro e se fazem três ou quatro esfregaços, que são fixados e corados pelo Ziehl-Neelsen. São necessários mai de 100.000 bacilos por ml de escarro para que o exame possa revelar-se positivo. Caso a baciloscopia direta seja negativa, recorre-se à homogeneização e concentração do material, para o que existem vários processos. Quando se trata de urina, LCR ou exsudatos, cumpre centrifugar o maior volume possível de material (até 200ml, se possível) a fim de aumentar a possibilidade de resultado positivo. Sempre que a baciloscopia se revele negativa, cumpre prosseguir a pesquisa mediante a cultura e a inoculação, que constituem métodos mais sensíveis.

Cultura. O material contaminado com outros germens deve ser purificado mediante tratamento prévio com soda ou ácido sulfúrico, sendo então semeado em meios adequados. Após 3 e 4 semanas a 37□C são geralmente visíveis as colônias de M. tuberculosis, devendo-se, entretanto aguardar até 6 semanas.

Inoculação em cobaia. É tida como o método mais seguro para pôr em evidência os bacilos da tuberculose quando estes são muito escassos no material disponível, possuindo a vantagem de provar sua patogenicidade. Seu principal inconveniente consiste no risco de contaminação de quem manipula os animais. A cobaia é sacrificada tão cedo demonstre sinais de doença, ou em qualquer caso após 6 a 8 semanas. Um esfregaço de lesão hepática ou esplênica deve ser corado pelo Ziehl-Neelsen para evidenciar os bacilos de Koch e pelo Gram para excluir a pseudotuberculose.

Provas tuberculínicas. A hipersensibilidade a produtos do bacilo da tuberculose é demonstrada pela injeção de tuberculina, substância que se prepara concentrando o meio líquido em que o *Mycobacterium tuberculosis* se desenvolveu e do qual foi removido por filtração. Uma prova positiva indica que o paciente já se infectou com o bacilo da tuberculose, mas não informa se a infecção encontra-se curada, em estado latente ou em atividade. A viragem tuberculínica tem lugar três a seis semanas após o contágio.

Koch preparou originariamente a tuberculina cultivando o bacilo da tuberculose em caldo glicerinado a 5%, durante 6 a 8 semanas a 38ºC. A cultura era então reduzida por evaporação a um décimo de seu volume, em banho-maria, e desembaraçada dos bacilos por meio de filtração. A preparação assim obtida é conhecida com *tuberculose bruta* de Koch. Ela contém substâncias oriundas dos bacilos mortos, que são as responsáveis pelas reações observadas. Constituintes outros do caldo, ocasionalmente presentes, podem dar origem a reações falso-positivas; por esse motivo os bacilos são cultivados geralmente em meios sintéticos. A elevada concentração residual de glicerina existente na tuberculina bruta dispensa a utilização de outros agentes conservadores. A tuberculina bruta é, pois, bastante estável em seu estado original, mas as diluições usadas nos exames devem ser isoladas em ampolas sob condições estéreis.

Uma purificação maior da tuberculina bruta dá origem a um "derivado protéico purificado" (PPD) quase inteiramente livre de substâncias inespecíficas e exibindo composição e potência mais constantes.

Há várias maneiras de efetuar a reação tuberculínica. A mais utilizadas em nosso meio é a reação de Mantoux, que consiste em introduzir a tuberculina em injeção intradérmica na face de flexão do antebraço. A dose habitualmente usada nos Postos de Saúde é de 0,1 ml de PPD contendo 2 UT. A leitura é feita 48 a 72 horas após a injeção, devendo-se considerar a reação como positiva quando se manifesta por uma área de infiltração de pelo menos 5mm de diâmetro. Só eritema não caracteriza positividade da reação.

Uma reação positiva indica que o organismo já foi infectado pelo bacilo da tuberculose, sendo incapaz, entretanto, de definir se a infecção encontra-se em atividade ou se está curada, pois na maioria dos casos a alergia cutânea persiste durante anos a despeito da cura clínica das lesões. Quando a reação é intensa, é mais provável que a infecção seja recente. A prova é incapaz também de distinguir a infecção humana da bovina, podendo mostrar-se positiva nos indivíduos vacinados pelo BCG.

A importância que se deve dar a uma reação positiva depende muito da idade do paciente. A positividade da reação é de grande significação para o diagnóstico de tuberculose-doença até os 3 anos de idade, diminuindo seu valor daí por diante.

Uma reação tuberculínica negativa não afasta inteiramente a existência de tuberculose ativa. Usando 5UT de PPD em pacientes com tuberculose pulmonar ativa, tisiologistas americanos verificaram que 10% dos pacientes apresentavam reações consideradas negativas, isto é, com menos de 5mm de induração. Nove por cento dos doentes testados apresentavam induração entre 5 e 9mm de diâmetro e 81% apresentavam 10mm ou mais. Dessa forma, quase um quinto dos pacientes com tuberculose ativa apresentam-se como não-reatores ou duvidosos à prova tuberculínica. Uma induração de 10mm ou mais tem significado em pesquisa de campo, pois estes indivíduos poderão desenvolver tuberculose clínica com uma probabilidade 10 vezes maior do que aqueles com reações menores.

Além desses casos falso-negativos de causa ignorada, outros podem ocorrer, ligados a fatores bem definidos: a) uso de tuberculina deteriorada; b) emprego de técnica errada (p. ex., injeção SC); c) reação praticada durante o período de incubação da doença (3 a 6 semanas após o contágio); d) desnutrição grave; e) presença de certas doenças anergizantes, tais como AIDS, sarampo, gripe, escarlatina, sarcoidose, doença de Hogdkin, leucemia linfática crônica, mieloma múltiplo e hipotiroidismo; f) vacinação contra o sarampo; g) presença de tuberculose miliar; h) uso de corticóides; i) absorção acelerada da tuberculina, o que pode ocorrer na gravidez, período pré-menstrual, doenças febris, edema da pele por exposição ao sol ou a outros agentes irritantes.

Outras Micobacterioses

Além do M. tuberculosis, o gênero *Mycobacterium* possui numerosas outras espécies, das quais algumas são também invariavelmente patogênicas para o homem: *M. leprae*, *M. bovis* e *M. ulcerans*. As demais espécies, conhecidas como atípicas ou anônimas, mostram-se ou geralmente patogênicas ou geralmente não-patogênicas.

Todas as espécies são álcool-ácido resistentes, isto é, quando coradas pela fucsina não se deixam descorar por uma mistura de álcool e ácido clorídrico. Pelo método de Ziehl-Neelsen elas exibem cor vermelha, ao passo que as não-ácido-álcool resistentes se coram pelo azul de metileno.

O *M. bovis* causa tuberculose no gado bovino, podendo também infectar o homem, o que ocorre hoje raramente.

As infecções pelas micobactérias anônimas podem atingir diversos órgãos e tecidos, sendo, talvez, menos raras do que se imagina, especialmente em pacientes imunodeprimidos.

O desenvolvimento de hipersensibilidade tardia é constante nessas bacterioses e pode ser evidenciado pela injeção das tuberculinas específicas, embora se observem reações cruzadas entre elas.

A infecção pelo *M. leprae* não será abordada neste volume.

Sífilis

Doença causada pelo *Treponema pallidum* que se manifesta de maneira intermitente por lesões mucocutâneas e causando tardiamente lesões viscerais e nervosas (neurossífilis) que podem assumir caráter extremamente grave. Inicia-se por um cancro cutâneo ou mucoso de consistência dura acompanhado sempre de adenite satélite não supurativa. Esse cancro sobrevém três semanas após a contaminação, acompanhando-se de bacteriemia, cujas manifestações cutaneomucosas surgem de 4 a 12 semanas após o aparecimento da lesão inicial. Sem tratamento, tais manifestações desaparecem espontaneamente (sífilis latente), mas podem recidivar diversas vezes, assumindo por fim, em conseqüência do desenvolvimento de um processo alérgico, caráter mais infiltrativo e circunscrito.

As reações sorológicas tornam-se positivas, geralmente, ao cabo da segunda semana do aparecimento do cancro.

Em época mais tardia, o estado alérgico determina formação de lesões fortemente infiltradas, que sofrem degeneração caseosa □ as gomas, capazes de destruir profundamente os tecidos.

Essa evolução disciplinada da sífilis possibilitou sua clássica divisão em três períodos: primário (a partir do cancro inicial), secundário (a partir das primeiras manifestações cutâneas difusas) e, alguns anos mais tarde, terciário (a partir do aparecimento das gomas).

Ao lado dessa forma adquirida há a forma congênita, causada pela passagem do espiroqueta do organismo materno para o do feto, através da placenta, o que só ocorre durante a segunda metade da gravidez.

A sífilis primária (cancro) pode ser comprovada laboratorialmente por meio da pesquisa do treponema em campo escuro. Na sífilis secundária e na tardia a sintomatologia e o sorodiagnóstico identificam a causa da doença. Na sífilis latente o sorodiagnóstico representa o único recurso capaz de conduzir ao diagnóstico.

Identificação do treponema. O *T. pallidum* está presente no cancro primário e nas lesões cutaneomucosas úmidas do período secundário em número suficiente para ser demonstrado pela microscopia dos exsudatos em campo escuro. Na prática, esse método se mostra de grande valor pois as reações sorológicas não oferecem segurança nesse período. É importante colher o material no fundo do cancro após limpar sua superfície esfregando-a com soro fisiológico, pois as camadas superiores da lesão mostram-se muito ricas em espiroquetas não patogênicos capazes de gerar confusão diagnóstica.

Sorologia. São duas as provas mais empregadas atualmente no diagnóstico da sífilis: VDRL (Venereal Diasease Research Laboratory) e FTA-ABS (Fluorescent treponemal antibody absortion). A VDRL é uma reação de floculação que utiliza como antígeno a cardiolipina e detecta, não o verdadeiro anticorpo antitreponêmico, mas o chamado anticorpo de Wassermann ou reagina sifilítica, sendo, portanto, uma reação de imunofluorescência indireta que utiliza como antígeno o próprio treponema (cepa Nichols) e que detecta o verdadeiro anticorpo antitreponêmico, mas o chamado anticorpo de Wassermann ou reagina sifilítica, sendo, portanto, uma reação inespecífica. A FTA-ABS é uma reação de imunofluorescência indireta que utiliza como antígeno o próprio treponema (cepa Nichols) e que detecta o verdadeiro anticorpo antitreponêmico, sendo, pois, uma reação específica. Esta reação é a FTA (fluorescent treponemal antibody) aperfeiçoada pela remoção de anticorpos indesejáveis existentes no soro examinado, que são absorvidos (adsorvidos?) por um extrato de treponemas cultiváveis não patogênicos.

A conduta diagnóstica ideal consiste em utilizar seqüencialmente as duas provas, primeiro a VDRL a título de triagem e depois a FTA-ABS para confirmação do diagnóstico. Na prática esta última é usada principalmente quando se supõe existir a possibilidade de uma VDRL falsa-positiva (ver adiante).

O resultado da VDRL é expresso como não-reativo, duvidoso, fracamente reativo e reativo, com possibilidade de quantificação (1:16, 1:32 etc). Da FTA-ABS, com não-reativo, duvidoso e positivo (1 +, 2+, 3+ e 4+).

Reação de Wassermann. Historicamente esta reação é de grande importância por ter sido a primeira utilizada no diagnóstico da sífilis. Em 1906, Wassermann e colaboradores constataram que um extrato aquoso de fígado de feto heredossifilítico, rico em treponemas, fixava o complemento em presença de soro de indivíduo sifilítico. Interpretaram esse fato como se o soro sifilítico contivesse anticorpos contra o espiroqueta capazes de fixar o complemento em presença do antígeno específico (extrato de espiroqueta). Pouco tempo depois, entretanto, Levaditi & Marie demonstraram que uma reação semelhante à descrita por Wassermann era também observada quando se usava, como antígeno, um extrato de alcoólico de órgãos normais de mamíferos, especialmente coração bovino.

Muito se discutiu sobre o mecanismo de tal reação e até hoje não se conseguiu explicar por que pacientes sifilíticos desenvolvem títulos crescentes de anticorpos contra um componente normal dos tecidos. Pode-se afirmar apenas que a positividade da reação de Wassermann (bem corno de outras reações inespecíficas) está associada à presença de substâncias semelhantes a anticorpos, que se unem especificamente à cardiolipina.

Outras reações sorológicas. Entre as reações inespecíficas podem ser citadas as de Kline e de Kahn, ambas de floculação, sendo a de Kahn muito parecida com a VDRL. Entre as específicas citam-se a MHA-TP (*microhemagglutination assay for antibodies to T. pallidum*) e a HATTS (*hemaglutination treponemal tests for syphilis*). Esta última pode ser quantificada e automatizada.

Sorologia na LCR. As reações sorológicas feitas com este líquido mostram-se de grande valor no diagnóstico de neurossífilis. As reações são executadas da mesma maneira que no soro, exceto que há necessidade de maior volume de material e é dispensável a inativação pelo calor, a menos que exista muito sangue. Reações falso-positivas ocorrem principalmente em presença de meningite aguda por bactérias ou vírus.

Interpretação dos Resultados. A prova VDRL torna-se positiva uma a duas semanas após o início do cancro. Numa grande série de pacientes com sífilis primária, um terço mostra resultado negativo, o que demonstra que esse resultados não exclui a possibilidade de existência da doença, especialmente quando o cancro tem menos de duas semanas de duração. No período secundário a reação é quase que invariavelmente (99%) positiva. Nos raríssimos casos negativos a explicação é que os títulos são tão elevados que o excesso de anticorpos inibe a floculação; a diluição do soro leva, paradoxalmente, à conversão de negativo para positivo. Na sífilis terciária os resultados podem ser negativos em até 25% dos casos sem lesões ativas e em raros casos com lesões ativas. As reações praticadas no sangue ou no LCR são sempre positivas na paralisia geral e geralmente positivas (50-75%) na tabes; em certos casos de neurossífilis só no LCR as reações são positivas.

Visto que o teste VDRL detecta anticorpo dirigido contra um componente normal dos tecidos ele pode dar resultado falsamente positivo num significativo número de casos, ou seja, de pacientes sem qualquer indício de sífilis e com testes específicos negativos. Um teste VDRL positivo transitório é observado ocasionalmente na pneumonia atípica, malária e outras infecções por vírus ou bactérias, bem como após vacinações. Resultados falsos-positivos prolongados (mais de 6 meses) são relativamente comuns nas doenças auto-imunes (p. ex., lúpus eritematoso sistêmico, artrite reumatóide), nos usuários de entorpecentes, na lepra e em pessoas idosas. Entre 8 e 20% dos pacientes com LES podem exibir VDRL positivo e tal resultado pode surgir muitos anos antes das primeiras manifestações da doença.

As reações específicas para o treponema (FTA, FTA-ABS, MHA-TP, HATTS) são sempre negativas nesses casos, mas não se dispondo delas pode-se encontrar grande dificuldade em avaliar a significação de um VDRL positivo. Um resultado positivo no LCR tem sempre valor diagnóstico para sífilis, exceto em casos de meningite aguda por bactérias ou vírus, tumor cerebral ou hemorragia subaracnóidea.

O VDRL é o melhor teste para acompanhar a resposta dos pacientes ao tratamento. Quando a sífilis primária é adequadamente tratada antes da reação tornar-se positiva, a negatividade permanece em cerca de 95% dos casos. O tratamento tardio no período primário ou secundário leva à negativação em cerca de 75% dos casos. O tratamento da sífilis terciária, ainda que intensivo, raramente torna o resultado negativo.

É importante lembrar que um tratamento penicilínico insuficiente (p. ex., feito para tratar a gonorréia) pode negativar temporariamente o VDRL, dificultando o diagnóstico da sífilis.

Na sífilis recente, o controle sorológico quantitativo periódico deve ser mensal; em geral a negativação ocorre 6 meses após o início do tratamento, podendo, entretanto, tardar um pouco mais, embora com títulos mais baixos. O controle sorológico é espaçado, então, para cada 3 meses e continuado até um ano após a negativação, que, se persistente, permite considerar o paciente curado. Na sífilis tardia o controle sorológico quantitativo é feito com intervalos de 6 meses; em caso de elevação do título o intervalo é reduzido; acentuando-se a elevação o tratamento é reiniciado.

Uma mulher grávida que tenha reação soro lógica positiva transmite reagina sifilítica ao feto. O soro do RN dará, portanto, reação positiva mesmo que ele não esteja contaminado pela doença. Entretanto, se a criança não estiver infectada, o título de reagina em seu sangue sofrerá queda gradual e a reação se tornará negativa aos 3 meses de idade. Na criança infectada os títulos não tendem a baixar. Para um esclarecimento rápido dessa situação deve-se recorrer à IgM FTA-ABS. Não sendo possível, tratar a criança como sendo portadora da doença.

O teste FTA-ABS é muito sensível e possui alto grau de especificidade (apenas 1% de resultados falsos-positivos). O resultado é positivo em 85% de pacientes com sífilis primária, 99% com sífilis secundária e pelo menos 95% com sífilis tardia, podendo ser a única prova positiva na sífilis cardiovascular ou na neurossífilis. Em casos de sífilis tardia seus resultados permanecem positivos por toda a vida a despeito de tratamento adequado. Tal como acontece com VDRL, seus resultados são positivos em outras treponemoses, com sejam a bouba e a pinta.

Os resultados FTA-ABS são expressos em termos de brilho relativo da fluorescência, indo de duvidoso a 4+. A reatividade duvidosa (borderline) tem, para fins clínicos, a mesma significação de não-reativo. Muitos laboratórios já registram resultado positivo com reações 1+, outros só com reações de 2+ para cima.

Bouba

Infecção causada pelo *Treponema pertenue*, muito semelhante ao espiroqueta da sífilis. De contágio extragenital, evolui, como aquela doença, em três períodos, não havendo a forma congênita. Limita-se às áreas tropicais, abrangendo no Brasil apenas a Amazônia.

Diagnóstico laboratorial. Encontram-se facilmente os espiroquetas no suco das pápulas pelo exame em campo escuro. A sorologia para a sífilis é sempre positiva na bouba não tratada.

Leptospirose

Infecção pela *Leptospira interrogans* contraída através da pele ou conjuntivas ao entrarem em contato com água poluída pela urina ou fezes de ratos infectados. A forma conhecida como doença de Weil é de alta gravidade, mas a maioria dos sorotipos produzem uma doença de cura espontânea que raramente dura mais de uma semana.

Bacteriologia. Consiste na pesquisa do espiroqueta em líquidos ou tecidos orgânicos, bem como em hemocultura, urocultura e cultura de LCR. O isolamento da leptospira a partir de líquidos ou tecidos corporais não oferece dificuldades, mas deve ser feito em laboratório familiarizado com esse procedimento. O isolamento a partir do sangue ou LCR poderá ser feito nos 10 primeiros dias de doença. Na urina a leptospira costuma aparecer no segundo septenário e aí persiste por 4 semanas ou mais, o que permite que o diagnóstico em pacientes não tratados seja firmado por urocultura mesmo depois do desaparecimento dos sintomas.

Sorologia. Na prática o diagnóstico laboratorial de leptospirose baseia-se em provas soroimunológicas. A soroaglutinação pode ser constatada a olho nu (prova macroscópica) ou com auxílio de microscópio de campo escuro (prova microscópica). As aglutininas aparecem habitualmente entre o 6º e o 12º dias de doença, com título máximo na 3ª ou 4ª semana.

A soroaglutinação macroscópica, feita em lâmina com soro não diluído, utiliza antígeno morto (mistura de todos os sorogrupos de leptospira) e só serve para triagem, não sendo específica. A soroaglutinação microscópica utilizando antígeno vivo padronizado é mais específica e, por isso, a reação e escolha para o diagnóstico. Tais antígenos são obtidos de laboratórios especializados e devem abranger os sorotipos representativos da região. Considera-se como positiva a prova quando a aglutinação ocorre em título igual ou superior a 1:50. Cabe lembrar que a prova deve ser executada mais de uma vez, para que se esclareça se houve ou não conversão sorológica. O pareamento sorológico é indispensável quando o título de aglutinação é baixo (p. ex., 1:100).

Hemograma. Revela leucocitose com neutrofilia e desvios para a esquerda. Hemossedimentação acelerada. Na fase ictérica, tempo de protrombina elevado.

Exame de urina. Põe em evidência o comprometimento renal mediante a presença de albuminúria e cilindrúria (cilindros hialinos, granulosos e hemáticos); em presença de icterícia, observa-se bilirrubinúria.

Bioquímica do sangue. Na fase de localização da forma hepatorrenal há elevação da uréia, creatinina e potássio. A bilirrubinemia pode elevar-se, à custa principalmente da fração direta. Há aumento geralmente moderado das transaminases. Depois, na fase de regressão, em que há poliúria, as taxas de uréia, creatinina e potássio tendem a normalizar-se.

ECG. Observa-se na fase inicial sinais de miocardite e de hiperpotassemia; na fase poliúrica pode surgir padrão de hipopotassemia e mesmo de hipocalcemia.

Liquor. Há freqüentemnte pleocitose à custa de mononucleares a partir da primeira semana; é comum a elevação da taxa de proteína, com glicose normal.

Amebíase

A infecção pela *Entamoeba histolytica* pode ser intestinal ou extra-intestinal. No intestino o protozoário pode permanecer como comensal inofensivo, assintomático, ou tornar-se agressivo, invadindo a parede do intestino grosso e provocando disenteria aguda ou crônica, ou amebomas (massas de tecido de granulação). A localizações extra-intestinais são mais comuns no fígado e pulmão, sob a forma de abscessos.

Exame parasitológico de fezes. Represente o recurso laboratorial de maior utilidade no diagnóstico da doença e na avaliação dos resultados obtidos pela terapêutica. Dois são os métodos mais utilizados: a) Método de Faust, que se baseia no enriquecimento do material por meio de centrífugo-flutuação com sulfato de zinco; é indicado para a pesquisa da ameba em fezes moldadas, devendo a procura dos cistos ser feita logo após a colheita das fezes, b) Exame microscópico de fezes liquefeitas (se necessário, provocar evacuação por meio de purgativo salino), usando-se fixador de Schaudinn para conservação do material e coloração pela hematoxilina férrica.

Embora esses dois método sejam eficientes, a porcentagem de positividade em indivíduos infectados não passa de 70 a 85% quando se efetua um só exame; assim sendo, caso a pesquisa seja negativa, aconselha-se executar ambos os métodos, repetindo-os, se necessário, até três vezes.

Pesquisa de amebas nos tecidos. É realizada por meio de exame histopatológico de material obtido por biópsia ou necropsia, observando-se as formas trofozoíticas do parasita e das lesões por ele produzidas.

Pesquisa de amebas nos exsudatos. O material é examinado a fresco e após fixação e coloração.

Retossigmoidoscopia. Quando há suspeita clínica de amebíase, mas o exame de fezes é seguidamente negativo, está indicado o exame endoscópico do reto e sigmóide que não somente poderá evidenciar as lesões típicas da parasitose, como também permitirá a colheita direta de material (raspagem das lesões) para exame e fresco e depois fixado em Schaudinn e corado pela hematoxilina férrica.

Radiologia. O clister opaco e o trânsito intestinal permitem demonstrar a existência de ulcerações e amebomas no tubo intestinal.

Outros exames. As 1ocalizações extra-intestinais serão vista em outras partes deste livro.

MALÁRIA

Infecção por protozoários do gênero *Plasmodium*, parasito das hemácias humanas, transmitidos por mosquitos do gênero Anofeles. As espécies mais importantes são: 1) *P. falciparum*, parasito das hemácias humanas, transmitidos por mosquitos do gênero Anofeles. As espécies mais importantes são: 1) *P. falciparum*, causador da forma "terçã maligna"; 2) *P. vivax*, causador da "terçã benigna"; 3) *P. malariae*, causador da "febre quartã"; 4) *P. ovale*, protozoário de morfologia semelhante à do *P. malariae*, mas com ritmo evolutivo correspondente ao do *P. vivax*.

Os esporozoítos inoculados pelo mosquito abandonam logo a torrente circulatória e vão alojar-se nos órgãos internos, especialmente baço e fígado, em cujas células passa a ocorrer a multiplicação assexuada (esquizogonia exoeritrocítica). Durante esta fase, denominada pré-eritrocítica, o paciente permanece assintomático e seus sangue não é infectante. Após certo número de gerações, correspondente à duração de cerca de uma semana, parte dos parasitos resultantes da divisão dos esquizontes exoeritrocíticos invade a circulação, penetrando nas hemácias, em cujo interior vai ter prosseguimento o processo esquizônico (esquizogonia eritrocítica). Portanto, nas hemácias crescem e se multiplicam constantemente os parasitos, que nas lâminas coradas exibem a forma anular; este ciclo transcorre com uma periodicidade regular, que é diferente conforme as espécies de malária (48-72 horas). Os parasitos que saem de uma hemácia (merozoítos) voltam a infectar outras hemácias, repetindo este ciclo várias vezes, ou então se convertem em células com caracteres sexuais diferenciados, isto é, os gametócitos machos e fêmeas, que só podem prosseguir seu desenvolvimento no mosquito.

Paralelamente aos ciclos eritrocíticos, prossegue o desenvolvimento dos esquizontes nas células hepáticas e esplênicas, podendo, de espaço a espaço, voltar a serem lançadas na torrente sangüínea algumas formas capazes de parasitar as hemácias e de provocar, assim, as recaídas. Temos, portanto, ao lado da evolução eritrocítica, causadora os acessos febris, a não menos importante evolução exoeritrocítica ou tecidual, que pode ser dividida em fase exoeritrocítica primária ou pré-eritrocítica, correspondente ao período de incubação da doença, e fase exoeritrocítica secundária, responsável pelas recaídas.

O período de incubação na primoinfecção malárica varia de 11 a 17 para o *P. vivax*, de 21 a 28 para o *P. malariae* e de 8 a 12 dias para o *P. falciparum*.

Identificação do gérmen. A pesquisa do *Plasmodium* no sangue é feita em esfregaço ou preparação distentida e em gota espessa. A gota espessa, corada pelo método de Giemsa, Walker ou Wright, é muito mais importante do que o esfregaço, pois a parasitemia é às vezes mínima (casos crônicos e intervalos dos acessos) e a gota espessa oferece, para cada carro de microscópio, uma concentração calculada em 20 vezes a do esfregaço. É importante na clínica a identificação da espécie em causa, dadas suas características diferentes quanto à evolução, gravidade, recaídas e tratamento. A colheita do sangue deve ser feita durante o paroxismo febril, ocasião em que é mais elevada a parasitemia, por coincidir com o fim das esquizogonias eritrocitárias.

Quando se examina o sangue de um malárico durante a fase de calafrio, encontram-se as formas maduras de segmentação. No período febril são vistos os esquizontes jovens (formas em anel de advogado) e na fase de remissão, as formas adultas (salvo as da maligna que se recolhem precocemente nas vísceras), mostrando com maior evidência os caracteres específicos do tipo parasitário.

No diagnóstico pelo exame hematoscópico deve ser salientado, quanto à malária maligna, que o *Plasmodium falciparum*, embora produza o maior número de merozoítos no mais curto espaço de tempo, só realiza uma parte de sua evolução no sangue periférico (fase anelar), indo alojar-se, no fim de poucas horas, para prosseguir em seu ciclo evolutivo, nos capilares dos órgãos profundos, principalmente no baço, cérebro e medula óssea, de modo que o exame do sangue periférico pode ser negativo, mesmo em período febril.

Quando houver forte suspeita clínica de malária e for negativo o exame de gota espessa, recomenda-se o exame da medula óssea.

Hemograma. O quadro hemático da malária é característico. No começo do acesso há neutrofilia; depois, no auge da febre, neutropenia com mononucleose (até 60% de grandes mononucleares) e leve linfocitose. No intervalo das crises é comum a leucopenia com linfomonocitose relativa ou absoluta e plasmocitose. Com a repetição dos acessos permanece o predomínio dos mononucleares, com a presença de macrófagos cheios de pigmentos – a hemozoína, diferente da hemossiderina, resultante da decomposição da hemoglobina. A presença desse pigmento no citoplasma dos grandes mononucleares serve para assegurar o diagnóstico do impaludismo, ainda mesmo na ausência do hematozoário no sangue periférico.

Quanto à série vermelha, há sinais de anemia de tipo hipocrômico, com policromasia e, às vezes, normoblastos. Após os paroxismos surge sempre crise reticulocitária.

Moléstia de Chagas

Infecção pelo protozoário *Trypanosoma cruzi* que é transmitida ao homem e outros vertebrados por numerosas espécies de triatomídeos, conhecidos vulgarmente como "barbeiros". Após uma fase aguda de 10 a 20 dias segue-se um período de transição praticamente assintomático, de duração variável, e uma fase crônica que se exterioriza principalmente por manifestações cardíacas e nervosas. Nos vertebrados, encontra-se sob forma de tripanossoma na circulação e de leishmania nos tecidos.

Identificação do parasito. O diagnóstico da moléstia de Chagas é muito fácil na fase inicial da forma aguda, enquanto os parasitos se encontram no sangue circulante. Nesta forma, o simples exame microscópico, a fresco, de uma gota de sangue, entre lâmina e lamínula, costuma bastar para a identificação do tripanossoma e a confirmação do diagnóstico, mas é preferível fazer o exame em gota espessa, corada durante 40 a 60 minutos pelo Giemsa, sem fixação. Pode-se também empregar um método de enriquecimento: 20ml de sangue colhido em tubo com 2ml de solução de citrato de sódio a 4%, centrifugação rápida em pequena velocidade, decantação do plasma, nova centrifugação em grande velocidade durante 15 minutos e exame do sedimento entre lâmina e lamínula.

É geralmente efêmera a presença do parasito no sangue circulante, de modo que decorridos 8, 15, 20 dias, e apesar dos sintomas agudos da doença, torna-se difícil encontrá-los pelo exame direto, sendo necessário recorrer-se a outros meios diagnósticos: inoculação em animal sensível, xenodiagnóstico, reação de fixação do complemento (Machado e Guerreiro), soroaglutinação, hemocultura, etc.

Em raros casos de formas nervosas agudas pode-se encontrar os tripanosomas no líquido cefalorraquidiano.

Para inoculação, os animais de escolha são o camundongo branco e a cobaia. O prazo para o aparecimento do parasito no sangue dos animais varia desde 6 a 40 dias e até mais.

Xenodiagnóstico. Consiste em fazer o triatomídio ingerir o sangue suspeito, seja diretamente do paciente (xenodiagnóstico natural), seja após colheita e colocação do sangue em um frasco especial; posteriormente as fezes dos triatomídios são examinadas para pesquisa das formas em critídia e de tripanosomas metacíclicos. Na forma aguda o xenodiagnóstico é positivo na quase totalidade dos casos, enquanto que nas crônicas, embora negativo em muitos casos, este método deve ser tentado, podendo revelar a presença do *T cruzi* no sangue, indicativo de atividade parasitária.

Sorodiagnóstico. São de uso mais corrente rio sorodiagnóstico desta doença as reações de fixação de complemento, imunofluorescência indireta, hemaglutinação indireta e aglutinação direta (técnica de Yanovsky).

Reação de fixação de complemento (FC). Esta prova foi instituída em 1913 por Astrogildo Machado e Cesar Guerreiro, sendo por isso chamada de reação de Machado e Guerreiro. Constitui uma reação de alta sensibilidade, pois 90% dos pacientes com doença de Chagas assintomática são positivos para ela. Esse percentual cresce ainda mais quando são analisados casos de miocardite chagásica (99%).

Como desvantagens temos a reação cruzada com lepra, leishmaniose tegumentar americana, sífilis e outras infecções, negatividade na fase aguda precoce (positividade de apenas 40%), a dificuldade de padronização dos reagentes e o tempo dispendido em sua execução.

Objetivando o diagnóstico de infecções congênitas e a caracterização de infecções recentes, tem sido recomendada a avaliação do título antes e após tratamento do soro por 2-mercaptoetanol (as aglutininas do tipo IgM perdem a capacidade reativa quando incubadas com 2-ME). Contudo, cabe ressaltar a opinião desfavorável de alguns autores quanto à especificidade da ação do agente químico em questão.

Reação de imunofluorescência indireta (IFI). Tem sido apontada como a mais sensível das provas sorológicas da doença de Chagas. Apresenta como vantagens a relativa facilidade de execução, o pequeno dispêndio de tempo, a positivação mais precoce quando comparada com FC e HAI (hemaglutinação indireta) e, ainda, por sua alta sensibilidade e por permitir a avaliação da eficácia terapêutica.

Como desvantagem temos a reatividade cruzada observada com soros de pacientes com tripanosomíase africana ou leishmaniose, sendo preconizada, para evitar falsos-positivos, a execução da prova com soro diluído a 1:10 ou 1:40.

Esta reação torna-se positiva aproximadamente um mês antes das outras provas nos casos agudos.

Pode ser efetuada ainda a reação de IFI anti-IgM humana para T. cruzii (IFI--IgM), cujo valor reside na possibilidade de caracterizar infecções recentes e esclarecer infecções congênitas.

Reação de hemaglutinação indireta (HAI). Com as modificações introduzidas no decorrer dos anos, houve melhoria da qualidade além de maior facilidade de execução, sendo mesmo sugerido como método adequado para triagem de grande número de soros. Foi, ainda, proposto seu uso em conjunto com FC e IFI na rotina de diagnóstico da doença de Chagas.

As reações falso-positivas com soros de pacientes com malária, tuberculose, sífilis, amebíase, calazar ou leishmaniose cutânea podem ser evitadas pelo emprego da diluição inicial de 1:100.

Prova de aglutinação direta (técnica de Yanovsky). Os valores de aglutinação direta em indivíduos parasitados cronicamente por *T. cruzii*, confirmados com xenodiagnóstico, apresentam títulos iguais ou superiores a 1:32 em mais de 95% dos casos. O título mais baixo encontrado nestes casos foi de 1:16. Os valores em indivíduos normais, em mais de 90% dos casos, não excedem a 1:4. Em populações com bom estado geral de saúde estas cifras tendem a aumentar e alcançar até 95% dos indivíduos investigados. Em populações de baixo nível social ou outras que padecem de infecções agudas, subagudas ou crônicas de diversas etiologias há uma tendência a aumentar os títulos aglutinantes dos indivíduos ainda não parasitados. É possível encontrar nestas circunstâncias mais freqüentemente títulos de 1:4, 1:8 e 1:16.

Prova de peptídeos sintéticos. Desenvolvida pelo Laboratório Lema Biologic do Brasil, MG, consiste basicamente de peptídeos sintéticos que representam uma cópia da proteína do parasito e que funcionam como antígeno. Tais peptídeos adicionados ao soro suspeito provocam o aparecimento de coloração azulada nos casos positivos. A prova é visual e dispensa equipamentos, sendo o resultado obtido em 30 minutos. A sensibilidade da prova é muito elevada, detectando o anticorpo antitripanossômico em 99%, mesmo quando o paciente está infectado há apenas alguns dias. O grau de especificidade é também elevado, na ordem de 98% dos casos.

Radiologia. Pode mostrar sinais de cardiopatia chagásica crônica ou comprovar a existência de megaesôfago ou megacólon.

ECG. Na cardiopatia chagásica crônica sobressaem as anomalias de excitabilidade e de condutibilidade, tais como extra-sistolia ventricular, bloqueio completo de ramo direito, diversos graus de bloqueio auriculoventricular e alteração de repolarização ventricular.

Leishmaniose Visceral

Também conhecida com calazar (kala-azar), é uma infecção produzida pelo protozoário *Leishmania chagasi* (donovani) transmitida ao homem por mosquitos do gênero *Phlebotomus*, a partir de vertebrados que funcionam como reservatórios do parasito. A leishmania apresenta-se no homem sob a forma amastigota (sem flagelo); em cultura ou no mosquito está na forma promastigota (leptomonas), provida de flagelo anterior.

Identificação do germe. É fundamental para a confirmação diagnóstica a observação da *Leishmania* em esfregaço de material de punção de medula óssea, que leva à positividade em até 100% dos exames. Cultura do mesmo material em NNN (meio de Novy-MacNeal-Nicolle) dá uma positividade mais baixa, em torno de 60% dos casos.

Exames sorológicos. A reação de imunofluorescência indireta com antígenos de Leishmania é muito útil; quando positiva com títulos acima de 1:90 corresponde ao diagnóstico da infecção em todos os pacientes com quadro clínico compatível ou mesmo em indivíduos oligossintomáticos ou assintomáticos, precedendo a evolução clínica. Métodos mais recentes como o ELISA ou Dot-ELISA são ainda mais úteis por sua maior especificidade e menor custo.

Outros exames laboratoriais. Os exames inespecíficos auxiliam muito diante de uma suspeita diagnóstica e definem o grau de evolução da doença. O hemograma revela desde acentuada anemia e leucopenia até pancitopenia. A eletroforese de proteínas revela grande inversão albumina/globulina. As provas de função hepática mostram-se amiúde discretamente alteradas. Outros exames podem mostrar-se alterados como o de urina, o ECG e as provas de função renal, além das dosagens imunológicas.

Leishmaniose Tegumentar

Também conhecida como úlcera de Bauru, é uma infecção produzida por protozoários do gênero Leishmania (*L. braziliensis, L. forattinii*) transmitida ao homem por mosquitos do gênero Phlebotomus a partir de vertebrados que funcionam com reservatórios do parasito (animais silvestres nas formas rurais, cães nas formas urbanas).

Pesquisa do parasito. O diagnóstico da leishmaniose tegumentar pode ser feito no laboratório por meio de esfregaço, corte e cultura experimental. Esfregaços do material, estendidos cuidadosamente e fixados pelo álcool metílico, são corados pelo Giemsa. As leishmanias são mais abundantes nas lesões fechadas ou recentes, raras ou ausentes nas lesões antigas ou abertas, ou quando as ulcerações estão contaminadas pelos germens piogênicos. O parasito, nestes casos, está profundamente situado e, por esse motivo, deve-se colher o material do fundo da lesão, onde os germens são numerosos, ou, de preferência, nas granulações da zona marginal das ulcerações.

Recomenda-se aplicar na ulceração uma compressa com anestésico, depois atritar com cureta ou bisturi, empregar nova compressa para estancar o sangue e raspar o fundo da lesão, fazendo-se esfregaços com o material assim obtido. Pode-se também lavar a úlcera com solução fisiológica ou água destilada e raspar as bordas com bisturi, havendo vantagem em se tirar um pedacinho de tecido. Nas lesões fechadas, punção com agulha grossa. No nariz, curetagem da mucosa, previamente anestesiada.

Pode-se também pesquisar as leishmanias em gânglios infartados, por punção, precedida da injeção de algumas gotas de solução fisiológica.

Para o diagnóstico nos cortes de tecido deve-se retirar fragmento da parte média, nas lesões fechadas, papiloma das margens ou botão carnoso das úlceras, depois de retirada a crosta e o pus. Fixação pelo sublimado-álcool, coloração pela hematoxilina, só ou com eosina. Nos corte da pele a maioria das leishmanias se encontra junto à epiderme, no interior dos histiócitos ou dos macrófagos, ao contrário dos esfregaços, em que elas estão, em sua maioria, livres.

Pode-se obter a cultura das leishmanias no meio de Noguchi ou de NNN. A inoculação e a infecção experimental podem ser realizadas no macaco, cão, cobaia, camundongo, hamster etc., utilizando o material diretamente das lesões ou por intermédio da cultura do parasito.

Intradermorreação de Montenegro. Consiste na injeção intradérmica de 0,2ml de uma suspensão de leptômonas em solução salina fenolada. Observa-se nos casos positivos a formação de uma pápula eritematosa endurecida que atinge o máximo de seu desenvolvimento ao cabo de 48 horas, e assim se mantém por 4 ou 5 dias, regredindo depois, ao fim de alguns dias.

TOXOPLASMOSE

Infecção produzida pelo *Taxaplasma gondii*, pequeno protozoário largamente difundido em todo o mundo, capaz de infectar qualquer animal de sangue quente. Estudos sorológicos demonstram a existência de títulos significativos de anticorpos em elevada percentagem da população adulta em geral, mas a infecção sintomática é rara; o risco é grande apenas no feto em desenvolvimento e em pacientes imunodeprimidos. O parasito invade o citoplasma de células nucleadas, onde se multiplica assexualmente, passando a formar cistos à medida que a imunidade se desenvolve. A multiplicação sexual parece ocorrer apenas no intestino do gato, cujas fezes disseminam os oocistos.

Isolamento do gérmen. O toxoplasma pode eventualmente ser identificado em esfregaços de sangue, medula óssea, LCR ou exsudatos diversos. E possível também a inoculação em animais de laboratório.

Reação do corante de Sabin e Feldman (SF). Esta prova tem grande valor histórico por ter sido a primeira utilizada no diagnóstico sorológico da toxoplasmose. De execução difícil e extremamente delicada, além de exigir a manipulação de toxoplasma vivo, está praticamente abandonada para fins clínicos. A positividade da reação surge no 14º dia após o contágio, alcança rapidamente títulos elevados, que persistem durante anos. A interpretação de seus resultados é idêntica à da reação que se segue.

Reação indireta de anticorpos fluorescentes (IFA). Os princípios gerais em que se baseia a reação de imunofluorescência indireta já foram estudados no Capítulo 8. No caso da toxoplasmose, a vantagem dessa reação sobre a anterior reside no fato de permitir que se conserve o gérmen em esfregaços secos diminuindo, assim, a manipulação do toxoplasma vivo.

Não existe unanimidade no tocante à significação dos títulos. Alguns autores aceitam o título de 1:256 como limite entre os casos de toxoplasmose-infecção e toxoplasmose-doença; para outros, o limite é representado por um título superior a 1:1.024. Sérgio Gomes Coutinho fez, em 1974, um estudo pela técnica da reação indireta de anticorpos fluorescentes (totais) abrangendo 87 mulheres adultas escolhidas ao acaso entre moradores de uma favela no Rio de Janeiro. Encontrou aproximadamente 15% de soros não reagentes e 85% de soros reagentes, sendo que entre estes últimos os títulos de anticorpos observados foram:

1:16 – 16%
1:64 – 25%
1:256 – 29%
1:1024 – 10%
1:4096 – 5%

Esses resultados, embora não devam ser generalizados para outros grupos populacionais, demonstram a elevada probabilidade de se evidenciarem anticorpos toxoplásmicos no soro de indivíduos aparentemente sadios.

O fato da positividade das reações de Sabin-Feldman e da imunofluorescência indireta perdurar durante muitos anos, impede que seus resultados dêem informações quanto à atividade da infecção ou à data da contaminação, o que inegavelmente restringe sobremodo o valor prático das provas. Na verdade, os resultados só são úteis quando negativos ou quando evidenciam títulos crescentes. No recém-nascido, a presença de anticorpos pode sugerir infecção congênita se alcançarem títulos mais elevados do que os anticorpos maternos.

Provas para anticorpos IgM. Incluem a reação de imunofluorescência indireta (IgM-IFI) e a técnica de duplo sanduíche ELISA (IgM-ELISA), que se mostram particularmente úteis para diagnosticar infecção recente, já que seus títulos aparecem precocemente (cinco dias após a infecção) e desaparecem em alguns meses. Os títulos IgM são altos nas formas agudas em pacientes imunocompetentes e em lactentes com infecção congênita; não se mostram elevados em adultos portadores de doença ocular reativada e também na maioria dos doentes imunoincompetentes com toxoplasmose disseminada. Essas provas não são padronizadas com precisão, sendo aconselhável, portanto, que cada laboratório avalie a dignificação dos títulos encontrados. Durante a gravidez, um título superior a 1:256 é considerado altamente sugestivo de infecção recente.

A presença de fator reumatóide (anticorpos IgM anti-IgG) no soro é causa freqüente de falsas reações positivas na prova IgM-IFI. Os anticorpos antinucleares causam falsas reações positivas tanto na prova IFI com na IgM-IFI. A detecção de anticorpos IgM pelo teste de duplo sanduíche ELISA é mais sensível do que pelo teste IgM-IFI. O fator reumatóide e os anticorpos antinucleares não causam falsas reações positivas com a técnica ELISA.

Prova de hemaglutinação indireta (HAI). Nesta prova hemácias de carneiro tratadas com glutaraldeído e sensibilizadas por um lisado de toxoplasma (antígeno solúvel) aglutinam-se quando postas em contato com diluições do soro possuidor de anticorpos específicos. Uma reação positiva a 1:40 corresponde a imunidade. Para diagnóstico de toxoplasmose em evolução deve-se estudar os níveis de anticorpos em duas amostras de soro, uma precoce e outra obtida 15 dias mais tarde. Uma elevação do título só pode ser considerada significativa se as amostras forem testadas simultaneamente e se a diferença entre os resultados for no mínimo de duas diluições. A presença de IgM específica representa também um indício seguro de infecção ativa. Para a identificação de IgM recorre-se ao tratamento do soro com solução de 2-mercaptoetanol (2-ME), substância que goza da propriedade de destruir este tipo de Ig sem afetar a IgG. O soro cujo título caia mais do que duas diluições depois desse tratamento pode ser considerado como contendo mais IgM do que IgG. Caso o título permaneça estável após o tratamento com 2 ME, qualquer IgM existente só poderá ser demonstrada pela repetição da prova após fracionamento do soro.

Reação de fixação do complemento (FC). Torna-se positiva 3 a 6 semanas após a contaminação, eleva-se nos 2 a 8 meses subseqüentes e desce a níveis normais após 1 a 2 anos.

Interpretação geral das provas sorológicas. De maneira geral, a toxoplasmose adquirida aguda tem sua presença sugerida sorologicamente quando se obtêm títulos iguais ou superiores a 1:1024 na reação de imunofluorescência indireta (FI); a existência dessa forma da doença fica definitivamente comprovada pela obtenção de títulos elevados nas reações IgM-IFI ou IgM-ELISA ou então pela elevação de duas ou mais diluições nos títulos das reações IFI, FC ou HAI em reações pareadas.

A toxoplasmose congênita de recém-natos ou lactentes é documentada por títulos elevados nas reações FC ou IgM-IFI. A toxoplasmose ocular ou de pacientes imunoincompetentes não pode ser diagnosticada com certeza pelas provas baseadas em anticorpos. Entretanto uma reação IFI negativa exclui seguramente a toxoplasmose como causa de doença ocular.

Perfis sorológicos na toxoplasmose. Mário Camargo, do Instituto de Medicina Tropical de São Paulo estabeleceu, em 1976, três padrões sorológicos para os vários períodos da infecção.

a) perfil sorológico I (fase aguda):
Imunofluorescência IgG acima de 1:4.000
IgM positivo
Fixação do complemento acima de 1:80
Hemaglutinação passiva até 1:4.000
b) Perfil sorológico II (fase de transição):
Imunofluorescência IgG acima de 1:4.000
IgM negativo
Fixação do complemento acima de 1:80
Hemaglutinação passiva acima de 1:4.000
c) Perfil sorológico III (fase crônica):
Imunofluorescência IgG até 1:4.000
IgM negativo
Fixação do complemento até 1:80
Hemaglutinação passiva até 1:4.000

Giardíase

Infecção causada pela *Giardia lamblia*, protozoário flagelado cujo habitat normal é o duodeno e jejuno e que possui habitualmente baixa capacidade patogênica, já que seus cistos podem ser encontrados em grande número nas fezes de indivíduos assintomáticos. Em certos casos, entretanto, pode causar irritação na parte alta do intestino delgado, com diarréia aguda ou crônica e fenômenos disabsortivos.

Exame parasitológico de fezes. Nas infecções agudas o parasito é facilmente encontrado nas fezes, especialmente com a coloração pela hematoxilina férrica ou pelo método de Faust. Nos casos crônicos a eliminação é irregular, o que pode exigir repetições do exame, se necessário em fezes liquefeitas pelo uso de purgativo.

Conteúdo duodenal. Pode ser usado para o exame, colhido por meio de aspiração endoscópica.

Blastomicose Sul-Americana

Infecção causada pelo cogumelo *Paracoccidioides brasiliensis*, manifestando-se por lesões de tipo granulomatoso da pele, mucosas, linfonodos, vísceras e sistema nervoso. Atinge particularmente adultos, sobretudo do sexo masculino, trabalhadores rurais. Em alguns casos a anamnese revela o hábito de usar, como palito, espinhos ou farpas de madeira, que serviriam de instrumento inoculador do fungo, o que explicaria o fato das lesões iniciais serem freqüentes na boca.

Microscopia direta. A pesquisa direta pode ser praticada no pus das ulcerações ou dos gânglios, ou no escarro, por simples exame a fresco do material posto entre lâmina e lamínula ou em gota pendente, em solução fisiológica, seja diretamente, seja depois de tratá-lo com um pouco de solução de potassa a 10%, brandamente aquecida para não alterar o cogumelo.

Deve-se examinar de preferência o pus das lesões fechadas, pois nas lesões abertas há quase sempre germes que mascaram os cogumelos, que aparecem como discos refringentes de vários tamanhos. Depois, com maior aumento, ver melhor a membrana espessa, de duplo contorno, típica e refringente. Na forma queloideana, fazer a escarificação de um nódulo e examinar o sangue obtido.

Em caso de dúvida, fazer a pesquisa histológica, por biópsia da lesão tegumentar. A lesão principal da blastomicose, infecção granulomatosa, é o folículo, muito semelhante ao da tuberculose, com a célula gigante multinucleada no centro. A diferença é que esta contém os parasitos, em maior ou menor quantidade, em se tratando de blastomicose.

Tanto no exame direto, como nos cortes histológicos, observam-se formas de brotamento múltiplo, o que é muito característico: em torno da célula central, várias células menores, globosas, alongadas ou piriformes.

Cultura. As culturas devem ser feitas de preferência com o pus dos gânglios amolecidos e fechados, colhido com seringa. No meio de Sabouraud-glicose, em temperatura ambiente, os cogumelos germinam lentamente, em 20 a 30 dias, em colônias de aspecto penugento, brancas ou ligeiramente creme. Examinado-se o cogumelo entre lâmina e lamínula, com líquido de Ammann, encontram-se filamentos espessos e algumas formas redondas.

Reações sorológicas. Não são utilizadas na prática.

Estudos radiológicos. Permite o diagnóstico das lesões pulmonares, ósseas e digestivas.

Hemossedimentação. Mostra-se útil para avaliação da resposta à terapêutica.

Criptococose

Infecção de distribuição mundial produzida pelo fungo *Cryptococcus neoformans*, com um foco primário no pulmão e disseminação característica para as meninges e ocasionalmente para o rim, ossos e pele.

Microscopia direta. O cogumelo responsável pode ser identificado por exame microscópico (com iluminação fraca, pois a cápsula do parasito é transparente) de material extraído de lesões cutâneas e mucosas, escarro, LCR, linfonodos etc., corando-se com tinta da China, que destaca bem a cápsula como um halo claro.

Cultura. O cogumelo é facilmente cultivável em ágar-sangue, a 37□C, ou em Sabouraud-glicose na temperatura ambiente, onde dá lugar a colônias cremosas, úmidas, lisas, brilhantes, de bordas regulares, de coloração esbranquiçada a princípio e, depois, de coloração creme.

Inoculação em animal. O camundongo é sensível à inoculação por via peritoneal.

Cromoblastomicose

Dermatite de caráter verrucosa e evolução tórpida, com localização preferencial podálica, provocada pelos cogumelos *Phialophora verrucosa, Hormodendrum pedrosoi* e *H. compactum*.

Identificação do fungo. O exame direto do material retirado por escarificação ou punção e tratado por potassa a 10%, pode revelar a presença do fungo, geralmente em pequeno número, cujo aspecto é patognomônico. Se essa pesquisa for negativa, proceder ao exame histológico do tecido suspeito, colhido por meio de biópsia. Nos cortes de pele encontram-se logo abaixo da epiderme ninhos de células gigantes em cujo protoplasma podem ser notados os parasitos, de coloração parda especial, que não se modificam com os corantes. O pigmentos existe predominantemente na membrana dos parasitos, que podem ser assim facilmente descobertos ao exame microscópico.

Pode-se realizar a cultura do cogumelo semeando em ágar-Sabouraud, em temperatura ambiente, um fragmento de tecido lesado ou serosidade retirada por punção asséptica. Ao cabo de uma a duas semanas aparecem as colônias sob a forma de pequenos pontos penugentos. No caso de tratar-se de Hormodendrum pedrosoi, os parasitos se desenvolvem bem em todos os meios de cultura, e já no 3º dia, a 37ºC, aparecem como manchas pequenas e escuras, mais tarde com aspectos característicos, sob a forma de massas granulosas escuras que se recobrem de uma lanugem curta e fina, como veludo.

Esporotricose

Infecção causada pelo cogumelo *Sporothrix schenckii*, que mostra predileção pela pele e gânglios linfáticos superficiais, manifestando-se por nódulos, gomas, abscessos, vegetações e pápulas.

Isolamento do fungo. Pela raridade dos parasitos na infecção humana, é difícil sua pesquisa direta no pus das lesões ou nos cortes de tecidos; só por um verdadeiro acaso é possível encontrar o cogumelo. O melhor processo para sua demonstração é a cultura, semeado o pus em estrias em tubos de Agar-Sabouraud, à temperatura ambiente. Em três a cinco dias se reconhecem as colônias, pequenas e inicialmente brancas, que mais tarde se tornam úmidas, enrugadas e membranosas, variando de cor, à medida que crescem, desde o creme até o negro. O exame macroscópico da cultura já permite, assim, um diagnóstico no 5º ou 6º dia, pela cor e pelo aspecto membranoso, o cogumelo aparecendo ao exame microscópico em forma de cacho de uvas. Na falta de meio de cultura pode-se deixar o pus em tubo seco e estéril, onde muitas vezes o cogumelo se desenvolve perfeitamente em 3 ou 4 dias. Pode-se também fazer a cultura do pus em gota pendente, mantendo-se a lâmina em câmara úmida (placa de Petri com um pouco de água), observando-se no fim de 2 ou 3 dias o desenvolvimento típico de cogumelo, com disposição dos esporos em forma de "margarida".

Histoplasmose

Doença causada pelo cogumelo *Histoplasma capsulatum*, de gravidade muito variável, indo desde leve comprometimento pulmonar de cura espontânea até grave infecção largamente disseminada. A forma pulmonar crônica lembra a tuberculose em todos os seus aspectos.

Identificação do germe. O diagnóstico inequívoco da histoplasmose só pode ser firmado pelo laboratório através da identificação direta do parasito, corado pelo Giemsa, no sangue (onde é muito raro), no escarro e nas fezes, ou por biópsia de gânglio ou de ulceração da pele ou da mucosa, punção do baço ou do esterno, e por cultura. O *Histoplasma capsulatum* presta-se a confusão com leishmania e com o toxoplasma. Pode ele ser cultivado, em duas a quatro semanas, em vários meios; diversos animais são-lhe susceptíveis, especialmente camundongos, que podem ser inoculados por via peritoneal, mostrando depois lesões em vários órgãos.

Provas imunológicas. A injeção intradérmica do filtrado estéril do caldo de cultura do H. capsulatum (histoplasmina) pode causar um reação cutânea, com edema e eritema no fim de 48 horas. A reação positiva é de pequena ou nula importância, porque pode haver sensibilização do organismo por outros antígenos de grupo, mas a reação negativa serve para eliminar histoplasmose como possibilidade diagnóstica.

Há uma estreita relação entre a sensibilidade à histoplasmina e a existência de pequenas áreas de infiltração ou de calcificação pulmonar, nos indivíduos que não reagem à tuberculina, o que faz crer que o tipo mais comum de histoplasmose seja um ataque pulmonar benigno, com tendência à calcificação. Cabe advertir, entretanto, que esta reação intradérmica não pode servir de base diagnóstica, pois não passa de reação de grupo, correspondendo a uma sensibilidade gerada por cogumelos afins. É entretanto de valor no estudo epidemiológico da infecção.

Muitos métodos sorológicos e imunoquímicos estão sendo usados para estudo da estrutura antigênica do H. capsulatum, podendo eles servir na prática para o diagnóstico da histoplasmose. Os mais estudados dentre eles são os de fixação do complemento, soro-aglutinação, soro-precipitação e imunofluorescência, especialmente a soro-aglutinação em lâmina, com partículas de poliestireno sensibilizadas com antígeno histoplásmicos, cujos resultados são expressos como negativo ou positivo, sem quantificação.

Radiologia. O aspecto radiológico pulmonar da histoplasmose, constituído de nódulos disseminados, lembra muito o da tuberculose miliar. Tais lesões evoluem quase sempre para a cura por um processo de calcificação, mas podem assumir uma evolução mais grave, com escavação, instalando-se um processo de evolução crônica, semelhante também à tuberculose.

Dermatofitoses

Identificação do fungo. O diagnóstico laboratorial das diversas formas de dermatofitose é feito na prática através da pesquisa microscópica direta do fungo no material das lesões e de seu isolamento em meio de cultura para sua identificação específica. Nas tinhas tonsurantes e favosas, bem como na sicose, o material a ser examinado é constituído pelos cabelos; nas formas cutâneas, examinam-se as escamas, e nas unhas, um fragmento comprometido. Em presença de supuração (foliculite, quérion) ou formação de vesículas, deve-se examinar o material purulento ou seroso dessas lesões.

Esquistossomose

Helmintíase causada pelo Schistosoma mansoni, que em seu ciclo evolutivo utiliza como hospedeiro intermediário um caramujo de gênero Biomphalaria. As cercárias que abandonam o caramujo passam da água para o organismo humano através da pele ou mucosa, podendo ser encontradas já ao cabo de 24 horas nos pulmões, donde passam à circulação geral. Após vários ciclos pulmonares atingem a idade adulta, quando então se fixam nos sistemas portal e mesentérico, especialmente na parede do intestino grosso. Há, portanto, de início, uma verdadeira parasitemia, com comprometimento de todos os órgãos e intensa toxemia causada pela liberação de toxinas. Em torno do 27º dia após a penetração do parasito, estes se acasalam na parede do intestino grosso, iniciando-se a postura nos dias subseqüentes. Muitos ovos alcançam a luz intestinal, por onde se eliminam a partir do 40º dia; outros permanecem alojados na parede intestinal, onde provocam reações inflamatórias, fibrose, ulcerações, bem como formação de granulomas, papilomas ou pólipos; outros ainda são levados ao fígado, onde podem produzir hepatofibrose periportal com decorrente hipertensão da veia porta e suas conseqüências.

Exame de fezes. O estudo das fezes de indivíduos em que a epidemiologia ou a clínica sugerem a presença de esquistossomose deve incluir obrigatoriamente os métodos de sedimentação de Vercammen-Grandjean e de Kato, que são os melhores para diagnosticar essa parasitose. Somente o achado de ovos viáveis, isto é, contendo miracídios vivos, comprova a existência de infecção ativa. Repetidos exames de fezes são indispensáveis ao controle da cura.

Retossigmoidoscopia. Permite executar biópsia da mucosa retal e da alça sigmóide para pesquisa de ovos viáveis.

Hemograma. Revela eosinofilia intensa típica das fases de migração larvária.

Ver também itens sobre Hipertensão portal, Esplenomegalia e Hepatomegalia.

Ascaridíase

Infestação do intestino delgado pelo *Ascaris lumbricoides*, nematóide cujo comprimento varia em torno de 30-40cm. Seu desenvolvimento se efetua sem hospedeiro intermediário, mas o ciclo evolutivo das larvas no interior do ovo só se realiza fora do organismo. Uma fêmea pode pôr até 200.000 ovos por dia. A contaminação humana ocorre pela ingestão de ovos viáveis, que libertam larvas na luz do intestino delgado. Os vermes transpõem a parede intestinal e chegam ao fígado pelo sistema porta. Daí, por via sangüínea, atingem o coração direito, artéria pulmonar e pulmão. Da rede capilar dos alvéolos passam para o interior destes e a seguir para os brônquios, traquéia, esôfago, estômago e jejuno, onde se fixam; ao cabo de 45 a 60 dias alcançam a maturidade sexual. Os vermes adultos podem ser expulsos através do ânus ou pelo vômito, o que patenteia a existência da infestação.

Exame parasitológico de fezes. Revela a presença de ovos de helmintos. Os métodos mais eficazes são os de Kato, Faust e de sedimentação por centrifugação.

Exame de escarro. Pode evidenciar a presença de larvas do parasito.

Hemograma. Como toda parasitose com ciclo extra-intestinal provoca intensa e constante eosinofilia.

Tricuríase

Infestação pelo Trichuris trichiura, nematóide em forma de chicote medindo cerca de 5cm de comprimento, que se fixa à mucosa intestinal (principalmente ceco e apêndice) por sua extremidade cefálica. Depostos os ovos no solo, formam-se os embriões se as condições forem favoráveis. A contaminação humana ocorre pela deglutição de tais ovos embrionados, que se desenvolvem no tubo intestinal liberando as larvas que se transformam em vermes adultos sem ciclo pulmonar. Existem habitualmente poucos parasitos, mas há casos em que o número atinge centenas ou milhares (principalmente em crianças desnutridas), quando, então podem surgir distúrbios digestivos (dor abdominal, diarréia) e anemia.

Exame parasitológico de fezes. Revela a presença de ovos de helmintos. Os métodos mais eficazes são os de Kato, Faust e de sedimentação por centrifugação.

Hemograma. Nos casos de parasitismo maciço pode haver anemia hipocrômica.

Oxiuríase

Infestação do grosso intestino (principalmente ceco e apêndice), extremamente freqüente e de natureza benigna, causada pelo *Enterobius vermicularis* (*Oxyuris vermicularis*), nematóide filiforme medido 0,5cm (exemplar macho) ou 1cm (exemplar fêmea) de comprimento. As fêmeas fertilizadas dirigem-se para a região anal onde depositam seus ovos, causando nessa ocasião prurido anal extremamente desagradável e podendo ser vistas pelos familiares da criança, especialmente à noite. Os ovos, transportados pelas mãos, chegam acidentalmente à boca, causando novas infestações, pois, contrariamente ao que acontece com outros nomatóides parasitas do homem, os ovos de oxiúros já encerram o embrião infestante, o que torna possível a auto-infestação e explica a intensidade e a persistência da helmintose.

Exame parasitológico de fezes. Na oxiuríase raramente se encontram ovos nas fezes, pois a postura não é feita no intestino, mas na região perianal. É aí que os ovos devem ser pesquisados, o que se consegue pelo método de Graham. Este consiste em aplicar, com o auxílio de uma lâmina de vidro, a face gomada de uma fita adesiva transparente (Scotch) na região perianal, colando a fita, em seguida, na superfície da lâmina. A colheita deve ser executada pela manhã, antes de qualquer higiene, de preferência ainda na cama. A distensão da fita sobre a lâmina deve ser delicada para que os ovos não se rompam. Não sendo possível o exame microscópico imediato, a preparação se mantém durante vários dias em condições de exame. Só se pode afirmar que a criança não é portadora da parasitose após a execução de 7 exames no decorrer de 7 dias consecutivos, sem demonstração de ovos em nenhum deles.

Ancilostomíase

Infestação do intestino delgado por ancilostomídeos (*Ancylostoma duodenale* e *Necator americanus*), caracterizada do ponto de vista clínico, principalmente, por anemia de caráter progressivo. Calcula-se que cada ancilostomídeo pode sugar por dia até 0,67ml de sangue, o que torna compreensível a gravidade da expoliação sangüínea quando a infestação é maciça.

O desenvolvimento do ancilostomídeo corre sem intervenção de hospedeiro intermediário. Os ovos postos pelos vermes encontram-se nos estádios de 2 a 16 células. Em condições favoráveis as larvas se desenvolvem e saem dos ovos. Num prazo de 5 a 6 dias, a larva rabdiforme sofre duas mudas e se transforma na larva encistada filariforme, infectante, capaz de atravessar a pele do homem. Emigram pelos vasos venosos ao ventrículo direito, artéria pulmonar e pulmões. Da rede capilar dos alvéolos passam para o interior destes e a seguir para os brônquios, traquéia, esôfago, estômago e intestino delgado, onde se fixam 3 a 5 dias após a invasão percutânea. Passadas 4 a 5 semanas alcançam a maturidade sexual e iniciam a postura.

Exame parasitológico de fezes. O diagnóstico de ancilostomíase baseia-se fundamentalmente na microscopia das fezes, que revela a presença dos ovos do helminto. Os métodos mais eficazes são os de Kato, Faust e de sedimentação por centrifugação. Tais exames não fazem distinção entre ancilostomíase e necatoríase, distinção destituída, aliás, de qualquer interesse prático. Os autores instituíram 4 graus de intensidade de infestação pelos ancilostomídeos consoante o número de ovos por grama de ovos eliminados. Nas infestações leves esse número não ultrapassa 2.600; nas moderadas vai até 12.600; nas intensas até 26.000; nas muito intensas ultrapassa 26.000.

Pesquisa de sangue oculto nas fezes. O resultado é positivo.

Hemograma. Revela anemia hipocrômica microcítica que pode atingir cifras extremamente baixas (até 600.000 hemácias por mm^3), bem com eosinofilia intensa.

Estrongiloidíase

Infecção pelo nematóide *Strongyloides stercoralis* em sua fase parasitária, cujas manifestações clínicas e patológicas são produzidas principalmente pelos vermes adultos no intestino delgado e pelas larvas filarióides migrantes em qualquer área do organismo. A fêmea adulta tem cerca de 2mm de comprimento e vive no epitélio da mucosa do duodeno e jejuno, podendo estender-se para cima e para baixo nas infecções maciças. Não há parasito macho pois a reprodução na fase parasitária é partenogenética. O ciclo evolutivo pode seguir diferentes vias. Cada fêmea produz quase 100 ovos por dia. Estes se desenvolvem no intestino do hospedeiro, sendo as larvas rabditóides eliminadas nas fezes. No solo elas podem transformar-se diretamente em larvas filarióides infectantes ou podem evoluir para adultos livres, masculinos e femininos, que se reproduzem bissexualmente e vão dar origem a larvas infectantes em gerações posteriores. As larvas infectantes invadem o organismo do hospedeiro delgado onde amadurecem e fazem a postura.

Alternativamente, a larva rabditóide pode transformar-se em larva filarióide no intestino, penetrar na parede intestinal, alcançar a circulação geral e entrar no ciclo habitual da infecção. Esse processo de "auto-infecção interna" é exclusivo desta espécie entre os nematóides. As larvas infectantes podem também penetrar através do tegumento perinatal após serem eliminados nas fezes, o que constitui a "auto-infecção externa". A auto-infecção explica a longa duração da parasitose (30-40 anos) em pacientes não reexpostos a fontes externas de infecção, sendo este o principal mecanismo responsável pelas formas graves da doença (síndrome de hiperinfecção) observadas em pacientes imunodeprimidos ou desnutridos.

Exame parasitológico de fezes. Para o diagnóstico da estrongiloidíase é indispensável que se proceda ao método de concentração de Baermann destinado à extração de larvas. Normalmente os ovos de *S. stercoralis* se rompem no interior do intestino, aí liberando as larvas. Portanto, utilizando-se no exame coprológico apenas métodos que evidenciam ovos (Faust, Kato) é quase certo deixar de identificar a estrongiloidíase. Em nosso meio usa-se o método de Baermann modificado por Ruy Gomes de Almeida. A execução rotineira desse método tornou desnecessária a pesquisa do S. stercoralis no líquido duodenal.

Hemograma. Patenteia a intensa eosinofilia causada pelo ciclo extra-intestinal do parasito.

Teníase

Helmintíase produzida pela presença no intestino delgado de cestódios do gênero Taenia – *T. saginata* e *T. solium*, vermes que no estado adulto possuem um corpo longo e chato, em forma de fita, segmentado em anéis ou proglótides. Numa das extremidades existe uma cabeça (escólex) munida de órgãos de fixação (ventosa e ganchos, estes últimos só na *T. solium*). As proglótides, cada uma das quais possui um sistema reprodutor próprio, desprendem-se do resto do corpo, eliminam-se nas fezes e contaminam o hospedeiro intermediário que as ingerem, isto é, o boi no caso da *T. saginata*, e o porco no caso da *T. solium*. Os ovos presentes nas proglótides maduras contêm um embrião hexacanto. Estes se libertam no trato digestivo do hospedeiro intermediário, transpõem a parede intestinal, seguem a torrente sangüínea e vão se fixar em qualquer tecido ou órgão, onde crescem até a condição de cisticerco (larva). Estes se apresentam como vesículas ovóides, de cerca de 1cm de comprimento, já contendo a escólex, que é liberada no intestino humano quando os cisticercos são deglutidos com a carne de boi ou de porco.

O homem pode também desempenhar o papel de hospedeiro intermediário da tênia solium, ou seja, nele podem formar-se os cisticercos, seja pela ingestão direta de ovos, seja pela regurgitação de proglótides grávidas do intestino para o estômago, onde os embriões são liberados; eles penetram então na parede intestinal e são transportados para o tecido subcutâneo, músculos, vísceras e SNC, onde se formam os cisticercos (cisticercose). Os cisticercos viáveis causam ligeira reação tecidual, mas as larvas mortas provocam reação intensa.

Nos casos de parasitismo pela *T. saginata*, em virtude de seu vigoroso aparelho muscular, os anéis abandonam ativamente o interior do intestino de modo a poderem ser percebidos pelo hospedeiro sob a forma de um corpo viscoso serpeando pelo períneo ou raiz das coxas, aderido às peças íntimas do vestuário ou depositados sobre o lençol.

Exame parasitológico de fezes. É rara a presença de ovos de *Taenia* nas fezes, mas quando isso ocorre os ovos são revelados por meio dos métodos de sedimentação. O método da fita gomada (ver Oxiuríase) é usado com bons resultados na pesquisa da teníase, sobretudo na infestação da *T. sanginata*.

Exames sorológicos. Mostram-se de grande utilidade em casos de cisticercose. Uma prova de hemaglutinação indireta é o melhor método disponível, mas um resultado negativo não afasta a possibilidade dessa condição patológica. Uma prova ELISA ou de fixação do complemento pode ser positiva no LCR, particularmente na presença de alterações inflamatórias desse líquido.

Métodos de imagem. A tomografia computadorizada ou a ressonância magnética são os melhores recursos para o diagnóstico de cisticercose cerebral.

Himenolepíase

Helmintíase intestinal produzida pela presença de cestóides do gênero Hymenolepis – *H. nana* e *H. diminuta*, este último de ocorrência extremamente rara. H. nana é a menor tênia parasita do homem, medindo de 1 a 4cm. Habita a porção terminal do íleo, onde se encontra geralmente em grande número, às vezes centenas ou mesmo milhares. O ser humano é ao mesmo tempo hospedeiro definitivo e intermediário, podendo assim, infectar a outro ou auto-infectar-se. As crianças são acometidas com maior freqüência do que os adultos.

Exame parasitológico de fezes. São os métodos de sedimentação os mais eficazes para revelar os ovos do parasito.

Equinococose

Doença causada pelo desenvolvimento da hidátide (larva) de um cestóide parasita habitual do intestino de canídeos – *Echinococcus granulosus*. Os hospedeiros intermediários (porco, ovelha, boi etc.; ocasionalmente o homem) se infestam pela ingestão dos ovos contidos nas fezes do hospedeiro definitivo (cão e outros canídeos). Os embriões se fixam principalmente no fígado e no pulmão do hospedeiro intermediário, onde se transforma com o correr dos anos em larva (hidátide), que se isola dos tecidos circundantes por uma membrana (o cisto hidático é formado pela larva e a membrana). Os canídeos se infestam ao ingerirem os escólices maduros dos cistos existentes nas vísceras dos hospedeiros intermediários. Os indivíduos mais sujeitos à doença são os que trabalham nos matadouros ou que lidam com os rebanhos de ovelhas, tosam, enfardam ou ensacam a lã (que retém os ovos do parasito), ou as crianças pela estreita convivência com os cães, em cuja pelagem se prendem os ovos.

Intradermorreação de Casoni. Usa como antígeno o líquido hidático convenientemente colhido e tratado, contendo um teor adequado de nitrogênio. A leitura da reação pode ser imediata ou tardia. A reação imediata positiva se traduz por uma pápula lívida de contorno irregular circundada por uma aréola eritematosa, que se manifesta instantes após a injeção e atinge intensidade máxima ao cabo de 20 minutos. Esta reação, quando negativa, é uma boa evidência de ausência de equinococose, mas essa negatividade não tem valor absoluto, pois existem resultados falsos-negativos, como também falsos-positivos. A reação tardia é de pouco valor, segundo a maioria os autores.

Sorologia. Existem vários métodos sorológicos, dentre os quais se destacam o da hemaglutinação indireta e da fixação do complemento.

Métodos de imagem. A radiografia pode evidenciar cistos pulmonares, bem com antigas lesões calcificadas no fígado, baço ou rim. Na pesquisa de cistos não calcificados mostram-se úteis o mapeamento cintilográfico, tomografia computadorizada, imagem por ressonância magnética e ultrassonografia.

Filaríase Noturna

Doença causada pela *Wulchereria bancrofti*, nematóide filiforme de alguns centímetros de comprimento, que em sua forma adulta habita, enovelado, os vasos linfáticos humanos, onde pode sobreviver durante muitos anos e causar fenômenos obstrutivos e inflamatórios, responsáveis pelas manifestações clínicas da doença. As fêmeas grávidas dão nascimento a larvas (microfilárias), que se dirigem à circulação sangüínea, onde permanecem algumas semanas, preferindo os capilares profundos durante o dia e os superficiais durante a noite. Seu principal hospedeiro intermediário e agente transmissor é o *Culex pipens fatigans*, mosquito essencialmente domiciliar, cujas fêmeas picam altas horas da noite, quando é maior a microfilaremia. As larvas evoluem no organismo do mosquito e já são infectantes quando levadas de volta ao hospedeiro definitivo através da picada, dirigindo-se aos canais linfáticos, onde completam o ciclo evolutivo. Pacientes com a forma crônica da doença (elefantíase) dificilmente apresentam microfilárias no sangue circulante.

Pesquisa de microfilária no sangue. Constitui o recurso habitual para o diagnóstico da infestação sintomática ou assintomática pela *Wuchereria bancrofti*. Em conseqüência da periodicidade noturna, as microfilárias são encontradas no sangue periférico à noite, quando deve ser colhido para exame. Prefere-se o período entre 22:00 e 3:00 horas, quando são mais abundantes no sangue as referidas microfilárias. A pesquisa no sangue pode ser feita: 1) em esfregaço simples corado pelo método de Giemsa; b) a fresco, entre lâmina elamínula; c) em gota espessa, corada pelo Giemsa; d) no sangue tratado por um anticoagulante.

Pesquisa de microfilárias na urina. A pesquisa das microfilárias pode ser efetuada na urina dos portadores de linfúria e de quilúria. A urina quilosa, após sua eliminação, coagula-se e, passadas algumas horas, separam-se no vaso três camadas. Uma superior, delgada, com aspecto cremoso, outra inferior, aquosa e avermelhada pelo sangue, e uma terceira, mais volumosa, representada pelo coágulo. As microfilárias, se existentes, são encontradas no coágulo da camada intermediária, bastando para isso dissociá-lo e examiná-lo entre lâmina e lamínula.

Intradermorreação. O antígeno para esta prova é um extrato de filarídeo, uma vez que a reação é de grupo. Em geral, o filarídeo usado na preparação do antígeno é a *Dirofilaria immitis*, parasito do coração do cão e relativamente freqüente no Brasil. Outros filarídeos podem também ser aproveitados para esse fim. O antígeno é injetado por via intradérmica na dose de 0,25ml, obtendo-se nos casos positivos, ora uma reação imediata, que se manifesta entre 15 a 60 minutos por uma pápula eritematosa de 1 a 4cm, contornada por pseudópodos, ora uma reação tardia surgindo após 24 horas. A positividade desta reação só pode ser considerada nos casos em que seja possível a exclusão de qualquer outra infestação por nematóides.

Reação de fixação do complemento. O antígeno utilizado é um extrato alcoólico de *Dirofilaria immitis*.

29 Doenças por Hipersensibilidade

As reações ligadas à hipersensibilidade são processos patológicos que resultam da interação de dois componentes: de um lado um antígeno (Ag – exógeno ou endógeno) e de outro ou um anticorpo (Ac) ou linfócitos sensibilizados. Tais reações são extremamente variadas e complexas em seu curso fisiopatológico, o que torna difícil enquadrá-las numa classificação que seja inteiramente satisfatória. Tradicionalmente eram elas divididas em dois grupos: imediatas e tardias, conforme o tempo decorrido entre a apresentação do antígeno e as manifestações observadas. As reações imediatas incluíam as síndromes mediadas por anticorpos circulantes, como a rinite alérgica, asma extrínseca, reações citotóxicas e doença do soro; as reações tardias incluíam as síndromes mediadas por T-linfócitos especificamente sensibilizados, como o eczema de contato, alergia bacteriana e rejeição de enxertos.

Essa classificação mostra-se insuficiente para explicar de forma adequada todos os mecanismos de hipersensibilidade conhecidos. Surgiu, então, a classificação de Gell e Coombs, que foi universalmente aceita, englobando as reações de hipersensibilidade em quatro grupos, aos quais se juntou posteriormente um quinto (h. estimulatória).

Tipo I – Hipersensibilidade do tipo reagínico. Caracteriza-se este tipo de reação pela participação predominante de uma classe especial de anticorpos humorais com capacidade de se fixarem a determinadas células sangüíneas (basófilos) ou existentes nos tecidos (mastócitos). Tais anticorpos, denominados citofílicos ou citotrópicos, correspondem a imunoglobulinas da classe E, ou reaginas. Eles se fixam às células pelo seu fragmento Fc, deixando livre o fragmento Fab, que irá combinar-se com o antígeno específico. A reação antígeno-anticorpo provoca a desgranulação dos basófilos e mastócitos com liberação de mediadores químicos vasoativos, que, juntamente com a ativação de cininas plasmáticas, são as responsáveis pelo substrato fisiopatológico das reações do tipo I: vasodilatação, aumento da permeabilidade capilar, edema, espasmo da musculatura lisa e hipersecreção glandular. Os principais mediadores químicos são representados pela histamina, leucotrienos C_4 (ex-substância de ação lenta), fatores eosinofílicos quimiotáticos da anafilaxia (ECF-A), fatores de agregação plaquetária (PAF), prostaglandinas.

Incluem-se neste grupo as reações anafiláticas e as doenças atópicas (rinite alérgica, eczema atópico, asma extrínseca e alguns quadros de urticária e alergia digestiva).

Tipo II – Hipersensibilidade do tipo citotóxico. Na hipersensibilidade do tipo I o anticorpo, como vimos, está fixo (nos basófilos e mastócitos) ao passo que o antígeno está livre. Na hipersensibilidade do tipo II, ao contrário, o anticorpo é que está livre e o antígeno está fixo às células, seja do sangue (hemácias, leucócitos, plaquetas), seja de tecidos ou órgãos diversos (rim, pâncreas, fígado, coração, tiróide, testículos, ductos glandulares). Este tipo de reação envolve usualmente ativação do complemento e pode causar aderência opsônica mediante o revestimento da célula com o anticorpo; a reação se desenvolve por ativação dos componentes do complemento através de C3 (com decorrente fagocitose da célula) ou pela ativação de todo o sistema do complemento (com decorrente citólise ou dano tecidual).

Este tipo de hipersensibilidade é responsável pelas reações por transfusão de sangue incompatível, doença hemolítica do RN, outras anemias hemolíticas Coombs-positivas, púrpura trombocitopênica Ac-induzida, pênfigo, síndrome de Goodpasture, rejeição hiperaguda de rim transplantado, podendo desempenhar um papel parcial no LES e outras doenças multi-sistêmicas devidas à hipersensibilidade.

Tipo III – Hipersensibilidade mediada por complexos Ag-Ac tóxicos. Caracteriza-se pela formação de complexos de antígeno com anticorpos (imunocomplexos) potencialmente precipitantes, ocasionando lesão vascular e alterações teciduais secundárias conseqüentes ao processo inflamatório. Tais alterações patológicas variam conforme as quantidades relativas de antígeno e anticorpo, pois se houver excesso de anticorpo os complexos precipitam-se prontamente no sítio de introdução do antígeno, ao passo que se houver excesso moderado de antígeno formam-se complexos solúveis circulantes que poderão depositar-se no sistema capilar do rim, articulações e pele, o que provocará ocorrência de vascularite e manifestações sistêmicas graves.

Pela participação do complemento e das plaquetas, há liberação de histamina e outros mediadores vasoativos, bem como imenso afluxo de neutrófilo que, ao se romperem, liberam enzimas lisossomais proteolíticas altamente lesivas aos tecidos. Há também participação das cininas plasmáticas (também mediadoras de alterações vasculares), bem como formação de microtrombos vasculares que agravam a lesão vascular e tecidual.

Como já se mencionou, os complexos imunes podem se formar na presença de excesso de antígeno ou de excesso de anticorpo. Caracterizam-se, assim, dois grupos de reações imunes causadas pelos mesmos mecanismos patogênicos básicos:

Reatividade do tipo Arthus (excesso de anticorpo). Consiste numa reação inflamatória cutânea, eritematosa e edematosa, que se desenvolve 6-8 horas após a injeção intradérmica de antígeno solúvel em coelhos sensibilizados, possuidores de elevados níveis de anticorpos precipitantes contra esse antígeno. No homem pode-se exemplificar este tipo de reatividade com os quadros de alveolites hiperérgicas provocadas por determinados antígenos inaláveis, que ocasionam reações intrapulmonares e pneumopatias graves (aspergilose pulmonar, pulmão de fazendeiro etc.).

Reatividade do tipo "Doença do Soro" (excesso de antígeno). O moderado excesso de antígeno provoca formação de complexos Ag-Ac solúveis circulantes que irão depositar-se em diferentes sítios do leito vascular, especialmente nos capilares dos glomérulos renais, mas também nas articulações, pele e outros órgãos, desencadeando as alterações vasculares e teciduais citadas acima.

Incluem-se neste grupo a doença do soro, reações soro-similares causadas por drogas, lúpus eritematoso sistêmico, artrite reumatóide, poliarterite, crioglobulinemia, glomerulonefrite aguda, glomerulonefrite membranoproliferativa crônica, colite ulcerativa, tireoidite de Hashimoto.

Tipo IV – Hipersensibilidade mediada por células (hipersensibilidade tardia). Correspondem às reações mediadas por linfócitos T especificamente sensibilizados, sendo independente da produção de anticorpos, que são os responsáveis pelas reações dos tipos anteriores. A interação do antígeno com os linfócitos especificamente sensibilizados provoca a transformação blástica e conseqüente mitos e destes linfócitos com liberação de uma série de fatores solúveis de ação preponderantemente local, denominadas linfocinas, já que estudadas no Capítulo 20.

As reações mediadas pelos T-linfócitos são chamadas de imunidade celular quando benéficas ao organismo e de hipersensibilidade tardia quando maléficas. A designação "tardia" advém do fato de suas manifestações surgirem 24 horas ou mais (até 14 dias) depois do contato com o antígeno. Descrevem-se quatro modalidades de hipersensibilidade tardia:

1) Tipo Jones-Mote (ex., testes cutâneos com antígenos viróticos, rejeição de aloenxertos, reação celular tumoral); 3) Tipo granulomatoso (ex., reações pulmonares a bactérias e fungos, linfogranuloma venéreo, granulomas hepáticos e intestinais da esquistossomose, sarcoidose, granulomatose linfocitóide, doença de Hodgkin, hepatite crônica ativa, enterite regional); 4) Tipo contato (ex., dermatite de contato).

Mecanismos múltiplos. A classificação apresentada tem a finalidade de esquematizar os vários mecanismos das reações imunes, mas estes não podem ser encarados como compartimento estanques. As reações provocadas por um mesmo antígeno podem ser enquadradas em dois ou mais tipos desta classificação, em função de uma série de condições. Por outro lado, um mesmo grupo de doenças pode pertencer a mais de um modelo básico. Como exemplo podemos citar as reações causadas por um medicamento largamente empregado na prática, a penicilina. Ela constitui um hapteno que pode provocar reações do tipo I (choque anafilático), do tipo II (anemia hemolítica), do tipo III (doença semelhante à do soro) e do tipo IV (dermatite de contato). As doenças por auto-agressão podem ser enquadradas nos tipos II, III e IV, e a rejeição de enxertos pode ser provocada por reações dos tipos II e IV.

Dermatite Atópica

Em muitas das crianças com dermatite (eczema) atópica consegue-se apurar história de manifestações alérgicas em outros membros da família. A doença se manifesta geralmente aos 3 a 6 meses de idade, iniciando-se nas bochecha, com tendência a espalhar-se principalmente para a fronte, pescoço e dobras de flexão dos membros. Desaparece em geral na idade de 2 ou 3 anos, para surgir novamente por ocasião da puberdade e apresentar daí por diante tendência a remissões e recidivas temporárias. Assume, então, formas clínicas diversas, tais como líquen simples crônico, eczema das flexuras, neurodermite, asma.

Não se conhece exatamente a causa da dermatite atópica, mas se observam alguns desvios imunológicos e farmacológicos ligados aos distúrbios da pele. Os anticorpos reagínicos IgE, por exemplo, mostram-se elevados em 80% dos pacientes, particularmente naqueles com lesões cutâneas extensas. Tais pacientes respondem a muitos antígenos nos testes cutâneos, mas, a despeito disso, não parecem esses anticorpos desempenhar nenhum papel definitivo como causa da dermatite, não resultando em qualquer melhora clínica o afastamento dos mesmos. O diagnóstico da dermatite atópica é, pois, inteiramente clínico.

Rinite Alérgica

A poeira domiciliar é o principal antígeno nas alergias respiratórias, vindo a seguir a lã, os enchimentos de travesseiros, colchões, almofadas etc., os mofos, inseticidas e emanações animais.

Eosinofilia. É comum sua presença no sangue periférico de pacientes com rinite alérgica, mas pode faltar nesses casos ou estar presente em rinites não alérgicas vinculadas a pólipos nasais, sinusite hiperplásica e asma intrínseca. De maior significação é o achado de eosinófilos nos esfregaços de secreção nasal.

Testes cutâneos. Sua execução é obrigatória para identificação dos alérgenos causais da rinite, devendo-se expor a pele a extratos de inalantes comuns, selecionados pela anamnese, e concomitantemente a substâncias de controle (só o diluente para controle negativo e solução de histamina para controle positivo). Os testes de escarificação ou de multipuntura são os preferidos por serem os mais rápidos e econômicos. Os intradérmicos, mais sensíveis, devem ficar reservados para os casos em que o resultado seja negativo ou duvidoso com as técnicas de escarificação ou multipuntura. Em geral, a obtenção de resultados negativos com inalantes comuns advoga a favor da origem não-alérgica da rinite. Os testes cutâneos são considerados positivos quando provocam uma reação de pápula e eritema, em 15 minutos, com o componente papular de diâmetro pelo menos 5mm maior do que o de controle.

Identificação in vitro de anticorpos IgE. Está indicada nos casos em que o paciente não coopera na execução dos testes cutâneos ou quando estes se tornam impraticáveis por causa de dermatite generalizada ou dermografia extrema. A identificação é feita por radioimunoensaio (RAST).

Urticária; Angioedema

Sua etiologia é desconhecida na maioria dos casos, mas a patogenia é atribuída muitas vezes à ativação de mastócitos e/ou basófilos e liberação de seus produtos biologicamente ativos (histamina etc.). Manifestações semelhantes podem ser causadas pela participação de outros sistemas inflamatórios, como o de complemento, do ácido aracdônico etc. As causas desencadeantes mais comuns são drogas (aspirina, penicilinas, barbitúricos etc.), alimentos (frutos do mar, ovo, chocolate, frutas etc.). picada de insetos, injeções dessensibilizantes, estímulos físicos (frio, pressão etc.).

Exames laboratoriais. São geralmente inúteis nos episódios agudos. As formas crônicas exigem avaliação laboratorial mais ou menos extensa de acordo com as circunstâncias. Nos casos em que se suspeite de processo alérgico IgE-mediado, pode-se recorrer aos testes cutâneos ou à identificação in vitro de anticorpos IgE (RAST), muito embora, na ausência de indicações muito precisas fornecidas pela anamnese, sejam mínimas as possibilidades de se obterem informações importantes por esses métodos. A presença de eosinofilia é útil por sugerir uma reação à droga ou infestação parasitária como causa da urticária. Em pacientes com angioedema idiopático crônico uma hemossedimentação elevada sugere a realização de biópsia de uma lesão urticariana para pesquisar a presença de venulite cutânea necrotizante.

Doença do Soro

É uma reação de hipersensibilidade conseqüente a injeção de soro heterólogo ou certas drogas (p. ex., penicilina), sendo causada por imunocomplexos na presença de excesso de antígeno. Surge de 7 a 12 dias após a injeção e dura geralmente 2 a 3 dias. Em indivíduos previamente sensibilizados ou portadores de constituição atópica a reação pode surgir logo após a injeção ou ao cabo de poucas horas e assumir caráter gravíssimo (choque anafilático, IgE-mediado).

Exames laboratoriais. A doença do soro pode ser demonstrada pela constatação no soro do paciente de um anticorpo heterófilo contra hemácias. A hemossedimentação está acelerada, há leucocitose com basofilia, hematúria, globinúria, baixo nível de complemento total e presença de imunocomplexos séricos (reação de anticomplementaridade – Mowbray, teste ELISA).

30 Doenças Respiratórias

Amigdalofaringite Aguda

Pode ser causada por agentes bacterianos ou viróticos. Dentre as bactérias destacam-se os estreptococos beta-hemolíticos e dentre os vírus os adenovírus. Outras bactérias causadoras de amigdalite e faringite são o pneumococo, H. influenzae, gonococo (em homossexuais ou prostitutas), bacilo diftérico e associação fusoespirilar (angina de Vincent). Dos estreptococos beta-hemolíticos, os do grupo A ocupam posição de relevo porque as infecções por eles causadas podem provocar o aparecimento de febre reumática ou glomerulonefrite aguda.

Exame bacteriológico do exsudato. A conduta clínica ideal em qualquer caso de amigdalite aguda é a colheita de material para esse exame antes da instituição de qualquer terapia antimicrobiana. Em presença de exsudato pseudomembranoso que levante a suspeita de difteria a cultura torna-se obrigatória (ver item Difteria). Mesmo na ausência dessa suspeita o estudo bacteriológico do exsudato faríngeo é essencial à comprovação da etiologia bacteriana da infecção, já que é impossível do ponto de vista clínico distinguir a etiologia bacteriana da virótica. A demonstração da presença de estreptococo do grupo A agindo como causa da infecção tem implicações terapêuticas no sentido da prevenção da febre reumática e da glomerulonefrite aguda.

Um diagnóstico preciso exige a execução de cultura do exsudato faríngeo. É importante para esse fim que o material seja recolhido tanto das amígdalas ou fossas amigdalianas, como da parede posterior da orofaringe e rinofaringe. Inocula-se esse material numa placa de ágar-sangue, que será observada após a incubação de uma noite. Havendo crescimento de estreptococo beta-hemolítico, cabe presumir que ele seja do grupo A se for sensível a um disco contendo bacitracina em baixa concentração (menos de 0,02 unidades), já que os outros estreptococos beta-hemolíticos são resistentes a essa concentração desse antibiótico. Para identificação definitiva do grupo A pode-se recorrer a técnicas sorológicas especiais, como as de anticorpos fluorescentes, coaglutinação ou precipitinas (existem kits diagnósticos para rápida identificação de estreptococo do grupo A). O surgimento de colônias de estreptococos hemolíticos após a incubação só tem valor diagnóstico quando estas são muito numerosas, pois quando o número é pequeno trata-se provavelmente de portador são (5-10% da população em geral).

Hemograma. Revela geralmente ieucocitose com neutrofilia e desvio para esquerda nas formas estreptocácicas. Na difteria o número de leucócitos está geralmente em nível normal ou baixo, havendo entretanto neutrofilia e desvio para esquerda; nas formas hipertóxicas pode-se observar leucocitose intensa. Nas formas viróticas a contagem de leucócitos está geralmente abaixo de 10.000/mm^3, sem alteração da contagem diferencial, mas isso não é suficiente para distingui-las das bacterianas. O hemograma se mostra de grande valia no diagnóstico das hemopatias e da mononucleose infecciosa.

Exame de urina. Pode revelar albuminúria, cilindrúria e hematúria, especialmente nas formas bacterianas. Na amigdalofaringite estreptocócica a albuminúria durante os cinco primeiros dias de doença não tem significação prognóstica.

Antiestreptolisina O. Sua pesquisa é desnecessária na presença de amigdalofaringite aguda. Interessa apenas para o diagnóstico retrospectivo de infecção por estreptococo do grupo A diante de uma suspeita de febre reumática ou glomerulonefrite aguda, especialmente da primeira.

Laringites Agudas

Podem resultar de infecção por uma multiplicidade de germens, bem como estar vinculadas ao uso excessivo da voz, reações alérgicas ou inalação de substâncias irritantes (p. ex., fumo). Dentre os agentes infecciosos avultam vírus diversos (inclusive do sarampo, coqueluche etc.), *Haemophilus influenzae* e *C. diphteriae*. Dependendo da natureza do agente etiológico, da idade do paciente, de sua situação imunitária e de sua predisposição para reagir desta ou daquela maneira, pode o comprometimento laríngeo adotar determinadas variantes anatomoclínicas que permitem distinguir cinco tipos de laringite aguda: laringite catarral, laringite espasmódica (estridulosa), epiglotite (supraglotite), laringotraqueobronquite e laringite diftérica. A laringite espasmódica deve-se provavelmente a um componente infeccioso incidindo em crianças predispostas a apresentar espasmos laríngeos, sendo de evolução benigna, sem a ocorrência de cianose. A epiglotite aguda, causada pelo *H. influenzae*, e a laringotraqueobronquite, produzida por vírus diversos (principalmente o paragripal), manifestam-se por graves quadros febris e obstrutivos, de ocorrência súbita e evolução progressiva, que exigem muitas vezes a internação do doente e participação de pessoal treinado e equipado para laringoscopia e, se necessário, restabelecimento da via aérea.

Radiografia. Exames laterais e AP do pescoço podem auxiliar a distinção entre epiglotite e laringotraqueobronquite, pois o comprometimento na primeira é supraglótico (observa-se edema da epiglote) e na segunda é subglótica. O exame radiológico deve ser procedido de preferência na própria sala de operação, pois não deve retardar a visualização direta. O raio X pulmonar esclarece a suspeita de corpo estranho.

Bacteriologia. A presença de pseudomembrana torna obrigatória a cultura do exsudato para pesquisa de difteria. Na epiglotite o exame bacteriológico do exsudato e do sangue pode revelar a presença de H. influenzae tipo B.

Hemograma. Na epiglotite aguda é comum observar-se acentuada leucocitose neutrófila.

Sinusite

Afecção inflamatória dos seios paranasais devida a infecção por vírus, bactérias, fungos ou a reações alérgicas. Estreptococos, pneumococos, *H. influenzae* e estafilococos são as bactérias mais encontradas.

Estudo radiológico. Evidencia a opacificação dos seios causada pelo edema da mucosa ou pelos exsudatos retidos. Detalhes mais precisos são fornecidos pela TC. RX dos ápices dos dentes pode demonstrar a presença de abscessos periapicais em casos de sinusite maxilar crônica.

Otite Média Aguda

Inflamação do ouvido médio por vírus ou bactérias de ocorrência mais freqüente nos lactentes e crianças pequenas. No lactente predominam o *Staphylococcus aureus* e *Escherichia coli*; fora dessa idade predominam o estreptococo beta-hemolítico do grupo A, estafilococo, pneumococo, *Branhamiella catarrhalis* e *H. influenzae*, este mais raro após os 14 anos.

Otoscopia. Em todos os casos de otite surgem alterações mais ou menos acentuadas do tímpano. A mais constante é o desaparecimento do triângulo luminoso, já se podendo antes perceber rubor e abaulamento do tímpano. Mais tarde pode apagar-se o relevo do martelo e surgir perfurações de tamanhos variáveis, situadas geralmente na porção póstero-inferior. Na otite gripal ou menigocócica surgem vesículas hemorrágicas.

Bacteriologia. A paracentese do tímpano permite a bacterioscopia e cultura da secreção, com antibiograma.

Hemograma. Há geralmente leucocitose neutrófila.

Traqueobronquite Aguda

Pode ser causada por vírus ou bactérias, sendo precedida muitas vezes de sinais de faringite e ocasionalmente de laringite. Embora a maioria dos casos de traqueobronquite seja devida a vírus, diversas bactérias têm sido isoladas, como sejam o *H. influenzae*, pneumococo, estafilococo e estreptococos hemolíticos, não estando, entretanto, definitivamente estabelecido se tais bactérias representam os agentes etiológicos primários ou se aparecem como simples invasores secundários. O *Mycaplasma pneumaniae* pode também causar traqueobronquite, acompanhada ou não de pneumonia.

Exames complementares. Via de regra são desnecessários, mas nos casos particularmente intensos, acompanhados de febre alta, pode justificar-se a solicitação de exame radiológico visando afastar uma possível suspeita de pneumonia ou bronquiolite, com a vantagem extra de tranqüilizar a família.

Bronquiolite Aguda

Infecção aguda localizada nos bronquíolos de menor diâmetro. Dada a ocorrência de fenômenos obstrutivos, é amiúde impossível distinguir, no lactente, a bronquiolite de uma crise de asma, especialmente quando faltam comemorativos de crises anteriores. Causada por certos vírus respiratórios, principalmente o VRS (respiratório sincicial), acomete de preferência lactentes e crianças pequenas.

Raio X do tórax. Predomina o quadro de enfisema, com alargamento dos espaços intercostais e rebaixamento do diafragma; acentuação das imagens broncovasculares e às vezes pequenas áreas esparsas de opacidade devidas a atelectasias ou focos pneumônicos por VRS.

Hemograma. Na maioria dos casos ocorre moderada leucocitose (10.000-15.000/mm^3) com linfocitose (50-75%).

Pneumonias

As pneumonias podem ser classificadas, do ponto de vista morfológico, em duas formas: a) *pneumonias alveolares*, nas quais o exsudato inflamatório localiza-se no interior dos alvéolos; b) *pneumonias intersticiais (ou pneumonites),* nas quais a reação inflamatória restringe-se em maior ou menor grau, ao interstício do pulmão, isto é, septos alveolares e tecidos peribrônquicos e interlobulares. Enquanto que as pneumonias alveolares são causas por bactérias, as intersticiais são devidas a vírus, micoplasmas, riquétsias, fungos ou protozoários. A pneumonia por estafilococo exibe características morfológicas, clínicas radiológicas particulares que justificam seu destaque.

Segundo a extensão e distribuição do processo inflamatório, dividem-se as pneumonias alveolares em três formas: lobares, segmentares e lobulares (estas últimas constituindo as chamadas broncopneumonias). Nas pneumonias lobares e segmentares, o exsudato enche completamente os alvéolos de um ou mais segmentos ou todo um lobo pulmonar. Na broncopneumonia observa-se distribuição do exsudato em áreas lobulares esparsas, atingindo em geral ambos os pulmões.

Mais de 80% das pneumonias lobares são provocadas por pneumococo. Outros germens capazes de causar pneumonia ou broncopneumonia são representados principalmente por estafilococos, estreptococos hemolíticos, *Haemophilus influenzae*, bem como bacilos entéricos Gram-negativos, com sejam *Klebsiella pneumoniae, E. coli, Salmonella, Proteus* e *Pseudomonas*.

Numerosos agentes podem ocasionar pneumonia intersticial, mas a maioria destas é produzida por vírus, sendo por isso denominadas também pneumonias virais ou viróticas. O agente etiológico da pneumonia atípica com crioaglutininas é o *Mycoplasma pneumoniae*. Riquétsias, cogumelos e protozoários podem causar também pneumonia intersticial.

Radiologia do tórax. Na *pneumonia lobar e segmentar* o exame de frente e de perfil revela opacidade densa, bem delimitada, de extensão e localização variáveis conforme o lobo ou segmentos atingidos. Na broncopneumonia observam-se manchas de opacidade difusa, de dimensões variáveis, em ambos os campos pulmonares (desde o tipo miliar até o tamanho de grão de ervilha); sinais de enfisema difuso.

Na *pneumonia estafilocócica* as imagens assumem aspectos diversos, podendo manifestar-se sob forma de opacidades ou hipertransparências de localização pulmonar ou pleural; muito características são as imagens de enfisema bolhoso localizado, denominadas *pneumatoceles*, que podem atingir grandes proporções, ocupando até todo um hemitórax; imagens hipertransparentes, com níveis líquidos em seu interior correspondem a abscessos que se esvaziaram parcialmente.

Na *pneumonia virótica* a imagem mais típica consiste em estrias que vão do hilo para a periferia, sob a forma de acentuação das imagens bronvasculares normais: pode haver pequenas manchas de densidade aumentada esparsas pelos campos pulmonares, bem como áreas de enfisema difuso ou bolhoso; a coalescência das manchas opacas pode produzir consolidação maciça lembrando pneumonia segmentar ou mesmo lobar.

Exame do líquido pleural. Existindo derrame pleural a punção deve sempre ser feita, seguida do exame do líquido obtido. Este exame deve constar de bacterioscopia e cultura com antibiograma, bem como citologia para verificação da predominância de neutrófilos ou linfócitos. Sendo possível, fazer biópsia pleural na punção.

Hemocultura. Deve ser efetuada sempre que o caso for grave e houver suspeita de septicemia. A sensibilidade deste exame, entretanto, é baixa, ficando na dependência direta do número das amostras e volume de sangue utilizado, bem como do tipo de bactéria envolvida e da medicação já administrada.

Cultura do escarro (ou material da faringe). Este exame tem baixa especificidade (cerca de 15-20%), podendo levar a uma falsa etiologia. Entretanto, como é de fácil execução, poderá ser feito e seu resultado devidamente valorizado quando houver crescimento de germens não habituais, principalmente em culturas puras.

Punção aspirativa do pulmão. Embora represente um método de colheita que propicia resultados de boa sensibilidade e especificidade ideal, é um recurso eletivo que só deve ser usado nos casos que não respondam ao tratamento corretamente conduzido, nos doentes de alto risco, em que o conhecimento da etiologia exata assuma grande importância.

Reação de Quellung e contraimunoeletroforese. A reação de quellung serve para comprovar definitivamente que o estreptococo encontrado no escarro ou outro material é o *S. pneumoniae* (pneumococo). A mistura do pneumococo com soro anticapsular homólogo faz com que sua cápsula sofra intumescimento e se torne refringente, o que pode ser observado ao microscópio. A reação permite não só a identificação imediata do pneumococo como também sua tipagem. A contraimunoeletroforese é um método alternativo de detecção de antígeno que serve para determinar os sorotipos de cepas isoladas e também para descobrir casos de infecção pneumocócica a partir de amostras diversas (escarro, urina e outros líquidos corporais), o que se mostra muito útil em crianças, onde é difícil amiúde confirmar por outros meios o diagnóstico de pneumonia pneumocócica.

Pesquisa de etiologia tuberculosa. As pneumonias de origem tuberculosa devem ser diagnosticadas pela avaliação judiciosa dos dados de anamnese (contágio), principalmente em lactentes, onde esta informação pode ser colhida na maioria dos casos, da prova tuberculínica, de certas características clínicas (instalação e evolução) e das imagens radiológicas. Muito importante é o achado do bacilo no escarro, no lavado gástrico ou, se possível, no material colhido por broncoscopia. Deve ser lembrado, neste particular, que a baciloscopia direta é de fácil execução e pode apresentar boa sensibilidade, principalmente nos casos de broncopneumonia. O tratamento de prova não deve representar conduta rotineira, utilizada só porque tenham falhado os antibióticos usados; ele será válido apenas em casos selecionados, que apresentem dados clínicos, laboratoriais e radiológicos bem sugestivos.

Hemograma. Nas pneumonias bacterianas ocorre freqüentemente leucocitose com neutrofilia e desvio para esquerda, achado que pode faltar em pacientes idosos ou muito delibitados. Na pneumonia por vírus o hemograma está pouco alterado.

PNEUMONIA EOSINOFÍLICA (Síndrome de Löeffler)

Manifestações respiratórias fugazes e benignas atribuídas muitas vezes à reação do tecido pulmonar a larvas de vários helmintos, principalmente do gênero Ascaris. Passam amiúde despercebidas, confundidas com viroses respiratórias banais, sendo identificadas quase sempre por exame radiológico de rotina.

Raio X do pulmão. Evidencia espessamento das ramificações broncovasculares ou infiltrações de aspecto e extensão muito variáveis.

Hemograma. Revela eosinofilia intensa que chega às vezes a 50%.

Corpo Estranho nas Vias Aéreas

Pode ser das mais variadas naturezas: alimentos, sementes de frutas, peças de vestuário, drágeas ou comprimidos etc. Os corpos de natureza vegetal são muito mal tolerados pela mucosa respiratória, provocando pronta reação inflamatória, o que não acontece com os de plástico etc. Na localização brônquica, ao acesso inicial de tosse e sufocação segue-se um período assintomático de duração muito variável (até meses ou mesmo anos), após o qual se instala aos poucos um quadro obstrutivo ou inflamatório simulando outras patologias.

Estudo radiológico. O corpo estranho será visto ao raio X se for radiopaco. Caso contrário será evidenciado apenas pelos sinais de obstrução brônquica (enfisema, atelectasia) e/ou infecção.

Endoscopia. Os corpos estranhos situados nos brônquios exigem broncoscopia e material especializado, sendo tarefa, portanto, de especialista.

Obstrução Brônquica

O fator obstrutivo pode estar situado na luz brônquica (corpo estranho, secreções retidas), na parede brônquica (congestão, exsudatos, edema, infiltração, estenose fibrótica, neoplasia) ou ser extrabrônquico, agindo por compressão (adenopatias peribrônquicas, tumor do mediastino, aneurisma). Quanto ao grau, a obstrução pode ser incompleta (tipo vai-e-vem), completa (o ar não entra nem sai) e valvular (o ar entra mas não sai). No tipo completo ocorre atelectasia pulmonar decorrente da reabsorção do ar alveolar retido; a menos que a obstrução seja prontamente corrigida, a atelectasia pode levar à infecção do parênquima pulmonar ou à bronquiectasia. No tipo valvular ocorre hipertensão intra-alveolar (enfisema obstrutivo) que pode conduzir, caso a situação se prolongue, à distensão e adelgaçamento da parede alveolar e ruptura dos septos interalveolares, formando-se bolhas enfisematosas (enfisema bolhoso segmentar, lobar ou total).

Estudo radiológico. Podem-se observar diferentes aspectos segundo a variedade fisiopatológica e a extensão de cada caso. Na obstrução incompleta, sem infecção, a radiografia mostra apenas opacidade leve, difusa e homogênea, tipo véu. Estando o obstáculo situado num dos brônquios principais (obstrução alta) pode-se observar o deslocamento do mediastino para o lado obstruído na inspiração, voltando à posição mediana na expiração. Na obstrução completa, a radiografia mostra opacidade na zona colabada, bem com retração costal, diafragmática e mediastínica; a opacidade é densa, homogênea, em vidro fosco. Na obstrução valvular observa-se hipertransparência homogênea, com diminuição da trama broncovascular, no lado obstruído. A chapa em expiração profunda revela diminuição de transparência e do volume do pulmão sadio, o que é normal, mas também a persistência da hiperinflação do pulmão oposto, com alargamento dos espaços intercostais, havendo nítido desvio do mediastino para o lado normal.

A tomografia computadorizada (TC) pode ajudar no esclarecimento do mecanismo da obstrução.

Broncoscopia. Permite ver as divisões segmentares e subsegmentares.

Bronquiectasia

A bronquiectasia adquirida pode estar ligada à presença de atelectasia (o brônquio da região colabada tende a dilatar-se para preencher o espaço que era ocupado pelo pulmão) ou ser causada pela destruição direta da parede brônquica ocasionada por infecção, substâncias químicas, reações imunológicas ou distúrbios vasculares que prejudiquem a nutrição brônquica. As condições patológicas que levam comumente à bronquiectasia são aspiração de corpo estranho, infecções respiratórias protraídas (muitas vezes de natureza mal definida), coqueluche, sarampo, asma, adenopatia traqueobrônquica, neoplasia, sinusite, mucoviscidose e tuberculose. Anatomopatologicamente as dilatações brônquicas podem ser cilíndricas (tubulares ou fusiformes), varicosa (irregulares, ampulares ou em contas de rosário) e saculares.

Estudo radiológico. As chapas simples do tórax podem ser negativas; o diagnóstico é sugerido amiúde pela presença de espessa trama basal com múltiplas imagens transparentes lineares ou ovais, que correspondem às dilatações brônquicas. As paredes brônquicas espessadas podem ser percebidas quando há suficiente espessamento por infiltração peribrônquica. Nas cavidades mais amplas podem formar-se níveis líquidos. Tais imagens só surgem, entretanto, nos casos muito avançados. O diagnóstico precoce só pode ser feito pela broncografia, recurso obrigatório nos casos de indicação cirúrgica. Há casos em que a TC pode substituir a broncografia.

Broncoscopia. Não permite visualisar as lesões bronquiectásicas, mas pode revelar a obstrução brônquica que esteja causando a atelectasia. A broncoscopia pode ser combinada com a broncografia: o contraste é injetado através de um catéter introduzido pelo broncoscópio até a área a ser estudada, ou então o cateter é guiado até essa área por um arame previamente inserido e posicionado através de um broncoscópio.

Exame de escarro. A bacterioscopia e a cultura são úteis principalmente para excluir o diagnóstico de tuberculose, especialmente nas lesões do lobo superior. Identifica-se às vezes o pneumococo; infecção por *Pseudomonas* e *Citrobacter* pode surgir após emprego repetido de antibióticos.

Hemograma. Pacientes idosos, com insuficiência respiratória grave, podem exibir policitemia secundária. Nas fases de infecção bacteriana aguda observa-se leucocitose.

Outros exames. Destinam-se a pesquisar condições patológicos associadas. Cabe destacar, dosagem de sódio e potássio no suor (mucoviscidose), avaliação imunológica (imunodeficiência), provas de função pulmonar (visando à cirurgia).

Asma Brônquica

Distúrbio ventilatório de tipo obstrutivo, total ou parcialmente reversível, resultante da participação em graus variáveis de diversos fatores: 1) espasmos da musculatura lisa bronquiolar; 2) edema da mucosa das vias aéreas; 3) hipersecreção do muco nos brônquios e bronquíolos; 4) infiltração celular (eosinófilos, linfócitos) da mucosa respiratória; 5) descamação e dano do epitélio dessa mucosa. Durante muito tempo considerou-se que o broncoespasmo era o principal fator na patogenia desse quadro obstrutivo, mas se admite agora que a asma seja, particularmente em sua forma crônica, uma doença inflamatória das vias aéreas. Esse processo inflamatório acompanha-se, muito caracteristicamente, de uma hiper-reatividade das vias aéreas, que se traduz por respostas broncoconstritoras exageradas a uma grande variedade de estímulos.

Hemograma. Observa-se freqüentemente eosinofilia, mesmo quando não se consegue relacionar a asma a fatores alérgicos. Constata-se em muitos casos uma correlação bastante estreita entre o grau de eosinofilia e a gravidade da doença, podendo-se, mesmo, utilizar a regularização desse desvio do hemograma como um dos indicadores de que está bem ajustada a dose do corticóide utilizado.

Exame de escarro. A microscopia revela numerosos eosinófilos, dispostos amiúde em camadas, além de histiócitos e granulócitos. Observam-se também grânulos eosinofílicos resultantes de células destruídas, bem como cristais dipiramidais alongados (Charcot-Leyden), originários dos eosinófilos. Surgem numerosos leucócitos polimorfonucleares juntamente com bactérias quando ocorre infecção respiratória.

Radiologia do tórax. Não há quadro característico de asma, podendo o aspecto da chapa ser inteiramente normal. Observa-se freqüentemente hipertransparência, aumento do diâmetro anteroposterior e aumento de ar no espaço retroesternal, nas incidências de perfil. O diafragma está baixo, com oscilações pequenas nas chapa tiradas em inspiração e expiração forçadas. Há comumente acentuação da trama, sobretudo nas formas crônicas. Nas crianças é comum surgir atelectasia do lobo médio direito, que pode ser recorrente. Pequenas áreas de opacificação segmentar, que ocorrem geralmente nas exacerbações agudas, podem simular pneumonite, mas sua rápida resolução advoga a favor de atelectasia. Em crianças pequenas com suspeita de asma cabe cogitar da execução de um esofagograma, a fim de afastar a possibilidade de anomalias congênitas capazes de levar a manifestações de obstrução das vias aéreas por compressão da traquéia ou brônquios. O estudo radiológico é útil também, no primeiro acesso, para afastar a presença de corpo estranho como causa do quadro dispnéico.

Provas de função pulmonar; Gasometria arterial. As provas funcionais respiratórias mostram-se de grande utilidade para fins de diagnóstico diferencial e, em pacientes já bem conhecidos, para avaliação do grau de obstrução, medição da resposta das vias aéreas à inalação de alergenos e substâncias químicas (prova de estimulação brônquica), quantificação da resposta às drogas e também para acompanhamento clínico a longo prazo. As maiores vantagens das provas de função pulmonar são obtidas quando elas são efetuadas antes e depois de submeter o paciente à ação de um aerossol broncodilatador, pois determina-se, assim, o grau de reversibilidade da obstrução bronquiolar.

A gasometria arterial (PaO_2, $PaCO_2$, pH) é essencial à correta avaliação de asmáticos cujo estado seja suficientemente grave para exigir hospitalização.

Para interpretação das provas de função pulmonar e dos resultados da gasometria arterial, ver Capítulo 23.

Estagiamento da Gravidade dos Acessos. Ver Tabela 30.1

Testes cutâneos. São necessários para a confirmação dos alérgenos suspeitos, ou, mesmo, para a descoberta de outros. São típicos da asma extrínseca os testes cutâneos positivos imediatos, mas um teste cutâneo positivo não significa obrigatoriamente que a exposição a esse antígeno provocará sintomas respiratórios.

Distúrbios Respiratórios Obstrutivos Crônicos

Abrangem quatro entidades patológicos que amiúde se combinam, em graus variáveis, para produzir um quadro de obstrução persistente e generalizada das vias aéreas. Tais entidades são bronquite crônica, bronquiolite crônica (bronquite obstrutiva), bronquite asmática e enfisema. A combinação de bronquite obstrutiva crônica e enfisema é designada por muitos autores como "doença pulmonar obstrutiva crônica" (DPOC). É muitas vezes difícil distinguir clinicamente essa doença da bronquite asmática crônica. Pode-se, para esse fim, submeter o paciente a um curto tratamento de corticóide; os asmáticos melhoram quase sempre, pelo menos temporariamente; os enfisematosos ou bronquíticos crônicos raramente o fazem, pelo menos objetivamente, embora

Tabela 30.1
Estagiamento da Gravidade da Crise Asmática

Estágio	*Sintomas e Sinais*	*VEF_1 ou CVF*	*pH*	*$PaCO_2$*	*PaO_2*
I (leve)	Leve dispnéia, sibilos difusos, boa troca aérea	50-80% do N	N ou Pouco ↑	N ou ↓	Quase sempre↓
II (moderado)	Falta de ar em repouso, hiperpnéia, uso de músculos acessórios, fortes sibilos, trocas aéreas N ou ↓	50% N	N ou ↑	Geralmente↓	↑
III (grave)	Forte falta de ar, cianose, uso de músculos acessórios, fortes sibilos ou ausência do murmúrio respiratório	25% N	Quase sempre ↓	N ou ↑	↓↓
IV (Insuficiência respiratória)	Intensa falta de ar, letargia, confusão, pulso paradoxal evidente 30-50mmHg, uso de músculos acessórios	10% N	↓↓	↑↑	↓↓↓

possam experimentar alguma melhoria subjetiva (por isso os pacientes devem ser submetidos a exames espirométricos).

A *bronquite crônica* (sem qualificação) é uma afecção causada pela exposição prolongada a irritantes brônquicos inespecíficos (fumaça de cigarro e vários tipos de poluição atmosférica), tendo como substrato hipersecreção do muco e alterações estruturais dos brônquios.

Estudo radiológico. Os achados são muito variáveis. Nas fases iniciais as chapas podem ser normais. Posteriormente surgem sinais de hiperinsuflação pulmonar com achatamento do diafragma e aumento do diâmetro anteroposterior do tórax. Acentuação da trama pulmonar nas bases refletindo o espessamento da parede brônquica. Pode haver bolhas de dimensões variadas que predominam na área superior dos campos pulmonares. As pequenas bolhas são mais claramente visualizadas com planogramas ou utilizando a TC. A broncografia só deve ser usada quando há suspeita de grave bronquiectasia sacular localizada.

Exame de escarro. A cultura evidencia amiúde a presença de *H. influenzae* e *S. pneumoniae*.

Provas funcionais respiratórias. Põem em evidência o grau de insuficiência respiratória presente (ver Capítulo 23). Mostram-se de grande utilidade na avaliação do grau de reversibilidade da obstrução. Com a inalação de um broncodilatador uma melhoria superior a 15% no FEV_1 sugere a presença de um componente reversível significativo, mas um único teste não tem valor absoluto. A melhoria pode vir a manifestar-se após um tratamento mais longo, que inclua o uso de corticóides.

Dosagem de $alfa_1$-antitripsina. A deficiência desta enzima relaciona-se com uma forma de enfisema pulmonar crônica que acomete gravemente os homozigotos entre os 30 e 40 anos e menos gravemente os heterozigotos em idade mais avançada.

Hemograma. A contagem de eritrócitos pode revelar eritrocitose nos pacientes cronicamente hipoxêmicos. A leucometria específica sugere fortemente a participação da bronquite asmática no quadro obstrutivo quando mostra a presença de eosinofilia.

Abscesso do Pulmão

Consiste na necrose purulenta do parênquima pulmonar levando a uma ou mais cavidades de neoformação. Pode originar-se 1) por aspiração de sangue, pus ou mucosidades infectadas durante operações na boca, nariz e faringe praticadas sob anestesia geral: 2) por aspiração de material infectado durante estado de coma ou outra circunstância em que o reflexo da tosse esteja abolido: 3) por obstrução brônquica devida a corpo estranho ou carcinoma; 4) por pneumonia de qualquer etiologia, mas especialmente estafilocócica ou por *Klebsiella*; 5) por feridas penetrantes do tórax; 6) por via hematogênica (bacteriemia ou embolia pulmonar infectada); 7) por uso de material contaminado (aspirador, respirador, sonda etc.); 8) por contigüidade, a partir de abscesso subfrênico ou hepático. As localizações mais freqüentes são: a) no pulmão direito; b) no segmento dorsal do lobo inferior ou póstero-lateral do lobo superior; c) no subsegmento axilar do lobo superior.

Raio X do tórax. Observa-se inicialmente opacidade densa, bem delimitada, de extensão variável, situada de preferência nas posições já mencionadas. À medida que as condensações periféricas se desvanecem, vai surgindo uma zona central transparente acompanhada freqüentemente de nível líquido. O estudo radiológico pode revelar as lesões primárias (carcinoma broncogênico, corpo estranho), bem como proporcionar informações a respeito das complicações pleurais existentes, além de ser útil na avaliação da resposta à terapêutica instituída ou na acurada localização da lesão para fins cirúrgicos. A TC pode tornar-se necessária para melhor definição anatômica.

Exame de escarro. A cultura para germens comuns e anaeróbios, seguida de antibiograma, é de grande utilidade para a escolha do antibiótico a ser utilizado. O esfregaço e cultura para pesquisa de bacilo de Koch são necessários principalmente nas lesões do lobo superior e nos abscessos crônicos.

Broncoscopia. Há especialistas que recomendam o uso rotineiro deste recurso para confirmar ou afastar a existência de corpo estranho ou carcinoma broncogênico. Outros dispensam-no ou protelam-no se for boa a resposta ao antibiótico e não houver alguma razão especial para suspeitar dessas etiologias.

Embolia Pulmonar

Resulta do impacto nas artérias pulmonares de um êmbolo originado pelo desprendimento de coágulos sangüíneos formados nas veias da grande circulação (principalmente dos membros inferiores e pélvicas) ou nas cavidades direitas do coração. Em raras ocasiões a embolia pode ser por gordura, ar, líquido amniótico ou fragmento de tumor maligno. Os êmbolos se alojam com maior freqüência nos ramos de calibre médio, onde podem produzir um bloqueio completo da área irrigada por esse ramo, seguido de infarto. A obstrução de um ramo de grande calibre pode levar a um quadro de *cor pulmonale* agudo.

Radiografia simples do tórax. Inclui chapas em PA (inspiração e expiração) e perfil. A hipoperfusão do território lesado traduz-se por hipotransparência difusa, resultante da oligoemia. Em conseqüência, a rede vascular do pulmão oposto ou das zonas indenes aparece mais túrgida. Zonas de opacidade mais ou menos delimitadas podem tornar-se aparentes, especialmente quando se forma infarto pulmonar. O estudo da morfologia dos hilos pulmonares assume especial importância em certos casos. Geralmente, o diâmetro transverso do ramo principalmente da artéria pulmonar direita não excede 12mm. Em sua oclusão aguda, a dilatação a montante pode ir além de 18mm, voltando ao normal, progressivamente, à medida que ocorre a desobstrução. As cicatrizes resultantes da cura do processo são muito características, dependendo da posição do paciente de frente ou de perfil. São linhas bastantes nítidas, lembrando as da atelectasia laminar, ou áreas de opacidade difusa na base dos pulmões, interessando também o seio costofrênico. Áreas de atelectasia laminar ou zonas opacas com base na pleura e convexidade dirigida para o mediastino são típicas destas situações (sinal de Hampton ou da corcova). Atenção especial deve ser prestada ao seio costofrênico, sede de pequenos derrames que determinam sua oclusão. O hemidiafragma do lado atingido pode mostrar-se mais elevado, sem contudo configurar a posição paralítica.

Angiografia pulmonar. Representa um dos métodos mais precisos para diagnosticar as diferentes localizações dos êmbolos no pulmão. Evidencia as áreas típicas de oclusão, com seus vasos amputados ou, às vezes, com prolongamentos filiformes.

Cintilografia pulmonar. Permite o mapeamento do pulmão, pondo em evidência as zonas não captantes, portanto, não funcionantes. A execução precoce do exame proporciona maior índice de positividade diagnóstica, já que, com o passar do tempo, a suplementação de sangue pelas artérias brônquicas transforma a região bloqueada em zona captante. A tendência atual é comparar seus achados, quer sejam obtidos por via venosa ou pela ventilação, com os da angiografia, pois a comparação dos métodos fornece resultados de maior precisão.

Bioquímica do sangue. O aumento da desidrogenase lática, muito valorizada no passado, é transitória, de maior importância nos processos recentes. A persistência de taxas elevadas da desidrogenase lática vem sendo encarada ou como perpetuação do processo, ou como presença de dano hepático mais grave. As transaminases, especialmente a oxalacética, costumam estar normais. E variável o comportamento das bilirrubinas; seu aumento parece mais ligado à colestase do que propriamente ao processo embólico. Como sempre, os resultados laboratoriais devem ser analisados criticamente, em função do contexto da doença.

A constatação de ácido desoxirribonucléico (ADN) em forma livre no plasma é sinal quase específico para diagnóstico de embolia pulmonar.

Eletrocardiograma. Reflete as repercussões cardíacas do processo tromboembólico, especialmente em duas condições: o cor pulmonale agudo da embolia maciça e o cor pulmonale crônico do tromboembolismo de repetição.

Gasometria arterial. A determinação da PaO_2 e $PaCO_2$ são citadas como de importância no diagnóstico da embolia pulmonar. As alterações desses valores refletem apenas o grau de insuficiência respiratória presente, cabendo chamar a atenção para o fato de que a hipoxia pode ser encontrada mesmo na embolia de pequeno vulto.

Outros exames. Existem casos nos quais é importante esclarecer se existe ou não doença trombótica venosa ileofemoral, particularmente quando se precisa decidir sobre a indicação da ligadura da veia cava motivada por repetidos desprendimentos de êmbolos a despeito da terapia anticoagulante ou quando esta é contra-indicada (ver item Tromboflebite profunda).

Câncer de Pulmão

As neoplasias maligna do pulmão classificam-se em primitivas e metastáticas, podendo estas provir de qualquer sítio do organismo, propagando-se por via sangüínea, linfática ou por continuidade. O carcinoma brônquico (ou broncogênico) representa 95% dos tumores malignos primitivos do pulmão. Do ponto de vista topográfico podem as neoplasias pulmonares ser classificadas em a) centrais (brônquios-fonte e lobares), b) intermediárias (brônquios segmentares e subsegmentares) e c) periféricos (brônquios da última ramificação). As centrais e intermediárias provocam sintomatologia mais rica; as periféricas são pobres em sintomatologia clínica e longamente assintomáticas, representando 80% dos casos.

As neoplasias pulmonares dão metástases para: os gânglios hilares, mediastinais e cervicais; pleura; pericárdio; fígado; cérebro; esqueleto; supra-renais; e os próprios pulmões.

Estudo radiológico. É o recurso que melhores possibilidades de diagnóstico precoce oferece, sendo capaz de evidenciar pequenas lesões nodulares solitárias ainda inteiramente assintomáticas. Os aspectos radiológicos causados pelas neoplasias pulmonares primitivas são muito variados, incluindo: tumoração peri-hilar; obstrução completa (atelectasia, pneumonite obstrutiva); consolidações segmentares e lobares; nódulo pulmonar circunscrito solitário, exibindo geralmente bordos não bem definidos, com umbelicação ou aspecto radiado; grande lesão solitária circunscrita, densa, com bordos imprecisos; lesão isolada não-circunscrita (visualizada como opacificação periférica de limites imprecisos ou como pequena consolidação adjacente ao hilo); lesões múltiplas não-circunscritas (carcinoma de células alveolares); lesões miliares (carcinoma de células alveolares) ou infiltração reticular (linfangite carcinomatosa); lesão cavitária (abscesso); alargamento hilar unilateral; derrame pleural.

As neoplasias metastáticas apresentam-se geralmente como lesões nodulares múltiplas, arredondadas, de limites nítidos, de dimensões uniformes ou variadas, que raramente sofrem cavitação; na fase inicial podem ter aspecto miliar.

Ao ocasionar obstrução brônquica parcial, pode o carcinoma broncogênico levar a pneumonias segmentares ou lobulares que cedem ao tratamento antibiótico mas recidivam no mesmo local. A observação dessa repetição sempre no mesmo lugar deve levantar a suspeita de neoplasia.

A tomografia computadorizada presta grandes serviços no diagnóstico das neoplasias metastáticas. Lesões pequenas, absolutamente invisíveis pela radiologia convencional (quando situadas na periferia dos pulmões, nos seios torácicos posteriores, nos seios cardiotorácicos anteriores e na profundidade dos seios costodiafragmáticos), podem ser claramente identificados pela TC.

Uma busca por meio de TC pode evidenciar metástases assintomáticas no fígado, cérebro e supra-renais.

Exame citológico. Pode revelar células neoplásicas no escarro, no líquido pleural, na biópsia transparietal da pleura e do pulmão.

Broncoscopia. Permite a visualização e biópsia do tumor brônquico, bem como lavagem e varredura brônquicas para estudo citológico.

Mediastinoscopia. Pode ser útil para confirmar o diagnóstico e decidir a indicação cirúrgica.

Mediastinotomia paraesternal. Dá acesso aos linfonodos da janela aortopulmonar, sítio freqüente de metástases do lobo superior.

Biópsia dos gânglios escalenos. Visava aos gânglios contidos na gorduura pré-escalênica, preferindo-se hoje a mediastinotomia paraesternal.

Toracotomia exploradora. É raramente necessária para estabelecer o diagnóstico e a operabilidade do tumor, podendo representar o primeiro tempo do ato cirúrgico.

Alterações bioquímicas. Certas síndromes paraneoplásicas podem acompanhar-se de manifestações metabólicas: quadro de nefropatia perdedora de sal, síndrome de Cushing, síndrome carcinóide, hipercalcemia devida a uma substância semelhante ao hormônio paratiróideo, diabetes leve e hiponatremia devida a hipersecreção de hormônio antidiurético.

Sarcoidose

Doença granulomatosa crônica, multissistêmica, de etiologia desconhecida, mas em cuja patogenia estão claramente envolvidos distúrbios do sistema imunológico. É classificada geralmente entre as doenças pulmonares porque suas manifestações mais comuns ocorrem no tórax, decorrentes do comprometimento dos pulmões (infiltrações difusas) e dos linfonodos mediastínicos. Há, entretanto, envolvimento de numerosos outros órgãos e tecidos, tais com pele, fígado, baço, olhos, coração, rins, músculos, articulações, glândulas salivares, SNC e muitos outros.

Raio X do tórax. Revela principalmente volumosa adenopatia hilar bilateral ("gânglios em batatas"), estando os gânglios paratraqueais também freqüentemente aumentados. Existe acentuado espessamento das imagens broncovasculares peri-hilares, bem como nódulos pulmonares pequenos e difusos, lembrando tuberculose miliar. Os gânglios hilares geralmente desaparecem à medida que vão surgido as lesões parenquimatosas. Nos casos avançados pode desenvolver-se fibrose pulmonar.

Bioquímica do sangue e urina. Há hipercalcemia, hiperazotemia, hiperfosfatasemia alcalina, hiperglobulinemia com elevação de IgG, IgA e IgM, hipercalcemia, hipercalciúria, hipoalbulinemia, elevação sérica da enzima conversora da angiotensina 1.

Provas de função pulmonar. Mostram restrição, diminuição do índice de complacência efetiva e deterioração da capacidade de difusão. É rara a retenção de CO_2, embora a obstrução da via aérea ocorra freqüentemente por comprometimento endobrônquico.

Reação de Mantoux. Serve para afastar a existência de tuberculose.

Biópsia. São positivas em quase 90% dos casos quando praticadas em lesões superficiais ou palpáveis (pele, linfonodos, conjuntiva palpebral). Em casos obscuros pode-se recorrer à biópsia transbrôquica por brocoscópio de fibra óptica.

Cintilografia. O exame de corpo inteiro com gálio é um indicador sensível mas inespecífico da doença, utilizado nos casos em que a radiografia do tórax se mostra anormal ou que exibam manifestações atípicas em outras áreas.

Reação de Kveim-Nickerson. O antígeno usado é uma suspensão em solução salina de macerado de baço ou de gânglios linfáticos de pacientes com sarcoidose. Faz-se uma injeção SC de 0,1 ml de antígeno. Após 6 semanas forma-se um nódulo de 2-4mm de diâmetro no local da injeção. A biópsia do nódulo mostra, quando o resultado é positivo, um granuloma sarcoidótico. A positividade só aparece na fase de atividade da doença e é inibida pelos corticóides. A dificuldade nesta reação é a obtenção de um antígeno confiável.

Micoses Pulmonares

As lesões micóticas dos pulmões fazem parte das chamadas micoses profundas, que são infecções causadas por cogumelos (fungos) que acometem a derma, hipoderma, gânglios linfáticos, ossos, articulações, órgãos dos sentidos, sistema nervoso e vísceras diversas, provocando lesões de tipo destrutivo e desorganizador, que ao regredirem deixam seqüelas de maior ou menor gravidade. As lesões micóticas pulmonares assemelham-se, em geral, às tuberculosas, incluindo complexo primário, infiltração perifocal, necrose com calcificação, bem como reações inflamatórias proliferativas crônicas. Serão aqui incluídas as seguintes infecções: blastomicose, aspergilose, esporotricose, histoplasmose, moniliose, actinomicose e nocardiose. Embora os gêneros Actinomyces e Nocardia estejam hoje classificadas entre as bactérias anaeróbias, serão incluídas neste grupo por questão de tradição.

Estudo radiológico. As micoses pulmonares assumem aspectos os mais variados ao exame radiológico, podendo-se observar consolidações segmentares e lobares, lesões nodulares múltiplas, infiltrados pulmonares, lesões múltiplas semelhantes às da broncopneumonia, alargamento hilar uni- ou bilateral, lesões miliares e lesões cavitárias.

Os aspectos radiológicos pulmonares da histoplasmose, geralmente representados por nódulos disseminados, lembram muito os da tuberculose. As lesões evoluem quase sempre para a cura por um processo de calcificação, mas podem assumir uma evolução mais grave, com excavação, semelhante também à tuberculose. A bronquiectasia é uma complicação possível. Nas formas agudas há enfartamento dos gânglios um quadro semelhante ao do complexo primário tuberculoso.

Na actinomicose surgem lesões pulmonares em cerca de 15% dos casos, habitualmente com áreas confluentes de consolidação, amiúde nas proximidades do hilo e nos segmentos superiores do lobo inferior, podendo ocorrer cavitação. Há tendência para invasão pleural com decorrente pleuriz e mesmo empiema, ocorrendo às vezes erosões das costelas e formação de fístulas pleurocutâneas. A nocardiose tem quadro radiológico semelhante ao da actinomicose, mas com menor tendência a formar fístulas, mas sim abscesso.

Na aspergilose os achados, muito variáveis de caso para caso, confundem-se com os da broncopneumonia, abscesso, tuberculose e mesmo carcinoma broncogênico.

Na blastomicose observam-se imagens muito variadas quanto ao aspecto, tamanho e localização, simulando muitas vezes tuberculose. Podem surgir cavitação, lesões miliares ou pneumônicas, sendo freqüente o comprometimento ganglionar. O espessamento pleural é comum, mas o derrame é raro, como também o é a calcificação das lesões.

O *Cryptococcus neoformans*, agente causal da criptococose, mostra predileção pelo lobo inferior. As manifestações são muito variadas, incluindo lesões infiltrativas inespecíficas, massas localizadas mal definidas e condensações nodulares múltiplas. Cavitação e calcificação são raras. A adenopatias hilares são de aparecimento tardio.

Isolamento do Fungo e Reações Imunológicas. Ver Capítulo 28 (págs. 392 e segs.).

Pneumocistose

Pneumonia intersticial plasmocitária aguda, causada por Pneumocysts carinii, microrganismo de posição taxonômica incerta, apresentado inicialmente como protozoário e posteriormente como fungo. Normalmente inativo no pulmão do hospedeiro, causa doença apenas quando as defesas estão comprometidas, particularmente por deficiência de imunidade celular (p. ex., hemopatias malignas, quimioterapia antineoplásica, AIDS).

Identificação do gérmen. O diagnóstico requer demonstração histopatológica do gérmen com uso de corante especial em material obtido por aspiração transtraqueal, punção transtorácica ou broncoscopia com lavagem bronquioalveolar e biópsia por escova.

Tuberculose Pulmonar de Reinfecção

Ver Capítulo 28.

Diagnóstico tuberculínico. O paciente se mostra reator fraco (induração de 5 a 9mm) ou forte (induração maior de 10mm); 5% dos tuberculosos são "não reatores" (induração até 4mm).

Diagnóstico bacteriológico. Consiste na baciloscopia (exame direto), cultura e inoculação em cobaia.

Diagnóstico radiológico. a) Tuberculose mínima: lesões de baixa densidade, sem cavitação, acometendo pequena área de um ou de ambos os pulmões, não sendo maior do que a área correspondente à região supraclavicular; b) Tuberculose moderadamente avançada: as lesões disseminadas de moderada ou baixa densidade podem ocupar o volume total de um pulmão ou o volume equivalente em ambos os pulmões; as lesões densas e confluentes ocupam o volume correspondente a um terço de um pulmão; as cavernas, quando presente, devem ter menos de 4cm; c) Tuberculose muito avançada: lesões mais extensas acometendo um ou ambos os pulmões.

A planigrafia é freqüentemente necessária para determinar a extensão de uma caverna e também para demonstrar a existência de cavitação no interior de uma área de infiltração, especialmente na tuberculose fibróide crônica. A broncografia pode tornar-se necessária para distinguir uma transparência bronquiectásica de uma verdadeira caverna.

Tuberculose Primária Intratorácica

Ver item Tuberculose no Capítulo 28.

Diagnóstico radiológico. A clássica manifestação radiológica da primo-infecção tuberculosa é o chamado "complexo primário", que consiste de quatro elementos básicos: a) pequeno foco de pneumonia exsudativa (foco primário) situado em geral no campo pulmonar médio ou inferior; b) gânglios regionais hipertrofiados; c) sombras lineares de linfangite unindo os dois elementos anteriores; d) derrame pleural localizado, contíguo ao foco primário; via de regra, o exsudato pleural e a linfangite não são visíveis radiologicamente. As grandes sombras perifocais às vezes observadas resultam de exsudato inflamatório intrapulmonar (consolidação pneumônica), atelectasia e exsudato pleural, isolados ou associados, cabendo assinalar que não existe imagem radiológica patognomônica de complexo primário tuberculoso. A obstrução brônquica seguida de atelectasia pode levar à bronquietasia já durante as primeiras semanas de infecção.

Diagnóstico tuberculínico. A reação de Mantoux mostra-se positiva, com induração medindo 5mm ou mais (ver item Tuberculose no Capítulo 30).

Diagnóstico bacteriológico. Consiste na demonstração da presença de bacilo no escarro pela baciloscopia (utilizando, se necessário, o levado gástrico ou broncoscopia), cultura e inoculação em cobaia.

Tuberculoma

É um granuloma tuberculoso medindo de 1 a 4cm de diâmetro, com contorno nítido, situado em qualquer parte do pulmão, podendo dever-se a tuberculose primária ou de reinfecção.

Raio X do tórax. O tuberculoma se apresenta como uma condensação nodular de bordos nitidamente definidos, exibindo muitas vezes calcificação cujo aspecto laminar é muito característico. Podem ser observadas linhas densas de fibrose que se dirigem para a pleura ou para a região hilar, bem como microcalcificações e seqüelas fibrosas apicais. Na ausência de calcificações é impossível distingui-lo radiologicamente de neoplasia.

Doenças Infiltrativas Idiopáticas do Pulmão

Representam um conjunto de distúrbios atingindo principalmente o tecido intersticial interalveolar, com idênticas exteriorizações clínicas e as mesmas alterações patológicas (difusas), mas dependentes de causa diferentes. Em sua evolução a partir da fase aguda, as lesões, que atingem não só o tecido intersticial mas também os alvéolos e os bronquíolos, agravam-se inexoravelmente e acabam por conduzir a extensa fibrose intersticial, progressiva destruição pulmonar e formação de cistos (aspecto de colméia), que constituem a forma crônica. Nos casos em que a causa é identificada a doença é classificada segundo ela (p. ex., vírus, requétsias, micoplasma, agentes físicos ou químicos, doenças colagenovasculares, alveolite alérgica extrínseca). Dentre as doenças de causa desconhecida, as mais bem compreendidas são a sarcoidose (já estudada) e a fibrose pulmonar idiopática, também conhecida com pneumonia intersticial inespecífica ou síndrome de Hamman-Rich.

Raio X do tórax. As chapas podem mostrar-se normais, mesmo quando já presentes clara sintomatologia e evidentes desvios funcionais. As anormalidades radiológicas predominam nas bases sob a forma de sombras lineares e lesões finamente reticulares. Podem ocorrer também infiltrados do tipo broncopneumônico e lesões nodulares. Na fase final aparece o padrão em "favo de mel" ou "colméia".

Biópsia pulmonar. Pode ser indispensável para um diagnóstico definitivo. Visto que a quantidade de tecido obtido pela via transbrônquica é em geral insuficiente, recomenda-se a biópsia a céu aberto, a menos que já existam cistos.

Pesquisa de FAN e FR. Os fatores antinuclear e reumatóide estão presentes em baixos títulos na fibrose pulmonar idiopática e em algumas pneumopatias intersticiais secundárias e distúrbios colagenovasculares (escleroderma e artrite reumatóide).

Eritrograma. A eritrocitose, quando existe, é secundária à hipoxemia crônica.

Estudo da função pulmonar. Revela defeito ventilatório restritivo com redução da capacidade vital, capacidade pulmonar total e volume residual. A gasometria arterial mostra baixa $PaCO_2$, denotando hiperventilação em repouso, e diminuição da PaO_2 decorrente principalmente da alteração do quociente ventilação/perfusão (foi abandonado o conceito de bloqueio alveolocapilar). Tais desvios funcionais tendem a agravar-se com a progressão da doença.

Síndrome de Angústia Respiratória do Adulto (SARA)

Esta denominação se aplica a um quadro de insuficiência respiratória devida a edema pulmonar não cardiogênico que acomete pacientes sem doença pulmonar prévia. Ocorre em situações clínicas diversas ligadas principalmente a traumas maciços, estados de choque, grandes cirurgias, queimadura extensas, septicemias etc. Essa multiplicidade de causas reflete-se na variada sinonímia existente: pulmão de choque, pulmão pós-traumático, pulmão úmido e outras. Qualquer que seja a circunstância clínica determinante, há aumento da permeabilidade do endotélio pulmonar com extravasamento de líquido, proteína e elementos figurados para o interstício e depois para os alvéolos, com destruição da substância surfactante, atelectasia, formação de membrana hialina e fibrose intersticial.

Fase I. A despeito da ausculta pulmonar e raio X do tórax serem normais surge taquipnéia e a gasometria arterial revela PaO_2 e $PaCO_2$ baixas.

Fase II. Acentuada taquipnéia; aumento da hipoxemia; alcalose respiratória; raio X do tórax revelando infiltração intersticial.

Fase III. Agravamento progressivo da hipoxemia; permanece baixa a $PaCO_2$; acidose metabólica; focos broncopneumônicos.

Fase IV. Acidose metabólica progressiva; agravamento das condensações broncopneumônicas; arreflexia; midríase bilateral; bradicardia; coma.

Derrame Pleural

O líquido acumulado no espaço pleural classifica-se em dois grupos: transudato e exsudato. A geração do transudato pode estar ligada à elevação da pressão microvascular ou à diminuição da pressão oncótica. O exsudato resulta de uma maior permeabilidade da superfície da pleura motivada por uma inflamação desta estrutura. Mais raramente, uma obstrução linfática pode contribuir para a formação do derrame.

São numerosas as condições patológicas capazes de levar ao aparecimento de derrame pleural. Em se tratando de transudato, as principais causas são insuficiência cardíaca, síndrome nefrótica ou outras causas de hipoalbuminemia, cirrose hepática, mixedema e síndrome de Meigs. No caso da insuficiência cardíaca ou da síndrome nefrótica o derrame pleural, quase sempre bilateral, faz parte, em geral, de um quadro de anasarca. Na cirrose hepática o derrame é chamado de "para-ascítico" e ocorre do lado direito na maioria dos casos. Na síndrome de Meigs associa-se a fibromas e outros tumores ovarianos. Quanto aos exsudatos, suas causas são mais numerosas: efusões parapneumônicas, tuberculosas, micóticas, por embolia, tumores malignos metastáticos, linfoma, lúpus eritematoso sistêmico, artrite reumatóide, abscesso subfrênico, pancreatite, pseudocistos pancreáticos, uremia, drogas etc. Ao lado dos derrames serosos, serofibrinosos e sero-sangüíneos podem ser colocados o hemotórax (devido quase sempre a ruptura de aneurisma da aorta), o quilotórax (por lesão traumática ou corrosão neoplásica do canal torácico) e o empiema (exsudato purulento), este estudado separadamente.

Estudo radiológico. O sinal radiológico mais precoce do surgimento de derrame pleural consiste no apagamento do ângulo costofrênico, surgindo mais tarde opacidade triangular de aspecto homogêneo apresentando um bordo interno convexo que se estende até a axila. Há nessa fase desvio do mediastino para o lado são. Podem ser observadas imagens atípicas ligadas a derrame, interlobar, infrapulmonar ou distribuído em áreas loculadas por aderências. É possível o obscurecimento completo do hemitórax.

A TC é de valor inestimável na avaliação do estado do parênquima pulmonar situado abaixo de um derrame volumoso. Poderá revelar também um foco pneumônico, um abscesso ou uma sombra causada por carcinoma que estejam mascarados por um derrame loculado. Lesões pleurais são facilmente distinguidas de lesões parenquimatosas, bem como derrames pleurais muito pequenos ou loculados são claramente visualizados.

Ultra-sonografia. Representa o melhor recurso para identificar e localizar derrames loculares, servindo, inclusive, para auxiliar a toracocentese em casos difíceis.

Toracocentese. A punção pleural com agulha destina-se a colher o líquido coletado na cavidade pleural, constituindo um procedimento obrigatório nos casos em que os exames clínico e radiológico comprovam acúmulo de líquido na pleura. O estudo desse líquido é de grande importância diagnóstica na distinção entre um exsudato e um transudato, o que enseja separar o grupo de doenças inflamatórias e neoplásicas, que produzem exsudato, das doenças não inflamatórias, que produzem transudato. É fundamental também o estudo citológico e bacteriológico (incluindo a pesquisa de fungos e bactéricas anaeróbias), além de estudos bioquímicos, tais como dosagem de amilase, glicose, fator antinuclear etc.

Um estudo detalhado do exame do líquido pleural é feito no Capítulo 12, ao qual remetemos o leitor.

Pesquisa de infecção tuberculosa. Todo derrame pleural desacompanhado de explicação etiológica evidente, particularmente quando incide em adolescente ou adulto jovem, deve ser considerado com devido a tuberculose, motivo pelo qual essa moléstia deve ser pesquisada por todos os meios diagnósticos disponíveis (ver item Tuberculose no Capítulo 30).

Biópsia pleural. A retirada de fragmentos da pleura parietal destinados a exames histológicos, utilizando-se agulhas especiais (Abrams, Cope etc.), é necessária às vezes para o esclarecimento diagnóstico de um derrame pleural. Se ela não tiver sucesso, a superfície pleural poderá ser inspecionada com um pleuroscópio inserido através de um espaço intercostal e, se observada alguma lesão pleural, a colheita desta poderá ser executada sob visão direta.

Broncoscopia. É uma técnica a que se deve recorrer caso algum indício aponte o pulmão como causa do derrame. Sem evidência de uma pneumopatia é muito pouco provável que a broncoscopia traga algum esclarecimento quanto à etiologia do derrame. Não obstante, em casos obscuros é lícito recorrer à broncoscopia como último recurso diagnóstico.

Empiema Pleural

Inflamação purulenta da pleura devida na maioria dos casos à propagação bacteriana direta a partir de um foco pneumônico adjacente. No transcurso de uma pneumonia, os germens podem alcançar a pleura contígua ao foco e causar um derrame soroso parapneumônico. Se as defesas corporais se mostrarem incapazes de controlar essa contaminação pleural, as bactérias e leucócitos passam a se expandir e o líquido assume aspecto purulento, estando constituído o empiema. Líquidos com mais de 100.000 neutrófilos por mm^3, exibindo bactérias na coloração pelo Gram e com pH inferior a 7,2 podem ser considerados como empiemas, mesmo sem ostentarem um aspecto purulento típico.

O empiema pleural não tuberculoso pode depender também de ruptura de abscesso pulmonar, bronquiectasia, ferida penetrante, ruptura de esôfago, disseminação transdiafragmática de supuração abdominal e manipulação cirúrgica. Os germens mais comumente identificados são o pneumococo, estreptococo e estafilococo; outros menos freqüentes são *Klebsiella pneumoniae, E. coli., P. pyocyanea*; mais raramente estão em causa fungos, *E. histolytica* e *T. gondii*, não se devendo esquecer as bactérias anaeróbias.

O empiema tuberculoso é uma complicação que ocorre quando uma grande lesão caseosa rompe a pleura e provoca maçica contaminação do espaço pleural. Quase sempre essa complicação acomete pacientes cuja tuberculose já é bem conhecida, o que torna mais fácil o diagnóstico etiológico do derrame.

Raio X do tórax. É muito característico de empiema pleural o aparecimento de sinais radiológicos de derrame (ver Derrame pleural) durante o curso ou após a melhora clínica da doença primária.

Toracocentese. Revela o elemento essencial ao diagnóstico de empiema, ou seja, a presença de exsudato purulento, que deve ser submetido a bacterioscopia e cultura (com antibiograma). Conforme já foi assinalado, derrames com mais de 100.000 neutrófilos por mm^3, nos quais se observam bactérias na coloração pelo Gram e com pH inferior a 7,2 podem ser considerados presuntivamente como empiemas, mesmo que não exibam um aspecto purulento típico.

Pesquisa de infecção tuberculosa. Deve ser feita em todos os pacientes que não sejam reconhecidamente portadores dessa infecção (ver item Tuberculose, no Capítulo 28).

Pneumotórax Espontâneo

Nas pessoas jovens o pneumotórax se deve habitualmente a ruptura de pequenas bolhas enfisematosas subpleurais destituídas por si de significação patológica. Esse pneumotórax espontâneo é geralmente de pequena gravidade e tende a reabsorver-se completamente sem complicações. Nas pessoas de mais idade o pneumotórax acompanha-se, geralmente, de doença pulmonar subjacente (tuberculose, fibrose intersticial, enfisema etc.) que explicam o escapamento de ar para o espaço pleural. Feridas perfurantes do tórax lesando a pleura e o pulmão podem também causar pneumotórax. Outra causa importante, especialmente em crianças, é a pneumonia estafilocócica.

Às vezes cria-se um mecanismo valvular, com aumento progressivo da quantidade de ar no espaço pleural (pneumotórax de tensão), o que pode causar completo colapso pulmonar e grave desequilíbrio da dinâmica cardiorrespiratória por acentuado desvio do coração e mediastino.

Raio X do tórax. O pneumotórax manifesta-se como área de hipertransparência em que está ausente toda a trama broncovascular normal. Os pequenos pneumotóraces tornam-se mais perceptíveis durante a expiração. No pneumotórax de tensão o pulmão sofre colapso completo (na ausência de pneumopatia ou aderências), o coração e mediastino estão desviados, os espaços intercostais alargados e o diafragma rebaixado. Podem haver imagens combinadas, com hidropneumotórax, hemopneumotórax e piopneumotórax.

Mucoviscidose

Doença generalizada das glândulas exócrinas, de natureza genética, cuja característica predominante reside no fato das glândulas mucígenas de qualquer localização secretarem um muco excessivamente espesso e viscoso que obstrui seus condutos excretores. Ocorre, em conseqüência, distensão e posteriormente atrofia dessas glândulas, que são por fim envolvidas de tecido fibroso.

Aspecto relevante da mucoviscidose é o elevado teor de eletrólitos (sódio, cloro, potássio) no suor. Tal peculiaridade não só justifica a grande propensão dos doentes de mucoviscidose a apresentarem crises de desidratação e internação, mas também propicia um recurso laboratorial de grande valia para identificação da doença.

Do ponto de vista patológico as principais conseqüências da doença assestam-se nos pulmões (enfisema e áreas de atelectasia, acompanhados de infecção recidivante) e no pâncreas (insuficiência pancreática), do que resulta predominarem no quadro clínico sintomas respiratórias e digestivos. No recém-nascido pode causar íleo meconial, de ocorrência muito rara entre nós.

Raio X dos pulmões. Evidencia atelectasia, enfisema e espessamento das paredes brônquias.

Dosagem de eletrólitos no suor. Teores acima de 60mEq/1 de sódio ou cloreto comprovam a existência da doença. Para colheita de suor sua secreção é estimulada por meio de iontoforese de pilocarpina feita numa pequena área cutânea (geralmente na face de flexão do antebraço). Este exame só tem valor em crianças.

31 Doenças Circulatórias

Insuficiência Cardíaca Congestiva

É um distúrbio hemodinâmico resultante da diminuição da capacidade de bombeamento dos ventrículos, com decorrente aumento da pressão sangüínéa nas aurículas e nos sistemas venosos correspondentes. Sabe-se, da fisiologia, que a excitação do sistema nervoso simpático e a retenção hídrica pelo rim constituem os dois mecanismos dos quais se vale o organismo para compensar as conseqüências desastrosas do deficit funcional do miocárdio. Quando falham esses mecanismos compensatórios, ocorre diminuição do rendimento cardíaco e a insuficiência entra em fase de descompensação. O débito cardíaco não consegue elevar-se a um valor suficiente para garantir a normalização do funcionamento renal. Os líquidos continuam a ser retidos, o paciente se torna cada vez mais edemaciado e o agravamento desse quadro pode acabar levando-o à morte. O principal fundamento fisiológico da insuficiência cardíaca descompensada é a incapacidade do coração para bombear um volume de sangue capaz de garantir o funcionamento renal adequado.

Estudo Radiológico. Os achados radiológicos consistem principalmente de cardiomegalia e acúmulo de sangue no leito venoso pulmonar. Na insuficiência cardíaca esquerda incipiente o aumento da pressão venosa pulmonar ocasiona a alteração mais precoce: proeminência da veia pulmonar superior acompanhada de diminuição de calibre da veia pulmonar inferior, diminuição que se deve provavelmente a um espasmo venoso reflexo. Com o aumento progressivo da pressão venosa pulmonar as sombras hilares se alargam e ficam menos nítidas. As veias dilatadas preenchem o espaço claro entre o hilo e o coração. Em conseqüência do aumento das pressões venosa e linfática os septos interlobulares tornam-se mais visíveis.

Com a elevação cada vez maior da pressão venosa ocorre transudação de líquido para o interstício pulmonar. Nos campos pulmonares isso dá origem a um aspecto nublado e, nos espaços pleurais, derrame mais ou menos volumoso. Via de regra, o derrame pleural unilateral causado pela insuficiência cardíaca congestiva surge no lado direito e o bilateral é mais volumoso neste lado. Quando o derrame é só no lado esquerdo, deve-se cogitar de outras causas (p. ex., infarto pulmonar). Nos casos graves, há transudação para o interior dos alvéolos, o que dá origem ao edema pulmonar.

A silhueta cardíaca está geralmente aumentada e, dependendo da causa do distúrbio, pode ou não reduzir de tamanho com a melhoria da descompensação.

Na insuficiência cardíaca direita há dilatação do ventrículo e átrio direitos, bem como, em função do alargamento da veia cava superior, proeminência do lado direito do mediastino superior. A hepatomegalia, que sempre se desenvolve, pode causar elevação do hemidiafragma direito. Se no decurso da insuficiência cardíaca esquerda ocorre insuficiência direita, há diminuição da congestão venosa pulmonar causada pela insuficiência esquerda.

Ecocardiografia. No que diz respeito ao adulto, podemos dividir o assunto em quatro itens: a) estudo das valvulopatias, que tornou clássico o uso da ecocardiografia; b) estudo das doenças do miocárdio, abrangendo as chamadas miocardiopatias primárias e as miocardiopatias secundárias, incluindo a miocardiopatia de origem isquêmica e englobando aqui a utilização da ecocardiografia no estudo das funções ventriculares; c) estudo de massas, tumores e trombos intracavitários; d) estudo de doenças do pericárdio, no qual já é de muito tempo conhecida a utilização no estudo dos derrames do pericárdio, mas que agora permite diagnosticar a presença de cistos e outras patologias pericárdicas e, inclusive, identificar a existência de derrame pericárdico septado.

ECG. Põe em evidência a hipertrofia ventricular direita na insuficiência direita, hipertrofia ventricular esquerda e/ou coronariopatia na insuficiência esquerda e hipertrofia mista na maioria dos casos de síndrome de Eisenmenger.

Hemograma. Acha-se inalterado na insuficiência esquerda não complicada. No cor pulmonale crônico pode haver policitemia.

Exame de Urina. Revela amiúde albuminúria e cilindrúria (cilindros granulosos). A densidade urinária é geralmente elevada na ausência de nefropatia primária.

Bioquímica do Sangue. A taxa de uréia pode elevar-se em conseqüência da diminuição do fluxo sangüíneo através dos rins, a despeito da elevada densidade urinária. Os teores de sódio, potássio, cloreto e CO_2 mostram-se dentro dos limites normais, desde que o paciente não esteja sob a ação de diuréticos.

Outros Exames. Podem tornar-se necessários quando se suspeita de alguma etiologia pouco comum ou que alguma complicação esteja agravando a deficiência do miocárdio, como, por exemplo, hipertireoidismo, endocardite bacteriana, doença do colágeno, feocromocitoma etc.

Hipertensão Arterial

Diversos fatores atuam normalmente na regulação da pressão arterial e podem participar, isoladamente ou em conjunto, da patogenia da hipertensão arterial. Quaisquer desses fatores agem através de um dos seguintes mecanismos, ou de ambos: a) aumento do débito cardíaco e b) elevação da resistência vascular periférica total causada por vasoconstrição. Mesmo o aumento do volume intravascular, habitualmente considerado como um importante fator hipertensivo, atua por meio desses dois mecanismos. O sistema nervoso simpático e o sistema renina-angiotensina-aldosterona têm recebido a máxima atenção dos pesquisadores justamente por serem capazes de aumentar tanto o débito cardíaco como a resistência vascular periférica.

A elevação do débito cardíaco atua na *instalação* da hipertensão essencial, ao passo que o aumento da resistência vascular é mais importante na manutenção da doença. Os fatores ambientais, como sejam a ingestão de sódio, obesidade e tensão emocional, parecem atuar apenas em indivíduos geneticamente susceptíveis.

Os exames complementares na hipertensão arterial visam, fundamentalmente, avaliar a gravidade de cada caso, ao explorar o estado funcional cardíaco e renal e as alterações retinianas, e distinguir o caráter "essencial" ou "sintomático" do distúrbio em cada paciente. Este último objetivo reveste-se de importância crescente, dada a possibilidade de se identificar, graças aos modernos recursos propedêuticos, etiologias susceptíveis de tratamento específico. Tais casos podem não ser freqüentes na clínica, mas a possibilidade de curar a hipertensão deve ser diligentemente investigada toda vez que o clínico se defrontar com tal distúrbio. Os seguintes exames devem ser requisitados inicialmente como rotina:

1º NA URINA
EAS
Cultura e contagem de colônias

2º NO SANGUE
Hemograma completo
Creatinina e ácido úrico
Na, K, Cl, Ca
Glicemia em jejum e duas horas após uma refeição
Lipidograma

3º OUTROS
Telerradiografia do coração e vasos da base
Pielografia venosa (em seqüência rápida de 1, 2, 3, e 5 minutos após a injeção de contraste)
ECG

A urografia excretora, aortografia e renograma com radioisótopos incluem-se entre os principais exames a serem realizados na pesquisa etiológica da hipertensão arterial secundária, com a finalidade de identificar os casos passíveis de tratamento cirúrgico. São os seguintes os principais tipos de hipertensão que podem ser incluídos neste grupo: hipertensão renovascular, coarctação da aorta, hipoplasia renal, nefropatia obstrutiva, pielonefrite crônica unilateral, feocromocitoma, síndrome de Cushing.

No caso do exame clínico sugerir a existência de síndrome de Cushing deve-se solicitar dosagem de cortisol plasmático de manhã e de tarde e prova de supressão com dexometasona (ver Capítulo 38). Se os dados clínicos e a hipopotassemia sugerirem *hiperaldosteronismo*, solicitar dosagem de aldosterona plasmática ou na urina de 24 horas durante sobrecarga de Na, bem como de renina plasmática com o paciente deitado, repetindo-se a dosagem após administração oral de 80mg de furosemida e do paciente permanecer em pé durante 3 horas (ver Capítulo 38); a TC pode demonstrar pequenos adenomas adrenocorticais. Havendo suspeita clínica de feocromocitoma, solicitar dosagem do ácido vanililmandélico, bem como as catecolaminas totais e catecolaminas livres (norepinefrina e epinefrina); a prova da clonidina tem sido aconselhada (ver Capítulo 38); com o auxílio do raio X ou da TC podem os tumores ser visualizados na medula supra-renal (um ou ambos os lados) ou a qualquer altura da cadeia nervosa simpática.

Para fins de avaliação prognóstica da hipertensão arterial, mostra-se de grande utilidade clínica a classificação de *Keith-Wagener* (KW) das alterações retinianas, as quais exibem correlação bastante estreita com a evolução da doença.

KW1 = Estreitamento arteriolar mínimo.

KW2 = Estreitamento mais acentuado e sinal de Salus positivo (a veia parece interrompida ao cruzar a artéria).

KW3 = Hemorragias circulares ou em forma de chama de vela e exsudatos semelhantes a flocos de algodão.

KW4 = Quaisquer dos sinais supracitados mais papiledema, isto é, elevação da papila, apagamento de seus bordos e obliteração da fóvea central. Por definição, a hipertensão maligna acompanha-se sempre de papiledema.

Como base nas cifras da pressão arterial, na classificação KW e na situação funcional do coração e dos rins, pode a hipertensão arterial ser enquadrada em três níveis de gravidade:

1º HIPERTENSÃO ARTERIAL BENIGNA (em geral assintomática)

Tensão arterial diastólica inferior ou igual a 110mmHg

Fundo de olho: estádio I ou II

Comprometimento cardíaco ou renal ausente ou mínimo

2º HIPERTENSÃO ARTERIAL DE INTENSIDADE MODERADA

Tensão arterial diastólica entre 110 e 120mmHg

Fundo de olho: estádio II ou III

Compensação cardíaca e renal

3º HIPERTENSÃO ARTERIAL GRAVE (ou maligna)

Tensão arterial diastólica superior a 120mmHg

Fundo de olho: estádio IV

Descompensação cardíaca ou renal

Arteriosclerose

Tal designação engloba um grupo de estados patológicos cuja característica comum é o espessamento e perda de elasticidade das paredes arteriais. São em número de três as variantes morfológicas da doença: 1) aterosclerose, 2) esclerose calcificada da túnica média (tipo Mönckeberg) e 3) arteriolosclerose. Esses tipos diferem entre si não só do ponto de vista morfológico mas também quanto à etiologia e significação clínica. A arteriosclerose calcificada da túnica média não possui grande significação clínica, ao passo que a arteriolosclerose relaciona-se estreitamente com a hipertensão arterial. Assim, pois, só o primeiro tipo merecerá nossa atenção neste local.

A aterosclerose é uma doença extremamente freqüente, caracterizada por depósitos focais, sob a forma de placas fibroadiposas elevadas (ateromas), situados na espessura da íntima e da parte interna da túnica média das paredes arteriais. Tais placas podem com o tempo ulcerar-se, bem como causar estenose ou predispor à formação de aneurisma ou à rotura. Embora teoricamente qualquer órgão ou tecido possa participar do processo aterosclerótico, tal alteração é mais freqüente no coração, cérebro, rins, extremidades inferiores e intestino delgado.

Lipidograma. Em decorrência das relação patogênicas evidenciadas entre a hiperlipidemia e a incidência da arteriosclerose ganhou importância clínica o estudo dos lipídios plasmáticos e a dosagem dessas substâncias no sangue. Quando se deseja pesquisar a hiperlipidemia como um dos fatores condicionantes da arteriosclerose deve-se utilizar como recurso de triagem a dosagem plasmática de colesterol total e triglicerídios numa amostra de sangue colhida em jejum com o paciente fazendo uso de sua dieta habitual. As cifras normais dessas frações lipídicas estão indicadas na Tabela 31.1.

Se os valores estiverem dentro dos limites normais, não haverá necessidade de qualquer investigação adicional. Se um deles estiver elevado, ou ambos, torna-se imprescindível proceder a um estudo completo do metabolismo lipídico, incluindo um estudo eletroforético das lipoproteínas,

Para fins clínicos, devem as hiperlipidemias ser consideradas como a) primárias e b) secundárias a outras doenças. As *primárias* incluem principalmente as anormalidades provocadas por fatores alimentares ou ambientais, bem como as hiperlipoproteinemias essenciais ou familiares. Pode-se admitir que a maior parte das hiperlipidemias seja de origem alimentar ou ambiental, aceitando-se, porém,

Tabela 31.1
Teor de Lipídios no Plasma (EUA) (mg/100ml)

Idade (anos)	*Colesterol*	*Triglicerídios*
1-19	175 (120-230)	70 (10-140)
20-29	180 (120-240)	70 (10-140)
30-39	205 (140-270)	75 (10-150)
40-49	225 (150-310)	85 (10-160)
50-59	245 (160-330)	95 (10-190)

a possibilidade de que uma sutil influência genética faça com que a lipidemia de cada indivíduo responda de maneira diferente a idênticos estímulos alimentares ou ambientais. Os conhecimentos atuais permitem apenas uma discriminação grosseira de alguns dos tipos mais evidentes de hiperlipoproteinemia primária (ver adiante).

São os seguintes os estados que se associam mais freqüentemente com *hiperlipidemias secundárias*:

1. *Diabetes mellitus*.
2. Ingestão de álcool (mesmo pequenas quantidades).
3. Pancreatite.
4. Hipotiroidismo.
5. Síndrome nefrótica.
6. Tasaurismose glicogênica.
7. Hipercalcemia idiopática da infância.
8. Globulinas plasmáticas anormais (mieloma múltiplo, crioglobulinemia)
9. Gravidez ou uso de anovulatório (cede aos dois ou três meses da gravidez).
10. Hepatopatia obstrutiva, onde se observa acentuada hipercolesterolemia e hiperfosfolipidemia; as lipoproteínas alfa mostram-se diminuídas; se houver extenso dano hepatocelular, reduzem-se todas as frações lipoprotéicas; os pacientes com hepatopatia parenquimatosa também podem exibir deficit de lipoproteínas alfa.

Os homens que sofreram infarto do miocárdio ou que aumentaram 4,5kg ou mais depois de terem atingido a idade madura, bem como as mulheres obesas ou as pessoas de ambos os sexos com gota, exibem teores de glicerídios mais elevados do que os testemunhos normais da mesma idade. Em indivíduos com menos de 25 anos, um teor de colesterol superior a 220mg/100ml ou de triglicerídeos acima de 150mg/100ml indica hiperlipidemia suficiente para justificar que o clínico pesquise a existência de um dos fatores aqui enumerados como causas de hiperlipidemias secundárias. Muitos adultos exibem o colesterol acima de 220; quanto mais elevada for essa taxa, tanto maior deverá ser o empenho do clínico em descobrir um desses fatores causais. Qualquer adulto com colesterol acima de 280 e triglicerídios além de 150 deve ser examinado com vistas às causas de hiperlipidemia secundária; se nenhuma delas for identificada, é então indispensável converter uma presumível hiperlipidemia primária em um dos tipos conhecidos de hiperlipoproteinemia, o que se fará com o auxílio de um lipidograma completo, incluindo a análise eletroforética das lipoprotreínas (ver Tabelas 31.2, 31.3 e 1.12).

Correlação entre Hiperlipidemia e Cardiopatia Isquêmica. É inegável a existência de estreita relação entre a hiperlipidemia e a ocorrência prematura de cardiopatia isquêmica. A hipercolesterolemia, que é o parâmetro mais estudado do metabolismo lipídico, reflete muito de perto o risco de infarto, não só no homem como na mulher, mas especialmente naquele. Num estudo que durou 14 anos, realizado por Kannel, W.B. e colaboradores, a incidência relativa de infarto entre as idades de 30 e 49 anos com um nível de colesterol acima de 260mg/100ml foi

Tabela 31.2
Teores Plasmáticos Normais das Diversas Frações Lipídicas (mg/100ml)

Lipídios totais	500-750
Colesterol total	150-230 (ver Tabela 30.1)
Colesterol esterificado	90-130 (50-70% do total)
Colesterol livre	60-90
Triglicerídios	30-200 (ver Tabela 30.1)
Fosfolipídios	
até 65 anos	225± 32
após 65 anos	181 ± 85
Aspecto do soro	claro

Tabela 31.3
Eletroforese das Lipoproteínas em Acetato de Celulose (% dos Lipídios Totais)

Alfa	24% ±9
Pré-beta (Sf 20-400)	18% ±7
Beta (Sf 0-20)	58% ± 10
Quilomícrons	0

quatro vezes maior do que com o colesterol abaixo de 220mg/100ml. Limitando-se o estudo só aos homens, a diferença aumentou para seis vezes.

As lipoproteínas de baixa densidade (LDL) ou beta-lipoproteínas guardam com a cardiopatia isquêmica a mesma relação que o colesterol. As taxas de triglicerídios (ou de VLDL) também estão relacionadas com a incidência de cardiopatia isquêmica, havendo estudos que sugerem ser a elevação dos triglicerídios (ou da VLDL) melhor índice de risco no homem jovem do que a do colesterol.

Todos os estudos demonstram que a hiperlipidemia representa um risco mais significativo abaixo da idade de 50 anos, e que ela atua independentemente da obesidade, hipertensão e diabetes (ver Tabela 31.4).

No tocante às lipoproteínas de alta densidade (HDL), a experiência demonstra que a prevalência de cardiopatia isquêmica é inversamente proporcional ao seu teor plasmático. A HDL pode ser considerada, portanto, como "benéfica", contrariamente ao que acontece com a LDL e VLDL, que são lipoproteínas "maléficas". Isso obriga, em presença de hipercolesterolemia, a esclarecer se essa anormalidade se prende ao aumento da HDL ou da LDL (a VLDL vincula-se mais aos triglicerídios).

Assim, a dosagem do colesterol ligado à HDL é de grande valor clínico para avaliar o vulto do risco de cardiopatia isquêmica. Na Tabela 31.5 observa-se que o risco para um homem com 25mg/dl de colesterol HDL será duas vezes menor se ele tiver 45mg/dl e quatro vezes menor se ele tiver 65mg/dl. A Tabela 31.6 mostra o risco de cardiopatia isquêmica em função da relação entre o colesterol total e o colesterol HDL.

Tabela 31.4
Critérios de Avaliação de Risco no Diagnóstico Lipídico[1]
Valores em mg/100ml

ISENTO DE RISCO	*SUSPEITA DE RISCO*	*REQUER TRATAMENTO*
• Triglicérides < 150	• Triglicérides 150-200	• Triglicérides > 200
• Colesterol Total < 220	• Colesterol Total 220-260	• Colesterol Tolal > 260
• Colesterol LDL < 150	• Colesterol LDL 150-190	• Colesterol LDL > 190
♂ Colesterol HDL > 55	♂Colesterol HDL 35-55	♂ Colesterol HDL < 35
♀ Colesterol HDL > 65	♀ Colesterol HDL 45-65	♀ Colesterol HDL < 45
PROGNÓSTICO FAVORÁVEL	RISCO PADRÃO	INDICADOR DE RISCO

[1] *Assmann, G. Simpósio Internacional de Lípides, Viena, 1979.*

Tabela 31.5
Colesterol HDL e Risco de Cardiopatia Isquêmica

HDL Colesterol mg/dl	*Índice de Risco de Enfermidades Coronárias*	
	Homens	*Mulheres*
75 ou mais	*Síndrome de Longevidade*	
70	–	0,52
65	0,45	0,64
60	0,55	0,80
55	0,67	1,00 (normal)
50	0,82	1,25
45	1,00 (normal)	1,55
40	1,25	1,94
35	1,50	–
30	1,75	–
25 ou menos	2,00	–

Tabela 31.6
Relação Colesterol Total/Colesterol HDL e Risco de Cardiopatia Isquêmica

	Colesterol Total/HDL Colesterol	*Risco*
Homens	3,43	0,5 do Normal
	4,97	Normal
	9,55	2 x Normal
	14,00	3 x Normal
Mulheres	3,27	0,5 do Normal
	4,44	Normal
	7,05	2 x Normal
	11,04	3 x Normal

Angina de Peito

Deve-se a uma isquemia transitória do miocárdio causada na grande maioria dos casos por coronariopatia ateroesclerótica. Raramente surge em decorrência de outras patologias, tais como estenose ou insuficiência aórtica, hipertiroidismo, anemia intensa ou taquicardia paroxística.

ECG. Entre as crises, o traçado em repouso mostra-se quase sempre normal. Pode mostrar, quando anormal, defeito de condução A-V ou intraventricular, traçados de hipertrofia ventricular esquerda, de infarto antigo ou alterações inespecíficas de ST-T. A prova de esforço está indicada em casos duvidosos, desde que o paciente não esteja digitalizado.

Arteriografia Coronariana. Documenta obstrução nos vasos epicárdicos devida a arteriopatia coronariana.

Outros Exames. Deve-se investigar a existência de anemia, diabetes, hipercolesterolemia, hipertiroidismo, hipoglicemia e afecções digestivas, que podem atuar como fatores adjuvantes.

Infarto do Miocárdio

Em mais de 90% dos casos é a aterosclerose a causa da oclusão arterial que leva à necrose do músculo cardíaco. Três são os mecanismos que participam na instalação dessa oclusão: trombose coronariana, crescimento de placas ateromatosas e hemorragia intramural que alteia a íntima até obstruir a luz arterial. Outros processos patológicos que mais raramente levam à obstrução coronariana são: pariarterite nodosa, tromboangeíte obliterante, lues vascular, êmbolos provenientes de endocardite bacteriana, embolia gasosa.

O infarto do miocárdio é uma doença do ventrículo esquerdo, mas pode estender-se ao ventrículo direito e aos átrios. Muito importante é a noção de *infarto transmural* e *não-transmural* (ou subendocárdico). Na primeira variedade toda a espessura do miocárdio é comprometida, do epicárdio ao endocárdio; caracteriza-se ao ECG pelo aparecimento de ondas Q anormais. Na segunda variedade o infarto não se estende através de toda a espessura da parede ventricular, abrangendo habitualmente o terço interno do miocárdio: causa apenas alterações do ST e T.

Para boa compreensão das alterações eletrocardiográficas do infarto é necessário atentar para o significado das expressões zona de isquemia, zona de lesão e zona de necrose. A *zona de isquemia* é a que se dispõe entre o miocárdio normal e a zona de lesão. Representa uma área ligeiramente alterada, donde as modificações serem rapidamente reversíveis. Esta região é a responsável pelas alterações da onda T, causadas pela demora no processo de repolarização. A *zona de lesão* dispõe-se entre a zona isquêmica e a zona de necrose. É uma região mais profundamente alterada, na qual os danos podem evoluir para a normalidade ou para a morte tissular. Ela dá origem à corrente de lesão que vai do tecido são para o lesado, com modificações do segmento ST. A zona de necrose é a central, cercada pela zona de lesão, encontrando-se aí a destruição tissular completa. Não produz fenômenos elétricos mas dá lugar a passagem de corrente com modificações de voltagem e alterações do complexo QRS.

ECG. Representa o subsídio mais importante para a identificação do infarto agudo, sendo indispensável também para o acompanhamento de sua evolução. As manifestações eletrocardiográficas dos três processos ora descritos consistem em alterações das ondas T (isquemia), dos segmentos ST (lesão) e dos complexos QRS (infarto), que são observadas nas derivações correspondentes à área comprometida (Fig. 31.1).

Geralmente, a manifestação mais precoce da isquemia miocárdica aguda é o aparecimento de ondas T "hiperagudas", isto é, altas, proeminentes, que se tornam posteriormente invertidas. Quando a integridade elétrica das membranas celulares é afetada, surgem correntes de lesão. O sinal de lesão no ECG durante a evolução do infarto transmural é a elevação (supradesnivelamento) dos segmentos ST nas derivações correspondentes à área comprometida. A combinação de isquemia e lesão produz segmentos ST elevados acompanhados de ondas T hiperagudas (nos estágios bem precoces) ou invertidas. Nas derivações opostas à zona lesada observam-se as alterações recíprocas de infradesnivelaamento de ST e ondas T voltadas para cima ou isoelétricas. À medida que a fase de lesão ativa se resolve, os segmentos ST voltam à linha de base, mas a inversão de T pode persistir durante meses ou anos. Ondas Q patológicas são manifestações de infarto transmural. Tais ondas são patológicas quando surgem numa derivação em que elas previamente não existiam ou quando se tornam exageradas. O infarto não-transmural (subendocárdico e subepicárdico) pode causar alterações persistente de ST e T similares às observadas no infarto transmural, mas as ondas Q patológicas não comparecem. A depressão de ST e inversão de T são comuns nas derivações I, II, III, aVL, aVF e/ou V_4 a V_6. Alterações similares, mas transitórias, podem ocorrer também durante a dor anginosa, após a embolia pulmonar e secundariamente a lesões do SNC.

A presença de bloqueio de ramo esquerdo, bem como alterações remanescentes de infarto prévio, podem mascarar as alterações típicas do infarto agudo; mesmo assim, consegue-se quase sempre reconhecer o desnivelamento de ST.

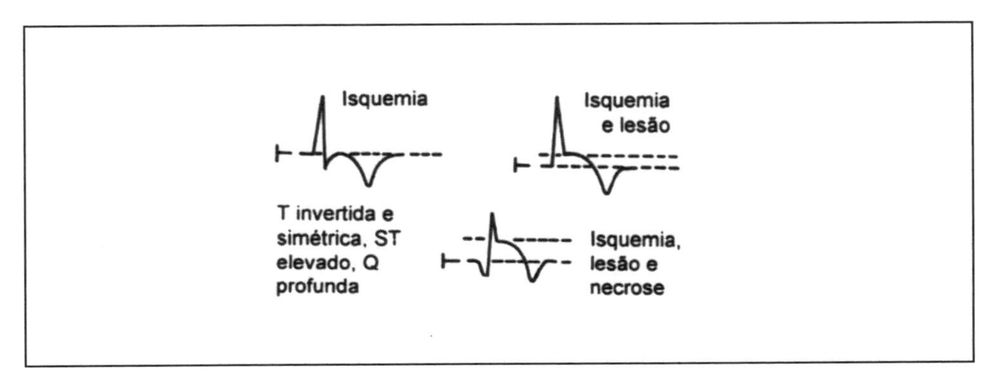

Fig. 31.1.

Hemograma. Observa-se leucocitose que se evidencia desde as primeiras horas após o episódio agudo e desaparece antes do fim da primeira semana, caso não ocorram complicações. A contagem dos leucócitos varia habitualmente entre 12.000 a 15.000. Valores superiores a 20.000 levam à suspeita de complicação.

Hemossedimentação. A velocidade de hemossedimentação encontra-se, em regra, aumentada após o 2º ou 3º dia da necrose miocárdica. De maneira geral, ela se normaliza entre o 21º e 30º dia, sendo utilizada como um dos critérios para a aferição da cicatrização da lesão miocárdica.

Proteína C Reativa. Um teste positivo é encontrado em 90% dos casos de infartos transmurais. Começa a positivar-se 12 horas a 5 dias após o episódio agudo, permanecendo positivo até 14 a 50 dias.

Enzimas Séricas. A dosagem de algumas enzimas séricas mostra-se de grande valor no diagnóstico do ataque de infarto do miocárdio e no acompanhamento de sua evolução, mostrando-se tal exame útil igualmente para estabelecer o prognóstico, de vez que já se demonstrou uma relação direta entre a magnitude da elevação das enzimas e a ocorrência de arritmias, de choque cardiogênico e da insuficiência cardíaca persistente.

Segundo um estudo clínico de E.L. Coodley, abrangendo 125 pacientes consecutivos (JAMA, 225:597, 1973), o índice de mortalidade no infarto agudo foi muito mais elevado (56%) quando os níveis das enzimas eram seis vezes superiores aos normais. A grande maioria das arritmias ventriculares surgiu quando os níveis enzimáticos excederam quatro vezes o normal. O choque cardiogênico foi observado em 10,4% dos pacientes, mas não foi registrado em qualquer pacientes com teores enzimáticos até cinco vezes o normal. Embora a insuficiência cardíaca inicial tenha sido observada em quase todos os pacientes, as formas persistentes e progressivas foram mais freqüentes nos pacientes com níveis enzimáticos mais elevados.

Quatro são as enzimas clinicamente utilizadas no diagnóstico do infarto do miocárdio: creatina-fosfoquinase (CK ou CPK), transaminase de glutamatolacetato (GOT), desidrogenase alfa-hidroxibutírica (α-HBDH) e lactatogenase (LDH). Mostra-se também de grande utilidade o estudo das isoenzimas de CPK (presença ou ausência de CPK-MB ou CPK_2) e isoenzimas de LDH (relação LDH_5/LDH_4). Para melhor compreensão deste item remetemos o leitor ao Capítulo 3.

A dosagem da GOT, bem como da CPK, é utilizada para o diagnóstico precoce do ataque de infarto do miocárdio. A LDH e a α-HBDH servem para o diagnóstico tardio, pois permanecem elevadas até duas semanas ou mais após o infarto.

Transaminase de Glutamato-oxalacetato (GOT). A atividade desta enzima encontra-se elevada em 97% dos pacientes com infarto do miocárdio. Seus níveis começam a subir 6 a 8 horas depois do aparecimento da dor. Os valores máximos são alcançados depois de 24-48 horas, baixando então até as cifras normais pelo 4º ou 5º dia, desde que não tenha ocorrido novo infarto. Habitualmente, níveis de 400 a 500 unidades estão relacionados com ataques mortais. Os valores máximos são aproximadamente proporcionais à gravidade da necrose do músculo cardíaco.

Creatina-fosfoquinase (CK ou CPK). No infarto do miocárdio começa a elevar-se 4 a 6 horas após o início do episódio agudo, alcança seu máximo em geral após 36 horas e volta à normalidade em dois a quatro dias. O que torna esta enzima extremamente útil no diagnóstico do infarto é a precocidade de sua elevação. Uma injeção intramuscular (de qualquer medicamento) pode ocasionar liberação de CPK muscular para o plasma e aumento de seu teor sérico. Daí a necessidade de identificação das isoenzimas de CPK no sentido de afastar a possibilidade de superposição de CPK de origem muscular e CPK cardíaco.

Isoenzimas da Creatina-fosfoquinase ($CPK_{1,2,3}$). Já foi estudado no Capítulo 3 que a CPK é um dímero constituído de subunidades de dois tipos: B (Brain) e M (Músculo esquelético). Existem três combinações possíveis dessas subunidades, donde a ocorrência de três isoenzimas: CPK_1, CPK_2 e CPK_3. A principal utilidade clínica do isoenzimograma da CPK reside no diagnóstico do episódio agudo do infarto do miocárdio. Tal como a CPK total, também a isoenzima CPK_2 (CPK-MB) aumenta nas primeiras horas após o início do infarto. O pico da elevação da CPK-MB pode ocorrer um pouco antes do da CPK total. A CPK-MB pode manter-se elevada até o 3º dia e, eventualmente, até mais tempo. As determinações da CPK e da CPK-MB podem ajudar também a reconhecer mais precocemente o reinfarto ou a extensão do infarto. São utilizadas também para avaliar a dimensão do infarto.

No diagnóstico do infarto do miocárdio, não é só a dosagem da atividade da CPK-MB que tem importância decisiva, mas também a porcentagem dessa atividade dentro da atividade total da CPK. Normalmente a atividade da CPK-MB está abaixo de 5U/l e a porcentagem de CPK-MB dentro do total de atividade da CPK está abaixo de 3%. Existe suspeita de infarto do miocárdio quando a CPK se eleva a mais de 160U/l e a atividade de CPK-MB ultrapassa 5% da atividade total da CPK.

Lactato Desidrogenase (LDH). No episódio agudo de infarto do miocárdio suas taxas são geralmente cinco a seis vezes maiores do que o valor normal, chegando a decuplicar em certos casos (até 2.500U/l). A elevação tem início nas primeiras 12-24 horas, atinge o máximo em dois a quatro dias e retorna aos valores normais em 8-14 dias. A dosagem da LDH total combinada com a determinação do isoenzimograma de CPK mostra-se de grande valor no diagnóstico do infarto agudo; essa combinação associa a elevada especificidade da LDH à alta sensibilidade das isoenzimas da CPK.

É importante levar em conta a grande amplitude dos limites normais da LDH sérica (o valor normal mais alto correspondente a mais do dobro do valor mínimo). Assim, se o nível de LDH de um indivíduo estiver no limite inferior da normalidade (p. ex., 120U/l) e dobrar após um infarto leve ou moderado, permanecerá ainda dentro dos limites considerados normais.

Isoenzima da Lactato-desidrogenase ($LDH_{1,2,3,4,5}$). Já foi visto no Capítulo 3 que a LDH é um tetrâmerco constituído de subunidades de dois tipos: H (Heart) e M (Músculo). Existem cinco combinações possíveis dessas subunidades, donde a ocorrência de cinco isoenzimas, que na clínica são diferenciadas pelo método eletroforético. Há confusão na nomenclatura destas isoenzimas, denominadas LDH_1, LDH_2, LDH_3, LDH_4 e LDH_5. A numeração européia é feita de tal maneira que

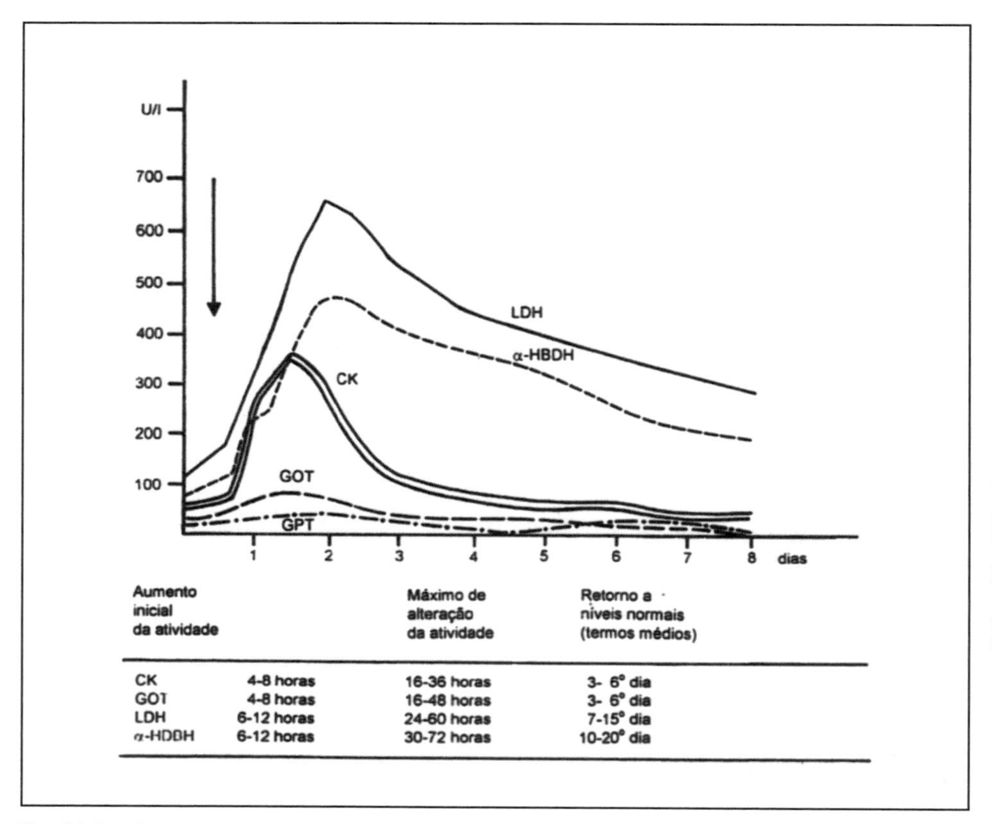

Aumento inicial da atividade		Máximo de alteração da atividade	Retorno a níveis normais (termos médios)
CK	4-8 horas	16-36 horas	3- 6° dia
GOT	4-8 horas	16-48 horas	3- 6° dia
LDH	6-12 horas	24-60 horas	7-15° dia
α-HDBH	6-12 horas	30-72 horas	10-20° dia

Fig. 31.2 – *Comportamento da diversas enzimas no infarto agudo do miocárdio (segundo E. Schmidt e F. W. Schmidt Kleine Enzymfibel, Série Diagnostica Boehringer Manheim).*

a isoenzima 1 é a que mais que se aproxima do anódio na migração eletroforética, enquanto que na numeração americana a isoenzima que mais se aproxima do anódio é a 5. Portanto, a LDH_1 da numeração européia corresponde à LDH_5 da americana, a LDH_2 corresponde à LDH_4 e assim por diante. No Brasil prefere-se a numeração americana, que é a utilizada neste livro.

As frações de migrações mais rápidas são originárias do coração, hemácias e rim, ao passo que os componentes mais vagarosos provêm do fígado e tecidos musculares esqueléticos. No músculo cardíaco encontram-se as isoenzimas 4 e 5. No infarto dó miocárdio estas isoenzimas se elevam precocemente e persistem elevadas mesmo após a normalização da LDH total.

Os médicos com experiência em unidades coronarianas consideram o isoenzimograma sérico da LDH como a prova mais fidedigna no diagnóstico do infarto do miocárdio. Na lesão muito recente (p. ex. duas horas após o início da dor) é comum observar-se uma elevação da LDH_5, que é, todavia, menos pronunciada que a da LDH_4. Passadas as primeiras 12-24 horas constata-se que a LDH_5 aumentou muito relativamente a LDH_4, configurando-se então o chamado isoenzimograma LDH "invertido", que é considerado característico do episódio agudo do infarto do miocárdio (relação LDH_5/LDH_4 maior do que a unidade). Tal perfil invertido está ainda presente em 80% dos pacientes 48 horas depois.

O isoenzimograma LDH é de grande importância para excluir a angina de peito, pois esta não altera o padrão isoenzimático.

No infarto pulmonar, a ocorrência de hemorragia e decorrente hemólise pode levar ao aparecimento de um isoenzimograma sérico de LDH sugestivo de infarto do miocárdio. Deve-se suspeitar sempre de infarto pulmonar diante de soros que exibam uma faixa proeminente de LDH_3 junto com um isoenzimograma que possa ser considerado como característico de infarto do miocárdio. Nestas circunstâncias é útil o isoenzimograma de CPK, posto que no infarto do miocárdio surgem faixas específicas de CPK-MB e/ou CPK-MM, inexistentes em casos de infarto pulmonar.

Lesão do aparelho valvular aórtico e prótese aórtica podem acompanhar-se de anemia hemolítica. Neste caso, a LDH_4 e LDH_5 encontram-se elevadas de maneira indistingüível do infarto do miocárdio.

Desidrogenase alfa-Hidroxibutírica (α-HBDH). A atividade desta enzima representa uma medida indireta da atividade das isoenzimas 4 e 5 da lactato-desidrogenase, estando, portanto, bastante aumentada no infarto do miocárdio. As concentrações máximas ocorrem em 48-72 horas, persistindo por 11 a 16 dias.

Tabela 31.7
Taxas Normais das Enzimas Usadas no Diagnóstico do Infarto do Miocárdio

CK-NAC Ativado	Homens: 10-70U/l (25°C) Mulheres: 10-60U/l (25°C)
CK-MB NAC Ativado	Suspeita de infarto do miocárdio: CK-MB > 5% da atividade total CK > 160U/l (25°C)
GLDH Ativado	Homens: até 18U/l (25°C) Mulheres: até 15U/l (25°C)
GOT Opt.	Homens: até 18U/l (25°C) Mulheres: até 15U/l (25°C) até 12U/l (25°C)
GOT GPT Opt.	Homens: até 22U/l (25°C) Mulheres: até 17U/l (25°C)
GPT	até 12U/l (25°C)
LDH opt.	120-240U/l (25°C)
α-HBDH Opt.	Adultos: 55-140U/l (25°C) Crianças (3-15 anos) 92-183U/l (25°C)

Essa longa permanência da alteração enzimática permite a confirmação do infarto mesmo após a normalização dos valores da CPK e da GOT. A hemólise e a lesão muscular esquelética proporcionarão resultados falso-positivos para a α-HBDH, que é pouco afetada na vigência de lesão hepática.

Síndrome Intermediária

É chamada também de angina instável (porque os sintomas passam a se agravar progressivamente) ou angina pré-infarto, esta última denominação esclarecendo bem sua natureza.

Uma crise particularmente grave deve ser considerada inicialmente como infarto, pois o diagnóstico diferencial só pode ser feito após as primeiras 24-48 horas, pela ausência continuada de ondas Q patológicas, bem como pela normalidade das dosagens enzimáticas. Firmado o diagnóstico, está indicada a arteriografia coronariana para verificar se o caso é cirúrgico.

Aneurisma da Aorta Abdominal

Cerca de 75% dos aneurismas da aorta situam-se na aorta abdominal, sendo a maioria fusiforme, de origem arteriosclerótica. Em sua grande maioria têm início abaixo das artérias renais, podendo entender-se até as ilíacas.

A ultra-sonografia bidimensional é o mais conveniente método diagnóstico, por ser não-invasivo e pouco dispendioso. O raio X simples do abdomen (em posição lateral) pode revelar o aneurisma pela presença de calcificação curvilínea em sua parede. A tomografia computadorizada fornece uma imagem ainda mais nítida, mas possui o inconveniente do alto custo. A aortografia contrastada é particularmente indicada quando há suspeita de que o aneurisma se estenda até acima das artérias renais.

Aneurisma da Aorta Torácica

Incluindo os aneurismas que se estendem até o abdomen superior, este grupo responde por cerca de 25% dos aneurismas da aorta. Atualmente a causa mais comum dos aneurismas da aorta ascendente é a necrose cística da túnica média; da aorta descente ou do arco aórtico é a arteriosclerose (os fusiformes) ou a sífilis (os saculares).

O raio X do tórax pode evidenciar claramente o aneurisma; intensa calcificação mural em aneurisma proximal sugere etiologia luética. Melhor documentação é proporcionada pela TC, pela US transtorácica e transesofagiana e pela aortografia com contraste.

Dissecção da Aorta

Caracteriza-se por hemorragia no interior da parede aórtica, o que dá origem ao descolamento dos planos da túnica média, em extensões variáveis, não se companhando de dilatação pronunciada do vaso. Deve-se a necrose cística idiopática da túnica média. Acomete principalmente homens de mais de 50 anos com hipertensão arterial. O descolamento costuma iniciar na porção ascendente da crosa; estende-se no sentido do coração e distalmente ao longo do vaso, abrangendo não raro toda a aorta, até as ilíacas e femorais.

Hemograma. É comum uma ligeira leucocitose, bem como anemia, podendo esta refletir vasamento de sangue pela lesão.

Enzimas Séricas. Pode haver elevação da lactato desidrogenase (LDH) em decorrência de hemólise ocorrida na passagem do sangue pelo falso canal. As demais enzimas estão geralmente normais, o que é importante para afastar a hipótese de infarto do miocárdio.

ECG. Há apenas alterações inespecíficas, sem ondas Q anormais. Desnivelamentos de ST e alterações de T, isto é, sinais típicos de infarto agudo (a menos que os óstios coronarianos tenham sido atingidos). A distinção entre dissecção aórtica e infarto agudo é essencial quando entra em cogitação o uso de medicação trombolítica para tratamento do infarto.

Raio X do Tórax. O alargamento do mediastino ou da imagem aórtica é observado em quase todos os casos, representando um importante indício da doença. O derrame pleural é freqüente à esquerda.

US Bidimensional. Por via transtóracia pode evidenciar as dissecções da aorta ascendente; por via transesofagiana constitui um excelente recurso diagnóstico para dissecções tanto da aorta ascendente como descendente. A ecocardiografia pode demonstrar a presença de insuficiência aórtica.

TC. Feita com contraste, fornece informações extremamente precisas e específicas. A ressonância magnética é ainda mais sensível em seus resultados, mas tem o inconveniente de ser demorada demais para situações de alta gravidade.

Aortografia Contrastada. É de execução obrigatória quando se decide pelo tratamento cirúrgico. O contraste é injetado na aorta através de um cateter inserido numa artéria periférica.

Insuficiência Vascular Mesentérica Crônica

Trata-se geralmente de pronunciado estreitamento ou mesmo oclusão do tronco celíaco e da artéria mesentérica superior, cujas manifestações clínicas ocorrem tipicamente após as refeições (angina intestinal). A inalação de nitrogliicerina traz alívio às vezes, o que tem valor diagnóstico.

A US tipo Doppler pode evidenciar a redução do fluxo sangüíneo nos vasos comprometidos. A arteriografia mesentérica é essencial para documentar a existência e gravidade da obstrução e definir a conveniência do tratamento cirúrgico.

Miocardites

As miocardites estão incluídas, atualmente, num grupo patológico mais amplo – as miocardiopatias. Estas se dividem em três grupos: dilatadas, hipertróficas e restritivas, incluindo-se as miocardites no primeiro grupo, isto é, das miocardiopatias dilatadas. A inflamação do miocárdio pode ser infecciosa ou não-infeciosa. As infecciosas podem ser por vírus, bactérias, micobactérias, parasitos, riquétsias, espiroquetas e fungos. As não-infecciosas podem ser devidas a doenças auto-imunes ou reações de hipersensibilidaqe (sem falar nas relacionadas com o parto ou com a rejeição de transplantes). É possível que a maior parte das miocardiopatias dilatadas represente seqüelas de miocardites, principalmente viróticas.

ECG. Pode mostrar taquicardia sinusal, baixa voltagem de QRS e depressão inespecífica de ST com baixa voltagem ou inversão de T. Podem surgir ondas Q patológicas nas derivações precordiais simulando infarto antigo. É comum o bloqueio de ramo esquerdo.

Raio X do Tórax. Evidencia cardiomegalia, que abrange geralmente todas as cavidades, acompanhada muitas vezes de sinais de elevação da pressão venosa pulmonar, com edema intersticial e derrame pleural à direita.

Ecocardiografia (modo-M e bidimensional). Revela cavidades cardíacas dilatadas, hipocinéticas, ao mesmo tempo que afasta valvulopatias primárias ou outras anormalidades próprias do infarto do miocárdio. Pode demonstrar também a existência de trombo mural que complica amiúde a miocardiopatia dilatada.

Angiografia com Radioisótopos. Pode ser usada para demonstrar as cavidades difusamente dilatadas e hipocinéticas. Na miocardite aguda a cintilograafia com gálio 67 é um recurso não invasivo capaz de identificar essa fase.

Cateterismo Cardíaco. Deve ficar reservado para os casos que permanecem obscuros após o emprego dos métodos não invasivos, especialmente os acompanhados de dor torácica. A biópsia do miocárdio pode ser efetuada durante o cateterismo.

Diagnóstico Etiológico. É feito pela pesquisa das infecções ou de outras patologias capazes de provocar miocardite (ver acima). Até 50% dos pacientes portadores de miocardite exibem indícios de infecção recente por coxsackievírus B, especialmente dos tipos 1 a 5.

PERICARDITE

O comprometimento inflamatório do pericárdio pode assumir as formas aguda, subaguda, crônica e recidivante. Pode haver derrame ou não, donde a tradicional classificação em pericardite fibrinosa e pericardite com derrame. O derrame pode ser um transudato, exsudato, pus (pericardite purulenta) ou sangue (hemopericárdio, de origem geralmente traumática ou neoplásica). A forma sem derrame é a mais importante como causa de dor precordial.

A pericardite infecciosa pode ser causada por vírus, bactérias, micobactérias, fungos, parasitas e protozoários. As não-infecciosas podem ser neoplásicas, metabólicas, traumáticas, pós-infarto e devidas a doenças do colágeno ou por hipersensibilidade. A não identificação de um agente etiológico, especialmente em pericardite fibrinosa recidivante, com boa resposta à corticoterapia, advoga a favor de pericardite virótica ou pericardite idiopática.

Raio X do Tórax. Pode evidenciar aumento da sombra cardíaca, pneumonite, derrame pleural. Quando há derrame pericárdico observa-se freqüentemente o seguinte: sombra cardíaca exibindo aumento rápido, com limites bem definidos, ângulo cardiofrênico direito agudo, campos pulmonares claros e sinais de derrame pleural; as pulsações cardíacas tornam-se indistintas ou mesmo imperceptíveis.

ECG. Na pericardite fibrinosa observa-se de início apenas elevação do segmento ST em todas as derivações, conservando-se normal a concavidade para cima; a volta à linha de base é seguida de inversão de T.

Ecocardiografia. Mostra-se útil para diferençar a dilatação cardíaca do derrame pericárdico, especialmente quando se suspeita de tamponamento cardíaco.

Investigação Etiológica. Antes de se firmar o diagnóstico de pericardite idiopática deve-se excluir outras possíveis causas da doença. Dentre os exames a serem utilizados podem ser citados: hemoculturas, prova de Mantoux, pesquisa de fatores antinucleares, prova de fixação do complemento para histoplasmose, prova sorológica para estreptococos, provas de anticorpos neutralizantes para coxsackievírus e echovirus. Sendo possível colher líquido pericárdico, solicitar cultura e pesquisa de células neoplásicas. A biópsia pericárdica direta para cultura e microscopia pode tornar-se necessária nos derrames recidivantes ou persistentes.

Endocardite Bacteriana

A *forma aguda* é uma infecção de caráter rapidamente progressivo que acomete válvulas cardíacas tanto normais como anormais. Surge no curso de episódios de bacteriemia maciça ou durante estados septicêmicos provocados por infecções agudas diversas, tais como pneumonia pneumocócica, fleimões etc., ou então como conseqüência de manipulações cirúrgicas de tecidos infecctados. É causada principalmente pelo S. aureus, estreptococo hemolítico do grupo A, pneumococo e gonococo. A *forma subaguda*, de evolução lenta, acomete o endocárdio como complicação de cardiopatia congênita ou reumatismal ou de uso de prótese valvular. Na maioria dos casos o gérmen responsável é o estreptococo alfa-hemolítico (*Str. viridans*), mas virtualmente qualquer microrganismo pode causar endocardite infecciosa.

Hemoculturas. Havendo suspeita de endocardite subaguda, colher sangue para cultura duas vezes por dia, durante três a cinco dias. Na grande maioria dos casos crescem colônias ao cabo de dois a sete dias de incubação, o que permite a execução de antibiograma, instrumento de inestimável valor na orientação da terapêutica específica. Não se deve iniciar o tratamento antes de receber o resultado da cultura e antibiograma, pois o prognóstico de cada caso depende mais desses dados do que propriamente de precocidade do tratamento. O crescimento de germes no meio de cultura pode mostrar-se retardado em pacientes que estão recebendo doses profiláticas de penicilina. Resultados negativos da cultura podem ser atribuídos a infecção por germes pouco comuns, tais como *H. capsulatum*, *Brucella* ou estreptococos anaeróbios, que exigem meios ou métodos especiais de cultura.

Na *endocardite bacteriana* aguda, fazer duas ou três culturas a curtos intervalos, conforme a gravidade do caso, iniciando, então, o tratamento antibiótico. Este deve ser escolhido deduzindo-se qual o germe mais provável e utilizando-se o antibiótico que a experiência demonstrou ser o mais adequado para esse germe.

Hemograma. Há leucocitose neutrófila de grau variável, anemia normocrômica e acentuada aceleração da hemossedimentação.

Exame da Urina. Revela habitualmente hematúria microscópica, albuminúria e cilindrúria.

Bioquímica do Sangue. A retenção de escórias nitrogenadas pode ser a primeira manifestação da doença, especialmente em pessoas idosas. Há, às vezes, ligeira hiperbilirrubinemia.

Prova do Látex. Torna-se positiva na endocardite subaguda, após a sexta semana.

Arteriosclerose Obliterante

A obstrução ateroesclerótica das artérias periféricas, ao lado de outras arteriopatias (p. ex., tramboangeíte obliterante), pode provocar situações clínicas extremamente graves não só por serem altamente incapacitantes como também por causarem com grande freqüência lesões ulcerosas e gangrenosas nas extremidades comprometidas.

Apesar de serem patologicamente diferentes, todas as arteriopatias periféricas têm como denominador comum a capacidade de provocar esquemia nos tecidos. A intensidade da isquemia é diretamente proporcional à rapidez do desenvolvimento da circulação colateral. A isquemia pode ser aumentada pela constrição arteriolar e diminuída pela vasodilatação arteriolar.

Dopplermetria, Pletismografia e Termometria Cutânea. Podem auxiliar no diagnóstico, mas não são essenciais.

Oscilometria. É ainda o método mais utilizado, mas fornece menos informações do que a pesquisa cuidadosa dos pulsos pela palpação digital.

Exames Bioquímicos. São importantes a glicemia e o lipidograma.

Radiologia. Evidencia calcificações ateromatosas da pélvis ou das extremidades inferiores. O estudo arteriográfico é importante para determinaras sítios e a extensão das obstruções e planejar a conduta cirúrgica quando prevista. O exame deve ser completo, incluindo aortografia e arteriografia femoral bilateral, com visualização das artérias até o pé.

Tromboangeíte Obliterante
(Doença de Buerger)

Doença própria de adultos jovens do sexo masculino, mais freqüentemente entre judeus e grandes fumantes, resultante de processo inflamatório da íntima das artérias e veias das extremidades, acompanhado de fenômenos trombóticos. Constitui uma das causas do fenômeno de Raynaud, sendo difícil sua diferenciação da arteriosclerose obliterante. As artérias e veias respondem à trombose com uma reação inflamatória seguida de graus diversos de recanalização, o que explica a semelhança existente entre as duas doenças.

O diagnóstico é geralmente clínico. Arteriogramas demonstram oclusões segmentares das artérias distais, especialmente das mãos e dos pés.

Oclusão Arterial Aguda

São os seguintes os mecanismos responsáveis por uma oclusão arterial aguda: 1) espasmo vascular; 2) embolia; 3) trombose; 4) alguns aneurismas dissecantes; 5) certos tipos de acidentes vasculares por injeção. Para um tratamento adequado é importante que, além de se firmar o diagnóstico de oclusão arterial, identifique-se a sede dessa oclusão, seu tipo (espasmo, trombose, embolia etc.) e sua etiologia.

A trombose aguda ocorre sempre em pacientes com arteriopatia prévia, o que ensombrece o prognóstico. A embolia é em geral complicação de cardiopatia. Às vezes é difícil distinguir trombose aguda de embolia, principalmente quando coexistem arteriopatia prévia e condições emboligênicas. Quanto ao nível da oclusão, é interessante relembrar que, no membro inferior, uma oclusão poplítea apresenta sinais mais intensos de isquemia (hipotermia, modificações da coloração da pele) até a metade do pé; uma oclusão da femoral superficial, até o terço inferior da perna; uma oclusão da femoral comum, até o terço superior da perna; uma oclusão da ilíaca, até o terço inferior da coxa; uma oclusão da aorta abdominal, até o terço superior da coxa. Além do exame clínico deve-se recorrer à oscilometria e, em alguns casos, à angiografia.

Tromboflebite

Consiste na oclusão completa ou incompleta de uma veia por meio de trombo, acompanhada de reação inflamatória da parede do vaso que muito raramente é de natureza infecciosa. Há dois tipos de tromboflebite: superficial e profunda. A *tromboflebite superficial* é de diagnóstico fácil pois, nos casos comuns, a veia varicosa atingida apresenta-se sob a forma de um segmento venoso endurecido (pelo trombo que se formou), quente, vermelho e doloroso. Em casos menos comuns a tromboflebite superficial incide em veia não varicosa, podendo, então, especialmente se exibir caráter migratório, representar sinal de neoplasia oculta ou de um processo vascular de mecanismo imunoalérgico (p. ex., doença de Buerger).

A *tromboflebite profunda* é de diagnóstico bastante difícil, especialmente em sua fase inicial. Mais tardiamente o sinal fundamental é o edema da extremidade, que pode ser muito volumoso e até atingir a coxa em seu terço superior, na dependência do segmento venoso comprometido. Este pode variar desde veias do pé e perna até a veia femoral ou ilíaca, constituindo as diferentes formas clínicas da doença.

Na fase inicial de formação do trombo em veia profunda da extremidade incide o maior perigo da *embolia pulmonar*, que pode variar largamente em extensão e gravidade.

O processo etiopatogênico das tromboflebites só muito raramente envolve uma infecção, capaz de ser controlada com antibióticos, o que somente ocorre com as tromboflebites sépticas, por processo infeccioso da parede do vaso, o que pode acontecer excepcionalmente por propagação de infecção vizinha, sendo exemplo menos raro o das infecções pélvicas em mulheres, geralmente após abortos infectados, infecções puerperais ou infecções após laparotomia.

Face às dificuldades que se apresentam no diagnóstico clínico da tromboflebite profunda, particularmente em sua fase inicial, ganham importância os recursos subsidiários disponíveis para esse fim, que permitirão satisfazer um dos principais requisitos do tratamento: a precocidade.

Ultra-som Tipo Doppler. Exibe boa sensibilidade diagnóstica quando a obstrução se instala em veias tronculares de grande calibre, como a poplítea, femoral ou ilíaca, diminuindo sua precisão em veias de menor calibre.

Pletismografia de Impedância. É altamente sensível nas tromboses acima do joelho, mas falha amiúde nos trombos situados abaixo desse ponto.

Mapeamento com Fibrinogênio Radioativo. É a prova mais sensível na trombose profunda das veias femorais, poplíteas e da panturrilha. Permite a observação do processo trombótico durante vários dias.

Flebografia Contrastada Ascendente. É o método mais completo e exato para avaliar a sede, extensão e grau de aderência da trombose. Não evidencia trombos na femoral profunda e na ilíaca interna. Por ser uma prova invasiva, demorada e dispendiosa não se presta para fins de triagem. A associação de pletismografia e mapeamento proporciona resultados tão apurados quanto a venografia contrastada.

32 Doenças do Sangue

(Ver também Capítulo 27, itens Anemia, Propensão à Hemorragia e Púrpura)

ANEMIAS

Os aspectos gerais do estudo do eritograma e dos estados anêmicos já foram amplamente expostos no Capítulo 4 e no item sobre anemia do Capítulo 27, aos quais remetemos o leitor. Estudaremos a seguir as entidades clínicas mais importantes nas quais a anemia comparece como característica predominante.

ANEMIA FERROPRIVA

A falta de ferro na dieta e a espoliação sangüínea causada pela ancilostomíase representam as causas mais importantes de anemia ferropênica nas crianças em idade escolar em nosso meio. Quanto aos lactentes, as reservas de ferro com que nascem esgotam-se completamente aos seis meses de idade, de modo que seu organismo fica a partir dessa época extremamente vulnerável ao desenvolvimento de anemia, a menos que recebam abundante suprimento de alimentos ricos em ferro. Os prematuros desenvolverão obrigatoriamente anemia se não receberem ferro medicamentoso, pois suas reservas são baixas e seu crescimento muito rápido.

No adulto, a anemia ferropriva deve-se com grande freqüência a perdas sangüíneas, geralmente crônicas e ocultas; o fluxo menstrual excessivo e as hemorragias digestivas (p. ex., úlcera péptica e carcinoma do cólon) representam as causas mais importantes.

Hemograma. O exame da série vermelha revela anemia geralmente de tipo microcítico-hipocrômico, com anisocitose e poiquilocitose. Nos casos mais graves de anemia causada por ancilostomídios, a taxa de hemoglobina pode cair até 3g/dl e o número de hemácias abaixo de $1.000.000/mm^3$ (já foram descritos casos com $600.000/mm^3$). Os reticulócitos estão em número normal ou ligeiramente diminuídos (a administração de ferro medicamentoso provoca nítida resposta reticulocitária). Plaquetas normais. Série branca normal, excetuados os casos ligados à ancilostomíase, que apresentam marcada eosinofilia.

Ferro Sérico; Transferrina. Como se viu no Capítulo 4, estão intimamente vinculadas as dosagens dessas duas substâncias. Para determinar a transferrinemia é necessário dosar o ferro sérico e, em seguida, dosar a quantidade de ferro que é capaz de fixar-se in vitro à transferrina livre. Somando os dois valores obtém-se a capacidade total de fixação de ferro, que corresponde à transferrinemia. Outro valor que deve ser calculado é o "coeficiente de saturação da transferrina", que se obtém dividindo o teor sérico do ferro pelo valor da capacidade total de fixação de ferro.

Quando o Fe sérico cai a menos de 50µg/dl e o coeficiente de saturação de transferrina a menos de 16%, há diminuição da eritropoese, antes mesmo do aparecimento da microcitose e hipocromia no sangue circulante.

Ferritina. Seu teor sérico cai a menos de 20ng/ml já no primeiro estágio da carência de ferro, antes mesmo da queda do Fe sérico.

Mielograma. A celularidade é de tipo hiperplásico, com número relativamente aumentado de normoblastos.

Exame de Suco Gástrico. Revela acloridria em grande número de casos.

Exame de Fezes. A pesquisa de ovos de parasitos e de sangue oculto esclarece a origem da anemia em numerosos casos.

Anemias Sideroblásticas

São anemias causadas pela má utilização do ferro na síntese da hemoglobina, apesar da quantidade desse elemento ser satisfatória ou até aumentada nas células precursoras das hemácias. Devem-se, portanto, a defeito de utilização do ferro, ou seja, a eritropoese ineficaz, que se caracteriza por anemia e reticulocitopenia absoluta ou relativa na presença de hiperplasia eritróide. Existem as formas congênitas (sensíveis ou não à piridoxina) e as adquiridas, que podem ser idiopática ou ligadas a numerosas causas, inclusive ao uso do álcool, drogas, etc.

Hemograma. A anemia é geralmente do tipo microcítico-hipocrômico, mas se observa um elevado grau de anisocitose, resultante da existência em circulação de hemácias tanto grandes como pequenas. Muito características são as hemácias policromatófilas com ponteado basófilo e em alvo de tiro.

Ferro Sérico; Transferrina. Há aumento do ferro sérico; capacidade total de fixação do ferro (transferrinemia) normal; coeficiente de saturação de transferrrina acima de 50%; ferritina sérica acima de 400.

Mielograma. Hiperplasia eritróide.

Anemia de Doença Crônica

Depois da anemia ferropriva, este é o tipo mais comum de anemia em todo o mundo. Ela se caracteriza por acompanhar freqüentemente infecções crônicas, doenças inflamatórias protraídas (p. ex., artrite reumatóide) e neoplasias. Seu mecanismo fisiopatológico básico consiste no fato de que o ferro resultante da destruição das hemácias velhas permanece firmemente retido pelas células do SRE, não podendo, assim, participar da síntese de nova hemoglobina. Ocorre, então, um distúrbio da reutilização do ferro, que, de certa forma, cria uma situação de carência interna desse elemento, embora ele esteja presente em abundância no organismo. Fatores etiológicos paralelos são a redução do tempo devida das hemácias (que passa de 120 para 80 dias) e diminuição da produção da eritropoetina.

Hemograma. A anemia costuma ser moderada, de tipo microcítico-hipocrômico. Ausência de hemácias policromatófilas com ponteado basófilo e em alvo de tiro. Teor normal de reticulócitos. Hematócrito entre 25-40%.

Ferro Sérico; Transferrina. O ferro sérico e a capacidade total de fixação de ferro (transferrinemia) estão baixos; coeficiente de saturação de transferrina de 10-15%.

Ferritina Sérica. Normal.

Bilirrubina Sérica. Apesar da existência de hemólise, o teor de bilirrubina é normal.

Mielograma. Há diminuição do número de precursores eritróides contendo grânulos citoplasmáticos de ferro (sideroblastos), mas número normal ou aumento de células reticuloendoteliais com reservas de ferro.

Urina. Excreção normal de urobilinogênio a despeito da hemólise.

Anemia Aplástica e Hipoplástica

O principal aspecto deste grupo de anemias é a existência de uma medula hipofuncionante, incapaz de gerar as quantidades de hemácias e de hemoglobina necessárias para compensar a destruição hemática normal. A eritropoese pode estar diminuída de forma isolada (anemia hipoplástica) ou podem estar comprometidos todos os setores da medula óssea (anemia aplástica, aplasia eritóide pura), caso em que se observa no sangue periférico o quadro da pancitopenia.

A anemia hipoplástica pode ser idiopática (congênita) ou adquirida (infecções, intoxicações, crises aplásticas das síndromes hemolíticas). A anemia aplástica pode também, por sua vez, ser idiopática (congênita) ou adquirida (medicamentos, substâncias químicas diversas, irradiação, invasão ou substituição da medula óssea, hiperesplenismo).

Anemia Aplástiea

Hemograma. Pronunciadíssima redução do número de hemácias no sangue circulante e, proporcionalmente, do teor de hemoglobina (anemia normocrômica); presença ocasional de macrócitos. Ausência de sinais de regeneração da série vermelha, tais como reticulocitose, policromasia e eritoblastose. Leucopenia (menos de 2.000/mm^3); particularmente granulocitopenia. Pronunciada plaaquetopenia (menos de 30.000/mm^3).

Mielograma. Existe baixa celularidade, mostrando-se a medula rica de tecido gorduroso. Nos casos típicos os elementos celulares são constituídos principalmente de hemácias e linfócitos. Nos casos em que a medula não é hipoplásica, pode-se observar várias anormalidades, inclusive alterações megaloblásticas nos precursores eritróides e um quadro sugerindo "parada de maturação" dos precursores granulocíticos. Os mieloblastos e promielócitos existem habitualmente em número normal.

Pode observar-se um quadro de medula pseudo-hiperplásica, na qual existe hipercelularidade polimorfa com parada de maturação e conseqüente predomínio de formas jovens (normoblastos e promielócitos), às vezes aberrantes.

Anemia Hipoplástica

Hemograma. Anemia normocítica normocrômica; ausência de sinais de regeneração da série vermelha, tais como reticulocitose, policromasia e eritroblastose (ocasionalmente os reticulócitos aumentam). Número normal de leucócitos e plaquetas; fórmula leucocitária inalterada.

Mielograma. Grande diminuição dos precursores das hemácias e em particular das formas de maturação avançada; série branca e plaquetárias normais.

Anemias Mieloftisicas

A terminologia usada neste grupo de anemias é confusa, incluindo nomes como mielofibrose, metaplasia mielóide, mielosclerose, metaplasia mielóide agnogênica. A causa mais freqüente é representada pelo carcinoma metastatizante da medula óssea proveniente de tumores primários situados no seio, próstata, rim, pulmão, supra-renal ou tiróide; pode ter relação também com distúrbios mieloproliferativos, como policitemia vera e leucemia mielógena crônica.

Achados Laboratoriais. As características essenciais destas anemias são a normocromia, anisocitose, poiquilocitose e presença de hemácias nucleadas nos exames do esfregaço, podendo-se observar também células mielóides imaturas. Quanto ao mielograma, é comum não poder-se obter material por aspiração; a biópsia revela que os espaços medulares foram ocupados por tecido fibroso.

Anemia Megaloblástica por Carência de Vitamina B_{12}

A chamada anemia perniciosa (Addison-Biermer) deve-se à falta de absorção de vitamina B12, falta que se prende à existência de uma mucosa gástrica atrófica que deixa de produzir suas secreções normais, inclusive o fator intrínseco. A predisposição a essa doença é herdada como fator autossômico dominante. Muitos pacientes possuem no soro auto-anticorpos contra o fator intrínseco e a maioria possui auto-anticorpos contra as células parietais. A carência de vitamina B12 pode ser ocasionada também por gastrectomias, ileíte regional, malformações comprometendo o íleo, ressecção dessa parte do intestino e muitas outras causas.

Sempre que há carência de vitamina B12 ocorre um distúrbio na replicação do DNA, o que bloqueia a divisão celular, mas a síntese do RNA e da proteína prossegue normalmente. Ao prolongar-se, essa situação origina uma perda permanente da capacidade de divisão das células e sua conseqüente morte. Na medula óssea megaloblástica o grau de comprometimento da síntese de DNA varia de célula para célula e de categoria para categoria. Habitualmente, esse comprometimento é mais intenso entre os precursores das hemácias do que entre os precursores dos granulócitos. A vitamina B12 é essencial também à integridade da mielina.

Hemograma. O exame do sangue periférico revela os típicos macrócitos ovalados; o diâmetro das hemácias varia dentro de amplos limites, encontrando-se muitos glóbulos de forma bizarra (poiquilocitose). Dada a predominância das células volumosas, o volume globular médio está acima do normal, situando-se entre 100 e 160μ^3. A quantidade de hemácias pode alcançar cifras muito baixas, até menos de 1.000.000/mm^3. Os reticulócitos estão geralmente dentro dos limites normais nos casos não tratados. Os leucócitos mostram-se geralmente abaixo de 5.000/mm^3, sendo muito característica a hipersegmentação dos núcleos. Plaquetas geralmente em número reduzido.

Mielograma. A medula exibe celularidade muito aumentada, de tipo megaloblástico, havendo predominância de pronormoblastos (proeritroblastos) e megaloblastos. Observam-se numerosos metamielócitos gigantes. Os megacariócitos são hipersegmentados e em número reduzido.

Dosagem de Vitamina B_{12}. Pode ser feita por RIA ou por técnica microbiológica. O teor normal no soro é de 200 a 900 pg/ml; valores inferiores a 100pc/ml indica carência clinicamente significativa.

Outros Exames. O exame do suco gástrico revela acloridria e volume muito reduzido, mesmo após injeção de Histalog. Nível sérico de lactato-desidrogenase excessivamente aumentado.

Prova Terapêutica. As íntimas conexões metabólicas existentes entre a vitamina B_{12} e o ácido fólico faz com que a administração de doses elevadas de um desses fatores determine uma resposta hematológica temporária em pacientes sofrendo de carência do outro fator. O tratamento errado redundará numa recaída hematológica de conseqüências imprevisíveis. Assim, pois, quando não de dispuser de recursos que tornem possível a dosagem direta da vitamina B12 e do ácido fólico no soro, dever-se-á procurar identificar o tipo de carência recorrendo-se à prova terapêutica, que consiste no seguinte:

1) um prazo de observação, se possível de 7 a 10 dias, durante o qual se determina o teor de hemoglobina e de reticulócitos do paciente;

2) um período de tratamento de 10 dias com vitamina B12 ou com ácido fólico, conforme a maior suspeita recaia sobre um ou outro, utilizando-se uma dose que seja superior à mínima necessária para produzir resposta reticulocitária adequada, mas inferior à que se sabe causar resposta evidente em pacientes com carência apenas da outra vitamina. Em pacientes suspeitos de carência de vitamina B12, a dose de prova é de 1mcg dessa vitamina, por via intramuscular, diariamente. Quando a suspeita recai sobre o ácido fólico, a dose de prova dessa substância é de 100mcg por via intramuscular diariamente. O aparecimento de nítida reticulocitose, acompanhada de melhora hematológica, confirmará a carência específica do fator utilizado.

Anemia Megaloblástica por Carência de Folato

Sua causa mais freqüente é a desnutrição, especialmente a ligada ao alcoolismo crônico; pode dever-se também a anemias hemolíticas crônicas (p. ex., esferocitose hereditária, drepanocitose), uso de drogas antiepiléticas ou pirimetamina e gravidez. Na desnutrição por deficiência alimentar ou mal-absorção a carência de folato é muito mais comum do que a de vitamina B12, o que se deve provavelmente ao menor armazenamento corporal de folato. Na gravidez a carência é só de folato. Contrariamente ao que ocorre na falta de vitamina B12, estão ausentes os distúrbios neurológicos; o ácido clorídrico pode existir no estômago.

De maneira geral a presença de anemia macrocítica deve ser encarada com grande cautela na infância, pois são raras nesse período, pelo menos em nosso meio, as anemias macrocíticas por déficit alimentar. Mais freqüentes são os casos de leucemia, anemia aplástica, anemias hemolíticas ou constitucionais, moléstias da medula óssea, cujo sinal mais precoce é a anemia macrocítica. Portanto, nenhuma anemia desse tipo deve receber tratamento sem uma completa elucidação etiológica, que deve ser feita por hematologista.

Hemograma e Mielograma. Achados idênticos aos da anemia perniciosa.

Dosagem do Ácido Fólico. Os teores séricos de ácido fólico vão de 6 a 20ng/ml; valores de 4ng/ml ou menos são geralmente considerados de valor diagnóstico para carência de folato.

Prova Terapêutica. Ver Anemia Perniciosa.

Hiperesplenismo

Consiste numa exacerbação da atividade fagocítica do baço e de seu mecanismo de filtragem, com decorrente diminuição do número de hemácias no sangue periférico e quase sempre também de leucócitos e plaquetas. A esse mecanismo principal de seqüestração pode associar-se a expansão do volume plasmático (com diluição dos elementos figurados) e produção de anticorpos pelo baço.

Hemograma. Revela anemia geralmente de grau leve, normocítica normocrômica e, amiúde, aumento dos reticulócitos. Plaquetopenia e neurotropenia, com desvio para esquerda.

Mielograma. Evidencia medula normal ou hipercelular.

Vida Média das Hemácias. Acha-se encurtada.

Esferocitose Hereditária

É a principal doença causada por defeitos intrínsecos da membrana eritrocitária. Seus aspectos mais característicos consistem no aumento da fragilidade osmótica das hemácias e na existência de um número variável de microesferócitos no sangue periférico. A sobrevida média das hemácias mostra-se grandemente encurtada. O aumento da fragilidade osmótica reflete um defeito intrínseco das hemácias mas não explica por si só o encurtamento da sobrevida, já que esta, *in vivo*, não depende do ambiente osmótico. A destruição das hemácias anormais ocorre no baço, onde existem condições ideais para que isso aconteça. Em todos os casos a esplenectomia proporciona melhora imediata e duradoura da tendência hemolítica, muito embora a medula continue a produzir hemácias esferóides intrinsecamente anormais.

Hemograma. Anemia geralmente de grau moderado, microcítica ou normocítica, nunca hipocrômica. Discreta poiquilocitose; intensa esferocitose. Presença de sinais de regeneração eritróide, tais como reticulocitose (5-20%), policromatofilia e eritroblastose. Leucócitos e plaquetas apenas ligeiramente aumentados.

Fragilidade Globular Osmótica. Em condições normais, a hemólise tem início em soluções a 0,42% de cloreto de sódio e completa-se em soluções entre 0,34 e 0,30%. Na esferocitose hereditária pode já ser completa em solução a 0,42%. Nos casos em que a resistência é normal, pode-se utilizar a prova da fragilidade incubada, que é mais sensível.

Prova de Coombs. Negativa

Vida Média das Hemácias. Normalmente a longevidade média das hemácias marcadas varia entre 25 e 30 dias. Na esferocitose hereditária mostra-se grandemente encurtada.

Bilirrubinemia. Aumento moderado da bilirrubina indireta (em torno de 3mg/100ml).

Exame de Urina. Ausência de pigmentos biliares (icterícia acolúrica); urobilinúria aumentada.

Exame de Fezes. Estercobilinogênio aumentado.

Mielograma. Exista hiperplasia da série vermelha com predominância de normoblastos (eritoblastos).

Anemias Hemolíticas por Deficiências Enzimáticas

As deficiências enzimáticas provocam hemólise por alterarem o metabolismo da glicose no interior das hemácias. Os distúrbios mais conhecidos são os da via Embden-Meyerhor e do shunt do monofosfato de hexose, o primeiro causado pela deficiência da enzima piruvato-quinase e o segundo pela deficiência da glicose-6-fosfato-desidrogenase (G-6-PD).

A glicose-6-fosfato-desidrogenase é regulada por um gene situado no cromossoma X. Além de ser ligado ao sexo, o defeito é incompletamente dominante; expressa-se completamente nos homens e nas mulheres homozigotas e em grau variável nas mulheres heterozigotas.

São variáveis os efeitos da deficiência da G-6-PD, dependendo não só do grau de expressão do defeito como também da variante enzimática e da raça da pessoa afetada. Em certos casos não há qualquer doença hemolítica; em outros há hemólise crônica de grau leve independente da ingestão de drogas; em outros, ainda, a ocorrência de hemólise relaciona-se com a ingestão de drogas (p. ex., primaquina, sulfonamidas, analgésicos, nitrofurânicos, cloranfenicol) ou de sementes de *Vicia fava* (favismo).

Distinguem-se três principais variantes clínicas da doença. O tipo "negro" foi o primeiro descrito, observado em soldados americanos de raça negra que apresentavam anemia hemolítica de intensidade variável ao ingerirem primaquina ou outras drogas antimaláricas. Observou-se depois que a deficiência de G-6-PD atingia também outras raças e exibia larga distribuição geográfica (tipo "não-negro"). Uma terceira variante clínica é observada em lactentes homozigotos ou heterozigotos para a deficiência de G-6-PD, sob a forma de icterícia neonatal não relacionada com a ingestão de drogas.

Além da hemólise induzida por drogas, os indivíduos susceptíveis podem sofrer hemólise aguda por infecções viróticas ou por acidose grave, que representam na clínica as causas mais comuns.

Hemograma. As hemácias pode estar normais ou ligeiramente aumentadas de tamanho. Reticulocitose pronunciada, mesmo em presença de anemia apenas moderada. Leucócitos e plaquetas normais. Muitas vezes a melhor pista da doença é a presença no sangue periférico de hemácias que exibem uma ou mais pequenas falhas em sua periferia, como se tivessem sido "mordidas" (*bite cells*), resultantes possivelmente da remoção dos corpúsculos de Heinz (ver adiante) pelo baço.

Fragilidade Globular Osmótica. Normal.

Eletroforese da Hemoglobina. Normal.

Prova de Coombs. Negativa.

Mielograma. Acentuadíssima hiperplasia da série eritróide.

Prova para Corpúsculos de Heinz. São grumos de hemoglobina desnaturada que se precipita dentro da hemácia, sendo facilmente demonstráveis com corantes vitais (p. ex., violeta-de-metila). São vistos em muito maior número nos pacientes esplenectomizados, pois são removidos do sangue pelas células macrofágicas do baço.

Provas Qualitativas. Existem provas baseadas na descoloração do azul-brilhante cresil ou de outros corantes, na reação do sangue com ascorbato e cianeto e em testes baseados na fluorescência do fosfato de nicotinamida-adenina-dinucleotídeo reduzido (NADPH).

Hemoglobinopatias

As hemoglobinas anormais resultam, em sua maioria, da substituição de um único aminoácido em uma ou outra das duas cadeias polipeptídicas da fração globínica da hemoglobina A. Segundo a nomenclatura aceita, designa-se por A a hemoglobina normal do adulto, por F a hemoglobina fetal, por S a hemoglobina patológica da drepanocitose (da palavra *sickle*, foice) e pelas letras consecutivas do alfabeto (C, D, E, G, H) os outros tipos anormais na ordem de sua identificação. São os seguintes os tipos de hemoglobina existentes nas hemoglobinopatias mais freqüentes:

AA – Adultos normais, esferocitose hereditária.

AF – Talassemia maior (anemia de Cooley) e recém-nascidos normais.

AS – Traço falciforme.

SSF – Drepanocitose (anemia de células falciformes).

AC – Traço de hemoglobina C.

CC – Doença de hemoglobina C.

SC – Drepanocitose + hemoglobina C.

SA(F) – Talassemia + drepanocitose (combinações heterozigóticas de talassemia com hemoglobina C ou E dão uma combinação semelhante, mas sem afoiçamento; a presença de hemoglobina fetal é inconstante, por isso está entre parênteses).

Anemia de Células Falciformes (Drepanocitose)

Doença hereditária devida à presença nas hemácias de uma hemoglobina anormal (hemoglobina S), que, quando privada de oxigênio, assume a forma de partículas alongadas, do que resulta a deformação das hemácias e sua prematura destruição pelo SRE (sobrevida de 15 a 60 dias ao invés de 125). As hemácias falciformes exibem tendência a aderirem-se umas às outras formando trombos intravasculares, responsáveis pelas crises vásculo-oclusivas próprias da moléstia. Os pacientes de drepanocitose são homozigotos para a hemoglobina S, de modo que seu genotipo é SS; os portadores do traço falciforme são AS. É curioso que tais portadores mostram-se mais resistentes à malária do que os indivíduos normais.

A morte dos doentes de drepanocitose sobrevém geralmente antes dos 30 anos, por infecção intercorrente, insuficiência renal ou cardíaca, trombose ou hemorragia em tecidos vitais, ou após uma crise abdominal.

Hemograma. Anemia normocítica de gravidade média (geralmente 1.500.000 a 2.500.000/mm^3), observando-se amiúde algumas hemácias falciformes no sangue periférico. Reticulocitose acentuada. Não é rara uma leucocitose de até 30.000/mm3 durante as crises dolorosas.

Prova de Afoiçamento. Quando se mistura sobre um lâmina uma gota de solução recente de metabissulfureto de sódio a 2% com uma gota de sangue, dá-se em poucos minutos o afoiçamento de quase todas as hemácias.

Mielograma. Revela acentuada hiperplasia da série vermelha, com mais glóbulos vermelhos nucleados do que glóbulos brancos.

Bilirrubinemia. Discreta elevação da bilirrubina indireta (2mg/dl).

Raio X dos Ossos. Revela adelgaçamento cortical, osteoporose difusa e espessamento da imagem trabecular.

Eletrosforese da Hemoglobina. A demonstração da presença de hemoglobina S associada a uma quantidade variável de hemoglobina F leva ao diagnóstico do estado de homozigoto. O de heterozigoto é identificado pela presença das hemoglobinas A e S (mais A do que S). A hemoglobina S deve ser distinguida de outras hemoglobinas que se caracterizam por migração eletroforética similar, o que se consegue pela pesquisa do fenômeno de afoiçamento, que é negativo nas outras hemoglobinas. Usa-se atualmente a triagem pré-natal pela técnica do DNA recombinante.

Talassemias

Contrariamente ao observado em outras hemoglobinopatias, o que ocorre nas talassemias não é um defeito qualitativo das hemoglobinas, mas sim um defeito quantitativo, que consiste na síntese insuficiente de um dos pares, alfa ou beta, das cadeias peptídicas formadoras da fração globínica das hemoglobinas. As talassemias são divididas, portanto, em dois grandes grupos, conforme o par comprometido: beta-talassemias e alfa-talassemias.

Os portadores de beta-talassemia podem ser homozigotos (beta-talassemia maior ou anemia de Cooley) ou heterozigotos (beta-talassemia menor). Quanto à alfa-talassemia, os efeitos genéticos podem ser simples ou duplos, uma vez que o controle genético da cadeia alfa envolve dois pares de genes estruturais. Dessa forma, os portadores de alfa-talassemia podem ser heterozigotos para defeito genético único, heterozigotos para defeito genético duplo e homozigotos para defeito genético único (o homozigotismo para defeito duplo é incompatível com a sobrevida).

A beta-talassemia homozigótica (talassemia maior) provoca o quadro clínico completo da doença. A beta-talassemia heterozigótica (talassemia menor) causa leve a moderada anemia microcítica assintomática. A alfa-talassemia homozigótica para um único defeito genético, bem como a alfa-talassemia heterozigótica para dois defeitos, tendem a causar um quadro clínico semelhante ao da beta-talassemia heterozigótica. A alfa-talassemia heterozigótica para um único defeito é habitualmente assintomática.

Talassemia Maior

Hemograma. Intensa anemia microcítica hipocrômica (Hb igual ou inferior a 6g/dl). Presença de hemácias em alvo de tiro, com ponteado e basofilia difusa, numerosos eritroblastos nucleados. Número moderado de reticulócitos. Leucócitos e plaquetas em número normal ou aumentado.

Mielograma. Pronunciadíssima hiperplasia eritróide.

Eletroforese da Hemoglobina. Elevação das frações F e A_2 (até 90% de F e acima de 3% de A_2).

Ferro e Ferritina Séricos. Elevados.

Bilirrubinemia. Um pouco elevada.

Talassemia menor *(beta ou alfa)*

Hemograma. Anemia microcítica e levemente hipocrômica não muito intensa mas persistente (Hb geralmente acima de 9g/dl), resistente ao tratamento pelo ferro. Presença de células em alvo de tiro e com ponteado basófilo. Anisocitose e poiquilocitose (mais proeminentes que numa anemia ferropriva de igual intensidade). Reticulócitos em número normal ou pouco aumentados. Leucócitos e plaquetas sem alteração de monta.

Ferro e Ferritina Séricos. Elevados, o que auxilia a excluir a carência de ferro.

S-Beta-Talassemia

Esta doença mostra aspectos tanto da drepanocitose quanto da talassemia, embora seja em geral menos grave do que qualquer uma delas. O estudo dos membros da família é indispensável para seu diagnóstico, pois a eletroforese não permite distingui-la da drepanocitose, uma vez que ambas as moléstias exibem o mesmo padrão eletroforético.

Anemias Auto-Imunes

Estas anemias se caracterizam pela presença no soro de anticorpos dotados de especificidade para antígenos eritrocitários autólogos, ou seja, antígenos pertencentes ao próprio organismo. O mecanismo responsável pela produção destes anticorpos não é bem compreendido. Em todos os indivíduos existem, provavelmente, clones de B-linfócitos capazes de produzir auto-anticorpos anntieritrocitários. Estes B-linfócitos não sintetizam normalmente quantidades significativas de auto-anticorpos porque sua atividade é suprimida por T-linfócitos imunorreguladores. Mas se falha este mecanismo supressor, a quantidade de auto-anticorpos pode atingir um nível suficiente para desencadear a destruição das hemácias.

Certas doenças (p. ex., infecções, neoplasias, doenças vasculares do colágeno) ou medicamentos (p. ex., penicilina, cefalotina, metildopa) parecem estimular o desenvolvimento de estados hemolíticos auto-imunes, que são classificados, então, como secundários. Se nenhuma doença desencadeante ou predisponente for identificada, o distúrbio hemolítico é chamado de primário ou idiopático.

Conforme já se viu no Capítulo 8, ao estudar-se a prova de Coombs, os anticorpos antieritrocitários podem ser classificados em aglutinantes e não-aglutinantes, segundo causem ou não aglutinação das hemácias ao entrarem em contato com elas quando suspensas em solução salina isotônica. Viu-se também que, quase sempre, os anticorpos aglutinantes pertencem à classe IgM e os não-aglutinantes, à classe IgG.

Por não provocarem aglutinação, os anticorpos do segundo grupo eram chamados de "incompletos", designação que foi abandonada ao se esclarecer melhor o mecanismo da aglutinação eritrocitária. Os anticorpos integrantes deste grupo são conhecidos também como "quentes", já que interagem com as hemácias à temperatura de 37º, em contraposição aos anticorpos "frios", que atuam abaixo dessa temperatura. Portanto, os anticorpos "completos" ou "frios" são da classe IgM, enquanto que os "incompletos" ou "quentes" são da classe IgG.

Os anticorpos antieritrocitários quentes são inativos apenas in vitro. In vivo, as hemácias por eles revestidas são captadas pelo SRE e acabam destruídas pelos macrófagos, após transformarem-se em esferócitos e circularem pela torrente sangüínea.

As anemias hemolíticas auto-imunes podem apresentar-se como doença aguda ou crônica. As causadas por anticorpos quentes são geralmente de início abrupto e podem ser fatais. As agudas causadas por anticorpos frios são geralmente ligadas a infecção (pneumonia por micoplasma ou mononucleose infecciosa); as crônicas são idiopáticas ou secundárias a processos linfoproliferativos.

AHAI por Anticorpos Quentes

Hemograma. Anemia normocítica normocrômica em geral acentuada. O esfregaço de sangue caracteriza-se por esferocitose e policromatofilia, acompanhadas geralmente de leucocitose neutrófila e elevação das plaquetas; estas, porém, podem estar tão baixas a ponto de surgir púrpura (síndrome de Evans).

Prova de Coombs. A principal característica desse tipo de anemia é a reação direta "quente" positiva, o que demonstra que existem IgG e/ou C3 na superfície das hemácias a 37°. Observam-se três padrões de reação de Coombs direta:

1º Prova positiva com o soro anti-IgG e negativa com o C3. Este padrão é encontrado na AHAI idiopática e nos casos induzidos por alfametildopa ou penicilina.

2º Prova positiva com os soros IgG e C3. É o padrão encontrado nos casos ligados ao lúpus eritematoso sistêmico, podendo ser visto também na AHAI idiopática (nunca nos casos ligados a medicamentos).

3º Prova negativa com o soro IgG e positiva com o C3. É o padrão encontrado na AHAI idiopática quando o anticorpo IgG é de baixa afinidade e também em alguns casos ligados a medicamentos; é visto ainda nas formas criopáticas (doença da aglutinina de frio e hemoglobina paroxística a frio).

Há casos em que o Coombs direto é negativo porque o número de moléculas por área de superfície da hemácia é muito pequeno ou porque a imunoglobulina fixada à superfície é IgA ou IgM.

AHAI por Anticorpos de Frio

Dados Hematológicos. Um aspecto característico dessas anemias consiste na auto-aglutinação das hemácias que se observa nos esfregaços. Já durante a colheita podem as hemácias aglutinar-se tão rapidamente que o sangue parece coagulado, mesmo na presença do anticoagulante (o aquecimento do tubo estabelece a aparência normal do sangue). As determinações automatizadas podem ser falseadas, especialmente a hematimetria e o volume corpuscular médio, que aparecem muito baixos (deve-se aquecer o tubo com a mão e repetir a operação). A anemia é geralmente de grau leve, com teor de hemoglobina acima de 7,5g/dl. Não raro a contagem de reticulócitos mostra apenas ligeira elevação, o que sugere certo comprometimento da medula óssea.

Pesquisa de Anticorpos de Frio. Estes anticorpos IgM reagem com glicoproteínas da membrana eritrocitária designadas de i e I. As aglutininas anti-i são encontradas mais comumente na mononucleose infecciosa e linfomas tipo grandes células; as anti-I existem nas formas idiopáticas. Em ambos os casos há ativação e fixação de complemento. Como a IgM é facilmente lavável das hemácias, a prova de Coombs direta identifica unicamente complemento.

Púrpura Simplex

Caracteriza-se pelo fácil aparecimento de hemorragias cutâneas, sem gravidade, ligadas a um aumento de fragilidade vascular, que podem ocorrer sem qualquer traumatismo perceptível.

O número e funcionamento das plaquetas estão normais, bem como a coagulação sangüínea e a fibrinólise.

PÚRPURA ALÉRGICA OU ANAFILACTÓIDE

Esta denominação se aplica a casos agudos ou crônicos em que lesões purpúricas se acompanham de eritema, urticária e transudação sero-hemorrágica no tecido celular subcutâneo e nas mucosas. A doença de Schönlein-Henoch caracteriza-se pela associação das lesões cutâneas com artralgia, dor abdominal e, ocasionalmente, nefrite.

O número de plaquetas, bem como o tempo de sangramento, de retração do coágulo e outras provas de coagulação, mostram-se normais. A prova do laço é positiva em 25% dos casos. Título da antiestreptolisina O elevado em 33% dos casos. Em presença de comprometimento renal, albuminúria macroscópica, oligúria, hipertensão arterial e hiperazotemia.

TROMBOCITOPENIA

A redução do número de plaquetas pode ser causada por quatro fatores: a) produção insuficiente (p. ex., leucemia, anemia aplástica); b) seqüestração esplênica (p. ex., esplenomegalias congestivas, doença de Gaucher); c) destruição e/ou utilização excessivas (p. ex., púrpura trombocitopênica idiopática, ação de drogas, CID, púrpura trombocitopênica trombótica, septicemia); d) diluição (p. ex., transfusões maciças). Qualquer que seja a causa, uma trombocitopenia grave pode resultar em púrpura e hemorragias diversas, internas ou externas (menos hemorragia nos tecidos e hemartrose).

Tabela 32.1
Achados Sangüíneos Periféricos nos Distúrbios Trombocitopênicos

Hemácias e leucócitos normais	Púrpura trombocitopênica idiopática
	Púrpura trombocitopênica por HIV
	Púrpura trombocitopênica por drogas
	Púrpura pós-transfusão
Hemácias fragmentadas	Púrpura trombocitopênica trombótica
	Síndromes hemolítico-urêmicas
	Êmbolos tumorais metastáticos
Anormalidades leucocitárias	Células imaturas na leucemia
	Intensa granulocitopenia na anemia aplástica
	Granulócitos hipersegmentados nas anemias megaloblásticas

Púrpura Trombocitopênica Imunológica Idiopática (Doença de Werlhof)

Doença caracterizada por tendência a hemorragia associada a pronunciada redução de plaquetas no sangue periférico. Nas crianças é geralmente um distúrbio autolimitado que se segue a uma infecção virótica; nos adultos é de evolução crônica intercalada de crises agudas, sem causa predisponente manifesta. Aceita-se que as duas formas sejam de natureza imunológica. Na forma infantil as plaquetas seriam atacadas por imunocomplexos Ag-Ac viróticos; na púrpura de adultos haveria formação de auto-anticorpos.

Quadro Hematológico Periférico. Observa-se sempre redução do número de plaquetas, que pode chegar a menos de 10.000/mm3 nas formas agudas ou nas crises agudas das formas crônicas. Além da redução numérica, podem ser encontradas formas anômalas de plaquetas. Tempo de sangramento quase sempre aumentado, proporcionalmente ao número de plaquetas. Retração do coágulo deficiente ou nula. Consumo de protrombina deficiente e, quando pesquisada nas *plaquetas*, anormalidade da geração de tromboplastina.

O tempo de coagulação, tempo de protrombina e tempo de trombina normais. O número de hemácias, bem como a taxa de hemoglobina, dependem das perdas sangüíneas porventura existentes. Nas crises hemorrágicas costuma haver leucocitose neutrófila com desvio para esquerda.

Mielograma. A despeito da plaquetopenia no sangue periférico, observa-se na medula número normal ou aumentado de megacariócitos, predominando as formas imaturas. A principal utilidade do mielograma reside na exclusão de doenças que podem confundir-se com a púrpura de Werlhof, principalmente ieucemia, anemia aplástica e, mais raramente, linfossarcoma e outras doenças infiltrativas.

Púrpura Trombocitopênica Trombótica

Doença aguda de natureza grave, com etiopatogenia obscura, que se manifesta por febre, púrpura, distúrbios neurológicos difusos e flutuantes, comprometimento renal, anemia hemolítica e amiúde icterícia. A lesão básica é uma vaculite que leva à destruição mecânica das hemácias e à aglutinação das plaquetas em microtrombos difusos.

Na infância e em mulheres grávidas ou no pós-parto ocorre uma condição patológica semelhante, denominada *síndrome hemolítica-urêmica*, na qual o comprometimento renal é mais constante e mais grave. As duas condições são agrupadas juntas por certos autores sob a denominação de *microangiopatia trombótica*. Em alguns pacientes a doença pode ser desencadeada por uma infecção por gérmens Gram-negativos, quando, então, a patogenia pode estar relacionada com os fenômenos de Shwartzman-Sanarelli (sensibilização inespecífica a gérmens) e coagulação intravascular disseminada.

Quadro Hematológico. Há grave plaquetopenia, tempo de sangramento aumentado, retração do coágulo deficiente, prova do laço positiva, consumo de protrombina deficiente, anemia com reticulocitose, policromasia, hemácias fragmentadas (células em elmo, hemácias triangulares), reação leucemóide granulocítica.

Pigmentos Biliares. Elevação de bilirrubina indireta, aumento da excreção urinária e fecal de urobilinogênio.

Uréia e Creatinina. Elevadas nos casos acompanhados de comprometimento renal.

Doença De Von Willebrand (Pseudo-Hemofilia Vascular)

Distúrbio relativamente comum que lembra a hemofilia A por causar sangramentos prolongados, particularmente por ferimentos acidentais ou cirurgias orofaríngeas. Difere da hemofilia, entretanto, porque incide em ambos os sexos, o tempo de sangramento mostra-se prolongado e o tempo de coagulação está habitualmente dentro dos limites normais. Podem surgir manifestações purpúricas.

Deve-se aos baixos valores de atividade do FvW (fator von Willebrand), além de ligeira deficiência do fator VIII, tanto em sua forma biologicamente ativa como na forma inativa (fator VIII antígeno). O FvW é uma proteína plasmática possuidora de duas funções hemostáticas: a) promove a aderência normal das plaquetas ao subendotélio nos sítios de lesão da parede dos vasos; b) forma no plasma complexos com o fator VIII, o que é necessário para manter os níveis normais desse fator. A deficiência do fator VIII antígeno é em geral muito acentuada, no que a doença de von Willebrand difere da hemofilia A, que exibe níveis altos de fator VIII antígeno.

Quadro Hematológico. O achado mais importante é o tempo de sangramento aumentado, com prova de fragilidade vascular às vezes positiva. Se o teor de fator VIII estiver baixo, o tempo de coagulação pode estar prolongado. A agregação plaquetária com ristocetina é geralmente ausente ou diminuída. Contagem de plaquetas dentro dos limites normais. Tempo de tromboplastina parcial ligeiramente aumentado. Por meio de exames especializados a doença pode ser dividida em 7 tipos (IA, IB, IIA, IIB, IIC, IID, III). O tipo IA, o mais comum, exterioriza-se por uma diátese hemorrágica moderada; o III, felizmente raro, é o mais grave.

Hemofilias

São distúrbios hereditários da coagulação devidos à deficiência do fator VIII (hemofilia A), ou do fator IX (hemofilia B). Ambos os tipos de hemofilia têm o mesmo quadro clínico, as mesmas anormalidades nos exames hematológicos de triagem e a mesma transmissão genética ligada ao sexo. Uma vez que os dois fatores VIII e IX situam-se no cromossoma X, as hemofilias afetam quase exclusivamente homens. Todas as filhas de hemofílicos são obrigatoriamente portadoras, mas todos os filhos são normais. Cada filho homem de uma portadora tem 50% de possibilidade de ser normal ou hemofílico e cada filha de 50% de possibilidade de ser normal ou portadora. Medindo o nível do fator VIII e comparando-o com o nível do fator VIII antígeno (= fator vW antígeno) é muitas vezes (mas não sempre) possível determinar se uma mulher com ascendência de risco é realmente portadora de hemofilia A. Da mesma forma, medindo o fator IX pode-se muitas vezes identificar o portador de hemofilia B.

Parece haver na hemofilia um hiperfuncionamento do sistema fibrinolítico, de maneira que o hemofílico, além de ter dificuldade de formar coágulos dissolve-os tão logo se constituem.

Quadro Hematológico. Tempo de coagulação aumentado, mas não de maneira invariável e constante. Tempo de tromboplastina parcial (TTP) aumentado. Tempos de protrombina e de sangramento normais. A dosagem específica dos fatores VIII e IX dão o tipo e a gravidade da hemofilia.

Uma vez que a diminuição do fator VIII pode ocorrer também na doença de von Willebrand, a presença desta deve ser excluída por meio da dosagem do fator VIII antígeno (= fator vW antígeno), cujo teor está diminuído na doença de von Willebrand mas não na hemofilia A. Esta diferenciação está particularmente indicada nos casos brandos recém-descobertos nos quais não se consiga identificar história familiar da doença.

Deficiência do Complexo Protrombínico

A síntese de protrombina e dos fatores VII, IX e X ocorre no fígado por um processo que exige a presença de vitamina K. A carência isolada de protrombina é muito rara; comumente ela ocorre em associação com a dos outros fatores citados, razão por que se fala em geral de "deficiência do complexo protrombínico". Existem três causas principais de deficiência desse complexo: a) carência de vitamina K; b) hepatopatia grave; c) consumo excessivo (ver Coagulação intravascular disseminada). A carência de vitamina K é encontrada nos casos de icterícia obstrutiva, nos estados disabsortivos e na doença hemorrágica do recém-nascido. As hepatopatias graves provocam principalmente deficiência do fator V, mas estão reduzidos também os componentes do complexo protrombínico.

Quadro Hematológico. Há aumento do tempo de protrombina e do tempo de tromboplastina parcial. Inicialmente este último tempo permanece normal, pois os níveis de protrombina, fator IX e fator X, responsáveis por ele, baixam mais lentamente do que o fator VII, principal responsável pelo tempo de protrombina.

Síndrome de Desfibrinação (Coagulação Intravascular Disseminada)

Coagulopatia adquirida causada pela ativação do mecanismo de coagulação no sangue circulante, do que resulta grande produção de fibrina, que se deposita de maneira largamente disseminada nos pequenos vasos, com decorrente formação de trombos. Tal fenômeno pode acompanhar-se de tendência hemorrágica, que é devida ao consumo exagerado de plaquetas e dos chamados fatores "consumíveis", isto é, fibrinogênio, protrombina, V e VIII. A combinação de amboas os mecanismos (microtrombos e hemorragia) resulta na produção de necrose hemorrágica dos tecidos, inclusive na pele.

A doença resulta habitualmente da entrada na circulação, ou da geração em seu interior, de material dotado de *atividade de fator tissular* (AFT) capaz de dar início à coagulação. Isso ocorre habitualmente em uma de três circunstâncias: a) complicações obstétricas, quando material uterino contendo AFT tem acesso à circulação materna (p. ex., deslocamento prematuro de placenta, síndrome de feto morto retido, embolismo de líquido amniótico em fase inicial); b) presença de infecção, especialmente por gérmens Gram-negativos; c) presença de doenças malignas, principalmente adenocarcinomas mucino-secretantes do pâncreas e da próstata e leucemia promielocítica aguda. Causas menos comuns incluem traumatismo craniano grave com exposição do sangue a tecido cerebral rico de AFT; complicações de cirurgia prostática que permitam a entrada na circulação de material prostático contendo AFT; e picadas de cobras venenosas que injetem na circulação enzimas capazes de ativar o fator X ou a protrombina ou então de converter diretamente o fibrinogênio em fibrina.

A CID pode apresentar-se sob duas formas: subaguda e aguda. A forma subaguda provoca fenômenos tromboembólicos, sendo raras as hemorragias. Na forma aguda, a trombocitopenia e a depleção dos fatores plasmáticos geram uma grave tendência hemorrágica, que é agravada por fibrinólise secundária, de natureza reparadora; a grande quantidade de produtos de degradação da fibrina prejudica o funcionamento das plaquetas e a polimerização da fibrina, quadro que se pode agravar ainda mais se houver depleção de alfa$_2$-antiplasmina.

Quadro Hematológico. Dada a urgência e a falta de recursos laboratoriais é muitas vezes impossível um estudo hematológico detalhado para o diagnóstico desses casos. Por este motivo abordaremos este item subdividindo-o em duas etapas, conforme aconselhado por L. C. Famadas e M. C. dos Santos Coelho (JBM, junho 1973). Na primeira mostraremos um meio prático de agir, empregando apenas o tempo de coagulação com posterior observação da retração e da lise do coágulo e, ainda, a avaliação das plaquetas em lâmina, o tempo de sangramento e a prova do laço. Na 2ª etapa mostraremos como devemos proceder quando contamos com métodos de pesquisa mais profundos.

1ª Etapa. Colher diretamente da veia do paciente 12ml de sangue e proceder da seguinte maneira:

1) Em três tubos de hemólise (de 8 a 11 mm de diâmetro), colocar 1ml de sangue em cada tubo e observar:

a) se o sangue coagula dentro do tempo normal (5-10 minutos), supomos que o teor de fibrinogênio seja normal ou pouco abaixo do normal;

b) se o coágulo permanece sólido e não se desfaz em tempo menor que uma hora, afastamos a possibilidade de fibrinólise de grande vulto;

c) se o coágulo se desfaz imediatamente, fica evidenciada fibrinólise intensa;

d) se o tempo de coagulação está ampliado ou o coágulo não se forma, devemos supor que a taxa de fibrinogênio está muito baixa.

2) Colocar 9ml de sangue num tubo contendo 1ml de citrato de sódio a 3,8%, misturar e encaminhar ao laboratório. Esse sangue será utilizado para vários exames que serão referidos na 2a etapa. Caso não seja possível a execução imediata dos exames, centrifugar a 3.000rpm durante 10 minutos, separar o plasma e congelar a -20ºC.

3) Fazer esfregaço em lâmina, como se fosse para hemograma, e avaliar o número de plaquetas. No caso de CID, encontraremos baixo número desses elementos, ao passo que na fibrinólise o número é normal. Devemos aproveitar

a lâmina para fazer um exame da forma das hemácias. Se encontrarmos hemácias espiculadas, triangulares e em capacete devemos supor um processo microtrombótico.

4) Determinar o tempo de sangramento e fazer a prova do laço. De um modo geral, quando existe plaquetopenia esses exames estão alterados. É importante lembrar que um tempo de sangramento prolongado com plaquetas normais é indício de grande quantidade de PDF (produtos de degradação de fibrina e fibrinogênio), pois esses elementos impedem a hemostasia.

2ª Etapa. Em laboratório especializado serão efetuados os seguintes exames: tempo de protrombina, tempo de tromboplastina parcial (PTT), dosagem dos fatores I (fibrinogênio), V e VIII, tempo de trombina (inclusive seriados), tempo de reptilase, tempo de lise das euglobulinas, pesquisa dos produtos de degradação da fibrina e do fibrinogênio (PDF), pesquisa de monômeros de fibrina pela protamina ou etanol, e contagem de plaquetas.

Com essas provas podemos evidenciar as alterações plasmáticas e plaquetárias produzidas tanto pela CID como pela fibrinólise. Desse modo, os níveis baixos dos fatores I, V e VIII falarão a favor de lise ou consumo excessivo causados pela exacerbação, respectivamente, dos mecanismos fibrinolítico ou de coagulação. As taxas baixas de plaquetas demonstram que as mesmas foram consumidas na hipercoagulabilidade (CID). Na fibrinólise o nível plaquetário somente estará baixo se o paciente tiver recebido várias transfusões de sangue estocado. A presença de PDF fala a favor de fibrinólise secundária (compensatória). É importante ressaltar que os PDF são dosáveis pelos métodos colorimétricos e turbidimétricos, o que irá falsear a dosagem do fibrinogênio. Os monômeros de fibrina são achados de valor para o diagnóstico de CID sem fibrinólise primária. As determinações dos tempos de protrombina, trombina e PTT evidenciam indiretamente os baixos níveis dos vários fatores.

Mieloma Múltiplo

Afecção maligna caracterizada pelo aparecimento de tumores intra-ósseos resultantes da proliferação das células plasmáticas, do que advém a produção excessiva de uma imunoglobulina monoclonal inalterada (IgG, IgA, IgD ou IgE) ou de proteína de Bence Jones. Ocorre habitualmente em pessoas idosas. Coexiste sempre com amiloidose, seja primária ou secundária.

Hemograma. Anemia normocítica normocrômica, de grau moderado. Acentuado empilhamento das hemácias, o que dificulta as contagens celulares e outras técnicas hematológicas. Leucócitos e plaquetas normais.

Hemossedimentação. Grandemente acelerada.

Mielograma. Revela as típicas células do mieloma, em quantidade muito variável, dispondo-se muitas vezes em camadas ou conglomerados.

Proteínas Plasmáticas. Pelos métodos químicos evidencia-se pronunciada hiperglobulinemia, que pode exceder 10g/100ml. O estudo das frações globulínicas deve ser feito pela eletroforese em papel e em seguida pela imunoeletroforese. A curva eletroforética distingue-se por um pico alto e agudo, que contrasta com os picos gama largos observados em outras afecções caracterizadas por hiperglobulinemia. O pico anormal pode localizar-se na área de $alfa_2$, beta ou gama, para a IgG, e na área de gama a beta, para a IgA. Pode-se identificar uma crioglobulina.

Calcemia. Encontra-se elevada (níveis de 16mg/100ml não são raros).

Raio X dos Ossos. Revela aspectos característicos nas áreas lesadas.

Outros Exames. Elevação de creatinina e outros sinais de insuficiência renal.

Macroglobulinemia

Doença maligna da medula óssea, algo semelhante ao mieloma múltiplo e à leucemia linfocítica crônica, caracterizada pela produção de IgM. Ocorre habitualmente em pessoas com mais de 50 anos.

Hemograma. Pode revelar certo grau de pancitopenia e tendência a empilhamento das hemácias.

Mielograma. Encontra-se freqüentemente dificuldade de obter-se material por aspiração, o que obriga à execução de biopsia. Observa-se infiltração difusa de elementos linfóides e algumas células plasmáticas.

Hemossedimentação. Muito acelerada.

Viscosidade Sangüínea. Mostra-se aumentada, servindo como índice prático da evolução da doença e dos resultados obtidos pela terapêutica.

Proteínas Plasmáticas. A globulina sérica total pode exceder 7g/100ml. A eletroforese em papel dá um padrão indistinguível do encontrado no mieloma múltiplo. A distinção entre as duas doenças faz-se por imunoeletroforese, ultracentrifugação ou outras técnicas especializadas.

Prova de Sia. De extrema simplicidade, consiste em deixar cair uma gota de soro em água destilada. Observa-se uma turvação opalina quando a concentração de macroglobulinas é superior a 2g/100ml.

Mielofibrose

Distúrbio caracterizado por fibrose progressiva da medula óssea e metaplasia mielóide do fígado e do baço.

Hemograma. Anemia às vezes intensa, com hemácias de tamanho e forma muito irregulares. Reticulócitos freqüentemente em número um pouco aumentado. Leucocitose às vezes elevada, com basofilia e acentuado desvio para esquerda. Reação da fosfatase alcalina positiva nos leucócitos em quase todos os casos. Número de plaquetas muito aumentado no início, com plaquetas gigantes e fragmentos de megacariócitos.

Mielograma. Com grande freqüência não se consegue obter material por aspiração. A biopsia revela que os espaços medulares foram ocupados por tecido fibroso.

Leucemias

Transformação neoplásica dos tecidos hematopoéticos, de natureza maligna e etiologia desconhecida, caracterizada pela proliferação desordenada dos leucócitos e de seus predecessores, com tendência invasora. Classicamente eram descritas como agudas e crônicas conforme a expectativa de vida: nas agudas a sobrevida raramente era superior a seis meses sem tratamento e nas crônicas nunca inferior a um ano. Agora esses termos se referem à maturidade celular, ou seja, as leucemias agudas exibem populações celulares predominantemente indiferenciadas e as crônicas formas celulares mais maduras.

As leucemias agudas dividem-se em linfoblásticas e mieloblásticas e as crônicas em linfocíticas e mielóides. Para classificação mais detalhada podem ser utilizados critérios diversos, como aspecto morfológico e citoquímico (FAB) ou tipo e grau de diferenciação (Tabela 32-2). Do ponto de vista clínico uma distinção fundamental diz respeito à idade do paciente. As leucemias agudas podem ocorrer em qualquer idade, mas sua maior incidência situa-se entre os 18 meses e 7 anos, sendo quase sempre linfoblástica, forma que responde bem à quimioterapia. No adulto a forma aguda prevalente é a mieloblástica. As formas crônicas são próprias dos adultos, sendo a linfocítica rara abaixo dos 30 anos.

Tabela 32.2
Classificação das leucemias

Meilóides	A	1. Mieloblásticas
	Células indiferenciadas:	2. Promielocíticas
	(ou parcialmente	3. Mielomonocíticas
	diferenciadas)	4. Monocíticas
		5. Eritroleucemia
		6. Eritremia aguda
		7. Eosinofílica
		8. Megacariocítica
	B	1. Leucemia mielóide crônica
Linfocíticas	Células diferenciadas:	2. Leucemia granulocítica juvenil
		3. Leucemia monocítica crônica (?)
	A	1. Linfoblástica
	Células indiferenciadas:	2.Leucemia linfomatosa (células linfossarcomatosas)
	B	1. Leucemia linfocítica crônica
	Células diferenciadas:	2. Manifestações leucêmicas de linfomas diferenciados
Plasmocíticas	– Leucemia de células plasmáticas	
Histiocíticas	– Leucemia histiocítica (= manifestações leucêmicas de linfoma histiocítico ?)	

(Segundo Galton, modificado)

Não entraremos em maiores detalhes a respeito do diagnóstico hematológico das leucemias porque tal tarefa foge da alçada dos não-especialistas Na realidade, a estes cabe apenas reconhecer a possibilidade da existência de uma leucemia e encaminhar seu paciente a um hematologista de sua confiança.

LEUCEMIA AGUDA

Hemograma. A cifra dos leucócitos pode estar aumentada, normal ou francamente leucopênica (inclusive agranulocitósica). Observa-se freqüentemente o típico *hiatus leucemicus*, que consiste no aparecimento de formas atípicas muito imaturas ao lado de formas plenamente desenvolvidas, com ausência de formas intermediárias. Há perturbações acentuadas da série vermelha, encontrando-se freqüentemente 2 a 3 milhões de hemácias/mm^3 no início da doença, já com eritroblastos orto- ou policromáticos, que normalmente não são ainda encontrados com esses valores. Observa-se geralmente trombocitopema.

Mielograma. Observa-se a chamada medula leucoblástica, na qual existe hipercelularidade às custas da série branca, notando-se uma característica monotonia celular, com um só tipo celular predominante. Freqüentemente desaparecem os megacariócitos. Tal como no sangue periférico, aqui também se observa o hiatus leucemicus, isto é, ausência de formas intermediárias entre as muito imaturas e as totalmente desenvolvidas.

Coagulograma. Aumento do tempo de sangramento.

Raio X dos Ossos. Osteoporose, linhas transversais de hiperdensidade (áreas de crescimento), faixas transparentes (metafisárias e epifisárias), lesões osteolíticas corticais e medulares, destruição e adelgaçamento cortical, infiltrações leucêmicas e hemorragias, descolamento perióstico.

LEUCEMIA LINFOCÍTICA CRÔNICA

Hemograma. É típico encontrar-se 90% ou mais de linfócitos adultos, com poucas formas jovens e com um número total de leucócitos elevado, mas não tanto como na leucemia mielóide (raramente acima de 250.000/mm3). Na ocasião em que o diagnóstico é firmado, a taxa de hemoglobina pode ser normal, mas surge sempre anemia à medida que a doença progride. Plaquetas geralmente em número abaixo do normal.

Mielograma. A maioria celular é de linfóides maduros, notando-se também queda de produção das séries granulocítica, eritróide e megacariocítica.

LEUCEMIA MIELÓIDE CRÔNICA

Hemograma. Os leucócitos podem atingir cifras exorbitantes, de 200.000 a 500.000mm^3 e ainda mais, sendo excepcionais as formas subleucêmicas ou aleucêmicas; observam-se formas imaturas em todos os graus, isto é, mieloblastos, mielócitos, metamielócitos, etc. Anemia, com alguns normoblastos. Plaquetas aumentadas.

Mielograma. Pouco característico. Há hipercelularidade branca polimorfa, com aumento de todas as fases de proliferação (ausência de *hiatus*), predominando, porém, os mielócitos. Diminuição relativa das séries vermelha e megacariocítica.

LINFOMAS

Constituem um grupo heterogêneo de doenças caracterizadas pela proliferação neoplásica dos sistemas reticuloendotelial e linfático. Suas principais formas são a doença de Hodgkin e o linfoma não-Hodgkin; formas mais raras incluem o linfoma de Burkitt e a micose fungóide. Não entraremos em minúcias quanto ao seu diagnóstico laboratorial e histopatológico visto que essa tarefa situa-se fora da competência dos não-especialistas. Tal como foi assinalado a respeito das leucemias, cabe a estes encaminharem o paciente a um hematologista tão cedo suspeitem da existência dessa patologia.

DOENÇA DE HODGKIN

Doença que ataca preferencialmente adultos jovens, caracterizada pela proliferação anormal no tecido linfóide de linfócitos, histiácitos, eosinófilos e célu-

Tabela 32.3
Achados Diagnósticos Iniciais dos 4 Tipos Mais Comuns de Leucemia

	Linfoblástica aguda	*Mieloblástica aguda*	*Linfocítica crônica*	*Mielocitica crônica*
Pico de incidência etária	Infância	Qualquer idade	Meia-idade ou velhos	Adultos jovens
Leucometria total	A em 50% N ou Bem 50%	A em 60% N ou Bem 40%	A em 98% N ou B em 2%	A em 100%
Leucometria diferencial	Muitos linfoblastos	Muitos mieloblastos	Pequenos linfócitos	Série mieloide completa
Anemia	Grave em mais de 90%	Grave em mais de 90%	Moderada em cerca de 50%	Moderada em 80%
Plaquetas	B em mais de 90%	B em mais de 90%	B em 20-30%	A em 60% B em 10%
Adenomegalia	Comum	Ocasional	Comum	Rara
Esplenomegalia	60%	50%	Comum, moderara	Comum, grave
Outros achados	Comprometimento SNC 50% após 1 ano	Comprometimento SNC raro; bastonetes de Auer nos mieloblastos	Anemia hemolítica e hipogamalo-bulinemia ocasionais	Fosfatase alcalina leucócitos baixa; cromossoma Filadélfia positivo em 85%

A = aumentado; B = baixo; N = normal.

las reticuloendoteliais multinucleadas gigantes (células de Reed-Sternberg). Tem início geralmente como processo limitado a uma região ganglionar mas tende a progredir para estruturas linfáticas vizinhas. É classificada em 4 tipos histopatológicos, cuja identificação possui importância terapêutica. Fundamental sob esse ponto de vista é também a comprovação da extensão da doença. A Tabela 32.4 expõe o estadiamento conforme Peters. No sistema Ann Arbor são acrescidos os estágios III1, que significa doença acima dos vasos renais (p. ex., baço e linfonodos esplênicos, hilares, celíacos e portais) e III2, que significa doença no abdômen inferior (linfonodos periaórticos, pélvicos ou inguinais).

Hemograma. Pode evidenciar ligeira ou moderada leucocitose neutrófila, bem como linfocitopenia progressiva. Há eosinofilia em cerca de 20% dos casos, com possível trombocitose. A anemia, de tipo hipocrômico microcítico, é de aparecimento tardio. Podem surgir manifestações de hiperespienismo, especialmente na presença de acentuada esplenomegalia. A elevação sérica da fosfatase alcalina indica comprometimento do fígado ou da medula óssea.

Raios X dos Ossos. Pode revelar lesões osteolíticas.

Biópsia Ganglionar. É essencial para firmar o diagnóstico, evidenciando as típicas células de Reed-Sternberg (células reticuloendoteliais multinucleadas gigantes).

Exames Destinados ao Estadiamento. Além da radiografia do tórax (póstero-anterior e lateral), incluem o mapeamento por ultra-som ou tomografia computadorizada do abdômen e bacia, bem como, em casos selecionados, cintilografia do esqueleto e varredura do corpo inteiro (gálio). Deve-se executar a linfangiografia bilateral das extremidades inferiores. Em certos casos está indicada a laparotomia com esplenectomia, biópsia ganglionar (mesentéricos, retroperitoniais) e de fígado.

Linfomas Não-Hodgkin

Abrangem um grupo heterogêneo de linfopatias malignas não-hodgkinianas, que diferem entre si tanto histologicamente como no tocante ao grau de malignidade e ao tipo de evolução, ou seja, compreendem doenças de curso rapidamen-

Tabela 32.4
Estadiamento da Doença de Hodgkin Segundo Peters

I –	Enfermidade limitada a um só gânglio e às suas estruturas contíguas; ausência de sintomas gerais.
II –	Enfermidade limitada pelo diafragma à metade superior ou inferior do corpo, mas que toma mais de um lugar. Subgrupo A: sem sintomas gerais; subgrupo b: com sintomas gerais.
III –	Enfermidade acima e abaixo do diafragma mas limitada aos gânglios linfáticos, baço e anel linfático de Waldeyer. Subgrupos A e B: Critério idêntico ao anterior.
IV –	Enfermidade demonstrada em qualquer das seguintes regiões: medula óssea, osso, parênquima pulmonar ou pleura, pele, trato gastrintestinal, fígado ou qualquer órgão ou tecido que não sejam gânglio linfático, baço e anel linfático de Waldeyer.

te letal ao lado de outras de evolução crônica, que se mantêm por longo tempo assintomáticas. Ocorrem formas localizadas da doença, mas na grande maioria dos casos ela está disseminada ao ser diagnosticada. Em até 50% das crianças e cerca de 20% dos adultos os linfomas não-Hodgkin evoluem para um quadro pseudoleucêmico.

O International Panel Working Formulation (do Instituto Nacional do Câncer dos EUA) separa os linfomas não-Hodgkin em 4 categorias, cada uma incorporando a classificação histopatológica de Lukes e Collins aliada a indicações prognósticas e terapêuticas.

Linfomas de Baixo Grau ou de Prognóstico Favorável (38%). Bem diferenciado, difuso; linfocítico mal diferenciado nodular; tipos mistos nodulares.

Linfomas de Grau Intermediário ou de Prognóstico Intermediário (40%). Histiocítico nodular; linfocítico mal diferenciado, difuso; tipos mistos difusos.

Linfomas de Alto Grau ou de Prognóstico Desfavorável (20%). Linfoma histiocítico difuso (células grandes clivadas, células grandes não c1ivadas e tipos imunoblásticos); indiferenciados difusos (tipo Burkitt e não-Burkitt); linfoma de células T linfoblásticas.

Linfomas Variados (2%). Linfomas compostos, micose fungóide, histiocítico verdadeiro, outros tipos ou não classificados.

Foram abandonadas as expressões linfossarcoma e reticulossarcoma.

Reticuloendotelioses Histiocíticas
(Histiocitose X)

Grupo de condições patológicas de causa desconhecida, caracterizadas pela proliferação de histicócitos (sistema macrofágico), com formação de lesões granulomatosas que podem ocorrer em vários órgãos, especialmente pulmões e ossos. Outrora mais extenso, este grupo, de natureza obscura, reúne atualmente apenas três entidades patológicas: doença de Letterer-Siwe (que surge sempre antes da idade de três anos), síndrome de Hand-Schuller-Christian (mais comum na infância mas podendo atingir pessoas de meia-idade) e granuloma eosinofílico (que ocorre mais comumente entre os 20 e 40 anos).

Granuloma Eosinofílico. O exame radiológico das lesões ósseas mostra áreas arredondadas de rarefação. O diagnóstico é confirmado pela biopsia.

Doença de Letterer-Siwe. O exame radiológico evidencia lesões pulmonares miliares ou em favo de mel, ou comprometimento ósseo predominante no crânio ("crânio geográfico"). A biópsia da pele ou de um gânglio linfático confirma o diagnóstico.

Doença de Hand-Schüller-Christian. O hemograma revela anemia, leucopenia e trombocitopenia. O exame radiológico evidencia as lesões ósseas ("crânio geográfico"), bem como as pulmonares. Pode haver sinais de diabetes insípido.

33 Doenças Digestivas

Hérnia de Hiato

Consiste no deslocamento de uma parte do estômago para o tórax através do hiato esofagiano. Existem dois tipos: a deslisante e a paraesofagiana. Na primeira, que é a mais comum (80-90% dos casos), a junção gastroesofagiana e uma parte do estômago passam para cima do diafragma. É uma hérnia intermitente, pois se observa freqüentemente completa redução nas radiografias tiradas com o paciente em pé (donde a denominação de deslisante). Na hérnia paraesofagiana a junção gastroesofagiana permanece sempre abaixo do diafragma; é uma parte do fundus gástrico que se insinua na cavidade torácica, encostada à extremidade inferior do esôfago. Este tipo de hérnia não é redutível e pode atingir grande volume; raramente provoca refluxo, contrariamente ao tipo deslisante.

Radiologia. Pode-se, geralmente, demonstrar a hérnia e o refluxo pelo estudo radiográfico e cinerradiográfico da junção esofagogástrica com o paciente em posição de Trendelenburg ou por meio de forte compressão abdominal.

Esofagoscopia. É útil no diagnóstico da hérnia, representando o melhor recurso, juntamente com a biópsia, para comprovação da coexistência de esofagite.

Esofagite de Refluxo

Consiste na hiperemia ou erosão da mucosa esofagiana motivada pelo refluxo do conteúdo gástrico para o interior do esôfago. A fisiopatologia dessa ocorrência inclui a insuficiência permanente ou intermitente do esfíncter esofagiano inferior e a incapacidade do esôfago de produzir as ondulações peristálticas que normalmente evitam o contato prolongado de sua mucosa com o ácido e a pepsina. Pode estar presente ou não a hérnia de hiato, condição patológica que se manifesta clinicamente em função da esofagite que é capaz de produzir. A esofagite de longa duração pode levar à estenose do esôfago.

Estudo Radiológico. A menos que exista úlcera, estreitamento ou distúrbio motor, a esofagite passa despercebida ao exame radiológico. Mesmo o refluxo esofagiano pode escapar a esse exame.

Outros Exames. A esofagoscopia é um exame obrigatório em qualquer paciente exibindo sinais de disfunção esofagiana. A manometria esofagiana avalia a pressão nos esfíncteres esofagianos superior e inferior. Mostram-se úteis também o monitoramento do pH esofagiano e a prova de Bernstein (da perfusão ácida).

Divertículos Esofagianos

Podem constituir-se por dois mecanismos: pulsão e tração. A pulsão implica aumento da pressão intraesofagiana (membranas esofagianas, hérnia de hiato ou acalásia) ou áreas de debilidade anatômica. A tração advém de aderências inflamatórias de gânglios linfáticos com a parede esofagiana. Topograficamente os divertículos podem classificar-se em faringoesofagianos (por pulsão, de Zenker), mesoesofagianos (por tração) e epifrênico (por tração ou pulsão). Os do primeiro grupo podem atingir grandes dimensões; ao acumularem alimentos formam tumor na base do pescoço que pode ser esvaziado por compressão manual.

Estudo Radiológico. A ingestão de papa de bário com vídeo- ou cinefluoroscopia confirma facilmente a presença de divertículos.

Megaesófago (Acalásia, Cardiopasmo)

Deve-se a um enfraquecimento da peristalse esofagiana e da incapacidade da junção esofagogástrica de abrir-se durante a deglutição, pelo que os alimentos tendem a acumular-se no esôfago, que se torna dilatado nos casos crônicos. Há provavelmente uma disfunção do plexo mientérico situado nesse órgão, que pode ser congênita ou adquirida. No Brasil a causa mais comum é a doença de Chagas em sua fase crônica.

Estudo Radiológico. Demonstra a ausência dos movimentos peristálticos progressivos durante a deglutição, bem como a dilatação do esôfago e estreitamento de seu esfíncter inferior, que exibe aspecto afunilado.

Manometria. Mostra ausência de peristalse, aumento da pressão no esfíncter e seu relaxamento incompleto da deglutição.

Esofagoscopia. O esofagoscópio transpõe facilmente o esfíncter inferior, o que exclui neoplasia ou estenose.

Gastrite Crônica

Divide-se em três tipos principais: gastrite superficial, gastrite atrófica e atrofia gástrica e três tipos especiais: hipertrófica gigante, eosinofílica e granulomatosa. A gastrite crônica atrófica subdivide-se em Tipo A e Tipo B, com base principalmente na região anatômica comprometida e na presença ou ausência de anticorpos contra as células parietais. No Tipo A estão comprometidos o fundo e o corpo do estômago, permanecendo o antro relativamente normal; são encontrados anticorpos em elevada porcentagem dos casos, podendo desenvolver-se anemia perniciosa. No Tipo B a inflamação compromete principalmente o antro, não sendo encontrados anticorpos.

Análise do Suco Gástrico. A secreção ácida é habitualmente inferior à normal, sendo particularmente baixa ou mesmo ausente na gastrite atrófica ou na atrofia gástrica.

Estudo Radiológico. Nas formas hipertróficas notam-se profundas pregas na mucosa e aumento da motilidade.

Gastroscopia. A mucosa pode exibir lesões superficiais ou assumir aspecto atrófico ou hipetrófico, sendo este último considerado como um fenômeno apenas funcional, devido a espasmos da camada muscular da mucosa, sem alterações histológicas.

Biopsia. O estudo histológico da mucosa constitui o recurso mais valioso para o diagnóstico da gastrite crônica, devendo ser realizadas colheitas múltiplas buscando as três zonas histológicas. A presença do Helicobacter pylori (ex-Campylobacter) é melhor comprovada por coloração especial pela prata.

Úlcera Péptica

É uma lesão que ultrapassa em profundidade a muscular da mucosa e que se situa em áreas do tubo digestivo expostas à ação do suco gástrico. No estômago, a úlcera se localiza geralmente na pequena curvatura ou em suas proximidades, mais freqüentemente na parede posterior. No duodeno, situa-se no bulbo em cerca de 95% dos casos; úlceras adiante da ampola de Vater são raríssimas. O fato de não existir úlcera na ausência de suco gástrico ácido demonstra o importante papel desempenhado pela secreção cloridropéptica no aparecimento dessa lesão. Entre outros fatores atuantes citam-se a hipersecreção e a diminuição da resistência local dos tecidos. Uma gastrite crônica, habitualmente por Helicobacter pylori, acompanha quase sempre a úlcera duodenal.

Estudo Endoscópico. Os progressos verificados na fabricação de gastroscópios de fibra de vidro, a gastrofotografia e, conjuntamente, a biopsia e citologia dirigidas vieram proporcionar novos recursos de grande valor no diagnóstico diferencial das lesões ulceradas do estômago. Assim, cada vez mais os clínicos dão preferência à endoscopia sobre a radiologia como recurso diagnóstico inicial para úlcera péptica. Entretanto, mesmo em mãos experimentadas a endoscopia pode deixar escapar 5% a 10% dessas lesões, de modo que, se o quadro clínico for típico, este método deve ser suplementado por um estudo radiológico contrastado.

Radiologia. O nicho ulceroso é claramente evidenciado pelo exame radiológico em elevada porcentagem dos casos, mas nas úlceras duodenais não é raro que ele seja mascarado pela deformidade do bulbo. Na ausência de nicho demonstrável, os seguintes dados podem sugerir o diagnóstico de úlcera duodenal: a) irritabilidade do bulbo, com dificuldade de reter o bário; b) piloroespasmo; c) ponto doloroso sobre o bulbo; d) hiperperistaltismo gástrico; e) hipersecreção ou retenção de secreções; f) grandes pregas gástricas.

Síndrome de Zollinger-Ellison

Esta síndrome deve ser suspeitada quando pacientes portadores de úlcera péptica exibem as seguintes características: 1) úlcera de localização pouco comum (p. ex., jejunal), 2) úlcera resistente ao tratamento clínico, 3) úlcera acompanhada de diarréia, 4) presença de pregas gástricas de tamanho anormal ou espessas pregas duodenais e/ou jejunais, 5) manifestações de outros tumores endócrinos (p. ex., litíase renal), 6) úlcera recidivante após cirurgia e 7) freqüência e gravidade das complicações habituais (hemorragia, perfuração e obstrução). As úlceras, nos pacientes com síndrome de Z-E, resultam da secreção exagerada de pepsina e de ácido clorídrico, motivada por quantidade excessiva de gastrina circulante oriunda de um tumor situado geralmente no pâncreas (maligno na metade dos casos). A gastrina é, como se sabe, um hormônio polipeptídico que a mucosa pilórica secreta quando os alimentos chegam ao estômago e que, por via sangüínea, vai estimular a secreção clorídrica das células parietais do corpo do estômago. A hipergastrinemia provoca acidez gástrica excessiva e conseqüente úlcera péptica.

Dosagem de Gastrina Sérica. Este exame, feito por radioimunoensaio, é o mais seguro para o diagnóstico da síndrome de Z-E. Todos os pacientes têm mais de 150pg/ml; níveis acentuadamente elevados, de mais de 1.000pg/ml, em um paciente com achados clínicos compatíveis e hipersecreção ácida gástrica (ver adiante), estabelecem o diagnóstico. Em casos duvidosos pode-se recorrer à prova de estímulo com secretina.

Medida da Secreção Gástrica Noturna. Na síndrome de Z-E a secreção noturna é sempre elevadíssima, ultrapassando, em certos casos, o volume de 1.500 a 2.000ml. Quando existem hipersecreção noturna e débito ácido muito elevado (mais de 100mEq/12 horas), na ausência de estenose pilórica ou de antro residual, o acidograma representa um elemento decisivo para o diagnóstico de síndrome de Z-E.

Carcinoma Gástrico

É o mais importante dos tumores que acometem o estômago, correspondendo a 70% dos neoplasmas gástricos, incluídos os benignos (adenoma, liomas) e malignos. Pode ocorrer em qualquer idade mas é pouco freqüente até os 30 anos. Existe predisposição familiar para esse tipo de câncer.

Endoscopia e Citologia Exfoliativa. A endoscopia possibilita a observação direta e a biopsia das lesões ou das áreas suspeitas, bem como estudos citológicos do lavado gástrico. O uso de escova juntamente com a biopsia melhora a sensibilidade do método em mãos experimentadas.

Exame Radiológico. É capaz de descobrir anormalidades na grande maioria dos casos tardios de câncer gástrico, mas não oferece confiança nas pequenas lesões iniciais, se bem que radiologistas japoneses usando técnicas de duplo contraste conseguem identificar carcinomas de até 1cm de diâmetro.

Gastroacidograma. A presença de acloridria após estímulo histamínico máximo sugere fortemente o diagnóstico de malignidade da lesão. Infelizmente o achado de acidez livre no suco gástrico não firma com certeza o diagnóstico de benignidade, pois em 20% das lesões gástricas malignas existe normo- ou hiperacidez.

Traumatismos Abdominais

As lesões abdominais produzidas por agentes mecânicos podem acompanhar-se ou não de lesão visceral; igualmente, podem exibir ou não solução de continuidade da parede do ventre. As lesões sem solução de continuidade da parede constituem as contusões do abdômen; as lesões com solução de continuidade são as feridas do abdômen. Embora as contusões possam não ocasionar mais do que um comprometimento sem gravidade dos músculos abdominais anteriores, produzem amiúde graves danos viscerais. As feridas podem ser superficiais, isto é, atingir simplesmente a parede, ou ser penetrantes, comunicando-se com a cavidade peritoneal. Tanto as superficiais como as penetrantes têm como causas mais comuns os projéteis de arma de fogo ou uma agressão com arma branca (faca, punhal, canivete etc.), sendo provocadas mais raramente por queda sobre objetos pontiagudos, chifradas ou circunstâncias equivalentes.

Enquanto que a freqüência das lesões viscerais, nas feridas penetrantes, está em proporção direta com as dimensões do espaço ocupado pelos órgãos (os intestinos e o fígado são os mais atingidos nas feridas penetrantes), nas contusões os órgãos que mais se rompem são os mais frágeis e os encapsulados (rins, baço e fígado, nesta ordem de freqüência).

Exames Laboratoriais. Dois exames obrigatórios são o hemograma e o exame de urina (EAS). O hematócrito pode mostrar-se baixo no paciente com choque hipovolêmico ou, ao contrário, estar normal por não ter havido ainda diluição do sangue circulante pelo líquidos extracelulares. Os leucócitos mostram-se invariavelmente aumentados (15.000-20.000/mm^3) na ruptura do fígado ou baço por contusão; mostram-se menos elevados nas feridas causadas por projéteis e menos ainda nas feridas incisas. As lacerações do intestino não costumam acompanhar-se de leucocitose.

A comprovação de hematúria é essencial ao diagnóstico de traumatismo do trato urinário.

A dosagem de amilase no soro é importante quando se suspeita de traumatismo pancreático.

Ultra-sonografia. Sendo um método que permite num só exame verificar grande número de estruturas e compartimentos, tanto torácicos como abdominais, a US constitui um recurso de grande utilidade na semiologia do paciente politraumatizado, até mesmo como primeiro exame a ser efetuado logo após obter-se a estabilização do quadro clínico. Podem ser detectadas lesões vitais, como, por exemplo, rupturas de vísceras parenquimatosas e a presença de hemoperitônio; nestes casos, a punção abdominal pode não dar resultado e a US o faz facilmente, sem qualquer risco para o doente.

Estudo Radiológico. Deve incluir chapas póstero-anterior e lateral do tórax, bem como projeções abdominais com o doente em pé, em decúbito dorsal e decúbito lateral. Investiga-se a existência de fraturas (de costela, coluna lombossacra e bacia), pneumotórax, hemotórax, elevação hemidiafragmática, ruptura de diafragma, presença de ar livre sob o diafragma, deslocamento de órgãos por possível hematoma em expansão, obscurecimento do psoas por hematoma, presença de corpo estranho intra-abdominal, etc.

A pielografia venosa é indispensável para estudar os traumatismos renouretrais.

Tomografia Computadorizada. É um método que dá excelente definição das estruturas estudadas, sendo de grande utilidade para demonstrar a existência de rupturas de órgãos e acúmulo de líquidos. TC com urografia venosa deve ser cogitada nos traumatismos graves do rim.

Parecentese Abdominal. É útil para evidenciar a presença de sangue, pus ou bile na cavidade peritoneal. Sua técnica é descrita no item referente a Abdome Agudo. A punção negativa não tem valor diagnóstico. A punção é positiva nos seguintes casos: 1) aspiração de sangue que não se coagula (ruptura de víscera maciça); 2) aspiração de bile (ruptura do estômago, intestino delgado ou sistema biliar); 3) aspiração de exsudato purulento demonstrado pela identificação de polimorfonucleares (peritonite).

Obstrução Intestinal

A obstrução (ou oclusão) intestinal consiste na parada completa ou incompleta do conteúdo intestinal devida a obliteração total ou quase total da luz do intestino. Quando a obliteração não é total e a parada de fezes e gases é incompleta, fala-se, clinicamente, em suboclusão. A oclusão completa dá origem a um quadro abdominal agudo de alta gravidade, dominado pela distensão abdominal, que exige intervenção cirúrgica imediata.

É útil clinicamente distinguir-se as obstruções situadas no duodeno, no intestino delgado (jejunoileal) e no intestino grosso. As obstruções podem ser divididas também em simples e estranguladas, conforme a irrigação arterial do segmento comprometido esteja preservada ou interrompida.

A obstrução duodenal é mais freqüente no RN, devida a anomalias congênitas, tais como atresia ou estenose, bridas, membranas e pâncreas anular. A obstrução do delgado deve-se, nos lactentes ou crianças pequenas, a íleo de mecônio, vólvulo (torsão) por rotação incompleta do ceco e invaginação (intussuscepção). Em idades posteriores a obstrução do delgado é causada habitualmente por encarceramento de uma alça intestinal em anel herniário ou aderência, tumores, obliteração da luz intestinal por corpo estranho (inclusive novelo de áscaris), divertículo de Meckel e doença de Crohn. Em adolescentes e adultos a invaginação intestinal está sempre ligada à presença de um tumor.

A obstrução do intestino grosso deve-se principalmente a tumor, diverticulite, vólvulo (torsão) e fecaloma.

Estudo Radiológico. É útil para firmar o diagnóstico e localizar o nível da obstrução. As chapas simples mostram os contornos gasosos do intestino delgado, na área central, com níveis líquidos visíveis na posição erecta. A distensão do cólon identifica-se pelo contorno das austrações na área periférica do abdômen. A radiografia contrastada por meio de líquido radiopaco (100ml) é às vezes utilizada, mas o emprego de suspensão de bário é terminantemente proibido pela boca por causa do risco de agravamento da obstrução. O clister de bário é às vezes necessário para esclarecimento de anomalia no cólon, mas sua grande indicação é na invaginação intestinal das crianças.

Clister Opaco. Representa não somente o principal exame para diagnóstico da invaginação intestinal, mas pode constituir também valioso recurso para seu tratamento, sendo lícito recorrer-se ao seu emprego em todos os casos com menos de 48 horas de evolução. É fundamental, entretanto, que o paciente esteja hospitalizado e que a manobra seja efetuada por um radiologista habituado a lidar com crianças. A desinvaginação pelo clister tem sido utilizada há muitos anos, em vários serviços, com excelentes resultados, desde que se observem certas normas: a) a criança deve estar hospitalizada: b) realiza-se sob controle radioscópico; c) a coluna baritada não deve ultrapassar a altura de um metro a partir da mesa de exame (não acrescentar qualquer outra pressão); d) só considerar completada a desinvaginação quando o contraste atingir o íleo; e) a criança permanecerá em observação por um período mínimo de 24 horas após a manobra.

Sangue. Leucocitose geralmente discreta, hematócrito elevado e desequilíbrios eletrolíticos de graus variados.

Íleo Paralítico

É a paralisia temporária da musculatura do intestino acompanhada de distensão de suas alças causada principalmente por infecção intra- ou retroperitoneal. Outros fatores podem também desencadeá-lo, inclusive hipopotassemia.

Radiologia. Chapas simples do abdômen evidenciam distensão generalizada das alças, tanto do intestino delgado como do grosso, e até do reto. Pode haver níveis líquidos.

Sangue. Vômitos prolongados podem levar a hemoconcentração e a desequilíbrios eletrolíticos. Dependendo da afecção primária, podem encontrar-se leucocitose, anemia, hiperamilasemia e outras anormalidades.

Apendicite

É ocorrência rara em criança com menos de um ano, mas após essa idade, e também em adultos, é a mais freqüente causa de abdômen agudo cirúrgico. Suas complicações mais comuns são a perfuração, peritonite generalizada, abscesso apendicular, pileflebite, abscesso hepático, abscesso subfrênico e abscesso pélvico.

Hemograma. Uma leucocitose neutrófila acompanhada ou não de desvio para a esquerda é a regra nas condições abdominais inflamatórias agudas. A leucocitose é geralmente discreta (10.000/mm3) mas pode mostrar-se mais elevada, chegando a 30.000/mm3. Quando se forma abscesso surge intensa leucocitose com desvio para esquerda. Num quadro abdominal agudo, um hemograma com leucocitose moderada (até 12.000/mm3), ausência de desvio para esquerda e presença de apenas escassos neutrófilos com granulações tóxicas, sugere que não se trata de caso cirúrgico urgentíssimo, havendo possibilidade de uma observação clínica mais prolongada se isso for necessário para um melhor esclarecimento diagnóstico.

Métodos de Imagem. Na fase inicial da apendicite, o raio X, a US, e a TC não oferecem qualquer auxílio ao diagnóstico; o clister opaco está contra-indicado. Posteriormente o raio X, a US e a TC podem mostrar-se úteis para o diagnóstico de abscessos, especialmente o pélvico e o subfrênico.

Laparoscopia. Pode estar indicada em alguns casos, principalmente em mulheres acometidas de salpingite.

Peritonite Aguda

Na grande maioria dos casos está ligada a perfuração de vísceras ocas: esôfago abdominal, estômago, duodeno, apêndice, intestino delgado, cólon, vesícula, árvore biliar. A úlcera gástrica ou duodenal perfurada é uma das formas mais graves e freqüentes de peritonite nos adultos. Apendicite perfurada é a causa mais comum de peritonite em crianças (e adultos jovens). A enterite necrotizante aguda é importante causa de peritonite no recém-nascido. Uma oclusão trombótica aguda da artéria mesentérica superior pode levar a gangrena intestinal e peritonite. Na pancreatite a peritonite é de natureza química. A peritonite aguda primária, geralmente causada por pneumococo, é de ocorrência rara.

Hemograma. É de se esperar a existência de leucocitose neutrófila com desvio para esquerda. Para maiores detalhes ver Abdômen Agudo.

Estudo Radiológico. Na presença de íleo, chapas simples do abdômen evidenciam distensão generalizada das alças, tanto do intestino delgado como do grosso e até do reto, podendo haver níveis líquidos. Na perfuração de úlcera péptica, uma chapa simples em posição erecta mostra presença de ar em uma ou em ambas as cúpulas diafragmáticas, em 50% dos casos, já ao cabo de seis horas, elevando-se essa percentagem à medida que o tempo passa. Para demonstrar a perfuração pode-se introduzir no estômago, por meio de sonda, um contraste radiológico hidrossolúvel, do tipo do Gastrografin.

Nas perfurações do intestino delgado, os sinais radiológicos estão geralmente ausentes; o pneumoperitônio raramente é observado porque o delgado do adulto é quase sempre destituído de gás e as alças estão coladas entre si. As perfurações de cólon produzem grande pneumoperitônio, além de líquido na cavidade.

Na pancreatite aguda observa-se quase sempre íleo localizado. Há pelo menos uma alça do delgado distendida no abdômen superior, às vezes com nível líquido (alça sentinela). Essa alça não é específica da pancreatite, pois aparece também em outras inflamações intra-abdominais agudas, tais como colecistite e apendicite.

Na oclusão vascular a radiografia simples do abdômen não demonstra anormalidades em muitos pacientes. O clássico íleo atribuído à obstrução da artéria mesentérica superior consiste da distensão do delgado e hemicólon direito até a flexura esplênica, área que corresponde à distribuição dessa artéria. A arteriografia das mesentéricas tem sido utilizada para documentar a lesão arterial, mas o curso da doença costuma ser tão fulminante que o estudo contrastado é raramente feito.

Paracentese Abdominal. Pode ser feita quando existe forte suspeita de peritonite primária. No caso do exame bacteriológico revelar a presença de pneumococo, estafilococo ou estreptococo, a antibioticoterapia deve ser instituída de imediato: se a punção for negativa ou se a bacteriologia revelar infecção mista de cocos Gram-positivos e bacilos Gram-negativos, a laparatomia se impõe. A pancreatite aguda acompanha-se de exsudato peritoneal que inicialmente se prende a peritonite química (líquido com elevado teor de amilase) mas sofre posteriormente contaminação por gérmens oriundos do aparelho urinário.

Pancreatite Aguda

São numerosos os fatores capazes de levar à pancreatite aguda mas predominam as afecções biliares e o alcoolismo, que juntos causam 80% ou mais dos casos dessa patologia. A forma edematosa não é grave e exibe baixo índice de mortalidade. A forma acompanhada de necrose e hemorragia do órgão leva a grave peritonite, derrame peritoneal, toxemia e choque hipovolêmico. Após a primeira semana a necrose pancreática pode complicar-se de infecção por Gram-positivos ou surgimento de pseudocisto pancreático.

Hemograma. Mostra leucocitose neutrófila, que pode atingir 30.000mm3.

Bioquímica do Sangue. A amilase sérica está aumentada (acima de 500 unidades Somogyi, às vezes 2.000 a 4.000 unidades). A elevação é transitória, aumentando durante as primeiras 24 a 30 horas para baixar nas 24 ou 48 horas subseqüentes (também se observa elevação da amilase sérica na úlcera péptica perfurada, obstrução intestinal e colecistie aguda). A lipase sérica mostra-se igualmente aumentada; sua elevação é mais lenta e persistente do que a da amilase. Pode haver hiperglicemia, hiperbilirrubinemia, hiperazotemia e hiperfosfatasemia alcalina. As provas de floculação podem ser positivas e as de coagulação anormais. Há hipocalcemia, que guarda estreita relação com a gravidade da pancreatite, atingindo sua maior intensidade em torno do sexto dia; a presença de tetania é sinal de mal prognóstico.

Urina. A amilase urinária está aumentada mas sua dosagem exige urina de 24 horas e proporciona resultados menos satisfatórios do que no soro. Pode haver glicosúria, albuminúria e cilindrúria.

Estudo Radiológico. Nas chapas simples do abdômen observam-se diversas anormalidades, como cálculos biliares ou pancreáticos, ou íleo localizado no quadrante superior esquerdo ou no abdômen central ("alça sentinela" do delgado, dilatação do cólon transverso, íleo duodenal). Ao se difundir a peritonite, a distensão das alças se torna generalizada, abrangendo tanto o intestino delgado como o grosso e até o reto. Uma radiografia do tórax pode revelar atelectasia ou derrame pleural esquerdo ou bilateral.

Havendo forte suspeita de cálculo encravado na região ampular, recorrer à colangiopancreatografia retrógrada endoscópica.

Ultra-sonografia. Pode mostrar a presença de cálculos ou de dilatação do colédoco indicativa de obstrução. O excesso de gás na região dificulta o exame direto do pâncreas, mas o edema do órgão pode muitas vezes ser visualizado.

TC. É de incomparável valor na avaliação da pancreatite aguda, evidenciando a verdadeira extensão das lesões, que comprometem às vezes toda a cavidade abdominal e pélvica. Tal avaliação é muito útil para assentar o prognóstico de cada caso.

Pancreatite Crônica

O alcoolismo é a causa mais comum de pancreatite crônica, seguido da obstrução do canal pancreático, hiperparatiroidismo, hiperlipidemia familiar, infecções por vírus e outras.

Bioquímica do Sangue. A amilase sérica e a taxa de bilirrubina podem mostrar-se elevadas durante as exacerbações. Havendo destruição extensa das ilhotas de Langerhans pode surgir hiperglicemia, acompanhada de glicosúria e curva glicêmica de tipo diabético.

Estudo Funcional do Pâncreas. Em presença de má absorção, o exame microscópico das fezes, a fresco e após coloração pelo Lugol e Sudan III, mostra aumento de fibras musculares mal digeridas, grãos de amido e gorduras. Pela dosagem destas fica confirmada a existência de esteatorria se o paciente eliminar mais de 6g diárias de gordura.

Estudo Radiológico. As chapas simples podem demonstrar a existência de opacidades devidas a calcificação na região do pâncreas ou a presença de cálculos radiopacos no conduto pancreático. Ao exame com bário pode-se constatar o aumento da cabeça do pâncreas pelo alargamento do arco duodenal. A colangiopancreatografia retrógrada endoscópica pode demonstrar alterações nos condutos pancreáticos e presença de pseudocisto.

US. É um recurso valioso no estudo da patologia pancreática, especialmente na pancreatite crônica, litíase, cisto e tumores. Desempenha um papel complementar à TC, mas passa a método preferido quando se trata de acompanhamento do cisto pancreático.

TC. Permite a visualização do pâncreas com nitidez, permitindo identificar seu contorno e textura em até 85% dos casos, especialmente nas pancreatites e pseudocisto. A distinção entre pancreatite crônica e processos neoplásicos é difícil, entretanto, devido ao fato de que essas duas patologias apresentam aspectos polimórficos, sem sinais específicos.

Câncer do Pâncreas

O tipo mais comum é o adenocarcinoma, que se assesta na cabeça do órgão na grande maioria dos casos, provocando icterícia obstrutiva (ver o item Icterícia no Capítulo 27).

Radiologia. Ao exame com bário pode-se constatar aumento da cabeça do pâncreas pelo alargamento do arco duodenal. Em casos de câncer do corpo ou da cauda do pâncreas observa-se o deslocamento do estômago para diante e desvio do ligamento de Treitz afastando-o da grande curvatura do estômago.

US e TC. São recursos valiosos no diagnóstico do câncer de pâncreas, devendo-se dar preferência à US para iniciar o estudo. Se com esse recurso não se conseguir visualizar claramente o órgão, recorre-se à TC. Os pacientes com massa tumoral acessível, que é o caso mais comum, devem ser submetidos a biopsia percutânea orientada pela US ou TC. Sendo negativo o exame citológico, está indicada a realização de uma colangiopancreatografia retrógada endoscópica para evidenciação das alterações do conduto pancreático causadas pelo câncer ou pancreatite. Em pacientes portadores de pequena lesão focal ou calcificação pancreática esse exame visa distinguir uma pancreatopatia focal, como o câncer, da pancreatite crônica ou de uma glândula normal. Metástases hepáticas ou ganglionares podem ser também detectadas pela US ou TC. Um exame negativo de US ou TC e uma colangiopancreatografia normal praticamente excluem a possibilidade de câncer pancreático.

Divertículo de Meckel

Representa um vestígio do canal vitelino (onfalomesentérico), que no embrião liga o intestino médio ao saco vitelino. Da interrupção do processo normal de obliteração desse canal podem resultar: a) um divertículo digitiforme (divertículo de Meckel, a forma mais comum); b) fístula enteroumbilical; c) pólipo umbilical acompanhado de divertículo; d) cordão fibroso indo da extremidade livre do divertículo até o umbigo; e) cordão fibroso livre na cavidade abdominal partindo da extremidade do divertículo. Áreas de mucosa gástrica aberrante existentes amiúde no interior do divertículo pode originar quadros semelhantes ao da apendicite e levar à perfuração. O cordão fibroso que se estende a partir da extremidade do divertículo pode causar oclusão intestinal, bem como o próprio divertículo pode funcionar como cabeça de invaginação.

Estudo Radiológico. O divertículo pode às vezes ser visto num exame do intestino delgado com bário.

Cintilografia. A presença de células ácido-secretantes dá margem ao mapeamento com pertecnetato marcado pelo tecnécio, método que é positivo em metade dos casos acompanhados de hemorragia.

Doença de Crohn
(Enterite Regional, Ileíte ou Ileocolite Granulomatosa)

Doença inflamatória crônica inespecífica, de etiologia obscura, comprometendo geralmente o íleo, mas podendo atingir outros setores do tubo digestivo, inclusive o esôfago, cólon e reto, e causar também manifestações extra-intestinais as mais diversas (p. ex., abscessos ou fístulas perianais, artrite, eritema nodoso, febre, anemia, parada do crescimento e outras).

Estudo Radiológico. Evidencia os aspectos que refletem um processo granulomatoso que é ao mesmo tempo inflamatório e retrátil. A alça comprometida perde o desenho do relevo interno, que é destruído ou substituído por granulações irregulares. Há rigidez da parede intestinal, com pronunciado estreitamento da luz (aspecto de cano d'água). Nos casos graves o intestino assume o aspecto de corda (sinal da corda), mas a completa obstrução é rara. A palpação radiológica permite reconhecer o tumor formado pelo processo, bem como a dor localizada e a perda de mobilidade.

Nas formas de ileíte terminal, que são as mais freqüentes, o processo atinge e infiltra a válvula ileocecal que, rígida e incontinente, projeta-se como um cone na luz do ceco. Quando a localização é ileocecal o exame feito por via baixa, com clister opaco, permite a obtenção de imagens mais nítidas e melhor delimitação da área comprometida.

Nos casos duvidosos a colonoscopia com fibra óptica e biópsia pode ajudar o diagnóstico de colite de Crohn e em muitos casos permite a visualização direta e biopsia do íleo terminal.

Embora a tomografia computadorizada se mostre útil para caracterizar as alterações patológicas da parede intestinal e identificar abscessos, seu uso rotineiro não é necessário nos exames iniciais.

Exame de Fezes. É freqüente o achado de sangue oculto.

Hemograma. Há quase sempre anemia hipocrômica (eventualmente macrocítica), bem como leucocitose e hemossedimentação acelerada.

Bioquímica do Sangue. Nos casos acompanhados de fenômenos disabsortivos pode haver hipoalbuminemia, hipocalcemia, hipopotassemia, hiperfosfatasemia alcalina e hipoprotrombinemia. Alteração mais específica do distúrbio metabólico protéico é a hipergamaglobulinemia.

Colite Ulcerativa

Afecção diarréica sujeita a remissões e exacerbações, ligada a lesões ulcerativas do cólon, predominantemente o esquerdo. A etiologia é desconhecida. Ocorre em qualquer idade, predominando entre os 15 e 30 e os 50 e 70 anos. Pode assumir diversas formas sendo a colite crônica intermitente a mais comum. A colite granulomatosa (doença de Crohn) assemelha-se à colite ulcerativa tanto clínica como radiologicamente.

Retossigmoidoscopia. É um exame essencial diante da suspeita da doença. As alterações da mucosa vão desde simples hiperemia, petéquias ou aspecto ligeiramente granular até ulcerações e formações polipóides. Mesmo durante os períodos assintomáticos a mucosa se mostra friável e granulosa.

Clister Opaco. O comprometimento do cólon pode ser regional ou generalizado e os achados variam desde simples irritabilidade e margens irregulares até imagens de pseudopolipos e diminuição do tamanho da víscera com estreitamento da luz e desaparecimento das haustrações normais, o que lhe confere um aspecto rígido e tubular.

Colonoscopia com Biopsia. É indispensável para esclarecer a natureza de um estreitamento.

Exame de Fezes. Revela a presença de sangue, pus e muco, mas ausência de germes patogênicos.

Exame de Sangue. Na fase aguda pode haver leucocitose neutrófila. Com o decorrer do tempo surge anemia microcítica devida à perda de sangue. A hemossedimentação mostra-se acelerada, podendo haver hipoproteinemia. Nos casos superagudos surgem desequilíbrios eletrolíticos.

Doença Celíaca
(Ver Também Síndrome Disabsortiva na 4ª Parte)

Distúrbio diarréico hereditário, de evolução crônica, que leva a má absorção e a comprometimento do estado nutritivo, ligado a lesões degenerativas da mucosa do intestino delgado causadas por intolerância ao glúten. O problema reside na hipersensibilidade a uma fração do glúteo, a gliadina, proteína existente em diversos cereais (trigo, centeio, cevada, aveia).

Dosagem de Gorduras Fecais. Comprova a eliminação de mais de 6g nas 24 horas.

Prova de Absorção da D-xilose. Demonstra que está diminuída a absorção dessa substância.

Prova de Schilling (da Ingestão de Vitamina B_{12} Marcada). Valores subnormais (radioatividade urinária inferior a 5% da dose ingerida) indica anormalidade no íleo terminal.

Bioquímica do Sangue. Na dependência da gravidade e duração da doença pode ocorrer baixa da albumina, colesterol, Ca, K e Na séricos e elevação da fosfatase alcalina.

Quadro Hematológico. Pode ocorrer carência de ferro nas crianças e de folato nos adultos. Tempo de protrombina freqüentemente aumentado.

Biópsia do Intestino Delgado. Permite o estudo histopatológico da mucosa e dosagem histoquímica de enzimas. Na doença celíaca observa-se atrofia das vilosidades (achatamento) com áreas de desaparecimento completo. Nas crianças pequenas atentar para o risco de perfuração intestinal.

Deficiências de Dissacaridases

Como se sabe, os dissacarídios alimentares (maltose, isomaltose, lactose e sacarose) são normalmente desdobrados em seus monossacarídios constitutivos (glicose, frutose e galactose) por enzimas que sobre eles atuam no interior das células epiteliais da mucosa intestinal. Na ausência de uma dessas dissacaridases, o dissacarídio não desdobrado permanece na luz intestinal, onde retém líquido por ação osmótica, causando diarréia, fermentação e fezes ácidas. As deficiências podem ser primárias (congênitas) ou secundárias, estas ligadas a infecção ou outro fator que provoque dano às microvilosidades intestinais, que são onde se situam as enzimas. A lactose e a sacarose existem nos alimentos; a maltose e a isomaltose originam-se do desdobramento das dextrinas resultantes da digestão do amilo.

A deficiência mais comum é a de lactase, que ocorre normalmente em elevada proporção de adultos. A deficiência secundária de lactase é comum em crianças acometidas de gastroenterite. As deficiências de sacarase e de isomaltase, as mais freqüentes entre as deficiências congênitas, ocorrem sempre juntas, mas a de isomaltase não é tão intensa quanto a de sacarase; ambas desaparecem habitualmente à medida que a criança se desenvolve, mas a deficiência de sacarase persiste por mais tempo.

Pesquisa do pH das Fezes. É feita com o auxílio de indicador corante (p. ex., Labstix) ou medidor de pH. Nos lactentes alimentados ao seio o pH normal das fezes varia de 4,7 a 5,1, isto é, elas têm reação ácida; nos alimentados com leite de vaca, o pH aproxima-se de 7 ou é ainda mais elevado; nas crianças maiores e no adulto, em regime alimentar misto, as fezes são também neutras ou alcalinas. A constatação de elevada acidez fecal (pH inferior a 6) advoga a favor de deficiência de dissacaridases.

Pesquisa de Substâncias Redutoras nas Fezes. Um resultado positivo superior a 1 + com Clinitest comprova a presença de açúcares redutores nas fezes (a sacarose não é redutora).

Biopsia Peroral do Intestino Delgado. A dosagem histoquímica de enzimas numa amostra de mucosa pode evidenciar deficiência de lactase ou de sacarase-isomaltase (ver Capítulo 25).

Provas de Tolerância aos Dissacarídios. É usada a prova de tolerância oral (empregando o dissacarídio suspeito) e o estudo radiológico do delgado após ingestão de lactose.

Cólon Irritável (Colite Espástica, Colite Mucosa)

Representa, ao lado da chamada dispepsia nervosa (ou funcional), um distúrbio ligado a fatores psicoemocionais, no qual existe hiperirritabilidade de todo ou de uma parte do tubo digestivo, do que resultam dois tipos clínicos principais: cólon espástico e diarréia indolor (que se manifesta de maneira súbita, urgente, principalmente após as refeições).

É essencial para a confirmação diagnóstica o afastamento de todas as possíveis causas orgânicas dos sintomas, especialmente infecções e parasitoses intestinais. São os seguintes os principais exames a serem solicitados: exame macroscópico, microscópico e parasitológico de fezes, coprocultura, pesquisa de sangue oculto nas fezes (exames em lâmina durante três dias), proctossigmoidoscopia, hemograma completo, hemossedimentação, bioquímica do sangue (inclusive amilase sérica), exame de urina (EAS). ultra-sonografia do abdômen, clister opaco, trânsito intestinal e, em casos especiais, endoscopia digestiva alta.

Tumores do Intestino Delgado

Tanto os tumores benignos (adenoma, leiomioma, angioma) como os malignos (adenocarcinoma, linfoma, carcinóide) são de ocorrência rara. O carcinóiide, originário de células argirafins do tubo gastrintestinal, é capaz de secretar serotonina e bradicinina, substâncias responsáveis pelas manifestações sistêmicas da doença.

Raio X e Ultra-sonografia. A US evidencia facilmente tumores originários das alças intestinais, bem como lesões infiltrativas acompanhadas de espessamento dessas alças. A seriografia pode evidenciar massa tumoral ou dilatação de alça se houver obstrução.

Delgadoscopia. Pode ser efetuada para visualizar e biopsiar tumores, bem como para coagular lesões sangrantes do duodeno e jejuno proximal.

Urina. A existência de carcinóide é confirmada pela identificação de ácido hidroxindolacético numa taxa superior a 15μg/24 horas

Câncer do Cólon e Reto

O carcinoma representa a quase totalidade dos tumores malignos do intestino grosso. O conhecimento desta patologia reveste-se de grande interesse clínico porque ela é capaz de provocar sintomas numa etapa em que ainda pode ser curada pela extirpação cirúrgica. Algumas lesões são quase silenciosas, mas a maioria (especialmente as do lado esquerdo) produz sintomas e sinais que devem despertar suspeita do paciente e do médico. As lesões do reto e sigmóide tendem a ser mais infiltrantes do que as dos sítios mais proximais do cólon, o que explica o prognóstico global pior para essas lesões.

Em ordem decrescente de freqüência, os locais de disseminação metastática são os seguintes: gânglios linfáticos regionais, fígado, pulmão e ossos.

Pesquisa de Sangue Oculto nas Fezes. É um recurso pouco dispendioso que pode ser utilizado até para fins de triagem ou acompanhamento de casos de alto risco. Para maior segurança nos resultados deve-se prescrever uma dieta rica em fibras e privada de carnes vermelhas durante os três dias anteriores à colheita das fezes.

Retossigmoidoscopia e Clister Opaco. A associação destes dois métodos esclarece o diagnóstico na maior parte dos casos de câncer do cólon e reto. Deve-se preferir o retossigmoidoscópio flexível, já que este não só causa menos desconforto ao paciente, como alcança a parte baixa do cólon descendente, cobrindo, assim, a área em que se situa cerca de 65% das lesões malignas. O clister opaco de duplo contraste é capaz de revelar mais detalhes das lesões da mucosa do que o exame de coluna simples. A retossigmoidoscopia deve sempre preceder a execução do clister opaco.

Colonoscopia. Pode pôr em evidência lesões não reveladas pelos exames anteriores, especialmente pólipos mas também cânceres. É um método indicado também nos casos em que forem descobertas anormalidades pelo clister opaco; está, porém, contra-indicado nas lesões obstrutivas do lado esquerdo evidenciadas com clareza pelo exame com bário. A colonoscopia permite a realização de biopsia das lesões e coleta de material para exame citológico.

Doença Diverticular do Cólon

Afecção bastante freqüente, observada em cerca de 5% das pessoas com mais de 40 anos, predominando nas mulheres. A localização preferencial é ao nível da sigmóide. Contrariamente ao que ocorre com os divertículos solitários, na doença diverticular os numerosos divertículos existentes são do tipo falso (ou adquirido), não contendo, portanto, todas as camadas da parede intestinal, já que são constituídos de bolsas da mucosa que sofreram prolapso.

Desconhece-se a etiologia dessa afecção, que parece, entretanto, relacionar-se com uma debilidade da parede muscular nos pontos de entrada dos vasos sangüíneos, o que é agravado pelo aumento da pressão intraluminar causada por obstipação ou por espasticidade do cólon.

Por diverticulite deve-se entender a micro ou mesmo macroperfuração que ocorre na extremidade do divertículo, provocando quadro inflamatório pericólico, bloqueado ou não. Assim, o termo diverticulite indica sempre perfuração do divertículo (à que se segue peridiverticulite) decorrente do aumento abrupto da pressão intraluminar causada por fenômenos químicos ou traumáticos sofridos pela mucosa que forma o divertículo. Se a inflamação não sofrer bloqueio podem surgir abscessos pericólicos ou formarem-se fístulas para vários órgãos. Outras complicações são representadas por obstrução e hemorragias.

Estudo Radiológico. O aspecto radiológico dos divertículos múltiplos é inconfundível. Essas formações, cheias de contraste, aparecem como pequenos fundos-de-saco apensos à luz intestinal por pedículos longos ou curtos, mostrando no conjunto uma aparência de cacho. Nos casos em que, por tumefação inflamatória, a mucosa obstrui a luz do pedículo, o contraste que penetrou sob pressão no fundo-de-saco diverticular aparece como que suspenso, sob a forma de blocos opacos. Quando o contraste só enche o infundíbulo, não conseguindo penetrar no divertículo, observam-se saliências agudas, espiculares, denteadas, nos contornos cólicos.

Há casos em que os divertículos múltiplos são meros achados de exame e nos quais não se observam sinais de inflamação da mucosa: trata-se de uma simples anomalia sem significação clínica, a chamada diverticulose.

TC. É o melhor recurso para identificar a existência de diverticulite e de abscessos diverticulares.

Polipose Familiar do Cólon

Doença rara mas de grande interesse clínico dada a transformação maligna que sofre na maioria dos casos. Transmite-se como caráter dominante por ambos os sexos e afeta a metade de cada geração. Indivíduos não afetados não transmitem a doença. Pólipos múltiplos (adenomas) surgem durante a puberdade, difusamente distribuídos pela mucosa do cólon e reto, mantendo-se assintomáticos até a idade de 21 anos. Na maioria dos casos desenvolve-se câncer por volta dos 25 anos de idade.

O diagnóstico da doença é feito pela reto-sigmoidoscopia e clister opaco. Sempre que se encontra um pólipo no reto deve-se examinar o cólon por meio de clister opaco.

Estudo Radiológico. O pólipo, massa tumoral saliente na luz intestinal, é visualizado sob a forma de um defeito de enchimento circunscrito, regular, de forma arredondada, aderente à parede (séssil) ou aparentemente solto na luz (pediculado). No exame de relevo aparecem agrupados, dando à superfície do cólon um aspecto inconfundível de largas malhas. As melhores imagens são obtidas pela insuflação de ar após enchimento parcial de contraste.

Hepatites Viróticas Agudas

São doenças hepatocelulares inflamatórias difusas causadas por vírus específicos. Não se incluem neste grupo hepatites causadas por vírus menos comuns, como os da mononucleose infecciosa, febre amarela e citomegalia.

Aceitou-se durante muito tempo a existência de dois tipos de hepatite virótica: a infecciosa (HI) e a sé rica (HS). Atribuía-se à hepatite infecciosa as seguintes características: a) ser mais freqüente em pessoas jovens; b) possuir período de incubação curto; c) transmitir-se principalmente pela via intestinal-oral. Seu agente causal foi denominado de vírus da HI.

À hepatite sérica atribuía-se as seguintes características: a) acometer tanto pessoas jovens como idosas; b) possuir período de incubação mais longo; c) transmitir-se por transfusão de sangue, injeção de soro ou plasma, administração de algumas frações de sangue ou através do uso de agulhas contaminadas. Seu agente causal foi denominado de vírus da HS.

Tais conceitos foram alterados posteriormente, passando-se a admitir que a hepatite virótica distribuía-se em pelo menos três tipos: hepatite A, hepatite B e um terceiro tipo, cujo agente causal não estava ainda identificado, que passou a ser chamada de hepatite não-A, não-B (NANB). Anos mais tarde foi identificado finalmente o vírus responsável pela maior parte dos casos de hepatite NANB e tais casos passaram a constituir a hepatite C. Observou-se, além disso, que outra parcela da hepatite NANB podia ocorrer sob a forma de epidemias (semelhantes às causadas pela hepatite A), sendo possível que estes casos se devessem a um vírus diferente. Essa fração da hepatite NANB passou a ser chamada provisoriamente de hepatite E, cuja natureza é ainda obscura.

Assim, pois, a doença chamada antigamente de hepatite infecciosa (HI) corresponde à atual hepatite A; a doença chamada antigamente de hepatite sérica (HS) abrange as hepatites B e NANB (C e E). Os vírus causadores destes tipos de hepatite são chamados de HAV (vírus da hepatite A), HBV (vírus da hepatite B), HCV (vírus da hepatite C) e HEV (vírus da hepatite E).

O vírus da hepatite D (HDV, agente delta) é um vírus especial, incompleto, que só consegue replicar-se na presença do HBV, nunca sozinho, ocorrendo seja como co-responsável pela hepatite B aguda, seja como agente de superinfecção na hepatite B crônica já estabelecida. Atua agravando a hepatite aguda ou crônica ou provocando exacerbações agudas nos portadores crônicos do HBV.

São os seguintes os exames que podem ser utilizados no diagnóstico e acompanhamento da hepatite: bilirrubina total e frações, urobilinogênio urinário, hemograma, hemossedimentação, marcadores sorológicos da hepatite, dosagem de enzimas séricas, estudo das proteínas plasmáticas, provas de turvação e floculação. Por motivos econômicos, podem os exames restringir-se aos que se seguem:

a) bilirrubina total e frações;

b) hemossedimentação;

c) marcadores sorológicos da hepatite, especialmente HBsAg e anti-HBc;

d) transaminases (aminotransferases);

e) fosfatase alcalina;

f) tempo de protrombina.

Bilirrubinemia Total e Frações. O aparecimento da icterícia assinala o período de estado da doença. O período pré-ictérico dura alguns dias, geralmente três a sete, havendo casos, porém, em que não excede 24 horas e outros em que chega a 15 ou 20 dias. A intensidade da icterícia é variável. Na maioria dos casos a bilirrubinemia total mantém-se entre 1 e 10mg/100ml, estando aumentada tanto a fração direta como a indireta. Nos demais casos a bilirrubinemia ultrapassa essa cifra, chegando em alguns a exceder 20mg; entretanto, raramente se aproxima dos níveis mais elevados encontradiços nas icterícias obstrutivas totais.

A presença de bilirrubina é percebida mais cedo na urina do que na pele e escleróticas, de modo que a colúria (urina escura) precede geralmente a icterícia em um ou dois dias.

Urobilinogênio Urinário. A urobilinogenúria mostra-se aumentada na fase inicial e na fase de recuperação (por déficit hepático de captação e eliminação). No auge da doença é freqüente a ausência de bilirrubina no intestino com decorrente ausência de urobilinogênio nas fezes e na urina; ao cabo de poucos dias, entretanto, volta ele a aparecer nas fezes e na urina, a menos que surja colestase intra-hepática de grande intensidade.

Hemograma. O estudo da série branca pode sugerir infecção virótica e mostrar leucopenia, linfocitose com linfócitos atípicos.

Hemossedimentação. É útil para eventual avaliação do processo inflamatório.

Marcadores Sorológicos da Hepatite. Este assunto já foi amplamente exposto no item referente a Provas funcionais hepáticas, no Capítulo 23, ao qual remetemos o leitor. Faremos agora apenas uma revisão abreviada, com finalidade exclusivamente clínica.

O vírus da hepatite A (HAV) é evidenciado pela identificação do anticorpo anti-HAV da classe IgM que aparece no sangue periférico durante a fase aguda da doença, na vigência da viremia. O anticorpo da classe IgG surge mais tarde, podendo ser encontrado, depois, durante toda a vida. Desse modo, ao se detectar o anti-HAV da classe IgM, cujo pico ocorre na sexta semana, pode-se afirmar que o paciente está na fase aguda da hepatite, ao passo que o achado anticorpo da classe IgG, cujo pico ocorre entre 3 e 11 meses após o início da doença, tanto pode significar hepatite em evolução como hepatite pregressa.

O vírus da hepatite B (HBV) é diagnosticado especialmente pela identificação, no soro, do HBsAg (antígeno de superfície da hepatite B ou antígeno Austrália), acompanhado ou não do anti-HBc (anticorpo correspondente ao antígeno central da hepatite B – HBcAg). Entretanto, a ausência do HBsAg não exclui inteiramente a hepatite B, pois a antigenemia pode ser transitória; nestes casos a presença isolada do anti-HBc da classe IgM, que surge na parte final do período agudo e permanece até o final da convalescença, pode assegurar o diagnóstico.

Os vírus NANB são diagnosticados habitualmente por exclusão, embora existam testes para o anticorpo anti-HCV.

Dosagem de Enzimas Séricas. Este tópico já mereceu ampla abordagem no Capítulo 23, que poderá ser consultado para maiores detalhes. Vamos nos restringir agora apenas a uma revisão abreviada das enzimas mais importantes no diagnóstico e acompanhamento clínico das hepatites viróticas, que são representadas pelas transaminases (aminotransferases) e fosfatase alcalina.

Transaminases. Elevações acentuadas das transaminases são a marca registrada das hepatites viróticas. Seus valores se elevam precocemente já no estágio prodrômico da doença, alcançam a taxa máxima antes da icterícia atingir seu auge e caem lentamente durante o período de recuperação. Tanto a aspartato-transaminase (AST, ex-GOT) como a alanina-transaminase (ALT, ex-GPT) atingem geralmente .valores entre 500 e 3.000U/l, embora não exista uma relação muito estreita entre o grau de elevação e a gravidade da doença. É típico na hepatite virótica que a ALT seja superior à AST, ocorrendo geralmente o contrário na hepatite alcoólica, o que, entretanto, não tem grande valor na diferenciação entre os dois tipos de hepatite.

Fosfatase Alcalina (AP). Seu teor médio normal no soro é de 3 a 13 unidades King-Armstrong por ml (em crianças, 11 a 20). Pode-se fazer a conversão a unidades Bodansky utilizando o fator 0,3. Elevações leves ou moderadas (20 a 33 unidades KA) são observadas em muitos pacientes com distúrbios parenquimatosos, tais como hepatite e cirrose, tendo sido relatados aumentos transitórios em praticamente todos os tipos de hepatopatias. As elevações mais intensas e persistentes ocorrem nas afecções em que existe colestase. Na colestase intra-hepática os valores são superiores a 40 unidades K.A.

Tempo de Protrombina. Seu prolongamento acentuado significa gravidade da doença.

Critérios de Cura. Ver hepatites prolongadas, a seguir.

Tabela 33.1
Interpretação Clínica dos Marcadores Sorológicos da Hepatite B

Estado da doença	*Achados laboratoriais*			
	HBsAg	*HBeAg*	*Anti-HBs*	*Anti-HBc*
Início da fase aguda	+	+	-	-
Fase aguda avançada	+ + ou –	+ ou – -	- -	+ +
Início da convalescença	-	-	+	+ ou –
Final da convalescença	+ +	- + ou -	- -	+ +
Portador persistente				
Hepatite crônica ativa				

Nota – Na hepatite crônica ativa o HBeAg só é + quando o HBsAg é +.

Tabela 32.2
Significado dos Marcadores Sorológicos da Hepatite B

Marcador	*Significado*
HbsAg (Au)	infecção aguda infectividade portador hepatite crônica (anti-HBc +)
HBeAg	alto risco de infectividade e cronificação
Anti-HBe	baixo risco de infectividade e cronificação
Anti-HBs	confirma infecção prévia imunidade ativa/passiva (anti-HBc +) não infectividade (anti-HBe +)
Anti-HBc	fase aguda avançada convalescência portador hepatite crônica
Polimerase DNA	replicação do vírus

Hepatites Prolongadas

As hepatites prolongadas são variantes das formas benignas antes estudadas, delas se distinguindo por critério cronológico ou por algumas características clínicas ou laboratoriais. Seu destaque obedece mais a um propósito didático, sendo amiúde difícil caracterizá-las com segurança. Essas hepatites prolongadas comportam diferentes exteriorizações, que passamos a examinar.

1) Devem ser citados inicialmente os casos em que discretos sinais e sintomas persistem por mais de dois meses (e até seis) acompanhados de baixos títulos de transaminases e, também, aqueles em que a presença prolongada de índices moderadamente elevados de transaminases persistem como expressão isolada, desacompanhados de qualquer manifestação clínica. É difícil avaliar a significação desta última conjuntura, o que leva o clínico a hesitar entre a liberação do doente e o prolongamento dos cuidados ou entre manter-se na expectativa ou indicar uma punção-biopsia do fígado. Não se deve superestimar os valores de transaminase até 200 unidades quando prolongados até dois ou três meses. E aconselhável a limitação da atividade física e somente se persistirem os níveis elevados após esse tempo de doença estará indicada a punção-biopsia.

A persistência de hiperbilirrubinemia não conjugada (indireta) reflete defeito parcial e transitório da conjugação da bilirrubina no fígado, como se fosse uma doença de Gilbert adquirida e reversível, sem maior significado.

2) Formas recidivantes, nas quais, já na convalescença, ressurgem manifestações clínicas e positividade das transaminases prolongando o curso da doença.

Geralmente a evolução é para a cura, porém os surtos repetidos podem conduzir a uma forma crônica ou à cirrose, o que não é raro acontecer na hepatite C.

3) A hepatite por vírus pode ser uma das causas de colestase intra-hepática, com fosfatase e colesterol séricos elevados. Certo grau de colestase pode ocorrer de maneira transitória nas formas comuns de hepatite aguda. No entanto, em alguns casos a hepatite aguda evolui sob essa forma durante todo o seu curso. Em tais casos, geralmente é menos acentuada a elevação das transaminases (até 500 ou 600 unidades) e a síndrome funcional simula icterícia obstrutiva extra-hepática. Essa hepatite colestásica (ou colangiolítica) pode ter um curso prolongado. As dificuldades para o diagnóstico diferencial são reais, devendo o clínico pôr em ação todos os recursos disponíveis para o esclarecimento de uma icterícia prolongada (ver item Icterícia na quarta parte).

Em todas as formas de hepatite prolongada está indicada a biopsia hepática. O exame histopatológico poderá revelar apenas lesões residuais de hepatite aguda; ou, na forma recidivante, o quadro dessa hepatite benigna, ou ainda, na forma colestática, uma estase biliar importante que por vezes mascara os sinais de hepatite discreta também presentes. Na simples hiperbilirrubinemia prolongada a biopsia é normal.

Os anticorpos antimúsculo liso foram considerados inicialmente como exclusivos da hepatite crônica ativa (ver adiante). Entretanto, demonstrou-se posteriormente que podem ocorrer transitoriamente em cerca de 60% dos casos agudos e prolongados, desaparecendo com a cura do doente.

Hepatites Crônicas

É controvertida a conceituação de hepatite crônica, bem como sua classificação, o que se justifica pela complexidade da matéria e as dificuldades inerentes ao seu estudo. É largamente aceita a classificação em dois grupos principais: a) hepatite crônica persistente e b) hepatite crônica ativa (ou agressiva). Tal classificação é essencialmente histopatológica, mas exibe correlações clínicas, evolutivas e laboratoriais.

Na hepatite persistente a regra é a evolução favorável, podendo-se quase sempre relacioná-la a comemorativos de uma hepatite aguda por vírus. Pode ser identificada pela permanência além de seis meses de manifestações clínicas e/ou provas funcionais hepáticas positivas (transaminases, bromossulfaleína), confirmando-se o diagnóstico pelos achados em material de biopsia hepática.

Na hepatite crônica ativa é muito freqüente a evolução para cirrose. Sua relação etiológica com a hepatite virótica aguda é de 25 a 50%, estando os casos restantes ligados a drogas (p. ex., metildopa, isoniazida, nitrofurantoína, possivelmente acetaminofeno), doença de Wilson (nas crianças e adultos jovens) ou, freqüentemente, a causas desconhecidas. O tipo de vírus envolvido é fundamental para a ocorrência de hepatite crônica ativa. A hepatite A não desempenha qualquer papel nessa patologia, já que o HAV desaparece invariavelmente após a remissão da doença. O HBV provoca uma pequena parte dos casos, associado ou não ao HDV. O HCV é a causa da maioria dos casos pós-transfusionais e de uma parcela importante das hepatites crônicas ativas "idiopáticas", sendo ainda obscura a participação de outros vírus NANB (não-A, não-B).

Alterações sugestivas de distúrbios imunes estão presentes na maioria dos casos desse tipo de hepatite. Assim, existe hipergamaglobulinemia, presença de anticorpos antimúsculo liso em títulos elevados (até 1:640) e de anticorpos antimitocôndria (até 25% dos casos). A ação terapêutica dos corticóides fala também a favor de um distúrbio imunológico. A presença de célula LE dá o selo à modalidade denominada de "hepatite lupóide". Histologicamente a hepatite crônica agressiva tem seu diagnóstico fundamentado na identificação da necrose em saca-bocado da porção perilobular. Infelizmente a biopsia não pode fornecer informações definitivas quanto à progressão ou resolução do processo devido às variações regionais das lesões. É também difícil o diagnóstico diferencial entre a hepatite crônica ativa e a cirrose porque as lesões não são homogêneas. Pode haver zonas com alterações características de cirrose e outras em que as lesões são de hepatite crônica.

Uma terceira forma, rara, de hepatite crônica é a chamada "lobular", que representa uma transição entre a hepatite aguda e a hepatite crônica agressiva.

Cirrose Nodular

O conceito de cirrose nodular inclui os casos em que a lesão hepatocelular conduz a fibrose e regeneração nodular abrangendo todo o fígado. Tais aspectos definem a cirrose como uma doença grave e irreversível, caracterizada tanto pela existência de disfunção hepatocelular como pela presença de curto-circuito porto-sistêmico e hipertensão porta. Divide-se em cirrose micronodular, macronodular e mista. A micronodular corresponde à cirrose de Laennec (alcoólica); a macronodular corresponde mais ou menos à cirrose pós-necrótica. Não existem, entretanto, relações estritas entre tipos anatômicos e etiologia, bem como entre tipos anatômicos e prognóstico.

Provas de Função Hepática. As provas de turvação e floculação mostram-se geralmente anormais, pois existe na cirrose situação bioquímica inteiramente favorável à positividade de tais provas, ou seja, hipoalbuminemia (diminuição do fator inibidor) e hipergamaglobulinemia (aumento do fator precipitante). O proteinograma eletroforético evidencia diretamente tais anormalidades.

A prova de excreção da bromossulfaleína reflete, quando positiva, lesão do hepatócito ou diminuição de seu número, mas não dá a medida exata da extensão do dano hepático. Cabe relembrar que a remoção da bromossulfaleína depende do fluxo sangüíneo no fígado, de modo que se podem obter resultados anormais desta prova na insuficiência cardíaca congestiva e na hipertensão porta.

Pode haver hiperbilirrubinemia (à custa principalmente da fração direta) acompanhada de bilirrubinúria e urobilinúria aumentada.

A elevação das transaminases é discreta (até 250un/ml), sem inversão da relação AST/ALT que se mantém, em geral, acima da unidade. A elevação da fosfatase alcalina é também moderada (6 a 10 unidades Bodansky).

O tempo de protrombina mostra-se prolongado, mesmo 24 a 48 horas após a administração parenteral de vitamina K (10mg/dia).

Há geralmente diminuição da fração esterificada do colesterol (normalmente 50-70% do colesterol total), podendo conservar-se normal o teor de colesterol total. Se a lesão hepatocelular for muito extensa ou grave, decresce a taxa sérica total e esterificada, o que constitui importante indício de grave insuficiência hepática.

Hemograma. Há freqüentemente anemia de tipo normocítico. A série branca pode estar normal, elevada ou diminuída, o que é sinal às vezes de hiperesplenismo. A hemossedimentação está aumentada.

Exame de Urina. Já foi mencionada a possível existência de bilirrubinúria e urobilinúria aumentada. Pode haver albuminúria e oligúria, esta última ligada à formação de ascite.

Biopsia Hepática. Evidencia as alterações anatomopatológicas típicas da doença.

US. Define com precisão o volume do fígado e do baço.

Raio X. Pode evidenciar a existência de varizes esofagianas.

Endoscopia. A esofagoscopia e gastroscopia mostram as varizes quando presentes. A retossigmoidoscopia (com biopsia) é fundamental para o diagnóstico de esquistossomose.

Cirrose Biliar
(Primária e Secundária)

Hepatopatia crônica motivada por obstáculo ao fluxo biliar, que pode situar-se nos canais extra-hepáticos (litíase, neoplasia, cicatriz, atresia congênita) ou intra-hepáticos. A obstrução intra-hepática, mais rara do que a extra-hepática, pode estar ligada a hepatite por vírus (especialmente do tipo colangiolítico) ou a colangite intra-hepática, mas é comum não se conseguir identificar a causa (cirrose biliar primária).

Provas de Função Hepática. Evidenciam inicialmente alterações próprias de obstrução, isto é, aumento acentuado da fosfatase alcalina, do colesterol total e da bilirrubina conjugada, bem como diminuição da protrombina; à medida que a obstrução persiste, surgem manifestações de distúrbio hepatocelular, isto é, provas de floculação anormais e inversão da relação albumina/globulina. A hiperlipemia, com aumento predominante do colesterol e fosfolipídios, pode atingir níveis extremos de mais de 3g/100ml. O soro, entretanto, permanece claro, não lipêmico.

A diminuição da albumina é mais rápida na cirrose biliar primária do que nas icterícias obstrutivas extra-hepáticas e isso serve, até certo ponto, para distinguir as duas afecções. À eletroforese, surpreende-se aumento constante mas moderado das gama-globulinas. As beta-globulinas, ao contrário do que ocorre em outros tipos de cirrose, estão significativamente aumentadas, guardando relação com a taxa dos lipídios totais.

Tanto as cifras de fosfatase alcalina como as de retenção de bromossulfaleína elevam-se desproporcionadamente em relação às taxas de bilirrubina. A elevação do teor de fosfatase alcalina não depende apenas da retenção de fosfatase hepática, mas também das alterações ósseas. As transaminases não costumam alterar-se de maneira significativa, raramente atingindo níveis compatíveis com o diagnóstico de hepatite.

Biopsia Hepática. Nem sempre, nos períodos finais, consegue estabelecer distinção com outros tipos de cirrose.

Ultra-sonografia. Esclarece facilmente a possível existência de litíase biliar e dilatação das vias biliares intra-hepáticas, bem como, em muitos casos, do colédoco.

Radiologia. O exame contrastado do esôfago pode evidenciar varizes esofagianas. Há por vezes osteoporose evidenciável radiologicamente.

Reações Imunológicas. Numerosas manifestações imunológicas, específicas ou inespecíficas, podem ser evidenciadas na maioria dos pacientes com cirrose biliar primária, destacando-se a elevação já referida das gama-globulinas (IgM), os anticorpos circulantes que reagem com o citoplasma dos canais biliares (imunofluorescência) e os anticorpos antimitocôndria. Estes últimos, presentes em 85-95% dos pacientes, são importantes para o diagnóstico, mas podem ser encontrados também em alguns casos de hepatite crônica ativa HBsAg-negativa, o que pode confundir o diagnóstico.

Abscesso Piogênico do Figado

Freqüentemente é único, mas pode ser múltiplo, de pequenas dimensões e disseminados pelo parênquima. Os estreptococos e estafilococos são os germens mais comuns nas infecções resultantes de bacteremia sistêmica. Os abscessos originários de infecção biliar contêm geralmente bacilos aeróbicos Gram-negativos (p. ex., E. Coli, Klebsiella), ao passo que os resultantes de bacteremia do sistema porta, oriundos de infecção intra-abdominal, contêm muito caracteristicamente tanto bacilos aeróbicos Gram-negativos como bactérias anaeróbicas.

Bioquímica do Sangue. Revela hipo-albuminemia, elevação da fosfatase alcalina e ligeira hiperbilirrubinemia.

Estudo Hematológico. Mostra anemia, leucocitose neutrófila e aumento da velocidade de hemossedimentação.

Hemocultura. Deve ser repetida diariamente, sendo o sangue colhido de preferência durante ou logo após um calafrio.

Pesquisa de Ameba. Em caso de suspeita devem ser solicitados repetidos exames parasitológicos de fezes, bem como retossigmoidoscopia.

Ultra-sonografia. Permite detectar com precisão alterações do parênquima hepático maiores do que 2cm, dando inclusive sua exata localização e natureza de seu conteúdo, o que ajuda a distinguir o abscesso da neoplasia.

Tomografia Computadorizada. As diferenças de absorção encontradas nas lesões circunscritas do fígado (abscessos, cistos, metástases) permitem diagnosticar com relativa segurança sua natureza. Quando houver dúvida, a punção guiada pela TC (ou pela US) é um método muito seguro que pode ser executado ambulatorialmente.

Estudo Radiológico. Em cerca de metade dos casos o raio X do tórax evidencia atelectasia na base direita, derrame pleural, pneumonia e elevação do hemidiafragma desse lado.

Neoplasias do Fígado

O comprometimento tumoral do fígado é muito comum. Em sua maioria os tumores são metastáticos, sobretudo de neoplasias originárias do abdômen. Entretanto, as metástases podem provir de fora da cavidade abdominal (p. ex., carcinoma mamário, melanoma cutâneo). Na realidade, praticamente todos os tipos de neoplasias (excetuadas as primárias do cérebro) podem dar metástases hepáticas. Em mais da metade dos pacientes que morrem de câncer a necropsia revela metástase no fígado.

Os tumores primários do fígado são muito menos freqüentes do que os metastáticos, destacando-se dentre eles os carcinomas, que podem originar-se nos hepatócitos (hepatocarcimonas) ou no epitélio das vias biliares (colangiocarcinomas). Os tumores benignos são raros, costumam ser de pequeno volume e carecem de expressão clínica.

A existência de hepatopatias crônicas (p. ex., hepatite crônica, cirrose, esquistossomose) predispõe ao aparecimento do carcinoma hepático.

Métodos de Imagem. A US e a TC são recursos diagnósticos valiosos, capazes de detectar lesões ainda subclínicas. A US é o método preferido para iniciar os exames, podendo ser usado na triagem de metástases hepáticas nos casos já diagnosticados de neoplasias mais propensas a se irradiarem para o fígado, como as do pulmão, seios, cólon, pâncreas e estômago.

Provas de Função Hepática. Podem ser usadas ao lado da US na triagem de metástases hepáticas. O aumento da fosfatase alcalina é a anormalidade mais freqüente, às vezes a única constatada.

Biopsia Percutânea com Agulha. Proporciona o diagnóstico definitivo, podendo ser praticada às cegas (positividade de 60-80% nos tumores metastáticos) ou sob orientação da US ou TC. Alguns especialistas dão preferência à biópsia sob visão direta da laparoscopia.

Alfa-Fetoproteína Sérica. É uma alfa1-globulina que existe normalmente no soro fetal e desaparece rapidamente a partir do nascimento (terceira ou quarta semana). Seu reaparecimento na criança ou no adulto (imunoeletroforese, imunodifusão radial etc.) é observado em diversas circunstâncias patológicas, em particular em alguns tumores primários do fígado. Valores superiores a 400μg/1 são típicos de hepatoma (encontrados também na teratocarcinoma dos testículos).

Litíase Biliar

Embora os cálculos possam formar-se a qualquer altura das vias biliares, a vesícula é o sítio preferencial para formação e localização dessas concreções. Na vesícula, esses cálculos podem permanecer durante toda a vida, causando ou não manifestações clínicas. Em 6%-8% dos casos, os cálculos se localizam no colédoco e em 10%-20% no cístico e no hepático combinados. Em sua migração podem chegar ao duodeno, sem transtornos apreciáveis ou provocando crises dolorosas de intensidade variável (cólicas hepáticas). Quando se encravam no conduto cístico levam à hidropsia ou ao empiema vesiculares. O encravamento no colédoco ou na empola de Vater pode causar obstrução biliar permanente ou passageira ou, menos freqüentemente, infecção ascendente (colangite). A complicação mais comum da litíase é a colecistite aguda ou crônica, com suas possíveis seqüelas: perfuração, fístula entre a vesícula e o intestino, abscessos pericolecísticos, pileflebite. Outras complicações importantes da colelitíase são a pancreatite e, possivelmente, o carcinoma vesicular.

Métodos diagnósticos. São os seguintes os principais recursos disponíveis em caso de lítíase biliar: colangiografia oral, colangiopancreatografia retróógrada endoscópica (CPRE), colangiografia percutânea trans-hepática (CPT), tomografia computadorizada (TC) e ultra-som (US). A opção de como iniciar a exploração biliar depende de vários fatores, destacando-se dentre eles o quadro clínico exibido pelo doente (icteríca, infecção, dor), a experiência do médico e os recursos que estão a seu alcance. Todos esses recursos têm vantagens e desvantagens. A colangiografia oral é de grande valor para demonstrar cálculos e tumores, bem como para verificar a permeabilidade do cístico e, até certo ponto, a capacidade de concentração da vesícula; tem o inconveninte de causar com certa freqüência diarréia e reações de hipersensibilidade ao iodo. A US evidencia com clareza os cálculos situados na vesícula, mas os situados nos ductos podem passar despercebidos; a presença deles no colédoco é inferida com bastante segurança quando há dilatação da árvore biliar, mas isso pode deixar de acontecer em um número significativo de casos, o mesmo se aplicando quanto à TC. A CPRE mostra-se de grande valor no diagnóstico de cálculos não detectados pelos outros métodos, com a vantagem adicional das possibilidades terapêuticas oferecidas pela cateterização dos canais bileopancreáticos (ver pág.274).

Colecistite Aguda

Houve época em que a colecistite aguda era considerada como uma infecção bacteriana primária, mas numerosas provas vieram tornar discutível esta visão simplista do problema. Provavelmente, três fatores são importantes: irritação química causada por bile concentrada, infecção bacteriana e refluxo pancreático. As alterações histológicas observadas no estágio inicial da colecistite aguda não são os da infecção clássica; além disso, a cultura de material colhido nessa fase não revela a presença de bactérias, tanto na bile como na parede vesicular. Aceita-se geralmente que a obstrução total ou parcial do fluxo biliar cria condições apropriadas para sua concentração progressiva, com irritação química da parede vesicular. Em 80%-90% dos casos de colecistite aguda observa-se a existência de cálculo encravado no cístico. Quando a obstrução não é corrigida, a elevação da pressão intravesicular leva à distensão, gangrena e perfuração, com decorrente peritonite ou formação de abscesso.

Hemograma. Revela leucocitose neutrófila acompanhada ou não de desvio para direita.

Bioquímica do Sangue. Pode haver discreta hiperbilirrubinemia (1-4mg/dl) na ausência de obstrução do colédoco. Amilasemia normal ou ligeiramente aumentada.

Ultra-sonografia. É um método de particular importância no diagnóstico da colecistite aguda pois permite até o estudo das paredes da vesícula e a medida bastante precisa de sua espessura, denunciando inclusive o edema que acompanha o processo inflamatório. Os cálculos presentes na vesícula são claramente visualizados, embora os situados no interior dos ductos possam passar despercebidos.

Colecintilografia. Compostos marcados com tecnécio 99m são rapidamente captados e excretados pelo fígado normal após injeção EV. Pela técnica da varredura, o fígado, os canais biliares extra-hepáticos, a vesícula e o duodeno podem ser seqüencialmente visualizados. A não visualização da vesícula com visualização normal do fígado e canais biliares indica obstrução do canal cístico, o que confirma, na grande maioria dos casos, o diagnóstico clínico de colecistite aguda que motivou o exame.

Colecistite Crônica

Só em raros casos a colecistite crônica representa uma seqüela tardia da reação aguda. Do ponto de vista clínico ela pode começar como uma infecção insidiosa, pouco ativa, sem antecedentes da crise nítida de colecistite aguda. É controvertido o papel desempenhado pelos cálculos vesiculares no desencadeamento da colecistite crônica. Eles são encontrados em quase todos os casos, mas não está estabelecido se precedem à reação inflamatória ou se representam seqüela da mesma.

É comum que o diagnóstico da colecistite crônica seja aplicado a quadros dispépticos que mantêm com essa doença apenas uma relação vaga ou indireta. Nos casos não calculosos o diagnóstico é portanto incerto, criando por vezes situações embaraçosas do ponto de vista da indicação cirúrgica, já que os sintomas acusados pelo paciente podem depender de causas alheias a patologia vesicular orgânica.

Ultra-sonografia. Ver Litíase Biliar.

Radiologia. O estudo radiológico demonstra ou não a existência de litíase. A vesícula que não se enche mesmo com dose dupla de contraste é provavelmente uma vesícula doente. O enchimento incompleto e esvaziamento vagaroso justificam o diagnóstico de colecistite não calculosa, mas se o quadro clínico for muito sugestivo de litíase deve o exame radiológico ser repetido, já que pequenos cálculos passam facilmente inadvertidos.

Discinesia Biliar

Afecção dolorosa atribuída a contratura espástica do esfíncter de Oddi, ligada a fatores psicoemocionais. É essencial para firmar esse diagnóstico que se afastem todas as possíveis causas orgânicas dos sintomas, especialmente litíase biliar.

34 Doenças Reumáticas e Colagenoses

Febre Reumática

Afecção de etiologia ainda obscura, mas seguramente relacionada a uma reação de hipersensibilidade à infecção pelo estreptococo beta-hemolítico do grupo A. A infecção estreptocócica localiza-se freqüentemente nas amígdalas, precedendo as manifestações articulares de uma a quatro semanas. A gravidade da doença reside na cardite que freqüentemente a acompanha. Os tecidos de origem mesodérmica em todo o organismo exibem sinais de reações exsudativas e proliferativas; a lesão característica é o nódulo de Aschoff, que pode ser encontrado em qualquer dos tecidos comprometidos.

Velocidade de Hemossedimentação. Aumenta precocemente e coincide com as primeiras manifestações da doença. Atinge valores elevados, sendo que os mais altos são encontrados nas formas mais graves da doença, independentemente do local comprometido. Representa prova útil, mas não fiel, pois sua normalização não é paralela à evolução do surto clínico. Pacientes em uso de corticóides ou aspirina, apesar de atividade inflamatória presente, podem exibir valores normais.

Proteína C Reativa. É uma boa prova para o diagnóstico de atividade reumática, pois é encontrada até a segunda semana em quase todos os casos. Seu reaparecimento no decurso da doença pode corresponder a uma exacerbação. Não serve para acompanhar a evolução do surto porque se negativa após a segunda semana.

Mucoproteínas. Dentro das limitações naturais das provas sorológicas de fase aguda, é um bom método para avaliação e seguimento de um surto reumático. Ao contrário de hemossedimentação, acompanha o surto reumático durante todo o seu ciclo. Na maior parte dos casos seus índices são mais acentuados nos pacientes mais gravemente atingidos, o que aumenta a sensibilidade do método, pois refletem fielmente as alterações teciduais da moléstia. L. V. Decourt encontrou níveis elevados em 95% dos pacientes com febre reumática. Com exceção da alfa$_2$-globulina, é o mais fiel índice de atividade reumática.

Eletroforese das Proteínas. Deve-se valorizar aqui a importância da alfa$_2$-globulina, que se mantém elevada durante o curso da atividade, sendo a última prova a se negativar. As outras frações globulínicas podem estar também elevadas, mas inespecificamente. A albumina diminui precocemente.

Anticorpos Antiestreptocócicos. Vários desses anticorpos são conhecidos e titulados: 1) antiestreptolisina 0,2) anti-hialuronidase, 3) antidesoxirribonuclease, 4) antiestreptoquinase, 5) antidifosfopiridinanucleotidase. Dentre esses, é a antiestreptolisina O (ASLO) a mais usada em clínica, em razão de sua fácil execução e regularidade dos resultados pelos diversos métodos. De uma maneira geral, pode-se dizer que estes se constituem sempre em pequenas modificações da técnica original proposta por Todd.

Os valores normais de ASLO variam com a idade do indivíduo, entre outros possíveis fatores. Rotineiramente encontram-se abaixo de 250U/ml de soro. Entretanto, na prática podemos considerar como anormais taxas superiores a: 333U/ml até cinco anos de idade; 500U/ml acima de cinco anos. Cerca de 80% dos portadores de febre reumática aguda exibem títulos elevados de ASLO. Esses títulos começam a elevar-se no final da primeira semana ou início da segunda semana de infecção estreptocócica e atingem seus valores máximos entre a quarta e a sexta semana. A queda dos títulos é geralmente lenta na febre reumática; nas outras formas de estreptococcias (septicemia, escarlatina, erisipela, eritema nodoso, infecções das vias aéreas) a queda é mais rápida, além dos títulos serem mais baixos.

Alguns fatos importantes devem ser considerados: a) a ASLO não expressa atividade da doença reumática; b) não há relação direta entre a elevação e normalização de títulos de um lado e gravidade da febre reumática de outro; c) é possível a ASLO manter-se elevada, com títulos mais ou menos fixos, durante meses, sem causa aparente, mesmo com provas de atividade inflamatória normalizadas; d) a administração precoce (até 12-15 dias a partir do início da infecção estreptocócica) de antibiótico e corticóide poderá restringir a resposta imune do paciente e conseqüente aparecimento de títulos baixos de ASLO.

Para melhor avaliação desse exame deve-se levar em conta a possibilidade de existir no soro substâncias não imunes dotadas de atividade inibidora sobre a hemolisina estreptocócica. São os inibidores inespecíficos, encontrados nas frações $alfa_2$ e beta das lipoproteínas séricas.

Embora menos utilizadas em razão de dificuldades técnicas, podem a anti-desoxirribonuclease B e a anti-hialuronidase representar valioso auxílio na complementação diagnóstica da FR. Caracterizam-se por sofrerem negativação mais tardia que a ASLO, donde poderem ser úteis para o diagnóstico da coréia de Sydenham.

É importante frisar que a ASLO, embora considerada como um importante recurso diagnóstico, não representa mais do que uma resposta a uma prévia infecção estreptocócica e sua elevação não expressa em absoluto a existência de reumatismo.

Cobre e Ceruloplasmina Séricos. Estão elevados na coréia de Sydenham; ao lado da antidesoxirribonuclease-B formam a tríade diagnóstica laboratorial dessa doença.

Hemograma. É pouco expressivo na FR. Há anemia moderada, normocrômica e normocítica. Pode-se encontrar leucocitose com neutrofilia, eosinopenia e monocitose. Plaquetas normais.

Exame de Urina. Revela ocasionalmente ligeira albuminúria e hematúria microscópica, que nem sempre indicam a presença de glomerulonefrite.

ECG. A anormalidade mais significativa em presença de comprometimento miocárdico consiste no alargamento de P-R. São menos específicas as alterações de forma da onda P e inversão de T. Alterações de ST-T são características de pericardite.

Artrite Reumatóide

Doença de evolução crônica e etiologia desconhecida, que acomete com maior freqüência mulheres de raça branca após a adolescência, mas podendo ser encontrada também em crianças. É classificada entre as doenças do colágeno, juntamente com o lúpus eritematoso disseminado, poliarterite nodosa, escleroderma e dermatomiosite.

Caracteriza-se histologicamente por nódulos subcutâneos e sinovite crônica com formação de pannus (tecido de granulação proveniente da sinovial). Várias provas sorológicas evidenciam a presença de certas macroglobulinas, que constituem o chamado "fator reumatóide".

Tabela 34.1
Critérios Modificados de Ducket Jones para o Diagnóstico de Febre Reumática

Critérios Principais
- cardite
- poliartrite
- coréia
- nódulos subcutâneos
- eritema marginado

Critérios Secundários

Clínicos
- febre
- artralgias
- antecedente pessoal de febre reumática
- presença de cardiopatia reumática

Exames Complementares
- sinais biológicos de inflamação: tempo de sedimentação dos eritrócitos elevado, proteína C-reativa positiva, hiperleucocitose
- alongamento do espaço PR no eletrocardiograma

Evidências de uma Estreptococcia Recente
- elevação patológica da anti-estreptolisina ou de outros anticorpos anti-estreptocócicos
- presença de evidências, por cultura, de uma infecção pelo estreptococo beta-hemolítico do grupo A

A presença de dois critérios principais ou de um critério principal e de dois critérios secundários indica um probabilidade de febre reumática.

Os sintomas e as alterações inflamatórias predominam nas articulações e estruturas vizinhas, podendo levar a deformidades capazes de causar invalidez. Muitos outros órgãos e tecidos podem, entretanto, mostrar-se comprometidos, tais como os olhos, gânglios linfáticos, coração, pulmão, nervos periféricos e outros.

Estudo do Fator Reumatóide. Esse fator aparece no soro de 80% dos pacientes com artrite reumatóide alguns meses após o início da doença. Nos estágios iniciais, 20% dos pacientes que se tornarão soropositivos apresentam ainda provas negativas. Persiste no soro em níveis praticamente constantes por meses ou anos, em alguns casos independentemente da terapêutica instituída. A remissão clínica é seguida de queda lenta dos títulos, o que ocorre em meses; entretanto, o desaparecimento completo é raro e a reativação da doença acompanha-se de ascensão dos títulos.

Os níveis séricos de fator reumatóide têm sido relacionados com a atividade da doença: pacientes com AR e títulos elevados de fator reumatóide tendem a exibir maior incidência de complicações viscerais, bem como resposta terapêutica satisfatória em apenas 20% dos casos: já os soronegativos tendem à evolução mais branda e melhor resposta ao tratamento.

O fator reumatóide é evidenciado laboratorialmente pela aglutinação de partículas (látex, bentonite) recobertas de IgG. Duas técnicas são empregadas na prática: prova do látex e prova de Waaler-Rose.

A prova do látex (RA-test) é geralmente realizada em lâmina, podendo ser qualitativa e semiquantitativa. No método qualitativo o resultado é positivo (agregados grosseiros), fracamente positivo (agregados finos) ou negativa (aglutinação não visível). Constam do kit amostras de soros-padrão positivo e negativo para fins de comparação com o soro do paciente. No método semiquantitativo o exame é feito com o soro do paciente, quando positivo, submetido a diluições progressivas (1:20, 1:40 etc.).

A prova de Waaler-Rose não tem a sensibilidade da anterior, mas é mais específica, costumando ser negativa nos casos de falsa-positividade do látex, como nas hepatopatias, calazar, sarcoidose, sífilis, e também na população em geral. Consiste em fazer o soro do doente aglutinar hemácias de carneiro recobertas de soro de coelho sensibilizado contra hemácias de carneiro. Os resultados são dados em termos de TAD (título aglutinante artificial). A prova é considerada positiva com resultado final igualou superior a 32.

Hemossedimentação. Está acelerada na fase ativa da doença, servindo como indicador grosseiro de atividade.

Proteína C Reativa. Mostra-se elevada tanto na fase aguda da AR como na crônica. Pode ser detectada pelo método da precipitação em tubo capilar ou, mais comumente, pela técnica da aglutinação com látex PCR, realizada em lâmina. O método qualitativo indica a presença ou ausência de proteína C reativa pela presença ou ausência de aglutinação, que pode ser graduada em cruzes. Os casos positivos podem ser submetidos ao método semiquantitativo pela diluição progressiva do soro (1:40, 1:80 etc.). O título obtido pode ser transformado em mg/dl. No adulto, o teor de 0,5mg/dl já pode ser considerado anormal.

Hemograma. Revela freqüentemente moderada anemia hipocrômica normocítica. O leucograma é normal ou ligeiramente aumentado, mas pode surgir leucopenia, especialmente quando há esplenomegalia (síndrome de Felty).

Líquido Articular. Mostra-se turvo, de viscosidade diminuída e com formação de coágulos de mucina. Há leucocitose neutrófila de 10.000 a 50.000/mm³.

Raio X das Articulações Afetadas. Mostra-se de grande utilidade para o diagnóstico da doença e para documentar sua evolução. As alterações mais precoces consistem de tumefação dos tecidos moles, osteoporose, elevações periósticas, erosões de cartilagem e estreitamento dos espaços articulares.

Tabela 34.2
Critérios da American Rheumatism Association para o Reconhecimento da Artrite Reumatóide

Critérios

- rigidez matutina
- movimento doloroso ou sensibilidade em uma articulação, pelo menos (visto por médico)
- tumefação-espessamento de tecidos moles ou excesso de líquido (visto por médico)
- tumefação de outra articulação pelo menos (visto por médico). O intervalo entre as duas manifestações articulares não deve ser maior do que três meses
- tumefação articular simétrica (visto por médico) com envolvimento simétrico da mesma articulação de ambos os lados do corpo. O envolvimento bilateral das articulações interfalângicas proximais, metacarpofalângicas ou metatarsofalânglcas é aceitável sem simetria absoluta. A participação da articulação interfalângica distal não satisfaz este critério.
- nódulos subcutâneos (visto por médico) sobre proeminências ósseas na região dos extensores ou justaarticulares
- alterações radiológicas típicas da artrite reumatóide. Deve haver, pelo menos, uma desmineralização óssea localizada ou predominante nas articulações afetadas e não só alterações degenerativas
- demonstração da presença do fator reumatóide no soro do enfermo
- precipitado débil de mucina no líquido sinovial
- alterações histológicas características da membrana sinovial
- alterações histológicas características nos nódulos

Aplicação dos Critérios

Artrite reumatóide clássica – quando presentes sete dos critérios citados
Artrite reumatóide definida – quando presentes cinco dos critérios citados
Artrite reumatóide provável – quando presentes três dos critérios citados
Artrite reumatóide possível – quando presentes dois dos critérios abaixo relacionados (cuja duração deve ser de, pelo menos, três semanas):

- rigidez matinal
- sensibilidade ou dor aos movimentos (visto por médico) com história de recorrência ou persistência durante três semanas
- antecedentes ou observação de tumefação articular
- nódulos subcutâneos (visto por médico)
- hemossedimentação acelerada e/ou proteína C-reativa positiva
- irite

Tabela 34.3
Critérios da American Rheumatism Association para a Exclusão da Artrite Reumatóide

- erupção típica de lúpus eritematoso disseminado
- alta concentração de células LE
- debilidade muscular no pescoço, tronco e laringe, ou tumefação persistente de dermatomiosite
- esclerodermia estabelecida
- sinais histológicos de angeíte necrosante
- quadro clínico característico de febre reumática, com envolvimento articular migratório e evidência de endocardite, especialmente se é acompanhada por nódulos subcutâneos, eritema marginado ou coréia, nulo alto de anti-estreptolisina O não exclui o diagnóstico de artrite reumatóide
- quadro clínico característico de artrite gotosa
- tolos
- quadro clínico característico de artrite infecciosa
- bacilos tuberculosos nas articulações ou sinais histológicos de tuberculose articular
- quadro clínico característico da síndrome de Reiter
- quadro clínico característico da síndrome de ombro-mão
- quadro clínico característico de osteoartropatia hipertrófica pnêumica
- quadro clínico de neuroartropatia
- ácido homogentísico na urina
- sinais histológicos de sarcóide
- mieloma múltiplo
- lesões cutâneas características de eritema nodoso
- leucemia ou linfoma
- agamaglobulinemia

Antiestreptolisina O. Aumento discreto.

Espondilite Anquilosante
(Doença me Marie-Strumpell)

Esta forma de artrite, embora exibindo aspecto histológico idêntico ao da artrite reumatóide, dela difere sob certos aspectos, como, por exemplo, predominar no sexo masculino, apresentar incidência relativamente elevada de uveíte, não possuir "fator reumatóide" etc.

Hemossedimentação. Mostra-se freqüentemente acelerada.

Hemograma. Pode haver anemia e leucocitose.

Fator Reumatóide. Geralmente negativo.

Marcadores Genéticos do Sistema HLA-B27. Prova positiva em 80-90% dos casos (apenas 6-8% nos indivíduos normais).

Radiologia. As alterações das sacroilíacas ocorrem precocemente e seu estudo radiológico é o exame principal para o diagnóstico. O raio X da coluna pode mostrar também, nas fases iniciais, um sinal característico que é o chamado "sinal de quadratura das vértebras", já que elas perdem a concavidade normal, retificando-se. Em fase mais adiantada surgem os sindesmófitos, cuja presença confirma o diagnóstico. O sindesmófito é a imagem radiológica da calcificação do anel fibroso do disco intervertebral. Nos estágios mais avançados os ligamentos também se calcificam e vão produzir a imagem radiológica típica chamada de "coluna de bambu". Algumas vezes se consegue mostrar, pela cintilografia, a presença de sacroileíte bilateral antes do aparecimento das alterações radiológicas.

Lúpus Eritematoso Sistêmico

As principais características clínicas da doença são representadas por sua cronicidade, com períodos de remissão e exacerbação, e pelo comprometimento de múltiplos órgãos e sistemas. É mais comum em mulheres, principalmente jovens. A estrutura corporal comprometida com maior freqüência é a pele, cujas lesões podem simular as mais variadas doenças. Outras estruturas comprometidas são os gânglios linfáticos, baço, articulações, olhos, pulmão, pleura, aparelho cardiovascular, tubo digestivo, rim, SNC, e outras, o que pode levar a confusão com um sem número de doenças.

Do ponto de vista biológico. a doença se caracteriza pela presença de auto-anticorpos circulantes, cuja deposição nas estruturas vasculares e no tecido conjuntivo provoca um processo inflamatório agudo e crônico. Supõe-se que exista uma anormalidade genética na regulação imunológica, relacionada com o funcionamento defeituoso dos linfócitos T, do que resulta uma superatividade dos linfócitos B. Isso levaria à produção de múltiplos auto-anticorpos que causariam dano tissular pelo mecanismo de deposição de imunocomplexos. Supõe-se que vírus participem na indução desse distúrbio em hospedeiros geneticamente predispostos.

A acentuada produção de auto-anticorpos contra os mais diversos constituintes do organismo, modificados ou não pelo agente virótico, condiciona os achados clínicos, laboratoriais e histopatológicos da doença. Formam-se anti-corpos dirigidos contra vários antígenos nucleares (DNA nativo e desnaturado. DNP, RNP, Sm, e Ma, entre outros) e citoplasmáticos (Ro, La e ribossomas), contra plaquetas (púrpura trombocitopênica), hemácias (anemia hemolítica), linfócitos (anticorpos linfocitotóxicos), contra a tiróide (tiroidite auto-imune), assim como a presença de crioglobulinas mistas.

A combinação desses anticorpos com seus respectivos determinantes anti-gênicos circulantes leva à formação de complexos imunes, em particular o complexo imune formado pelo DNA nativo e o anti-DNA nativo circulante, que ao se depositar na membrana basal de vasos e, em particular, do glomérulo renal, induz à ativação dos sistemas do complemento e da coagulação, assim como dos mediadores flogísticos e teciduais, determinando as lesões inflamatórias renais, de graves conseqüências no curso clínico do LES.

Em alguns pacientes a luz ultravioleta do sol poderia atuar desnaturando c DNA da pele, alterando sua antigenicidade, com decorrente síntese de auto-anticorpos e complexos imunes. Em outros pacientes observa-se a forma induzida do LES após a ingestão de certos medicamentos, dentre os quais se destacam a hidralazina, hidantoínas, procainamida, fenotiazínicos e outros.

As formas iniciais do LES podem ser as mais variadas possíveis, gerando apresentações clínicas bizarras. Algumas situações clínicas devem despertar a suspeita do clínico no sentido do LES: febre de origem obscura, lesões cutâneas sem nenhuma causa aparente, poliartrite ou poliartralgia migratória simulando febre reumática ou artrite reumatóide, pleurite e pneumonite resistentes aos antibióticos, fenômeno de Raynaud, miocardite, endocardite bacteriana subaguda, síndrome nefrótica, púrpura trombocitopênica, anemia hemolítica autone, epilepsia, meningite asséptica e reações de hipersensibilidade a drogas.

Tais achados tornam-se mais significativos se o paciente for um adulto jovem do sexo feminino.

Pesquisa de Células LE; Fatores Antinucleares. A célula LE é um leucócito polimorfonuclear que encerra em seu citoplasma uma inclusão arredondada, homogênea, que desloca o núcleo para a periferia. Essa inclusão corresponde a uma massa nuclear fagocitada que sofreu a ação de fatores antinucleares existentes no soro de doentes com LES. As técnicas imunológicas evidenciam diversos fatores antinucleares que podem ser relacionados com a atividade da doença. O mais importante é o anticorpo anti-DNA, presente muitas vezes na doença ativa, responsável pelo complexo imune (DNA + anti-DNA + complemento), que desencadeará múltiplas lesões vasculares e renais. Os demais anticorpos são anti-DNP (anti-DNA-histona, responsável pela formação da célula LE), anti-Sm, anti-RNP, anti-MA e outros.

A célula LE aparece positiva em cerca de 80-90% dos casos de LES em atividade. Entretanto seu achado não é suficiente para o diagnóstico já que pode estar presente em outras doenças difusas do colágeno e, ocasionalmente, em outras patologias, como mieloma múltiplo, hepatopatias crônicas etc. Por isso se torna muito importante a diferenciação quantitativa das células LE, considerando-se que, para cada 500 leucócitos contados, é altamente sugestiva de LES a presença de cinco células LE (1%). Nas demais doenças o encontro de células LE é fortuito e isolado. A terapêutica pelos corticóides e antimaláricos pode negativar a pesquisa de células LE.

As dificuldades inerentes à pesquisa das células LE levaram os pesquisadores a investigar outros métodos de maior sensibilidade para determinação direta do fator LE, sem necessidade de células vivas e fagocitose. Os trabalhos sobre imunofluorescência de tecidos foram aplicados à pesquisa do fator LE (FAN), evidenciando-se que seu emprego era mais fácil, rápido e de maior sensibilidade do que a pesquisa da célula LE, além de ser possível quantificar a reação. Além do método da imunofluorescência indireta utiliza-se também a técnica da soro-aglutinação em placa, com partículas de poliestireno sensibilizadas com nucleoproteínas (Latex LE, Rythrotex LE).

No método da imunofluorescência, títulos até 1:5 são considerados negativos. No método do látex LE o resultado normal é negativo.

Prova de Coombs. Mostra-se quase sempre positiva, mesmo que o paciente não tenha sinais de hemólise.

Fator Reumatóide. As provas para o fator reumatóide podem mostrar-se positivas, mas com freqüência menor que na artrite reumatóide.

Hemograma. Revela freqüentemente anemia normocítica de grau moderado, que é de natureza hipoproliferativa; a anemia de caráter hemolítico não é comum, mas pode assumir aspecto grave, com prova de Coombs positiva. É freqüente o achado de leucopenia discreta acompanhada de desvio para esquerda. Um quadro de púrpura trombocitopênica pode ser, tal como acontece com a anemia hemolítica, a primeira manifestação da doença.

Hemossedimentação. Mostra-se quase sempre acelerada, mesmo durante as fases de remissão.

Eletroforese das Proteínas. As globulinas séricas mostram-se aumentadas na maioria dos casos, às custas geralmente das frações $alfa_2$ e gama (especialmente IgG).

Provas de Função Hepática. Mostram-se anormais em muitos casos.

Reações Sorológicas para Lues. Podem exibir resultados falso-positivos (inclusive a FTA e TPI).

Exame de Urina. Pode refletir a nefropatia lupóide por meio de albuminúria, leucocitúria, hematúria e cilindrúria.

Dosagem do Complemento e suas Frações. A diminuição de suas taxas no soro é bom índice para acompanhar a evolução do LES.

Periarterite (Poliarterite) Nodosa

A periarterite nodosa é uma síndrome de etiologia obscura, de exterioração clínica multiforme, resultante de um processo inflamatório de natureza não infecciosa, acompanhado de necrose, que acomete de maneira segmentar e largamente disseminada as artérias de pequeno e médio calibre, com formação de granulomas. Acomete principalmente adultos jovens, mas pode aparecer em qualquer idade. Tem sido observada deposição de imunocomplexos nas paredes dos vasos comprometidos, o que sugere a participação de fatores imunológicos e infecção virótica na etiopatogenia da doença. Praticamente todos os órgãos podem ser atingidos, mas o comprometimento mais importante é observado no rim, coração, fígado, músculos, tubo gastrintestinal e testículos.

Hemograma. Revela freqüentemente ligeira anemia mormocítica e leucociitose (até 20.000 a 40.000/mm^3), não sendo rara a observação de eosinofilia. Pode haver anemia hemolítica acompanhada de prova de Coombs positiva.

Hemossedimentação. Mostra-se acelerada.

Exame de Urina. Evidencia a nefropatia própria da doença, por meio de albuminúria, hematúria, piúria e cilindrúria.

Eletroforese das Proteínas. Revela hiperglobulinemia, crioglobulinemia e macroglobulinemia.

Reações Sorológicas para Lues. Mostram-se positivas em alguns casos.

Fator Reumatóide. Pode estar presente em certo número de casos.

Biopsia Cutânea e Muscular. É de importância essencial para o diagnóstico, revelando a existência de arterite necrotizante. Preferem-se geralmente as áreas dolorosas para serem submetidas a exame.

Polimialgia Reumática e Arterite Temporal

De patogenia obscura, essas duas patologias são intimamente relacionadas entre si e coexistem freqüentemente no mesmo paciente, embora possam surgir isoladamente. Próprias de adultos acima dos 50 anos, predominam no sexo feminino, exibindo tendência para cura espontânea após uma evolução de 1-2 anos. A arterite temporal pode seguir-se de perda de visão por comprometimento das artérias oftálmicas. Às vezes outras artérias são atingidas pelo processo de vasculite.

Hemograma. Leucocitose com desvio para esquerda, anemia discreta e acentuada aceleração da hemossedimentação.

Biopsia da Artéria Temporal. É importante que atinja um segmento comprometido, pois a lesão é segmentar.

Dermatomiosite

Doença inflamatória crônica, não supurativa, de causa obscura, afetando principalmente a pele e os músculos estriados, mas podendo comprometer outros tecidos conjuntivos. Se apenas os músculos são atingidos a doença é chamada polimiosite, manifestando-se principalmente por meio de fraqueza dos músculos proximais das extremidades, especialmente os quadris e coxas. É muito comum um distúrbio da motricidade esofagiana. As lesões cutâneas podem tomar a forma de eritema difuso ou localizado, erupção maculopapulosa, dermatite eczematóide escamosa ou mesmo dermatite exfoliativa. A doença pode coexistir com outras colagenoses.

Hemograma. Pode revelar ligeira anemia normocítica.

Hemossedimentação. Acha-se acelerada.

Eletrotorese das Proteínas. Mostra hiperglobulinemia às custas de $alfa_2$ e gama.

Enzimas Séricas. Os teores de várias enzimas acham-se elevados, especialmente o da transaminase glutâmico-oxalacética (GOT), cuja dosagem periódica mostra-se útil para acompanhar os resultados do tratamento.

Fator Reumatóide. A prova do látex é positiva em alguns casos.

Exame de Urina. A excreção de creatina está moderadamente elevada na maioria dos casos e a de creatinina diminuída, refletindo tal anormalidade o grau de destruição muscular.

Eletromiografia. Mostra um típico “padrão miopático”.

Biopsia Muscular. Revela quase sempre alterações patológicas típicas, se praticada em músculo afetado.

Esclerodermia Difusa

Doença crônica do tecido mesenquimatoso, de origem obscura, caracterizada por proliferação conjuntiva da derma e de diversos órgãos internos. Costuma surgir após os 30 anos, predominando nas mulheres. Seu prognóstico depende da magnitude do comprometimento visceral, especialmente pulmonar, renal e cardíaco. Às vezes assume um caráter lentamente progressivo com calcinose, comprometimento esofagiano, fenômeno de Raynaud, esclerodactilia e telangiectasia (síndrome CREST). As formas mais graves podem exibir rápida evolução e levar à morte ao cabo de alguns anos.

Hemossedimentação. Mostra-se acelerada.

Eletroforese das Proteínas. Evidencia hiperglobulinemia.

Células LE. Podem ser encontradas. Fator reumatóide positivo em 30% dos casos.

Exame de Urina. Pode revelar albuminúria, hematúria e cilindrúria em fases adiantadas da doença, refletindo o comprometimento renal existente.

Estudo Radiológico. Revela calcificação subcutânea, osteoporose e destruição das falanges distais.

Síndrome de Reiter e Artrites Reativas

Até por volta de 1960 a artrite reumatóide era considerada como uma síndrome inespecífica desencadeada por numerosos fatores, entre os quais se incluíam, por exemplo, uretrite, psoríase e colite. As classificações dessa época, em sua maioria, consideravam a espondilite anquilosante, a síndrome de Reiter e a artrite psoriática como variantes ou formas atípicas da artrite reumatóide.

Os conceitos foram aos poucos se modificando e essas três manifestações patológicas passaram a ser consideradas como entidades distintas. A descoberta do fator reumatóide possibilitou a distribuição das artrites em dois grupos: a doença reumatóide soropositiva e o grupo das artrites soronegativas. Neste grupo de doenças, com manifestações articulares e extra-articulares comuns e de diferenciação muitas vezes difícil, algumas se associam a um quadro infeccioso cujo agente causal pode ser identificado.

Como se sabe, as manifestações articulares causadas por um agente infeccioso podem depender de dois mecanismos diversos. O gérmen pode atacar diretamente as estruturas articulares e provocar a formação do material necrótico característico das pioartrites, estudadas no Capítulo seguinte. Entretanto, nem sempre é necessária a invasão articular direta, já que os gérmens podem atuar indiretamente sobre as articulações, assim resultando as chamadas artrites reativas, cujo exemplo mais conhecido é representado pela febre reumática, já estudada neste Capítulo.

A síndrome de Reiter é uma artrite soronegativa que afeta predominantemente os homens na terceira e quarta décadas da vida. Caracteriza-se por ataques recorrentes de poliartrite predominante nos membros inferiores e envolvendo também as articulações da coluna sacroilíaca. Conjuntivite, uretrite ou cervicite e lesões cutâneas e mucosas são achados freqüentes. Está epidemiologicamente associada a infecções por Clamydia e Shigella; alguns casos estão associados a Salmonella, Yersinia, Campylobacter e, possivelmente, a outros agentes causadores de uretrite inespecífica. (Ver Uretrite aguda, pág. 532).

É importante, no diagnóstico, excluir a infecção gonocócica, bem como as outras artrites soronegativas (espondilite anquilosante, artrite psoriática, artrite enterítica).

Periartrite do Ombro
(Bursite do Ombro)

A periartrite do ombro é uma síndrome que se manifesta por limitação do movimento, dor intensa e impotência funcional, devidas a alterações que predominam nas estruturas da articulação do ombro, bolsa subacromial, manguito dos pequenos rotadores, tendão da longa porção do bíceps, cápsula fibrosa, quase sempre de origem traumática, sobrecarga de fadiga.

Podem-se estipular três categorias da doença quanto à sua evolução: fase 1, com raio X normal, sem alterações inflamatórias evidentes, mas com toda a sintomatologia presente; fase 2, com raio X normal ou presença de depósito calcário nas estruturas periarticulares, com sinais inflamatórios típicos, sintomatologia toda presente, sem retração da cápsula; fase 3 (retração), com raio X normal ou não, com acentuado déficit de movimento, atrofias musculares do manguito musculotendinoso, com mais de 120 dias do início da doença.

Lumbago e Ciática
(Discopatia Lombar)

Lumbago é um termo genérico referente às dores situadas na região lombar (lombalgia). Ciática refere-se à dor situada no membro inferior seguindo o trajeto do nervo ciático e suas ramificações. A lombalgia quando se complica com ciática passa a configurar o quadro da lombociatalgia.

A lombalgia pode ser causada por alteração de qualquer dos elementos da estrutura lombossacra: corpo vertebral, disco, articulações, ligamentos, músculos e nervos. Inclui também dores aí referidas oriundas de vísceras intra- e extraperitoneais, cujos invólucros são ricos em terminações nervosas sensitivas. Segundo a experiência dos reumatologistas, cerca de 90% dessas síndromes dolorosas, principalmente as ciatalgias e lombocialtagias, são causadas por lesões discais.

O exame radiológico mostra a subluxação das massas articulares adjacentes com estreitamento do buraco intervertebral e deslocamento para trás da vértebra superior ao disco comprometido. Os discos mais freqüentemente afeetados quando há o quadro clínico da ciática são o L5-S1 e L4-L5.

Osteoartrite
(Artrose)

São artropatias crônicas, de natureza degenerativa, devidas à destruição das fibrocartilagens articulares, que se associam a lesões proliferativas do tecido ósseo adjacente. A sinovial pode exibir lesões inflamatórias crônicas, mas de maneira secundária e inconstante. As articulações mais comprometidas são as intervertebrais, coxofemorais, joelhos, interfalangianas distais dos dedos, articulação trapeziometacarpiana e cotovelos.

Hemossedimentação. Normal.

Hemograma. Normal

Fator Reumatóide. Ausente.

Raio X das Articulações. Revela estreitamento e aspereza dos espaços articulares, esclerose óssea, afilamento dos rebordos articulares, formação de osteófitos e de cistos ósseos. A osteoporose, quando presente, depende de outra causa, pois não faz parte do quadro da osteoartrite.

35 Doenças do Aparelho Locomotor

Artrite Infecciosa

Os agentes causadores dessa forma de artrite são, em sua maioria, bactérias piogênicas, mas qualquer gérmen patogênico pode atacar os tecidos sinoviais, inclusive os vírus, micoplasmas e clamídias. Nas crianças jovens predominam o S. aureus, H. influenzae e bacilos Gram-negativos, ao passo que nas crianças maiores e nos adultos prevalecem o estafilococo, gonococo, estreptococo e pneumococo. As formas crônicas podem ser causadas pelo M. tuberculosis e outras micobactérias e também por fungos. Não é raro a infecção bacteriana atingir uma articulação comprometida pela artrite reumatóide.

Hemograma. Revela leucocitose neutrófila com desvio para esquerda.

Identificação do Gérmen. A qualquer suspeita de artrite séptica impõe-se a aspiração do líquido sinovial para bacterioscopia (Gram) e cultura. Uma vez que a contaminação se dá geralmente por via hematogênica, é fundamental a execução de repetidas hemoculturas, bem como cultura e antibiograma de material colhido em qualquer possível foco de infecção. Na artrite gonocócica o gérmen, é dificilmente encontrado no material de punção.

Biópsia de Tecido Sinovial. A presença de micobactérias e fungos deve ser suspeitada em todos os casos de artrite crônica monoarticular, mas tais agentes são difíceis de isolar do líquido sinovial. Deve-se recorrer, então, à microscopia e cultura do tecido sinovial colhido por biópsia.

Exame do Líquido Puncionado. Quando a pesquisa de gérmens é negativa, certas características do líquido sinovial podem orientar o diagnóstico de artrite séptica: contagem de leucócitos acima de 10.000/mm^3, com mais de 90% de granulócitos; relação do teor de glicose líquido/sangue abaixo de 0,5; deficiente coágulo de mucina; e ausência de cristais de ácido úrico ou cálcio.

Osteomielite

Tem preferência por ossos em crescimento, atingindo, portanto, predominantemente crianças de qualquer idade e adolescentes. O agente mais comum é o S. aureus, mas podem estar em jogo também o Streptococcus pyogenes, H. influenzae e bacilos entéricos Gram-negativos. O gérmen alcança o osso geralmente pela torrente circulatória, vindo de um foco primário que, nas infecções estafilocócicas, situa-se quase sempre na pele. Os sítios mais comuns de osteomielite são a tíbia, fêmur e úmero, mas as vértebras e o maxilar superior podem também ser acometidos, este último especialmente em lactentes. Nas crianças de menos de um ano a articulação adjacente é quase sempre atingida em conseqüência de comprometimento epifisário.

Isolamento do Gérmen. As hemoculturas podem revelar-se positivas quando precoces e repetidas, especialmente durante o período de invasão. Outros materiais a serem analisados incluem abscessos dos tecidos moles, líquido sinovial aspirado de uma articulação adjacente comprometida ou material resultante da aspiração da lesão ou de biopsia do osso. Na osteomielite vertebral pode tornar-se necessária a aspiração com agulha do espaço intervertebral comprometido ou mesmo biopsia cirúrgica. Na osteomielite crônica a identificação do gérmen depende de cultura de osso, de tecido ou de pus, colhido este dos abscessos profundos. Material proveniente de fístulas não oferece segurança.

Estudo Radiológico. São tardias as manifestações radiológicas da osteomielite aguda (7 a 10 dias após o início dos sintomas em crianças pequenas e 15 a 30 dias em adultos), consistindo principalmente de espessamento dos tecidos moles adjacentes ao foco, deformação da estrutura esponjosa, destruição do tecido compacto e neoformação óssea subperióstica (reação cicatricial).

Tuberculose Osteoarticular

O bacilo da tuberculose produz no tecido ósseo uma reação inflamatória crônica semelhante macroscopicamente à osteomielite crônica piogênica, que pode situar-se nas extremidades (metafisite e epifisite) ou no corpo do osso (diafisite). A infecção pode resultar de metástases hematogênicas provenientes de um foco torácico ou passar de uma articulação infectada à epífise e metáfise contíguas. A artrite tuberculosa, por sua vez, pode também originar-se de um foco torácico ou da contaminação partida de um foco ósseo adjacente. Os principais sítios de tuberculose osteoarticular são os quadris, vértebras, joelho, dedos e artelhos (spina ventosa).

Pesquisa da Infecção Tuberculosa. Reação tuberculínica positiva. A radiografia do tórax pode revelar o foco primário.

Estudo Radiológico da Região Afetada. Evidencia os processos destrutivos e produtivos das estruturas comprometidas; do ponto de vista radiológico é impossível distinguir as lesões ósseas tuberculosas das não tuberculosas, já que não existe nenhum achado radiológico absolutamente característico de tuberculose.

Osteoporose

Consiste na rarefação ou porosidade aumentada dos ossos, conseqüente ao aumento dos canais de Havers ou aparecimento de espaços anormais, o que se deve provavelmente à formação deficiente de matriz óssea. Surge principalmente por velhice, menopausa, imobilização prolongada, administração de corticóides e carência de vitamina C.

Bioquímica do Sangue. Revela taxas normais de cálcio, fósforo e fosfatase alcalina; esta última pode mostrar-se ligeiramente aumentada em casos de osteogênese imperfeita, bem como em outras formas de osteoporose após a ocorrência de fraturas.

Estudo Radiológico. Evidencia desmineralização óssea, principalmente na coluna vertebral e nos ossos da bacia; há achatamento das vértebras.

Tumores Ósseos

Os tumores primários dos ossos não são muito freqüentes mas exibem grande interesse clínico, não só pela possibilidade de serem de natureza maligna como também por se situarem entre os cânceres humanos de mais rápido crescimento e que dão metástases mais difusas. Os tumores secundários representam ocorrências muito mais freqüentes do que os primários. São quase que invariavelmente múltiplos, atingem qualquer osso e distinguem-se facilmente das neoplasias primárias multicêntricas. As metástases mais características são as do carcinoma da próstata e da glândula mamária, mas praticamente qualquer tipo de câncer, de qualquer tecido corporal, pode dar metástases ósseas (com a possível exceção dos gliomas primários do sistema nervoso central).

O mieloma múltiplo é o tumor maligno primitivo mais comum nos ossos, caracterizando-se por origina-se na medula (células plasmáticas), causar superprodução de um tipo de imunoglobulina monoclonal íntegra (IgG, IgA, IgO ou IgE) ou proteína de Bence Jones (cadeias livres monoclonais kappa ou lambda) e acompanhar-se amiúde de lesões osteolíticas múltiplas, hipercalcemia, anemia, nefropatia e suscetibilidade aumentada a infecções bacterianas. O sarcoma osteogênico é o segundo tumor ósseo primitivo mais comum, altamente maligno, localizando-se de preferência no joelho, com tendência a dar metástase pulmonares. O sarcoma de Ewing é próprio dos jovens (10-20 anos) e atinge principalmente as extremidades.

Estudo Radiológico. Revela a localização e extensão da lesão, bem como certas características capazes de sugerir um diagnóstico específico mas nunca afirmá-lo categoricamente. Os chamados "achados clássicos" de certos tumores, embora sugestivos, não são de nenhuma forma patognômicos. É o caso, por exemplo, das lesões em "saca-bocado" dos ossos do crânio no mieloma múltiplo, o aspecto de "raios de sol" do sarcoma osteogênico e o de "casca de cebola" do sarcoma de Ewing. É indispensável a execução de uma radiografia do tórax.

TC e IRM. A tomografia computadorizada e o exame por ressonância magnética ajudam igualmente a definir a locação e a extensão de um tumor ósseo, mas raramente proporcionam um diagnóstico específico.

Cintilografia do Esqueleto. O exame cintilográfico de todo o esqueleto representa dos mais valiosos subsídios para o prognóstico e orientação terapêutica das neoplasias que dão metástase para as estruturas ósseas, o que se explica pela sua inocuidade e porque suas informações são mais precoces do que as fornecidas pela radiologia. Assim, diante, por exemplo, de um carcinoma da próstata ou da mama, uma varredura do esqueleto é indispensável para que se tenha uma visão completa da situação do paciente.

Punção da Medula Óssea. Por derivar do tecido hematopoético, o mieloma pode ser diagnosticado pelo exame da medula óssea (número aumentado da célula plasmáticas).

Exame Anatomopatológico. Mesmo as características histológicas de um tumor, se consideradas isoladamente, são amiúde incapazes de esclarecer definitivamente a respeito da natureza da lesão, podendo muitas vezes induzir a erros de diagnóstico.

36 Doenças dos Rins e Vias Urinárias

INSUFICIÊNCIA RENAL AGUDA (IRA)

Numa definição ampla, a insuficiência renal aguda consiste no declínio rápido do funcionamento renal em grau suficiente para causar retenção de resíduos nitrogenados no organismo. Do ponto de vista clínico a feição bioquímica mais importante dessa situação é a elevação da azotemia, cujo aumento diário, nos casos bem definidos, ultrapassa os 10mg/dl. A oligúria (redução do volume urinário a menos de 400-500ml/dia) é uma ocorrência comum mas não obrigatória, pois existem casos de insuficiência renal aguda não oligúrica.

Quando entendida em sentido amplo, a insuficiência renal aguda pode ser distribuída em três categorias: pré-renal, pós-renal e intra-renal.

A *hiperazotemia pré-renal* é provocada por uma perfusão renal deficiente, fenômeno que pode depender de redução do volume extracelular (p. ex.: desidratação, hemorragia grave, choque, diabetes descontrolado), de insuficiência cardíaca ou hepática ou de infecção grave. A oligúria, que surge nestes casos, resulta não só da diminuição do volume de filtração glomerular como também do aumento da reabsorção tubular de sódio e água, aumento que não passa de uma resposta normal à redução do volume do sangue circulante.

A *hiperazotemia pós-renal* ocorre em casos de obstrução das vias urinárias, que pode ser causada por litíase, coágulos, hepertrofia prostática, tumores etc.

Na *hiperazotemia intra-renal* podemos individualizar dois grupos distintos. O primeiro engloba as doenças renais específicas, como sejam a glomerulonefrite e as nefropatias tubulointersticiais e as vasculares. O segundo grupo abrange as condições patológicas que restam após a exclusão de todas as entidades antes enumeradas; tais condições patológicas têm como fatores patogênicos básicos a ação de agentes nefrotóxicos ou a isquemia renal prolongada. A expressão *necrose tubular aguda* tem sido usada na clínica para designar essa forma de insuficiência renal, muito embora os achados histológicos de necrose tubular não sejam constatados com regularidade nesses pacientes. Muitos clínicos usam indiferentemente os termos "insuficiência renal aguda" e "necrose tubular aguda" para designar essa síndrome clínica de hiperazotemia renal intrínseca, que se caracteriza por ser potencialmente reversível e relaciona-se patogenicamente com a isquemia renal prolongada ou a atuação de nefrotóxicos.

Pelo menos quatro mecanismos parecem contribuir para a redução da filtração, juntos ou em seqüência: 1) acentuado decréscimo do fluxo sangüíneo renal; 2) redução da permeabilidade glomerular; 3) obstrução dos túbulos por edema celular e intersticial e acúmulo de detritos celulares; 4) difusão do filtrado glomerular através do epitélio tubular danificado.

São as seguintes as principais situações clínicas em que atuam esses fatores: a) infecções agudas graves, especialmente se acompanhadas de choque toxêmico; b) choque cirúrgico ou por infarto do miocárdio; c) destruição extensa de tecidos por esmagamento ou queimadura; d) hemólise intravascular; e) desidratação grave e prolongada; f) complicações da gravidez (aborto séptico, placenta prévia, ruptura placentária etc.). Cerca de 60% dos casos de insuficiência renal aguda dizem respeito à cirurgia ou trauma; outra parcela importante ocorre na área médica e uma pequena parte na área obstétrica.

O primeiro passo para o diagnóstico da necrose tubular aguda repousa na exclusão das formas pré- e pós-renais da insuficiência renal aguda, assim como das doenças renais específicas capazes de levar a um quadro semelhante (glomerulonefrite, nefropatias intersticiais ou vasculares). Tanto do ponto de vista diagnóstico como terapêutico é importante a noção de que a melhoria da perfusão renal pode ser obtida, na dependência da situação clínica vigente, pela expansão do volume extracelular, pelo aumento do rendimento cardíaco ou pela restauração da pressão de perfusão renal.

Volume Urinário. Na fase oligúrica, que dura em média 10 a 14 dias, a diurese oscila tipicamente entre 50 e 400ml/dia. Entretanto, não são raros os pacientes com necrose tubular aguda que não apresentam oligúria em nenhuma fase da doença. A anúria completa não é característica dessa patologia, sugerindo, antes, obstrução das vias urinárias, necrose cortical aguda, oclusão bilateral das artérias renais ou glomerulonefrite de evolução superaguda. A poliúria (acima de três litros por dia) pode caracterizar obstrução urinária parcial, ao passo que ampla flutuação do volume urinário diário sugere uropatia obstrutiva intermitente.

Sedimento Urinário. É um exame útil no estudo da IRA. A glomerulonefrite aguda caracteriza-se pela presença de hematúria, proteinúria e cilindúria (cil. hemáticos e granulosos). A constatação de corpúsculos graxos e cilíndricos céreos sugere processo crônico. Cilindros leucocitários indicam inflamação intersticial aguda ou crônica. Eosinófilos urinários são observados na nefrite intersticial alérgica. Cristalúria pode indicar distúrbios metabólicos do urato ou oxalato. Uma lesão tubular aguda não gera achados específicos no sedimento urinário, mas a presença de células epiteliais, cilindros hialinos ou granulosos levanta a suspeita desse tipo de lesão. Na obstrução das artérias renais observa-se hematúria e proteinúria.

Estudo Bioquímico. Devem ser solicitados no soro: Na, K, Ca, uréia e creatinina; na urina: Na e creatinina. Na fase oligúrica há elevação progressiva da uréia, creatinina, potássio, fosfato e sulfato sérico; abaixam o sódio, cloreto, e bicarbonato (a acidose é geralmente moderada). A redução da natremia deve-se à diluição do plasma e ao desvio do íon Na para o interior das células; o cloreto acompanha o sódio. Nesta fase a creatinina sérica e a uréia se elevam rapidamente. Os teores de uréia podem, entretanto, ser enganosos na qualidade de índice precoce na função renal, pois valores elevados se prendem, amiúde, ao aumento do catabolismo protéico ligado à cirurgia, trauma, queimaduras, reações transfusionais e hemorragias digestivas ou internas, circunstâncias, todas, capazes de levar a um quadro de necrose tubular aguda.

Na fase pós-oligúria, a despeito da normalização gradual da diurese, os níveis séricos da creatinina e uréia podem tardar vários dias para começar a cair. Uma disfunção tubular pode persistir, o que se traduz por perda de sódio, poliúria (por vezes maciça) ou acidose metabólica hiperclorêmica.

Índices Diagnóstica na IRA. Os exames bioquímicos no soro e na urina permitem a elaboração de vários índices que, já no início da IRA, podem ajudar a distinguir as diversas etiologias. A Tabela 27.4 enumera alguns desses índices, comparando-os nos quatro tipos de IRA (ver item *Oligúria/Anúria,* na quarta parte).

ECG. À medida que a potassemia se eleva, surgem alterações do ECG, que consistem inicialmente em ondas T pontiagudas, alargamento do complexo QRS e falta de ondas P; mais tarde o complexo ventricular tornar-se bifásico, ocorrendo finalmente parada cardíaca ou fibrilação ventricular.

Métodos de imagem. A radiologia tradicional pode fornecer valiosas informações, especialmente quanto às causas pós-renais. A chapa simples do abdômen pode revelar assimetria das sombras renais ou se há um rim maior ou menor que o outro. Pode-se descobrir uma tumoração que esteja comprimindo as vias urinárias ou visualizar a imagem radiopaca de um cálculo no trajeto ureteral. Não é raro observar-se a obstrução de um rim funcionante, sendo o outro hipofuncionante, o que é demonstrado pela sua sombra diminuída. A US pode trazer informações importantes quanto às dimensões e contornos dos rins. Os ureteres não são visíveis, a menos que estejam dilatados, mas dificilmente uma obstrução urinária poderá ocorrer sem que provoque uma distensão do bacinete evidenciável pela US. Tumores renais e abdominais, bem como anormalidades na bexiga e próstata podem ser descobertas por esse método. A TC fornece mais detalhes do que a US, podendo firmar o diagnóstico e delimitar a extensão da maioria das lesões. O exame cintilográfico mede a excreção do radiotraçador, permitindo a quantificação do defeito funcional de cada rim. Uma boa opção é utilizar o nefrograma com medida do dano funcional e utilizar a US e/ou a radiografia tradicional como indicadores morfológicos da insuficiência renal. Tanto a cintilografia como a arteriografia servem para evidenciar a obstrução das artérias renais.

Desafio Hídrico. Quando os achados clínicos e laboratoriais indicam uma hiperazotemia devida à diminuição do líquido extracelular (desidratação), pode-se estimular o funcionamento renal com a administração de 500 a 1.000mL de soro fisiológico, no adulto. É controvertido o emprego de diuréticos, quer os osmóticos (manitol), quer os de alça (p. ex.: furosemida), muito embora a experiência clínica demonstre que a administração de solução hipertônica de manitol seja capaz de impedir que um dano funcional do rim se transforme em lesão orgânica, por combater o intumescimento isquêmico que acomete as células renais. Na ausência de resposta renal é improvável que a IRA seja de origem pré-renal.

Antiestreptolisina O; Fator C3 do Complemento. Altos níveis de antiestreptolisina O e baixos de fração C3 do complemento são típicos de glomerulonefrite pós-estreptocócica.

Biópsia Renal. Considerando o grave risco que esse recurso representa para o rim oligúrico, sua indicação deve ser analisada com grande cautela. Ela pode ser indicada quando a oligúria se estende além de 15 dias ou quando seu resultado possa influir decisivamente no tratamento do caso.

Insuficiência Renal Crônica

Consiste na incapacidade do rim de excretar a quantidade diária de resíduos nitrogenados produzidos no organismo (função excretora), bem como de excretar ou reter água e eletrólitos na medida necessária à manutenção do equilíbrio normal dessas substâncias (função reguladora). Três são as conseqüências de tal incapacidade: hiperazotemia, acidose e anemia.

Na IRC está prejudicada a síntese endógena de calcitriol, o mais ativo metabólito da vitamina D_3. A síntese dessa substância pode cessar por completo, principalmente nos pacientes submetidos à hemodiálise. A carência de calcitriol desempenha papel essencial no desenvolvimento da osteodistrofia renal do urêmico crônico.

A IRC pode resultar de qualquer nefropatia suficientemente grave, incluindo-se entre elas a glomerulonefrite, hipertensão maligna (nefrosclerose), infecção urinária crônica, anomalias congênitas diversas etc.

Exame de Urina. Revela densidade urinária baixa (hipostenúria) e invariável (isostenúria), mantendo-se a osmolaridade próxima a do plasma (300-320mOsm/l). Durante a fase de insuficiência renal compensada existe poliúria com volume urinário relativamente fixo (até 41/dia), mas à medida que diminui o número de néfrons funcionantes, restringe-se tal poliúria compensadora, podendo surgir uma pseudonormalúria, ou seja, um volume urinário normal mas com baixa densidade. Instala-se, assim, a insuficiência renal descompensada. O exame do sedimento urinário revela hematúria, leucocitúria e cilindrúria discreta (principalmente, cilindros céreos); há albuminúria, também, discreta.

Bioquímica do Sangue. Elevação da taxa de uréia, creatinina, fosfato e sulfato; o potássio está normal ou moderadamente elevado (menos de 6,5mEq/l); hipocalcemia e hiperfosfatemia; às vezes, ligeira diminuição do sódio. Há além disso os achados próprios da acidose metabólica (parcialmente compensada por hiperventilação): baixa do pH, da Pco_2, do bicarbonato real, do bicarbonato padrão e do excesso de base.

Hemograma. Revela anemia, geralmente normocrômica, que pode tomar-se bastante acentuada (não é raro o hematócrito chegar a 20%-25%). A tendência hemorrágica, que pode surgir nos períodos tardios da doença, acompanha-se de tempos de coagulação e de protrombina geralmente normais; tempo de sangramento aumentado; plaquetas diminuídas em número e função (adesividade, agregação).

Ultra-sonografia. Avalia o tamanho dos rins e identifica tumores e malformações congênitas. A diminuição do rim indica sempre afecção crônica irreversível. Evidencia também dilatação dos cálices renais nos casos de obstrução urinária superior. Os pequenos cálculos não são demonstrados pela US.

Biopsia Renal. É raramente praticada em pacientes urêmicos crônicos, a menos que os rins mostrem tamanho normal e se suspeite da presença de síndrome nefrótica, doença colágena vascular (especialmente LES), doenças tubulointersticiais ou doença glomerular rapidamente progressiva.

Raio X dos Ossos. As manifestações radiológicas de doença óssea (osteomalácia, osteíte fibrosa) podem ser observadas muito antes de surgirem sinais e sintomas clínicos de insuficiência renal.

GLOMERULONEFRITE AGUDA (GNA) PÓS-ESTREPTOCÓCLCA

Afecção difusa e bilateral do rim, em que antígenos do estreptococo beta-hemolítico do grupo A incitam a p:wdução de anticorpos, com subseqüente formação de complexos antígeno-anticorpo, quer circulantes quer *in situo* Tais complexos se depositam na parede dos capilares glomerulares e aí desencadeiam uma seqüência de eventos em cascata, responsáveis pelo aparecimento das lesões histopatológicas glomerulares que levam ao quadro clínico da GNA. O fato de a doença surgir, na maioria das vezes, duas a três semanas após uma infecção estreptocócica da pele ou da faringe foi a primeira pista que levou à hipótese, posteriormente confirmada, de tratar-se de um fenômeno de hipersensibilidade à infecção. Embora o gérmen causal mais freqüente seja um estreptococo betahemolítico do grupo A, especialmente o do tipo 12, que se mostra particularmente "nefritogênico", outros germens podem atuar como agente etiológico, entre os quais o estreptococo alfa-hemolítico, o pneumococo e alguns vírus. Uma nefrite aguda superficialmente semelhante à pós-infecciosa pode surgir no decurso da evolução do lúpus eritematoso sistêmico, periarterite no dosa, eritema nodoso e púrpuras alérgicas e, também, como manifestação de hipersensibilidade a drogas ou a outras substâncias estranhas ao organismo.

Um mecanismo diferente do que foi descrito, idêntico ao que intervém em certos casos de síndrome de Goodpasture, é o responsável pelo aumento e perpetuação do dano glomerular nos casos de glomerulonefrite crônica.

O funcionamento cardíaco é quase sempre normal na GNA; a hipervolemia resultante da retenção de água e sódio é geralmente a causa da hipertensão arterial.

Exame de Urina. A urina é escassa, turva, de cor castanha. Há hematúria microscópica ou macroscópica, proteinúria, cilindros hialinos, granulosos e hemáticos, leucócitos e células epiteliais de descamação. O melhor critério para o paciente reiniciar as atividades físicas é o desaparecimento quase completo da proteinúria e leucocitúria (a hematúria é mais rebelde).

Anticorpos Antiestreptocócicos. A antiestreptolisina O exibe pequena correlação com as infecções estreptocócicas situadas na pele, que são a causa mais freqüente da GNA pós-estreptocócica. Por isso, é melhor, diante dessa doença, recorrer-se à dosagem da anti-DNase, já que esse exame acusa a infecção em qualquer sítio. A elevação dos títulos atinge seu auge entre quatro a seis semanas, após a infecção. Os resultados normais dependem de vários fatores, ficando em torno de 60 nos pré-escolares, 170 nos escolares e 85 nos adultos jovens.

Hemossedimentação. Mostra-se acelerada.

Hemograma. Revela ligeira anemia normocrômica, que se deve em parte à superidratação existente.

Bioquímica do sangue. Em presença de grave comprometimento funcional do rim há elevação da taxa de uréia e creatinina (talvez em 50% dos casos). Observa-se baixa do fator C3 do complemento.

Glomerulonefrite Rapidamente Progressiva

Síndrome de ocorrência pouco freqüente caracterizada clinicamente por um quadro de insuficiência renal superaguda acompanhada de manifestações urinárias próprias da GNA. Do ponto de vista histológico, há necrose e proliferação epitelial (crescentes) numa distribuição focal e segmentar. Ligada a numerosas causas, pode ocorrer na maior parte das circunstâncias que levam à GNA. Patogenicamente pode ser classificada em três grupos: mediada por anticorpos antimembrana basal glomerular (p. ex.: síndrome de Goodpasture), por imunocomplexos (p. ex.: GN pós-estreptocócica, por LES) e por auto-anticorpos anticitoplasma dos neutrófilos (p. ex.: idiopática, por poliarterite nodosa).

Exame de Urina. A urina é escassa, turva, de cor castanho-escura; é comum a anúria irreversível. Há hematúria microscópica ou macroscópica, proteinúria e cilindrúria (os cilindros hemáticos são obrigatórios).

Bioquímica do Sangue. É típica a elevação da uréia e creatinina.

Hemograma. Há freqüentemente leucocitose. A anemia é constante, às vezes intensa.

Estudo Sorológico. A elevação dos títulos de anti-DNase e a hipocomplementemia sugerem a forma causada por imunocomplexos.

US. Os rins podem mostrar-se inicialmente aumentados, mas seu volume diminui gradualmente.

Biopsia Renal. Traz auxílio ao diagnóstico diferencial e à identificação de outras patologias potencialmente regressíveis.

Síndrome Nefrótica e Nefrose

A síndrome nefrótica, caracterizada clinicamente por albuminúria maciça, hipoalbuminemia e edema, é considerada atualmente como exteriorização inespecífica de inúmeras etiologias, cujo aspecto patogênico comum parece consistir de uma permeabilidade glomerular anormal, da qual resulta a maciça albuminúria. O termo "nefrose" é utilizado às vezes por patologistas para designar alterações degenerativas dos túbulos renais, nada tendo a ver com a síndrome nefrótica.

Alguns casos dessa síndrome ocorrem no decurso de doenças sistêmicas claramente definidas, como a amiloidose, lúpus eritematoso disseminado e nefropatia diabética. Outros casos resultam de lesão renal ocasionada por grande variedade de tóxicos (ouro, mercúrio etc.) e medicamentos (trimetadiona). Distúrbios circulatórios, tais como trombose da veia renal, pericardite constritiva, *cor pulmonale* ou congestão passiva crônica, são capazes igualmente de ocasionar a síndrome nefrótica, que pode ser observada também depois de picadas de insetos ou reações urticarianas a alergenos diversos. Manifestações nefróticas podem surgir em qualquer fase da glomerulonefrite difusa ou, mais raramente, da glomerulonefrite focal.

Entretanto, uma vez afastadas todas as possibilidades citadas, utilizando-se para isso de todos os recursos semióticos disponíveis, permanecem como "idiopáticos" a maior parte dos casos de síndrome nefrótica.

Nas formas idiopáticas, a evolução se faz por remissões e recaídas sucessivas. Em um terço dos casos observa-se cura espontânea. Sem tratamento, dois terços dos casos exibem evolução fatal por infecção intercorrente ou, mais raramente, insuficiência renal progressiva.

Praticando-se uma biopsia renal nos doentes com síndromes nefrótica idiopática, o exame histológico permite classificá-los em quatro tipos: a) lesões mínimas; b) lesões esclerosantes focais; c) lesões membranosas; d) lesões proliferativaso No tipo de *lesões mínimas,* os glomérulos se mostram normais à microscopia óptica e evidenciam fusão das pedicelas ao exame pelo microscópio eletrônico. As *lesões esclerosantes jocais* se caracterizam por afetarem apenas alguns glomérulos, a maioria se mostrando normal. Nos glomérulos comprometidos, a lesão é segmentar, atingindo apenas áreas limitadas e permanecendo intactas as porções restantes. Os segmentos alterados exibem esclerose hialina, sem proliferação celular, em geral aderindo à parede da cápsula de Bowman. Nas *lesões membranosas* verifica-se espessamento difuso e uniforme da membrana basal dos capilares glomerulares. As *formas proliferativas* constituem um grupo heterogêneo, conforme haja proliferação de um ou de vários tipos celulares que compõem os glomérulos. Na forma *proliferativa mesangial* existe proliferação exclusiva das células do mesângio e aumento da matriz mesangial. A proliferação mesangial pode associar-se à proliferação das células do epitélio parietal da cápsula de Bowman, dando origem a *crescentes,* sendo este tipo denominado proliferativo intracapilar e extracapilar. A proliferação mesangial pode ainda se combinar ao espessamento da membrana basal, correspondendo então à *lesão membrano-proliferativa.* Finalmente, quando na forma membrano-proliferativa o aumento da matriz mesangial é muito pronunciado, dando ao glomérulo aspecto lobulado, tem-se o *tipo lobular.*

Exame de Urina. Revela intensa albuminúria, geralmente superior a 4 ou 5g/24 horas, mas podendo atingir até 20 a 30g/24 horas. O sedimento urinário contém cilindros, células epiteliais e hemácias. Dentre os cilindros destacam-se os pertencentes às variedades cérea e gordurosa, muito características de nefrose; dentre as células epiteliais sobressaem as de origem tubular, que contêm corpúsculos graxos *(oval fat bodies,* descritas por Addis), nos quais se observam inclusões birrefringentes. A eliminação urinária de sódio está muito diminuída e a de aldosterona aumentada.

Bioquímica do Sangue. O plasma se mostra freqüentemente lipêmico, com teor elevado de colesterol. A proteinemia está baixa, podendo a fração albumina cair a menos de 2g ou mesmo 1g/dL. Na nefrose pura há alguma redução da gama-globulina; no LES há pronunciado aumento dessa fração. O complemento sérico mostra-se habitualmente diminuído na nefrose em atividade. Pode haver ligeiras hiponatremia e hipocalcemia, esta última relacionada com a hipoalbuminemia. Em presença de insuficiência renal há elevação do teor de resíduos nitrogenados.

Hemograma. Costuma haver ligeira anemia microcítica, que pode agravar-se proporcionalmente ao grau de comprometimento funcional do rim.

Biópsia Renal. É de grande valor para confirmar o diagnóstico e assentar o prognóstico.

Glomerulonefrite Latente e Crônica

Doença de sintomatologia imprecisa, caracterizada, do ponto de vista histológico, por hialinização difusa e progressiva dos glomérulos, acompanhada de diminuição da circulação pós-glomerular e atrofia tubular. Acompanha-se, geralmente, de síndrome nefrótica. Não está comprovado que esta doença represente sempre a fase crônica da glomerulonefrite aguda. Faltam muitas vezes os comemorativos da etapa aguda e de infecção estreptocócica; a maior parte dos casos surge insidiosamente sem ataques prévios nem doença clinicamente identificável. Muitos pesquisadores consideram que a sensibilização pós-estreptocócica é antecedente raro na glomerulonefrite crônica.

Exame de Urina. Revela albumina, hemácias, leucócitos, células epiteliais e cilindros (granulosos, hemáticos, hialinos e céreos). Na fase terminal surgem poliúria, hipostenúria e isostenúria, coincidindo com a retenção progressiva de resíduos protéicos.

Bioquímica do Sangue. À medida que a doença progride, manifesta-se a retenção progressiva de resíduos protéicos (ver *Insuficiência Renal Crônica).*

Nefrosclerose

Em quase todas as variedades de nefropatia ocorre um comprometimento dos vasos sangüíneos. As glomerulopatias podem bloquear o fluxo de sangue das arteríolas aferentes às eferentes e afetar secundariamente todas as artérias renais. De maneira análoga, a pielonefrite (ver adiante) também provoca efeitos secundários nos vasos sangüíneos. Entretanto, dentre as doenças dos vasos sangüíneos renais destaca-se como a mais típica a *nefrosclerose,* tanto em sua forma "benigna" como "maligna", ambas associadas, invariavelmente, à hipertensão arterial. Em função do tipo de lesão histopatológica predominante, a forma "benigna" é denominada *nefrosclerose arteriolar hialina,* ao passo que a "maligna" recebe a denominação de *nefrosclerose arteriolar hiperplástica.*

Exame de urina. Há proteinúria (às vezes do tipo nefrótico), hematúria microscópica e escassa cilindrúria (cil. hemáticos).

Fundo de olho. Há espessamento das arteríolas, exsudato e edema da papila (retinopatia hipertensiva).

Função renal. A uremia crônica é a causa do óbito em 95% dos casos na forma maligna.

Renina* e *aldosterona. São típicos os seus elevadíssimos níveis séricos.

Tubulopatias Funcionais ou Intrínsecas

São as seguintes as principais entidades constitutivas desse grupo patológico, com as respectivas anormalidades bioquímicas mais importantes:

Síndrome* de *Fanconi. Glicosúria (às vezes intermitente), aminoacidúria generalizada, fosfatúria, albuminúria, hipofosfatemia e acidose (de origem tubular).

Acidose Tubular Renal (Síndrome* de *Butler-Albright). Acidose metabólica persistente, hipofosfatemia, hipocalcemia, hiponatremia, hipopotassemia e hipercloremia.

Raquitismo Vitamino-resistente. Hipofosfatemia acompanhada ou não de glicosúria.

Cistinúria. Aminoacidúria constituída de cistina, lisina, arginina e ornitina; cálculos urinários constituídos de cistina.

Glicosúria Renal. Glicosúria não acompanhada de hiperglicemia; curva glicêmica normal; a substância redutora encontrada na urina deve ser identificada como glicose, afastando-se, assim, outras melitúrias, tais como pentosúria, frutosúria etc., armazenamento e utilização normais dos carboidratos.

Nota: As tubulopatias que provocam hipofosfatemia acompanham-se de raquitismo vitamino-resistente, isto é, que não exibe nenhum sinal radiológico de cura, após um mês de tratamento com 5.000 unidades de vitamina D por dia.

A identificação dos aminoácidos e carboidratos na urina faz-se por meio da cromatografia.

Nefropatia Cística

Reconhece-se a existência de três formas desta doença: cistos simples (únicos ou múltiplos); nefropatia policística; doença microcística da medula renal.

Estudo Bioquímico. A nefropatia policística pode levar à insuficiência renal com todo seu cortejo bioquímico, embora a gravidade desta complicação dependa da penetrância do traço autossômico dominante. A doença microcística da medula renal, que é própria das crianças, provoca hiperazotemia precoce e progressiva, acidose e hiperfosfatemia.

Hemograma. A anemia costuma ser a primeira manifestação da doença microcística da medula renal.

Exame de Urina. A nefropatia policística pode manifestar-se por meio de surtos de hematúria ou sinais de infecção urinária. A doença microcística da medula renal causa albuminúria e perda excessiva de cálcio urinário.

Ultra-sonografia. Permite o delineamento dos contornos renais e determinação de suas dimensões, identificando a cortiça, a medula, os vasos arquedos e as pirâmides renais. É largamente utilizada para avaliar formações tumorais, sendo fácil a distinção entre os tipos cístico, sólido ou misto. Permite também diagnosticar a nefropatia policística. Cistos de l-2cm de diâmetro já podem ser visíveis, embora só haja segurança em cistos maiores de 2,5 a 3cm.

Urografia Excretora. É útil para distinguir os cistos simples múltiplos da nefropatia policística, já que no primeiro caso o tamanho global do rim não se altera, o sistema calicial não se alonga e as deformações deste são mínimas.

INFECÇÃO URINÁRIA

Esta expressão, de largo emprego clínico, principalmente no terreno pediátrico, subentende o envolvimento dos diversos segmentos do trato urinário pelo processo infeccioso. Essa denominação abrangente justifica-se pelas dificuldades que se opõem à identificação precisa da sede da infecção, tarefa de resultados sempre incertos, quando efetuada sem a participação de recursos especializados. A infecção do parênquima renal e do bacinete ocorrem geralmente juntas e, como não podem ser clinicamente distinguidas uma da outra, são sempre reunidas sob a denominação *pielonefrite,* condição conhecida também como *nefrite tubulointersticial infecciosa.* Ela representa as "infecções urinárias altas", ao passo que *cistite* e *uretrite* representam as "infecções urinárias baixas". A *ureterite* raramente ocorre só; ela acompanha geralmente a pielonefrite e, às vezes, a cistite.

O gérmen identificado com maior freqüência nas infecções urinárias é a *Escherichia coli,* seguindo-se a *Klebsiella sp, Proteus mirabilis* e *Enterobacter sp.* O *Staphylococcus* coagulase negativo e o *Enterococcus faecalis* podem também ser encontrados; o *Staphylococcus saprophyticus* é próprio das infecções urinárias baixas. O comprometimento infeccioso do trato urinário pode depender de uma infecção sistêmica de qualquer origem ou complicar uma obstrução urinária congênita (artéria ab errante, acotovelamento do ureter, refluxo vesicoureteral etc.) ou adquirida (cálculo, tumor, hipertrofia da próstata etc.). Uma infecção recidivante ou refratária ao tratamento exige estudo urológico especializado, dada a freqüência com que tais casos estão ligados a fenômenos obstrutivos; na ausência destes cabe a suspeita de uma baixa de imunidade. A natureza da flora bacteriana predominante (enterobactérias) mostra que a infecção ascendente é muito mais comum do que a sangüínea.

Exame de Urina. Diante da suspeita de infecção, torna-se indispensável a microscopia do sedimento bem com o exame bacteriológico da urina não centrifugada (bacterioscopia pelo Gram e cultura).

Sedimentoscopia. São os seguintes, com se sabe, os principais elementos a serem analisados no sedimento urinário: cilindros, hemácias, leucócitos (piócitos), células epiteliais e gérmens (ver Capítulo 9).

Normalmente, encontra-se no sedimento urinário raros leucócitos isolados, não mais que um por campo de grande aumento (450x) no homem e não mais que cinco no caso de mulheres ou crianças. Quanto às hemácias, seu número não deve exceder, pela técnica habitual, a duas ou três por campo de grande aumento. Os cilindros e os gérmens estão sempre ausentes na urina normal.

A presença de *cilindros* na urina indica comprometimento dos túbulos, dos quais representam moldes. Característicos da pielonefrite são os cilindros leucocitários, purulentos e bacterianos, constituídos quase inteiramente de leucócitos, piócitos e bactérias, respectivamente.

A *leucocitúria* se caracteriza pela presença na urina de grande quantidade de leucócitos (leucócitos e piócitos possuem a mesma significação clínica, sendo, portanto, equivalentes os termos leucocitúria e piúria). Na prática, mais de cinco leucócitos por campo de grande aumento significativo leucocitúria, o que indica geralmente processo supurativo situado em qualquer segmento do aparelho urinário, ou seja, infecção urinária. Segundo a altura da infecção teremos pielonefrite, ureterite, cistite e uretrite. Somente a existência de cilindros leucocitários, purulentos ou bacterianos pode garantir a origem renal da infecção. Na pielonefrite aguda grave, a leucocitúria pode ser tão acentuada que a urina se torna turva e de odor fétido.

Além dos numerosos leucócitos, piócitos, cilindros granulosos e leucocitários, encontra-se na infecção urinária algumas hemácias, células epiteliais e filamentos de muco.

Exame Bacteriológico. A melhor conduta inicial para investigar a presença de bactérias é examinar a urina não centrifugada, corada pelo Gram. A técnica é extremamente simples: colocam-se duas ou três gotas de urina numa lâmina, seca-se na estufa, fixa-se na chama, cora-se pelo Gram e leva-se ao microscópio com imersão. O achado de uma única bactéria por campo é indicativo de provável infecção urinária, o que corresponde, em 90% dos casos, ao crescimento de 100.000 colônias por mL de urina, quando se faz a cultura (ver adiante).

Essa microscopia não substitui a cultura com contagem de colônias. Dispõe-se de vários métodos para esse exame. Todos se baseiam na realização de culturas em condições padronizadas, utilizando quantidades conhecidas de urina e contando-se o número de colônias surgidas na placa. Os resultados são expressos em número de colônias por mL de urina (1 colônia = 1 gérmen).

A urina existente na bexiga é estéril em pessoas sadias. Entretanto, não é rara sua contaminação, durante a colheita, por germens procedentes da flora uretral ou vulvar, ou introduzidos na bexiga durante a passagem da sonda. Na interpretação dos resultados devem ser considerados os seguintes parâmetros:

1) presença ou ausência de sintomas, 2) método usado na coleta, 3) número de colônias surgidas e 4) número de espécies bacterianas isoladas. A maioria dos pacientes com infecção urinária, sintomáticos ou não, exibe contagens de colônias iguais ou superiores a 100.000, qualquer que seja o método utilizado na coleta da urina. Entretanto, na dependência da presença de sintomas e do método de coleta utilizado, valores inferiores a esse podem ser considerados como resultado positivo (ver Tabela 36.1). Nos pacientes assintomáticos, um segundo exame positivo torna o diagnóstico mais seguro. Devem ser efetuadas duas culturas sempre que a urina for obtida de jato médio ou de cateter de demora. Quando a urina é coletada por cateterismo, um único exame com crescimento superior a 100.000 colônias já significa 95% de probabilidade de infecção urinária. As contagens entre 10.000 e 100.000, que ocorrem em apenas 1% das amostras, justificam a repetição do exame para um melhor esclarecimento. Contagens com menos de 10.000 colônias indicam inequivocamente a contaminação acidental da urina. Cabe assinalar que a presença de sonda de demora impede a multiplicação bacteriana, daí resultando valores baixos na contagem de colônias.

Com qualquer método de coleta, o isolamento de mais de uma espécie bacteriana é sugestivo de contaminação, o que exige a repetição do exame.

Identificação da Altura da Infecção. Tanto para fins terapêuticos como prognósticos, é importante a diferenciação entre infecção urinária alta e baixa. Existem diversos métodos destinados a esse fim, mas são ou invasivos ou de difícil utilização prática (biópsia renal, cateterização ureteral, técnica de lavagem vesical) ou mesmo inacessíveis (pesquisa de bactérias recobertas de anticorpos). Um recurso simples e eficaz em mulheres é o tratamento em dose única, que cura as infecções baixas mas não esteriliza urina em casos de infecção alta. A urinocultura de controle é realizada 48 horas após o tratamento. Sendo positiva, mesmo que a paciente se torne assintomática, isso leva a presumir que se trata de infecção alta. Os principais antimicrobianos (e suas respectivas doses) recomendados para o tratamento em dose única oral da cistite não complicada no adulto são os seguintes: cotrimoxazol (320/1.600mg), nitrofurantoína (200mg), amoxilina (3g), cefalexina (2g), ciprofloxacina (250mg).

Ultra-sonografia. Deve ser solicitada nos casos resistentes ao tratamento, visando esclarecer a possível existência de malformações, tumores, litíase, dilatação das vias urinárias, bem com a extensão do processo inflamatório aos tecidos perirrenais.

Pielografia Venosa. Pode mostrar-se útil no diagnóstico da pielonefrite, ao evidenciar uma diversidade entre os dois rins no tocante ao tamanho e densidade de suas sombras. É de grande utilidade também para demonstrar se existe obs-

Tabela 36.1
Nº de Colônias Indicativo de Infecção nas Diversas Circunstâncias

	Jato Médio	*Coleta som Sonda*	*Sonda de Demora*	*Punção*
Sintomáticos	$\geq 10^4$	$\geq 10^4$	$\geq 10^3$	$> 10^0$
Assintomáticos	$\geq 10^5$*	$\geq 10^5$	$\geq 10^3$*	$> 10^0$

**Fazer duas culturas.*

trução urinária, fator predisponente das infecções urinárias e motivo importante de sua cronicidade. A *cistouretrografia mieeional* associada à urografia excretora pode identificar a existência de refluxo vesicoureteral, outro fator predisponente e eternizador de infecção urinária.

Tuberculose Renal

Resulta quase sempre de disseminação hematogênica a partir de um foco pulmonar ou de um gânglio infectado, raramente se originando de lesão genital. Sua presença deve ser suspeitada diante de uma reação tuberculínica positiva em paciente com hematúria macroscópica indolor ou com leucocitúria estéril.

Exame de Urina. Revela a presença de piócitos, hemácias e, geralmente albumina. É muito característico o achado de "pus sem bactéria". A cultura da urina e sua inoculação em cobaia podem evidenciar o bacilo de Koch, o que confirmará o diagnóstico.

Exame Radiológico e Cistoscópico. Muitos urologistas acham que a pielografia é desnecessária na tuberculose renal, já que mediante a clínica e os recursos laboratoriais obtêm-se resultados mais satisfatórios, sem necessidade de molestar o enfermo com mais um exame. Nos casos duvidosos, entretanto, muitos recorrem à exploração radiológica. Na chapa simples de controle, é possível serem observadas calcificações situadas no parênquima renal ou nos gânglios. No estudo contrastado pode-se notar, caso a lesão tuberculosa tenha se aberto para os cálices ou bacinete, ou esteja contígua a eles, que deforme a imagem dessas estruturas, dando sombras de comunicação com o parênquima ou irregularidades ("roído de traça"). No ureter, a tuberculose pode dar lugar a estreitamentos.

A cistoscopia é necessária para esclarecer o grau de comprometimento da parede vesical e possibilitar, se necessário, a realização de biopsia. A cultura da urina obtida através de cateteres ureterais ajuda a esclarecer se apenas um dos rins está comprometido ou se ambos o estão.

Nefrolitíase

Os cálculos urinários só adquirem interesse clínico quando provocam alguma complicação; as mais importantes são: 1) migração de um cálculo acompanhada de fenômenos dolorosos agudos (cólica nefrítica); 2) infecção urinária; 3) lesão das vias urinárias acompanhada de hemorragia (hematúria); 4) obstrução da via urinária (hidronefrose, anúria).

Exame da Urina. Pode revelar hemácias, leucócitos e albumina. Em presença de infecção, haverá piócitos e bactérias. O achado de cristais pode fornecer a pista para classificar o cálculo (p. ex.: ácido úrico ou cistina).

Outros Exames. Alterações bioquímicas do sangue ou outras anormalidades urinárias, além das mencionadas, podem levar ao diagnóstico da doença metabólica primária (p. ex.: gota, hiperparatiroidismo, cistinúria, acidose tubular renal).

Exame Radiológico. As chapas simples evidenciam os cálculos radiopacos, o tamanho dos rins e também as alterações ósseas do hiperparatiroidismo, gota e neoplasias metastáticas. A pielografia excretora ou retrógrada demonstram o sítio e o grau da obstrução, bem como confirmam a presença de cálculos radiotransparentes (ácido úrico, cistina). Na litíase ureteral, além da imagem do cálculo, a pielografia põe em evidência a dilatação das vias urinárias acima da obstrução; dado o risco de infecção, deve-se evitar a cateterização vesical e ureteral, a menos que a pielografia retrógrada seja indispensável. Na litíase vesical, o exame cistoscópico pode tornar-se necessário para o diagnóstico definitivo.

Adenocarcinoma do Rim

Também conhecido como hipernefroma, é o mais importante tumor maligno do rim, seguindo-se, em freqüência, o embrioma (tumor de Wilm das crianças com menos de sete anos) e os tumores primários dos cálices e bacinete. Manifesta-se, principalmente, por meio de hematúria macroscópica (indolor).

Hemograma. Existe freqüentemente anemia, embora possa surgir, ocasionalmente, policitemia, conseqüente à secreção de aritropoietina pelo tumor.

Métodos de Imagem. A urografia excretora é ainda o recurso de primeira escolha para o estudo diagnóstico de um tumor renal. A ultra-sonografia definirá mais acuradamente se o tumor é cístico ou sólido. Os demais recursos a serem utilizados, segundo um critério estipulado pelo urologista, incluem tomografia computadorizada, biópsia renal (para estudo citológico), cintilografia renal, arteriografia renal, venocavografia e cintilografia do esqueleto.

Uretrite Aguda

Cerca de um terço dos casos de uretrite aguda deve-se à infecção por *Neisseria gonorrhoeae,* sendo os outros dois terços representados pelas chamadas uretrites não gonocócicas (UNG). Destas, 40-45% resultam de infecção pela *Chlamydia trachomatis.* Cerca de 5% dos pacientes com UNG evidenciam infecção por herpesvírus, *Trichomonas vaginalis, Candida albicans* ou condiloma intra-uretral. Há casos em que não se consegue estabelecer de forma segura a etiologia da doença. O papel real da real da *Ureoplasma urealyticum* na gênese da UNG é ainda controvertido. Certas bactérias Gram-positivas (p. ex., estafilococos, estreptococos, G. *vaginalis* e *M. hominis*) são ocasionalmente encontradas na secreção uretral de pacientes com UNG, mas não se relacionam provavelmente com etiologia desse quadro.

Investigação Bacteriológica. Nos casos de etiologia gonocócica, a coloração pelo Gram permite quase sempre identificar o gérmen em seu aspecto típico de diplococo Gram-negativo intracelular, sendo importante também a realização de cultura (ver item *Blenorragia,* no Capítulo 28). É por esses exames que se deve iniciar sempre a investigação etiológica de um caso de uretrite aguda.

A caracterização laboratorial de infecções por *C. trachomatis* é feita através de diferentes métodos, dentre os quais o que se mostra mais sensível é representado pelo isolamento dessa bactéria em cultura de tecido utilizando-se células de McCoy irradiadas. Existe também um método bastante sensível de identificação de antígenos de clamídia, de custo reduzido e de execução mais rápida, que consiste numa reação de imunofluorescência direta. Nesta prova os anticorpos monoclonais ligados à fluoresceína fixam-se aos antígenos e demonstram presença de corpos elementares da clamídia em secreções contaminadas (*Micro Trak-Chlamydia trachomatis*).

37 Doenças do Sistema Nervoso

Acidentes Vasculocerebrais

A AVC, também chamado "*ictus* apoplético", consiste na ocorrência brusca e dramática de um déficit neurológico focal ligado à interrupção ou diminuição do suprimento sanguíneo de uma zona do cérebro. Os principais tipos de AVC compreendem:

1) infarto por trombose

2) infarto por embolia

3) hemorragia intracerebral

4) hemorragia subaracnóidea

5) crises de isquemia cerebral (angiopasmo)

A trombose é a causa mais freqüente de AVC, abrangendo cerca de 60% dos casos; a embolia corresponde a 10% e a hemorragia a 30%.

A trombose é formada geralmente por uma placa de ateroma, mas quando se trata de pessoa jovem cabe cogitar também da possibilidade de uma colagenose ou de sífilis. Os vasos mais acometidos por ateroma são carótida interna, artérias cerebrais anterior, média e posterior, artéria cerebelar ínfero-posterior e artéria basilar. Os pontos mais freqüentes de localização da trombose são: a) bifurcação principal da artéria cerebral média, b) carótida interna no pescoço, pouco depois de sua origem, c) ponto de união das artérias vertebrais para formar a basilar e d) artéria cerebral anterior, perto de sua origem.

A embolia tem como causas principais a fibrilação auricular, infarto do miocárdio, endocardite bacteriana aguda ou subaguda e placas da ateroma nas carótidas e outras artérias extracranianas. Dada a disposição dos vasos, o êmbolo é mais susceptível de se alojar num dos ramos da artéria cerebral média esquerda.

A hemorragia intracerebral está quase invariavelmente ligada à hipertensão arterial. Dá origem a uma massa perfeitamente circular que se vai expandindo enquanto a hemorragia persiste. Nunca se abre diretamente no espaço subaracnóideo; quando o sangue atinge o LCR, o faz através do sistema ventricular. Na maioria das vezes a hemorragia se dá nos finos ramos lentículo-estriados da artéria cerebral média de um dos lados; o sangue extravasado irrompe através da cápsula interna, o que determina o aparecimento de hemiplegia.

A hemorragia subaracnóidea é causada principalmente por aneurisma sacular, angioma e hipertensão arterial. Quase todos os aneurismas situam-se no polígono de Willis ou em seus ramos imediatos. A menos que o aneurisma se rompa no interior do tecido cerebral, não surgem sinais focais.

As crises de isquemia cerebral transitória são de curta duração (menos de 30 minutos). Sua patologia era atribuída antigamente a espasmos vasculares. Admite-se atualmente que se devam a microêmbolos que se desprendem de placas de ateroma ou que se formam pelo mecanismo de agregação plaquetária.

Nos casos de trombose ou embolia, a área irrigada pelo vaso ocluído sofre um processo de necrose isquêmica. Os tecidos que circundam o infarto mostram-se inicialmente edematosose é a reabsorção desse edema que explica grande parte da melhora clínica que ocorre durante os primeiros dias após o acidente. Na hemorragia cerebral, quando o paciente sobrevive, o derrame sanguíneo pode tornar-se encapsulado, o que dá origem a um cisto hemorrágico, ou pode sofrer reabsorção completa; neste último caso, o déficit motor residual poderá ser mínimo.

Hematócrito. É um exame de fácil e rápida execução, que deve ser sempre solicitado, já que traz algumas informações de grande utilidade clínica. Sua redução indica anemia, que pode atuar com o fator desencadeante ou agravante de AVC isquêmico, especialmente em pessoas idosas. Sua elevação pode indicar desidratação ou poliglobulia, dois fatores capazes de agravar ou mesmo causar o AVC isquêmico.

Glicemia. É exame fundamental no diagnóstico e prognóstico de pacientes com AVC. A verificação da existência de hiperglicemia sugere, pelo menos, quatro condições patológicas: a) diabetes mellitus. b) lesão hipotalâmica, c) uso crônico de certos fármacos (corticóides, diuréticos, indometacina, hidantoínas) e d) situação de sobrecarga ou tensão (stress emocional ou físico), na qual se inclui o próprio AVC. A hipoglicemia pode não só dar origem a manifestações neurológicas capazes de simular AVC como também cria uma situação de vulnerabilidade maior para o SNC, o que torna necessária sua correção imediata.

Eletrólitos. Sua dosagem é essencial para o acompanhamento da terapia ele reposição hidrossalina, item da maior importância no atendimento de um paciente com AVC.

Coagulação Sanguínea. Seu estudo é importante para identificar uma das várias síndromes hemorrágicas potencialmente causadoras de AVC (p. ex., púrpura trombocitopênica, CID).

Gasometria Arterial. Deve ser solicitada nos pacientes comatosos exibindo irregularidade respiratória e sinais clínicos de hipóxia ou hipercapnia. Havendo edema cerebral, serve com indicador para instituição de ventilação controlada destinada a reduzir o grau de edema, o que se consegue com hiperventilação.

ECG. Sua realização, de grande valor prático, pode informar sobre a presença de distúrbios embolígenos (p. ex., fibrilação auricular. infarto agudo com trombo mural), bem como de bloqueios, ritmos ectópicos e taquiarritmias, condições patológicas que podem ser encontradas nos AVCs.

Exame do LCR. Este recurso semiótico passou a segundo plano após o advento da TC, mas tem ainda seu lugar nos casos em que não se dispõe desse exame. O principal objetivo do estudo do LCR reside na distinção entre os AVCs isquêmicos e os hemorrágicos. A colheita do líquor deve ser aproveitada sempre para a medida da pressão liquórica, por meio de raquimanômetro de Ayer. A velocidade de gotejamento do LCR através da agulha não constitui um índice confiável da situação pressórica intracraniana. É importante a distinção entre a verdadeira hemorragia e os acidentes de punção, devendo ainda ser lembrado que a punção está contra-indicada nos pacientes com sinais de hipertensão intracraniana causada por possível processo patológico de fossa posterior ou naqueles onde exista dúvida diagnóstica entre processo expansivo e AVC.

Nos infartos aterotrombóticos, o LCR estará sob pressão normal, a menos que exista um infarto maciço com grande amolecimento e edema. Há, em geral, hiperproteinorraquia de 50 a 100mg/dl e discreta pleocitose polimorfonuclear (3-8mm^3) nos primeiros dias.

Nos infartos embólicos, o padrão liquórico pode ser semelhante ao anterior, mas em cerca de 38% dos casos o infarto torna-se secundariamente hemorrágico. Em apenas uma minoria destes casos o LCR conterá hemácias, motivo pelo qual, quando se suspeitar desta etiologia, deve-se preferir a TC de crânio com principal recurso propedêutico. Isso é muito importante, já que a terapia anticoagulante estará contra-indicada. Não se contando com a TC está indicado repuncionar o paciente 48 depois.

Nas hemorragias subaracnóideas por rotura de aneurisma ou malformação arteriovenosa, o LCR vai mostrar-se maciçamente hemorrágico, xantocrômico (após centrifugação) e hipertenso. A proporção entre as hemácias e os leucócitos é em geral semelhante à do sangue periférico e existe hiperproteinorraquia.

Nos hematomas intracerebrais hipertensivos o interesse da punção lombar em termos de risco-benefício deve ser bem avaliado antes de sua execução, já que os hematomas supratentoriais de maior tamanho podem ocasionar, após uma punção intempestiva, uma herniação uncal, o que vai colocar em risco a vida do paciente. A punção só deve ser realizada diante da total impossibilidade de se contar com uma TC de crânio.

Nos hematomas muito grandes, a pressão liquórica pode estar aumentada. O LCR mostra-se quase sempre francamente hemorrágico. Nos casos em que está claro, uma nova punção alguns dias mais tarde revelará, pelo menos, uma discreta xantocromia.

TC do Crânio. Representa o procedimento mais importante na fase aguda do AVC, tanto pelo volume de esclarecimentos que proporciona como pela inocuidade, mesmo em pacientes em condições críticas. Na maioria dos casos faz distinção entre processo de natureza isquêmica e hemorrágica, permite o imediato diagnóstico topográfico e, nos casos típicos, o diagnóstico etionosológico, principalmente os infartos aterotrombóticos, infartos embólicos, hemorragias intracerebrais e hemorragias subaracnóideas.

US Carotidiana e Doppler. Devem ser solicitados em pacientes com indícios clínicos de acometimento carotidiano oclusivo. Tais exames são capazes de identificar com precisão de até 90% alterações estruturais e hemodinâmicas em pacientes com patologia carotidiana relevante.

EEG. Em pacientes na fase aguda de um AVC. O EEG é destituído de especificidade, sendo útil apenas nos casos em que não tenham ainda sido evidenciadas alterações anatômicas pela TC, ou em pacientes exibindo crises convulsivas associadas, ou, ainda, naqueles em que se suspeite de morte cerebral.

Angiografia Cerebral. A arteriografia cerebral clássica está indicada nos seguintes casos: a) nos AVCs isquêmicos, quando a terapia anticoagulante aguarda um diagnóstico de certeza no tocante à existência ou não de vaso-oclusão; b) nos AVCs hemorrágicos, para diagnóstico de localização dos aneurismas ou malformações arteriovenosas. A angiografia é capaz de demonstrar cerca de 85% dos aneurismas intracerebrais (carotidianos ou vertebrais). Malformações arteriovenosas maiores que 5mm de diâmetro são também facilmente diagnosticadas por este método.

A angiografia por subtração digital (ASD) utiliza um fluoroscópio conectado a um computador. A imagem contrastada é manipulada digitalmente antes de chegar à tela, possibilitando a utilização de quantidades muito menores de contraste do que as utilizadas na angiografia tradicional. O contraste é introduzido por via venosa ou arterial. A grande indicação da ASD venosa reside no estudo das lesões arterioescleróticas carotidianas, onde é capaz de demonstrar cerca de 92% dessas lesões. A ASD endoarterial dá uma resolução de imagem ainda melhor, sendo capaz de descobrir lesões que a ASD endovenosa não consegue revelar. A ASD endoarterial representa o melhor meio angiográfico para estudo de circulação vertebrobasilar, superando a arteriografia clássica. Em suma, a ASD VE está indicada na avaliação de lesões carotidianas ateromatosas; a ASD EA no estudo das lesões vertebrobasilares e nos casos em que a ASD EV não tiver sido conclusiva (em relação à circulação carotidiana); a angiografia clássica deve ser utilizada na avaliação de aneurismas intracranianos e malformações arteriovenosas pelo seu maior poder de resolução de imagem.

Traumatismos Cranioencefálicos

Fraturas do Crânio

Graças à sua estrutura espacial, exibe a caixa craniana notável elasticidade e resistência aos choques, o que explica a relativa segurança em que se encontra seu delicado e vital conteúdo. Tais propriedades se devem principalmente à forma aproximadamente ovóide do crânio, cujos ossos se engrenam ao invés de se soldarem, e à presença de uma camada de tecido esponjoso (díploe) entre as duas tábuas ósseas, interna e externa. Experiências demonstram que a abóbada craniana é capaz de suportar sem ocorrência de fratura deformações superiores a 12mm, servindo tal elasticidade com amortecedor aos choques.

Destituídas de valor, em si, as fraturas dos ossos do crânio adquirem importância pelas lesões que podem ocasionar em importantes estruturas nervosos e vasculares. Descrevem-se classicamente três tipos de fraturas:

1) isoladas da abóbada
2) irradiadas da abóbada à base
3) isoladas da base

Fraturas Isoladas da Abóbada. São de três variedades:

por estilhaçamento
por retificação de curvatura
por projétil de arma de fogo

A fratura por estilhaçamento ocorre quando o crânio está apoiado e o agente traumático atua sobre ele em ampla superfície.

A fratura por retificação de curvatura tem lugar quando o agente atinge uma superfície limitada do crânio. Nesse caso pode haver ruptura isolada da tábua interna ou ruptura de ambas as tábuas, com ou sem afundamento.

A fratura por projétil de arma de fogo pode ser tangencial ou então perfurante. A tangencial acompanha-se ou não de lesão meningocortical. As perfurações podem ser transfixantes (em sedenho) ou não transfixantes.

Fraturas Irradiadas da Abóbada **à** Base. As fraturas da base do crânio, em sua grande maioria (talvez 80%), são consequência de uma irradiação da abóbada.

Fraturas Isoladas da Base. São muito raras, podendo resultar dos seguintes mecanismos: a) numa queda sobre os pés ou as nádegas a coluna cervical se projeta contra a base do crânio, formando uma fratura anular; b) tiro na boca; c) penetração de instrumento ou projétil na órbita; d) traumatismo mandibular com penetração do côndilo.

LESÕES ENCEFÁLICAS

Ocorrem em três níveis de gravidade: concussão, contusão e laceração, cabendo citar também a compressão, que pode estar ligada a afundamento ósseo, hematoma extradural ou hematoma subdural.

Concussão. É um estado transitório de inconsciência consecutivo a um trauma craniano, no qual não há lesão grosseira do cérebro. Pode durar alguns segundos ou algumas horas. Após recuperar a consciência pode o paciente sentir-se atordoado e confuso durante algumas horas, sendo comum a ocorrência de amnésia traumática, que abrange tanto acontecimentos imediatamente anteriores ao trauma (amnésia retrógrada) como posteriores (amnésia pós-traumática). A perda da consciência decorre de um abalo da formação reticular ativadora no tronco cerebral.

Contusão e Laceração. Representam formas mais graves de comprometimento cerebral, com alterações estruturais macroscópicas do tecido nervoso. Caracterizam-se por perda prolongada da consciência, havendo perigo de hemorragia intracerebral. Esta, ou mesmo um simples edema cerebral, podem causar uma síndrome de hipertensão intracraniana, que se denuncia pelo agravamento do estado de inconsciência e aparecimento de bradicardia, bradipnéia, hipertensão arterial e vômito.

Hematoma Extradural. Resulta de uma hemorragia que se coleta entre a dura-máter e a tábua óssea interna. Na grande maioria dos casos situa-se na região temporoparietal, sendo consecutiva à ruptura da artéria meningéia média. A sequência de eventos é amiúde característica, pois há um intervalo lúcido de duração variável (minutos ou horas) entre o traumatismo e o aparecimento ou a volta da inconsciência, o que corresponde ao tempo necessário ao acúmulo do hematoma e desenvolvimento da hipertensão intracraniana. Quando o traumatismo é grave pode faltar o intervalo lúcido ou ser de difícil averiguação.

Hematoma Subdural. Neste caso o sangue se acumula entre a dura-máter e a aracnóide, ou seja, no espaço subdural, sendo resultante da ruptura de veias subcorticais afluentes do seio longitudinal superior. Há a forma aguda e a crônica. A primeira é em geral maciça, exibindo elevado índice de mortalidade.

A forma crônica representa uma sequela de trauma craniano em crianças e pessoas debilitadas ou idosas. Em lactentes e crianças pequenas é bilateral na maioria dos casos. Os que surgem durante o primeiro ano de vida devem-se provavelmente, em sua maioria, a tocotraumatismo não diagnosticado. Nas crianças maiores consegue-se apurar antecedente de trauma craniano em cerca da metade dos casos. A organização periférica do hematoma tende a encapsular a lesão em um tecido fibroso de granulação – a neomembrana. Á medida que as células sanguíneas se degeneram, aumenta a tensão osmótica no interior do hematoma; quando essa tensão ultrapassa a do líquor, que lhe fica contíguo, este é atraído para o interior do hematoma, que passa a expandir-se, provocando, então, os fenômenos compressivos.

Radiografia de Crânio. É um exame que deve ser feito rotineiramente em todos os casos de TCE, nas incidências AP, perfil, Towne (para avaliar a região occipital), Stenvers (para avaliar a mastóide). O exame permite evidenciar fraturas, afundamentos, desvios da linha média da calcificação da pineal, pneumoencéfalo (presença de ar).

Radiografia a Coluna Cervical. Deve ser feita sempre nas incidências AP e perfil. Em casos de dúvida, fazer incidência oblíquas e estudo dinâmico, em flexão e extensão.

Angiografia Cerebral. Graças à presença de áreas avasculares ou desvios vasculares avalia-se a circulação cerebral e põem-se em evidência eventuais processos expansivos (hematomas). A introdução do contraste pode ser feita por cateterismo, geralmente femoral, ou por punção percutânea no pescoço.

TC Cerebral. E um exame fundamental na avaliação do TCE pois permite a clara visualização de hematomas, de contusões, sua extensão e localização, desvios associados.

Exame do LCR. Este recurso não deve ser utilizado rotineiramente no TCE. Afastada a presença de lesões expansivas e herniações, pode ser praticado para confirmar diagnóstico de hemorragia meníngea traumática e na avaliação de pacientes suspeitos de infecção.

EEG. O eletroencefalograma é de difícil execução na fase aguda do TCE pelas condições do couro cabeludo e agitação do paciente. Pode entretanto, mostrar o local de maior sofrimento cerebral (lenteamento do traçado), levantar suspeita de hematoma (diminuição de amplitude) ou mostrar atividade irritativa.

Encefalocintilografia. Permite o estudo da dinâmica liquórica, bem como a melhor caracterização de fístulas liquóricas.

Pneumoencefalografia. Era muito utilizada no estudo das atrofias cerebrais pós-traumáticas, mas foi substituída com vantagem pela TC.

Meningites

O termo meningite expressa inflamação das meninges, especialmente a que atinge a aracnóide e a pia-máter (leptomeningite). A infecção da dura-máter se denomina paquimeningite e não será incluída em nosso estudo. Coriomeningite significa meningite cerebral com infiltração linfocitária dos plexos coróides.

Podem as leptomeningites ser classificadas em três grandes grupos:

Meningites purulentas.

Meningites granulomatosas (tuberculosa etc.).

Meningites por vírus.

Ao lado desses tipos de meningite deve ser citado o meningismo e também a síndrome impropriamente denominada de meningite asséptica.

As meningites purulentas podem ser causadas por inúmeros germens piogênicos, situando-se, em primeiro lugar, o Neisseria meningitides (meningococo) e, em seguida, o Diplococcus pneumoniae (pneumococo), Haemophilus influenzae, estreptococo e estafilococo. Em numerosos casos não se consegue identificar o gérmen causal.

A identificação de pneumococos, estreptococos ou estafilococos no LCR indica invasão da meninge a partir de um foco nas redondezas (ouvido médio, seios da face, fratura da base do crânio) ou de um foco a distância, por bacteriemia. A descoberta desse foco é uma etapa importante do diagnóstico. Germens Gram-negativos podem ser encontrados em casos de cirurgia, trauma ou septicemia.

Durante o período neonatal predominam os bacilos gram-negativos, especialmente a Escherichia coli, mas podendo ser encontrados também o Paracolon, Pseudomonas, Klebsiella, Proteus e Salmonella.

As meningites granulomatosas incluem as meningites tuberculosa e sifilítica (esta última muito rara), bem com as causadas por leptospira, histoplasma e outros fungos.

A meningite virótica é incluída no quadro da meningite asséptica, visto a seguir.

A chamada meningite asséptica consiste num quadro clínico de irritação meníngea provocada por grande variedade de vírus e às vezes por outros tipos de agentes patogênicos, como bactérias (em fases precoces ou mascaradas por terapêuticas antibiótica insuficiente), fungos, protozoários, alergia etc.

Dá-se o nome de meningismo à rigidez de nuca que acompanha às vezes o início de qualquer tipo de infecção aguda na infância, especialmente pneumonia, amigdalite, otite média, pielonefrite e febre tifóide sem que haja, entretanto, infecção das meninges.

Meningite Purulenta Aguda

Punção Lombar (ver Capítulo 11). Tão cedo a meningite bacteriana aguda seja suspeitada deve-se recorrer à punção lombar para bacterioscopia, cultura, citologia e dosagem de proteína e glicose. Se houver papiledema ou sinais neurológicos focais cabe antes da punção comprovar a inexistência de lesão expansiva intracraniana, por meio da tomografia computadorizada ou ressonância magnética, a fim de evitar a precipitação de herniação transtentorial ou cerebelar.

Tabela 37.1
Achados Típicos no LCR em Várias Infecções do SNC

Tipos de infecção	*Células por μl*	*Tipos de célula*	*Proteína mg/dl*	*Glicose mg/dl*
Meningite bact. ag.	500-5.000	Gran.	>100	<40
Meningite tuberculosa	100-700	Linl.	>100	<40
Menmglte asséptica	100-700	Lmf.	<100	>40
Reação de vizinhança	Variável	Variável	Variável	>40

A glicose no LCR é normalmente 20-30mg/dl mais baixa do que no sangue. Na meningite tuberculosa e outras meningites subagudas os granulócitos podem predominar inicialmente. A reação de vizinhança pode ocorrer na mastoidite, sinusite, abscesso cerebral, tumor cerebral e abscesso epidural. No meningismo o LCR é inteiramente normal.

As características do LCR variam conforme a intensidade do processo e com a duração da moléstia. Num quadro já completamente desenvolvido observa-se o seguinte:

a) Pressão: geralmente elevada com pequena diferença entre o início e o fim da punção:

b) Aspecto: desde opalescente até turvo ou mesmo francamente purulento; observa-se formação de sedimento e às vezes coágulos purulento ou sanguíneo; sob tratamento antibiótico pode mostrar-se claro;

c) Celularidade: pleocitose intensíssima (centenas ou milhares de células por μl), predominando os granulócitos neutrófilos; nas formas subagudas, ou sob tratamento, podem predominar os linfócitos;

d) Alterações químicas: proteínas totais muito aumentadas (em geral, 2 a 8g/dl); reações globulínicas fortemente positivas; cloreto diminuído; glicose diminuída ou mesmo ausente; curva coloidal com desvio para direita;

e) Exame bacteriológico: a bacterioscopia do material centrifugado ou a cultura podem revelar o agente causal; tendo em vista que a bacterioscopia é um exame falho, não se deve jamais prescindir da cultura (bactérias aeróbias, anaeróbias, BK e fungos) que, inclusive, permite a execução do antibiograma; estudos bacteriológicos negativos numa meningite purulenta advogam a favor de meningococo, pois este gérmen é o mais difícil de ser visto e cultivado; a bacterioscopia direta pode ser negativa também em casos muito precoces ou que recebem tratamento com antibiótico inadequado ou em dose insuficiente.

Outros Exames. Existem outros exames que são às vezes de grande utilidade no esclarecimento etiológico, entre eles: a hemocultura, muitas vezes positivas nos casos em que o foco de origem se situa à distância e o acometimento meníngeo se dá por via hematogênica; a cultura de material de qualquer foco infeccioso existente (garganta, ouvido, pele etc.); mesmo quando o foco primário não seja evidente, deve-se pesquisar os mais prováveis e praticar estudo radiológico do tórax e seio da face bem como exame otorrinolaringológico.

Contra-imunoeletroforese. É uma reação antígeno-anticorpo tornada mais rápida e sensível por intermédio da eletroforese. Mostra-se útil para uma rápida identificação bacteriana, principalmente nos casos em que a bacterioscopia e a cultura são negativas (p. ex., meningites parcialmente tratadas). Ver Capítulo 8.

Meningite Tuberculosa

Punção Lombar. No quadro completamente instalado o exame do LCR revela as seguintes anormalidades:

Pressão: muito aumentada;

Aspecto: claro, podendo haver formação de retículo fibrinoso; às vezes líquido xantocrômico;

c) Celularidade: franca pleocitose (200-400/µl) constituída principalmente de linfócitos (inicialmente podem predominar os granulócitos);

d) Alterações químicas: proteínas totais muito aumentadas; cloreto diminuído; glicose diminuída (proporcionalmente à gravidade do quadro); curva coloidal central ou à direita;

e) Exame bacteriológico: a bacterioscopia do material centrifugado pode revelar o bacilo de Koch; se negativa, a cultura e inoculação em cobaia são indispensáveis para o diagnóstico de certeza, se bem que seus resultados, muito tardios, não sirvam para orientação terapêutica.

Reação Tuberculínica. Sua positividade até os três anos de idade tem grande valor para o diagnóstico de meningite tuberculosa; quanto mais velha a criança, menor o valor da reação positiva, a menos que intensa; pode-se encontrar reação negativa na tuberculose miliar.

RX de tórax Evidencia com freqüência o foco primário.

Meningite Asséptica (Meningite Virótica)

Punção Lombar. O exame do LCR mostra ligeira elevação das proteínas (abaixo de 100µl) ou mesmo teor normal; pressão aumentada, às vezes apenas ligeiramente; aspecto incolor, cristalino, podendo haver formação de rede fibrinosa muito tênue; celularidade ligeiramente aumentada, às custas de monócitos e linfócitos; cloreto normal; glicose acima de 40mg/dl. Bacteriologia negativa.

Hemograma. Pode haver leucocitose.

Encefalite e Encefalomielite

Dá-se o nome de encefalite à inflamação do parênquima nervoso quando limitada ao encéfalo; na encefalomielite o processo se estende à medula e na meningoencefalite há participação meníngea acentuada. Tais processos se devem à invasão virótica direta ou a hipersensibilidade despertada por um vírus ou outra proteína estranha.

Para diagnóstico laboratorial, ver Meningite Asséptica.

Síndrome De Guillain-Barré
(Neuronite Infecciosa)

Doença de ocorrência rara e de etiologia obscura, cujas alterações anatomopatológicas situam-se nos nervos periféricos e suas raízes, consistindo principalmente de degeneração da mielina e dos cilindros-eixos. Exibe evolução crônica, geralmente com bom prognóstico.

Não se sabe se os sintomas dependem diretamente de agentes toxinfecciosos, como o nome de neuronite infecciosa sugere, ou se aparecem como consequência de uma desordem auto-imune ou neuroalérgica. Conquanto a mononucleose infecciosa, hepatite a vírus, doenças exantemáticas, infecções por micoplasmas e vacinações diversas possam estar ligadas à ocorrência da síndrome, a grande maioria dos casos permanece de etiologia desconhecida.

Exame do LCR. Acentuado aumento de proteínas (200-800mg/dl) com discreto ou nenhum aumento de células (dissociação albumino-citológica); glicose e cloreto normais.

Miastenia Grave

Debilidade e fatigabilidade musculares que atinge predominantemente os músculos de inervação craniana (ptose palpebral, estrabismo, imobilidade facial, disfagia, dificuldade respiratória). A doença é causada pelo comprometimento auto-imune do receptor de acetilcolina da junção neuromuscular pós-sináptica, do que resulta perda ou disfunção desses receptores, com prejuízo da transmissão neuromuscular.

Testes Eletrofisológicos. Reforçam o diagnóstico clínico.

Teste da Neostigmina. A injeção IM de neostigmina, na dose de 0,25 a 0,50mg nas crianças e 1,5mg nos adultos, determina evidente atenuação dos sintomas e aumento da força muscular.

A neostigmina pode ser substituída pelo edrofônio, que possui atividade extremamente curta (menos de 5 minutos). Carrega-se a seringa com 10mg do medicamento (no adulto) e injeta-se 2mg por via venosa; se não ocorrer nenhuma reação dentro de 30 segundos, injeta-se o restante. Na miastenia grave nota-se uma pronta e fugaz melhoria da função muscular. Em casos de crise colinérgica observa-se, ao contrário, agravamento dos sintomas. Como pode ocorrer depressão cardiorrespiratória grave, deve-se ter à mão aparelhagem para respiração assistida e empola de atropina (antídoto).

38 Doenças Endócrinas

FUNCIONAMENTO INTEGRADO HIPOTÁLAMO-HIPOFISÁRIO

Sabe-se, da fisiologia, que o funcionamento do hipotálamo e da hipófise desenvolve-se em regímen de íntimo entrosamento. As influências recíprocas exercidas por seus respectivos hormônios configuram um sistema funcional integrado e harmônico, cuja atividade garante que a extensa constelação endócrina corporal possa responder a cada instante, de maneira pronta e adequada, a todas as flutuações das necessidades funcionais do organismo e manter, assim, o quadro hormonal dentro do equilíbrio dinâmico que caracteriza o estado de higidez.

Anatomicamente a hipófise é constituída de duas partes inteiramente independentes entre si, que são a hipófise posterior ou neuro-hipófise, conectada ao hipotálamo por meio de um pedículo, e a adeno-hipófise, que se situa adiante da neuro-hipófise. Não existe qualquer relação funcional entre estes dois componentes anatômicos hipofisários.

Hormônios Pré-hipofisários. A hipófise anterior secreta diversos hormônios peptídicos, seis dos quais se destacam pelas importantes atividades exercidas na regulação de glândulas endócrinas periféricas (tiróide, supra-renal, gônadas) e também do crescimento somático e da lactação. São eles:

1. Hormônio tiróide-estimulante ou tirotropina (TSH).
2. Prolactina (PRL).
3. Hormônio luteinizante (LH).
4. Hormônio folículo-estimulante (FSH).
5. Hormônio adrenocorticotrópico ou corticotropina (ACTH).
6. Hormônio do crescimento (GH).

As próprias denominações dos diversos hormônios elucidam a função de cada um. O TSH, o LH, o FSH e o ACTH atuam sobre as glândulas-alvo, ao passo que o PRL regula a lactação e o GH estimula o crescimento somático e regula o metabolismo. A curto prazo o GH exerce atividade semelhante à da insulina, mas após algumas horas esses efeitos desaparecem e surge uma ação anti-insulina, que persiste enquanto durar a elevação do GH plasmático.

Hormônios Hipotalâmicos Liberadores e Inibidores. O hipotálamo, sob a influência de praticamente todas as áreas do SNC, secreta uma série de neuro-hormônios liberadores e inibidores que são lançados no sangue do sistema portal hipotálamo-hipofisário e transportados à adeno-hipófise onde regulam a secreção dos vários hormônios pré-hipofisários já mencionados. São os seguintes os seis neuro-hormônios mais importantes no controle da secreção pré-hipofisária:

1. Hormônio liberador da tirotropina (TRH).
2. Hormônio liberador das gonadotropinas (GnRH).
3. Dopamina.
4. Hormônio liberador da corticotropina (CRH).
5. Hormônio liberador do hormônio do crescimento (GRH).
6. Somatostatina.

Observa-se que quatro dos neuro-hormônios enumerados são liberadores (suas denominações enunciam a função de cada um). Os dois restantes são inibidores. A dopamina inibe a PRL (prolatina) e em certas circunstâncias também o LH, FSH e TSH. A somatostatina exerce controle negativo sobre a síntese e secreção tanto do GH (hormônio do crescimento) como do TSH (tirotropina).

Oxitocina e Vasopressina. Além dos mencionados hormônios liberadores e inibidores, o hipotálamo produz também estes dois hormônios, que são transportadores até a pós-hipófise onde são armazenados. Quando lançados na circulação atuam diretamente em suas células-alvo, situadas na glândula mamária e útero quanto à oxitocina e no rim e nas artérias quanto à vasopressina. A oxitocina provoca a ejeção do leite e contração da musculatura lisa; a vasopressina, reabsorção de água nos túbulos renais e contração da musculatura lisa. Por se acumularem na hipófise posterior estes dois hormônios são considerados habitualmente como pós-hipofisários.

Outras Informações sobre Hormônios Hipofisários de Interesse Clínico. Os hormônios LH e FSH (gonadotropinas) exercem importantes ações sobre as gônadas, em ambos os sexos. Estão na dependência desses hormônios, na mulher, o crescimento, maturação e expulsão do óvulo, bem como a produção das secreções internas do ovário (estrógenos naturais e progesterona). No homem estimulam a espermatogênese e a produção dos hormônios androgênicos.

O hormônio folículo-estimulante (FSH) estimula, na mulher, o crescimento e maturação dos folículos ovarianos e prepara-os para a ovulação; isoladamente este hormônio não provoca secreção de estrógenos pelo ovário, mas o faz em presença de hormônio luteinizante. No homem o FSH atua sobre as células de Sertoli e é essencial à espermatogênese.

O hormônio luteinizante (LH), ao lado do FSH, estimula na mulher o crescimento e maturação dos folículos, bem com provoca ovulação nos folículos maduros e secreção de estrógenos pelas células tecais e da granulosa. Também participa da formação do corpo amarelo e intervém na produção de estrógenos e progesterona por essa estrutura. No homem o hormônio luteinizante estimula o desenvolvimento e funcionamento das células intersticiais de Leydig e, conseqüentemente, a produção de hormônios androgênicos testiculares. Por esse motivo, sua administração se acompanha de efeitos semelhantes aos produzirias pela testosterona (exceto no testículo).

Tanto o LH como o FSH são estimulados pelo GnRH (hormônio liberador das gonadotropinas), seja fisiologicamente, seja quando injetado exogenamente de maneira intermitente. Quando o'GnRH é administrado em infusão contínua a liberação do LH e FSH é inicialmente estimulada, mas logo inibida pela regulação negativa exercida pelo GnRH sobre seus receptores hipofisários. (Ver Gonadorrelina, adiante.)

A corticotropina (ACTH) possui a capacidade de estimular a cortiça supra-renal, sendo lançados na circulação, sob sua influência, diversos hormônios corticais, especialmente os esteróides tipo 17-hidroxicorticosterona (glicocorticóides), inclusive cortisona e hidrocortisona (cortisol). Usa-se na clínica um sucedâneo sintético, o tetracosactídio (Cortrosina).

A tirotropina (TSH) estimula a tiróide, regulando a síntese e liberação de T_3 (triiodotironina) e T_4 (tiroxina). Emprega-se na clínica um extrato de pré-hipófise de suíno, cuja utilidade semiótica consiste em diferenciar o hipotiroidismo primário do secundário.

A gonadorrelina é uma decapeptídio sintético dotado de atividade semelhante à do hormônio hipotalâmico liberador das gonadotropinas (GnRH), estando indicado como recurso diagnóstico em doenças ligadas ao comprometimento do eixo hipotálamo-hipófiso-gonadal (nome comercial: Relisorm).

Pan-Hipopituitarismo

A falência global da hipófise causa seus efeitos maléficos através da insuficiência das glândulas endócrinas periféricas (tiróide, supra-renal, glândulas sexuais etc.), que deixam de ser estimuladas pelos hormônios trópicos respectivos. Pode revestir-se do aspecto da caquexia de Simmonds, doença muito rara, em que há comprometimento grave de todos os setores hormonais da adeno-hipófise, ou, ao contrário, pode evoluir de forma protraída, sem que se afete de maneira pronunciada o estado geral, como acontece na síndrome de Sheeham, conseqüente à necrose pós-parto da glândula pituitária.

Como seus fatores causais citam-se processos tumorais (p. ex., adenoma cromófobo, craniofaringioma, adenoma eosinófilo em fase de exaustão glandular, tumores benignos e malignos do tecido encefálico) e processos não tumorais (p. ex., necrose pós-parto, infecções específicas, sarcoidose, micoses etc.), bem como formas graves de desnutrição e de anemia, que podem levar a um tipo funcional de hipopituitarismo.

Quando a doença é de instalação gradual e progressiva o primeiro hormônio afetado é o do crescimento, ocasionando, no adulto, hipoglicemia; posteriormente são afetadas as gonadotropinas, o ACTH e o TSH. Apenas 25% dos pacientes morrem em caquexia. A falta de emagrecimento se explica pela ausência de ação glicolítica do hormônio do crescimento, calorigênica dos hormônios tiróideos e também pela hipocinesia. O metabolismo basal encontra-se geralmente normal ou um pouco diminuído. Observa-se freqüentemente anemia normo- ou hipocrômica causada pela depressão metabólica e pela baixa dos hormônios sexuais e tiróideos. A alteração metabólica mais freqüente – a hipoglicemia – ocorre pela baixa do hormônio do crescimento, dos hormônios tiróideos e dos glicocorticóides. No metabolismo protéico observa-se diminuição da síntese, com balanço nitrogenado negativo e hipoalbuminemia, o que se deve principalmente à carência do hormônio do crescimento. O fósforo encontra-se geralmente elevado em função da desmineralização óssea devida à baixa dos hormônios sexuais e do crescimento.

Quando se suspeita de pan-hipopituitarismo as pesquisas iniciais devem orientar-se no sentido das deficiências de TSH (tirotropina) e ACTH (corticotropina), pois ambas são potencialmente fatais.

Estudo Radiológico. Radiografia da sela túrcica são essenciais para comprovar ou excluir a presença de tumor. Suas paredes podem mostrar-se desmineralizadas, irregulares ou abauladas. Havendo suspeita de tumor está indicada a tomografia computadorizada.

Campo Visual. Seu estudo é importante para o diagnóstico de tumor.

Função Tiroidiana. Os resultados subnormais das provas de função tiroidiana (Capítulo 18) evidenciam o estado de hipotiroidismo. A dosagem do TSH sérico (hormônio estimulante da tiróide) distingue o hipotiroidismo primário (TSH aumentado) do hipopituitarismo (TSH diminuído).

Função Córtico-supra-renal. Os resultados subnormais das provas funcionais da córtex supra-renal (Capítulo 19) evidenciam o estado de insuficiência dessa glândula. A prova de estímulo com tetracosactídio (Capítulo 19) distingue a insuficiência supra-renal primário do hipopituitarismo.

Em raros casos, o paciente com hipopituitarismo secreta suficiente corticotrofina para manter os níveis urinários de 17-OHS dentro dos limites da normalidade, mas é incapaz de aumentar a secreção desse hormônio e de cortisol em resposta a vários estímulos (reserva limitada de corticotrofina). Isso pode ser demonstrado pela prova da metopirona (Capítulo 19).

Hiperpituitarismo
(Gigantismo e Acromegalia)

Os tipos mais importantes de gigantismo são o constitucional, o hipofisário e o eunucóide, este último incluindo a síndrome de Klinefelter, devida a uma aberração cromossômica (47 cromossomas e uma constituição cromossômica sexual XXY). O gigantismo hipofisário é uma anomalia extremamente rara, pois o adenoma eosinofílico, responsável pela hipersecreção do hormônio do crescimento, raramente ocorre durante a infância, e quando surge mais tardiamente, após o fechamento das epífises, não provoca gigantismo mais sim acromegalia. O tumor hipofisário determina o aparecimento de sinais de hipertensão intracraniana, podendo o estudo radiológico do crânio evidenciar aumento da sela túrcica.

O gigantismo hipofisário deve ser diferençado do crescimento excessivo de natureza constitucional (gigantismo constitucional), no qual o paciente apresenta-se bem proporcionado, não existindo qualquer sinal neurológico ligado à hipertensão intracraniana, nem deformidade da sela túrcica.

No hipogonadismo, embora o surto de crescimento que se observa normalmente durante a puberdade deixe de ocorrer, a estatura final pode atingir a um nível mais elevado do que o normal, isto pelo fato do crescimento persistir por mais tempo (pág. 563).

A hipersecreção do hormônio do crescimento ocasiona acentuadas desordens no metabolismo hidrocarbonado. A hiperglicemia que ocorre na grande maioria dos casos (podendo chegar a um diabetes meta-hipofisário) decorre do aumento da gliconeogênese, da resistência periférica à ação da insulina e da menor utilização da glicose por bloqueio de sua fosforilação.

Estudo Radiológico. As radiografias do crânio evidenciam geralmente aumento da sela túrcica e destruição das apófises clinióides, mas o aspecto normal da sela túrcica não afasta o diagnóstico. Observa-se, além disso, espessamento dos ossos do crânio e dos ossos longos, sendo muito característico o crescimento exagerado dos corpos vertebrais, bem como a formação de esporões. E freqüente a cifose dorsal.

Campo Visual. Seu estudo demonstra hemianopsia bitemporal.

Metabolismo Hidrocarbonado. Pode haver hiperglicemia e glicosúria; a prova da tolerância à insulina mostra resistência à administração desse hormônio.

Fosfato Sérico. A elevação do fosfato inorgânico sérico tem sido utilizada como índice de atividade da acromegalia; entretanto, sabe-se atualmente que esse dado apenas reflete de maneira imprecisa os níveis do hormônio de crescimento.

Dosagem do Hormônio do Crescimento. É feita pelo radioimunoensaio, representando o recurso mais direto e preciso para avaliar a hipersecreção desse hormônio. Deve-se colher o sangue em condições basais antes da primeira refeição. Normalmente os níveis basais de GH são inferiores a 5ng/ml, podendo ocorrer elevações transitórias em indivíduos normais, que devem ser distinguidas da hipersecreção patológica. A secreção em pessoas normais é reprimida a menos de 5ng/ml, 90 minutos após a administração de 75g de glicose por via oral. Níveis entre 5 e 10ng/ml têm valor duvidoso, mas os superiores a 10ng garantem o diagnóstico de excesso de GH. A maior parte dos doentes exibe cifras bem mais elevadas.

Dosagem da Somatomedina C (IGF-1). Deve ser feita em todos os pacientes com suspeita de acromegalia. Seu valor mostra-se muito aumentado nessa doença (3 a 10 vezes o normal, que no adulto oscila entre 92 e 320ng/ml).

Diabetes *Insipidus*

É um distúrbio crônico ou temporário, raramente familiar, que se caracteriza pela produção de volume excessivo de urina extremamente diluída (acompanhada de sede intensa), devido à secreção deficiente ou nula de vasopressina (hormônio antidiurético, ADH). Este é o diabetes insipidus central ou vasopressina-sensível, ligado a um distúrbio hipotálamo-hipofisário, que é diferente do diabetes insipidus nefrogênico, no qual o rim é insensível à atuação do ADH. A discriminação entre os dois tipos é feita pela prova que se segue.

Prova da privação da água. Esta prova baseia-se no fato de que, em indivíduos normais, o aumento da osmolaridade plasmática provoca um decréscimo da excreção de urina com elevação de sua osmolaridade. A prova tem início pela manhã com a pesagem do doente e colheita de sangue e urina para determinação de eletrólitos e osmolaridade no plasma e determinação de osmolaridade urinária. A urina é coletada de hora em hora, determinando-se sua osmolaridade. O paciente permanece sem ingerir líquidos até 1) ocorrência de hipotensão ortostática e taquicardia postural, 2) perda de 5% ou mais do peso inicial ou 3) que a concentração urinária não suba mais do que 0,001 de densidade ou 30mOsm/l nas amostras sequenciais. Nesse momento a osmolaridade e os eletrólitos plasmáticos são novamente determinados e 5 unidades de vasopressina aquosa são injetadas por via C. Ao cabo de 60 minutos a partir da injeção a urina é coletada pela última vez para determinação da osmolaridade. A resposta normal caracteriza-se pelo fato de que a osmolaridade urinária máxima após a desidratação (amiúde 700mOsm/l) excede a osmolaridade do plasma e não aumenta mais do que 5% após a injeção da vasopressina. Pacientes com DI central são geralmente incapazes de fazer a osmolaridade da urina ultrapassar a do plasma, mas aumentam a osmolaridade de sua urina em mais de 50% após a injeção de vasopressina. Pacientes com DI nefrogênico são incapazes de fazer a osmolaridade da urina ultrapassar a do plasma e não mostram nenhuma resposta à injeção de vasopressina.

Hormônios Tiróideos e Mecanismos de Ajuste de sua Síntese e Secreção

Para esse assunto remetemos o leitor ao Capítulo 18 (Estudo Funcional da Tiróide) e ao item Funcionamento Integrado Hipotálamo-hipofisário no início deste Capítulo.

Bócio Simples

Mais comum na puberdade, gravidez ou menopausa, deve-se a uma produção diminuída de hormônio tiroidiano que é total ou parcialmente equilibrada pelo aumento compensatório do TSH. Não há sinais clínicos de hipotiroidismo. Os casos ligados a ingestão deficiente de iodo (muito comum outrora) são denominados de bócio endêmico ou coloide. Dentre outras causas citam-se defeitos enzimáticos, que perturbam a síntese hormonal, e a ingestão de medicamentos (p. ex., sulfoniluréias, lítio) ou alimentos (p. ex., nabos) bocígenos, isto é, capazes de bloquear a produção dos hormônios. Mais tarde podem surgir múltiplos nódulos os cistos.

Função Tiroidiana. Os resultados das provas encontram-se geralmente no limite inferior da normalidade. Havendo déficit funcional configura-se o cretinismo endêmico (falta de iodo) ou o cretinismo bocígeno familiar (defeito enzimático).

Colesterol Sérico. Normal.

Captação do Radioiodo. Normal ou elevada.

Ultra-sonografia. Há aumento de todo o tecido tiroidiano sem grandes alterações de textura. Podem ser percebidas, em alguns casos, múltiplas e diminutas estruturas císticas disseminadas. Basicamente, porém, a textura mostra-se preservada.

Mapeamento Cintilográfico. Os nódulos, quando existentes, revelam-se frios, isto é, de menor densidade cintilográfica do que o restante do parênquima, o que os distingue dos que existem no bócio nodular tóxico.

Hipertiroidismo

Os sintomas de hipertiroidismo dependem em sua maioria das diversas propriedades fisiológicas dos hormônios tiroidianos, representando, pois, exagero de processos fisiológicos normais. Os doentes exibem geralmente bócio, isto é, aumento de volume da glândula tiróide. Esse bócio é chamado de "tóxico", em contraposição ao "não-tóxico" observado nas afecções em que existe funcionamento normal ou diminuído da glândula. O bócio tóxico pode exibir aspecto difuso ou nodular. No primeiro caso estamos diante de um bócio difuso tóxico, que constitui a doença de Graves-Basedow. No segundo caso temos um bócio nodular ou multinodular tóxico, o que constitui a doença de Plummer.

Acreditou-se durante muito tempo que o hipertiroidismo resultasse da excessiva produção de tirotrofina (TSH) pela adeno-hipófise, muito embora os métodos de dosagem desse hormônio fossem incapazes de revelar elevação de seu teor no sangue. Esse papel atribuído outrora ao TSH é imputado atualmente a imunoglobulina tiróide-estimulantes (TSI) ou anticorpos tiróide-estimulantes (TSAb), que são imunoglubulinas IgG dirigidas contra o receptor de TSH e capazes de exercerem ação estimulante sobre a tiróide.

Surgiu, além disso, o conceito de tirotoxicose produzida por T_3, sem participação de T_4 (sabe-se hoje que a tirotoxicose T_3 não tratada transforma-se em hipertiroidismo típico, com aumento também de T_4).

O bócio nodular ou multinodular tóxico foi, também, mais bem caracterizado à custa da cintilografia com iodo radioativo. Assim, a hipótese de Plummer, publicada no início do século e segundo a qual o nódulo hiperfuncionante era uma doença autônoma, foi amplamente comprovada, justificando-se a denominação de moléstia de Plummer a ela atribuída.

Admitem-se atualmente dois tipos básicos de hipertiroidismo, bem distintos pelas suas características clínicas e laboratoriais. Em ambos o TSH encontra-se diminuído por mecanismo puramente funcional (auto-regulação negativa). No bócio difuso tóxico atribui-se às TSI o papel determinante. No bócio nodular ou multinodular tóxico postula-se a presença de uma alteração primária da própria tiróide, ainda não bem conhecida, como responsável pela hipersecreção hormonal.

Função Tiroidiana. A maneira ideal de avaliar o estado de funcionamento tiroidiano consiste em determinar o teor sérico dos hormônios livres (T_3 e T_4). Essas dosagens, entretanto, não são usadas na rotina em razão de dificuldades técnicas e do longo tempo consumido em sua execução. O que se usa na prática é a combinação de dois exames: dosagem sérica de T_4 total e captação de T_3 em resina (RT_3). Com esses dois exames pode-se calcular o Índice de Tiroxina Livre (ITL ou FT_4I), que corresponde linearmente à quantidade de T_4 livre, sem sofrer a influência das variações de TBG ou TBPA (ver Capítulo 18).

Ocasionalmente surge a necessidade da dosagem sérica de T_3 (T_3-toxicose), o que exige um radioimunoensaio específico.

Colesterol Sérico. Está diminuído.

Captação de Radionuclídeos pela Tiróide. Está aumentada. Em razão de alguns inconvenientes, não costuma ser executada na prática (ver Capítulo 18).

Mapeamento Cintilográfico da Tiróide. Na forma difusa, a glândula se mostra, em geral, aumentada difusamente, com hipercaptação. No bócio nodular tóxico, uma captação elevada no nódulo tem valor diagnóstico se houver também elevação do ITL (FT_4I).

Exame de Urina. Revela aumento da creatininúria e calciúria; pode haver glicosúria pós-prandial.

Hemograma. Revela freqüentemente linfocitose.

ECG. Pode mostrar taquicardia, fibrilação auricular, bem com alterações das ondas P e T.

Exame Radiológico. A radiografia contrastada do esôfago pode evidenciar a presença de bócio de localização baixa ou intratorácica. As alterações ósseas consistem principalmente de desmineralização difusa.

Hipotiroidismo

Manifesta-se sob duas formas clínicas: congênita (cretinismo) e adquirida (hipotiroidismo juvenil, hipotiroidismo do adulto). Descrevem-se quatro formas de hipotiroidismo congênito: a) cretinismo esporádico, devido a ausência congênita da glândula tiróide; b) cretinismo endêmico, outrora freqüente em certas áreas geográficas em que existe deficiência de iodo na água e nos alimentos (p. ex., Estado de Goiás); c) cretinismo bacígeno não endêmico familiar, devido a certo número de defeitos metabólicos congênitos que impedem a síntese normal de T_3 e T_4; d) cretinismo iatrogênico, devido à ingestão materna de drogas antitiroidianas durante a gravidez.

No hipotiroidismo juvenil as crianças possuem algum tecido tiroidiano, mas a produção hormonal é insuficiente para as crescentes necessidades do organismo. Na maioria das vezes o déficit hormonal se deve à permanência de tiróide na base da língua, tal ectopia prejudicando seu funcionamento. As crianças exibem aspecto normal durante alguns anos, após os quais os sintomas fazem lentamente seu aparecimento.

No hipotiroidismo do adulto a insuficiência tiroidiana pode ser a) primária ou b) secundária a hipofunção hipofisária. O mixedema primário, muito mais freqüente do que o secundário, pode surgir após tiroidectomia, uso de iodo radioativo ou de medicamentos bocígenos; a maioria dos casos se deve, entretanto, a um mecanismo auto-imune, ocorrendo como seqüela da tiroidite de Hashimoto.

Função Tiroidiana. Tanto o nível sérico de T_4 total como a captação de T_3 em resina estão diminuídos (portanto, ITL também diminuído).

Dosagem do TSH Plasmático. A dosagem do hormônio tirotrópico hipofisário é realizado por radioimunoensaio e serve para distinguir o hipotiroidismo primário (TSH elevado) do secundário (TSH diminuído). Quando há hipotiroidismo com TSH diminuído, pode-se fazer o estímulo com TRH; se 20 minutos após o TSH plasmático se elevar fica confirmado o diagnóstico de hipotiroidismo terciário (devido a uma insuficiência hipotalâmica).

Deve ser lembrado que em 20% dos eutiroidianos o teor de TSH é indetectável e que, devido à reação cruzada com o hormônio luteinizante e com a gonadotrofina coriônica humana, o nível de TSH pode estar ligeiramente aumentado na menopausa e na gestação.

Colesterol Sérico. Está elevado no hipotiroidismo primário, mas pode estar baixo no secundário, ligado à insuficiência hipofisária.

Enzimas Séricas. Podem mostrar-se elevadas, especialmente a lactose desidrogenase. Tais achados podem causar confusão quando se suspeita de infarto do miocárdio em paciente mixedematoso.

EEG. Revela acentuada diminuição de voltagem, com ondas T achatadas ou invertidas.

Estudo Radiológico. No cretinismo e no hipotiroidismo juvenil, radiografias do esqueleto evidenciam retardo da maturação óssea e às vezes da dentição. Pode haver ponteado das epífises (especialmente da cabeça do fêmur) com achatamento, bem como espessamento do córtex dos ossos longos e ausência dos seios cranianos.

Tiroidites

A inflamação da tiróide é uma doença relativamente rara. Pode ser infecciosa (supurada ou não), inespecífica (aguda ou subaguda) ou crônica (de Hashimoto, de Riedel). O diagnóstico dos diversos tipos é baseado principalmente nos estudos histológicos. A tiroidite de Hashimoto (linfocítica crônica) é atribuída a mecanismo auto-imune e representa, talvez, a causa mais comum de hipotiroidismo primário. A tiroidite subaguda de DeQuervain (granulomatosa, de células gigantes) é causada provavelmente por vírus, raramente levando a hipotiroidismo. Há um tipo subagudo que acomete principalmente mulheres no período pós-parto.

Tiroidite de Hashimoto

Função Tiroidiana. Inicialmente T_4 total e captação de T_3 estão normais, mas o PBI (iodo ligado às proteínas) está aumentado (esta é a única indicação atualmente da determinação do PBI). De maneira análoga, a captação de radiodo mostra-se aumentada inicialmente, o que se deve a uma falha na organificação do iodo enquanto prossegue a captação desse elemento. Em fases posteriores da doença surge hipotiroidismo com diminuição de T_4 e da captação de radiodo.

Reações Sorológicas. Existem elevados títulos de anticorpos antitiroidianos na fase inicial da doença, que desaparecem nos estágios posteriores.

Tiroidite de Dequervain

Função Tiroidiana. Inicialmente T_4 está aumentada e a captação de radiodo está diminuída (amiúde = 0). Após várias semanas T_4 torna-se diminuída e a captação de radiodo permanece baixa.

Hemograma. Há leucocitose; hemossedimentação aumentada.

Nódulo Solitário da Tiróide

A presença de um nódulo solitário da tiróide impõe a discriminação entre lesão benigna e maligna (nódulos múltiplos representam geralmente bócio multinodular). Os três principais recursos simióticos disponíveis são a cintilografia, a ultra-sonografia e a punção com agulha. A seqüência de aplicação desses recursos depende das circunstâncias e da experiência do médico.

Cintilografia (ver Capítulo 15). Os conceitos de nódulos "morno", "quente" e "frio" originados da técnica cintilográfica, são hoje correntes e desta informação dependem, em parte, o prognóstico e a conduta terapêutica. Nódulos mornos são aqueles que apresentam a mesma densidade cintilográfica do restante do parênquima. Devem-se geralmente a cistos incluídos em tecido funcionante normal. Mais raramente, podemos ter nódulos malignos com a mesma característica cintilográfica devido a superposição de imagens. Os nódulos quentes caracterizam-se pela maior densidade cintilográfica em relação ao restante do parênquima e podem ser devidos a um adenoma tóxico ou maior massa funcionante e determinada região da tiróide. Os nódulos frios caracterizam-se pela menor densidade cintilográfica relativamente ao restante do parênquima; quando analisados ao lado dos dados clínicos e ultra-sonográficos podem levantar a suspeita de malignidade.

Ultra-sonografia. No estudo da tiróide a utilidade principal da US consiste em distinguir as lesões sólidas das císticas nos casos de nódulo frio detectado pela cintilografia. A constatação de que o nódulo é cístico diminui muito a possibilidade de tratar-se de lesão neoplásica.

Aspiração com Agulha. Nas lesões císticas a aspiração tem utilidade terapêutica além de semiótica, devendo-se praticar mais duas aspirações antes de indicar a cirurgia se o líquido reaparecer. Quando se dispõe de condições técnica e um patologista experiente a biopsia por agulha pode ser utilizada para distinguir nódulos benignos dos malignos.

Hormônios Corticais e Mecanismos de Ajuste de sua Síntese e Secreção

Para esse assunto remetemos o leitor ao Capítulo 19 (Estudo Funcional da Córtex Supra-renal) e ao tem Funcionamento Integrado Hipotálamo Hipofisário, no início deste Capítulo.

Insuficiência Supra-Renal Crônica

Pode ser primária, isto é, ligada a uma lesão da própria glândula, ou secundária, conseqüente a falta da corticotrofina hipofisária (ver Pan-hipopituitarismo). A-insuficiência primária (doença de Addison) prende-se mais freqüentemente à atrofia da glândula, que se supõe resultar de um distúrbio auto-imune; outras causas são representadas por tuberculose, histoplasmose e remoção cirúrgica da glândula para fins terapêuticos na síndrome de Cushing e carcinoma do seio.

Nessa forma de insuficiência supra-renal, há produção insuficiente de todos os hormônios corticais, isto é, dos glicocorticóides (principalmente cortisol), mineralocorticóides (aldosterona) e andrógenos.

Bioquímica do Sangue. Estão diminuídos os teores de sódio (inferior a 130mEq/l), cloreto e glicose (glicemia em jejum inferior a 50mg/dl), ao passo que estão aumentados os de potássio (acima de 5mEq/l) e de uréia. Reserva alcalina (CO_2 total do plasma) diminuída (inferior a 28mEq/l).

Hematologia. Hernatócrito elevado, leucopenia, linfocitose relativa e eosinofilia.

Função Adrencortical. A simples determinação do teor plasmático do cortisol ou a dosagem de seus metabólitos na urina (através dos 17-OHS, 17-CTS ou 17-CGS), sem a realização da prova de estímulo com coticotrofina, não constituem um bom índice do funcionamento adrenocortical, já que não existe limites bem definidos entre os valores normais baixos e anormais dessas substâncias. A prova de estímulo com tetracosactídio (Cortrosina) evidencia a insuficiência supra-renal relativa, na qual níveis basais dos hormônios estão dentro dos limites da normalidade. A distinção entre a insuficiência adrenocortical primária e secundária pode ser feita pela dosagem do ACTH plasmático (níveis acima de 50pg/ml indicam insuficiência primária; níveis baixos, insuficiência secundária). Não se dispondo da dosagem de ACTH, recorrer à prova da metopirona ou metirapona (ver Capítulo 19).

Uma única dosagem da cortisolemia é geralmente insuficiência para firmar o diagnóstico e pode induzir a erro; entretanto, se o paciente estiver chocado ou atravessando uma grave situação de stress, esse exame único, se mostrar resultado muito baixo, passa a ter um valor altamente sugestivo.

Uma cortisolemia normal ou diminuída associada a um teor elevado de corticotrofina plasmática assegura um diagnóstico definitivo de insuficiência adrenocortical primária (doença de Addison), pois nenhuma outra condição patológica é capaz de levar a essa combinação de resultados. Na insuficiência adrenocortical secundária (por hipopituitarismo) o teor de corticotrofina está muito baixo.

Raio X das Supra-renais. Evidencia calcificação em cerca de 10% dos casos.

ECG. Mostra baixa voltagem e espaços P-R e Q-T prolongados.

Insuficiência Adrenocortical Aguda (Crises Addisoniana)

Esta forma de insuficiência supra-renal ocorre geralmente quando um paciente portador de insuficiência crônica atravessa uma situação de sobrecarga funcional da glândula (p. ex., infecção, traumatismo, cirurgia). Pode resultar igualmente de hemorragia supra-renal conseqüente a septicemia superaguda (síndrome de Waterhouse-Friderichsen) ou a dose excessiva de anticoagulante, adrenalectomia bilateral, destruição súbita pituitária (necrose), interrupção brusca da corticoterapia em pacientes com insuficiência crônica ou com insuficiência temporária devida a supressão etc.

Em todos esses casos manifesta-se subitamente a carência de todos os hormônios corticais, isto é, do cortisol, aldosterona e andrógenos.

Dosagem do Cortisol no Plasma. Mostra valores baixos.

Hemograma. É muito sugestivo de insuficiência adrenocortical o achado de um número normal ou elevado de eosinófilos (200/µl ou mais) em presença de grave situação de stress ligada a trauma, infecção ou outra causa.

Bioquímica do Sangue. A glicemia e natremia mostram-se baixas; a potassemia e a azotemia estão elevadas.

ECG. Mostra baixa voltagem.

Síndrome de Cushing

As manifestações da síndrome de Cushing podem ser atribuídas, em sua maioria, à produção excessiva de cortisol (principalmente hormônio adrenocortical), mas a aldosterona e os andrógenos participam também na ocorrência de alguns sintomas. A hiperfunção da córtex supra-renal pode ser ACTH-dependente ou ACTH-independente. Os casos ACTH-dependentes acompanham-se de hiperplasia cortical bilateral e estão condicionados a um dos seguinte fatores: 1) hipersecreção de ACTH pela hipófise; 2) secreção de ACTH por tumor não hipofisário, tais como carcinoma broncogênico, timoma etc. (síndrome de ACTH ectópico); 3) administração de ACTH exógeno. Os casos de síndrome de Cushing ACTH-independentes estão ligados à presença de tumor córtico-supra-renal (adenoma, carcinoma), quase que invariavelmente unilateral.

Embora a expressão "síndrome de Cushing" tenha sido aplicada genericamente ao quadro clínico resultante do excesso de cortisol, sem levar em conta sua causa, a hiperfunção cortical resultante de excesso de ACTH hipofisário recebe habitualmente o nome de doença de Cushing. Esta variedade de síndrome de Cushing pode depender de uma disfunção hipotálamo-hipofisária ou da existência de micro- ou macroadenomas hipofisários produtores de ACTH.

Bioquímica do Sangue. A taxa de sódio é geralmente normal, mas pode haver hipopotassemia, hipocloremia e alcalose metabólica. A tolerância à glicose mostra-se quase sempre diminuída; alguns pacientes revelam-se francamente diabéticos, o que torna obrigatório o uso de insulina.

Hemograma. É muito característica ligeira leucocitose neutrófila, com eosinopenia (menos de 100/µl).

Função Adrenocortical. Determinações únicas da cortisolemia são difíceis de interpretar em razão das oscilações que seus valores sofrem no decurso do nictêmero. A cortisolemia normal é de 10-15µg/dl pela manhã (6-8 horas) e declina gradativamente a menos de 10 no decurso de tarde. Pacientes com síndrome de Cushing exibem habitualmente teores matutinos elevados que não sofrem declínio vespertino; a produção total de cortisol nas 24 horas está aumentada, o que pode ser constatado pela sua dosagem na urina de 24 horas.

Cerca de 1/3 do cortisol produzido é transformado em 17-hidroxicorticóides (17-OHS), que podem ser dosados na urina de 24 horas. Os 17-cetogênicos (17-CGS) incluem maior número de metabólitos do que os 17-OHS e seus valores são, portanto, mais elevados (ver Capítulo 19). Os 17-OHS estão geralmente aumentados na síndrome de Cushing, mas esse aumento é mais notável quando intervém um processo tumoral supra-renal ou uma síndrome paraneoplásica; autênticas hiperplasias adrenocorticais (doença de Cushing) podem não causar cifras mais elevadas do que as correspondentes ao limite superior da normalidade.

Prova de Supressão com Dexametasona. U ma boa prova de triagem para síndrome de Cushing consiste em administrar por via oral 1mg de dexametasona um pouco antes da meia-noite e dosar o cortisol plasmático entre 7 e 8 horas da manhã seguinte. Na maioria dos pacientes normais a cortisolemia se mostrará diminuída a 5mcg ou menos, ao passo que a maioria dos pacientes com síndrome de Cushing continuará secretando a mesma quantidade de cortisol.

A administração de 0,5mg de dexametasona cada seis horas durante dois dias consecutivos a indivíduos normais provoca inibição da secreção de ACTH com decorrente baixa dos 17-hidroxicorticóides urinários a menos de 3mg no segundo dia. Em pacientes com doença de Cushing a secreção hipofisária de ACTH é relativamente resistente à supressão e por isso os 17-hidroxicorticóides urinários não sofrerão a baixa que ocorre normalmente. Em pacientes com tumor cortical a produção de cortisol é independente do ACTH e por isso a dexametasona não provocará o seu efeito supressivo. Em pacientes com síndrome de ACTH ectópico a produção de ACTH pelo tumor não hipofisário é quase sempre insensível à dexametasona, de maneira que os 17-hidroxicorticóides também não são alterados. Mas a produção hipofisária de ACTH na doença de Cushing é apenas relativamente resistente à supressão. Portanto, quando a dose oral de dexametasona é aumentada para 2mg cada seis horas durante dois dias, os 17-hidroxicorticóides urinários costumam diminuir de pelo menos 50%. Inversamente, os 17-hidroxicorticóides ou o cortisol não sofrerão depressão na maioria dos pacientes com tumor adrenal ou com síndrome de ACTH ectópico mesmo com essa dose aumentada.

Se a prova da dexametasona apontar no sentido de tumor adrenal ou síndrome de ACTH ectópico, essas duas possibilidades poderão ser distinguidas pela dosagem da corticotrofina plasmática.

Prova da Metopirona. A metopirona suprime a atividade da C_{11}-hidroxilase, bloqueando, assim, a transformação de 11-desoxicortisol (substância S) em cortisol. A falta deste hormônio estimula a secreção de ACTH, que vai aumentar a produção de 11-desoxicortisol. Pacientes com doença de Cushing ACTH-dependente (hiperplasia bilateral) exibem acentuado aumento da substância S, o que não ocorre com os portadores de síndrome de ACTH ectópico e tumor adrenal. A excreção urinária da substância S é medida nos 17-OHS ou 17-CFS, recolhendo-se urina de 24 horas.

Dosagem da Corticotrofina Plasmática. A corticotrofina está consideravelmente eleva (mais de 500pg/ml) na síndrome de ACTH ectópico, está praticamente ausente (indosável) no tumor supra-renal e está moderadamente elevada (150-500pg/ml) na doença de Cushing (de origem hipofisária).

Estudo Radiológico. Revela freqüenternente osteoporose dos ossos do crânio, coluna e costelas. Pode haver litíase urinária. A pielografia venosa pode mostrar achatamento de um dos rins pelo tumor adrenal. Dispondo-se de tomografia computadorizada, este é o procedimento da escolha no caso das provas bioquímicas sugerirem a presença de tumor adrenal. A radiografia seriada da sela túrcica pode evidenciar seu aumento progressivo, especialmente após adrenalectomia.

Síndrome Adrenogenital Pré-Puberal

Diversas síndromes clínicas são produzidas pela hipersecreção dos hormônios adrenocorticais. Na síndrome de Cushing, conforme já vimos, predomina o excesso de glicocorticóides. A hipersecreção isolada de aldosterona resulta no aldosteronismo, que será analisado adiante. A síndrome adrenogenital é causada pela produção excessiva dos andrógenos corticais, que leva à virilização. Suas conseqüências dependem do sexo, bem como da idade em que a doença tem início. Ela pode ser congênita ou aparecer mais tarde. A forma congênita está ligada sempre a hiperplasia córtico-supra-renal. As formas que ocorrem mais tarde, menos freqüentes, podem estar ligadas à hiperplasia (sendo uma variante tardia da congênita) ou a um tumor cortical secretante.

A hiperplasia supra-renal, seja congênita ou retardada, prende-se a um erro inato do metabolismo, que consiste na falta de uma enzima hidroxilante, geralmente a C_{21}-hidroxilase ou a C_{11}-hidroxilase; desta falta resulta insuficiente ou nula conversão de 17-hidroxiprogesterona em cortisol, formando-se pregnantriol em lugar deste. Devido ao baixo teor sangüíneo de cortisol sobrevém, por falha do mecanismo de auto-regulação (feedback), uma produção excessiva de ACTH, com decorrente hiperplasia da córtex supra-renal e excessiva produção de andrógenos por essa glândula. Ocorre genitália externa ambígua em RNs do sexo feminino (síndrome adrenogenital simples) e precocidade sexual em meninos.

As enzimas C_{21}-hidroxilase e C_{11}-hidroxilase são necessárias também à formação da aldosterona. Em 30% dos recém-nascidos portadores de carência dessas enzimas, a produção de aldosterona é insuficiente para garantir a normalidade do equilíbrio hidrossalino corporal, surgindo, então, a síndrome adrenogenital com perdas salinas, que se caracteriza, além dos distúrbios mencionados, por hiponatremia e hiperpotassemia, acompanhadas de distúrbios gastrintestinais agudos que levam o RN à desidratação e ao choque. Em casos mais raros a síndrome adrenogenital congênita acompanha-se também de hipertensão arterial ou de surtos febris recidivantes.

São os seguintes os achados laboratoriais e de imagem na hiperplasia supra-renal congênita:

Dosagens Hormonais. Há aumento da excreção urinária dos 17-cetosteróides (17-KS) e do pregnantriol; os 17-hidroxicorticóides (17-OHS) urinários mostram-se normais ou diminuídos. Cortisol plasmático baixo (ver Capítulo 19).

Eletrólitos no Soro. Na variedade perdedora de sal observa-se hiponatremia e hiperpotassemia (acompanhadas de vômitos e diarréia, desidratação e choque.

Ultra-sonografia. Permite constatar com relativa facilidade o aumento de volume das supra-renais.

Outros Exames. No sexo feminino, em presença de pseudo-hermafrodistimo, precisa-se recorrer muitas vezes a métodos especiais de exploração, com determinação da cromatina sexual, biopsia das gonadas e outros (ver Intersexo).

Síndrome Adrenogenital Tardia

Pode ser causada por hiperplasia (ver item anterior) ou por tumor adrenocortical. Seus efeitos virilizantes são mais acentuados nas mulheres do que nos homens. Nos casos leves podem limitar-se a hirsutismo.

Dosagens Hormonais. Há aumento da excreção urinária de desidroepiandrosterona (e dos 17-KS) e de pregnantriol. Está diminuída a excreção de cortisol e dos 17-OHS. A supressão da excreção de desidroepiandrosterona e de pregnantriol pela administração de dexametasona (0,5mg cada seis horas, via oral) indica a presença de hiperplasia. No caso de adenoma ou adenocarcinoma virilizantes a administração da dexametasona não suprime ou suprime apenas parcialmente a excreção androgênica.

TC. Evidencia a presença de tumor.

Hiperaldosteronismo

A causa mais comum do hiperaldosteronismo primário é a existência de pequenos adenomas adrenocorticais, encontrando-se mais raramente carcinoma ou hiperplasia. Uma forma secundária da doença pode estar relacionada com a presença de hipertensão arterial ou de estados edematosos.

Presença de hipertensão ou edema, teores séricos de sódio e potássio, atividade da renina plasmática e teor sérico da aldosterona são os principais dados necessários ao diagnóstico etiológico da doença.

Feocromocitoma

Tumor localizado na medula supra-renal (em um dos lados ou em ambos) ou a qualquer altura da cadeia nervosa simpática. As células cromafins do tumor produzem grande quantidade de epinefrina e norepinefrina, responsáveis pelo aparecimento da hipertensão e outros sinais da doença (cefaléia, transpiração excessiva, palidez, palpitações). Calcula-se que a incidência de feocromocitoma seja de 0,5% numa população de hipertensos explorada para fins de simpatectomia. As características crises hipertensivas são observadas apenas na metade dos casos. A dosagem das catecolaminas ou seus metabólitos (ácido vanililmandélico) na urina dá a chave do diagnóstico.

Deve-se tentar descobrir radiologicamente o tumor por meio de múltiplas incidências no tórax e abdômen, recorrendo-se, se necessário, à TC com ou sem contraste. As áreas perirrenais podem ser pesquisadas por meio de pielografia venosa e tomografia.

Hipoparatiroidismo

A causa mais comum de hipoparatiroidismo é a remoção ou dano inadvertido das glândulas paratiróides no decurso de intervenções cirúrgicas, especialmente tiroidectomia. O hipoparatiroidismo primário, de causa desconhecida, é extremamente raro. A síndrome mais característica motivada por hipocalcemia grave é a tetanía (espasmo carpopodálico, sinal de Chvostek etc).

O hormônio da paratiróide provoca absorção de cálcio pela mucosa intestinal (agindo sinergicamente com a vitamina D), reduz a excreção urinária desse íon (por aumento da reabsorção tubular) e provoca reabsorção óssea, isto é, mobilização do cálcio a partir de seus depósitos nos ossos. Uma falta desse hormônio provoca, portanto, hipocalcemia. A influência sobre a fosfatemia é em sentido inverso, isto é, há elevação do fosfato sé rico por restrição de sua eliminação renal, isso a despeito da incorporação aos ossos.

Bioquímica do Sangue. Há hipocalcemia e hiperfosfatemia; fosfatase alcalina e uréia normais.

Exame de Urina. Fosfato urinário baixo, cálcio urinário baixo ou ausente.

Estudo Radiológico. As radiografias do crânio podem mostrar calcificação dos núcleos da base; os ossos são mais densos do que normalmente.

ECG. Pode haver intervalo Q-T prolongado.

EEG. Revela disritmia generalizada, parcialmente reversível.

Exame Oftalmológico. O exame com lâmpada de fenda demonstra formação precoce de catarata.

Pseudo-Hipoparatiroidismo

Defeito genético no qual há uma incapacidade dos túbulos renais de responderem ao estímulo do hormônio paratiróideo. Tal incapacidade deve-se provavelmente a um defeito do receptor e pode desaparecer espontaneamente ou após normalização da calcemia. Há indícios sugestivos de uma carência seletiva de 1-25-diidrovitamina D. As glândulas paratiróides mostram-se normais ou mesmo hiperplásticas.

Bioquímica do Sangue. Há hipocalcemia e hiperfosfatemia; a fosfatase alcalina pode estar aumentada.

Exame de Urina. Fosfato urinário baixo, cálcio urinário baixo ou ausente (no pseudopseudo-hipoparatiroidismo não existem as anormalidades do metabolismo do cálcio e fosfato).

Estudo Radiológico. Os ossos podem estar desmineralizados; encurtamento de alguns metacarpianos e metatarsianos.

Prova de Ellsworth-Howard. Positiva (esta prova baseia-se no aumento da excreção de fosfato após administração de extrato paratiróideo).

Hiperparatiroidismo

Pode ser primário, devido a adenoma ou hiperplasia de glândula, de causa desconhecida, ou secundário, ligado a condições patológicas capazes de baixar a calcemia (p. ex., insuficiência renal crônica, síndrome disabsortiva), nas quais o aumento de secreção do hormônio representa simplesmente uma resposta adaptativa a um estímulo normal. Nos casos em que o hiperparatiroidismo subsiste por algum tempo, a hiperplasia glandular pode tornar-se tão pronunciada que a hipersecreção do HPT torna-se relativamente autônoma, levando ao chamado hiperparatiroidismo terciário.

As síndromes de neoplasia endócrina familiar múltipla (comprometimento da paratiróide, pâncreas, hipófise e supra-renal) acompanham-se comumente de hiperparatiroidismo.

Quanto à atividade fisiológica do horrnônio paratiróideo, ver Hipoparatiroidismo.

Hormônio Paratiróideo. O PTH circulante (intacto, C-terminal e meio de molécula) está habitualmente elevado em pacientes com hiperparatiroidismo e suprimido na intoxicação por vitamina D, na síndrome leite-álcali e na sarcoidose. Na maioria dos pacientes com hipercalcemia humoral das doenças malignas o iPTH está suprimido ou indetectável. Uma vez que esses pacientes apresentam hipofosfatemia e fosfatúria, o achado de iPTH suprimido distingue-os dos portadores de hiperparatiroidismo (iPTH elevado).

Bioquímica do Sangue. Calcemia geralmente aumentada; fosfatemia baixa ou normal; fosfatase alcalina elevada apenas se houver osteopatia; cloreto ligeiramente aumentado. No hiperparatiroidismo secundário a fosfatemia está aumentada em conseqüência de retenção renal, e o cálcio está geralmente baixo ou normal.

Exame de Urina. O cálcio urinário está quase sempre aumentado; há excessiva perda de fosfato na urina, a despeito da baixa fosfatemia (reabsorção tubular deficiente).

Estudo Radiológico. Achados ósseos característicos em presença de osteopatia (desmielinização difusa, etc.). Nefrocalcinose ou cálculos urinários. Calcificação das cartilagens articulares, dos tecidos moles periarticulares dos vasos sanguíneos.

Exame Oftalmológico. Calcificações cornianas constatadas pelo exame com lâmpada de fenda.

Diabetes *Mellitus*

As anormalidades metabólicas mais grosseiras observadas no diabetes devem-se, em sua maioria, à incapacidade do organismo de metabolizar a glicose, o que repercute secundariamente sobre o catabolismo das proteínas e das gorduras, que são grandemente aumentados com a finalidade de proporcionar adequado fornecimento de energia. A insulina não atua somente na utilização da glicose, mas também em sua transferência ativa através das membranas celulares e em seu armazenamento no fígado sob forma de glicogênio. Faltando insulina, prejudica-se, pois, a capacidade do organismo de queimar convenientemente a glicose ou de acumulá-la como glicogênio.

O distúrbio de metabolização da glicose provoca, por mecanismo complexo, acúmulo de acetoacetil-coenzima A e seus derivados, isto é, acetoacetato, beta-hidroxibutirato e acetona. Tentando excretar tais substâncias de natureza ácida, lança mão o rim de bases fixas, o que agrava ainda mais o estado de acidose.

O enorme volume de água indispensável à excreção da glicose e dos produtos ácidos conduz à poliúria, desidratação e polidipsia.

Segundo o conceito dinâmico reconhecido atualmente no curso do diabetes, admitem-se três etapas bem definidas, cujas denominações, nem sempre apropriadas, dão margem a discussões. Segundo F. Arduino, pré-diabetes é o período que se inicia com a fecundação do óvulo e termina no momento em que se demonstre uma diminuição da tolerância à glicose pelos métodos mais sensíveis de diagnóstico. Para todos os efeitos, nesta fase o indivíduo é considerado normal, pois mesmo a prova de tolerância à glicose potencializada pela cortisona, se apresenta normal. A fase seguinte no curso natural da doença é de diabetes químico, definido pela ausência de sintomas, mas já com redução da tolerância à glicose, evidenciada pela prova oral clássica ou potencializada pela cortisona, sendo a glicemia em jejum normal ou ligeiramente acima da normalidade. Este estágio do diabetes tem recebido diversos nomes, como diabetes latentes, diabetes potencial, diabetes suspeito ou diabetes sub- ou pré-clínico: os obstetras chamam-no comumente de pré-diabetes, denominação atribuída também, como se viu, à etapa anterior. Em seguida, após período variável, vem a fase sintomática da doença, quando a intolerância à glicose já pode ser identificada pela glicemia em jejum elevada – é a fase de diabetes manifesto, clínico ou franco que, na realidade, já representa um etapa avançada do diabetes.

O diabetes mellitus impõe dois sérios riscos em sua evolução: a cetoacidose diabética (CAD) e o coma hiperglicêmico-hiperosmolar não cetônico (CHHNC). Além disso podem surgir diversas complicações tardias, também muito graves, que incluem retinopatia, nefropatia, arteriopatias ateroscleróticas periférica e coronariana e neuropatias periféricas e neurovegetativas.

Segundo suas características clínicas principais (p. ex., presença ou ausência de propensão a cetoacidose) é o diabetes classificado em dois tipos principais:

Tipo I – Diabetes insulina-dependente. Caracteriza-se por apresentar propensão à cetoacidose (só evitada pelo uso de insulina) e ter início, em geral, na infância ou adolescência. É o tipo predominante de diabetes diagnosticado antes dos 30 anos.

Tipo II – Diabetes não insulina-dependente. Não apresenta propensão à cetoacidose, mas alguns pacientes necessitam periodicamente ou continuamente de insulina para controlar ou prevenir graus elevados de hiperglicemia, que podem levar ao CHHNC. Este tipo de diabetes pode ocorrer em crianças e adolescentes, mas é geralmente diagnosticado em pacientes com mais de 30 anos, amiúde obesos.

A finalidade precípua do diagnóstico do diabetes é identificar os pacientes que podem vir a apresentar hiperglicemia sintomática, cetoacidose diabética (CAD) ou coma hiperglicêmico-hiperosmolar não cetósico (CHHNC), bem como complicações clínicas tardias.

Glicemia em Jejum. Em pacientes assintomáticos a existência de diabetes é estabelecida quando são satisfeitos os critérios diagnósticos recomendados pelo NDDG (National Diabetes Data Group) para a hiperglicemia em jejum: glicemia plasmática ou sérica igual ou superior a 140mg/dl após jejum de uma noite, observada em duas ocasiões, tanto em adultos como em crianças. Diante desse resultado torna-se desnecessária a realização da prova oral de tolerância à glicose (curva glicêmica).

Prova Oral de Tolerância à Glicose. A principal utilidade dessa prova consiste em excluir ou confirmar o diagnóstico de diabetes tipo II em pacientes sem hiperglicemia em jejum mas que apresentem qualquer patologia que possa ser relacionada ao diabetes (p. ex., retinopatia, polineuropatia, úlcera nos pés). É importante lembrar, entretanto, que uma curva glicêmica diabética não garante o aparecimento futuro de hiperglicemia sintomática ou em jejum, pois diversas outras patologias e mesmo o uso de certas drogas (p. ex., tiazídicos, glicorticóides, pílulas anticoncepcionais) podem causar o surgimento de curvas anormais. Ver Capítulo 21.

Pesquisa de Glicose na Urina. A existência de glicosúria na presença de sintomas de diabetes é altamente sugestiva e, em muitos locais desprovidos de recursos, isto é suficiente. Na ausência de sintomatologia, entretanto, é obrigatória a determinação da glicemia em jejum e, se esta for normal, a execução de uma prova de tolerância à glicose. Se esses exames se mostrarem normais, torna-se obrigatória a identificação do açúcar presente na urina, pois, ou se trata de uma pseudomelitúria, ou de uma melitúria não diabética (galactosúria, lactosúria, frutosúria, pentosúria, mano-hepatolosúria ou diabetes renal).

Cabe acentuar, por outro lado, que a ausência de glicosúria não afasta a possibilidade de diabetes, pois a perda de glicose pela urina depende do limiar renal de sua excreção, que se mostra elevado nos velhos e em outras condições.

Outros Exames. A hipercolesterolemia é considerada por alguns autores como um índice mais exato da gravidade da doença do que a própria hiperglicemia. Radiografias simples do abdome podem mostrar sinais de calcificação dos vasos pélvicos, que têm significação desfavorável em pacientes jovens. A biopsia da pele ou músculo revela um processo de microangiopatia na maioria dos diabéticos e mesmo em estados de pré-diabetes.

Automonitoramento da Glicemia. Todo diabético deve receber treinamento para determinar sua própria glicemia; os que recebem insulina devem aprender também a ajustar suas doses de acordo com os resultados obtidos. Existem no comércio tiras reagentes que medem a glicemia com apenas uma gota de sangue colhida na polpa digital. O resultado é lido pela comparação da cor surgida na tira com as de um padrão fornecido pelo fabricante. A picada no dedo pode ser feita com uma lanceta acionada a mola. A freqüência do monitoramento varia de caso para caso. Os diabéticos insulino-dependentes (tipo I) podem necessitar de vários exames por dia (em jejum, uma hora após cada refeição e ao deitar) ou apenas dois por semana. Os não insulino-dependentes (tipo II) devem monitorar-se pelo menos uma vez por semana.

Hemoglobina Glicosilada. Sua dosagem serve para avaliar o controle do diabetes durante os três meses anteriores. Cada laboratório deve fornecer os seus próprios valores normais. Para a maioria deles o valor normal (pacientes bem controlados) é de 6%; nos pacientes mal controlados os valores variam de 9 a 12%.

Pesquisa de Corpos Cetônicos na Urina. Os diabéticos insulino-dependentes devem aprender a pesquisar corpos cetônicos na própria urina por meio de tiras reagentes comerciais e fazê-lo sempre que surjam sinais de infecção ou qualquer anormalidade suspeita.

Coma Cetoacidótico

A cetoacidose diabética é motivada pelo acúmulo no organismo de aceto-acetil-coenzima A e seus derivados, isto é, acetoacetato, beta-hidroxibutirato e acetona, que são os chamados corpos cetônicos. O aumento dessas substâncias resulta, através de um mecanismo bioquímico complexo, do distúrbio da metabolização da glicose, próprio do diabetes. Tentando excretar tais substâncias de natureza ácida, lança mão o rim de bases fixas, o que agrava o estado de acidose, que pode levar ao coma. O enorme volume de água indispensável à excreção de glicose e dos produtos ácidos conduz à desidratação e à perda de eletrólitos.

O diagnóstico de cetoacidose diabética requer a demonstração de hiperglicemia, hipercetonemia, acidose metabólica e desequilíbrio eletrolíticos, mas para início do tratamento bastam testes fortemente positivos na urina para glicose e corpos cetônicos feitos com tiras ou comprimidos reagentes, ou então o achado de hiperglicemia por meio de tiras reagentes associadas a reação fortemente positiva para corpos cetônicos no plasma diluído a 1:1. As tiras reagentes para glicemia são de grande valia na distinção imediata entre cetoacidose com hiperglicemia e coma insulínico por hipoglicemia. Deve-se ter em mente que os resultados das tiras podem induzir a erro se não forem rigorosamente obedecidas as instruções do fabricante ou se as tiras tiverem permanecido em frasco mal arrolhados.

Coma Hiperosmolar

É uma grave complicação do diabetes tipo II (não insulino-dependente) que acomete pacientes não diagnosticados ou inadequadamente tratados e que se caracteriza bioquimicamente por hiperglicemia extrema, desidratação, hiperosmolaridade, hiperazotemia pré-renal e ligeira acidose metabólica sem marcada hipercetonemia. A glicemia pode alcançar 1.000mg/dl; a reserva alcalina (bicarbonato, CO_2 total do plasma) situa-se geralmente, na internação, entre 17 e 22mM/l (mEq/l) e a osmolaridade do soro gira em torno de 384mOsm/l (normal 290).

Estados Hipoglicêmicos

Além da hiperdosagem de insulina ou de hipoglicemiantes orais, são as seguintes as principais causas de hipoglicemia: adenoma das ilhotas de Langerhans, tumores extrapancreáticos, hepatopatias, desnutrição, hipopituitarismo, hipoadrenalismo, hipoglicemia funcional (reativa, espontânea neurogênica), fase precoce do diabetes mellitus, doença de Von Gierke, galactosemia, frutosemia e sensibilidade à leucina.

A forma. mais comum é a causada por dose excessiva de insulina no tratamento do diabetes mellitus, vindo a seguir a funcional, que se prende provavelmente a um desequilíbrio do sistema nervoso autônomo. O adenoma das ilhotas de Langerhans é a causa mais freqüente do hiperinsulinismo orgânico; os tumores são às vezes diminutos e numerosos, podendo, assim, escapar à evidenciação clínica.

Hiperinsulinismo Funcional

Glicemia e Curva Glicêmica. A glicemia em jejum é normal; a curva glicêmica (durante cinco horas) é normal ou exibe níveis de 30 a 40mg/100ml entre a segunda e a quarta hora.

Prova do Jejum Prolongado. É bem tolerada, raramente caindo a glicemia abaixo de 45mg/100ml.

Hiperinsulinismo Orgânico

Glicemia e Curva Glicêmica. Há hipoglicemia em jejum; a curva glicêmica é baixa ou exibe uma queda rápida a níveis baixos em 2 a 5 horas, sem retorno espontâneo ao normal. Tais achados não possuem grande valor diagnóstico, a não ser para distinguir o hiperinsulinismo orgânico do funcional.

Prova da Tolerância à Insulina. A tolerância à insulina é muito variável; pode haver resistência a esse hormônio, ao passo que os pacientes portadores de insuficiência supra-renal ou hipofisária são sensíveis a ele.

Prova de Jejum Prolongado. Os pacientes não recebem nenhum alimento, ou apenas café com sacarina, durante 72 horas, movimentando-se moderadamente. Quase todos os pacientes portadores de adenoma de células insulares exibem taxas de glicemia abaixo de 30mg/100ml, acompanhadas de sintomas de hipoglicemia.

Hipogonadismo Masculino

Caracteriza-se por baixa produção de andrógenos e/ou espermatogênese deficiente. Pode ser classificado segundo dois diferentes critérios: sede do defeito primário (no próprio testículo ou na hipófise) e época do aparecimento dos sintomas (antes, durante ou depois da puberdade). De acordo com o primeiro critério, que se baseia essencialmente em exames laboratoriais, temos a considerar duas formas: uma em que a lesão está situada no próprio testículo (hipogonadismo primário), outra em que a alteração testicular se subordina ao comprometimento da hipófise (hipogonadismo secundário). Cabe antecipar que na forma primária as gonadotropinas urinárias estão aumentadas e na secundária está diminuídas.

Pelo segundo critério, classifica-se o hipogonadismo em pré-puberal, puberal (síndrome de Klinefelter) e pós-puberal.

Nas dosagens hormonais referidas abaixo, a dos 17-cetosteróides urinários pode ser substituída pela da testosterona sérica e a do FSH urinário pelas das gonadotropinas séricas.

Hipogonadismo Pré-puberal

Dosagens Hormonais. Os 17-cetosteróide urinários estão muito baixos ou ausentes na insuficiência hipofisária primária; estão baixos ou normais na insuficiência testicular primária. O hormônio folículo-estimulante (FSH) está ausente na urina nos casos de insuficiência hipofisária primária e aumentado na castração e na insuficiência testicular primária.

Sinais Radiológicos. A idade óssea está retardada. As radiografias do crânio podem evidenciar lesão da sela ou acima dela (p. ex., craniofaringioma).

Biopsia Testicular. Revela células tubulares e de Leydig imaturas nos casos devidos a hipopituitarismo.

Prova Terapêutica. A administração de gonadotropina coriônica determina elevação dos 17-KS urinários nos casos devidos a hipopituitarismo.

Hipogonadismo Puberal

Dosagens Hormonais. Os 17-cetosteróides urinários estão normais ou quando muito no limite inferior da normalidade. O achado mais importante consiste na elevação do hormônio folículo-estimulante (FSH) na urina.

Biopsia Testicular. Evidencia esclerose dos testículos, pequenas massas de células de Leydig e ausência de espermatozoide.

Crometina Sexual e Constituição Cromossômica. Os pacientes são cromatino-positivos, com uma constituição cromossômica sexual XXY (raramente XXXV ou mosaico).

Idade Óssea. Retardada.

Hipogonadismo Pós-puberal

Dosagens Hormonais. Os 17-cetosteróides urinários estão diminuídos. O hormônio folículo-estimulante (FSH) na urina pode estar normal, mas se mostra geralmente baixo em casos devidos a lesão hipofisária e elevado na verdadeira insuficiência testicular.

Exame de Esperma. A contagem de espermatozoide é baixa ou nula.

Raio X dos Ossos. A idade óssea costuma ser normal, mas pode-se encontrar osteoporose e sinais de "epifisite" (particularmente na coluna vertebral: doença de Scheurerman).

Precocidade Sexual Masculina e Feminina (Incluindo o Quadro de Hipergonadismo)

A expressão precocidade sexual significa aparecimento antecipado de desenvolvimento sexual, ou seja, antes dos oito anos nas meninas e dos dez nos meninos. Puberdade precoce é um termo de significação mais restrita, pois indica início antecipado da puberdade, isto é, da espermatogênese no sexo masculino e da ovulação no feminino, devendo ser usado unicamente quando há maturação gonádica, o que só ocorre nos casos de precocidade sexual de origem constitucional e neurogênica, nunca nos de origem gonádica ou supra-renal (nes-

Tabela 38.1
Evolução Cronológica dos Sinais de Maturação Sexual

Idade	*Meninos*	*Meninas*
8-10		Crescimento da pelve. Início do acúmulo de gordura nos quadris
10-11	Início do crescimento dos testículos e pênis	Aumento das glândulas mamárias ("telarca")
11-12	Início da atividade prostática	Pelos pubianos ("pubarca") Início da secreção vaginal Mudança do epitélio vaginal Crescimento da genitália interna e externa
12-13	Pêlos pubianos, tipo feminino	Pigmentação dos mamilos Maior aumento de volume das glândulas mamárias
13-14	Crescimento rápido dos testículos e pênis Nódulo subareolar dos mamilos	Pêlos axilares Menarca (a menstruação pode ser anovular e irregular nos primeiros anos) Gravidez possível
14-15	Pelos axilares Penugem no lábio superior Mudança de voz	
15-16	Espermatozoides maduros	Acne
16-17	Pêlos facial e corporal Pêlos pubianos tipo masculino Acne	Aumento de profundidade do tom da voz Parada do crescimento ósseo
21	Parada do crescimento ósseo	

tes últimos casos costuma-se falar de pseudopuberdade precoce). Não se deve confundir precocidade sexual com virilismo, pois este significa aparecimento de caracteres sexuais masculinos em pessoa do sexo feminino, ao passo que a precocidade sexual implica desenvolvimento normal, isto é, isossexual.

A precocidade sexual de origem constitucional, quase sempre de natureza familiar, é muito mais freqüente em meninas do que em meninos, constituindo cerca de 90% dos casos de precocidade sexual feminina. Acompanha-se sempre de antecipação da puberdade, que se mostra, entretanto. Inteiramente normal sob todos os outros aspectos. A excreção urinaria dos hormônios gonadotrópicos e dos 17-cetosteróides corresponde à de adultos normais. As crianças que apresentam esse tipo de precocidade sexual têm maior estatura e parecem mais velhas do que na realidade; são, além disso, sexualmente maduras, possuindo capacidade para procriar, o que exige o mesmo tipo de supervisão dedicada aos adolescentes.

A precocidade sexual de tipo neurogênico decorre de uma lesão do hipotálamo posterior (tumor, tuberculoma etc.) que respeita a pré-hipófise. Esta, liberada da ação inibitória que lhe impõe normalmente o hipotálamo posterior durante a infância, passa a secretar precocemente os hormônios gonadotrópicos, que vão estimular o desenvolvimento gonádico. A única diferença clínica existente entre este tipo de precocidade sexual e o anterior (constitucional), reside na lesão encefálica que o origina e que se traduz por hipertensão intracraniana, acompanhada ou não de outras manifestações nervosas, como obesidade, diabete insípido e outras. É oportuno lembrar que em certos casos de precocidade sexual neurogênica, o quadro neurológico tarda a evidenciar-se, de modo que tais casos podem ser rotulados durante longos anos, erroneamente, como de natureza constitucional. É aconselhável, portanto, em todos os casos diagnosticados como precocidade sexual constitucional, praticar exames neurológicos periódicos (inclusive fundoscopia e radiografias do crânio) com a finalidade de surpreender os primeiros sinais de alterações intracranianas.

A precocidade de tipo gonádico é provocada, em meninos, por tumor intersticial (células de Leydig) do testículo, que determina aumento de volume da glândula afetada, enquanto que a outra permanece infantil. Em meninas, deve-se geralmente a um tumor de células granulosas do ovário. O diagnóstico deste tipo de precocidade sexual não oferece, de ordinário, maiores dificuldades, pois o tumor de células granulosas é sempre palpável em meninas, por via abdominal ou por exames bimanual, quando já existem sinais de precocidade sexual; em meninos, a única dificuldade possível surge quando o testículo afetado permanece no abdômen (criptorquidia), circunstância em que se torna necessária a laparotomia exploradora.

A precocidade sexual de origem supra-renal deve-se a uma hiperfunção da córtex, ocasionada geralmente por hiperplasia e mais raramente por neoplasia. Tais lesões causam precocidade sexual somente em meninos, pois as meninas apresentam virilismo (ver Intersexo). Embora o pênis desses meninos mostre-se aumentado, os testículos permanecem infantis, contrariamente ao que ocorre na precocidade constitucional ou neurogênica, em que esses órgãos assumem características próprias de adultos.

As neoplasias supra-renais são sempre lesões adquiridas, mas a hiperplasia pode ser tanto adquirida com congênita. Esta última deve-se a um erro inato do metabolismo (defeito enzimático) caracterizado pela incapacidade de sintetizar hidrocortisona em quantidade conveniente. Tal defeito resulta numa produção excessiva de ACTH, de natureza compensadora com decorrente hiperplasia da córtex supra-renal e excessiva produção de andrógenos, o que explica a precocidade sexual nos meninos e virilização nas meninas.

Em casos mais raros, a hiperplaia supra-renal congênita virilizante acompanha-se de hipertensão arterial ou de surtos febris recidivantes.

A precocidade sexual de origem supra-renal acompanha-se de grande elevação dos 17-cetosteróides na urina. A hiperplasia e o tumor podem ser diferenciados pela administração de cortisona: esta reduz o nível dos 17-cetosteróides no caso de hiperplasia, mas não causa alteração quando se trata de tumor.

A precocidade sexual iatrogênica é facilmente diagnosticada pelo comemorativo da ingestão hormonal (andrógenos no menino e estrógeno na menina).

Dosagens Hormonais. Nas formas constitucional e neurogênica, a excreção urinária dos hormônios gonadotrópicos e dos 17-cetosteróides corresponde à de adultos normais. Na forma gonádica masculina a taxa plasmática de testosterona mostra-se aumentada, mas os 17-cetosteróides urinários estão normais ou apenas ligeiramente aumentados; as gonadrotropinas hipofisárias estão ausentes na urina. Na precocidade sexual de origem supra-renal (masculina) há grande elevação dos 17-cetosteróides urinários com ausência de gonadotropinas (no sexo feminino, o virilismo de origem supra-renal acompanha-se também de aumento dos 17-cetosteróides urinários).

Na precocidade sexual feminina de origem gonádica (hipergonadismo pré-puberal feminino) é importante esclarecer se há ou não ciclos ovulatórios (ou seja, distinguir a puberdade precoce verdadeira da pseudopuberdade precoce). O guia mais útil para esse fim consiste na dosagem do hormônio folículo-estimulante (FSH) na urina: as meninas com puberdade precoce verdadeira secretam de 5 a 10 unidades internacionais/dia, ao passo que na pseudopuberdade precoce não há secreção desse hormônio. Esta dosagem pode ser feita no soro, incluindo outros hormônios, o que é de alçada do endocrinologista.

Intersexo

Os estados de intersexo abrangem o hermafroditismo verdadeiro e o pseudo-hermafroditismo. No hermafroditismo verdadeiro, muito raro, o paciente possui tanto tecido ovariano como testicular. No pseudo-hermafroditismo, as gônadas são as correspondentes ao sexo, mas a genitália externa mostra semelhança, em maior ou menor grau, com a do sexo oposto; na maioria das vezes tem um aspecto intermediário entre os dois sexos, sendo impossível optar-se por qualquer deles: fala-se, então, em genitália externa ambígua.

O pseudo-hermafroditismo feminino representa a grande maioria dos casos de intersexo, estando ligado quase sempre à hiperplasia congênita supra-renal (síndrome adrenogenital). Observa-se persistência do seio urogenital e há, na maioria dos casos, um único orifício externo servindo tanto de uretra como de vagina. O clitóris mostra-se aumentado já ao nascer e o processo de virilização continua nos meses que se seguem.

Portanto, a exteriorização mais comum da hiperplasia congênita das supra-renais é o pseudo-hermafroditismo feminino, em que o sexo genético é feminino, as gônadas são ovários e, em virtude do efeito masculinizante de androgênios secretados em excesso pelas supra-renais, a genitália é ambígua ou dominantemente masculina.

No pseudo-hermafroditismo masculino a genitália externa varia desde uma hipospádia perineal acompanhada de criptorquidia até um aspecto completamente feminino, passando por uma extensa gama de morfologias genitais as mais variadas. Os casos acompanhados de genitália externa de aspecto feminino normal incluem a chamada síndrome do testículo feminilizante, no qual o futuro puberal da criança é invariavelmente feminino; os testículos estão geralmente situados na região inguinal ou nos grandes lábios e a vagina termina em fundo de saco cego. Nos demais casos é impossível prever qual o desenvolvimento puberal que apresentará a criança.

Os seguintes recursos são utilizados no esclarecimento do sexo:

Cariograma. A análise dos cromossomas sexuais, sob os aspectos numéricos e morfológicos, é feita habitualmente utilizando-se cultura de leucócito. No meio de cultura, a mitose celular é estimulada pela fito-hemoaglutinina e interrompida em metáfase pela colchicina; as células são, então, fixadas e coradas. Os cromossomos (autossomas e cromossomas sexuais) são em seguida separados por grupos segundo suas características específicas, estabelecendo-se o cariótipo do indivíduo.

Pode-se verificar pelo exame, alterações de número e forma. O cariótipo normal para o sexo masculino é 46XY e, para o sexo feminino 46XX (44 autossomas e dois cromossomas sexuais). Nos estados intersexuais numerosas anormalidades dos cromossomas sexuais têm sido descritas, dentro as quais destacam-se XO, XXV, XXXV, XXYY, XXXYY e muitas outras. Não só alterações de número podem ser demonstradas, mas também de forma, como dimorfismos, resultantes de anomalias que surgem durante a mitose.

Cromatina Sexual. A cromatina sexual corresponde, nos leucócitos polimorfonucleares, aos apêndices em vaqueta de tambor (drumstick) e, nas células somáticas, ao corpúsculo de Barr (massa de cromatina justaposta à membrana nuclear). Como método de rotina utiliza-se a pesquisa de corpúsculo de Barr em esfregaço de mucosa bucal.

Encontra-se o corpúsculo de Barr em 25% ou mais de células femininas (portanto, células cromatina-positiva), não se encontrando nas masculinas (portanto, células cromatina-negativas). As células que contêm dois cromossomas X exibem um corpúsculo apenas, pois ele é constituído pelo cromossoma X chamado inativo, exatamente aquele que se desdobra mais tarde na divisão celular e que, por esse motivo, aparece como um corpúsculo de cromatina nas células em interfase. As células que possuem mais de dois cromossomas X apresentam mais de um corpúsculo de Barr: o número de corpúsculos de Barr em cada célula é igual ao número de cromossomas X menos um.

Assim, pois, o sexo genético pode ser inferido histologicamente pelo estudo da cromatina nuclear. Nos casos de intersexo motivados, por exemplo, pela hipertrofia congênita da supra-renal, o sexo genético é feminino (células cromatina-positivas e cariótipo 46XX). Na síndrome de testículo feminilizante o sexo genético é masculino (células cromatina-negativas e cariotipo 46XY), embora a aparência externa do paciente seja feminina.

Dosagens Hormonais. São de grande importância as dosagens dos esteróides secretados pelas supra-renais e gõnadas, especialmente do cortisol no plasma e dos 17-hidroxicoticóides, 17-cetosteróides e pregnantriol na urina. Na síndrome adrenogenital há aumento da excreção urinária dos 17-cetosteróides e do pregnantriol; os 17-hidroxicorticóides urinários mostram-se normais ou diminuídos; o cortisol plasmático está baixo.

Exame Radiológico. Certas anomalias da genitália, como persistência de seio urogenital em alguns casos de pseudo-hermafroditismo, podem ser demonstradas pelo exame radiológico contrastado das vias geniturinárias. Quando executado com técnica apropriada, este exame demonstra a presença de útero e até mesmo de trompa nos pseudo-hermafroditas femininos.

Outro exame radiológico importante é a determinação da idade óssea. Nas síndromes adrenogenitais da infância, entre as quais se inclui a hiperplasia congênita da supra-renal, há avanço da idade óssea em relação à cronológica, servindo assim o exame radiológico como elemento subsidiário para demonstrar a produção excessiva de androgênio.

Exame Histológico. Permite evidenciar a estrutura histológica das gônadas existentes em determinado caso, sendo essencial para o diagnóstico dos hermafroditas verdadeiros. Mostra, nesses casos, ovário e testículo como órgãos independentes, no mesmo indivíduo, ou estrutura testicular e ovariana em uma ou em ambas as gônadas (ovoteste). Este exame evidencia também, em gônadas disgenéticas de outros estados intersexuais, alterações histopatológicas peculiares.

Exame Psicológico. Esse exame possibilita traçar o perfil psicossexual do paciente, um dos aspectos de seu processo de diferenciação sexual. Sua importância é fundamental na orientação terapêutica de pacientes com genitália ambígua, nos quais, em função da idade, pode representar o elemento decisivo para a escolha da correção cirúrgica, no sentido masculino ou feminino.

39 Doenças Metabólicas

Raquitismo

A vitamina D promove, como se sabe, a absorção do cálcio (e conseqüentemente do fosfato) pela mucosa intestinal. A carência dessa vitamina perturba o metabolismo desses elementos, ocorrendo queda acentuada da fosfatemia e ossificação defeituosa do esqueleto. A calcemia não se altera muito, em geral, o que se deve à hipertrofia compensadora das paratiróides, que, removendo cálcio dos reservatórios do esqueleto, mantém a calcemia dentro dos limites normais às custas de uma reabsorção osteoclástica dos ossos. A hipocalcemia (e decorrente tetania) só é observada quando falha esse papel compensador das paratiróides.

O raquitismo consiste na falta de deposição de cálcio na matriz óssea recém-formada, sendo, por conseguinte, uma doença própria do osso em crescimento. No adulto a avitaminose D causa osteomalácia. Na doença celíaca e outras doenças capazes de levar a graves estados de desnutrição, acompanhados de parada do crescimento, é comum que o raquitismo só venha a se manifestar depois que a criança se restabelece e volta a crescer em ritmo acelerado.

O crescimento dos ossos longos se deve à proliferação de células cartilaginosas, que se dispõem em colunas longitudinais na cartilagem de conjugação. À medida que tais células se aproximam da extremidade diafisária, sofrem um processo de intumescimento e entram em degeneração em conseqüência da impregnação cálcica experimentada pela matriz cartilaginosa (zona de calcificação preparatória ou placa epifisária). Na zona seguinte, adjacente à diáfise, os espaços deixados pelas células cartilaginosas degeneradas são invadidos por capilares sanguíneos acompanhados de osteoblastos, que depositam camadas sucessivas de osteóide nas trabéculas cartilaginosas calcificadas. Esse osteóide (matriz óssea) converte-se em osso por impregnação de cálcio e fosfato, sendo reabsorvida a cartilagem calcificada.

No raquitismo, as células cartilaginosas deixam de se dispor em colunas regulares, e desde que a matriz não se calcifica, deixam também de sofrer o processo normal de degeneração. O osteóide, que permanece sem impregnação cálcica, deposita-se de maneira irregular e abundante. O resultado é uma zona larga e irregular de cartilagem e osteóide não calcificados, destituídos da rigidez do osso normal. A ossificação subperióstea faz-se também de maneira anormal, formando-se uma capa de osteóide envolvendo toda a extensão da diáfise.

A carência de vitamina O ocorre na cnança quase sempre por falta de suprimento adequado na dieta e por exposição insuficiente à luz solar, o que diminui a síntese da vitamina na pele a partir dos esterois aí existentes. Pode surgir também em conseqüência de distúrbios da absorção intestinal (doença celíaca etc.).

No raquitismo vitamina-resistente ou raquitismo hipofosfatêmico, doença familiar na maioria dos casos, existe má absorção intestinal de cálcio e fosfato, mas a principal anormalidade fisiológica consiste no decréscimo da reabsorção tubular de fosfato. No tipo mais comum (tipo I) de raquitismo hipofosfatêmico há um teor subnormal de 1,25-diidroxivitamina D_3 (calcitriol) no plasma por deficiente hidroxilação no rim da 25-hidroxivitamina D_3. Como se sabe, o calcitriol é o mais ativo derivado resultante da metabolização da vitamina D_3.

Outras tubulopatias funcionais ou intrínsecas que se acompanham de hipofosfatemia (síndrome de Fanconi, acidose tubular renal) provocam também de raquitismo vitamino-resistente.

Bioquímica do Sangue. Hipofosfatemia (menos de 4mg/dl); hiperfosfatemia alcalina (até mais de 100un/dl); raramente hipocalcemia (menos de 10mg/dl).

Raio X dos Ossos. As extremidades distais do rádio e cúbito são os melhores locais para observação dos sinais precoces; destes, o mais importante é a rarefação e o aspecto franjado da placa epifisária, cuja sombra se desvanece gradativamente em direção à cartilagem epifisária adjacente; a extremidade diafisária (metáfise) mostra-se alargada e côncava ("em taça"); a diáfise pode mostrar-se difusamente osteoporótica, de textura grosseira, às vezes com fratura em ramo verde; em fases adiantadas, a zona de calcificação preparatória está ausente e o segmento terminal da diáfise parcial ou totalmente invisível (metáfise raquítica); o centro de ossificação epifisário mostra-se pequeno, pouco visível, parecendo muito distanciado da extremidade visível da diáfise.

Resposta ao Tratamento. Um raquitismo pode ser classificado como vitamino-resistente quando não exibe nenhum sinal radiológico de cura após um mês de tratamento com 5.000 unidades de vitamina D por dia.

Dosagem de Vitamina D. A 25-hidroxivitamina D_3 e outros esteróis dotados de atividade vitamínica D podem ser dosados no plasma, sendo os seguintes os valores considerados normais em indivíduos saudáveis: 25 a 40ng/ml para a 25-$(OH)D_3$ e 20 a 45pg/ml para a 1,25-$(OH)_2D_3$.

Osteomalácia

Resulta da carência de cálcio e fosfato nos ossos, sendo considerada como o raquitismo dos adultos. Certos casos são motivados pela deficiente absorção intestinal de cálcio e fosfato, ligada a síndromes disabsortivas, quando, então, há má absorção também de gordura e outros princípios alimentares. Outros casos dependem de distúrbios renais, que podem ser de origem glomerular ou tubular. Os de origem glomerular prendem-se a glomerulonefrite crônica, infecções urinárias graves e outras nefropatias capazes de levar à retenção de uréia, creatinina e fosfato, sendo a hipocalcemia secundária à hiperfosfatemia. A reabsorção defeituosa de fosfato nos túbulos renais é comum a vários tipos de tubulopatias funcionais, podendo estas ser diferenciadas entre si por outros defeitos de reabsorção. A osteomalácia acompanha-se nesses casos da hipofosfatemia resultante da perda excessiva de fosfato.

Quase todos os casos de osteomalácia acompanham-se de hiperparatiroidismo compensador, sendo este o motivo pelo qual a maioria dos pacientes exibe apenas graus leves de hipocalcemia.

Alterações Bioquímicas. Calcem ia baixa ou normal; fosfatemia baixa, podendo estar normal na fase inicial da doença. Fosfatase alcalina elevada, exceto na fase inicial. O cálcio e fosfato urinários estão geralmente diminuídos nos estados disabsortivos e elevados nas nefropatias.

Raio X dos Ossos. Há comprometimento da bacia e ossos longos, com desmineralização e encurvamento. Mais raramente há comprometimento da coluna e crânio.

Dosagem da Vitamina D. Ver Raquitismo.

Hipercalcemia das Doenças Malignas

Este distúrbio obedece a mecanismos variados, quase todos conduzindo à reabsorção do tecido ósseo. O câncer do seio com metástases ósseas é responsável por 50% dos casos, sendo comuns também cânceres hematológicos (mieloma, linfoma). Com menor freqüência é causado por neoplasias que não comprometem os ossos, recebendo, então, o nome de hipercalcemia humoral das doenças malignas.

Dosagens Hormonais. Análises feitas por radioimunoensaio demonstram níveis plasmáticos elevados de PTHrP (proteína relacionada com o hormônio paratiróideo). Esta dosagem está alterada também no plasma de pacientes portadores de tumores das ilhotas pancreáticas, da pele, de linfomas por HTLV-1, de algumas formas de câncer de pulmão e no osteossarcoma. Na maioria dos pacientes com hipercalcemia humoral das doenças malignas o iPTH está suprimido ou indetectável. Uma vez que esses pacientes apresentam hipofosfatemia e fosfatúria, o achado de iPTH suprimido distingue-os dos portadores de hiperparatiroidismo, nos quais o iPTH está elevado (ver Hiperparatiroidismo).

Gota

Doença familiar, de maior incidência no sexo masculino, devida a um excesso de ácido úrico no organismo, caracterizando-se pela presença de cristais de urato monossódico no líquido sinovial e nos demais líquidos do organismo. De 10 a 20% dos pacientes com artrite gotosa sofrem também de litíase renal. Crises agudas de gota são observadas em doenças que provocam destruição excessiva de ácidos nucléicos (p. ex., leucemia, linfomas, policitemia) ou após ingestão de certos medicamentos (p. ex., tiazídicos).

Uricemia. Está elevada na grande maioria dos casos.

Hemossedimentação. Mostra-se acelerada durante os ataques agudos.

Hemograma. Há leucocitose durante os acessos gotosos.

Exame do Material dos Totos e do Líquido Articular. Evidencia os típicos cristais de urato de sódio, o que serve para confirmar o diagnóstico.

Raio X dos Ossos. Em fases adiantadas notam-se imagens em saca-bocado devidas a fotos radiotransparentes.

Porfirias

São erros inatos do metabolismo que afetam o metabolismo da porfirina. Esta é constituída, como se sabe, de um anel tetrapirrólico e participa, na qualidade de grupo prostético, da estrutura das metaloporfirinoproteínas, entre as quais se enquadram a hemoglobina, os citocromos e as enzimas catalase e peroxidase, largamente distribuídas nas células animais e vegetais.

As porfirias podem ser distribuídas em duas grandes categorias, conforme o excesso de porfirina proceda do fígado ou da medula óssea.

As profirias hepáticas incluem: a) porfiria intermitente aguda; b) porfiria variegada; c) coproporfiria hereditária; d) porfiria cutânea tarda.

As porfirias eritropaéticas incluem: a) porfiria eritropoética congênita; b) protoporfiria eritropoética.

Todos esses tipos de porfiria dependem da deficiência de determinadas enzimas. Suas manifestações clínicas orientam o estudo laboratorial:

Porfiria Intermitente Aguda

Início na puberdade ou logo após.

Manifestações intestinais intermitentes: náusea, vômitos, cólicas abdominais (que podem dar origem a um quadro clínico de abdômen agudo).

Freqüentemente, hipertensão arterial, taquicardia, febre.

Manifestações neurológicas intermitentes: parestesias, hipoestesia, dor neurítica, pés e mãos “em pêndulo”, psicoses, convulsões, quadriplegia.

A sensibilidade cutânea não está alterada.

As manifestações patológicas podem ser precipitadas por fármacos (p. ex., barbitúricos, sulfonamidas, griseofulvina), hormônios esteróides (p. ex., estrógenos), inanição e infecção.

Os ataques agudos podem levar ao óbito por paralisia respiratória.

A urina torna-se escura quando deixada exposta à luz e ao ar livre.

Porfiria Variegada

Início durante a terceira década de vida.

Manifestações neurológicas e abdominais semelhantes às da forma anterior.

Hipersensibilidade cutânea a pequenos traumas mecânicos e à luz.

As manifestações patológicas podem ser desencadeadas por barbitúricos e sulfonamidas.

Coproporfiria Hereditária

Distingue-se clinicamente da porfiria variegada por ser mais branda; laboratorialmente, pela excreção contínua de grandes quantidades de coproporfirina nas fezes e, em menor extensão, na urina.

Porfiria Cutânea Tarda

Início dos sintomas na meia-idade.

Manifestações cutâneas: fotossensibilidade, hipertricose na testa, hiperpigmentação das áreas cutâneas expostas.

Indução dos sintomas por certos fármacos (p. ex., barbitúricos, fenitoína, estrógenos, bussulfano).

Ausência das manifestações abdominais e neurológicas.

Porfiria Eritropoética Congênita

Grande sensibilidade à luz, com aparecimento de vesículas e bolhas nas partes expostas à luz solar, seguido, às vezes, de mutilações (hidroa estival).

Pigmentação da pele, ossos e dentes (eritrodontia).

Hipertricose.

Hepatesplenomegalia.

Anemia hemolítica.

Coloração vermelha da urina recentemente emitida; a presença de porfirinas na urina pode ser demonstrada por espectroscopia; método mais simples consiste em examinar a urina fresca à luz ultravioleta (lâmpada de Wood): a presença de uroporfirina dá fluorescência rósea ou vermelha.

Protoporfiria Eritropoética

Início dos sintomas na infância ou na puberdade.

Manifestações brandas limitadas à pele: eczema ou urticária solar, de caráter flutuante.

Intenso prurido doloroso, eritema e edema, que evoluem para uma dermatose crônica localizada principalmente nas mãos.

Raramente anemia hemolítica discreta e hepatopatia porfirínica que pode evoluir para cirrose.

Excesso e protoporfirina nas hemácias, evidenciado por microscopia fluorescente.

Diagnóstico Laboratorial. A identificação dos seis tipos de porfiria faz-se pela dosagem cromatográfica das seguintes substâncias porfirínicas: ácido delta-aminolevulínico (precursor – ALA), uroporfirina, coproporfirina e protoporfirina. Elas são dosadas na urina (mg/g de creatinina), nas fezes (μg/g de resíduo seco) e nas hemácias μg/dl). Por exemplo, na porfiria cutânea tardia, que é o tipo mais freqüente na clínica, os achados são os seguintes, durante a crise: – *Urina:* ALA (O), uroporfirina (+++) coproporfirina (+); Fezes: uroporfirina (+), coproforfirina (++), protoporfirina (O); Hemácias: uroporfirina (O), coproporfirina (O), protoporirina (O); durante a remissão obtém-se apenas uroporfirina (+) na urina e coproporfirina (+) nas fezes. Na partiria aguda intermitente, o segundo tipo mais freqüente, são os seguintes os achados durante a crise: □ Urina: ALA (+++), uroporfirina (++), coproporfirina (++); Fezes, uroporfirina (++), coproporfirina (+), protoporfirina (O); Hemácias: uroporfirina (O), coproporfirina (O), protoporfirina (O). As notas variam de (O) a (++++).

Na porfiria aguda intermitente há aumento do porfobilinogênio na urina, o que é evidenciado pela prova de Schwartz-Watson, que se mostra útil como teste de triagem.

Doença de Gaucher

Doença familiar decorrente da falta de atividade da glicocerebrosidase, enzima responsável pela hidrólise dos glicocerebrosídios em glicose e ceramida, do que resulta acúmulo de glicolipídios anormais nas células reticuloendoteliais, manifestando-se clinicamente por hepatoesplenomegalia, pigmentação cutânea, lesões ósseas e pinguécula. Pode manifestar-se sob forma aguda na infância, letal a curto prazo, ou crônica na juventude ou idade adulta.

Exame Hematológico. Há depressão da medula óssea com anemia, leucopenia e trombocitopenia.

Raio X dos Ossos. Revela o aspecto típico da extremidade inferior do fêmur em “frasco de Ehrlenmeyer”.

Aspiração do Baço ou da Medula Óssea. Demonstra as típicas células de Gaucher.

Doença dDe Niemann-Pick

Doença familiar lembrando clinicamente a forma infantil da doença de Gaucher, da qual difere do ponto de vista químico e histológico Há acúmulo de colesterol e esfingomielina, um fosfolipídio, em células espumosas distribuídas em muitos órgãos, especialmente fígado e baço. As células espumosas mais características são as do SRE alteradas pelo acúmulo citoplasmático de esfingomielina. A doença acomete com maior freqüência, mas não de maneira exclusiva, crianças israelitas.

Exame Hematológico. É comum a pancitopenia.

Exame Histológico. Observa-se a presença de células espumosas típicas na medula óssea ou em material colhido por biopsia retal.

Amiloidose

Distúrbio de natureza obscura caracterizado por depósitos em vários órgãos e tecidos de uma substância translúcida e hialina composta principalmente de proteínas e pequena parcela de carboidratos. Essa substância foi denominada de “amilóide” por causa de sua capacidade de tingir-se pelo iodo à maneira do amilo. Está comprovado, entretanto, que ela é um complexo formado de muitos componentes.

A substância amilóide pode depositar-se em quase todos os órgãos da economia, em circunstâncias clínicas as mais diversas. Em certos casos apresenta-se como ocorrência secundária a uma doença preexistente, em outros surge como doença primária sem nenhum distúrbio subjacente. Não existe nenhuma classificação que seja aceita por unanimidade. A mais antiga divide a amiloidose em 4 grupos:

Amiloidose secundária. Os antecedentes mais comuns são a tuberculose, osteomielite crônica, artrite reumatóide. Bronquiectasia, abscesso do pulmão, lepra e câncer avançado. O comprometimento principal situa-se no fígado, baço, rim e supra-renal.

Amiloidose primária generalizada. Considera-se que não exista doença subjacente. O comprometimento principal situa-se nos vasos sanguíneos, coração, língua e musculatura gastrintestinal.

Amiloidose do mieloma múltiplo. Admite-se que uma neoplasia subjacente de células plasmáticas produza proteínas anormais de maneira semelhante à formação de gama-globulina. A distribuição do depósito é o mesmo da amiloidose primária.

Amiloidose Primária Localizada. Considera-se como uma variante da amiloidose primária generalizada incidindo sob forma de tumor em certos sítios ou órgãos, tais como pele, tiróide, laringe.

Exame Microscópico. O material pode ser obtido por aspiração do panículo adiposo abdominal ou biopsia da mucosa retal, sendo corado pelo vermelhodo-congo e examinado com microscópio de luz polarizada. A substância amilóide mostra uma característica birrefringência verde.

40 Doenças por Deficiência Imunitária

Os recursos laboratoriais disponíveis para diagnóstico das doenças ligadas à deficiência imunitária são estudados no Capítulo 22, onde estão enumeradas também as principais manifestações clínicas sugestivas de imunodeficiência. As doenças causadas por deficiência imunitária podem depender de anormalidades que comprometem qualquer um dos quatro sistemas principais de defesa, isto é, a imunidade humoral, imunidade celular, complemento e fagocitose; há também doenças causadas por anormalidades combinadas dos sistemas humoral e celular.

IMUNODEFICIÊNCIAS LIGADAS À IMUNIDADE HUMORAL

Caracterizam-se clinicamente por infecções bacterianas de repetição e imunologicamente pela baixa quantitativa de imunoglobulinas (mono- e policlonal) ou eventualmente de flinfócitos B e plasmócitos. As infecções mais freqüentes são pneumonias, otites, gastrenterites, amigdalites e, nos casos mais graves, meningoencefalite e septicemia.

O quadro clínico inicia-se geralmente a partir do 6º-9º mês de vida, quando se esgotam as reservas de IgG materna e não se formam imunoglobulinas em quantidade significativa. Podem ser citadas as seguintes síndromes mais importantes:

Agamaglobulinemia de Bruton. Síndrome congênita, de ocorrência muito rara, em que não se formam as quantidades mínimas necessárias de imunoglobulinas para garantir o teor plasmático de 100mg/dl. As crianças não chegam geralmente a um ano de vida, evoluindo para o óbito em conseqüência de infecções por germens de baixa patogenicidade.

Hipogamaglobulinemia Transitória da Infância. Talvez por imaturidade imunogênica algumas crianças demoram a produzir seus próprios anticorpos. Durante o período em que perdem a proteção da IgG materna até a produção efetiva de anticorpos ficam suscetíveis às infecções bacterianas. Essa anormalidade pode se desenvolver até os 12-15 meses de vida, donde ser conhecida como síndrome transitória.

Deficiências Seletivas de Classes de Imunoglobulinas. A mais importante é a deficiência de IgA. As crianças que são acometidas de repetidas infecções nos aparelhos respiratório e digestivo podem ser portadoras desta anormalidade. Alguns imunologistas têm procurado estabelecer correlação entre deficiência de IgA e auto-agressão (artrite reumatóide juvenil, lúpus eritematoso) ou neoplasias linfoproliferativas.

Hipogamaglobulinemia Adquirida. Ocorre geralmente durante ou após a adolescência. Os teores de imunoglobulinas baixam subitamente por um defeito na produção.

Hipogamaglobulinemia Comum Variável. As crianças portadoras desta síndrome apresentam linfócitos B e plasmócitos em números normais mas não produzem imunoglobulinas ou as produzem em pequena quantidade, o que pode ser atribuído a um defeito na via eferente da resposa imune humoral. Tem sido observada hiperplasia do tecido linfóide do intestino delgado, cólon e brônquios. A hiperplasia linfóide do delgado com hipogamaglobulinemia exibe geralmente mau prognóstico.

Disgamaglobulinemias. Constituem um conjunto de anormalidades envolvendo anticorpos. Ocorrem na maioria das vezes na vida adulta, associadas a alterações de outros aparelhos e sistemas.

Hipogamaglobulinemias Secundárias. Devem-se a distúrbios gerais do intercâmbio protídico (desnutrição, síndrome nefrótica, diarréias crônicas, dermatoses ou queimaduras muito extensas) ou a doenças do sistema linfóide ou do SRE (doença de Hodgkin, leucemia linfóide crônica, mieloma com aumento monoclonal das Ig, doença de Waldenström com produção anômala de IgM, doença das cadeias pesadas, em que há produção anômala de cadeias pesadas nas IgG).

Exames Subsidiários

Raio X do Cavum. As vegetações adenóides estão geralmente ausentes na hipogamaglobulinemia.

Provas Cutâneas. As de Schick e de Dick medem a função IgG. Os resultados negativos indicam normalidade.

Dosagem das Imunoglobulinas IgG, IgM e IgA. São recomendadas estas dosagens como medida inicial, mais do que a eletroforese ou imunoeletroforese sérica, uma vez que estas só devem ser executadas eventualmente. Em geral, as imunoglobulinas são medidas pela imunodifusão radial. Os níveis obtidos devem ser comparados aos dos controles da mesma faixa etária, pois com a idade ocorrem variações marcantes, particularmente no primeiro ano de vida.

Biópsia de Linfonodo. Permite o estudo das áreas B-dependentes dos gânglios. Não é um exame de rotina.

IMUNODEFICIÊNCIAS LIGADAS À IMUNIDADE CELULAR

Os pacientes acometidos de deficiência de imunidade celular mostram-se suscetíveis a infecções repetidas por vírus, fungos e algumas bactérias. A imunidade humoral está preservada. Esse defeito pode ser conseqüente a uma deficiência tímica ou a um defeito quantitativo ou funcional dos linfócitos T. Nos pacientes com significativas alterações da imunidade celular existe elevada incidência de tumores malignos linforreticulares (Hodgkin etc.).

As crianças com suspeita de imunodeficiência celular grave não devem ser vacinadas com germens vivos, dado o elevado risco de uma evolução para enfermidade generalizada. São as seguintes as principais síndromes ligadas a este tipo de imunodeficiência:

Síndrome de DiGeorge. As crianças afetadas exibem ausência congênita de timo, glândulas paratiróides e células C da tiróide. Observa-se linfopenia grave e atrofia das regiões timo-dependentes do baço e gânglios linfáticos. Os lactentes não conseguem sobreviver devido à sua incapacidade de se defenderem contra as infecções micóticas, viróticas e bacterianas crônicas. O transplante de timo é a única esperança para esses pacientes.

Deficiências Seletivas para Microrganismos. Os pacientes exibem imunidade celular normal mas são portadores de um defeito seletivo de resposta para determinados agentes microbianos, sofrendo infecções repetidas de herpes simples, candidíase, estafilococcias cutâneas.

Candidíase Mucocutânea Crônica Familiar. Síndrome geralmente grave na qual existem alterações importantes na tiróide, paratiróide e supra-renal além da deficiência celular e candidíase.

Síndrome de Imunodeficiência Adquirida (Aids). Ver pág. 351.

Exames Subsidiários (provas de triagem)

Contagem e Mortorfologia de Linfócitos. Uma contagem global de linfócitos inferior a 1.500/mm^3 indica linfopenia que, freqüentemente, está ligada à imunodeficiência celular.

Raio X do Timo. Uma radiografia do tórax (PA e lateral) para verificação do tamanho do timo deve ser executada em todos os pacientes suspeitos, já que muitas síndromes de imunodeficiência estão ligadas à ausência ou displasia do timo. Cabe ponderar, entretanto, que esse órgão sofre rápida atrofia em condições de stress (inanição, febre, fadiga, trauma), o que pode conduzir a falsas conclusões baseadas no achado radiológico.

Provas Cutâneas de Sensibilidade Retardada. Uma vez que estas provas dependem de exposição antigênica prévia (com exceção da FHA, isto é, fito-hemaglutinina), são usados muitos antígenos a fim de aumentar a probabilidade de uma reação positiva. Ocorrerão reações positivas à estreptoquinase-estreptodornase (SK-SD), cândida e fito-hemaglutinina (FHA) sem exposição antigênica deliberada, ao passo que as respostas ao PPD, caxumba e toxóide tetânico só ocorrerão depois da doença ou imunização. Uma ou mais destas provas devem ser positivas na criança imunologicamente normal, mas a criança com menos de um ano pode apresentar resultado negativo a todas as provas cutâneas (exceto FHA), porque ainda não surgiu sensibilidade. Entretanto, em uma criança com história clínica de sapinho, a prova cutânea para cândida deve ser positiva.

IMUNODEFICIENCIAS COMBINADAS (Humoral e Celular)

Estas síndromes são muito raras, mas de extrema gravidade. Existe predisposição para infecções bacterianas e também por vírus e fungos, já que o defeito do sistema linfóide é total. Os portadores dessas síndromes exibem defeitos na imunidade celular e deficiência mono- ou policlonal de imunoglobulinas. Serão descritas apenas duas das numerosas síndromes descritas.

Agamaglobulinemia Linfopênica (tipo suíço). É uma doença de caráter familiar, descrita pela primeira vez na Suíça, transmitida por um gene autossômico recessivo. Os lactentes homozigotos são incapazes de expressar sua imunidade celular ou humoral, já que nem a divisão linfocitóide nem a plasmacitóide do sistema linfóide se desenvolvem normalmente. Observa-se linfocitopenia grave, acompanhada de acentuada carência de linfócitos e plasmócitos na medula óssea, gânglios linfáticos, baço, tecido conjuntivo e lâmina própria do aparelho digestivo; estão ausentes também os folículos germinativos em todos os órgãos linfóides, mostrando-se o timo hipoplásico, privado de corpúsculos de Hassal.

A doença já se manifesta durante as primeiras semanas de vida por incapacidade de ganhar peso; as crianças sofrem de repetidas e graves infecções bacterianas, como em qualquer outro tipo de hipogamaglobulinemia, mas as infecções por vírus e candidíase são particularmente comuns nesta forma. Nenhum paciente sobrevive além dos 18 meses de idade, não se tendo descoberto até agora nenhuma forma de tratamento. As transfusões de sangue podem ser letais para esses doentes porque os linfócitos imunocompetentes do doador ao serem transfundidos no receptor dão origem a uma reação sistêmica fatal de enxerto contra o hospedeiro.

A linfoplasia Tímica. É uma doença ligada ao sexo, caracterizada por acentuadas deficiências na imunidade celular e humoral. É semelhante, embora menos grave, do que a agamaglobulinemia (do tipo suíço) antes descrita. O timo é em geral hipoplásico mas não atrófico. As crianças sofrem habitualmente graves infecções recurrentes, especialmente candidíase oral (sapinho), infecções por Pneumocystis carinii, vacina progressiva ou gangrenosa (quando vacinados), tuberculose miliar por BCG (BCGeite), etc.

Observa-se grave linfopenia, deficiências variáveis de imunoglobulinas (mas geralmente graves), falta de resposta aos antígenos e ausência de sombra tímica proeminente nas radiografias AP do tórax. Tal como ocorre na agamaglobulinemia linfopênica, as transfusões de sangue podem ser letais. A doença é incompatível com a vida; raramente as crianças alcançam a idade de seis anos.

Apêndice

VALORES NORMAIS DOS PRINCIPAIS EXAMES DE LABORATÓRIO

Bioquímica do Sangue

Ácido úrico (plasma ou soro)	2-5mg/dl
Aldolase (soro)	
adulto	até 9,3un SL/ml
2 a 15 anos	5,25-9,9un SL/ml
até 2 anos	até 20un SL/ml
Amilase (soro)	50-150un Somogyi/dl
Amônia (soro ou plasma)	70-140mcg/dl
Bilirrubina (soro)	
direta	0,1-0,4mg/dl
indireta	0,2-0,7mg/dl
Cálcio (soro)	
criança	10,0-12,0mg/dl
	5,0-6,0mEq/1
adulto	9,0-11,0mg/dl
	4,5-5,5mEq/1
Ceruloplasmina (soro ou plasma)	20,0-60,0mg/dl
Cloreto (soro ou plasma)	98-106mEq/1
Colesterol	ver pág. 22
Creatina-fosfoquinase (soro)	ver pág. 62
Creatinina (soro ou plasma)	1-2mg/dl
Desidrogenase lática (soro)	ver pág. 61
Ferro sérico	
lactente	150-170mcg/dl
1-10 anos	60-80mcg/dl
adulto	80-120mcg/dl
Fosfatase ácida (soro)	ver pág. 58

Fosfatase alcalina (soro)	ver pág. 57
Fosfato (soro)	
criança	4,0-6,0mg/dl
	2,3-3,4mE/l
adulto	3,0-4,5mg/dl
	1,7-2,6mEq/l
gama-Glutamil-transferase (soro)	
homem	6-28 ul/l
mulher	4-18 UI/l
Glicose	ver pág. 5
Glutamato-desidrogenase (soro)	
homem	até 4U/l
mulher	até 3U/l
Iodo ligado às proteínas - PBI (soro)	4-8mcg/dl
Lactato desidrogenase (soro)	ver pág. 61
Leucina-aminopeptidase (soro)	8-22 UI/l
Lipase (soro)	18-285mUI/ml
Lipidograma	ver pág. 17
Nitrogênio não protéico (soro)	35mg/dl
Nitrogênio não protéico (sangue total)	50mg/dl
5-Nucleotidase (soro)	até 15 UI/l
Potássio (soro)	3,5-5,0mEq/l
Proteínas	ver pág. 8 e 254
Sódio (soro)	135-145mEq/l
Transaminases	
glutamato-oxalacetato (GOT ou AST)	5-40un Karmen/ml
	até 12mUI/l
glutamato-piruvato (GPT ou ALT)	5-35un Karmen/ml
	até 12mUI/l
Triglicerídeos	ver pág. 22
Uréia (plasma ou soro)	20-40mg/dl

Equilíbrio Eletrolítico e Ácido-Basico

Base tampão (plasma)	50mEq/l
Bicarbonato	ver Reserva alcalina
Cálcio (soro)	
criança	5,0-6,0mEq/l
adulto	4,5-5,5mEq/l
Cloreto (soro)	98-106mEq/l
Excesso de base (plasma)	-2,3 a + 2,3

Magnésio (soro)	
adulto	1,4-2,3mEq/l
criança	1,2-1,6mEq/l
Osmolalidade	280-300mOs/kg
pH	
soro ou plasma, venoso	7,35-7,45
sangue completo venoso	7,33-7,43
sangue completo capilar	7,35-7,45
Potássio (soro)	3,5-5,0mEq/l
Reserva alcalina (plasma)	
CO_2 total do plasma	53-75vol/dl
bicarbonato	24-33mEq/l
Sódio (soro)	135-145mEq/l

Gases Sanguíneos

Dióxido de carbono	
PCO_2 sangue arterial ($Paco_2$)	38-45 torr (mmHG)
PCO_2 sangue venoso	43-49 torr
PCO_2 alveolar	40 torr
Oxigênio	
capacidade de (sangue arterial)	16-24vol/dl
	1,34ml/g de Hgb
conteúdo de (sangue arterial)	15-23vol/dl
saturação	
sangue completo arterial	94-98%
sangue completo venoso	60-85%
PO_2 sangue arterial (Pao_2)	95-100 torr
PO_2 sangue venoso	40 torr
PO_2 ar alveolar	101 torr

Hematologia

Coagulação, tempo (Lee-White)	5-10 minutos
Ferro sérico	
lactente	150-170mcg/dl
1-10 anos	60-80mcg/dl
adulto	80-120mcg/dl
Fibrinogênio (plasma)	200-400mg/dl
Fragilidade globular osmótica	
início da hemólise	0,42%
hemólise completa	0,30%

Hematócrito	Ver Tabela A-3
Hematimetria	Ver Tabela A-3
Hemoglobinometria	Ver Tabela A-3
Hemossedimentação	
aos 60 minutos	
criança e mulher	4-7mm
homem	3-5mm
aos 120 minutos	
criança e mulher	12-17mm
homem	7-15mm
Laço, prova	Ver pág. 92
Leucometria	Ver Tabelas A-1 e A-2
Mielograma	Ver pág. 84
Plaquetometria	200.000-400.000/mm^3
Protrernbina, tempo (Quick)	12 segundos
Recalcificação do plasma, tempo	80-120 min.
Reticulócitos	
recém-nascido	até 6% do total de hemácias
crianças maiores e adultos	0,5-1,5% do total de hemácias
Retração do coágulo	1-3 horas
Sangramento, tempo (Duke)	1-3 minutos
Siderofilina	ver Transferrina
Transferrina	
total	250-410mg/dl
livre	140-280mg/dl
coeficiente de saturação	20-55%
Tromboplastina parcial, tempo	50-100 segundos
Volemia	8,5-9,0% do peso corporal

Tabela A-1
Hemograma Normal no Adulto

	Neutrófilos							
Leucócitos por mm^3	*Mielócitos %*	*Metamielocitos (jovens) %*	*Núcleo em bastão %*	*Núcleo segmentado %*	*Eosinófilos %*	*Basófilos %*	*Linfócitos %*	*Monócitos %*
5-8.000	0	0-1	3-5	51-67	2-4	0-1	21-35	4-8

Tabela A-2
Valores Médios de Leucócitos para Diferentes Idades

Idade	*Leucócitos por mm³*	*Neutrófilos %*	*Eosinófilos %*	*Basófilos %*	*Linfócitos %*	*Monócitos %*
Recém-nascidos	20.000	61,0	3,0	0,5	27,5	7,5
1 mês	11.000	44,5	2,5	0,5	45,5	7,0
6 meses	12.000	28,5	2,5	0,5	62,0	5,5
1 ano	11.000	30,0	2,5	0,5	61,5	4,5
1 a 5 anos	9.000	45,0	2,5	0,5	48,0	4,0
12 anos	7.800	54,0	2,5	0,5	37,0	5,0

Tabela A-3
Valores Globulares Normais nas Diversas Idades

Idade	*Eritrócitos (milhões/mm³)*	*Hemoglobina (g/100 ml)*	*Hematócrito (cm³/dl)*	*VGM (m³)*	*HGM (gg)*	*CHGM (%)*	*DGM (m)*
Primeiro dia	5.1 ± 1.0	19.5 ± 5.0	54.0 ± 10.0	106	38	36	8.6
2-3 dias	5.1	19.0	53.5	105	37	35	
4-8 dias	5.1	18.3 ± 4.0	52.5	103	36	35	
9-13 dias	5.0	16.5	49.0	98	33	34	
14-60 dias	4.7 ± 0.9	14.0 ± 3.3	42.0 ± 7.0	90	30	33	8.1
3-5 meses	4.5 ± 0.7	12.2 ± 2.3	36.0	80	27	34	7.7
6-11 meses	4.6	11.8	35.5 ± 5.0	77	26	33	7.4
1 ano	4.5	11.2	35.0	78	25	32	7.3
2 anos	4.6	11.5	35.5	77	25	32	
3 anos	4.5	12.5	36.0	80	27	35	7.4
4 anos	4.6 ± 0.6	12.6	37.0	80	27	34	
5 anos	4.6	12.6	37.0	80	27	34	
6-10 anos	4.7	12.9	37.5	80	27	34	7.4
11-15 anos	4.8	13.4	39.0	82	28	34	
Mulher adulta	4.8 ± 0.6	14.0 ± 2.0	42.0 ± 5.0	87± 5	29± 2	29± 2	7.5± 0.3
Homem adulto	5.4 ± 0.8		47.0 ± 7.0	87± 5	29± 2	29± 2	7.5± 0.3

VGM = volume globular médio
CHGM = concentração de hemoglobina globular média
m = milésimo de milímetro
HGM = hemoglobina globular média
DGM = diâmetro globular médio
gg = picograma

Constituintes da Urina

Acetona (ex. qualitativo)	negativo
Acidez titulável	200-500ml de álcali N/10
Ácico úrico	250-750mg/24 horas

Ácido vanililmandélico	
adulto	1,8-8,0mg/24 horas (1,5-7,0mcg/mg de creatinina)
lactente	<83mcg/kg/24 horas (2-12mcg/mg de creatinina)
Amilase (método sacarogênico)	<5.000un Somogyi/24 horas
Bilirrubina (ex. qualitativo)	negativo
Cálcio	50-150mg/24 horas
Cloreto	110-250mEq/24 horas
Creatina	
homem	0-40mg/24 horas
mulher	0-80mg/24 horas
Creatinina	
homem	1,0-2,0g/24 horas
mulher	0,8-1,8g/24 horas
Densidade (mistura de 24 horas)	1,015-1,025
Fósforo inorgânico	0,9-1,3g/24 horas
Glicose	Ver Redutoras, adiante
índican	10-20mg/24 horas
Osmolaridade	390-1.090mOs/1
pH (em jejum)	5-7
Potássio	25-125mEq/24 horas
Redutoras, substâncias	0,5-1,5g/24 horas
Sódio	40-220mEq/24 horas
Uréia	26-43g/24 horas
Uréia, nitrogênio da	12-20g/24 horas
Urobilina	0,1-1,0un. Ehrlich/2 horas 0,5-3,5mg/24 horas 0,5-4,0 un. Ehrlich/24 horas

NOTA – Variam muito com a ingestão alimentar os teores de ácido úrico, cálcio, cloreto, fósforo inorgânico e sódio.

Líquido Cefalorraquidiano

Pressão – posição sentada	18-25cm água
posição horizontal	5-17cm água
Aspecto	"água de rocha"
Células	até 5/mm^3 (95% linfócitos)
Proteínas totais	10-30mg/100ml (1/5 corresponde a globulinas)
Glicose	45-80mg/100ml

Cloreto	720-750mg/100ml
Uréia	5-40mg/100ml
Reação benjoim coloidal	ausência de floculação ou precipitação em todos os tubos ou precipitação nos tubos 6-7-8 ou 7-8-9
Reações globulínicas (Pandy, Nonne-Apelt, etc.)	nenhuma turvação

PESO DE ADULTOS

O peso teórico de um indivíduo normal pode ser calculado pela fórmula de Broca, segundo a qual o número de quilogramas deve corresponder ao número de centímetros de altura menos 100 (podendo-se admitir um desvio de 10% para mais e para menos).

$$P = A - 100$$

Assim, um indivíduo de 175cm de altura deve pesar 75kg (67,5-82,5).

Tabela A-4
Peso de Adultos de Mais de 25 Anos (Hassing)
(Para pessoas com menos de 25 anos subtrair 0,5kg para cada ano a menos)

Altura com sapatos em metros	*Para os sapatos e roupa subtrair 2,5 a 3,0kg*			*Para os sapatos e roupa subtrair 1,0 a 1,5kg*		
	Homens de compleição			*Mulheres de compleição*		
	franzina	*média*	*robusta*	*franzina*	*média*	*robusta*
1,524	–	–	–	47,6-51,3	50,8-54,4	54,0-58,5
1,549	–	–	–	48,5-52,2	51,7-55,3	54,9-59,4
1,575	52,5-56,5	56,3-60,3	59,5-64,5	49,9-53,5	53,1-56,7	56,3-61,2
1,600	54,0-58,0	57,5-61,5	60,3-65,3	51,3-54,9	54,4-58,1	57,6-62,6
1,626	55,3-60,0	59,0-63,5	62,0-67,5	52,6-56,7	56,3-59,9	59,4-64,6
1,651	57,0-61,5	60,8-65,3	64,0-69,5	54,0-58,1	57,6-61,2	60,3-65,8
1,676	58,5-63,1	62,2-66,7	65,2-71,2	57,2-61,7	60,8-65,3	64,4-69,9
1,702	60,3-65,0	64,0-68,5	67,6-73,5	58,5-63,1	62,2-66,7	65,8-71,7
1,727	61,7-66,7	65,8-70,8	69,4-75,3	60,3-64,9	64,0-68,5	67,6-73,5
1,753	63,5-68,5	67,6-72,6	71,2-77,1	63,1-68,0	67,1-71,7	70,3-76,7
1,778	65,3-70,3	69,4-74,4	73,0-79,4	64,0-69,4	68,5-73,9	72,6-78,9
1,803	67,1-72,0	71,2-76,2	74,8-81,7	–	–	–
1,829	69,0-74,5	73,0-78,5	76,7-83,9	–	–	–
1,854	71,2-76,7	75,3-80,7	78,9-86,2	–	–	–
1,880	74,0-79,5	77,6-83,5	81,2-88,9	–	–	–
1,905	76,2-81,7	79,8-85,7	83,5-91,6	–	–	–

Tabela A-5
Peso e Estatura de Crianças

Idade	*Meninos*						*Meninas*					
	Peso			*Estatura*			*Peso*			*Estatura*		
	Média	*tol.-*	*tot. +*	*Média*	*tol.-*	*tot. +*	*Média*	*tol.-*	*tot. +*	*Média*	*tol.-*	*tot. +*
0 meses	3,220	2,52	3,91	50,740	47,82	53,65	3,220	2,32	4,12	49,610	46,98	52,24
3 meses	6,120	4,22	8,03	61,430	55,14	67,72	5,470	4,11	6,82	59,220	54,67	63,76
6 meses	8,000	5,64	10,37	67,180	59,78	74,58	7,480	6,27	8,68	66,480	61,23	71,72
9 meses	9,330	7,01	11,65	71,630	65,14	78,12	8,630	5,95	11,32	69,500	64,67	74,33
12 meses	10,390	7,71	13,06	75,750	70,87	80,63	9,950	7,17	12,73	75,190	68,55	81,83
18 meses	11,380	8,76	14,01	81,810	75,99	87,64	10,740	8,68	12,81	80,710	74,17	87,25
2 anos	12,860	10,81	14,92	87,440	79,15	95,72	12,200	8,93	15,47	85,600	78,40	92,80
3 anos	14,710	11,19	18,23	95,420	87,94	102,89	14,750	10,26	19,23	94,940	87,25	102,63
4 anos	16,920	13,18	20,67	102,540	94,73	110,35	16,650	12,64	20,67	102,370	94,20	110,53
5 anos	19,040	13,51	24,58	107,470	97,79	117,15	18,510	12,18	24,84	107,610	98,52	116,69
6 anos	20,730	14,93	26,54	114,480	105,30	123,66	21,020	12,49	29,55	114,930	102,75	127,10
7 anos	23,350	17,40	29,30	120,340	111,14	129,54	23,130	14,99	31,26	120,100	110,04	130,16
8 anos	25,840	17,03	34,65	125,610	115,54	135,68	23,940	17,23	30,65	123,750	113,11	134,38
9 anos	29,030	17,89	40,16	132,400	120,27	144,53	28,570	17,59	39,56	130,390	116,42	144,36
10 anos	31,070	16,92	45,22	135,330	121,99	148,66	30,510	17,93	43,09	136,390	124,86	147,92
11 anos	33,550	20,94	46,16	139,140	126,34	151,94	33,960	20,91	47,00	140,960	127,78	154,14
12 anos	38,980	18,66	59,31	144,640	129,01	160,26	40,050	24,28	55,82	147,500	134,62	160,38

Estudo Antropométrico de Crianças Brasileiras de 0 a 12 anos de idade - II
Suplemento Anais Nestlé - E. Marcondes e Col.
Tol. + = Limite Máximo de Tolerância
Tol. - = Limite Mínimo de Tolerância

Tabela A-6
Perímetro Cefálico

Idade	*Cifra média em cm*	*Desvio padrão*	*Idade*	*Cifra meia em cm*	*Desvio padrão*
Nascimento	35,0	1,2	4 anos	50,5	1,2
1 mês	37,6	1,2	5 anos	50,8	1,4
2 meses	39,7	1,2	6 anos	51,2	1,4
3 meses	40,4	1,2	7 anos	51,6	1,4
6 meses	43,4	1,1	8 anos	52,0	1,8
9 meses	45,0	1,2	10 anos	53,0	1,4
12 meses	46,5	1,2	12 anos	53,2	1,8
18 meses	48,4	1,2	14 anos	54,0	1,8
2 anos	49,0	1,2	16 anos	55,0	1,8
3 anos	50,0	1,2	18 anos	55,4	1,8

Pressão Arterial na Criança
Cifras Médias (no braço)

Idade	Sistólica	Diastólica
Até 3 anos	80	50
4 – 5 anos	85	55
6 – 8 anos	90	60
9 – 11 anos	100	60
12 – 14 anos	110	65

Admitem-se como variações normais, para a pressão sistólica ± 15 e para a diastólica ± 10.

Pulso e Respiração
(Freqüência por Minuto)

Idade	*Movimentos Respiratórios*	*Pulsações*
Recém-nascido	de 35 a 40	140
Até 1 ano	de 25 a 34	de 110 a 140
Entre 2 e 5 anos	de 20 a 25	de 12 a 112
Entre 5 e 10 anos	de 18 a 25	de 90 a 110
Adulto	de 14 a 18	7-0

Índice Remissivo

A

B

C

D

E

F

G

H

K

L

M

N

O

P

Q

R

S

U

V

W

Z